现代神经免疫内分泌网络与疾病

文丽波 张 萌 刘丹阳 主编

中国纺织出版社有限公司

图书在版编目（CIP）数据

现代神经免疫内分泌网络与疾病 / 文丽波，张萌，刘丹阳主编． --北京：中国纺织出版社有限公司，2023.7

ISBN 978-7-5229-0602-7

Ⅰ.①现… Ⅱ.①文…②张…③刘… Ⅲ.①神经免疫学 ②神经系统疾病—免疫性疾病—诊疗 Ⅳ.①R392.9 ②R741

中国国家版本馆CIP数据核字（2023）第086210号

责任编辑：范红梅　　责任校对：高　涵　　责任印制：王艳丽

中国纺织出版社有限公司出版发行
地址：北京市朝阳区百子湾东里 A407 号楼　邮政编码：100124
销售电话：010—67004422　传真：010—87155801
http://www.c-textilep.com
中国纺织出版社天猫旗舰店
官方微博 http://weibo.com/2119887771
三河市宏盛印务有限公司印刷　各地新华书店经销
2023 年 7 月第 1 版第 1 次印刷
开本：787 × 1092　1/16　印张：28.25
字数：640 千字　定价：128.00 元

神经-免疫-内分泌调节网络是2014年全国科学技术名词审定委员会公布的人体解剖学名词，是从分子水平、细胞水平、器官水平以及整体水平研究神经系统、免疫系统和内分泌系统在结构和功能上相互联系的一门新兴的交叉学科。横跨神经、免疫和内分泌三大系统，集中探讨系统间的多重往返联系及其生理或病理意义，着重研究系统间的信息交流和影响因素。

本书主要介绍了神经免疫内分泌网络的主要功能结构、神经免疫内分泌网络之间的生理关系、神经免疫性疾病、神经内分泌性疾病、免疫内分泌性疾病以及超声在神经免疫内分泌系统中的应用。全书内容丰富，实用性强，适合相关科室临床医护人员参考阅读。本书编者为基础医学和临床医生，在神经-免疫-内分泌网络结构和功能的基础上，结合常见疾病的诊断和治疗，阐述了免疫、神经、内分泌三大系统之间的相互联系、相互影响和相互调节的密切关系，对维持人体的生命活动具有重要意义。

由于本书编者较多，文笔风格不一，加之编者编写经验与能力有限，书中难免存在疏漏与不足之处，望广大读者提出宝贵意见，以便再版时更正。

目 录

第一章　神经免疫内分泌网络的主要功能结构

人体是一个统一的整体，机体的各个系统在行使各自独特的生理功能时都要受到神经内分泌系统的支配。对免疫系统而言，不同的免疫器官、免疫细胞及分子之间存在着相互影响和相互作用，在整体水平上各个器官和细胞又都受到神经内分泌系统的调控。神经、内分泌系统与免疫系统之间信息传递是双向的，即免疫系统不仅接受神经、内分泌系统的调控，而且能调节神经、内分泌系统的功能。这种相互作用的功能联系是通过神经、内分泌和免疫三大调节系统共有的化学信息分子与受体实现的，即免疫系统不仅具有多种神经内分泌激素的受体，还能合成各种神经递质和内分泌激素，并对其发生反应；免疫系统产生的细胞因子能影响中枢神经系统；中枢神经系统又能合成细胞因子及其受体，且对其发生反应，因此构成神经内分泌免疫调节网络。随着神经内分泌和免疫学科的深入发展和研究手段的不断优化，3个系统之间相互关系的研究逐步受到重视，成为当前医学、生物学研究的前沿领域之一。任何器官的功能都与其结构密不可分，神经、内分泌和免疫系统均由结构复杂的器官构成，每个器官又由不同的组织、细胞构成。这些细胞、组织和器官构成了不同系统相互作用的结构基础。

一、免疫系统对神经、内分泌系统的影响的结构基础

免疫系统由免疫细胞、淋巴组织、淋巴器官构成。免疫细胞主要包括淋巴细胞、浆细胞、巨噬细胞和抗原呈递细胞等，它们或聚集于淋巴组织中，或分散在血液、淋巴及其他组织内。淋巴组织包括弥散淋巴组织、淋巴小结和黏膜淋巴组织，淋巴组织既是构成周围淋巴器官的主要成分，也广泛分布于消化管和呼吸道等非淋巴器官内。淋巴器官包括中枢淋巴器官（胸腺和骨髓）及周围淋巴器官（淋巴结、脾、扁桃体等）。以上成分虽分散于全身各处，但可借助淋巴细胞在血液和淋巴内循环，形成一个完整的功能整体。

免疫系统的功能主要有3个方面：①免疫保护：识别和清除进入机体的抗原，包括病原生物、异体细胞和异体大分子。②免疫监视：识别和清除体内表面抗原发生变异的细胞，包括肿瘤细胞和病毒感染细胞。③免疫稳定：识别和清除体内衰老死亡的细胞，维持内环境的稳定。

上述功能的分子基础：①机体的细胞表面存在主要组织相容性复合分子（MHC分子）。MHC分子具有种属和个体特异性，即不同个体（单卵孪生除外）的MHC分子具有一定差别，而同一个体的所有细胞的MHC分子相同，因此，MHC分子是自身细胞的标志。MHC分子又分MHC-Ⅰ类分子和MHC-Ⅱ类分子，前者分布于个体的所有细胞，后者仅分布于免疫系统的某些细胞表面，有利于免疫细胞之间相互协作。②T淋巴细胞和B淋巴细胞的表面有特异性抗原受体，其种类可超过百万种，但每个细胞表面只有一种抗

原受体。

（一）免疫细胞

1. 淋巴细胞

淋巴细胞来源于淋巴样干细胞，是构成免疫系统的主要细胞群体，在机体免疫应答中起核心作用。淋巴细胞占外周血白细胞总数的20%～45%，一个成年人体内约有10^{12}个淋巴细胞。

（1）T细胞

T细胞是胸腺依赖性淋巴细胞的简称。T淋巴细胞、B淋巴细胞是由多能造血干细胞（PHSC）发育分化而来，在骨髓分化为淋巴样前体细胞，而淋巴样前体细胞分别在胸腺和骨髓发育为成熟的T细胞和B细胞。T细胞在胸腺内分化发育淋巴样前体细胞进入胸腺后，需经历3个不同的分化发育阶段：早期T细胞发育阶段、阳性选择阶段、阴性选择阶段。在阴性和阳性选择过程中，主要组织相容性抗原（MHC-Ⅰ类、MHC-Ⅱ类）分子起关键作用。

T细胞的表面标志指存在于T细胞表面可供鉴别的特殊结构，为鉴别和分离T细胞的重要依据。T细胞表面标志主要包括各种膜表面受体和膜表面抗原。根据T细胞表面标志（TCR与CD分子）及免疫功能特点，可分为不同的T细胞类别及其亚群。TCRαβ、CD3和CD2分子是外周T细胞共有的表面标志。依据T细胞抗原受体（TCR）的不同，可将T细胞分为两大类：一类是TCRαβ T细胞，又称TCR-2 T细胞；另一类为TCRγδ T细胞，又称TCR-1 T细胞。根据细胞表面CD分子表达情况可将T细胞分为不同亚类。根据CD4与CD8分子的表达情况，可将成熟的TCRαβ细胞分为两个亚类，即$CD4^+$ T细胞和$CD8^+$ T细胞。根据表达CD45分子亚型的不同，可将T细胞分为$CD45RO^+$（活化信号及记忆性T细胞标志）和$CD45RA^+$（未致敏T细胞标志）。按照TCRαβ T细胞的功能特点，可将其分为两类：一类为调节性T细胞，包括辅助性T细胞（Th）和抑制性T细胞（Ts）；另一类为效应性T细胞，包括杀伤性T细胞（CTL）和迟发型超敏反应T细胞（TDTH）。Ts细胞具有抑制体液免疫和细胞免疫的功能，抑制免疫应答的活化阶段，其抑制作用的机制为：①直接对抗原提呈细胞产生细胞毒效应。②通过分泌抑制因子（TsF）发挥作用。Ts细胞作用的靶细胞主要是抗原特异性的Th和B细胞。Ts细胞功能变化是引起多种免疫异常的重要机制之一。

（2）B淋巴细胞

简称B细胞，由人类和其他哺乳动物骨髓（禽类为法氏囊）中的淋巴样前体细胞分化成熟而来。成熟B细胞主要定居于淋巴结皮质浅层的淋巴小结和脾脏的红髓及白髓的淋巴小结内。在外周血中，B细胞约占淋巴细胞总数的10%～15%。

B细胞是体内唯一能产生抗体的细胞。B细胞的特征性表面标志为膜免疫球蛋白，后者由B细胞产生并镶嵌入细胞膜，其功能是作为特异性抗原受体，以识别不同的抗原分子，使B细胞激活，分化为浆细胞，进而产生不同特异性的抗体，发挥体液免疫功能。哺乳类动物B细胞在骨髓中发育经过始祖B细胞、前B细胞、不成熟B细胞和成熟B细胞几个阶段。B细胞在骨髓中的发育过程是抗原非依赖性的，在外周免疫器官中的发育过程为抗原依赖性的。

根据是否表达CD5，可将人B细胞分为B1（$CD5^+$）细胞和B2（CD5）细胞两个亚群。B1细胞是由胚胎期或出生后早期的前体细胞分化而来，其发生不依赖于骨髓细胞。B1细胞产生后，成为具有自我更新能力的长寿细胞。B1细胞主要定居于腹腔、胸腔以及肠壁的固有层，产生的抗体具有两个特点：①多为低亲和力的IgM、IgA和IgG3，主要针对多种细菌成分（如多糖、脂质、蛋白质），参与抗细菌感染的黏膜免疫反应，尤其对防止肠道细菌感染有重要作用。②B1细胞能产生多种针对自身抗原（如变性红细胞、Ig、ssDNA等）的抗体，与自身免疫病相关。B2细胞亚群即通常所称的参与免疫应答的B细胞。B2细胞产生高亲和力抗体，执行体液免疫功能。此外，B2细胞还具有抗原提呈和免疫调节功能。

（3）第3类淋巴细胞

该细胞是一类无典型淋巴细胞表面标志和特征的淋巴细胞。其形态学特点为胞浆内有许多嗜苯胺颗粒，故又称其为大颗粒淋巴细胞。此类细胞以自然杀伤细胞（NK细胞）为代表。

自然杀伤细胞是由骨髓造血干细胞分化发育而来，不依赖于胸腺。人类和小鼠NK细胞主要分布于外周血和脾脏，在淋巴结以及其他组织内也有少量NK细胞存在。其主要功能为直接杀伤靶细胞。NK细胞对靶细胞的杀伤作用表现为一种速发效应，无须预先致敏，不依赖抗体，与靶细胞混合后4小时内即发挥杀伤效应。NK细胞杀伤效应的靶细胞包括肿瘤细胞、病毒或细菌感染的细胞、较大的病原体（如真菌和寄生虫）以及某些自身组织细胞（如血细胞）、同种异体移植物组织细胞等。因此，NK细胞具有抗肿瘤、抗感染、免疫调节等功能。此外，NK细胞也参与移植排斥反应、自身免疫病和超敏反应的发生。NK细胞具有广泛的抗肿瘤作用，能杀伤同系、同种及异种的肿瘤细胞，尤其对淋巴瘤和白血病细胞最为有效。NK细胞杀伤靶细胞的机制如下：①识别靶细胞：为非特异性的，借助淋巴细胞功能相关抗原（LFA-1）与靶细胞表面的细胞间黏附分子（ICAM-1）的作用，NK细胞与靶细胞密切接触，通过释放穿孔素、NK细胞毒因子等细胞毒性因子，导致靶细胞溶解破坏。②通过ADCC效应杀伤靶细胞：特异性IgG抗体与靶细胞表面相应抗原决定簇结合，可通过Fc段与NK细胞表面的IgG Fc受体（FcγR Ⅲ，即CD16）结合，从而触发NK细胞对靶细胞的杀伤作用，即产生ADCC效应。活化的NK细胞可释放IFN-γ、IL-1、TNF、GM-CSF等细胞因子，调节免疫应答和造血。NK细胞活性可受多种因素调节。IFN-γ是最强的NK细胞激活剂。此外，IL-2、IL-12、IL-1、IL-3，以及某些微量元素、抗原和病毒、肿瘤细胞等也可激活NK细胞。

2. 单核-吞噬细胞系统

单核-吞噬细胞系统是机体内具有强大吞噬功能的细胞系统，包括结缔组织内的巨噬细胞、肝内的Kupffer细胞、肺内的尘细胞、神经组织内的小胶质细胞、骨组织内的破骨细胞、淋巴组织内的交错突细胞以及表皮内的朗格汉斯细胞等，这些细胞都有很强的吞噬功能，并且均来源于骨髓内的幼单核细胞。血中的单核细胞穿出毛细血管壁，进入不同的组织后进一步分化发育，形成了单核-吞噬细胞系统中的各种细胞。此系统的细胞不仅具有很强的吞噬功能，还参与免疫应答和分泌多种生物活性物质，它们都是抗原呈递细胞。它们具有抗感染、抗肿瘤、参与免疫应答和免疫调节等主要作用。

3.抗原提呈细胞

抗原提呈细胞（APC）是指能捕捉、加工、处理抗原，并将抗原提呈给抗原特异性淋巴细胞的一类免疫细胞，又称辅佐细胞（A细胞）。根据细胞表面是否表达MH-Ⅱ类抗原和其他参与T细胞激活的协同刺激分子，可将APC分为专职性和非专职性两种。前者包括单核-吞噬细胞系统、树突细胞、B细胞等；后者包括某些内皮细胞和上皮细胞等。单核/巨噬细胞和树突状细胞是最重要的专职抗原提呈细胞。

树突状细胞（DC）是一大类重要的专职抗原提呈细胞，它具有活化幼稚T细胞的能力，同时自身又高表达MHC-Ⅱ类分子。髓源性DC是指由骨髓和脐血中CD34$^+$造血祖细胞生成的DC。这是DC的主要来源。血源性DC是指从外周血单核细胞来源的DC，某些单核细胞在GM-CSF和IL-4作用下可转变为DC。DC的分化指由不成熟前体细胞向成熟细胞转变的过程，受到多种因素的影响，同时伴有DC表面标志及功能的改变。参与DC成熟的因素很多，细胞因子是调节DC成熟过程的重要因素。促进DC分化的细胞因子有GM-CSF、TNF-α以及辅助DC成熟的IL-1、IL-6 和IL-12等；DC的成熟也受其自身表达的黏附分子的影响。此外，DC周围的局部环境和局部因子在调节其成熟的过程中也起着十分重要的作用。

（1）DC的分布与分类

DC广泛分布于机体所有组织和器官中，但不同部位的DC其生物学特征稍有不同，命名也不同。

1）间质性DC：主要指分布于心脏、肾脏、小肠和肺脏组织间质中的DC。

2）滤泡样DC（FDC）：是淋巴结浅皮质区淋巴小结内的重要抗原提呈细胞，其表面具有树枝状突起，突起表面有IgG、FcR和C3bR，能有效地捕捉复合物形式的Ag（如Ag-Ab复合物或Ag-Ab-C复合物），并将Ag长期保留在其表面以维持二级滤泡的记忆功能，也与记忆性B细胞的产生有关。现发现FDC提呈抗原的方式是将Ag结合到B细胞上，再经B细胞加工后，Ag与B细胞MHC-Ⅱ类抗原结合，进而刺激Th细胞，启动再次免疫应答。因此FDC是参与再次免疫应答的重要APC。

3）并指状细胞（IDC）：是分布于淋巴组织胸腺依赖区和次级淋巴组织中的重要抗原提呈细胞。其表面缺乏IgGFc受体和C3受体，但富含MHC-Ⅰ类和MHC-Ⅱ类抗原。现认为它是由皮肤内的朗汉斯细胞移行至淋巴结衍生而来的一种细胞。IDC通过其突起与周围T淋巴细胞密切接触，可将抗原提呈给T细胞，对抗原特异性淋巴细胞有较强的刺激作用。

4）朗汉斯细胞（LC）：位于表皮和胃肠上皮，是这些部位的重要APC。其表面有丰富的MHC-I、Ⅱ类抗原和FcγR、C3bR，胞浆内有Birbeck颗粒，此为朗汉斯细胞的重要特征。

5）淋巴DC（LDC）和隐匿细胞（VC）：指分布于淋巴组织和淋巴结输入小静脉内的DC。

（2）DC的主要功能

1）捕获抗原，抗原提呈。DC可通过多种方式捕获可溶性抗原，利用受体介导的内吞途径（如经Fc受体捕获）免疫复合物性抗原。DC具有强大的液相吞饮功能，可在1小时内处理4倍于其体积的胞外溶液。DC可长期储存捕获的抗原，从而长期维持记忆性B细胞克隆和血清抗体水平。DC不仅是参与机体对外源性蛋白质抗原产生MHC-Ⅱ类分子限制性免疫应答的最有效的抗原提呈细胞，而且对其他类型的抗原也具有强大的提呈作用。此外，DC提呈内源性自身抗原的能力远大于其他抗原提呈细胞。因此，DC不仅在介导机体免疫应答过程中发挥重要作用，而且是参与诱导免疫耐受的重要细胞。

2）参与T细胞激活。DC表面高表达多种共刺激分子，可通过与T细胞表面相应配体结合，提供T细胞激活的共刺激信号。其中，B7分子是DC高效提呈外源性抗原并介导T细胞活化的重要分子基础。当DC表面的B7与T细胞表面的CD28交联后，通过诱导胞内一系列生化反应，使T细胞激活。DC参与淋巴细胞的生长和分化，即DC可优先诱导Th1细胞的发育，促进IFN-γ的分泌，发生IgG2a参与的体液免疫应答。DC分泌的IL-12可促进新生的CD4$^+$ T细胞发育成熟为Th1细胞，而DC分泌的IL-4则可抑制其发育。DC也参与抗原特异性CD8$^+$ T细胞的发育，甚至在缺乏CD4$^+$ T细胞或IL-12的情况下，DC也具此功能。人们还发现，在缺乏CD8$^+$ T细胞时，DC可诱导培养的CD4$^+$ T细胞发育为CD8$^+$的细胞毒性T细胞。DC可增强细胞因子诱导的CD40$^+$ B细胞生长和分化。DC的免疫监视功能，即DC可促进共刺激信号的传递，参与局部T细胞的激活。DC如同一类特殊的感觉神经末梢，对局部各种化学信号十分敏感，且能敏锐地察觉组织损伤，从而在体内发挥免疫监视作用。

4. 其他免疫细胞

淋巴细胞和抗原提呈细胞是最重要的两类免疫细胞。此外，其他许多细胞，如血管内皮细胞、各种粒细胞、红细胞以及所有免疫细胞的前身——骨髓造血细胞等，也参与免疫反应过程，故也属于免疫细胞。

（二）淋巴组织

淋巴组织是以网状细胞和网状纤维为支架，网眼内充满大量淋巴细胞、一些浆细胞、巨噬细胞、肥大细胞等。一般将淋巴组织分为弥散淋巴组织和淋巴小结两种。①弥散淋巴组织，无明显境界，大多以T细胞为主。组织中除有一般的毛细血管和毛细淋巴管外，常见高内皮的毛细血管后微静脉，又称高内皮微静脉（HEV），是淋巴细胞由血液进入淋巴组织的重要通道。抗原刺激可使弥散淋巴组织扩大，并出现淋巴小结。②淋巴小结，又称淋巴滤泡，直径为1~2mm，由淋巴组织聚集形成的圆形或椭圆形小体，边界较清楚，含有大量的B细胞和一些Th细胞、滤泡树突状细胞（FDC）、巨噬细胞等。淋巴小结受到抗原刺激后增大，小结中央的淋巴细胞体积增大并分裂增殖，形成染色较浅的生发中心，称次级淋巴小结。生发中心可分为浅部的明区和深部的暗区。明区主要由中等大的B细胞和部分Th细胞构成，还有一些巨噬细胞和滤泡树突状细胞（与一般DC在来源和功能上有很大差别，其在B细胞的活化和调节体液免疫应答中起重要作用）；暗区主要由较大而幼稚的B细胞和Th细胞组成，其胞质嗜碱性强，着色深。生发中心的顶部周围有一层密集的小B淋巴细胞，为浆细胞前身或记忆B细胞，着色较深，形似新月，称为小结帽（cap）。未经抗原刺激时淋巴小结体积较小，无生发中心，称初级淋巴小结。

黏膜淋巴组织主要包括呼吸道、消化道黏膜及黏膜下存在的淋巴细胞，泌尿生殖道黏膜下淋巴组织，以及扁桃体、阑尾等。近20年来，黏膜的防御作用日益受到重视，被认为是执行局部特异性免疫功能的主要场所，并提出了黏膜免疫系统即黏膜相关的淋巴组织（MALT）的概念。机体淋巴组织的50%以上存在于黏膜系统，它们在免疫防御中发挥重要作用。如皮肤的黏膜上皮是机体内部和外界环境之间的屏障，构成重要的第一道防线。黏膜免疫系统对抗原刺激的应答方式有不同于其他部位的特点：如口服抗原比经其他途径给予抗原更易诱导T细胞耐受；黏膜组织被抗原刺激后可产生高水平的分泌型IgA等。上述事实表明，黏膜免疫系统具有重要而独特的功能。

黏膜淋巴免疫组织的功能主要有：①能对抗原刺激产生免疫应答：如经口进入人体的抗原穿过肠壁，引流至肠系膜淋巴结，激活局部的淋巴细胞，后者可返回至固有层的细胞群体中。某些已被部分消化的蛋白抗原可能通过M细胞进入集合淋巴结，激活T细胞和B细胞，后者也可迁移至固有层，或进入肠系膜淋巴结并最终进入系统循环。因此，黏膜免疫系统各组分共同参与局部免疫，并与整个机体免疫系统存在紧密联系。②产生分泌型IgA：分泌型IgA在抵御消化道和呼吸道病原体侵袭中发挥关键作用，也是通过母乳使婴儿获得被动免疫的关键成分。正常成年人每天大约可分泌3g IgA，占输出抗体总量的60%～70%。③口服抗原介导的免疫耐受：口服蛋白抗原刺激黏膜免疫系统后，常导致免疫耐受。其意义在于它可阻止机体对肠腔内共栖的正常菌群产生免疫应答，而这些菌群是机体正常消化和吸收功能所必需的。

（三）淋巴器官

淋巴器官分为中枢淋巴器官和周围淋巴器官：①中枢淋巴器官，包括胸腺和骨髓，其发生较周围淋巴器官早，是淋巴干细胞增殖、分化形成T细胞或B细胞的场所。人类在出生前数周，这两类细胞即已源源不断地输送到周围淋巴器官和淋巴组织。中枢淋巴器官不直接参加机体的免疫应答。②周围淋巴器官，包括淋巴结、脾和扁桃体等，其发生较中枢淋巴器官晚，接受中枢淋巴器官输送来的淋巴细胞；在抗原刺激下，器官内的淋巴细胞活化、增殖，成为免疫应答的主要场所。

1. 胸腺

（1）胸腺的组织结构

胸腺分为左、右两叶，表面有薄层结缔组织构成的被膜，被膜结缔组织成片状伸入胸腺内部形成小叶间隔，将实质分隔成许多不完整的胸腺小叶。每个小叶又分为周边深染的皮质和中央浅染的髓质，小叶的髓质常相互通连。胸腺实质由胸腺基质细胞和胸腺细胞组成。每个胸腺小叶由胸腺基质细胞构成网状支架，网眼内分布着大量胸腺细胞。胸腺基质细胞主要为胸腺上皮细胞，还有少量的巨噬细胞、嗜酸性粒细胞、肥大细胞、成纤维细胞等，为T细胞发育成熟提供了独特的微环境。

胸腺的重量和结构随年龄而有明显的变化，幼儿期较大，进入青春期后逐渐退化缩小，到老年时期胸腺实质则大部分被脂肪组织所代替，仅存少量皮质和髓质。

1）皮质。皮质位于胸腺小叶的周边，着色较深，以胸腺上皮细胞为支架，内含大量胸腺细胞和少量其他基质细胞。胸腺上皮细胞又称上皮性网状细胞，分布于被膜下和胸腺细胞间，多呈星形，有突起，邻上皮细胞突起间以桥粒连接成网。某些被膜下上皮细胞胞质丰富，包绕多个胸腺细胞，称为哺育细胞。胸腺上皮细胞表面表达大量的MHC分子，能分泌胸腺素和胸腺生成素，为胸腺细胞发育所必需。胸腺细胞即胸腺内分化发育中的T细胞，密集于皮质内，占皮质细胞总数的85%～90%，由胸腺内的淋巴干细胞增殖分化而成。在胸腺细胞的发育中，凡能与机体自身抗原相结合或与自身MHC抗原不相容的胸腺细胞（约占95%）发生凋亡，被巨噬细胞吞噬清除。若这些细胞离开胸腺，将会把自身抗原认为外来抗原，引发自身免疫性疾病，如某些类型的糖尿病、多发性硬化症。最终只有5%的胸腺细胞发育成熟为初始T细胞，具有正常的免疫应答潜能，从皮质与髓质交界处的毛细血管后微静脉进入血液，迁移到全身各处的淋巴组织和淋巴器官。

2）髓质。髓质内含有大量胸腺上皮细胞、少量初始T细胞和巨噬细胞等，着色较浅。髓质胸腺上皮细胞呈多边形，胞体较大，细胞间以桥粒相连，也能分泌胸腺激素，部分胸腺上皮细胞构成胸腺小体。胸腺小体是胸腺髓质的特征性结构，直径为30～150μm，散在分布，由胸腺上皮细胞呈同心圆状排列而成。小体外周的上皮细胞较幼稚，细胞核明显，细胞可分裂；近小体中心的上皮细胞，核渐退化，胞质中含有较多的角蛋白；小体中心的上皮细胞则已完全角质化，染色呈嗜酸性，有的已破碎。小体中心还常见巨噬细胞、嗜酸性粒细胞和淋巴细胞。胸腺小体的功能尚不明确，但缺乏胸腺小体的胸腺不能培育出T细胞。

3）胸腺的血液供应及血-胸腺屏障。小动脉穿越胸腺被膜，沿小叶间隔至皮质与髓质交界处形成微动脉，并发出分支进入皮质和髓质。皮质毛细血管在皮质髓质交界处汇合为毛细血管后微静脉，其中有部分是高内皮静脉，它们是胸腺内淋巴细胞进出血流的主要通道。髓质的毛细血管常为有孔型，汇入微静脉后经小叶间隔及被膜出胸腺。

血-胸腺屏障实验证明，血液内的大分子物质（如抗体、细胞色素、铁蛋白、辣根过氧化物酶等）均不能进入胸腺皮质内，说明皮质的毛细血管及其周围结构具有屏障作用，称为血-胸腺屏障。血-胸腺屏障由下列结构构成：①连续毛细血管，其内皮细胞间有完整的紧密连接。②内皮周围连续的基膜。③血管周隙，内含有巨噬细胞。④胸腺上皮细胞基膜。⑤连续的胸腺上皮细胞突起。血液内的抗原物质和某些药物不易透过此屏障，保证了胸腺细胞正常发育的微环境。

（2）胸腺的功能

胸腺产生、培育T细胞，并向周围淋巴器官输送T细胞。实验证明，若切除新生小鼠的胸腺，该动物即缺乏T细胞，不能排斥异体移植物，周围淋巴器官及淋巴组织中无次级淋巴小结出现，机体产生抗体的能力也明显下降。胸腺具有免疫调节功能。各种胸腺基质细胞可分泌多种胸腺激素和细胞因子，即胸腺素和胸腺生成素等，不仅促进T细胞的成熟发育，还具有免疫调节功能。

2. 淋巴结

（1）淋巴结的结构

淋巴结的大小、结构与机体的免疫状态密切相关。淋巴结表面被覆由薄层致密结缔组织构成的被膜。数条输入淋巴管穿越被膜与被膜下淋巴窦相连。淋巴结的一侧凹陷称为门部，此处含较疏松的结缔组织、血管、神经和输出淋巴管。被膜和门部的结缔组织伸入淋巴结实质形成相互连接的小梁，构成淋巴结的粗支架，血管和神经行于其内。在小梁之间，为淋巴组织和淋巴窦。淋巴结实质分为皮质和髓质两部分，两者无截然界限。

1）皮质。皮质位于被膜下方，由浅层皮质、副皮质区及皮质淋巴窦构成。浅层皮质含淋巴小结及小结之间薄层弥散淋巴组织，主要为B细胞的聚居区。受到抗原刺激后，淋巴小结增大并可见生发中心的明区和暗区。副皮质区位于皮质的深层，为成片的弥散淋巴组织，主要由T细胞聚集而成，又称胸腺依赖区。副皮质区还有交错突细胞、巨噬细胞和少量B细胞等。在细胞免疫应答时，此区的细胞分裂象增多，区域迅速扩大。副皮质区有许多高内皮微静脉，其内皮细胞呈立方形，核较大，胞质中常见正在迁移的淋巴细胞，它是血液内淋巴细胞进入淋巴组织的重要通道。血液流经此段时，约10%的淋巴细胞穿越内皮进入副皮质区，再迁移到淋巴结的其他部位。交错突细胞是树突状细胞的一种，突起多而相互交错，核形态不规则，细胞表面表达大量MHC–Ⅱ分子，具有较强的抗原呈递能力。皮质淋巴窦包括被膜下淋巴窦和小梁周窦，两者相互通连。被膜下窦位于被膜下，为一扁囊，包绕整个淋巴结实质，其被膜侧有数条输入淋巴管通入。沿小梁周围的淋巴窦为小梁周窦，多为较短的盲管，仅部分与髓质淋巴窦直接相通。淋巴窦壁由扁平的内皮细胞构成，内皮外有薄层基质、少量网状纤维及一层扁平的网状细胞。淋巴窦内还常有些星状的内皮细胞支撑窦腔，并有许多巨噬细胞附着于内皮细胞。淋巴在窦内缓慢流动，有利于巨噬细胞清除抗原。淋巴内的各种细胞和淋巴不断通过内皮进入皮质淋巴组织；而淋巴组织中的细胞等成分也不断进入淋巴，这样淋巴组织便成为一种动态的结构，有利于免疫应答。

2）髓质。髓质位于淋巴结的中央，由髓索及其间的髓窦组成。髓索是相互连接的索条状淋巴组织，主要含浆细胞、B细胞和巨噬细胞。髓窦与皮质淋巴窦的结构相同，但较宽大，腔内的巨噬细胞较多，故有较强的滤过功能。

3）淋巴结内的淋巴通路。淋巴从输入淋巴管进入被膜下窦和小梁周窦，部分渗入皮质淋巴组织，然后渗入髓窦，部分经小梁周窦直接流入髓窦，继而汇入输出淋巴管。淋巴流经一个淋巴结需数小时，含抗原越多，流速越慢。淋巴经滤过后，其中的细菌等抗原即被清除。淋巴组织中的细胞和产生的抗体等也不断进入淋巴，因此，输出的淋巴常较输入的淋巴含较多的淋巴细胞和抗体。

（2）淋巴结的功能

1）滤过淋巴。从淋巴回流区进入淋巴结的淋巴可带有细菌、病毒、毒素等抗原物质。它们在缓慢地流过淋巴结时，可被巨噬细胞清除。正常淋巴结对细菌的滤过清除率可达99.5%，淋巴结对抗原的清除率与抗原的性质、毒力、数量以及机体的免疫状态等密切相关。

2）免疫应答。抗原进入淋巴结后，巨噬细胞和交错突细胞可捕获和处理抗原，并呈递给具有相应抗原受体的T细胞。T细胞于副皮质区增殖，副皮质区明显扩大，效应T细胞输出增多，引发细胞免疫。位于浅层皮质的B细胞在接触抗原后，在Th细胞的辅助下增殖，该部位淋巴小结增多增大，髓索中浆细胞增多，输出淋巴管内的抗体量明显上升。淋巴结内细胞免疫应答和体液免疫应答常同时发生。

3）参与淋巴细胞再循环。淋巴结副皮质区的高内皮毛细血管后微静脉在淋巴细胞再循环中起重要作用。淋巴细胞穿过高内皮，离开血液循环，进入淋巴结，向髓质移动，最终通过输出淋巴管引流到胸导管或右淋巴导管，从而再回到血液循环。完成这一循环需24~48小时。

3. 脾

脾是胚胎期造血器官，但自骨髓开始造血后，逐渐演变成人体最大的淋巴器官，其位于血液循环的通路上，是血液循环的重要过滤器官。

（1）脾的结构

脾实质主要由淋巴组织构成，但富含血管和血窦，其淋巴组织的分布状况也与淋巴结等其他淋巴器官不同。脾无皮质和髓质之分，而分为白髓、边缘区和红髓三部分。

1）被膜与小梁。脾的被膜较厚，由富含弹性纤维及平滑肌的致密结缔组织构成，表面覆有间皮。被膜结缔组织伸入脾内形成小梁，构成脾的支架。被膜和小梁内含有许多散在的平滑肌细胞，其收缩可调节脾内的血量。小梁之间的网状组织构成脾淋巴组织的微细支架。

2）白髓。白髓主要由含密集淋巴细胞的淋巴组织构成，在新鲜脾的切面上呈分散的、直径1～2mm大小的灰白色小点，故称白髓。可分为动脉周围淋巴鞘和淋巴小结两部分。小梁动脉的分支离开小梁，称中央动脉。中央动脉周围有厚层弥散淋巴组织，由大量T细胞、少量巨噬细胞与交错突细胞等构成，称动脉周围淋巴鞘。此区与淋巴结内的副皮质区相似，但无高内皮毛细血管后微静脉。当发生细胞免疫应答时，动脉周围淋巴鞘内的T细胞分裂增殖，鞘也增厚。中央动脉旁有一条伴行的小淋巴管，是鞘内T细胞经淋巴迁出脾的重要通道。

在动脉周围淋巴鞘的一侧，可有淋巴小结，主要由大量B细胞构成，又称脾小体。淋巴小结受抗原刺激后出现生发中心，可见到明区、暗区及小结帽，小结帽部朝向红髓。健康人脾内淋巴小结较少，当抗原侵入时，淋巴小结数量剧增。

3）边缘区。边缘区位于动脉周围淋巴鞘和淋巴小结周围，与红髓交界，宽约为100μm。该区含有T细胞及B细胞，并含有较多巨噬细胞。中央动脉侧支形成一些毛细血管，其末端在白髓和边缘区之间膨大形成小血窦，称为边缘窦，是血液内抗原以及淋巴细胞进入淋巴组织的重要通道，也是脾内捕获抗原、识别抗原和诱发免疫应答的重要部位。白髓内的淋巴细胞也可进入边缘窦，参与再循环。

4）红髓。红髓约占脾实质的2/3，分布于被膜下、小梁周围及边缘区外侧的广大区域，由脾索和脾血窦组成。因含有大量血细胞，在新鲜脾切面上呈现红色。脾索由富含血细胞的淋巴组织构成，呈不规则的索条状，并互联成网。脾索含较多B细胞、浆细胞、巨噬细胞和树突状细胞。侵入血中的病原体等异物可被密布脾索内的巨噬细胞和树突状细胞捕获和处理，激发免疫应答，所以，脾索是脾进行滤血的主要场所。中央动脉主干穿出白髓进入脾索后，分支形成形似笔毛的笔毛微动脉，除少数直接注入脾血窦外，多数的末端扩大成喇叭状，开口于脾索，这样，大量的血液进入脾索。脾血窦位于脾索之间，宽为12～40μm，形态不规则，也互联成网。纵切面上，血窦壁如同多孔隙的栅栏，由一层平行排列的长杆状内皮细胞围成，内皮外有不完整的基膜及环行网状纤维。横切面上，可见内皮细胞沿血窦壁排列，核突入管腔，细胞间有0.2～0.5μm宽的间隙。脾索内的血细胞可穿越内皮细胞间隙进入血窦。血窦外侧有较多巨噬细胞，其突起可通过内皮间隙伸向窦腔。

（2）脾的血液通路

脾动脉从脾门入脾后分支进入小梁，称为小梁动脉。小梁动脉分支离开小梁进入动脉周围淋巴鞘内，称为中央动脉。中央动脉沿途发出一些小分支并形成毛细血管供应白髓，毛细血管末端膨大形成边缘窦。笔毛微动脉在脾内可分为3段：①髓微动脉，内皮外有1～2层平滑肌。②鞘毛细血管，内皮外有许多巨噬细胞排列成一层鞘，但在人不发达。③动脉毛细血管，大部分毛细血管末端扩大成喇叭状开放于脾索，少数直接连通于血窦。血窦汇入髓微静脉，再汇入小梁静脉，最后在门部汇成脾静脉出脾。

（3）脾的功能

1）滤血。滤血的主要部位是脾索和边缘区，此处含大量巨噬细胞和树突状细胞，可吞噬清除血液中的病原体和衰老的血细胞。当脾肿大或功能亢进时，红细胞破坏过多，可引起贫血。脾切除后，血内的异形衰老红细胞大量增多。

2）免疫应答。脾是对血源性抗原物质产生免疫应答的重要部位。进入血液的病原体（如细菌、疟原虫和血吸虫等）可引起脾内发生免疫应答。体液免疫应答时，淋巴小结增多增大，脾索内浆细胞增多；细胞免疫应答时，动脉周围淋巴鞘显著增厚。

3）造血。胚胎早期的脾有造血功能，后被骨髓造血替代，但在脾内仍终生含有少量造血干细胞，当机体严重缺血或某些病理状态下，脾可以恢复造血功能。

4）储血。人脾可贮存约40ml的血液，主要储于血窦内。当机体需要时，脾被膜及小梁内平滑肌收缩，可将所储的血液输入血液循环。

4. 扁桃体

扁桃体包括腭扁桃体、咽扁桃体和舌扁桃体。与咽黏膜内分散的淋巴组织共同组成咽淋巴环，构成机体的一道重要防卫屏障。

腭扁桃体呈扁卵圆形，黏膜表面覆盖复层扁平上皮。上皮下陷形成数十个隐窝，隐窝周围的固有层内有大量弥散淋巴组织及淋巴小结，隐窝上皮内含有淋巴细胞、浆细胞、巨噬细胞、朗格汉斯细胞等，称隐窝浸润上皮。在上皮细胞之间，有许多间隙相互连通并开口于隐窝上皮表面的小凹陷，淋巴细胞充塞于这些间隙内，这样的上皮组织称为淋巴上皮组织。

咽扁桃体和舌扁桃体体积较小，结构和组成与腭扁桃体相似。咽扁桃体无隐窝，舌扁桃体也仅有一个浅隐窝。成人的咽扁桃体和舌扁桃体多萎缩退化。

二、神经组织对免疫、内分泌系统的影响的结构基础

神经组织主要由神经细胞和神经胶质细胞组成，是神经系统中最主要的组织成分。神经细胞是神经系统的结构和功能单位，也称神经元，约有10^{12}个，具有接受刺激、整合信息和传导冲动的能力；神经元通过突触彼此连接，形成复杂的神经网络，传递信息到肌纤维、腺体等发挥效应。神经胶质细胞的数量为神经元的$10\sim50$倍，遍布于神经元之间，对神经元起支持、营养、保护、绝缘和修复等作用。

（一）神经元

神经元形态多种多样，但均由胞体和突起组成。

1. 神经元的结构

（1）胞体

胞体是神经元的代谢和营养中心。主要位于脑和脊髓的灰质及神经节内；胞体形态各异，有锥体形、梨形、球形和星形等；其大小也不一，直径在$5\sim150\mu m$之间；均由细胞核、细胞质和细胞膜构成。

1）细胞核多位于胞体中央，大而圆，异染色质少，故着色浅，核仁大而明显。

2）细胞质又称核周质，除一般的细胞器和发达的高尔基复合体外，富含尼氏体和神经原纤维。

尼氏体：为嗜碱性的小体或颗粒。不同神经元胞质内尼氏体的形态和大小不一，如脊髓前角运动神经元，尼氏体数量多，呈斑块状；脊神经节神经元，尼氏体呈颗粒状，散在分布。电镜下，尼氏体由许多平行排列的粗面内质网及其间的游离核糖体构成，表明神经元具有活跃的蛋白质合成功能，主要合成更新细胞器所需的结构蛋白和产生神经递质所需的酶等。

神经原纤维：在银染切片中，可见胞质内交织成网并向树突和轴突延伸的棕黑色丝状结构，即神经原纤维。电镜下可见神经原纤维由神经丝和微管构成。神经丝是神经元内的一种中间丝，直径约为10nm，微管直径约为25nm，二者除了参与构成神经元的细胞骨架外，微管还参与物质运输。

胞体内还含有棕黄色的脂褐素，随年龄增长而增多。

3）细胞膜是可兴奋膜，具有接受刺激、处理信息、产生神经冲动的功能。神经元细胞膜的这些特性取决于膜蛋白，有些膜蛋白是离子通道，有些膜蛋白是受体，与相应的神经递质结合后，可使某种离子通道开放，改变膜内外离子分布，产生神经冲动，并可沿细胞膜传导。

（2）树突

每个神经元有一个或多个树突，一般自胞体发出后即反复分支，逐渐变细，形如树枝状。树突内的结构与核周质基本相似，也含有尼氏体、线粒体、滑面内质网、微丝、神经丝和微管等。树突表面可见许多棘状突起，称树突棘，是神经元间形成突触的主要部位。电镜下，树突棘内含有2～3层滑面内质网形成的板层，板层间有少量致密物质，称棘器。树突具有接受刺激并将冲动传入神经元胞体的功能，树突的分支和树突棘可扩大神经元接受刺激的表面积。因此，神经元接受和整合信息的能力与其树突的分支程度以及树突棘的数量密切相关。

（3）轴突

每个神经元只有一个轴突，多由胞体发出。轴突细而长，表面光滑，直径均一。胞体发出轴突的部分常呈圆锥形，称为轴丘。光镜下轴突与轴丘内无尼氏体，故染色浅，以此可区分树突和轴突。轴突分支少，多呈直角分出，称侧支，直径一般与主干相同。轴突末端常有分支，称轴突终末。

轴突表面的细胞膜称轴膜。轴突起始段的轴膜较厚，膜下有电子密度高的致密层。此段轴膜易引起兴奋，常是神经元产生神经冲动的起始部位，神经冲动形成后沿着轴膜向终末传导，因此轴突的主要功能是传导神经冲动。轴突的胞质称轴质。轴质内有大量与轴突长轴平行排列的微管和神经丝，并含有微丝、线粒体、滑面内质网和小泡，但无粗面内质网和高尔基复合体，故不能合成蛋白质。轴突成分的更新及神经递质合成所需的蛋白质和酶，是在胞体内合成后输送到轴突及其终末的。轴突内的物质转运称轴突运输。胞体内新形成的微丝、微管和神经丝缓慢地向轴突终末转运，称为慢速轴突运输。此外，还有一种快速双向的轴突运输。轴膜更新所需的蛋白质、线粒体、含神经递质的小泡及合成递质所需的酶等，由胞体向轴突终末的运输为快速顺向轴突运输。轴突终末内的代谢产物或由轴突终末摄取的物质，如蛋白质、小分子物质、由邻近细胞产生的神经营养因子或一些外源性物质（如病毒、毒素）及神经束路追踪时注射的示踪剂可逆向转运到胞体，称快速逆向轴突运输。微管在轴突运输中发挥重要作用。

2. 神经元的分类

神经元有不同的分类方法。根据突起的多少，神经元分为3类：①假单极神经元：如脑和脊神经节细胞，从胞体发出一个突起，但在距胞体不远处呈"T"形分为两支，一支进入中枢称中枢突，另一支分布到外周组织或器官，称周围突。按神经冲动的传导方向，中枢突为轴突，周围突为树突，但因周围突细而长，在形态上与轴突相似，故也称轴突。②双极神经元：具有两个突起，即一个树突和一个轴突，如耳蜗神经节和视网膜的双极神经元。③多极神经元：具有两个以上的突起，一个轴突和多个树突，如大脑皮质和脊髓前角运动神经元。

按照轴突的长短，神经元可分为具有大胞体和长轴突的Golgi Ⅰ型神经元和具有小胞体和短轴突的Golgi Ⅱ型神经元。

根据功能的不同，神经元可分3类：①感觉神经元或称传入神经元，多为假单极神经元，胞体位于脑脊神经节内，构成周围神经的传入神经，可接受体内、外刺激并将信息传入中枢。②运动神经元或称传出神经元，一般为多极神经元，胞体主要位于中枢神经系统灰质和自主神经节内，负责将神经冲动传递给肌细胞或腺细胞。③中间神经元，主要为多极神经元，位于前两种神经元之间，起联络和调节作用。

根据神经元释放的神经递质或神经调质的种类不同，神经元可分为胆碱能神经元、胺能神经元、肽能神经元、氨基酸能神经元等。

（二）突触

突触是神经元与神经元之间，或神经元与效应细胞之间的一种特化的细胞连接，是传递信息的功能部位。根据传递信息的方式不同，突触分为化学性突触和电突触，前者以神经递质作为通讯的媒介；后者即缝隙连接，以电流传递信息。哺乳动物的神经系统中以化学性突触最为常见，化学性突触为通常所指的突触。在神经元之间的化学突触中，最常见的是上一级神经元的轴突终末与下一级神经元的树突、树突棘或胞体形成轴–树突触、轴–棘突触或轴–体突触。此外，还有轴–轴、树–树和体–体突触。

化学性突触由突触前成分、突触后成分与突触间隙组成。突触前成分和突触后成分彼此相对的细胞膜分别称为突触前膜和突触后膜，两膜之间有宽15～30nm的狭窄间隙称为突触间隙，内含糖蛋白和一些细丝。

突触前成分通常是神经元的轴突终末，在银染标本上呈现棕褐色球状膨大附着在另一神经元的树突或胞体上，称突触扣结。电镜下，突触扣结内含许多突触小泡及少量线粒体、滑面内质网、微管、微丝等。突触小泡呈圆形或扁平状，内含有神经递质或神经调质。含乙酰胆碱的突触小泡多为小圆形清亮状，含氨基酸类递质的多呈扁平清亮状，含胺类递质的则呈小颗粒状，含肽类递质的往往是大颗粒小泡。突触前膜胞质面附有一些致密物质，因此比一般细胞膜略厚。突触小泡表面附有一种称为突触素Ⅰ的突触小泡相关蛋白，它将突触小泡与细胞骨架相连。在突触前膜还有电子密度高的锥形致密突起突入胞质内，突起间容纳突触小泡。突触后成分主要为突触后膜，在其胞质面附着有致密物质，故突触后膜较一般细胞膜明显增厚，其上有特异性的神经递质和神经调质的受体及离子通道。

当神经冲动沿轴膜传至突触前膜时，可引起突触前膜内的Ca^{2+}通道开放，细胞外的Ca^{2+}进入突触前成分，在ATP参与下，使突触素Ⅰ磷酸化，突触小泡与细胞骨架分离而移向突触前膜，与突触前膜融合，通过出胞作用将神经递质释放到突触间隙内。部分神经递质与突触后膜上的受体结合，引起与受体偶联的离子通道开放，使相应离子进出，改变突触后膜内、外离子的分布，使突触后神经元（或效应细胞）产生兴奋或抑制性膜电位。使突触后膜发生兴奋的突触，称兴奋性突触，而使后膜发生抑制的称抑制性突触。突触的兴奋或抑制取决于神经递质及其受体的种类。

神经递质的种类很多，大致可分为两大类，一类是非肽类，包括乙酰胆碱、单胺类和氨基酸类；另一类是肽类，称神经肽。许多神经肽本身不具备神经递质的作用，但能协调神经递质的释放，并能改变神经元对神经递质的反应，称为神经调质。

（三）神经胶质细胞

神经胶质细胞简称神经胶质或胶质细胞，广泛分布于中枢和周围神经系统。胶质细胞也具有突起，但不分树突和轴突，也无传导神经冲动的功能。

1.中枢神经系统的神经胶质细胞

脑和脊髓的神经胶质细胞有4种，在HE染色切片中，除室管膜细胞外，只能显示其他胶质细胞的核和少量胞质，可用特殊银染方法和免疫组织化学方法显示胶质细胞的全貌。

（1）星形胶质细胞

星形胶质细胞是胶质细胞中数量最多、体积最大的一种。胞体呈星形，核大，呈圆形或椭圆形，染色较浅，核仁不明显。胞质内有交织走行的神经胶质丝，组成胶质丝的蛋白质称胶质原纤维酸性蛋白（GFAP），用免疫细胞化学方法能特异性地显示出这类细胞。星形胶质细胞的突起伸展充填在神经元胞体和突起之间，起支持和绝缘作用。有些突起末端常膨大形成脚板或终足，在脑和脊髓的表面形成胶质界膜，或贴附在毛细血管基膜上，构成血–脑屏障的神经胶质膜。中枢神经系统损伤时，星形胶质细胞增生、肥大，形成胶质瘢痕。此外，星形胶质细胞能分泌多种神经营养因子，对神经元的存活、功能的维持以及创伤后神经元的可塑性变化有重要的作用。星形胶质细胞可分为两种：①原浆性星形胶质细胞：多分布在灰质，突起较短粗，分支较多，表面不光滑，胞质内的神经胶质丝少。②纤维性星形胶质细胞：多分布在白质，突起细长，分支较少，表面光滑，胞质内含大量神经胶质丝。

（2）少突胶质细胞

少突胶质细胞分布于神经元胞体及神经纤维的周围。胞体较星形细胞小，核卵圆形，染色质致密。在银染标本中突起较少，但用特异性的免疫组织化学方法显示其突起并不是很少，而且分支多。少突胶质细胞是中枢神经系统的髓鞘形成细胞，电镜下可见其突起末端扩展成扁平薄膜，包卷神经元的轴突形成髓鞘。

（3）小胶质细胞

小胶质细胞是胶质细胞中最小的一种。胞体较小，呈长椭圆形，常以胞体长轴的两端伸出两个较长突起，反复分支，其表面有小棘突。胞核小，呈椭圆或三角形，染色较深。小胶质细胞是血液中的单核细胞迁入神经组织演化而成，属于单核–吞噬细胞系统。在正常情况下，小胶质细胞是静止的。在中枢神经受损时，可转变为巨噬细胞，清除细胞碎屑及退化变性的髓鞘。

（4）室管膜细胞

室管膜细胞是一层立方、柱形或扁平的上皮样细胞，覆盖脑室和脊髓中央管的表面，称室管膜。室管膜细胞表面有许多微绒毛，少数细胞表面有纤毛，纤毛的摆动有推送脑脊液的作用。某些部位的室管膜细胞，其基底面有细长的突起伸向深部，称伸长细胞。室管膜细胞具有支持和保护作用，并参与脑脊液形成。

2. 周围神经系统的神经胶质细胞

（1）施万细胞

施万细胞又称神经膜细胞，是周围神经系统的髓鞘形成细胞，包卷在神经纤维轴突的周围，形成髓鞘和神经膜。此外，施万细胞能产生多种神经营养因子，在周围神经的再生中起重要作用。

（2）卫星细胞

卫星细胞又称被囊细胞，是包绕在神经节细胞周围的一层扁平或立方细胞，核圆或卵圆形，染色较深，具有营养和保护神经节细胞的功能。

（四）神经纤维和神经

1. 神经纤维

神经纤维由神经元的长突起和包在它外面的神经胶质细胞组成。根据胶质细胞是否形成髓鞘，将神经纤维分为有髓神经纤维和无髓神经纤维两种。

（1）有髓神经纤维

1）周围神经系统的有髓神经纤维，由施万细胞包绕轴突构成。多个施万细胞呈长卷筒状一个接一个套在轴突外面形成形似藕节的节段性髓鞘，相邻施万细胞不完全连接而形成节段性缩窄称郎飞结，该部位轴膜裸露，可发生膜电位变化。相邻郎飞结之间的一段神经纤维称结间体，一个结间体的髓鞘由一个施万细胞形成。这类神经纤维的轴突除起始段、终末及郎飞结等处外，均包裹有髓鞘。电镜下可见每一个结间体的髓鞘是由一个施万细胞的双层胞膜呈同心圆反复环绕轴突所构成的明暗相间的板层样结构。施万细胞核呈长椭圆形，位于髓鞘边缘的胞质内。施万细胞最外层的细胞膜及其外面的一层基膜共同构成神经膜。髓鞘主要由类脂和蛋白质所组成，称为髓磷脂。在常规染色标本上，因髓鞘中的类脂被溶解，仅见残存的蛋白质呈网状。

在有髓神经纤维的形成过程中，伴随轴突一起生长的施万细胞表面凹陷形成一条纵沟，轴突陷入纵沟内，沟缘的细胞膜相贴形成轴突系膜。轴突系膜不断伸长并反复包绕轴突，将胞质挤到细胞的内外边缘和两端郎飞结处，从而在轴突周围形成许多同心圆环绕的螺旋状板层膜，即髓鞘。

2）中枢神经系统的有髓神经纤维，其基本结构与周围神经系统的有髓神经纤维相同，但髓鞘由少突胶质细胞突起末端的扁平薄膜包卷轴突形成。一个少突胶质细胞有多个突起分别包卷多个轴突，其胞体位于神经纤维之间。中枢神经系统的有髓神经纤维外表面无基膜，髓鞘内也无施-兰切迹。

髓鞘有保护和绝缘作用，可防止神经冲动的扩散。有髓神经纤维的神经冲动传导，是从一个郎飞结到下一个郎飞结呈跳跃式传导，因而传导速度较快。有髓神经纤维的轴突越粗，其髓鞘也越厚，结间体越长，神经冲动跳跃的距离便越大，传导速度也越快。

（2）无髓神经纤维

1）周围神经系统的无髓神经纤维，由较细的轴突及其外面的施万细胞构成。施万细胞表面有数量不等、深浅不一的纵沟，轴突位于沟内。施万细胞沿轴突连续排列，但不形成髓鞘，也无郎飞结。一个施万细胞可包裹多条轴突，施万细胞外也包有基膜。

2）中枢神经系统的无髓神经纤维，轴突外面无任何鞘膜而完全裸露，走行在有髓神经纤维和神经胶质细胞之间。无髓神经纤维因无髓鞘和郎飞结，其神经冲动是沿着轴膜连续传导，故其传导速度比有髓神经纤维慢。

2. 神经

神经由周围神经系统的许多神经纤维集合在一起，外包致密结缔组织构成。大多数神经同时含有感觉、运动及自主神经纤维。在结构上，多数神经同时含有有髓神经纤维和无髓神经纤维。由于有髓神经纤维的髓鞘含髓磷脂，故肉眼观察神经通常呈白色。

每条神经纤维周围的薄层结缔组织称神经内膜。若干神经纤维集合而成神经纤维束，包绕在神经束周围的结缔组织称神经束膜。神经束膜由外层的结缔组织和内层的神经束膜上皮组成，后者为多层扁平上皮细胞，细胞间有紧密连接，对进出神经纤维束的物质起屏障作用。许多神经束聚合成一根神经，其外围的致密结缔组织称神经外膜。

（五）神经末梢

神经末梢是周围神经纤维的终末部分，分布于全身各组织、器官内。按其功能可分为两类：感觉神经末梢和运动神经末梢。

1. 感觉神经末梢

感觉神经末梢即感觉（传入）神经元周围突的终末部分，该终末与其附属结构共同形成感受器。它能感受人体内外的各种刺激，并转化为神经冲动，传向中枢。感觉神经末梢按其结构又可分为游离神经末梢和有被囊神经末梢两类。

（1）游离神经末梢

结构较简单，较细的有髓或无髓神经纤维的终末部分失去施万细胞，裸露的终末分成细支，广泛分布在表皮、角膜和毛囊上皮细胞间，或分布在各种结缔组织内，如真皮、骨膜、脑膜、血管外膜、关节囊、肌腱、韧带、筋膜和牙髓等处。能感受疼痛、冷、热和轻触等刺激。

（2）有被囊神经末梢

此种感觉神经末梢外面均包有结缔组织被囊，种类很多，常见的有如下几种：

1）触觉小体又称梅氏小体，分布在皮肤的真皮乳头内，以手指、足趾掌侧居多。小体呈椭圆形，长轴与皮肤表面垂直，周围包有结缔组织囊，内有许多横列的扁平细胞。有髓神经纤维进入小体时失去髓鞘，分支盘绕在扁平细胞间。触觉小体可感受触觉。

2）环层小体又称帕奇尼小体，此种小体广泛分布于真皮深层、皮下组织、肠系膜、韧带和关节囊等处。小体多呈圆形或椭圆形，体积较大（直径为1～4mm）。小体的被囊是由数十层扁平细胞呈同心圆排列组成，中轴为一均质性的圆柱体，有髓神经纤维失去髓鞘后进入圆柱体内。环层小体主要感受压力、振动和张力等。

3）肌梭分布于骨骼肌中的细长梭形小体，表面有结缔组织被囊，其内含有若干条较细的骨骼肌纤维，称梭内肌纤维。梭内肌纤维核成串排列或集中于肌纤维中段而使该处膨大，中段的肌浆较多，肌原纤维较少。感觉神经纤维进入肌梭时失去髓鞘，其终末分支环绕梭内肌纤维的中段，或呈花枝样终止于梭内肌纤维。此外，肌梭内还有一种细的运动神经纤维，分布于梭内肌纤维的两端。肌梭位于肌纤维束之间，当肌肉收缩或伸张时梭内肌纤维被牵拉，从而刺激神经末梢，产生神经冲动，传向中枢而产生感觉，故肌梭是感觉肌肉的运动和肢体位置变化的本体感受器，对骨骼肌的活动起调节作用。

2. 运动神经末梢

运动神经末梢即运动神经元轴突的终末结构，终止于肌组织和腺体，支配肌纤维的收缩和腺体的分泌。该终末与邻近组织共同组成效应器。运动神经末梢分为躯体运动神经末梢和内脏运动神经末梢。

（1）躯体运动神经末梢

躯体运动神经末梢分布于骨骼肌内。来自脊髓灰质前角或脑干运动神经元的轴突到达所支配的肌肉后失去髓鞘，发出许多分支，每一分支终末呈葡萄状膨大，与一条骨骼肌纤维形成化学性突触连接，此连接区呈椭圆形板状隆起，称运动终板或神经肌肉连接。

电镜下，运动终板处的肌纤维向内凹陷成浅槽，轴突终末嵌入浅槽内。此处的轴膜为突触前膜，槽底的肌膜即突触后膜，两者之间的间隙为突触间隙。槽底肌膜又凹陷形成许多深沟和皱褶，使突触后膜的表面积增大。

轴突终末（突触前成分）的突触小泡中含有乙酰胆碱，与之对应的肌膜（突触后膜）上含有乙酰胆碱N型受体。当神经冲动达到运动终板时，乙酰胆碱释放，与突触后膜上的N受体结合后使肌膜兴奋。兴奋经横小管系统传导至整个肌纤维，引起肌纤维收缩。

一个运动神经元可支配一至多条肌纤维，而一条骨骼肌纤维通常只有一个轴突分支支配。一个运动神经元的轴突及其分支所支配的全部肌纤维组成一个运动单位。一个运动神经元支配肌纤维数量越少，运动单位越小，产生的运动越精细。

（2）内脏运动神经末梢

内脏运动神经末梢分布于内脏及血管的平滑肌、心肌和腺细胞等处。内脏运动神经纤维多为无髓神经纤维，轴突较细，其终末结构简单，分支呈串珠状膨大，附于平滑肌纤维或腺细胞间。终末支呈串珠膨大的部分，称为膨体，是与效应细胞建立突触的部位。膨体的轴膜是突触前膜，与其相对应的效应细胞膜是突触后膜，两者间是突触间隙。膨体内有许多突触小泡，圆形清亮型或颗粒型，含乙酰胆碱或去甲肾上腺素、肽类神经递质。

三、神经系统对免疫、内分泌系统的影响的结构基础

神经系统主要由神经组织构成，分为中枢神经系统和周围神经系统两部分。前者包括脑和脊髓。后者由脑神经、脊神经、自主神经和神经节组成。在中枢神经系统中，神经元胞体集中的区域称灰质，神经纤维集中的区域称白质。由于大脑和小脑的灰质在表层故又称皮质。白质位于皮质深面，又称为髓质。在大、小脑的白质内有灰质的团块，称神经核。在周围神经系统，神经元胞体主要集中在神经节。神经系统的神经元及其突起以突触彼此联系，共同构成复杂的神经网络，使其具有反射、联系、整合和调节等复杂功能。

（一）大脑皮质

1. 大脑皮质神经元类型

大脑皮质的神经元都是多极神经元。按其细胞的形态分为锥体细胞、颗粒细胞和梭

形细胞三大类。

（1）锥体细胞

数量较多，可分大、中、小三型，轴突起自胞体底部，组成下行至脑干或脊髓的投射纤维，或者到同侧或对侧的另一皮质区的联合传出纤维。由胞体尖端发出的一条较粗的主树突伸向皮质表面，沿途发出许多小分支。除此之外，在胞体周围还发出一些短而细的树突，水平方向伸向四周。

（2）颗粒细胞

包括星形细胞、水平细胞、篮状细胞和上行轴突细胞等几种。数目最多，胞体呈颗粒状。星形细胞所占比例最高，其轴突多数较短，终止于附近的锥体细胞或梭形细胞。某些星型细胞的轴突较长，上行至大脑皮质浅层，与锥体细胞的顶树突或水平细胞形成突触。所以颗粒细胞是大脑皮质主要的中间神经元，形成了皮质内信息传递的复杂环路。

（3）梭形细胞

数量较少，胞体梭形，体积大小不等，属传出神经元。

2. 大脑皮质的分层

大脑皮质的神经元以分层方式排列，除个别区域外一般可分为6层，由表及里依次为：分子层、外颗粒层、外锥体细胞层、内颗粒层、内锥体细胞层、多形细胞层。

1）分子层位于大脑皮质的最表面，由许多与皮质表面平行的神经纤维和少量神经元组成。神经元体积小，主要是水平细胞和星形细胞。

2）外颗粒层由许多星形细胞和少量小型锥体细胞构成。

3）外锥体细胞层较厚，主要是中、小型锥体细胞，以中型占多数。

4）内颗粒层细胞密集，多数是星形细胞。

5）内锥体细胞层主要由大、中型锥体细胞组成。在中央前回运动区，此层有巨大锥体细胞，胞体高120μm，宽80μm。其顶树突伸入分子层，轴突组成投射纤维。

6）多形细胞层以梭形细胞为主，还有锥体细胞和颗粒细胞。

大脑皮质的1～4层主要接受传入的信息。从丘脑来的感觉传入纤维主要进入第4层与星形细胞形成突触。起自大脑半球同侧或对侧的联合纤维则进入第2、第3层，与锥体细胞形成突触。大脑皮质的传出纤维分为投射纤维和联合纤维两种。投射纤维主要起自第5层锥体细胞和第6层大梭形细胞，下行至脑干和脊髓。联合纤维起自第3、第5、第6层的锥体细胞和梭形细胞，分布于同侧和对侧脑区的皮质。皮质的第2、第3、第5层细胞主要与各层细胞相互联系，构成局部神经环路，对各种信息进行分析、整合和贮存。由此产生高级神经活动，经锥体细胞传出，产生相应的反应。

（二）小脑皮质

1. 小脑皮质的结构

小脑皮质表面可见许多大致平行的横沟，两沟之间的部分称小脑叶片。各部小脑叶片的结构大致相同。灰质大部分集中在表面，称小脑皮质，其深面为白质。小脑是人体重要的运动调节中枢，主要功能是调节肌张力，维持身体平衡。

小脑皮质的神经元有5种，包括浦肯野细胞、颗粒细胞、星形细胞、篮状细胞和高尔基细胞，其中浦肯野细胞是唯一的传出神经元。这5种神经元在小脑皮质从表面向内分为三层，分别为分子层、浦肯野细胞层、颗粒层。

（1）分子层

较厚，含大量神经纤维，神经元则少而分散，浅层为星形细胞，深层为篮状细胞。星形细胞小而多突起，轴突较短，与浦肯野细胞的树突形成突触。篮状细胞胞体较大，轴突较长，其末端呈网状包裹浦肯野细胞胞体，并与之形成突触。

（2）浦肯野细胞层

由一层规则排列的浦肯野细胞胞体组成。浦肯野细胞是小脑皮质中最大的神经元，胞体呈梨形，顶端发出2～3条较粗的主树突伸向分子层，并形成茂密的分支，如扁薄的扇形展开。树突上有许多树突棘。细长的轴突自胞体底部发出，进入小脑皮质，终止于其中的神经核。

（3）颗粒层

主要由密集的颗粒细胞和一些高尔基细胞组成。颗粒细胞胞体很小，呈圆形，有4～5个短树突，末端分支如爪状。轴突上行进入分子层后呈"T"形分支，与小脑叶片长轴平行，故称平行纤维。大量平行纤维垂直穿过一排排浦肯野细胞的扇形树突，与其树突棘形成突触。一个浦肯野细胞的树突可形成几十万个突触，所以每一个浦肯野细胞都处于很多颗粒细胞的影响之下。高尔基细胞胞体较大，树突分支大部分伸入皮质的分子层，轴突与颗粒细胞的树突形成突触。

2. 小脑皮质的纤维

小脑皮质的传入纤维有3种：攀缘纤维、苔藓纤维和单胺能纤维。攀缘纤维、苔藓纤维为兴奋性纤维，单胺能纤维是抑制性纤维。攀缘纤维主要起源于延髓的下橄榄核，纤维较细，进入皮质后攀附在浦肯野细胞的树突上形成突触。苔藓纤维主要起源于脊髓和脑干的神经核，纤维较粗，进入皮质后末端呈苔藓状分支，分支终末膨大，称小脑小球。一条苔藓纤维的分支可兴奋许多个颗粒细胞，通过颗粒细胞的平行纤维又可间接兴奋更多的浦肯野细胞。然而，苔藓纤维通过颗粒细胞平行纤维兴奋浦肯野细胞的同时，也可兴奋抑制性中间神经元，如高尔基细胞、篮状细胞和星形细胞。由于篮状细胞和星形细胞与浦肯野细胞有突触联系，它们兴奋后反过来抑制浦肯野细胞的活动。由颗粒细胞平行纤维直接兴奋的浦肯野细胞处于兴奋状态，而其周围的浦肯野细胞则处于抑制状态。因此，通过抑制性中间神经元的作用，使许多不同来源的神经冲动进入小脑皮质后，引起许多兴奋与抑制的区域，这对小脑精确调节不同部位肌肉的肌紧张或协调随意运动都具有重要的意义。

小脑皮质的传出纤维都是由浦肯野细胞的轴突所组成的，大部分轴突终止于小脑的中央核。浦肯野细胞传出的冲动，对小脑中央核和前庭核均起到抑制性作用。

（三）脊髓

脊髓和大脑小脑同属于中枢神经系统，中央蝴蝶形的结构为灰质，周围染色浅的部分为白质。灰质可分为粗大的前角、狭窄的后角以及侧角。在灰质中可以观察到很多神经元，这些神经元多数是多极神经元，多极神经元的胞体和树突都存在于灰质中，在神经元的周围还可见无髓神经纤维和神经胶质细胞。

1. 灰质

1）前角。脊髓灰质前角中的神经元多数是躯体运动神经元，这些神经元的体积大小不一。体积大的为α运动神经元，这些神经元的胞体平均直径可达到25μm以上，轴突较粗，主要分布到骨骼肌，控制骨骼肌的收缩和舒张。前角中体积小的神经元称γ运动神经元，这些神经元的胞体直径为15～25μm，轴突较细，位于骨骼肌的肌梭内，分布于梭内肌纤维的两端，支配梭内肌纤维的收缩和舒张，从而对骨骼肌的运动起到调控作用。α运动神经元和γ运动神经元释放的神经递质都是乙酰胆碱。前角中还有一种小神经元称为闰绍细胞，短轴突与α运动神经元的胞体可以形成突触，通过释放甘氨酸抑制α运动神经元的活动。

2）后角。后角内的神经元类型较复杂，它们主要接受感觉神经元轴突传入的神经冲动。后角内有些神经元称为束细胞，这些神经元的长轴突可以进入白质，可以形成各种神经纤维束，上行到脑干、小脑和丘脑。

3）侧角。侧角内的神经元是内脏运动神经元，释放的神经递质也是乙酰胆碱。这种神经元的轴突组成交感神经系统的节前纤维，进入到交感神经节内并终止于交感神经节，与节内神经元建立突触。

此外，脊髓灰质内还有许多中间神经元，它们的轴突长短不一，短的轴突只与同节段的束细胞和运动神经元联系，长的轴突可在白质内上下穿行，到相邻或较远的脊髓节段，终止于同侧或对侧的神经元，但都不离开脊髓。

2. 白质

白质位于灰质外侧，由大量有髓神经纤维和少量无髓神经纤维组成的纵行神经纤维构成，分别形成白质的前索、侧索和后索。各索内有上行性即感觉性神经纤维、下行性即运动性神经纤维及短程的联络性神经纤维。这些神经纤维主要在白质内上行或下行，完成机体各部分与脑中枢复杂的信息联络作用。

3. 脊髓的功能

脊髓的功能主要是传导神经冲动和进行反射活动。来自躯体各部分的感觉冲动，经神经传导先到达脊髓，经脊髓综合后才能将信息上行传导到脑，而脑的神经指令也以神经冲动的形式下传，通过脊髓来实现躯干及四肢的随意运动。脊髓的反射活动多数由3个以上的神经元协同完成，即感觉神经元、一个以上的中间神经元和运动神经元。中间神经元的轴突长短不等，可上行、下行或交叉到对侧，这样可将一个脊髓节段感觉神经元的冲动扩散到脊髓上下许多节段。一旦脊髓反射弧的任何一个环节被损伤，反射活动都不能完成。

（四）神经节

神经节一般呈卵圆形，外侧有结缔组织被膜包裹，神经节内的神经元称为节细胞，节细胞的胞体被卫星细胞包裹，卫星细胞是神经胶质细胞。除节细胞外，神经节内还有大量神经纤维、少量结缔组织和血管。根据分布部位的不同和功能的差异，神经节可分为脑脊神经节和自主神经节两大类。

1. 脑脊神经节

脑脊神经节位于脊神经后根和某些脑神经干上，属于感觉神经节。节细胞是假单极神经元，胞体呈圆形或卵圆形，大小不等，直径为15～100μm，胞体发出的单个突起先在近细胞体处盘曲，然后呈"T"形分支，一支走向中枢神经，称为中枢突，另一支经脑脊神经分布到外周组织，称为周围突。周围突末梢与感觉细胞共同构成感受器。卫星细胞呈扁平形，包裹节细胞的胞体及其突起的盘曲部，在"T"形分支处与施万细胞相连续。脑脊神经节内的神经纤维大部分是有髓神经纤维，成束平行排列，将神经节细胞分隔成群。

2. 自主神经节

自主神经节根据功能不同可分为交感神经节和副交感神经节。这两种神经节的节细胞都是自主神经系统的节后神经元，形态上都属于多极神经元。节细胞的胞体较小，散在分布，细胞核常呈偏位，胞质内的尼氏体呈细胞的颗粒状，分布均匀。胞体外的卫星细胞较少，不能完全包裹节细胞的胞体。节细胞之间有大量的神经纤维。

四、内分泌系统对免疫、神经系统的影响的结构基础

内分泌系统是机体的重要调节系统，它与神经系统相辅相成，共同调节机体的生长发育和各种代谢，维持内环境的稳定，并影响行为和控制生殖等。内分泌系统由内分泌腺和分布于其他器官内的内分泌细胞组成。内分泌细胞分泌的激素称激素。大多数内分泌细胞分泌的激素通过血液循环作用于远处的特定细胞，少部分内分泌细胞分泌的激素可直接作用于邻近的细胞，称此为旁分泌。内分泌腺的结构特点是：腺细胞排列成索状、团状或围成滤泡状，无导管，毛细血管丰富。

内分泌细胞分泌的激素，按其化学性质分为含氮激素和类固醇激素两类。含氮激素包括氨基酸衍生物、胺类、肽类和蛋白质类等。分泌含氮激素细胞的超微结构特点是，胞质内含有与合成激素有关的粗面内质网和高尔基复合体，以及有膜包被的分泌颗粒等。分泌类固醇激素细胞的超微结构特点是，胞质内含有与合成类固醇激素有关的丰富的滑面内质网，但不形成分泌颗粒；线粒体多，其嵴多呈管状；胞质内含有较多的脂滴，其中的胆固醇等为合成激素的原料。

每一种激素作用于一定器官或器官内的某类细胞，称为激素的靶器官或靶细胞。靶细胞具有与相应激素相结合的受体，受体与相应激素结合后产生效应。含氮激素受体位于靶细胞的质膜上，而类固醇激素受体一般位于靶细胞的胞质内。

（一）甲状腺

甲状腺呈"H"形，分左右两叶，中间以峡部相连。成人甲状腺平均重约25g，女性的甲状腺略重，并在月经期与妊娠期略增大。甲状腺侧叶位于喉下部和气管颈部的前外侧。峡部位于第2～第4气管软骨环的前方。甲状腺表面包有薄层结缔组织被膜，结缔组织伸入腺实质，将其分为许多大小不等的小叶，每个小叶内含有20～40个甲状腺滤泡和滤泡旁细胞。

1. 甲状腺滤泡

滤泡大小不等，直径0.02～0.9mm，呈圆形或不规则形，是构成腺实质的主要成分。滤泡由单层立方的滤泡上皮细胞围成，滤泡腔内充满透明的胶质，是滤泡上皮细胞的分泌物，在切片上呈均质状，嗜酸性。滤泡上皮细胞因功能状态而有形态变化。在功能活跃时，细胞增高呈低柱状，腔内胶质减少；反之，细胞变矮呈扁平状，腔内胶质增多。胶质的边缘常存在不着色的空泡，是被滤泡上皮细胞吞饮所致。

电镜下，滤泡上皮细胞游离面有微绒毛，胞质内有较发达的粗面内质网和较多的线粒体，溶酶体散在于胞质内，高尔基复合体位于核上区。细胞顶部胞质内有电子密度中

等、体积较小的分泌颗粒和从滤泡腔摄入的低电子密度的胶质小泡。滤泡上皮基底面有完整的基板，邻近的结缔组织内富含有孔毛细血管和毛细淋巴管。

甲状腺滤泡上皮细胞合成和分泌甲状腺激素，其过程包括合成、贮存、碘化、重吸收、分解和释放。滤泡上皮细胞从血中摄取氨基酸，在粗面内质网合成甲状腺球蛋白前体，至高尔基复合体加工成甲状腺球蛋白并形成浓缩分泌颗粒，以胞吐方式排放到滤泡腔内贮存。滤泡上皮同时从血中摄取碘，后者经细胞内过氧化酶作用而活化，再进入滤泡腔与甲状腺球蛋白结合，形成碘化甲状腺球蛋白。在垂体分泌的促甲状腺激素的作用下，滤泡上皮细胞可将碘化的甲状腺球蛋白重吸收入胞质，形成胶质小泡，后者与溶酶体融合，其内碘化的甲状腺球蛋白被分解成三碘甲状腺原氨酸（T_3）和四碘甲状腺原氨酸（T_4），两者合称甲状腺激素。

甲状腺激素能促进机体新陈代谢，提高神经兴奋性，促进生长发育，对婴幼儿的骨骼发育和中枢神经系统发育尤为重要。小儿甲状腺功能减退可导致身材矮小、智力减退，即呆小症。成人甲状腺功能减退则引起新陈代谢率降低、毛发稀少、精神呆滞和黏液性水肿。甲状腺功能亢进时，甲状腺激素分泌增多，导致甲状腺功能亢进症（简称甲亢）。

2.滤泡旁细胞

滤泡旁细胞又称C细胞，位于滤泡之间和滤泡上皮细胞之间。细胞稍大，在HE染色切片中胞质着色略淡，银染法可见胞质内有嗜银颗粒。电镜下，位于滤泡上皮细胞之间的滤泡旁细胞基部附着于基板，顶部被邻近的滤泡上皮细胞覆盖。滤泡旁细胞以胞吐方式释放颗粒内的降钙素。降钙素是一种肽类激素，可抑制破骨细胞溶解骨质，使骨骼释放钙减少，从而降低血钙浓度。血钙浓度增高时，可刺激降钙素的释放。

（二）甲状旁腺

甲状旁腺位于甲状腺背面，上下两对，呈椭圆形。腺体表面有薄层结缔组织被膜，实质内腺细胞排列成索团状，细胞分主细胞和嗜酸性细胞两种。

1.主细胞

主细胞数量较多，体积较小，呈圆形或多边形，核圆，位于细胞中央，HE染色胞质着色淡。电镜下，胞质内含粗面内质网、高尔基复合体、膜包分泌颗粒和一些糖原、脂滴等。主细胞合成和分泌甲状旁腺素，主要作用于骨细胞和破骨细胞，使骨盐溶解，并能促进肠及肾小管吸收钙，使血钙升高。甲状旁腺素和降钙素共同维持机体血钙的稳定。

2.嗜酸性细胞

嗜酸性细胞于青春期开始出现，并随年龄的增加而增多。细胞体积较大，核小、染色深，胞质嗜酸性强，单个或成群存在于主细胞之间。电镜下可见胞质内含线粒体。此细胞功能尚不明。

（三）肾上腺

肾上腺表面包有被膜，少量结缔组织伴随血管和神经伸入腺实质内。肾上腺实质由周边的皮质和中央的髓质两部分构成，两者在发生上来自不同的胚层，故在结构和功能上均不相同。

1.皮质

皮质占肾上腺体积的80%～90%，由浅入深分为3个带：球状带、束状带和网状带。

（1）球状带

球状带紧靠被膜下方，较薄，约占皮质总体积的15%。细胞呈球状分布，细胞较小，呈矮柱状或锥形，核小、染色深，胞质较少，内含少量脂滴。球状带细胞分泌盐皮质激素，如醛固酮，主要通过促进肾远曲小管和集合小管重吸收Na^+及排出K^+、刺激胃黏膜吸收Na^+等作用，调节钠、钾代谢，维持正常血容量。盐皮质激素的产生受肾素-血管紧张素系统的影响，肾球旁细胞分泌的肾素可使血浆中的血管紧张素原变成血管紧张素，后者可刺激球状带细胞分泌盐皮质激素。

（2）束状带

束状带是皮质中最厚的部分，约占皮质总体积的78%。束状带细胞体积大，呈多边形，排列成单行或双行细胞索。细胞的胞核圆形，较大，着色浅。胞质内含有大量的脂滴，HE染色下因脂滴被溶解，故染色浅而呈空泡状。束状带细胞分泌糖皮质激素，主要为皮质醇和皮质酮，可促使蛋白质和脂肪分解并转变成糖，还有降低免疫应答和抗炎症等作用。束状带细胞受垂体细胞分泌的促肾上腺皮质激素（ACTH）的调控。

（3）网状带

网状带位于皮质的最内层，约占皮质总体积的7%，细胞索相互吻合成网。网状带细胞较束状带细胞小，胞核也小，着色较深，胞质内含较多脂褐素和少量脂滴，因而染色较束状带深。网状带细胞主要分泌雄激素和少量糖皮质激素，也受促肾上腺皮质激素的调节。肾上腺皮质细胞分泌的激素均属类固醇激素，故肾上腺皮质细胞都具有分泌类固醇激素细胞的超微结构特点。

2. 髓质

髓质主要由排列成索或团的髓质细胞组成。细胞呈多边形，用含铬盐的固定液固定标本，胞质内可见黄褐色的嗜铬颗粒，因而髓质细胞又称为嗜铬细胞。另外，髓质内还有少量交感神经节细胞，胞体较大，散在分布于髓质内。

电镜下，可将髓质细胞分为两种：一种为肾上腺素细胞，数量较多，颗粒内含肾上腺素；另一种为去甲肾上腺素细胞，数量较少，颗粒内含去甲肾上腺素。肾上腺素和去甲肾上腺素均为儿茶酚胺类物质，肾上腺素可使心肌收缩力加强，心率加快，并使心和骨骼肌血管扩张；去甲肾上腺素具有很强的血管收缩作用，可使全身小血管收缩，血压升高。

3. 肾上腺的血管分布

肾上腺内毛细血管丰富，皮质和髓质的血窦相连续，后者汇集为中央静脉出肾上腺。由皮质进入髓质的血液含较高浓度的皮质激素，其中糖皮质激素可以增强肾上腺素细胞内 N-甲基转氨酶活性，使去甲肾上腺素甲基化，成为肾上腺素。由此可见，肾上腺皮质和髓质在功能上是密切相关的整体。

（四）垂体

垂体为椭圆形小体，位于颅底蝶鞍的垂体窝内，成年人垂体重0.5~0.6g，女性略大于男性。垂体外包结缔组织被膜，实质由腺垂体和神经垂体两部分组成。腺垂体分为远侧部、中间部和结节部三部分；神经垂体分为神经部和漏斗两部分，漏斗与下丘脑相连。远侧部又称前叶，中间部和神经部合称后叶。

1. 腺垂体

（1）远侧部

远侧部腺细胞排列成团索状，细胞间有丰富的窦状毛细血管和少量的结缔组织。腺细胞根据其在HE染色切片中着色不同，可分为嗜色细胞和嫌色细胞两大类。嗜色细胞又分为嗜酸性细胞和嗜碱性细胞，两者均具有分泌含氮激素细胞的超微结构特点。根据腺细胞所分泌激素种类不同，可以进一步分类并借此命名。

嗜酸性细胞：细胞数量较多，呈圆形或椭圆形，胞质内因含有粗大的嗜酸性颗粒而被伊红染成粉红色。根据嗜酸性细胞所分泌激素种类的不同，又可分为两种：①生长激素细胞（STH cell）：数量占多数，所分泌的生长激素（GH）能促进机体多种代谢过程，尤其能刺激骺软骨生长，使长骨增长。幼年时期若生长激素分泌不足，可导致垂体侏儒症，分泌过多则引起巨人症；成人生长激素分泌过多则导致肢端肥大症。②催乳激素细胞：存在于男女两性垂体中，但在女性较多，于妊娠期和哺乳期细胞功能旺盛。该细胞所分泌的催乳素（PRL）能促进乳腺发育和乳汁分泌。

嗜碱性细胞：细胞数量较少，呈椭圆形或多边形，胞质内含嗜碱性颗粒。嗜碱性细胞可分3种：①促甲状腺激素细胞（TSH cell）：所分泌的促甲状腺激素（TSH）能促进甲状腺激素的合成和释放。②促肾上腺皮质激素细胞（ACTH cell）：分泌促肾上腺皮质激素（ACTH），主要促进肾上腺皮质分泌糖皮质激素。③促性腺激素细胞：分泌卵泡刺激素（FSH）和黄体生成素（LH），前者在女性促进卵泡发育，在男性则刺激生精小管支持细胞合成雄激素结合蛋白，以促进精子发生；后者在女性可促进排卵和黄体形成，在男性则刺激睾丸间质细胞分泌雄激素，故又称间质细胞刺激素（ICSH）。

嫌色细胞：细胞呈圆形或多边形，数量多，体积小，着色浅，胞质量少，细胞界限不清。电镜下可见胞质内含有少量分泌颗粒。推测嫌色细胞可能是嗜色细胞的前身或是脱颗粒后的嗜色细胞。

（2）中间部

中间部是位于远侧部和神经部之间的一纵形狭窄区域，仅占垂体体积的2%，是一个退化的部位，由嫌色细胞、嗜碱性细胞和大小不等的滤泡组成，滤泡内含胶质，功能尚不清楚。

（3）结节部

结节部包绕神经垂体漏斗柄，前方较厚，后方较薄。此部含有丰富的纵形毛细血管，腺细胞呈索状纵向排列于血管之间，细胞较小，主要是嫌色细胞，其间有少数嗜酸性和嗜碱性细胞。

（4）腺垂体的血管分布

腺垂体主要由大脑基底动脉环发出的垂体上动脉供应。垂体上动脉从结节部上端进入神经垂体的漏斗，在该处形成袢样的窦状毛细血管网，称第一级毛细血管网，这些毛细血管网下行到结节部汇集形成数条垂体门微静脉，它们下行进入远侧部，再度形成窦状毛细血管网，称第二级毛细血管网。垂体门微静脉及其两端的毛细血管网共同构成垂体门脉系统。远侧部的毛细血管最后汇集成小静脉注入垂体周围的静脉窦。

2. 神经垂体

神经垂体与下丘脑直接相连，两者在结构和功能上是一个统一体，下丘脑前区的视上核和室旁核含有大量神经内分泌细胞，其轴突经漏斗直接抵达神经部，构成下丘脑垂体束，同时也是神经垂体无髓神经纤维的主要来源。

视上核和室旁核内的大型神经内分泌细胞所含的分泌颗粒沿轴突被运送至神经部，在轴突沿途，这些分泌颗粒常聚集成团，使轴突呈串珠样膨大，于光镜下显示为大小不等的弱嗜酸性团块，称赫令体。

神经部无髓神经纤维之间含有丰富的窦状毛细血管，此外，还可见分布于无髓神经纤维周围的神经胶质细胞，即垂体细胞，细胞大小、形态不一，并有突触附于毛细血管壁上。垂体细胞具有支持、营养神经纤维的作用。

视上核和室旁核的神经内分泌细胞合成抗利尿激素（ADH）和催产素（OT）。抗利尿激素的生理作用是提高远曲小管和集合管对水的通透性，促进水的吸收，从而使尿液浓缩，尿量减少。抗利尿激素分泌减少时，可引起尿崩症，患者由于排尿量异常增多，可导致小动脉平滑肌收缩，血压升高，故又称为血管升压素。催产素能促进临产孕妇的子宫收缩，帮助分娩。

3. 下丘脑和腺垂体与其他内分泌腺的相互关系

下丘脑的弓状核等神经核的神经元具有内分泌功能，称为神经内分泌细胞。这些细胞分泌的激素经轴突运输并释放至漏斗处的第一级毛细血管网，继而经垂体门脉系统到达腺垂体远侧部的第二级毛细血管网，调节远侧部的各种腺细胞的分泌活动。这些激素中，对腺垂体细胞分泌起促进作用的称释放激素（RH），对腺细胞分泌起抑制作用的称释放抑制激素（RIH）。

下丘脑通过分泌释放激素和释放抑制激素，调节腺垂体内各种细胞的分泌活动；同时，腺垂体所产生的各种促激素又可以调节甲状腺、肾上腺和性腺的分泌活动。如此，神经系统和内分泌系统便统一起来，完成对机体的多种物质代谢和功能的调节。

（五）松果体

松果体为扁圆锥形小体，连于第三脑室。松果体表面有软脑膜包绕，软脑膜结缔组织伴随血管深入腺实质将其分隔成大小不等的小叶，小叶由松果体细胞、神经胶质细胞和无髓神经纤维组成。

松果体细胞呈圆形或不规则形，核大，胞质少，HE染色呈弱嗜碱性。镀银染色切片中，可见细胞伸出长短不一的突起，终止在邻近细胞中间或血管周围。在成人的松果体内常见脑砂，它是松果体细胞分泌物经钙化而形成的同心圆结构，其意义不明。电镜下可见松果体细胞具有分泌含氮激素细胞的超微结构特点，胞质内常见小圆形分泌颗粒。松果体细胞分泌褪黑素，参与调节机体的昼夜生物节律、睡眠、情绪、性成熟等生理活动。

（六）弥散神经内分泌系统

除上述内分泌腺外，机体其他器官还存在大量散在的内分泌细胞，它们分泌的多种激素在调节机体生理活动中起着十分重要的作用。这些内分泌细胞都能合成和分泌胺，并且均通过摄取胺前体（氨基酸）经脱羧后产生胺。1966年Pearse将这些细胞命名为摄取胺前体脱羧细胞（简称APUD细胞）。后来人们发现此类细胞中有许多细胞不仅产生胺，还产生肽，有的细胞只产生肽；同时还发现神经系统中的许多神经元具有APUD功能，因此，目前将这些具有内分泌功能的神经元（称分泌性神经元）和APUD细胞统称为弥散神经内分泌系统（DNES）。故而，DNES是在APUD基础上的进一步发展和扩充，它把神经系统和内分泌系统两大调节系统统一起来构成一个整体，共同完成调节和控制机体生理活动的动态平衡。

（刘丹阳　张　萌）

第二章　神经免疫内分泌网络之间的生理关系

人体是一个统一的整体，机体各个系统虽各有独特的生理功能，但是它们皆受神经–内分泌系统的支配。就人体免疫系统而言，既有不同的免疫器官、细胞及激素分子之间的相互作用，在整体水平上又会受到神经内分泌系统的调控。200年前希腊医生Galen曾观察到抑郁的妇女比乐观的妇女易患乳腺癌，提示神经精神因素（如喜、怒、哀、乐及应激状态等）会影响机体的免疫力，引起疾病的发生、加重或缓解。对人类的疾病研究结果已为我们提供许多神经精神因素影响免疫力的有力证据，而基础实验（包括动物实验）在研究精神、神经、内分泌及免疫功能之间的复杂联系与相影响方面也已获得了很多突破性进展。现在已经证实，神经内分泌系统与免疫系统之间存在双向信息传递机制，即免疫系统不仅受神经、内分泌系统的调控，而且能调节神经、内分泌系统的某些功能。这种相互作用的功能联系是通过神经、内分泌和免疫三大调节系统共有的化学信息分子与受体实现的。即免疫系统不仅具有多种神经内分泌激素的受体，还能合成各种神经递质和内分泌激素，并对其发生反应；免疫系统产生的细胞因子能影响中枢神经系统；中枢神经系统又能合成细胞因子及其受体，且对其发生反应。由此构成神经–内分泌–免疫调节网络。早在1926年，Metafnikov已证明免疫反应与其他生理应答一样存在条件反射，首次提出了神经系统与免疫系统之间的关系。之后，Seyle在1936年又证明了神经内分泌对免疫系统的影响。限于当时对免疫学研究的水平和缺乏先进技术，神经、内分泌、免疫学无论在国内或国外在相当长的一段时间内均未得到充分发展。随着神经、内分泌和免疫学科的深入发展和研究手段不断优化，3个系统之间相互关系的研究逐步受到重视，成为当前医学、生物学研究的前沿领域之一。1977年，Besedovsky首次提出体内存在免疫–神经–内分泌网络的假说。1979年，Spector将两者相互作用称为神经免疫调制作用（NIM）。此研究领域包括了心理免疫学、精神神经免疫学、行为免疫学、免疫精神病学、思维与免疫力等。1982年，Blalock等在研究大量有关神经内分泌与免疫关系的基础上，提出将此跨学科的研究领域称之为神经免疫内分泌学。尽管各学者对此新学科有上述不同的命名，但其研究领域的本质是相同的。近几年来这方面的研究已在迅猛发展，有关的国际学术会议及文献不断增多。特别是随着分子生物学的发展，已逐步揭示出许多神经内分泌的介质、激素，免疫系统的淋巴因子、单核因子以及两个系统的细胞表面相关受体的存在及其理化生物学特性，这就使两个系统之间相互作用的机制有可能得到阐明。我们期望在弄清两个系统相互关系的基础上，能找到对临床疾病的病因、诊断和治疗有价值的一些线索。

神经、内分泌、免疫系统之间相互作用的研究结果可以归类为以下4大类：①免疫、内分泌及神经细胞可以表达细胞因子、激素、神经递质和神经肽类物质的受体。②免疫和神经内分泌效应分子共存于淋巴、内分泌及神经组织中。③内分泌和神经递质对免疫系统能产生一定的作用。④免疫介质也能作用于内分泌和神经系统。

一、神经-内分泌-免疫作用的物质基础

（一）受体

免疫、内分泌及神经细胞表面存在细胞因子、激素、神经递质和神经肽类物质的受体，这类受体的存在构成了神经-内分泌-免疫作用网络的物质基础之一。

1. 免疫细胞表面激素、神经递质和神经肽的受体

目前已经肯定免疫细胞可以结合许多种不同的激素、神经递质及神经肽，即免疫细胞上存在有相应的受体。大多数神经递质和激素的受体在免疫细胞上都能找到，而且几乎所有的免疫细胞都存在不同的神经递质及内分泌激素的受体。目前已证实在淋巴细胞及辅助细胞上存在类固醇、胰岛素、PRL、生长激素、雌二醇、睾酮、儿茶酚胺、乙酰胆碱、内啡肽、脑啡肽、P物质、生长抑素、血管活性肠肽（VIP）、组胺和5-羟色胺的相应受体；可能还有胰高血糖素、甲状腺素、TSH、FSH、LH和降钙素基因相关肽等受体。

这些激素受体在免疫细胞上的表达有如下3个特点：①不同类型的免疫细胞上这些神经递质、激素等受体的表达并不是完全相同的。如B细胞上β肾上腺素能受体的表达多于T细胞，这表明由激素、神经递质及神经肽介导的信号调节系统对免疫细胞的作用是有选择性的，从而对不同的免疫细胞产生不同的影响。②对于某一特定的神经-内分泌介质的相应受体的活性和（或）表达的数目，在免疫细胞活化过程中可以发生改变。如静止淋巴细胞不表达胰岛素受体，但经过丝裂原或同种异体抗原刺激活化后，则可以表达。也就是说主要是由那些已被抗原等活化的免疫细胞才接受这些激素或神经递质介导的信号而发生反应。③对于一个特定的介质而言，它所产生的效应大小并不一定与免疫细胞上所表达的受体数目呈正相关。

2. 内分泌组织中细胞因子受体

无论是正常的内分泌组织还是起源于内分泌组织的肿瘤细胞，均存在细胞因子的受体，如在鼠垂体（主要是腺垂体）已证实有IL-1α、IL-1β的受体或相应的mRNA存在，同时还发现了IL-2和IL-6的受体或结合部位。而且在甲状腺细胞、胰岛、睾丸和卵巢的某些区域的一些特殊细胞上也有IL-1受体表达及其相应的mRNA。

3. 神经系统中细胞因子受体

一些学者利用放射自显影、免疫放射自显影、组织化学、原位杂交等技术证实，无论在基础状态下还是诱导后，脑组织中存在下列细胞因子的受体或相应的mRNA，它们包括IL-1α、IL-1β、IL-2、IL-4、IL-6、TNF-α、TNF-γ、单核细胞集落刺激因子（M-CSF）、干细胞因子（SCF）。Farrar等1987年利用放射自显影技术证明，小鼠大脑皮质、丘脑和海马回有能与标记IL-1发生高亲和性结合的受体。Aranjo也发现在大鼠海马回细胞切片及该区匀浆中有高密度的IL-2受体。

（二）淋巴、内分泌及神经组织中的免疫和内分泌产物

1. 淋巴器官中的神经内分泌介质

大量资料已证实在胸腺、骨髓及脾等免疫器官中存在神经分布。免疫器官的神经支

配主要是来自交感神经，但有人证实在胸腺内还同时存在副交感神经的分布。支配免疫器官的神经末梢有多种类型，包括去甲肾上腺素、VIP、缩胆囊肽（CCK）、神经肽Y（NPY）、神经降压肽及CRF等。免疫器官的神经支配对于沟通神经内分泌系统与免疫系统之间的交流联系具有重要意义。

此外，免疫系统可直接分泌神经内分泌肽类激素。这个发现打破了人们以往的认识，因为历来认为这些激素只有神经内分泌系统才能分泌。现已证明这些由免疫系统分泌的激素，其结构和功能与神经内分泌细胞所产生的激素完全相同，为表示两者来源的区别，将前者称之为免疫反应性激素或白细胞衍生激素。它们是神经内分泌系统与免疫系统之间的双向作用介质。目前已发现的免疫反应性激素见表2-1。

表2-1　免疫细胞产生的免疫反应性激素

名称	产生部位
ACTH	淋巴细胞和巨噬细胞
脑啡肽	辅助性T细胞
内啡肽	淋巴细胞、巨噬细胞
TSH	T细胞
生长激素	淋巴细胞
PRL	淋巴细胞
绒毛膜促性腺激素	T细胞
VIP	单核细胞、肥大细胞、多形核白细胞
生长抑素	单核细胞、肥大细胞、多形核白细胞
精氨酸升压素（AVP）	胸腺
催产素	胸腺
神经垂体运载蛋白	胸腺

最初是在白细胞中检测到具有ACTH免疫活性的物质，后来证实免疫细胞能够产生以POMC为前体的多肽片段，如ACTH、β-内啡肽。在胸腺细胞内可以测到PRL、GH、TSH、ACTH、FSH、LH、催产素及VIP的特异性免疫活性物质，这些淋巴细胞来源的激素样物质是由免疫细胞不同细胞亚群产生的特异性免疫活性物质，可以通过旁分泌和（或）自分泌的方式参与免疫调节。垂体切除往往会造成比较复杂的免疫缺陷，这说明免疫细胞产生的垂体激素样物质不足以代替垂体分泌的激素对免疫细胞产生的效应。

2. 内分泌及神经系统中的细胞因子活性

内分泌腺中不仅正常情况下就可以存在一些细胞因子，而且经过某些因子诱导后可以产生许多细胞因子。目前研究最清楚的是IL-6。小鼠和大鼠腺垂体细胞能够自发地分泌IL-6，而且无论在体内还是在体外条件下，LPS、PMA、IL-1β、TNF-α等均可以诱导其合成增多。在腺垂体内分泌细胞的胞质颗粒中可以检测到免疫活性IL-19的存在，并且它还能与TSH共存于分泌促甲状腺激素细胞中。此外，一些内分泌腺（包括垂体、肾上腺、性腺、胰岛等）正常情况及在诱导情况下，还能发现有TNF-αJL-8或其相应的mRNA存在。但到目前为止，在没有受自身免疫反应累及的甲状腺内没有发现有细胞因子的存在。在中枢神经系统正常情况下就存在一些细胞因子，如IL-1、IL-2、IL-3、IL-6、IL-8、IL-12和IFN-γ。脊髓的神经末梢物质中可以测到IFN-γ样免疫活性，在大鼠和小鼠肾上腺的去甲肾上腺素能嗜铬细胞内有IL-1样免疫活性，这种IL-1是有生物活性的。

二、激素、神经递质、神经肽对免疫系统的影响

关于神经、内分泌对免疫功能影响的研究开始于21世纪初。许多神经内分泌激素和神经肽对免疫功能都具有重要的免疫调节作用，但在体内外的调节不同。与生理水平相比，药理剂量激素和神经肽可能具有明显不同的免疫学效应。在正常情况下典型的量-效反应线呈倒置U形（即低浓度抑制免疫功能，高浓度也抑制之）。如动物体内血清PRL水平过高或过低时均可以出现免疫功能低下，艾迪生病和库欣病皆伴有机体免疫功能缺陷。

（一）内分泌激素对免疫系统的影响

大量的研究已证明，通过给予激素，提高激素水平，可以导致免疫反应减弱或增强，这取决于所给予激素的种类、剂量和时间的选择。大多数的激素起免疫抑制作用，如ACTH、肾上腺皮质激素、生长抑素、雄激素、前列腺素等，只有少数激素如甲状腺激素、生长激素、催产素和PRL等可增强免疫应答，而雌激素这两种作用均存在。而且研究发现垂体切除能够抑制造血功能和免疫细胞增生，从而导致淋巴器官萎缩和进行性全身免疫功能的破坏，包括影响抗体产生、淋巴细胞数目减少、机体对皮肤移植排斥反应及体外的混合淋巴细胞反应均减弱，而且在切除垂体的大鼠身上不能诱导发生自身免疫反应，如佐剂性关节炎，但经过同基因垂体移植后其免疫活性便能恢复。此外，用溴隐亭抑制PRL分泌则可以观察到与垂体切除相似的免疫缺陷；补充生长激素或PRL则可以纠正这种缺陷，而如果同时也给予ACTH则会再次出现免疫功能低下。所以根据垂体激素对免疫系统的作用，可分为两大类：免疫增强类神经激素和免疫抑制类神经激素。前者包括生长激素、PRL、TSH、8-内啡肽、P物质等，能够促进淋巴细胞增生和抗体形成。后者包括ATCH、GnRH、生长抑素、β-内啡肽等，抑制免疫系统的功能。以下对各类激素的作用分别做进一步的讨论。

1. 生长激素

近些年来，越来越多的实验资料证实，生长激素在免疫系统发育和功能的维持方面具有重要作用。首先生长激素的分泌与胸腺发育相平行，它可以和胸腺上皮细胞结合并刺激其分泌各种胸腺激素，从而影响淋巴细胞在胸腺内发育的微环境。此外生长激素还可直接刺激淋巴母细胞增殖，增加T细胞和自然杀伤细胞的活性，提高细胞毒性T细胞的产生率。可见生长激素不但影响T细胞增殖，同时还能影响其终末分化为效应细胞。并且生长激素还可以逆转因应激或使用外源性糖皮质激素后动物体液和细免疫功能的抑制，部分纠正因为垂体切除或先天畸所引起的垂体激素分泌减少而带来的免疫功能低下

和胸腺萎缩。总的来说，生长激素促进细胞免疫的作用较为明显。

2. PRL

PRL是最引人瞩目的神经内分泌激素，它对机体的整个免疫系统和免疫功能均有重要而广泛的影响。目前关于PRL对中枢免疫器官胸腺的作用报道并不一致。有人发现PRL可以刺激胸腺上皮细胞的生长及胸腺激素的分泌，并直接刺激胸腺细胞的增殖；而有的学者则报道PRL能够抑制T细胞在胸腺中的发育，抗催乳素血清能够引起胸腺增大。此外，PRL还可以直接或协同抗原、丝裂原刺激淋巴细胞增殖，诱导IL-2受体的表达，增强T细胞对IL-2、IFN-γ的分泌，调节B细胞的活化及分化，促进活性B细胞分泌IgM和IgG，增强巨噬细胞的活化及功能等。动物实验还显示，PRL可以恢复切除垂体大鼠及侏儒小鼠受损的免疫功能。给NZB/NZW小鼠进行垂体移植造成高催乳素血症后，其红斑狼疮的发病率及病情均重于对照组。PRL对机体免疫功能及调节还表现为双向性和节律性，后者是指PRL按一定的日周期节律影响着机体的免疫功能。

3. ACTH

ACTH作为垂体免疫抑制类激素，目前证实其功能主要有使抗体产生减少，抑制T细胞分泌IFN-γ，拮抗IFN-γ对巨噬细胞的活化作用。但有人报道ACTH具有B细胞生长因子样作用，可促进B细胞增殖。在体外实验中证实，ACTH能迅速促进胸腺素从胸腺释放，并且将ACTH注射入大鼠体内也会出现类似的效应。动物实验也显示那些具有狼疮倾向的NZB、NZW及NZB/NZW F1小鼠体内ACTH刺激皮质类固醇分泌作用均减弱，也就是这些易发生自体免疫病的小鼠体内存在下丘脑-垂体-肾上腺皮质轴（HPA轴）功能不足。ACTH作用可能是通过刺激肾上腺糖皮质激素的分泌而实现的。但是根据一些学者的研究提出，ACTH对多种免疫功能的抑制作用与它增强糖皮质激素的合成与分泌的功能并不完全平行，ACTH本身也可以直接发挥一部分免疫抑制功能。因为在人体和啮齿类动物的淋巴细胞表面都证明有该激素受体的存在。它有两类结合位点，密度分别为每个细胞上有3000和5000个结合位点。这些特性和肾上腺皮质细胞上ACTH受体的特性十分相似。用受体分离纯化的方法也直接证明，免疫细胞上的ACTH受体和肾上腺皮质细胞的ACTH受体无论是分子结构还是在相对分子质量方面都十分相似，提示这两种细胞的ACTH受体来自同一基因家族。

4. 阿片肽

阿片肽主要包括β-内啡肽、α-内啡肽、脑啡肽等，它们分别在垂体、肾上腺髓质、交感神经末梢、脑及脊髓合成，它们对免疫系统的作用是复杂及多方面的。虽然经典的阿片受体在免疫细胞的存在依据尚不十分充分，但有研究证实阿片肽可通过与淋巴细胞表面非典型阿片受体的结合而影响免疫功能。其中β-内啡肽虽然与ACTH同来自POMC，但两者对免疫功能的影响却是完全相反的。前者属于脑垂体免疫增强类激素，不同于ACTH。β-内啡肽能增强人外周血自然杀伤细胞的杀伤活性，并提高中性粒细胞和单核细胞的化学趋化性。但也有不同的报道。β-内啡肽尚可增强或抑制丝裂原诱导的淋巴细胞增殖，α-内啡肽和脑啡肽则无明显效应。体外α-内啡肽抑制溶血空斑的形成，而β-内啡肽却能提高溶血空斑形成的数目，使抗体反应得以增强。吗啡和甲脑啡肽还分别抑制和促进活性T细胞E玫瑰花环的形成。可见阿片类的免疫调节机制相当复杂，阿片受体与非（经典）阿片受体介导的两种途径可能同时发挥作用，而且存在不同的机制，分别介导其体内外的免疫药理效应。免疫细胞与神经元上的阿片受体在分子大小、免疫原性及特异性细胞内信息通路等方面具有共同特点。新近研究显示，吗啡、纳洛酮和β-内啡肽均可与IL-2受体相互作用，从而调节IL-1与IL-2的产生；同样IL-1也上调与脑组织结合的阿片肽。所以阿片肽的主要功能可能是使机体在各种应激条件下，通过对疼痛、心血管及免疫功能的作用，在更高的水平上进行复杂的调节，以保证机体内环境的稳定。

5. 其他垂体及下丘脑激素

（1）TSH

TSH是最早被发现具有免疫调节作用的激素。它在生理浓度下即可在体外促进抗体生成，这种促进作用不依赖于巨噬细胞，但需要T细胞参与。令人惊奇的是免疫系统的T细胞受下丘脑分泌的TRH刺激后，可分泌TSH进而增强抗体的产生，而其他下丘脑激素对T细胞则无此作用。脾脏和胸腺内的淋巴细胞均能合成TSH，TSH并可促进抗体形成，协同或拮抗体外IFN-γ诱导甲状腺细胞表面对HLA-DR的表达。

（2）促性腺激素

促性腺激素（包括人绒毛膜促性腺激素，HCG）也具有重要的免疫调节功能，尤其是妊娠早期出现的免疫功能增强，自身免疫病的发病率增加主要就是与HCG对免疫功能的刺激有关。

（3）VIP

VIP与淋巴细胞的VIP受体结合后，激活腺苷酸环化酶，使cAMP产生增加。此外，VIP促进B细胞产生抗体，抑制T细胞增殖，调节自然杀伤细胞的杀伤活性，并使伴刀豆球蛋白A（Con A）刺激的淋巴细胞产生IL-2减少，并抑制淋巴细胞迁移至脾、肝和其他有关器官。

（4）生长抑素

生长抑素的体内外免疫调节效应是不同的，体外抑制淋巴细胞的增殖（主要为T细胞）及免疫球蛋白的合成；体内给药则促进淋巴细胞增殖，使抗体生成增多，还能刺激肥大细胞释放组胺和血小板活性因子，但抑制组胺自嗜碱性粒细胞的释放。

（5）P物质

P物质体内或体外给药均能促进Con A诱导的淋巴结和脾脏淋巴细胞的增殖、应答，增加免疫球蛋白的合成，但是P物质能刺激B细胞产生的是IgM和IgA，而不是IgG。P物质也可触发取自小肠基底层的肥大细胞释放组胺和血小板源性活化因子，对特异性免疫反应有刺激作用。但总的来说，P物质具有免疫刺激作用，而VIP、生长抑素和神经肽Y则能够抑制免疫功能。

（6）松果体及褪黑激素

松果体具有重要的免疫调节作用。给动物施以松果体切除术和用β受体拮抗剂或褪黑激素合成抑制剂（如对氯苯丙氨酸）阻断褪黑激素生成，均降低了动物混合淋巴细胞反应和抗体形成。而将动物进行持续光暴露，也可以得到类似的结果。而在夜间给予动物褪黑激素，可以逆转上述降低的免疫反应，褪黑激素还能明显拮抗糖皮质激素和环磷酰胺所致的免疫抑制效应。

关于神经内分泌肽类物质对免疫的调节作用，总结归纳于表2-2。

表2-2　神经内分泌肽类的免疫调节作用

肽类	免疫功能
生长激素 PRL ACTH β-内啡肽	促进胸腺发育，刺激淋巴母细胞增殖，增加T细胞与自然杀伤细胞的活性 促进淋巴细胞增殖，分泌细胞因子，产生抗体 抑制免疫球蛋白与IFN-γ的合成，增强B细胞增殖，抑制IFN-γ介导对巨噬细胞的激活 增强免疫球蛋白与干扰素的合成，调节T细胞增殖，增加细胞毒性T细胞的产生，增加自然杀伤细胞的活性
亮脑啡肽或甲脑啡肽 TSH 生长抑素 精氨酸升压素和催产素 P物质 松果体激素	抑制免疫球蛋白的合成，增强IFN-γ的产生，增强自然杀伤细胞活性，对单核细胞有趋化作用 增强免疫球蛋白的合成 抑制T细胞的增殖 在IFN-γ合成时取代对IL-2的需要 增强T细胞的增殖，增强巨噬作用 增强混合淋巴细胞反应及抗体生成，逆转糖皮质激素抑制免疫的作用

（7）甲状腺素

已证明甲状腺素能够增强免疫反应。甲状腺素除了其内分泌作用，在包括胸腺在内的各种淋巴器官中还发挥着重要的自分泌和（或）旁分泌的调节作用。甲状腺素能刺激胸腺细胞的成熟和分化，T_3能够增强胸腺内淋巴细胞对体外培养的胸腺上皮细胞黏附，能引起培养中的胸腺抚育细胞（TNCS）自发地释放胸腺细胞增多。虽然T_3还能通过刺激细胞膜上的钙-ATP酶上调胸腺淋巴细胞内Ca^{2+}浓度，但似乎并不直接影响胸腺细胞增生。

（8）胰岛素

淋巴细胞和单核-巨噬细胞上都有胰岛素受体。胰岛素在体内外都能促进T细胞和B细胞的功能。生理浓度的胰岛素体外作用于正常人单核细胞时，能使其HLA-DQ抗原的表达增加及抗原呈递功能增强。

（9）糖皮质激素

人们早就认识到糖皮质激素在各种免疫和炎症反应中的抑制效应，从而导致其在临床治疗中的广泛应用。糖皮质激素能抑制白细胞、单核细胞及巨噬细胞向炎症区域聚集，并能明显抑制这些细胞产生和释放细胞因子，如IL-1、TNF、IL-6、IFN等。抑制中性粒细胞产生纤溶酶原激活因子，稳定肥大细胞，使肥大细胞脱颗粒反应减少，稳定溶酶体膜，促进淋巴细胞的凋亡，尤其是胸腺内未成熟淋巴细胞的凋亡，抑制巨噬细胞对抗原的吞噬及处理，干扰淋巴细胞的识别及阻断淋巴细胞的增殖，加速敏感动物淋巴细胞的破坏和解体，使血中淋巴细胞迅速减少，干扰体液免疫，使抗体生成减少。

治疗剂量的糖皮质激素仅能抑制细胞免疫，其原因可能与其选择性作用于T细胞亚群有关。已知辅助性T细胞能促进B细胞增殖，抑制性T细胞则能抑制B细胞分化，而后者的作用可被糖皮质激素所增强。许多自身免疫病的实验动物模型，如具有自身免疫性甲状腺病倾向的肥胖鸡、系统性红斑狼疮倾向的NZB和NZW小鼠、胰岛素依赖型糖尿病动物模型NOD小鼠及BB大鼠体内都存在HPA轴的反应异常，表现为血浆中类固醇结合球蛋白水平升高，游离可的松水平下降，对IL-1和ACTH刺激可的松的产生也减少，胸腺细胞对可的松诱导的凋亡表现出相对抵抗，而且这种类固醇抵抗异常的发展与自身免疫病病情的发展相平行。而再给予皮质激素治疗可减少病变组织的淋巴细胞浸润，MHC-H类分子表达下降，淋巴结萎缩。在人类也存在类似的情况，由可的松分泌不足或反应低下所造成的人体低可的松血症状态，常可促进自身免疫性甲状腺炎、类风湿关节炎、系统性红斑狼疮等自身免疫病的发生及发展，而很少与活动性库欣综合征同时发生，因为后者使人体处于高可的松状态。但当库欣综合征经过治疗后出现皮质激素不足时，还可以发生这些自身免疫病。可见HPA轴对人体免疫系统功能的调节是非常重要的，它保护机体免受过度的免疫反应的损害，其功能低下将很容易导致自身免疫病的发生，临床及时纠正其功能紊乱是治疗自身免疫病的一个有效途径。

（10）性激素

性激素包括雌激素、孕激素、雄激素。性激素对免疫反应的调节是导致许多与免疫相关疾病在男女之间发病不同的最重要的原因。雄激素、孕激素同糖皮质激素一样能够抑制免疫反应，而雌激素则既能抑制免疫功能又能刺激免疫功能。表现在两个方面：一方面是指雌激素对辅助性T细胞1介导的免疫反应的抑制，刺激辅助性T细胞2介导的免疫反应，即最终为抑制细胞免疫功能而增强体液免疫功能；另一方面是指雌二醇可以抑制外周免疫细胞的功能而增强中枢免疫器官内免疫细胞的功能。1992年，国内学者刘村兰等报道将大鼠去卵巢后，其脾脏肥大，重量增加，脾细胞增多，对Con A发生增殖反应并诱生IL-2，补充雌二醇后会使这些变化逆转。但给去卵巢大鼠补充雌二醇后，胸腺细胞却出现自发增殖，对Con A反应也增强。具体地说，首先在T细胞发育早期，T细胞受体（TCR）基因的重排并不是完全随机的，可能受雌二醇、环孢素、IL-4的调控，从而可能影响到自身免疫反应的发生。其次免疫系统的老化在人和实验动物体内均为非常引人瞩目的现象，这一现象被认为与肾上腺合成的脱氢表雄酮（DHEA）的减少有关。脱氢表雄酮是肾上腺合成的雄激素中的一种。人体内脱氢表雄酮的血浆水平随着免疫系统的老化而平行下降，包括自身免疫病在内的各种慢性疾病患者都明显降低。无论是啮齿类动物还是人类，给予脱氢表雄酮都能逆转或拮抗许多与年龄相关的免疫功能的改变，尤其抑制IL-6的产生，恢复T细胞IL-2的分泌功能。可见脱氢表雄酮对维持人体正常的免疫功能是非常重要的。脱氢表雄酮尚能拮抗糖皮质激素诱导的胸腺萎缩，而且它能抵制具有狼疮倾向的NZB/NZW小鼠体内自身抗体的形成，并增加病鼠的存活率。将系统性红斑狼疮雄性小鼠的睾丸切除，可以使病情加重，而给予睾酮替代则可抑制病情进展。临床上也发现，类风湿关节炎患者体内不仅存在糖皮质激素分泌不足，而且其体内肾上腺来源的雄激素-脱氢表雄酮水平也非常低，并且后者的水平与疾病的活动性呈负相关。另外，患有类风湿的男性患者其体内不仅睾酮水平降低，而且对睾酮水平的调控还与人类组织相容性复合体（HLA系统）有关，给予睾酮替代治疗则可以明显减轻疾病的活动性。患有系统性红斑狼疮的男性患者中雄激素产生减少的比例高于对照人群。如前所述，雌激素的作用比较复杂，因为不仅雌激素本身的作用具有双重性，它还可以间接通过刺激PRL分泌及刺激下丘脑-垂体-肾上腺皮质轴来调控免疫反应。将系统性红斑狼疮雌性小鼠卵巢切除后，病情减轻而给予雌激素替代则会使病情恶化。研究发现，雌激素增强系统性红斑狼疮小鼠和患者体内免疫复合物介导的肾小球肾炎（狼疮性肾病），但抑制T细胞介导的血管炎和唾液腺炎。不仅如此，雌激素对其他T细胞介导的发生于动物或人身上的自身免疫病也表现出明显的抑制作用，如实验性变应性脑脊髓炎、胶原性关节炎、佐剂性关节炎、类风湿关节炎。

总之，年龄老化、性激素及自身免疫三者之间确实是密切相关的。在女性，其体内性激素的水平易受年龄、各种生理及心理因素的影响发生较大波动，故某些自身免疫病的发病率远高于男性。其中雌激素主要通过抑制T细胞介导的免疫效应，促进B细胞依赖的免疫致病过程来参与自身免疫病的发病机制，而雄激素则通过抑制B细胞和T细胞介导的免疫反应，达到抑制自身免疫病的效应。

（11）儿茶酚胺

血中儿茶酚胺升高可使吞噬功能抑制，某些应激导致的免疫功能下降与血中儿茶酚胺的水平有相关性。外源性给予儿茶酚胺后，可使啮齿类动物外周淋巴细胞的增殖能力下降，抗体生成减少。体外实验则观察到儿茶酚胺可以抑制B细胞对脂多糖的增殖反应，使脾细胞对抗原的反应能力下降等现象。尚有报道生理浓度的肾上腺素和去甲肾上腺素对巨噬细胞产生IL-1有抑制作用。儿茶酚胺对免疫的作用是由免疫细胞表面儿茶酚胺受体介导，进一步引起细胞内cAMP的变化而实现的。几乎所有免疫细胞表面都有β肾上腺素能受体存在，在人淋巴细胞表面也发现有α肾上腺素能受体的存在，但无论与哪种受体结合均发挥免疫抑制作用。

（12）人绒毛膜促性腺激素

人绒毛膜促性腺激素是胎盘滋养层细胞分泌的激素，是维持妊娠的激素。有趣的是它又是一种免疫抑制因子，可抑制细胞毒性T细胞及自然杀伤细胞的杀伤能力、T细胞对丝裂原刺激的增殖反应、混合淋巴细胞反应及IL-2的合成。其抑制作用可能通过抑制呈递抗原的巨噬细胞功能或诱导产生抑制性T细胞所引起，还可能是通过黄体酮的分泌而间接抑制免疫应答。

（二）神经系统与免疫系统的联系

中枢神经系统可作用于免疫系统的最有力的证据如下：

（1）免疫反应可形成条件反射

Ader等研究发现将免疫抑制剂环磷酰胺作为非条件刺激物，以糖精作为条件刺激物，两者同时使用可抑制动物对绵羊红细胞抗原产生抗体，然后用糖精单独刺激也可同样有条件反射。

（2）脑损伤可影响免疫功能

中枢神经系统的许多部位都参与对免疫功能的调控，且不同部位的效应各不相同。以损伤下丘脑部位的影响最明显，表现为损伤下丘脑前部可明显降低大鼠脾脏和胸腺的有核细胞数以及自然杀伤细胞的活性，且使Con A诱导的脾细胞反应下降。1985年，Roszman等用电损伤豚鼠双侧下丘脑，能调控T细胞功能，减弱细胞免疫应答能力。电损伤动物双侧下丘脑前区导致的其他免疫功能改变还有：血清抗体效价降低，脾脏淋巴细胞的自然杀伤活性减弱，动物对同种肿瘤排斥反应减弱。综上所述，电损伤动物双侧下丘脑前区后，用多种免疫指标证明动物的免疫细胞减少，且其免疫功能减弱。提示正常时下丘脑前区通过增强或促进作用而发挥免疫调控。据此Rosman等提出，下丘脑前区为免疫增强区。而有实验证明下丘脑中区为免疫抑制区，因毁损中区后，淋巴细胞对美洲商陆丝裂原的反应明显增高，但对移植肿瘤排斥反应的影响并不明显。用电损毁下丘脑后区，发现对同种肿瘤移植排斥的反应降低，淋巴细胞对植物血凝素的反应减弱。除下丘脑外，海马回、杏仁核、乳头体等也有免疫调控作用。如损毁海马区则增加脾脏有核细胞数，并提高淋巴细胞对丝裂原的增殖能力。神经毒损毁侧中隔可降低大鼠产生抗卵白蛋白抗体的能力。有趣的是大脑皮质区域损毁对免疫力的改变存在明显的不对称现象，损毁小鼠左侧皮质使T细胞反应和自然杀伤细胞活性降低，并减少溶血空斑的形成，而右侧毁损对免疫力影响不明显，甚至出现相反的改变。目前还有大量的研究表明对大脑的直接处理也能影响免疫反应、应激和日周期节律。对免疫反应的影响以及在调控免疫反应中所产生的复杂现象都说明在中枢神经系统水平整合的各种反应均能影响免疫功能。

按化学结构的不同将神经递质分为4类，即氨基酸、单胺类、乙酰胆碱类和神经肽类，它们通过旁分泌或突触联系，调节钙离子通道与第二信使（如cAMP、三磷酸肌醇、二酰甘油、钙、钙调蛋白）的信号开启与关闭，进而调控免疫细胞的反应性。许多神经递质尤其单胺类和神经肽在神经末梢以旁分泌的释放形式，向四周扩散一定的距离，从而对局部区域其他类型神经末梢和免疫细胞发挥作用。自主神经系统为免疫系统提供传入信息。起自于中枢神经系统的神经纤维通过神经递质的介导，可与免疫器官的实质或间质细胞建立结构和化学上的双重联系。各类神经递质均可通过直接作用于免疫细胞上的相应受体，而产生免疫调节效应。给新生小鼠6-羟多巴胺后可以导致交感神经末梢永久性破坏，并对抗原的免疫反应增强，即交感神经通过释放去甲肾上腺素抑制免疫功能。

（三）神经内分泌对免疫功能调节的机制

神经内分泌因素通过以下几个水平对免疫机制进行影响：①调节免疫细胞的中间代谢。②参与胸腺内淋巴细胞的阳性与阴性选择过程。③调控与淋巴细胞增殖及分化有关的细胞因子的产生。

1. 对免疫细胞的中间代谢和细胞内信号传导的调控

神经-内分泌介质可以影响免疫细胞的代谢活动及介导细胞内信号传导的第二信使，而且由于免疫反应的一些特性使这些机制更易于受到神经内分泌因子的影响。

首先，免疫细胞对营养成分和生长因子具有高依赖性，因为免疫反应过程中的许多步骤均是涉及高代谢的机制，如巨噬细胞吞噬过程、抗原呈递细胞将抗原呈递给T细胞后，T细胞发生代谢爆发、克隆扩增、细胞迁移、导航等，所以它们特别易受到那些调控中间代谢神经内分泌因子的影响。

其次，激素、神经递质和神经肽作用于受体后所介导的细胞内信号传导的第二信使系统与免疫因子介导的刺激信号之间具有一些共同的细胞内信号传导机制，这为它们在对免疫反应共同进行调控及彼此之间发生协同或拮抗效应提供了分子基础。最具有代表性的是PRL与IL-2之间的协同作用。首先PRL受体与IL-2受体同属于细胞因子受体超家族，两者的功能活性部位有相当高度的保守性。其次两者与各自的受体结合，其信号不仅都通过经典的腺苷环化酶-cAMP途径及磷酸激酶-三磷酸肌醇、二酰甘油酯两条途径进行，更主要的是通过多种蛋白激酶的级联反应去激活转录因子而实现它们的调控作用，在这方面它们涉及许多共同的酶，如酪氨酸蛋白激酶JAK家族的成员，丝裂原活化的蛋白激St，转录因子如信息传导及转录活化因子等。这样使它们不仅可以通过"受体混杂"，还可以通过"受体串话"来协同彼此的作用。在刺激淋巴细胞增殖时，IL-2成为PRL不可缺少的，高水平的PRL在刺激B细胞的活化、分化过程中依赖于IL-2的协同刺激信号。此外，使用不同细胞内信号传导系统的各种不同类型的刺激同时存在，也将有利于免疫和神经内分泌分子之间的相互作用。如T细胞受体受刺激后可以增强β肾上腺素能受体刺激所引起的淋巴细胞内cAMP水平升高的程度，从而可以解释在淋巴细胞被激活时若受到β肾上腺素能递质的刺激作用，则最终因细胞内cAMP升高而使淋巴细胞反应受到抑制。所以，淋巴细胞在识别抗原或受到淋巴因子作用后，细胞内的生物化学反应还依赖于同时存在的生理或病理条件下神经内分泌因子的作用，及其细胞内信号传导系统的情况。

最后，神经内分泌因子还可以通过其他途径对免疫细胞内的基因进行调控。如PRL不仅可以通过上述3种途径发挥作用，还可以直接通过内饮途径易位入免疫细胞的细胞核内，再通过激活细胞核内的蛋白激酶C等，调控一些重要的基因转录。这些基因包括许多重要的与免疫细胞增殖生长相关的基因，如c-myc、c-fos、c-jun、ODC基因、HSP 70基因、细胞周期素B等。神经内分泌因子作用于免疫细胞后的信号传导过程是目前最新的研究领域之一。

2. 在个体发育中对淋巴细胞阳性选择和阴性选择的影响

在个体发育中，那些表达对自身抗原有高亲和性受体的T细胞前体将被清除（阴性选择），而那些具有与自身抗原低亲和性受体的T细胞前体将被诱导成为成熟T细胞（阳性选择）。凋亡是选择性细胞清除的一个主要方式，它将有助于建立对自身抗原的耐受和对外来异物的免疫反应。用糖皮质激素与未成熟胸腺细胞孵育，会引起它们发生凋亡，但当T细胞受体同时也受到刺激时却可以阻止细胞凋亡的出现。而且胸腺上皮细胞能合成类固醇，胸腺内局部合成的糖皮质激素能够拮抗那些低亲和力抗原受体与胸腺上皮上的自身抗原结合所引起的凋亡，通过这种方式糖皮质激素促进胸腺内的阳性选择。而来自胎儿肾上腺血液中的类固醇可能与阴性选择及阳性选择均有关。此外，胸腺内的其他神经激素多肽和PRL、缩宫素和VP 也与胸腺内的选择过程有关，可改善胸腺内细胞亚群的分布，促进胸腺细胞的分化。

3. 有助于形成免疫特异性

某个抗原免疫反应的特异性取决于那些对该抗原具有高亲和力受体的淋巴细胞的刺激，激素和神经递质可以通过某些方式使免疫反应更特异，减少非特异性交叉反应。这些机制与是静止期淋巴细胞，还是活化的淋巴细胞及神经内分泌介质参与免疫反应的哪个阶段有关。

4. 调控免疫细胞的再循环和导航

淋巴细胞再循环是指淋巴细胞由输出淋巴管离开淋巴结，最终进入血液循环，在流经淋巴结的微静脉时，部分细胞穿越内皮再进入淋巴组织内，如此不断循环称为淋巴细胞再循环。免疫细胞通过导航受体而进行再循环，这一过程受到神经内分泌因素的调节。如儿茶酚胺能使从正常豚鼠脾脏流出的淋巴细胞和粒细胞增多。淋巴组织中的T细胞、B细胞表达神经肽（如P物质和生长抑素的受体数目）明显多于外周血的T、B细胞。

5. 控制细胞因子及其受体的合成和基因表达

神经内分泌介质可以影响那些淋巴细胞分化转化及克隆扩增所必需的细胞因子及其受体的表达，如PRL能诱导卵巢切除大鼠的脾细胞和胸腺细胞合成分泌IL-2，并表达IL-2受体；β肾上腺素能受体激动剂可以下调抗原及Con A等对淋巴细胞上IL-2受体的诱导表达；P物质能增强肠道相关淋巴组织中IL-2受体的表达，而糖皮质激素主要能诱导B细胞的IL-1受体表达增多，地塞米松却不影响IL-2受体表达的数目和亲和力。

6. 对免疫细胞之间相互作用及免疫反应自身调节机制的影响

主要组织相容性抗原（MHC分子）是抗原呈递与免疫反应细胞之间，以及免疫效应细胞与其靶细胞之间发生有效作用的关键成分，而许多激素能直接或间接地影响免疫活性细胞及其靶细胞上MHO-Ⅰ类、Ⅱ类分子的表达，如糖皮质激素、神经递质和神经肽均能影响抗原呈递细胞上HLA-DR的表达，特别是对去甲肾上腺素来说，抑制HLA-DR的表达为其免疫抑制作用的一个重要方面。

此外，一个有效的免疫反应需要各种不同类型免疫细胞和辅助性T细胞和（或）抑制性T细胞在数量上的关系必须是合适的，糖皮质激素和交感神经递质对这种数量关系有一定的影响。而且独特型与抗独特型之间的相互作用组成免疫反应精细的自身调节机制，即独特型抗独特型调节网络，这个网络的密度受到神经内分泌信号的影响。糖皮质激素可以降低正常动物该网络各水平免疫后水平的上升。

从上述6个水平神经内分泌对免疫系统发生重要的影响，这些影响归纳起来主要表现为对下列几个方面的调控作用：①免疫细胞的增殖。②免疫最终效应机制即抗体及细胞因子的分泌和细胞毒性T细胞的活性。③对抗原低亲和力细胞的增殖。④免疫细胞与靶细胞之间的相互作用。⑤淋巴细胞的游走、迁移及导航。所以，神经内分泌机制的异常将会促进各种免疫相关疾病的发生及发展。纠正神经内分泌机制的紊乱，已成为对自身免疫病及癌症、艾滋病等免疫缺陷病进行治疗的一个新的研究领域。

三、免疫细胞的产物对神经内分泌系统的影响

（一）免疫源性产物对内分泌的作用

目前关于细胞因子对下丘脑-垂体-肾上腺轴的作用研究最广泛。已证实IL-1、IL-6、TNF-α、IFN-γ均能刺激垂体-肾上腺轴，引起ACTH和可的松生成增多，而IL-1作用似乎是相当特异的，因为它对其他应激激素（包括ACTH、生长激素、PRL、α-MSH）没有影响，而且IL-1还是某些病毒感染后引起糖皮质激素变化最可能的介质。IL-1的主要作用部位在下丘脑，但是它也能影响长期培养中的正常垂体细胞对ACTH的释放。也就是说IL-1对垂体ACTH细胞的分泌活动有直接作用也有间接影响。介导免疫-神经-内分泌相互作用最重要的细胞因子为IL-1、IL-6、TNF-α、IFN-γ。下面简单介绍一下这些细胞因子对垂体、甲状腺、肾上腺这些重要内分泌腺分泌活动的影响，以便更好地理解细胞因子对下丘脑-垂体-靶腺轴功能的调控。

1. 细胞因子对垂体功能的影响

IL-1可以直接刺激体外培养的垂体细胞，使其分泌ACTH、VP增多，而分泌PRL及缩宫素减少，但对LH、生长激素、TSH等的影响报道不一致。动物实验中也得到了类似的结果。IL-2使体外培养的垂体细胞分泌ACTH也增多。经动物全身给药后也使PRL分

泌增加及POMC特异的mRNA含量增加；IL-6会使体外培养的垂体细胞对PRL、生长激素、LH分泌增加，但对ACTH的分泌活动无影响。而动物全身给药后则促使ACTH的分泌增加，TSH分泌减少。TNF-α用于体外培养的垂体细胞也会使PRL分泌增多，但CRH诱导的ACTH释放减少。动物全身给药后同样使ACTH、LH、生长激素分泌增加，TSH分泌减少，但对FSH分泌无影响。IFN-γ作用于体外培养的垂体细胞，可拮抗下丘脑释放因子诱导的ACTH、PRL、生长激素的释放，而直接刺激垂体细胞分泌 PRL。

2. 细胞因子对肾上腺功能的影响

实验研究发现，无论是用这些细胞因子与体外培养人或动物的肾上腺细胞直接孵育，还是向动物体内注射这些细胞因子，其中比较肯定的效应为IL-1能通过前列腺素介导刺激皮质类固醇的分泌，拮抗血管紧张素诱导醛固酮的分泌。IL-2也可以通过前列腺素介导促使皮质类固醇的分泌增加。TNF-α则通过促使胰岛素样生长因子Ⅱ特异的mRNA含量增加，减少皮质类固醇的分泌，抑制可的松向雄激素的转变。IFN-γ的作用与TNF-α相同。这些细胞因子在体内条件下对肾上腺轴的影响是通过两条途径完成的，一条通过影响垂体 ACTH的分泌而间接影响肾上腺皮质的功能，另一条为直接作用于肾上腺皮质而影响其分泌活动，因为已发现肾上腺确实存在某些细胞因子的受体，使之可以直接受细胞因子的调控。

3. 细胞因子对甲状腺功能的影响

这些细胞因子可以直接或通过垂体间接影响甲状腺细胞的代谢及分泌活动，从而调控甲状腺的功能。IL-1使甲状腺细胞在体外条件下生长缓慢，抑制TSH诱导的甲状腺细胞对碘的摄取；IL-6使TSH诱导的T_3下降及甲状腺过氧化物酶mRNA含量减少；TNF-α给入动物体内后，使血清T_3及T_4均下降，TSH刺激的T_4和T_3分泌减少，甲状腺碘吸收率下降；IFN-γ拮抗TSH刺激人甲状腺细胞表面 TSH受体的表达，并使甲状腺细胞对^{125}I的摄取减少及碘化甲状腺原氨酸的释放也减少。细胞因子对甲状腺功能的影响尤其具有重要的意义。因免疫组织化学已证实在格雷夫斯病及桥本甲状腺炎的甲状腺局部确实存在IL-1、TNF-α等细胞因子，故上述疾病时甲状腺功能的变化，是由抗体、细胞因子及细胞毒性T细胞对甲状腺细胞的杀伤所致，而只有后一种为主的甲状腺功能的改变才是不可逆的，其余情况对甲状腺功能的影响将随着免疫反应的控制而明显改善。

（二）免疫源性产物对神经系统的作用

通过对淋巴因子和单核因子对神经内分泌机制影响的研究发现，这些淋巴因子和单核因子可以直接或间接影响神经系统的功能，表现在以下4个方面。

1. 细胞因子对下丘脑激素释放激素或释放因子合成的影响

最早发现受细胞因子影响的下丘脑释放因子为CRH，无论是全身经静脉给药，还是脑室内注射IL-1，甚至在体外条件下，均能刺激下丘脑合成CRH，而脑室内注射IL-1β可以下调大鼠LHRH细胞的分泌活动，静脉给予 TNF-α可以下调大鼠下丘脑对TRH的合成和释放。

2. 细胞因子对中枢神经系统神经递质和中枢神经元活动的影响

多种细胞因子能够调控中枢神经系统神经递质的释放和神经元的活动。如给大鼠IL-1β可以使下丘脑和脑干内的去甲肾上腺素含量下降，前脑、脑干和脊髓内色氨酸含量均升高，室旁核内的CRF和催产素产生的细胞内即刻早期基因c-fos表达增多。给予IL-2

可以促使小鼠及大鼠下丘脑内去甲肾上腺素及大脑皮质前额叶的多巴胺转化增快，而且海马和皮质神经元的活动增加。IL-6则可以使小鼠的海马及前额叶皮质内5-羟色胺和多巴胺神经元活动增强，但不影响中枢去甲肾上腺素能神经元的活动。IFN-γ可以促使大鼠皮质和海马内多个神经元细胞的活动增强。

除了细胞因子之外，还有一些在某些免疫反应中释放并与免疫机制密切相关的因子如组胺、血清素和血清素前体，活化的淋巴细胞产生的垂体激素样多肽，胸腺抚育细胞产生的胸腺素、VP、催产素等也能影响神经内分泌效应。此外，抗体现在也被认为是介导免疫-神经-内分泌相互作用的可能因素，因为免疫球蛋白的FC片段能与垂体分泌ACTH的细胞结合，甚至某些特殊抗体可以直接影响内分泌系统，尤其抗激素抗体与激素受体的配基，作为激素的"内影像"来发挥作用。如TSHb为TSH的抗独特型抗体，为TSH的"内影像"，在各种不同的自身免疫病中经常出现抗激素抗体和抗激素受体抗体，它们往往为这些自身免疫病的致病原因之一。如抗激素抗体可以通过修饰激素的功能，改变激素与载体的亲和力，保护激素不受酶解，稳定激素分子中某些特殊的构象，从而影响激素的功能。

3. 免疫源性产物对于周围神经活动的影响

这是神经内分泌系统从免疫系统获得信息的另一个途径。如IL-1能够抑制大鼠肠肌间神经激活后对去甲肾上腺素的释放。IL-1、IL-6、IFN-γ、TNF-α能刺激星形细胞和神经元的增生，IL-1能够在体外诱导神经生长因子的合成。

细胞因子对神经内分泌控制的某些生命现象（如体温调节、摄食、睡眠和行为）有影响，如IL-1、IL-6、IL-8、IFN-γ、IFN-β。粒细胞-单核细胞集落刺激因子均为内源性致热原。IL-1、IL-6和TNF-α还能抑制摄食行为。IL-1、IL-2、IFN-γ、TNF-α等细胞因子还有增加慢波睡眠的作用。细胞因子作用于大脑，影响外周的免疫功能。

4. 免疫系统的感觉功能

目前在研究神经-内分泌-免疫网络调节领域中，最令人感兴趣的新发现就是认为免疫系统具有行使感觉器官的功能。Blalock轴，这就是所谓的"淋巴肾上腺轴"。此外，有人认为有些中枢和外周神经不可能感觉到的外来刺激而免疫系统可以识别或感觉出来，这类刺激又称之为非认知性。包括细胞、病毒、毒素、肿瘤及各种抗原等，它们是否进入机体，神经系统无法感觉出来，而免疫系统却可精细地识别出它们是异物，通过免疫系统释放的各种免疫调节物及免疫细胞释放的内分泌激素，对这些刺激作出恰当的反应，包括免疫反应和通过上述物质作用到神经内分泌系统及全身各器官后所作出的反应，最终达到清除病因、保持机体稳定的目的。因此免疫系统不仅是机体的一种防卫系统，它同时还是机体的另一重要感受和调节系统。它能感受神经系统不能感受的刺激，对全身各器官系统进行调节。由于免疫细胞可随血液循环在全身各处移行，Blalock等指出免疫系统可以起一种"游动脑"的作用，从而形象地勾画出了免疫系统的这一重要功能。

（三）细胞因子的代谢效应

神经-内分泌-免疫网络的活化或激活对宿主的内环境必将产生影响。如当发生感染、炎症或肿瘤时，免疫系统被激活，这时往往伴有代谢紊乱。而且进一步证明这种代谢紊乱至少部分是由免疫源性细胞因子，如IL-1和TNF-α等所介导的。这些细胞因子可能直接影响代谢过程，也可能是通过作用于神经内分泌系统而间接地引起代谢改变。如向大鼠体内注射IL-1，会导致一定程度的糖耐量减低，其机制可能是由于引起胰岛素分泌减少和胰高血糖素的释放增加。但是将IL-1给小鼠则可以导致低血糖，其原因除了可以引起胰岛素的释放增多外，还由于IL-1能抑制糖皮质激素诱导的肝糖原合成酶活性的增加及脂肪细胞、成纤维细胞对糖的转运过程，阻碍糖原的合成和贮存。此外，还有中枢神经系统的参与，IL-1可以影响下丘脑葡萄糖敏感神经元的活动。

（四）免疫应答对神经内分泌系统的影响

实验证明，给大鼠用绵羊红细胞免疫后，大鼠下丘脑前部和视前区的放电频率显著增高，如果事先用环磷酰胺抑制大鼠的免疫反应，则用绵羊红细胞免疫后，不能使大鼠下丘脑前部和视前区的放电频率增高。提示实验中大鼠下丘脑前部和视前区电活动的改变确系免疫反应所引起。

有人报道淋巴细胞在体外也能产生ACTH，而这种由淋巴细胞产生的ACTH能直接作用于肾上腺皮质，并不依赖经典的下丘脑-腺垂体-肾上腺皮质轴，这就是所谓的"淋巴肾上腺轴"。此外，实验还证明用绵羊红细胞免疫大鼠，可使血浆甲状腺素水平上升。

总之，当机体遭受外来抗原侵袭时（如细菌、病毒、异种蛋白），免疫系统不仅可以通过免疫应答来清除它们，而且可以通过与神经内分泌系统的相互作用，引起后者的功能改变，以对整个机体进行调节，适应这种外来抗原引起的应激反应。通过三者的协同作用，维持机体的稳定性但是不适当的神经、内分泌系统功能的改变也会给机体带来一些其他的变化，尤其是不当的免疫反应发生时，其相互作用的结果可能是引起机体遭受更大的危害。

四、免疫-神经-内分泌之间双调节环路

神经内分泌能调控免疫，免疫也能调控神经内分泌，三者形成完整的调节网络。这个网络的运行对免疫调节维持宿主防御功能和内环境相对稳定，具有重要意义。

Brown等的实验结果很能证明该环路的存在。给成年雄性大鼠脑室内注射IL-1使血液ACTH、皮质醇明显升高，此时脾巨噬细胞产生IL-1被抑制。若10天前摘除肾上腺或切断脾交感神经，则IL-1的产生便不会被抑制。表明免疫及其产物可调控下丘脑-垂体。肾上腺及交感神经，后者发生变化后又调控免疫。同时也说明，IL-1是免疫和中枢神经系统都起作用的一种因子，且是下丘脑-垂体-肾上腺轴的诱导物。支持体内存在神经-内分泌-免疫调节环路的依据还有：①免疫组织（胸腺、骨髓、脾脏、淋巴结）存在自主神经末梢，免疫细胞上有神经肽、神经递质受体，故中枢神经系统和自主神经系统可通过这些介质来调控免疫。②免疫细胞有多种激素受体，内分泌可通过激素来调控免疫。③Khansavi和Daniele等提出免疫系统可识别神经系统不能感知的刺激物，如细菌、病毒、花粉及其他抗原，由其产生的免疫因子或淋巴细胞衍生激素如IL-1等自神经-内分泌传送信号以影响宿主反应性。

这个环路基本上可以被分为两种类型，一种为长轴免疫神经-内分泌相互作用，另一种为局部相互作用。长轴相互作用是指刺激免疫系统导致免疫源性介质的释放，后者反过来再作用远处的神经-内分泌组织，影响其功能。而局部相互作用是指免疫源性介质和神经内分泌因子就在它们被释放的组织或器官内发生相互影响。但是必须注意到有时相

互作用最初是发生在局部水平，可能是在外周组织，也可能在脑内；后来便影响到远处的神经内分泌机制，成为长轴相互作用。

已有大量证据表明，在炎症疾病、自身免疫病和肿瘤性疾病中往往伴随着神经内分泌和代谢改变。这些改变可能是：①直接由致病微生物、肿瘤细胞和（或）它们的产物所引起。②可能是它们诱导的组织损伤的结果。③由于免疫系统被激活所释放的因子介导的一些病理过程，导致的神经内分泌和代谢异常。

最后值得一提的是，上述3个系统尽管存在着互相调控组成的完整而精密的调节环路，但平时仍各自分别以其"特色"而坚守各自的岗位。3个系统中的任何一个不能取代另外两个，如神经-内分泌系统不能取代免疫系统的特异性，反之，免疫系统不能取代神经-内分泌系统的应激性。

五、应激与神经-内分泌-免疫调节网络

近年来精神心理因素对免疫的影响日益受到重视。已经证实，应激、抑郁、焦虑、情绪改变乃至各种精神病都会导致免疫变化。Tecoma等研究26名配偶患有严重疾病的人，发现在丧偶后6周这些人外周血T细胞对PHA介导淋巴母细胞转化率均低于对照组。生活遭受不幸的女性（如车祸、丧偶等），其自然杀伤细胞活性明显低于对照组；抑郁程度越严重，自然杀伤细胞活性降低越明显；同时伴有$CD8^+$T细胞数减少和$CD4^+/CD8^+$比值增加，此与抑郁女性乳腺癌的发生率增高密切相关。Khansavi等的研究也发现某些肿瘤患者及艾滋病患者的存活期与其精神心理状态有关。精神分裂症患者的体液与细胞免疫功能均有紊乱，如T细胞数减少，PHA介导淋巴母细胞转化率降低，自然杀伤细胞活性低下，巨噬细胞功能减弱，淋巴因子产生及分泌减少等。动物实验资料也证明，精神因素与免疫有密切关系。如每天用电刺激小鼠，以造成其处于紧张状态，经过一段时间后发现其胸腺缩小，淋巴细胞数减少，脾脏重量减轻。用连续电休克作为应激刺激，然后测定外周血中淋巴细胞数及PHA介导淋巴母细胞转化率。结果发现外周血淋巴细胞数减少，PHA介导淋巴细胞转化率降低。近年精神科医师研究精神与神经-内分泌-免疫之间相互关系时发现，PRL是应激时活化下丘脑-垂体肾上腺轴后释放的，故称PRL为神经激素。又由于T细胞、B细胞等免疫细胞具有PRL受体，因而它一旦产生后，又能对免疫系统产生调控效应。Gorman研究人免疫缺陷病毒（HIV）感染后，患者精神压抑、焦虑或处于应激状态，则势必活化下丘脑-垂体-肾上腺轴，引起PRL及皮质醇分泌。后两者作用于免疫细胞后，导致免疫紊乱，继而缩短HIV感染后的潜伏期，加速艾滋病病情恶化。

由此可见，研究神经-内分泌-免疫之间相互调控具有临床实际意义。因为以往仅知精神心理疗法确有助于某些疾病的治疗，如精神病、神经衰弱、晚期肿瘤、免疫性疾病等。而今深入研究神经-内分泌与免疫之间相互关系后认识到，这些精神心理疗法或许正是通过增强免疫而实现的。另有人报道，手术应激时可出现神经-内分泌-免疫网络的紊乱。体现神经-内分泌-免疫相互作用最基本的核心问题就是应激和应激反应。

应激被定义为过强或有害刺激破坏了机体内环境的稳态而引起的机体非特异性反应，此状态的基础是体内出现一系列神经内分泌反应。其中下丘脑-垂体-肾上腺皮质轴和自主交感神经系统是应激反应中最重要的成分。CRH处于核心地位，它控制兴奋水

平，控制心境，整合应激反应系统，并且直接激活交感神经系统，导致肾上腺素与去甲肾上腺素的释放，最后发生应激反应。此外，下丘脑-垂体-催乳素及生长激素系统和下丘，脑-垂体-甲状腺及性腺轴也参与这个反应过程。这些神经内分泌的改变必然对免疫细胞的功能产生重要影响。

关于ACTH、糖皮质激素、儿茶酚胺等的免疫调节作用如前述，反过来免疫细胞也可以产生和释放某些与应激有关的内分泌激素。人们早就发现淋巴细胞能够分泌某些激素样物质，而且淋巴细胞生成的内分泌激素往往是在病毒感染或毒素刺激下产生释放出来。如Smith和Blucle等发现病毒可以刺激淋巴细胞，产生内啡肽和ACTH，而不产生TSH，脂多糖可以引起淋巴细胞释放β-内啡肽。这些初步实验表明，免疫细胞对不同的刺激可产生不同的反应。免疫细胞产生的激素可调节免疫系统本身的功能，还可以调节其他器官的功能。他们的进一步实验证实，在切除小鼠的垂体后，新城病毒的感染仍可使血中肾上腺皮质激素的浓度升高，同时以免疫荧光检查发现脾淋巴细胞中ACTH的活性增加。提示病毒可能通过对淋巴细胞的刺激产生ACTH，再作用到肾上腺皮质引起皮质激素释放。因此提出，体内除垂体-肾上腺轴外，还有淋巴-肾上腺轴，他们还发现CRF可以促使淋巴细胞释放ACTH和β-内啡肽。

免疫细胞产生的细胞因子（如IL-1、IL-2、IL-6、IFN-γ、TNF等）也可以作用于神经内分泌系统，激发或影响应激反应。IL-1和IL-6是在神经-内分泌-免疫调节中充当双向调节作用的最典型的细胞因子，而IL-2、IFN-γ、TNF-α等细胞因子也起到一定的作用。IL-1不仅可以通过影响下丘脑CRH的释放而刺激垂体ACTH和儿茶酚胺的释放，也能直接刺激垂体释放ACTH和下丘脑产生VP，抑制垂体PRL的分泌，而糖皮质激素则可以下调IL-1的产生。大鼠实验发现，IL-1能直接刺激糖皮质激素的产生。IL-1尤其IL-1β通过同时作用大脑和性腺，抑制促性腺激素和性激素的分泌，也能控制下丘脑-垂体-甲状腺轴等。IL-6除了能诱导淋巴细胞分化、刺激急性期反应，也能通过刺激CRH而刺激肾，上腺分泌糖皮质激素，长期用IL-6刺激，也能直接刺激垂体释放ACTH。应激导致的外周各个系统的功能变化，其目的是防止这些应激激素对机体的损害反应，是一种生物进化过程中逐渐建立和完善的一系列防御反应。现在已知道由病原体侵入机体引起的免疫和炎症反应，其本质是一种应激反应，躯体或精神刺激作用于神经系统，可通过神经内分泌反应，产生各种激素或应激免疫抑制因子，对免疫系统和全身器官组织的功能进行调节。病毒、毒素、肿瘤、异体蛋白等刺激作用于免疫系统，产生各种细胞因子和免疫反应性激素；也可作用于神经内分泌系统，起激发或调节作用；作用于全身器官组织，动员各种功能活动对刺激作出反应。这就是应激反应与免疫反应的相互作用。免疫系统和神经内分泌系统之间有十分精细的网络联系存在，它们的相互作用对于确保应激时各种系统之间功能的协调统一和精细执行是至关重要的。

近年来，神经-内分泌-免疫调节网络已成为当今生物医学中发展最迅速的研究领域之一。随着现代分子生物学的发展，已揭示出神经内分泌系统与免疫系统的许多新功能，提出了许多新概念。这些知识将有助于理解神经内分泌或精神心理的疾病，同时也将有助于进一步了解免疫相关疾病，如自身免疫病、肿瘤等的发病机制。而且在治疗方面，目前已有人使用纳洛酮治疗革兰阴性菌败血症收到好的疗效。故今后是否可以利用下丘脑分泌释放因子作用于血细胞，使之分泌某些激素，从而纠正垂体激素的缺陷或者是用神经内分泌系统所产生的免疫分子样物质来纠正免疫缺陷病及自身免疫病等，都是本领域研究工作者努力的目标，不断深化对神经-内分泌-免疫调节的认识，将极大地推动基础生物医学的发展，并给临床医学和预防医学实践展示新的前景。

（文丽波　姚宏波）

第三章 神经免疫性疾病

神经系统和免疫系统可以通过一组共同的信号分子及其受体进行双向沟通。中枢神经系统（CNS）可以调节免疫功能已被证实。神经免疫性疾病是神经病学领域中的一大类重要疾病，多发生于中枢神经系统、周围神经系统及神经-肌肉接头处，导致中枢或周围神经元或轴索损伤、炎性脱髓鞘及神经-肌肉接头处损伤破坏等病理改变。该类疾病致病机制复杂，临床表现多样，发病无年龄差别，且多数存在致残、致死的可能性，预后和转归多不理想。

第一节　重症肌无力

重症肌无力（MG）是主要由抗体介导，细胞免疫依赖，补体参与，主要累及神经肌肉接头（NMJ）突触后膜，表现为骨骼肌波动性疲劳的自身免疫性疾病。该病约85%由乙酰胆碱受体（AChR）抗体致病，在余下约15%的AChR抗体阴性患者中，20%～50%由骨骼肌特异性受体酪氨酸激酶（MuSK）抗体致病，其余很少数由低密度脂蛋白受体相关蛋白4（LRP4）抗体或其他尚未清楚的致病抗体引起的神经肌肉接头传递障碍所致的疾病。该病自发缓解率低，治疗主要以免疫抑制及清除抗体为主。国外报道女性发病较男性更多。国内男女发病比例基本相同，早发型女性较多，晚发型男性较多。男女性发病均呈双峰现象。国外报道女性发病高峰年龄段为20～24岁和70～75岁，男性发病高峰为30～34岁和70～74岁。约85%的MG患者合并胸腺异常，其中70%为伴生发中心形成的胸腺增生或15%位胸腺瘤。

一、临床特点

MG呈慢性缓解复发病程，主要表现为波动性骨骼肌无力（主要因乙酰胆碱耗竭），即休息后可缓解的病态疲劳，典型患者表现为晨轻暮重。多数患者在起病1～3年内达到病情高峰。

发病可从一组肌肉无力开始，在数年内逐步累及其他肌群。累及眼外肌可表现为眼睑下垂、视物模糊或视物成双，眼球各向运动受限（不一定各眼外肌均累及），重者眼球固定。交替性眼睑下垂有诊断意义。50%～70%的眼肌型MG（OMG）在两年内会进展至全身型MG（GMG），也有10%～16%的OMG一直限定在眼肌不继续进展。累及延髓肌可表现为吞咽困难、构音障碍。肢体骨骼肌累及以近端较远端常见，但部分患者也可出现远端为主或无明显倾向性的表现。累及颈伸肌还可出现抬头困难。累及膈肌及呼吸肌可出现呼吸费力，重者呼吸衰竭。MuSK-MG更常引起肌萎缩，AChR-MG晚期可出现肌萎缩。

儿童首次发病多仅累及眼肌，约25%的患儿有望在2年内自发缓解。上述为MG的共性，而了解MG的"个性"，即各种分型及组合对制订治疗策略也至关重要。不同的个体MG特定的分期、分型特点对各种治疗的反应及预后往往不一。MG的分型及主要表现如下：

1）早发型MG。发病年龄≤50岁（也有文献以40岁或60岁作为临界点），以女性多见，多合并胸腺增生，血清AChR抗体阳性常见。

2）晚发型MG。发病年龄＞50岁，以男性多见，一般无胸腺增生或胸腺瘤，血清AChR抗体阳性常见。

3）伴胸腺瘤MG。发病年龄多＞50岁，儿童较少，多见于抗AChR抗体阳性患者，可能同时合并其他副肿瘤综合征表现。该型更常合并其他自身免疫病，约25%的患者可出现各种非运动症状，如单纯红细胞再生障碍性贫血、斑秃、免疫缺陷症、视神经脊髓炎、边缘性脑炎、心肌炎、味觉障碍等。部分患者检测肌联蛋白抗体及兰尼定碱受体（RyR）抗体阳性。病情多呈中到重度，预后相对更差。

4）AChR-MG。如上所述，此型的临床表现多样，可包括早发、晚发；有无胸腺瘤；眼肌或全身型等。

5）MuSK-MG。多为年轻女性（年龄＜40岁），部分患者可急性起病并迅速进展。几乎无胸腺异常，目前国际上仅报道发现了1例MuSK-MG合并胸腺瘤的个例；累及的神经肌肉接头部位与AChR-MG不太一样，常累及面部、延髓、颈部、呼吸肌，易（早期）出现呼吸肌无力，四肢力量相对较轻，且不够对称。很少伴眼肌受累。

6）血清学双阴性MG（AChR抗体和MuSK抗体均阴性）。发病年龄无特异性，可有胸腺增生，该类患者可能有低亲和性AChR抗体而不能被现有技术检测到。

7）OMG。我国最常见的发病类型，其中约50%的眼肌型MG患者血清中AChR抗体阳性，极少检测到抗MuSK抗体。

8）LRP4-MG。可见于血清血双阴性MG中，因临床报告有限，于近年才发现。部分病例可合并胸腺异常。

二、诊断

正确的诊断是合理治疗的前提，因为一旦确诊即需长期治疗，且某些药物可能带来多种副作用风险，部分患者还需切除胸腺。诊断MG应基于典型的临床表现（如受累骨骼肌病态疲劳、症状波动、晨轻暮重）基础上结合药物诊断试验和神经电生理结果综合分析。诊断价值较高的检测包括：疲劳试验（Jolly试验）、血清抗体检测、神经电生理检测、抗乙酰胆碱酯酶抑制剂药物诊断试验。

1）疲劳试验（Jolly试验）阳性。

2）乙酰胆碱受体抗体（AChR-Ab），敏感度约85%的全身型MG阳性，50%～60%的眼肌型MG阳性。特异度：如AChR抗体阳性，无论是GMG还是OMG，均有99%可能罹患MG。

3）MuSK抗体，约40%的AChR抗体阴性MG可检测出MuSK抗体阳性。

4）重复神经刺激（RNS）减幅范围＞10%（诊断GMG的重要依据）。

5）单纤维肌电图（SFEMG）异常。

6）新斯的明试验或依酚氯铵试验阳性。

应注意，MG诊断需基于临床，单独的实验室结果不能诊断。虽然AChR抗体特异度较高，但如果检测使用酶联免疫吸附法（ELISA），可信度不如非放射免疫法（RIA）高，甚至可出现假阳性。

三、治疗

（一）治疗目标

虽然MG病情变化多，波动性大且病程较长，但是是一种可治性的慢性病，许多患者如治疗得当，症状可以减轻，甚至可以达到临床或药物缓解。应鼓励患者，树立信心，以更好地长期治疗。治疗目标：缓解症状，恢复或保持日常生活能力，减少和预防复发，早期延缓进展至全身型，避免或减少副作用。

MG治疗思路大致可分下面几方面：

1）治疗前评估（诊断、分型、量表评分）。

2）选取治疗方案。

3）避免加重MG的用药。

4）该病非常讲究个体化治疗，应根据不同的分型、病程、药物副作用、治疗意愿、经济状况制订治疗策略。

（二）治疗策略

MG治疗主要分以下几部分：①增加乙酰胆碱传导。②短期免疫调节治疗，血浆置换（PE，清除抗体）或静脉注射丙种球蛋白（IVIG）。③免疫抑制治疗。④非药物治疗。⑤胸腺切除术。⑥合并症治疗。⑦其他类型（包括难治性MG、MG危象等）。⑧药物相互作用。⑨未来分子靶向治疗。

MG按治疗阶段可分短期、中期、长期治疗，可联合在患者的不同阶段使用。短期治疗可弥补中、长期治疗起效慢的缺点。免疫抑制剂长期联用往往可产生协同或序贯作用，不但效果更佳，且有助于减少单药的用量和副作用。①短期治疗，MG往往易进展加重，需尽快诱导缓解。可选择的药物：抗乙酰胆碱酯酶药（溴吡斯的明）、血浆置换、IVIG。②中期治疗，此法数周至数月后改善，数月至上年才可能达到最佳疗效。包括各种免疫抑制剂，如激素及磷酸酶抑制剂（如环孢素A和他克莫司）。③长期治疗，数月甚至几年才起效，但可明显改善病情最终转归，且副作用较少。包括胸腺切除术，及另一些免疫抑制剂，如硫唑嘌呤、霉酚酸酯。

1. 增加乙酰胆碱传导

胆碱酯酶抑制剂为MG一线治疗用药，通过抑制乙酰胆碱酯酶的功能，抑制乙酰胆碱在神经肌肉接头处的分解，进而改善神经肌肉传导。该药主要用于AChR-MG，尤其是新发的MG反应较好，也可用于病情较轻的MG（如OMG、儿童及青少年MG、MG妊娠期等）作为单药治疗。该药可减轻多数患者症状，但不能改变MG病理过程，且仅少数患者单用该药症状可完全消失。故多数患者需在此基础上加用免疫抑制剂。MuSK-MG对其反应较差，可能与此型患者抗体聚集的部位不同有关，部分MuSK-MG病例呈ACh高反应性，标准剂量下即可出现肌肉痉挛甚至胆碱能危象。

最常用的药物为溴吡斯的明，通常15～30分钟起效，药效持续3～6小时，存在个体差异。起始用量：30～60mg，间隔4～6小时1次，每日4～6次，可逐渐增至60～90mg，间隔3小时1次。通常白天剂量不会超过120mg，如剂量过大或超过120mg，反而可能引起肌无力加重。

夜间或晨起无力可相应的夜间或起床前服长效溴吡斯的明180mg。长效溴吡斯的明不能用于白天的常规治疗，因药物吸收及反应可能相差较大。可能的副作用：机体过多的乙酰胆碱积聚，终板膜电位发生长期去极化，复极化过程受损，造成胆碱神经先兴奋后抑制，产生一系列毒蕈碱样、烟碱样症状。其中以毒蕈碱样症状常见：消化道高反应性，如胃痛、腹泻、口腔及上呼吸道分泌液增加，偶有心动过缓。可以抗胆碱药对抗上述反应，如阿托品（避免长期使用），也可选用洛哌丁胺或格隆溴铵。烟碱样中毒症状包括肌肉震颤、痉挛和紧缩感等。

注射剂有新斯的明、溴吡斯的明，应用于诊断试验、吞咽或呼吸困难及MG危象（急需改善肌无力时）。新斯的明每次1～1.5mg，阿托品0.5mg，肌内注射。

注意事项：①通常多数MG患者使用乙酰胆碱酯酶抑制剂后病情可获得部分改善，但数周至数月后效果逐渐减少。②该药主要用于轻、中度患者，病情严重的患者对该药反应欠佳。③症状前治疗，如吞咽困难，可饭前30分钟服用。④长期应用患者对此类药物敏感性降低，药量增加，副作用更为明显。⑤如单用溴吡斯的明病情逐渐好转，则可逐渐撤药，如效果不佳，则加用免疫抑制剂（一般先试用激素）联合治疗。如溴吡斯的明联合激素治疗疗效较好，撤药时应先停用溴吡斯的明，随后激素再逐渐减量。溴吡斯的明联合其他用药同理。⑥女性月经期病情加重者可增加剂量。⑦其他的此类替代药可考虑麻黄碱（25mg，每日2次），该药与溴吡斯的明作用于突触后膜不同，可改善突触前膜乙酰胆碱的释放，但应注意避免过量使用或滥用。该药有诱发猝死和心肌梗死的报道。⑧3,4-二氨基吡啶仅对部分先天性MG有效，不建议用于自身免疫性MG。

2. 短期免疫调节治疗

（1）血浆置换

PE可清除MG体内的致病抗体，起效快，用于治疗病情较重、急剧加重或出现MG危象，或胸腺切除术前有中度及以上无力的患者。此外，国外报道就治疗MG危象而言，PE可能较IVIG稍好。

用法：每次交换2～3L血浆，隔天一次（或每周3次），直至症状明显改善（通常至少5～6次PE治疗后）。通常治疗后第1周症状即开始改善，并持续1～3个月。缺点：①疗效持续时间短，治疗后1周抗体可开始反弹，故还需加用免疫抑制治疗。②通常需深静脉置管，从而增加感染风险（可致MG加重）。PE不应用于MG的长期治疗。

（2）丙种球蛋白

IVIG疗效大致与PE相当。可能的机制：MG的特异抗体结合（但无法持续作用），加速已存在的抗体凋亡，抑制补体结合等。可同样适用于治疗病情较重或出现MG危象的患者，或胸腺切除术前有中度无力的患者；同时还适用于病情不算重但想尽快改善病情的患者；还可用于激素治疗早期以弥补激素起效较慢的缺点。但对病情较轻（如OMG）或病情较平稳的患者，与常规用药相比，无显著效果，目前国外指南不推荐用于该人群。用法：单疗程总剂量2g/kg，可连用5天[400mg/（kg·d）]。间隔数周或1个月后可重复使用，至少使用3个月。通常治疗数天后病情开始改善，并持续数周至数月。部分病情较重的病例，可考虑每周治疗。可能的副作用：感冒样症状最常见，如头痛、肌痛、发热、恶性、呕吐等，还可引起皮疹，也有报道极少数可引起无菌性脑炎。可检测IgA，如IgA偏低，提示用药后过敏风险较高。此外合并肾功能不全的患者接受IVIG治疗过程中有一定发展为肾衰竭的可能，故需注意监测肾功能。IVIG还可能引起脑卒中，有高凝状态或明显动脉粥样硬化的患者应避免使用。可通过治疗前激素治疗（如地塞米松5mg静脉注射）减少副作用，如治疗过程出现不适，可适当减慢输液速度（通常在治疗前30分钟减速，如无不适可增速），如无法耐受需停用。

上述两种药费用均较昂贵，各有利弊，可结合个体病例情况选用。

3. 免疫抑制剂

如免疫抑制剂方案选取得当，大多数患者可获得较佳的改善，许多患者治疗后可恢复日常工作生活。AChR-MG与MuSK-MG都对免疫抑制剂反应较好。目前常用的有：激素、硫唑嘌呤、环孢霉素、他克莫司、霉酚酸酯、甲氨蝶呤、环磷酰胺等。选用何种药物或如何联用，需根据患者个体情况、疾病分型、病程阶段、可能的副作用等全盘考虑。在服用激素基础上添加免疫抑制剂还有助于激素减药。

1）肾上腺皮质激素。肾上腺皮质激素对多数患者疗效较佳，但长期使用可能出现一系列副作用，现多主张联合其他免疫抑制剂使用，长期治疗的最低剂量需兼顾疗效及副作用平衡。可能的机制：改变淋巴细胞的迁移，抑制细胞因子和白介素生成，通过各种途径减少抗体生成。

大致可分3种治疗方案：①小剂量递增维持疗法，较安全，常用于门诊患者。国外指南通常将该激素方案作为主要推荐，还主张对住院患者短期免疫调节治疗迅速诱导缓解基础上联合该疗法使用，但该法费用较贵。最初剂量15～20mg/d，每2～3天逐渐增量5～10mg，直至60mg/d。如老年体弱者或合并症较多的患者，逐渐增量速度可减慢，可每1～2周增加10mg。达到最佳剂量后，可连用1～3个月或直到观察到患者症状有明显改善。后逐渐减量至隔天服用，以减少副作用，同时可减少内源性肾上腺功能抑制。此疗程从小剂量递增至最后隔天服用，可能耗时数月。该法需注意：起效较慢，可能对病情较轻的患者更适用，如使用其他免疫抑制剂效果欠佳的OMG或轻度GMG；在隔天服用的间隔天，可添加更小剂量的激素（通常每月不超过10mg），以预防症状波动。②中剂量冲击，逐渐减量维持疗法。国外文献称为"大剂量冲击法"。该法可更快诱发缓解。1.5mg/（kg·d）治疗2周，随后转换成隔日疗法（如隔日100mg），维持上述剂量直至肌力恢复正常或症状明显改善出现一个平台期。随后逐渐减量，每2～3周减5mg，一直减至隔日20mg。此后，每4周减量2mg，至维持无明显症状反复的最低剂量。该法缺点是部分患者冲击4～10天（多数在第1周内）可发生症状加重（常见于原有延髓肌和呼吸肌受累的患者），甚至可进展至MG危象，故推荐治疗开始阶段住院治疗。③大剂量冲击。该法肌无力加重概率更高，国内使用较多。起始阶段应在ICU病房或有辅助呼吸器条件下进行。国内指南建议：甲泼尼龙1000mg/d静脉注射3天，然后改为500mg/d静脉注射2天；或地塞米松10～20mg/d静脉注射1周；随后改为泼尼松龙1mg/kg/d晨顿服。症状缓解后，维持4～16周后逐渐减量，每2～4周减5～10mg，至20mg后每

4～8周减5mg，直至隔日服用最低有效剂量。糖皮质激素剂量换算关系为：氢化可的松20mg=可的松25mg=醋酸泼尼松龙5mg=甲泼尼龙4mg=地塞米松0.75mg。

可能的副作用：糖尿病、高血压病、肥胖、水及钠潴留、白内障、青光眼、胃肠道症状、精神症状、骨质疏松、无菌性股骨头坏死，抑制垂体促肾上腺皮质素分泌、伤口愈合延迟等。长期服用尤其易合并严重的副作用，应定期复诊，故不能定期复诊或依从性不佳的患者，不推荐激素治疗。服用激素应注意管理以下方面：血压、血糖、体重、心及肺功能、眼底检查、骨密度等。建议治疗期间低盐饮食，补充钙剂、维生素D、双膦酸盐类预防骨质疏松。一些患者在合并肺结核、消化道溃疡或糖尿病时，应积极治疗原发病，可考虑使用其他不影响此类合并症的免疫抑制剂。激素治疗MG除了上述早期出现的一过性加重外，还可能出现以下情况：①低钾血症。②类固醇肌病，多见于长期服用且缺乏锻炼后，应结合临床症状及肌电图鉴别，激素减量及物理治疗可改善。如果此前激素治疗，计划行胸腺切除术的患者，可术前口服维生素A促进术后伤口愈合。

2）硫唑嘌呤。硫唑嘌呤长期应用，安全度较高，已成为除激素以外最常用于治疗MG的免疫抑制剂。硫唑嘌呤可将6-巯基嘌呤转化后干扰淋巴细胞的嘌呤合成，同时抑制B细胞和T细胞增殖。该药通常作为激素治疗基础上的联合用药，有助于激素减量，两者联用药效相加，而副作用不相加。成年患者可首先试用每次25mg，2次/日，以了解对药物的反应，有无明显副作用，随后逐渐增量，通常有效剂量为2～3mg/kg。该药一般4～6个月起效，部分患者可能1年后才起效。可能的副作用：感冒样症状、骨髓抑制、肝功能损伤，长期服用增加肿瘤发生的风险。合并痛风的患者需谨慎使用该药，因别嘌醇可干扰硫唑嘌呤体内代谢，可造成严重的骨髓抑制。需检测血常规、肝及肾功能。血常规监测最初4周内每周1次，以后每月1次，1年后每3月1次。如白细胞降至4000/μL则需减量，降至3000/μL需停药。

激素可增加白细胞数，与硫唑嘌呤合用时，白细胞数作为观察指标难以鉴别。可选用其他指标，如淋巴细胞数低于1000/μL和（或）平均红细胞容积（MCV）增加均可作为替代。少数患者给予标准剂量的嘌呤类药物治疗时，可能会发生严重的造血系统毒性反应，这种对药物的不耐受现象提示可能存在硫嘌呤甲基转移酶（TPMT）活性缺陷。TPMT是嘌呤类药物代谢过程中决定硫鸟嘌呤核苷酸（TGNs）浓度的关键酶。早期检测TPMT基因分型，可以避免治疗早期出现的可预防的严重骨髓抑制并指导个体化用药。

3）环孢霉素。即环孢素A，为霉菌类产生的一种循环多肽，在移植后的免疫抑制及自身免疫病广泛使用，可抑制磷酸酶，进而抑制T细胞活化。该药对MG起效较硫唑嘌呤更快，可单用，但通常联合激素使用，从而减少激素用量。用法：4～5mg/（kg·d），2～3次/日。可能的副作用：高血压、肾毒性、多毛症、牙龈增生及胃肠道反应。主要需监测血压及肾功能。应监测血药浓度（维持至75～150ng/ml），如进行服药后2小时浓度（C2）监测，前瞻性研究表明，2小时浓度与浓度—时间曲线下面积（AUC）具有高度的相关性，与谷浓度相比，2小时浓度能更好地反映环孢素的吸收情况。该药可与多种药物相互作用，如患者新加入其他类型的长期用药，需注意监测C2值。

4）他克莫司。即FK506或普乐可复，已逐渐成为MG治疗的主要药物之一。药理机制与环孢素A相似，但免疫抑制作用比环孢素A更强。他克莫司虽然结合的受体（FKBP）与环孢素A不同，但两者与磷酸酶反应的机制实质上是一样的。该药起初在器官移植尤其是肝移植领域使用，近年开始用于MG。较多的研究显示，该药治疗MG效果可能优于诸多其他的免疫抑制剂。用法：0.075～0.1mg/kg，2次/日，需监测血药浓度。副作用：肾毒性及高血压的副作用与环孢素A相似，但多毛症及牙龈增生相对少见。需监测血常规、肾功能、血糖、电解质。该药费用价格较高。

5）霉酚酸酯。即MMF或吗替麦考酚酯。霉酚酸酯通过抑制嘌呤合成的从头合成途径通路，抑制T细胞及B细胞增殖，而其他的细胞增殖不受影响。还可抑制B细胞生成抗体。缺点是不能清除或减少之前已存在的自身反应性淋巴细胞，需等到这些细胞凋亡后疗效才开始逐渐明显。此凋亡阶段可能耗时数月至1年。用法：起始500mg/d，逐渐加至1g或1.5g/d，每日2次。副作用：相对少见，偶报道有腹泻、白细胞降低、贫血或血小板减少，且服药后发生肿瘤的风险相对其他免疫抑制剂更低。缺点是起效时间太长，价格较高。

6）其他免疫抑制剂。甲氨蝶呤和环磷酰胺，在MG报道有限，仅推荐在上述免疫抑制剂治疗无效时试用。环磷酰胺的应用限制主要在于易出现各种毒副作用，如肾毒性、出血性膀胱炎、严重的骨髓抑制、不孕不育、新发肿瘤等。

4. 非药物治疗

轻度MG患者可行呼吸肌和力量训练，对肌力有一定改善。建议患者控制体重，注射季节性流感疫苗。

5. 胸腺切除术

胸腺切除术已成为治疗MG的重要手段之一，许多的MG切除胸腺后可最终达到药物或临床缓解。切除胸腺的依据：胸腺为MG始发的主要部位之一，可保持持续的自身免疫反应，胸腺中含有3种致病细胞：上皮样细胞、产生致病抗体的B细胞、辅助此类B细胞产生致病抗体的辅助性T细胞。胸腺切除术一般只有两个目的：切除本身合并的胸腺瘤或治疗MG。该手术治疗MG目前虽还缺乏足够的循证医学证据，主要问题在于设计实施随机双盲对照研究难度较大，且较难区分手术的疗效究竟受手术前后的药物治疗影响多大。但国内外专家均对该治疗的效果比较认可。最近我们对近30年发表的相关文献进行系统评价显示，对于全身型MG的成年患者，越早治疗效果（以临床缓解为观察指标）往往就越好。

合并胸腺瘤的MG通常需手术切除，肿瘤虽多为良性，但其可侵犯局部并累及胸廓内重要组织。对非侵袭性的胸腺瘤，术后还可结合放疗。但放疗仅是针对胸腺瘤，并非针对MG，故放疗后MG症状可能好转，也可能加重。少数学者还主张进行化疗。切除胸腺瘤还可增加MG对激素反应的敏感度，以利于激素减量。

如不合并胸腺瘤，手术指征为自青春期开始至60岁年龄段范围内的全身型MG患者（尤其是AChR-MG），这部分病例术后约85%最终可获得改善。其中35%可达到无须依赖药物的临床缓解。

手术切除的优点：可能获得长期病情改善。但胸腺切除后通常需数月至1年余才显示获益，最大疗效可能在2～5年后。部分病例术后也利用激素减量，少数患者可成功撤药。该手术应尽可能安排有围术期重症肌无力管理经验的医师进行。对于不合并胸腺瘤的全身型MG患者，如何限定手术指征的年龄段仍较有争议，通常建议为12～60岁年龄段。因为儿童通常直至青春期开始后，胸腺才发育完毕，故青春期前不太主张切除胸腺；反之，胸腺萎缩通常在55～65岁，故萎缩后再手术已无必要。

目前的争议：①对未达青春期的儿童进行胸腺切除，对其生长发育可能无明显损害，不少医院已开始尝试对这部分患者进行手术，将来有希望将适应证扩大到这个群体，但需注意筛选合适的儿童MG病例。②AChR抗体阴性MG是否应行手术仍有争议。③MuSK抗体阳性患者通常不主张手术，此类患者胸腺生发中心无异常改变，MuSK-MG胸腺切除后胸腺病理显示改变较轻，已有的研究显示手术治疗无效。④AChR和MuSK抗体双阴性患者可合并胸腺异常，已有的文献显示患者可从手术中获益，尤其是这部分早期GMG。目前欧洲神经病协会指南也推荐对此型患者可考虑进行胸腺切除术。⑤OMG通常不建议手术。

其他应注意的地方包括：①胸腺切除术不应作为紧急手术实施。②术前应先予免疫抑制剂治疗，可减少术后感染的风险并促进伤口愈合。③如病情较重，或累及吞咽肌或呼吸肌，应先行血浆置换、IVIG或免疫抑制剂治疗。④术后给予血浆置换或IVIG，可促进病情的恢复及减少肌无力危象的发生。⑤因胸腺切除后起效时间较长，术后应继续术前免疫抑制剂治疗方案，而不应立即开始减量。

手术方式如下：①经颈胸腺切除术（标准和扩大）：分别称之为T-1a和T-1b。②经胸腔镜胸腺切除术（标准和扩大）：分别称之为T-2a和T-2b。③胸骨正中劈开胸腺切除术（标准和扩大）：分别称之为T-3a和T-3b。④经颈-胸骨联合胸腺切除术：称之为T-4，该手术方式被认为是治疗MG的标准手术方式。其他的手术方式还包括达芬奇机器人胸腺切除术等。究竟何种手术效果更佳，目前尚无定论。

手术可能的并发症：麻醉意外、伤口延迟愈合、胸骨失稳、胸腔积液、肺不张、肺炎、肺栓塞、膈神经或喉返神经损伤，甚至肌无力加重。胸腺切除后肌无力加重的可能机制：胸腺瘤内有两种相互对立的作用，一种是产生自身免疫反应的细胞并可在其他部位继续浸润，另一种作为自身抗体，能抑制自身免疫反应，这两种作用有各种各样的组合。当手术切除了产生自身免疫反应的胸腺瘤时，有助于治疗MG。当切除了抑制自身免疫反应的胸腺瘤时，则产生MG甚至加重MG。此外，术后容易出现呼吸系统并发症，应加强护理、保持呼吸道通畅，避免感染加重病情。鉴于此，应尤其注意加强围术期重症肌无力的管理和评估。近年陆续报道了胸腺切除后易合并视神经脊髓炎疾病谱的研究，如病理征阳性的患者检查脊髓MRI可能观察到亚临床病灶。此时应排除合并多发性硬化，并选用MG和视神经脊髓炎可共用的药物。

术前用药：如麻醉后患者不能口服药物，应取代以静脉给药。如不能口服溴吡斯的明60mg，可予新斯的明1mg静脉推注。术后重点观察呼吸功能。有报道采用硬膜外麻醉有利于减轻术后疼痛，以减少对呼吸肌的影响。术前应用PE或IVIG使MG得到缓解或进入相对静止状态，避免在病情进展期手术，可降低术后发生肌无力危象的风险。术后PE或IVIG，并合理应用呼吸肌辅助呼吸也可避免或改善术后肌无力危象的发生。此外，术后短时间内如给予乙酰胆碱酯酶抑制剂，可使其效果处于高敏状态，此时即使药量与术前相同，也可能诱发胆碱能危象。故应从小剂量开始服用，一般为平时的1/3～1/2量，再逐渐增加。

四、其他类型

（一）眼肌型MG

目前尚较难预测OMG进展至GMG的危险因素。国外最新的指南推荐首选乙酰胆碱酯酶抑制剂治疗，如效果欠佳，可加用糖皮质激素隔天治疗。免疫抑制剂可改善复视，但需权衡病情需要及副作用风险孰轻孰重。胸腺切除术目前尚不作为OMG的常规推荐治疗，但如OMG合并胸腺瘤，可考虑手术。

（二）MuSK-MG

此型患者症状相对更重，可呈进展病程，应选用能尽快诱导缓解的治疗方案。

MuSK-MG对免疫抑制剂、PE反应较好，但效果总体而言不如AChR-MG。许多病情轻-中度患者单用激素（如50mg/d）即可控制较好，但减量时易出现复发，即使加用其他免疫抑制剂也较为依赖激素。对霉酚酸酯效果较好，但对硫唑嘌呤和环孢素A反应欠佳。对乙酰胆碱酯酶抑制剂反应不佳。对IVIG治疗不如AChR-MG反应好，如PE效果不佳可考虑选用。一部分患者即使长期免疫抑制剂治疗后仍表现为持续性肌无力和肌萎缩。

（三）儿童型MG

儿童型MG多为眼肌型，且部分患者可自发缓解，还有一部分经适当治疗后也可完全治愈。因为激素治疗有发育迟缓等可能的副作用，因此用药上应更为审慎。多首先尝试溴吡斯的明单药治疗，如3～6个月后疗效不满意时可考虑短期糖皮质激素治疗。一些其他的免疫抑制剂具有血象及骨髓抑制副作用，故一般不建议使用其他的免疫抑制剂。既往对于儿童型MG多不主张胸腺切除，但近年相关的研究越来越多，或许将来手术指征会有所放宽，对于常规治疗效果欠佳时，筛选合适的儿童型MG进行胸腺切除术或许是可行的。

（四）MG孕期及新生儿

MG妊娠对MG的病情影响因人而异，个体差异较大，可无变化，也可出现加重或改善。目前尚不知具备哪些病情特点的MG母亲病情会出现加重。因此，孕期应加强神经科及产科的复诊。产褥期部分病例可出现加重，可能的原因：睡眠缺乏，疲劳，对婴儿过度担心。该阶段的治疗原则：稳定病情，避免使用可能影响胎儿的药物。目前认为胆碱酯酶抑制剂、激素、IVIG对胎儿是安全的，硫唑嘌呤可能安全，他克莫司相对安全，霉酚酸酯较有争议。通常建议孕期MG仅使用绝对有必要的MG治疗药物，如仅使用溴吡斯的明及激素，必要时才使用IVIG。

一过性新生儿MG发生率为12%～20%，产后出现肌张力下降、吸吮无力、哭闹。目前还难以从母亲的MG分型特点预测新生儿MG的发生。该病为自限性疾病，病程持续数周至数月（通常不超过4个月）后缓解。治疗可予胆碱酯酶抑制剂口服，剂量为每4小时4～10mg；或静脉用新斯的明剂量为每3～4小时0.05～0.1mg。用药以哺乳前半小时为佳。部分病情较重的新生儿MG应转至新生儿ICU，必要时辅以机械通气。

（五）难治性MG

定义上述治疗无效或无法耐受上述药物的副作用，称为难治性MG。在诊断难治性MG时，首先应再次审视诊断，避免误诊。可考虑的方案如下：①大剂量环磷酰胺冲击，可破坏并重构已成熟的免疫系统，从而可能诱导自身免疫病的缓解，难治性AChR-MG和MuSK-MG均适用。该药可引起膀胱刺激，通常建议插尿管。用法：静脉注射，50mg/（kg·d），连续4天。连续检测中性粒细胞，直至升至1000/mm³。该疗程结束后6天，加用粒细胞集落刺激因子，以改善干细胞增殖及促进免疫系统重构。治疗期间预防性使用抗生素，注意液体管理，必要时输血。国外报道此法治疗12例难治性MG，其中11例获得了明显改善，其中5例对药物无反应的患者重新对免疫抑制剂敏感。这11例中，8例为AChR抗体阳性，1例为MuSK抗体阳性，3例为双阴性（AChR抗体及MuSK抗体均阴性）。治疗后复查抗体滴度均不同程度下降，但未能完全清除，故建议后续仍应继续免疫抑制剂长期治疗。②近年报道了一种针对B淋巴细胞的单克隆抗体anti-CD20（利妥昔单抗）可改善难治性MG症状，尤其是难治性MuSK-MG。③干细胞治疗，其移植治疗以自体造血干细胞移植为主，也有异基因造血干细胞及间充质干细胞移植的报道。④多次PE联合免疫抑制剂治疗难治性AChR-MG可能效果欠佳，对难治性MuSK-MG有一定疗效，但有效持续时间较短。

（六）MG危象

MG危象为肌无力恶化，膈肌和肋间肌无力导致的呼吸衰竭，以致威胁生命。国内MG危象患者较国外年龄更低。该病病情变化快，是内科处理最棘手的急重症之一。最常见的病因为感染，约占半数患者，如果此前免疫抑制治疗不足，合并感染时发生危象的风险更高。其他的诱因包括感冒、情绪压力波动、快速的大剂量激素冲击、手术应激。少部分患者诱因不明显，需警惕有无某些少见的合并感染，如憩室炎、牙龈脓肿、条件致病真菌或病毒感染。还有部分患者可能无明显诱因。治疗策略如下：①立即改善通气是关键。多数需气管插管及机械通气。病情较重的患者气管插管一般很难短期内拔管，应及早气管切开。少数患者仅需无创通气治疗。②按急重症疾病进入ICU管理模式（心肺脑支持）。③选用起效较快的治疗方案，如血浆置换或IVIG，但后者耐受度更好，治疗方式更简便易行；中-大剂量激素冲击因有加重病情的风险，需在重症监护条件的医院才能开展，不应作为MG危象期首选。④注意鉴别易误诊为MG危象的几种情况，如胆碱能危象，加之较多数据显示乙酰胆碱酯酶抑制剂在重度MG往往反应欠佳，应暂时减少或停药，可减少恢复药物的敏感度及减少气道分泌物。反之，MG危象也可与胆碱能危象相互转化，如加用乙酰胆碱酯酶抑制剂过量，也可诱发胆碱酯能危象。对难以鉴别上述两种疾病的患者，应改善通气的前提下，暂停乙酰胆碱酯酶抑制剂，待观察数日明确MG危象后，再考虑是否加用。⑤尽快控制感染，方法同前。⑥胸腺切除术起效慢，非治疗MG危象的措施，且手术应激还可进一步加重病情。

五、合并症

（一）感染

感染是引起MG加重甚至危象的常见因素，一旦发现，应尽早控制。首先应据经验选择抗生素，待获取药敏培养结果后进一步调整治疗方案。一些少见的感染，如憩室炎、肝炎、牙龈脓肿等常好发于免疫缺陷的患者，如MG免疫抑制治疗反应欠佳，也应注意筛查。因免疫抑制剂可引起病毒增殖，如合并乙型病毒性肝炎，应尽可能控制原发病。

（二）肥胖

激素治疗的相对禁忌证。同时，激素治疗也可引起肥胖。激素治疗的患者尤其应注意进行体重控制和营养摄入管理，应指导患者低糖、低盐、低糖及高蛋白饮食。减量或隔天服用对控制体重有一定作用。此外，因硫唑嘌呤药量根据体重计算，对于服用该药的肥胖或体重增长的患者，药量需相应调整。

（三）糖尿病

激素治疗可引起血糖升高，但换用隔天疗法也可引起血糖波动，且不同患者反应不一，需尽可能个体化降糖。他克莫司也可引起血糖升高。

（四）高血压病

激素、磷酸酶抑制剂、环孢素A、他克莫司均可引起血压增高，需定期监测血压。

（五）甲状腺疾病

常见的合并甲状腺疾病为自身免疫性甲状腺疾病，为MG最常见的合并疾病，占MG的5%～8%，包括桥本氏甲状腺炎和Graves病。甲状腺功能亢进或减退可加重或恶化MG病情，故需积极治疗。

（六）肾病

环孢素A、他克莫司具有肾毒性，不主张肾功能不全的患者使用。IVIG治疗期间，特别是合并肾功能不全的患者，也可能对肾功能有影响或加重，应注意监测。有报道很少数患者免疫抑制剂治疗后可发生急性肾衰竭。

（七）骨质疏松

长期激素治疗可引起骨质疏松甚至股骨头坏死，应定期复查股骨头X线片、骨密度。可选择预防性的药物，如钙剂、维生素D、双膦酸盐类药物。

六、药物相互作用

尽可能避免或谨慎使用可能加重MG病情的药物。我们结合了最近国内专家的共识，将MG患者慎用的药物归纳如下：部分激素类药物（如甲状腺素）、部分抗生素（如氨基糖苷类、喹诺酮类、大环内酯类）、部分心血管药物（如利多卡因、奎尼丁、β受体阻滞药、维拉帕米等）、部分抗癫痫药物（如苯妥英钠、乙琥胺等）、部分抗精神病药物（如氯丙嗪、碳酸锂、地西泮、氯硝西泮等）、部分麻醉药物（如吗啡、哌替啶、普鲁卡因等）、部分抗风湿药物（如青霉胺、氯喹等）、肌松药（特别是非去极化肌松药，如箭毒）。其他注意事项包括禁用肥皂水灌肠。一些中药也可能引起MG加重，如六神丸、喉症丸、牛黄解毒丸、蝉蜕等。除此之外，用于治疗MG的一些免疫抑制剂也可能与其他药物发生作用。如服用硫唑嘌呤的患者使用别嘌醇，可引起可逆但严重的骨髓抑制。环磷酰胺也可与多种药物作用，在该药联合其他新药进行治疗时，应注意定期查血药浓度。还有一类药物可引起MG，称药物性MG，如青霉胺，但该病呈药物依赖性，停药后数月可逐步好转。

七、未来分子靶向治疗

近年随着临床和实验研究的深入，认为病毒持续感染、遗传因素和免疫应答异常与MG的发生密切相关。针对发病机制的治疗方面，T细胞、B细胞及补体等研究可能为生物治疗提供新的靶点，这些药物有的还处于动物试验阶段，有的已进入临床试验，有望将来应用到MG患者中。①激活T细胞的细胞内信号传导通路，如针对CD52、IL-2R、共刺激分子的单克隆抗体治疗及Janus蛋白酪氨酸激酶抑制剂。②B细胞，主要是清除B细胞表面分子、B淋巴细胞活化、增殖诱导配体（APRIL）。③补体，阻断C3、C5攻膜复合体形成。④细胞因子及细胞因子受体，包括IL-6、IL-17、集落刺激因子。⑤淋巴细胞迁移分子。⑥抗体，再造AChR抗体（又称分子诱饵）从而竞争阻断致病抗体与补体结合。⑦病毒学说，注射疫苗预防MG发生，对EBV-MG进行抗EBV治疗。

（王　澍）

第二节　多发性硬化

多发性硬化（MS）是累及中枢神经系统的自身免疫性脱髓鞘疾病，以多发性炎症脱髓鞘、轴索变性和胶质增生为主要病理学特点。中枢神经系统的髓鞘是由少突胶质细胞的细胞膜包绕髓神经轴索形成的膜性结构，具有保护轴索、传导冲动及绝缘的作用。神经系统脱髓鞘疾病是以髓鞘破坏或髓鞘脱失病变为主的一组疾病。

流行病学研究显示，MS多中青年发病，女性多于男性，发病率随纬度升高呈增高趋势。这种流行病学特点仍在动态变化中。MS的病因及发病机制尚未完全明确，但目前倾向于认为MS是由遗传和环境因素的相互作用导致的自身免疫性疾病。与MS易感性关系最密切的基因是人类白细胞抗原基因（HLA）。与MS发病相关的环境因素包括多种感染因素，如EB病毒、人类疱疹病毒-6（HHV-6）、水痘-带状疱疹病毒（VZV）等病原体感染及非感染因素，如日照、血清维生素D水平及吸烟。特定遗传背景的个体在一定环境因素，如病毒感染的促发下，通过分子模拟等机制激活T细胞、巨噬细胞、B细胞等，启动针对自身髓鞘的自身免疫反应导致MS发生。

一、临床表现及分型

绝大多数MS患者在临床上表现为空间和时间的多发性，即病变部位的多发及缓解—复发的病程。由于MS患者大脑、脑干、小脑、脊髓可同时或相继受累，故临床症状和体征多种多样。常见症状和体征包括肢体无力、感觉异常、视力下降、共济失调、眼球震颤、复视。其他症状包括膀胱、直肠、性功能障碍及精神障碍等。

1996年，美国多发性硬化学会根据MS患者的自然史，按病程将MS分为4型，具体如下。

1）复发缓解型MS（RRMS）疾病早期有多次复发和缓解，两次复发间期病情稳定。复发是指由于炎症脱髓鞘引起的临床神经功能障碍，持续时间要＞24小时；缓解是指复发后病情的完全或部分恢复，两次发作距离＞30天。

2）继发进展型MS（SPMS）最初为RRMS，之后急性型加重，伴或不伴急性复发。

3）原发进展型MS（PPMS）自发病起病情缓慢进展，呈渐进性神经症状恶化。

4）进展复发型MS（PRMS）发病后病情逐渐进展，有明确的急性复发，伴或不伴完全康复，两次发作间期病情持续进展。

二、诊断

MS的诊断主要基于中枢神经系统病灶在时间（DIT）和空间上的多发性（DIS）的临床依据，且需除外可引起这些损害的其他疾病。因其临床表现复杂多样，并且缺乏特异性辅助检查指标，所以造成诊断尤其是早期诊断困难。1983年发表的poser诊断标准获得广泛应用。随着神经影像学技术的发展，2001年提出了McDonald 诊断标准，并分别在2005年及2010年作出了部分修正和完善。在McDonald诊断标准中，DIT和DIS的影像学诊断标准得到了简化，并据此对PPMS诊断标准做出了调整。在一些情况下，DIT和DIS可以通过单次扫描确定，减少了所需MRI检查，有助于更早期诊断。①2次或更多发作，2处或更多客观临床病灶，或1处客观临床病灶且有既往发作的可靠证据2次或更多发作，1处客观临床病灶。不需要附加证据。②1次发作，2处或更多处客观临床病灶。

1. 空间多发性符合2项中任何一项

①在4个MS特征性部位（脑室旁、近皮质、幕下或脊髓）中，至少2个部位存在1个或更多T$_2$像病灶。②累及不同部位的临床再次发作。

2. 时间多发性符合3项中任何一项

①任何时间同时出现无症状钆增强和无增强病灶。②参考基线扫描，随访MRI出现一个新的T$_2$像和（或）钆增强病灶，不考虑基线MRI时间。③临床再次发作。

3. 1次发作，1处客观临床病灶（临床孤立综合征）

1）空间多发性符合以下2项中任何一项：①在4个MS特征性部位（脑室旁、近皮质、幕下或脊髓）中，至少2个部位存在1个或更多T$_2$病灶。②累及不同部位的临床再次发作。

2）时间多发性符合以下3项中任何一项：①任何时间同时出现无症状钆增强和无增强病灶。②参考基线扫描，随访MRI出现一个新的T$_2$像和（或）钆增强病灶，不考虑基线MRI时间。③临床再次发作。

4. 提示MS的隐袭进展神经功能障碍（原发进展型MS）

疾病进展1年（回顾性或前瞻性决定）符合以下3项中2项：①脑部空间多发证据，即在MS特征性部位（脑室旁、近皮质或幕下）中，至少1个部位存在1个或更多T$_2$像病灶。②脊髓空间多发性证据，即脊髓存在2个以上T$_2$像病灶。③脑脊液检查结果阳性（寡克隆区带阳性和（或）IgG 24小时合成率增高）。

如果对符合标准的临床症状没有更好的解释，则可以诊断MS。如果疑似MS，不完全符合标准，则诊断"可疑MS"，如果有另一个诊断可以更好地解释临床症状，则诊断"非MS"。一次发作（复发，加重）定义为患者描述或客观观察的典型CNS急性炎症脱髓鞘事件（当前或既往的），至少持续24小时，排除发热或感染。应该同时记录神经系统检查，但一些具有MS特征性症状和进展的既往事件，若没有客观神经系统检查发现，可以提供既往脱髓鞘事件的证据。发作性症状（既往的或当前的）应该包括出现不少于24小时的多发性发作。在作出MS诊断前，至少1次发作必须被神经系统检查、视觉障碍患者的视觉诱发电位表现或与神经系统症状相关的CNS区域脱髓鞘一致的MRI所证实。基于2次发作客观临床发现的临床诊断是最可靠的。1次既往发作的证据，没有记录客观神经系统发现，可以包括具有炎症脱髓鞘事件特征性症状和进程的既往事件；至少1次发作，且必须有客观发现支持。不需要附加证据，但任何MS的诊断应基于该诊断标准考虑影像学。如果影像学和其他辅助检查（如CSF检查）阴性，作MS的诊断要慎重。必须考虑其他疾病的诊断。只有没有其他诊断可以更好地解释临床症状，并且有一些客观证据支持，才能诊断为MS。病灶钆增强不是必需的。如果患者有脑干或脊髓症状，诊断标准不考虑该责任病灶。

三、治疗

（一）MS急性期治疗

1. 糖皮质激素

甲泼尼龙可抑制炎症反应，减少炎性细胞激活及进入中枢神经系统（CNS），诱导淋巴细胞凋亡，减轻水肿，修复血-脑脊液屏障（BBB）破坏，从而在MS中发挥治疗作用。糖皮质激素的长期疗效并不十分确定，有限的临床试验显示规律的激素冲击治疗或许可改善RRMS患者长期预后（C级推荐）。甲泼尼龙的推荐治疗方案为每天1g开始，静脉滴注3～4小时，共3天，然后剂量减半并改为口服，每3天减半量，一般28天减完。短期使用糖皮质激素产生的不良反应如多毛、痤疮、高血糖及低血钾等；长期不良反应包括肥胖、骨质疏松、无菌性股骨头坏死、糖尿病、高血压、青光眼、白内障、感染、消化道溃疡等。

2. 血浆置换

血浆置换可将循环中特异性淋巴细胞、免疫活性物质去除。然而MS主要是细胞免疫介导的疾病，血浆置换的效果欠佳。美国AAN指南指出血浆置换对于进展型MS几乎没有任何价值（A级推荐），对既往无神经功能缺损的MS患者严重的急性发作可能有益（C级推荐）。总体来说，血浆置换并不作为MS治疗首选，仅为常规治疗效果欠佳时的一种备选治疗。

3. 静脉注射大剂量免疫球蛋白IVIG

IVIG含有抗特异型抗体，可中和血液循环中针对髓鞘蛋白的自身抗体，减少B细胞产生抗体，封闭巨噬细胞Fc受体，抑制T淋巴细胞活化等作用机制调节免疫系统，从而达到治疗MS的目的。目前的证据表明IVIG治疗对于缓解MS病程疗效甚微（C级推荐）。因此，国内专家建议MS急性期首选大剂量甲泼尼龙治疗，对糖皮质激素反应差的患者可用IVIG或血浆置换。IVIG用量是0.4g/（kg·d），连续用5天为1个疗程；5天后，如果没有疗效，则不建议患者再用；如果有疗效但疗效不是特别满意，可继续每周用1天，连用3～4周。

（二）MS缓解期治疗（DMT）

目前有10种药物被美国食品药品管理局（FDA）批准用于MS疾病缓解治疗，阿仑单抗正在进行接受美国FDA审核，极有可能在不久的将来应用于临床。此外，一些既往应用于其他疾病的药物在MS患者中治疗的安全性及有效性目前也正在进行评估。

1. 免疫调节剂

（1）β-干扰素（IFN-β）

用于治疗MS的IFN-β分为IFN-β1a和IFN-β1b。带糖基的IFN-β1a活性大于IFN-β1b，且用药后产生中和抗体（NAb）的时间较长，滴度较低。研究显示，IFN-β可通过多种机制发挥免疫调节作用，如调解细胞因子的产生、抑制细胞迁移进入脑内、抑制T淋巴细胞活化、抑制其他炎性T淋巴细胞等。IFN-β治疗适用于临床确诊MS（CDMS）高危人群以及仍有复发的RRMS或SPMS患者，对于无缓解的SPMS疗效尚不肯定。它可以减少MS患者或CIS的发作（包括临床及影像学表现），改善患者T_2像病灶的严重程度及延缓功能残疾进展。在PRISMS试验（关于IFN-β1a最关键的临床试验）中，22μg IFN-β1a及44μg IFN-β1a治疗组RRMS患者复发率较安慰剂组分别减少27%和33%（P＜0.005），试验终点累积的功能残疾也分别减少1.2%和3.8%（P＜0.0001）。一旦开始IFN-β治疗，如果疗效肯定且患者可以耐受，则应长期连续治疗，一般持续2年。长期IFN-β治疗可刺激机体产生中和抗体降低疗效，有研究显示，MS患者一开始接受IFN-β治疗时联合应用甲泼尼龙、米托蒽醌、硫唑嘌呤或进行血浆置换可减少中和抗体的发生率，但对已产生中和抗体的患者无效。另外IFN-β的制作工艺也是减少免疫原性的重要方法。IFN-β药物耐受性较好，常见的不良反应包括注射部位反应、流感样症状、疲倦、头痛、白细胞减少、转氨酶升高、抑郁、肌痛等。

（2）醋酸格拉替雷（GA）

GA具有多聚物分子特性，能有效地与抗原提呈细胞表面的MHCIⅡ类分子结合，竞争性抑制髓鞘碱性蛋白等抗原与抗原提呈细胞结合，并促使T细胞从Th1向Th2转换，从而促进抗炎因子的释放。GA可减少RRMS患者的复发次数（包括临床发作和MRI表现），改善患者T_2像病灶严重程度，还能延缓RRMS患者功能残疾进展速度，但尚无确切证据支持GA对SPMS患者有益。2007年RE-GARD和BEYOND研究发现，GA和IFN-β在减少复发和MRI病灶等方面疗效相当，对IFN-β无反应或不能耐受的患者换用GA能显著减少复发。

研究显示，GA能显著延缓CIS发展至CDMS的时间，因此美国FDA批准扩大GA的适用范围。总的来说GA耐受性良好，最常见的不良反应有注射部位反应、注射后全身反应、胸痛及淋巴结肿大等。

（3）芬戈莫德

芬戈莫德是一种口服鞘氨醇1-磷酸（S1P）受体调节剂，2010年北美及2011年欧洲批准用于MS治疗。它经鞘氨醇激酶磷酸化后转变为对S1P受体（S1PR）结合具有高亲和力的活性形式。磷酸化的芬戈莫德与淋巴细胞表面的S1PR结合后，导致S1PR内吞及降解，S1PR mRNA表达下调。淋巴细胞表面的S1PR减少，抑制其由淋巴组织进入外周循环系统。这一作用与MS患者血液和脑脊液（CSF）淋巴细胞水平下降及炎性事件风险降低有关。

为期12个月的随机双盲对照的Ⅲ期试验TRANSFORMS显示，口服芬戈莫德（0.5mg/d或1.25mg/d）与肌内注射IFN-β1a（每周30μg）相比，RRMS患者的年复发率（ARR）显著降低，T_2像高信号病灶及T_1像钆强化病灶明显减少。不过两种药物治疗组的EDSS评分无明显差异。为期24个月的Ⅲ期试验FREE-DOMS显示，芬戈莫德除能降低ARR，减少新发T_2像病灶或T_1像钆增强病灶及T_1像低信号病灶负荷外，还能降低功能残疾进展。在该临床试验中，芬戈莫德组患者下呼吸道感染较安慰剂组常见（芬戈莫德组9.6%～11.4%，安慰剂组6%）。其他不良反应包括黄斑水肿、氨基转移酶升高。TRANSFORMS试验中，23例（5.5%）高剂量芬戈莫德治疗组（1.25mg/d）及12例

（2.8%）安慰剂组RRMS患者出现肝炎病毒感染。

（4）特立氟胺

特立氟胺是治疗类风湿关节炎药物来氟米特的活性代谢产物。它主要通过抑制二氢乳清酸脱氢酶——增殖细胞（而非静息状态细胞）的嘧啶从头合成途径中必需的酶——发挥免疫调节作用。基于两个大型Ⅲ期安慰剂对照试验批准的特立氟胺，口服剂量7mg/d和14mg/d，可减少疾病复发和头颅MRI病灶，另外14mg/d剂量的特立氟胺可以减少残疾进展。然而一项尚未发表的临床试验显示，两种口服剂量的特立氟胺疗效并不优于皮下注射INF-β1a。两种批准剂量的特立氟胺均耐受性良好。常见的副作用包括淋巴细胞减少、氨基转移酶一过性升高、高血压、恶心、腹泻、外周神经病变（1%～2%），急性肾衰竭（1%）和脱发。

特立氟胺一些特殊的药物，安全注意事项包括其致畸性及较长的药物半衰期。该药为孕妇禁用药并且可随乳汁及精液分泌。由于肠肝循环使得该药的半衰期延长（18～19天），停药后需数月至2年才能完全从体内清除，因此对于计划近期妊娠及用药期间出现严重副作用如肝毒性的患者，可以给予考来烯胺散或活性炭加速药物清除。特立氟胺的这些特性使其不适宜应用于特定人群，尤其是药物依从性差及药物监测困难的育龄期妇女、既往有肝脏疾病或者服用过其他潜在肝毒性药物的患者。

（5）富马酸二甲酯

富马酸二甲酯（DMF，又称BG-12）是最新批准上市治疗RRMS的口服药物。DMF在消化道水解成富马酸单甲酯，主要通过呼吸道排泄，经肝、肾代谢少。DMF的作用机制尚未完全阐明，现有的研究显示，它可以激活核相关因子2的转录途径，从而降低细胞氧化应激，以及调节NF-κB，发挥抗炎作用。DMF为肠溶剂型，可改善胃肠道的耐受性。两个关键的MS试验比较DMF（240mg，每日2次和240mg，每日3次两种剂量）与安慰剂，DMF治疗组疾病复发及MRI病灶活动度显著减少。虽然该药与GA——欧洲监督机构指定的"参照药物"相比，在控制EDSS评分进展方面没有优越性，但其控制疾病复发及MRI病灶活动的疗效超过了GA。

DMF安全性和耐受性良好。约30%的个体可能出现自限性症状（持续大约1周，与食物或阿司匹林同服可减轻症状）或胃肠道副作用，如恶心、腹痛、腹泻（持续2～4周）。应用DMF患者淋巴细胞计数普遍减少，因此建议定期检测血常规。根据现有的临床获益及药物安全性评估，DMF有理由成为大多数RRMS患者免疫调节治疗的药物。

2. 单克隆抗体

（1）那他珠单抗

那他珠单抗是一种人源性单克隆抗体，特异性针对活化淋巴细胞及单核细胞表面表达的糖蛋白α4整合素——一种在炎性细胞黏附至血管内膜向内迁移过程中发挥重要作用白细胞黏附分子，进而阻止炎症反应。那他珠单抗能够有效地降低RRMS患者的复发率和延缓功能残疾进展。AFFIRM研究显示，那他珠单抗在降低MS复发率方面具有显著的优势：在2年内那他珠单抗治疗组年复发率较安慰剂组降低68%（$P<0.001$）。由于增加了进行性多灶性白质脑病（PMl）的发病风险，该药曾一度在欧美市场停止使用。鉴于那他珠单抗在治疗MS中的突破性疗效且暂无其他药物可以取代，欧洲药品

评估局（EMEA）和美国FDA经过对那他珠单抗药效及安全性的综合评估后，批准该药在2006年新上市。尽管如此，人们对那他珠单抗的严重副作用PMl仍高度关注，有关那达珠单抗药物安全性方面的数据也在不断完善中。PMl患病风险与既往JC病毒感染、应用那他珠单抗的时间，以及既往免疫抑制剂使用情况有关，如米托蒽醌、硫唑嘌呤、甲氨蝶呤（但不包括β干扰素、GA等免疫调节剂）。血清JC病毒抗体阳性，既往使用过免疫抑制剂，接受那他珠单抗治疗超过2年罹患PMl的风险超过1/200，而仅有2例血清JC病毒抗体阴性患者出现那他珠单抗相关PMl的报道。因此目前那他珠单抗治疗前常规需要检测血清JC病毒抗体水平。由于PMl的发生风险，那他珠单抗仅考虑用于使用一种以上DMT药物仍出现疾病恶化的MS患者。那达珠单抗的其他副作用还包括过敏反应、疲劳感等。患者出现持续抗那他珠单抗中和抗体阳性会影响疗效，需要终止治疗。

（2）阿仑单抗

阿仑单抗是一种人源化针对CD52的单克隆抗体。CD52是存在于单核细胞和淋巴细胞表面的标志物，阿仑单抗能特异性地与CD52分子结合，通过补体介导的细胞溶解作用、抗体依赖的细胞毒性作用等清除外周血、骨髓及包括中枢神经系统在内的其他器官中浸润的淋巴细胞。两个最近报道的Ⅲ期研究——CARE-MSI和CARE-MSIⅡ——显示出阿仑单抗治疗RRMS的临床疗效。12mg的阿仑单抗能够显著降低年复发率及MRI终点表现，并且达到"无病状态"的比例也较安慰剂组高。24mg的阿仑单抗疗效与12mg相当，但副作用更大。

阿仑单抗显著的副作用为继发性自身免疫性疾病，如自身免疫性甲状腺疾病、特发性血小板减少性紫癜和肺出血肾炎综合征。这些继发性自身免疫性疾病可能与IL-21有关。输液反应、疱疹病毒感染及其他常见感染在接受阿仑单抗治疗患者中更常见。有专家建议在输注阿仑单抗后加用阿昔洛韦治疗28天。恶性疾病也可能是长期应用阿仑单抗潜在的风险。已报道有2例接受阿仑单抗治疗后出现甲状腺乳头状癌的病例。阿仑单抗目前正接受美国FDA审核；如果获得批准，该药将有可能作为MS的二、三线用药或者进展型MS的诱导治疗，并将制定降低阿仑单抗用药风险的相关措施。

3. 免疫抑制剂

（1）米托蒽醌

米托蒽醌是一类具有免疫调节成分的意环类免疫抑制剂，可以通过抑制拓扑异构酶Ⅱ来抑制分裂细胞和未分裂细胞的DNA修复剂合成。接受米托蒽醌治疗的EAE模型复发率减少。一项为期2年的多中心双盲安慰剂对照试验显示，该药可显著减少MS复发率、MRI上新发病灶数量，延缓功能残疾进展。米托蒽醌作为美国FDA推荐用于治疗恶化性RRMS、SPMS和进展复发型MS（PRMS）的药物，其推荐剂量为$12mg/m^2$，每月1次，连用3个月，累积剂量不得超过$40mg/m^2$。虽然米托蒽醌疗效显著，但在疾病早期，其潜在的毒性作用可能比临床疗效更加突出。常见的不良反应有恶心、脱发、尿路感染、继发性闭经等，尤其是该药的心脏毒性限制了其临床应用。

（2）其他免疫抑制剂

硫唑嘌呤缺乏相关的随机对照临床试验证据，仅有来自专家委员会的报告或建议或公认权威的临床经验支持。根据一些Ⅰ期和Ⅱ期临床试验结果，硫唑嘌呤可能有助于减少MS患者的复发率（C级推荐），但对延缓患者功能残疾的进展无效（U级推荐）。目前缺乏足够的临床证据证实环磷酰胺（CTX）对MS有效。根据Ⅰ期临床试验结果，加用CTX治疗并不能影响MS疾病病程（B级推荐）。一项Ⅲ期临床试验显示年轻进展型MS患者可能从CTX冲击加强化治疗中获益（U级推荐）。另外，环孢素及甲氨蝶呤对进展型MS可能具有一定的治疗效果（C级推荐）。

4. 其他治疗

（1）他汀类药物

他汀类药物是广泛应用于临床的降脂药物，然而近年来的研究发现，该类药物可抑制淋巴细胞激活、减少淋巴细胞向CNS趋化及调节免疫。Ⅱ期临床试验虽然未能显示他汀类药物能够改善EDSS评分，但RRMS患者接受大剂量他汀类药物治疗（80mg/d，6个月）后，MRI增强病灶总数和平均容积值较治疗前有所减少。且该类药物耐受性好、不良反应少且轻微。

（2）造血干细胞治疗

造血干细胞具有高度的自我更新、多向分化、重建造血潜能及损伤后修复能力，且具有广泛迁移及特定的定向特性。其治疗MS的理论基础是清除异常的免疫活性细胞、重建免疫系统、诱导免疫耐受。动物实验支持大剂量免疫抑制剂后抑制造血干细胞恢复免疫系统来治疗MS的设想。个别难治性MS接受造血干细胞治疗后也获得了优于传统治疗的效果。但是尚有许多令人困惑的问题需要解决，如造血干细胞治疗的远期疗效及并发症尚不清楚，如何选择患者及治疗时机，以及如何减少移植后各种并发症风险等也未明确。

5. 正在临床试验阶段的新药

其他一些药物也已进入Ⅱ期或Ⅲ期临床试验，包括拉喹莫德、利妥昔单抗、达珠单抗等。现有的临床试验数据显示，这些药物在降低RRMS患者ARR、新发T_2像病灶及T_1像钆增强病灶数量及延缓疾病进展等方面均有显著的疗效，不过还需要大规模临床试验进一步评估其药物安全性。

（三）MS对症治疗

1）疲劳。目前尚无一种常规推荐用于治疗疲劳的药物，每日200mg的金刚烷胺可能对轻微的症状有效。

2）肌强直和痛性痉挛。可选用肌松药、抗癫痫药及苯二氮䓬类药物，药物治疗反应差的可予以神经阻滞，针对一些症状特别严重的患者可行手术治疗。

3）疼痛。首选抗惊厥药物（如卡马西平、加巴喷丁），可加用抗焦虑抑郁药物，继发于姿势和肌张力障碍的异常疼痛可予巴氯芬治疗。

4）共济失调和震颤。常用药物包括卡马西平、普萘洛尔、氯硝西泮、异烟肼等，然而疗效有限且临床试验结果不一致。适度康复治疗显示出一定疗效，如肢体远端负以重物，使用拐杖等。对于药物及康复锻炼无效且患者生活质量极差时，可考虑手术治疗，如丘脑毁损术和深部脑刺激术。

5）吞咽障碍。加强护理及吞咽功能训练。

6）认知功能障碍。多奈哌齐在一定程度上可改善认知障碍，神经心理康复锻炼的研究尚在起步阶段。

7）抑郁。使用抗抑郁药物如5-羟色胺再摄取抑制剂，积极寻找病因予以治疗，如减轻疼痛、疲劳感等。

（四）MS的治疗策略

1. 早期治疗

MS患者中有80%首先表现为CIS，因此阻止或缓解CIS向MS转化很重要。研究表明，对于高度提示MS转化风险的CIS患者，早期应用IFN-β、GA等治疗可有效降低其转化成为MS的概率。另外，MS确诊后，尤其是对于进展较快、提示预后不良的MS患者，进行早期强化治疗（应用疗效更好的二线药物）能够减缓病情恶化。一项随机临床试验中，对于疾病进展较快的RRMS患者早期接受米托蒽醌治疗6个月继之以IFN-β维持治疗比单纯IFN-β维持治疗复发时间延迟。

2. 序贯DMT单药治疗

该策略是目前MS最常见的治疗策略，且一些临床试验证实了其疗效。患者首先应用一线DMT药物治疗，并定期评估临床病情、MRI活动度、药物耐受性、患者依从性。如果MS患者临床症状及MRI表现提示缓解期及疾病进展延长而没有出现明显的药物副作用，则继续治疗。如果治疗失败则更换治疗方案。理论上更换的药物应该具有不同的药理机制且疗效相当甚至更强。

如何准确定义"治疗失败"还比较困难，一些常见的考虑因素：

1）患者因素：药物耐受性、药物毒性、药物治疗依从性、用药监测依从性等。

2）临床因素：治疗前与治疗期间复发率对比、治疗时复发率（每年＞1次）、病情严重程度和病情缓解程度、增加的神经功能缺损（如1年内扩展残障评分EDSS评分增长＞1分）、认知功能受损增加、中和抗体的出现（对于INF-β和那他珠单抗）。

3）MRI因素：头颅病灶数量增加（连续MRI扫描）、治疗期间的病灶活动度（增强病灶）、脑干或脊髓病灶的增加、头颅MRI T1序列"黑洞"数量增加（不可逆轴索损伤的标志）、发生或加重的脑萎缩等。

一线注射药物治疗失败后，可以根据患者JC病毒抗体水平选择升级为口服DMT药物或者那他珠单抗。已使用芬戈莫德、特立氟胺或BG-12的患者可以用更有效的那他珠单抗升级治疗（虽然尚缺乏直接证据），而口服DMT药物之间转换治疗可能并不会有更好的疗效。

除了考虑疗效，用药风险也是更换治疗时需要考虑的。由于药物的不良反应（PMl、继发性自身免疫性疾病、恶性疾病）可能会延迟数月甚至数年出现，患者有可能出现两种药物免疫抑制效应的叠加。此外还有一些问题尚待解决，包括两种DMT药物更换中间是否需要洗脱期？如何长期有效地监测PMl及恶性疾病的发生风险？

3. 诱导维持治疗

如果MS早期炎症活动和后期的退行性变之间存在因果关系，则早期更积极的免疫抑制治疗有望延缓甚至阻止后期的疾病恶化。更激进的免疫抑制治疗可能通过减少表位扩展、保护神经元免受炎性反应的损伤等途径使得MS出现长时间的持续缓解，进而使患者可以过渡到"更缓和的"免疫调节维持性治疗。这种"诱导维持"策略类似于肿瘤及其他一些慢性疾病的治疗方法。非对照研究显示进展型MS患者可以从米托蒽醌诱导，GA或TNF-β维持治疗中获益。不过诱导维持治疗策略应用于具体实践还有许多数据需要完善。该治疗策略是否适用于大多数尚处于炎症阶段，且在相当长时间内不会进展的MS患者仍存质疑。此外，有关SPMS流行病学及治疗方面的研究提示，MS炎症过程和退行性变过程似乎是分离的，换言之，消除早期炎症并不一定对进展期的退行性变有效。这些疑问据需要高质量的对照试验及长期随访观察才能解答。

4. 联合治疗

理论上2种药理作用不同的药物治疗可较单药治疗发挥更好的疗效，且减少单药治疗的不良反应，具有一定的吸引力，然而临床试验的数据并不一致。现有规模最大、随访时间最长的联合治疗药物临床试验CombiRx，对比了INF-β联合GA与单用INF-β+安慰剂及GA+安慰剂治疗，发现在随访3年内疾病的年复发率及残疾进展方面联合治疗并未显示其优越性。其他报道的一些联合治疗方案（如IFN-β联合那他珠单抗、IFN-β联合硫唑嘌呤等）则优于单药治疗。联合治疗伴随的其他问题也需要考虑，如药物之间的相互作用可能会抵消疗效或者加重疾病，加重患者经济负担等。虽然很多问题尚待解决，理论上的可行性使得联合治疗仍有望成为特定MS人群的适宜治疗策略。

5. 个体化DMT治疗

MS是一种个体异质性的疾病，特定的MS患者对相同药物的治疗反应差异较大，需要强调个体化治疗。然而现有的治疗指南仍基于MS亚型进行分类，而非患者个体。很多时候临床上单纯根据病程特点选择药物显得过于粗糙，随着影像学、药物基因组学、分子生物学相关理论及技术的发展，一些生物标志物如MRI表现、JC抗体、抗INF-β中和抗体、抗那他珠单抗中和抗体已经在MS个体化用药选择和监测中显示出一定的指导作用。今后将探索更多的生物标志物预测及监测MS患者个体对特定药物应答效应。

（五）MS新疗法的优点和局限性

1. 新药物能够更有效地改变疾病病程

传统MS药物的疗效多体现在减少患者疾病复发，减少头颅MRI病灶数量及延缓功能残疾进展速度，但对于许多MS患者来说消除疾病，即无复发、无残疾进展的治疗目标尚未实现。近年来一些新药已显示出在改变MS疾病病程方面的优越性。如在AFFIRM试验中接受那他珠单抗治疗的MS患者有29.5%无疾病活动，这是评估MS新疗法的一个合理标准。此外，来自CAMMS223的研究数据表明，阿仑单抗更倾向于降低EDSS评分，而非减缓EDSS进展。

2. 患者选择和治疗期间监测方面面临的挑战

新的治疗方法虽然可能为MS患者提供更好的疗效，但对MS患者选择和治疗期间监测方面也提出了挑战。如专家学者建议MS患者在开始芬戈莫德治疗前进行心电图检查、黄斑水肿评估、肺功能评估、肝功能检查。接受阿仑单抗治疗的患者也需要密切监测继发自身免疫反应发生情况，治疗前检测外周血IL-21水平可能有利于评估应用该药的风险。应用利妥昔单抗则需要监测神经功能变化情况，因为临床试验提示该药可增加患PML的风险。这一要求可能会扩大到任何批准用于MS治疗的抗B淋巴细胞抗体。基于Ⅱ期及Ⅲ期临床试验有关药物安全性方面的数据，绝大多数治疗MS的新药在临床应用时需要密切监测发生感染及恶性肿瘤的风险。

综上所述，目前MS仍难以临床治愈，近年来涌现出很多治疗MS尤其RRMS的新药物及新策略，临床试验已显示出较传统治疗更好的疗效。但对于进展型MS的治疗还有很多问题需要解决。MS患者要充分利用现有药物，做到个体化治疗。

（王　澍）

第三节　视神经脊髓炎

视神经脊髓炎（NMO）为累及视神经和脊髓的中枢神经系统脱髓鞘病。一般认为，本病是多发性硬化的一种亚型，为国内较常见的脱髓鞘病。其他脱髓鞘病（如急性多发性硬化、急性播散性脑脊髓炎等）偶尔也表现为视神经和脊髓脱髓鞘。本病最早由Clifford在1870年描述，1894年Garlt在其老师Devic指导下，发表了关于视神经脊髓炎的论文。Devic确立了视神经脊髓炎这一疾病的理论，因此，后人将此病又称为Devic病。

目前，多数专家认为NMO-IgG在NMO的发病机制中发挥了重要作用，体液免疫是NMO的主要发病机制。病理学上，NMO的病灶主要位于视神经和脊髓，部分患者有脑部非特异性病灶。病理改变是皮质与白质脱髓鞘、坏死甚至囊性变。脊髓病灶长于3个椎体节段，病灶位于脊髓中央，脱髓鞘及急性轴索损伤程度较重。浸润的炎性细胞包括巨噬细胞、淋巴细胞（以B淋巴细胞为主）、中性粒细胞及嗜酸性粒细胞。血管周围可见抗体和补体呈玫瑰花样沉积，可见病灶血管透明性变。

一、临床表现

多数NMO患者为复发型病程，单相型病程和原发或继发进展型病程少见。复发型患者早期复发率高，复发时病情严重且不能完全恢复；其短期和长期预后较MS更差，主要与复发期不完全恢复的神经损伤症状残留相关。而单相型患者神经功能障碍常较复发型NMQ更重。

NMO主要有视神经和脊髓两大组症候，临床症状表现为单侧（或双侧）视神经炎和（或）复发性严重的脊髓炎，部分患者合并脑干和大脑损害症状。视神经症候包括眼痛、视力下降、视野缺损、失明等，其视力损害比MS更严重；可单眼、双眼间隔或同时发病。双侧同时发生或相继快速发生的视神经炎高度支持NMO的诊断。而脊髓症候通常表现为严重且难以完全恢复的完全性横贯性脊髓炎，导致脊髓相应病变平面以下传导束型深浅感觉和运动障碍以及膀胱直肠功能障碍。神经根痛、强直性痉挛和Lhermite征常见。颈髓病灶可以延伸到延髓，导致顽固恶心、呃逆或呼吸衰竭。NMO患者也可出现其他中枢神经系统临床表现，包括脑病、下丘脑功能障碍和认知障碍等。

NMO的典型脑部病灶呈融合和线样环绕在水通道蛋白丰富的脑室管膜周围区域，如下丘脑、脑干水管周围，这些病灶多不引起明显的症状。NMO最具特征性的MRI表现是超过3个或更多脊椎节段的T_2高信号病灶，常在T_1上呈低信号伴钆增强，横断面上占据脊髓大部分。NMO患者CSF细胞和蛋白正常或轻度升高，急性发作时CSF细胞可$>50 \times 10^6$/L。但这种变化不是绝对的，而且是非特异性的。NMO-IgG是NMO的特异性抗体，是鉴别MS和NMO的重要生物学标志物。Klawiter还报道了血清NMO-IgG阴性、CSF NMO-IgG阳性的NMO患者。但检测CSFNMO-IgG是否有助于诊断仍有待确定。此外，NMO患者可有自身免疫抗体阳性，并可以合并系统性自身免疫疾病或重症肌无力。

NMO的电生理检查研究有限，目前认为NMO的视觉诱发电位（VEP）、体感诱发电位（SEP）和脑干听觉诱发电位（BAEP）检查多有异常，而周围神经传导检查多为正常。神经眼科检查方面，视敏度、视野检查有助于评估患者的视力障碍程度。光学相干断层扫描（OCT）可发现NMO患者视网膜神经纤维层（RNFL）明显缺失，提示存在广泛轴索损伤。如上所述，多数患者有VEP异常，主要表现为P100潜时延长、波幅降低或P100引不出；部分患者可发现亚临床病灶。

二、诊断

NMO和MS是两种经典的原发性炎症反应性脱髓鞘性疾病。但NMO和NMO谱系疾病在亚洲和拉丁美洲人群发病率高。而McDonald诊断标准主要根据欧美患者的特点制定，没有充分考虑MS与NMO的鉴别。使得许多NMO患者也符合McDonald诊断标准而误诊为MS。

EFNS建议的NMO诊断标准主要有两个，包括Wingerchuk诊断标准和NMSS工作组的诊断标准。

1. Wingerchuk修订的NMO诊断标准

1）必要条件（下列每项至少有1次发作）：①视神经炎。②横贯性脊髓炎。

2）支持条件（至少两项）：①MRI：正常或病变不符合多发性硬化影像学诊断标准。②脊髓MRI：病灶超过3个脊椎节段。③血清NMO-IgG阳性。

2. NMSS工作组的NMO诊断标准

1）主要标准：必须满足所有主要标准，但可以在不同时间出现。①单侧或双侧视神经炎。②临床上完全或不完全的横贯性脊髓炎，但有脊髓炎急性发作期T_2像上脊髓病灶超过3个或更多脊髓节段，且T_1像低信号放射学证据。③没有结节病、血管炎、系统性红斑狼疮（SLE）或干燥综合征（SS）或其他可以解释症候群的情况。

2）次要标准：至少符合1条。最近的脑MRI扫描必须正常，或异常但不符合McDonald中的Barkhof标准，包括：①非特异性脑T_2信号异常，不满足修订的McDonald标准中空间多发性的Barkhof标准。②延髓背侧病灶，毗邻或不毗邻脊髓病变。③下丘脑和（或）脑干病灶。④脑室旁/胼胝体"线性"信号异常，但非卵圆形，不像Dawson finger延伸到大脑半球实质。血清或CSF NMO-IgG/AQP4-Ab阳性。

根据NMO的诊断标准在大多数视神经炎和脊髓炎患者中，可以把NMO和MS鉴别开来，但还应该注意NMO谱系疾病，包括空间限制综合征（复发性脊髓炎和视神经炎）、存在有症状脑部病灶的NMO综合征、NMO伴随系统自身免疫疾病和OSMS等不典型特征的鉴别。空间限制综合征是NMO局限性或初始症状，包括长节段横贯性脊髓炎（LETM）、复发性孤立性视神经炎（RION）、双侧视神经炎（BON）。

三、治疗

一般治疗是患者病情稳定的重要基础，应避免或减少促使者病情加重或复发的外界因素：外伤、感染、腹泻、全身或局部感染性疾患、手术和麻醉、环境温度过高或桑拿浴、受凉淋雨、情绪激动或过度悲伤等。同时应注意保持健康的饮食方式。急性期治疗的目的主要是控制急性期炎症反应损伤，而缓解期的治疗目的是预防复发。对症支持治疗同样至关重要，NMO患者在急性期出现各种视神经、脊髓、脑干、大脑症状，并且复发后常遗留一定的神经功能缺损，经过适当的对症支持治疗可以减轻患者的临床症状，提高其生活质量。

（一）急性期治疗

NMO所致的功能障碍与每次发作有关，因此需要尽快抑制炎症反应、控制发作。每次复发均需要尽快采用大剂量糖皮质激素冲击治疗，然后缓慢减量。但部分NMO患者对大剂量激素治疗无效或疗效有限。在激素无效的患者尽早采取血浆置换作为升级疗法。在升级疗法前，可以再次给予大剂量激素治疗。

1. 肾上腺糖皮质激素（AGCS）

肾上腺糖皮质激素具有抗炎、抗过敏和免疫抑制作用。具体来说，可以减轻血管扩张，降低毛细血管和细胞膜的通透性，消水肿；并且可以使免疫系统调节功能正常化，其主要作用通路包括促进致病细胞的凋亡、抑制致病抗体的合成、抑制吞噬作用、减少炎性渗出、抑制组胺及其他毒性物质的形成和释放、稳定溶酶体膜、减少前列腺素和相关物质的产生、抑制结缔组织增生等。此外，激素可以改善脱髓鞘区的传导功能。激素对NMO治疗的具体机制尚不十分明确，通常认为与抑制炎症反应，促进白细胞凋亡及抑制炎性细胞迁移等方面关系最为密切。大剂量甲泼尼龙冲击疗法是NMO患者急性发作期的首选治疗方案，可减轻疾病的炎性活动及进展，加速NMO病情缓解。有研究观察到80%的急性期NMO患者在1～5天内对大剂量甲泼尼龙冲击疗法有效，且该疗法耐受性良好。但该治疗方案对减少复发率和改善远期预后可能无显著疗效。

激素的应用原则是大剂量、短疗程，减药应先快后慢，后期减至小剂量长时间维持。欧洲EFNSNMO指南推荐：甲泼尼龙1g/d，连续静脉注射，共3～5天，然后口服泼尼松减量。国内一些专家推荐：甲泼尼龙从1g/d开始，静脉滴注3～4小时，共3天，剂量阶梯依次减半，甲泼尼龙停用后改为口服泼尼松1mg/（kg·d），逐渐减量；与MS不同，部分NMO患者对激素有一定依赖性，在减量过程中病情反复，因此对激素依赖性患者，激素减量过程要慢，可每周减5mg，至维持量15～20mg/d，小剂量激素维持时间应较MS长一些，甚至长时间维持。在临床应用中，应根据患者具体病情适当调整激素治疗方案。

虽然有肯定的疗效，但糖皮质激素的副作用不容忽视。大剂量激素冲击治疗应排除相关禁忌证，并密切监测药物副作用。具体来说，应监测消化道出血、胰腺炎等消化系统副作用，加强护胃等治疗。激素可导致水、钠潴留，钾离子、钙离子丢失等水、电解质平衡紊乱；应适当限钠，补充钾和钙。激素还具蛋白质分解作用，可造成负氮平衡，致皮肤变薄、类固醇性肌病、骨质疏松等；而蛋白质分解释放出的氨基酸通过糖原异生作用导致血糖增高；同时激素可以抑制垂体–肾上腺皮质轴，促发潜在的糖尿病；此外，激素影响脂肪代谢，可导致向心性肥胖。处理相关代谢和内分泌紊乱，应注意动态监测皮肤、肌肉情况和骨密度，并予适当抗骨质疏松治疗；同时检测血糖水平，注意低糖饮食避免超重，适当锻炼以减少相关副作用。激素也可以导致神经系统症状，如颅内压增高、癫痫发作，可能出现精神症状（欣快、失眠、情绪变化、个性改变、重度抑郁到精神病表现）。长期使用激素还可能引起后囊下白内障、青光眼等眼部疾患。应监测患者神经系统、眼部或其他全身病情变化并予适当处理。激素的免疫抑制作用还可能使潜在感染发作，并在感染过程中导致掩盖症状。注意及时发现和治疗潜在感染。此外，胃肠道外给药更容易出现一些严重不良反应，如支气管痉挛、循环性虚脱、低血压或高血压、心律不齐、心脏停搏等。一旦出现心律失常等相关严重副作用应及时处理，甚至停药。

2. 血浆置换（PE）

PE可以及时迅速有效地清除疾病相关性因子，如抗体、免疫复合物、同种异体抗原或改变抗原、抗体之间量的比例，这有时是口服或静脉内使用免疫抑制剂不能达到的。此外，PE有非特异性的治疗作用，可降低血浆中炎性介质浓度，改善相关症状。

PE对激素治疗无效或继续进展的重症NMO患者可能具有一定疗效。欧洲EFNS指南中建议在激素冲击无效的情况下早期应用PE。Llufriu等应用PE治疗4例重症激素抵抗NMO患者，1例患者在出院时病情改善，其余患者在6个月后复诊时得到改善。Watanabe应用PE疗法对6例NMO-IgG阳性、大剂量激素冲击治疗无效患者进行治疗，3例患者得到显著的功能改善，而1例得到轻微改善，2例未见改善。此外多项非随机对照小样本试验均证实PE对NMO的治疗作用。

血浆置换的最佳治疗方案有待进一步研究。

一些专家推荐置换3～5次，每次用血浆2～3L，多数置换1～2次后见效。运用PE治疗尚需注意血浆过敏反应、发热反应、穿刺部位淤血相关并发症。

3. 静脉注射免疫球蛋白（IVIG）

IVIG治疗神经系统自身免疫性疾病的作用机制未明，推测与免疫抑制和免疫调节双重作用，调节免疫网络功能有关。可能机制包括抗特异性抗体，产生特异性独特型抗体，调节补体反应，影响炎性因子的分泌和作用，抑制T细胞及B细胞的激活、增殖及炎性细胞的黏附和游走等。

无血浆置换条件的NMO患者使用IVIG可能有效。但该疗法在NMO或NMO谱系疾病的ON/LETM复发中还没有得到专门的评估。目前有部分个案报道认为IVIG可以用于治疗NMO急性发作，并能使患者获益。IVIG临床常用量为0.4g/（kg·d），静脉滴注，一般连续使用5天为1个疗程。与使用其他血液制品一样，传播病毒是其风险之一。同时，IVIG治疗也可出现输液反应：许多患者发生头痛、弥漫性肌痛、发热、血压波动和感冒样症状等。IgA缺乏患者可对其发生重症过敏反应，故实施IVIG治疗前应检查IgA浓度，尤其是那些可疑有免疫功能不全的患者。此外，因其增加血液黏稠度可诱发脑卒中或心肌梗死和深部静脉血栓形成致肺栓塞。对有心血管疾病和充血性心力衰竭者、老年人、糖尿病及肾脏病等患者应慎用，输液的速度要慢。白细胞减少也可以出现。

4. 激素联合其他免疫抑制剂

目前一些学者认为，激素冲击治疗收效不佳时，尤其合并其他自身免疫疾病的患者，可选择激素联合其他免疫抑制剂治疗方案。具体治疗方案仍在探索中。

（二）缓解期治疗

经过急性期的治疗，NMO多数都可转入缓解期。缓解期的治疗目的是预防复发。NMO每次复发均遗留一定的症状体征，因此，预防复发可减少患者的永久性神经系统功能残障，从根本上减缓病情进展，提高患者生活质量。需要注意的是，NMO缓解期需要长期的免疫修正调节治疗或免疫抑制治疗。突然停药或治疗依从性差都极易导致NMO复发。

缓解期治疗一线药物方案包括硫唑嘌呤联用泼尼松；另一个一线治疗药物是利妥昔单抗。如果一线治疗无效或患者的缓解出现了激素依赖性，就需要考虑二线药物，可选用环磷酰胺、米托蒽醌、吗替麦考酚酯（MMF）等。

其他可能有效的治疗包括静脉注射免疫球蛋白和甲氨蝶呤。可添加间断性血浆置换作为升级治疗的方法。

1. 免疫调节治疗

许多复发型NMO患者被诊断为MS并接受免疫调节治疗，如β-干扰素和醋酸格拉替雷（GA）。其中β-干扰素被用于MS的治疗已有十余年时间，并被证明使MS患者获益，但其用于NMO治疗一直存在争议。目前多数研究认为，β-干扰素治疗并不能使NMO患者获益，甚至可能有害。醋酸格拉替雷作为一种免疫调节剂，可以刺激某些免疫细胞，并分泌神经营养因子，后者能对神经细胞起到一定的保护作用，从而达到治疗效果。但醋酸格拉替雷用于NMO治疗的相关临床证据还较缺乏。

如上所述，IVIG治疗不但是NMO患者急性期治疗的备选方案，也可能对缓解期预防复发有一定效果。尽管目前尚缺乏充足证据推荐IVIG用于NMO的预防性治疗，但对于难治性个体，IVIG也许可以作为其备选方案之一。

2. 免疫抑制治疗

（1）硫唑嘌呤和激素

硫唑嘌呤是一种免疫抑制剂，主要通过干扰嘌呤代谢抑制DNA、RNA和蛋白合成，从而抑制细胞增殖，特别是淋巴细胞的增殖，使抗体产生减少并使循环的单核细胞及有核细胞减少，从而达到治疗作用。

硫唑嘌呤联合糖皮质激素应用可以明显减少NMO的复发率，并且能控制症状进展，已成为目前预防NMO复发的一线推荐方案。在一项前瞻性开放病例研究中，7例新诊断为NMO的患者采用硫唑嘌呤联合口服泼尼松治疗19个月，其EDSS评分持续改善且无复发，提示这种结合治疗对NMO有效。

欧洲EFNS指南推荐：口服硫唑嘌呤2.5～3.0mg/（kg·d）联合泼尼松1mg/（kg·d）或相等剂量隔日，直到硫唑嘌呤充分起效。2～3个月后可以考虑逐渐减少泼尼松的剂量。该治疗方案的最佳疗程尚未确定。考虑到部分NMO患者对激素有一定依赖性，在减量过程中病情可再次加重甚至复发，对这部分患者激素减量要慢。

硫唑嘌呤有一定副作用，尤其对于硫唑嘌呤甲基转移酶（TPMT）突变患者。因此使用硫唑嘌呤治疗前，先检测患者TPMT基因。TMPT基因突变患者不推荐使用硫唑嘌呤治疗，而使用其他免疫抑制剂。常见的副作用包括发热、腹痛、恶心和呕吐，此外还包括骨髓抑制、肝毒性和发生感染。用药期间需密切监测血常规及肝、肾功能。如可在用药治疗初期每周监测，其后可改为每2周1次，稳定后1～2个月复查一次，并应保证每2～3个月复查。若出现以上不良反应可能需要调节药物剂量甚至停药。同时随着治疗时间及剂量的累积，患者患恶性疾病的风险会增加。此外，长期联用激素还应防治激素相关副作用。

（2）环磷酰胺

环磷酰胺是DNA烷化剂的一种，可干扰鸟嘌呤有丝分裂，减弱T细胞和B细胞活性，调节细胞免疫和体液免疫。通常和其他药物联合，用于自身免疫病的治疗。

环磷酰胺对降低年复发率可能有效，但目前关于环磷酰胺治疗NMO的经验主要来源于个案报道。已发表的文献中有多个不同的环磷酰胺静脉注射治疗方案。欧洲EFNS指南推荐：环磷酰胺7～25mg/kg，每月1次，共用6个月。环磷酰胺的一些副作用限制了其临床应用。出血性膀胱炎是其主要副作用之一，患者应大量饮水以减少其膀胱毒性，可同时静脉滴注美司钠予以预防。同时还需要注意骨髓抑制、增加感染和将来发生恶性肿瘤、畸胎、脂溢性脱发、恶心和呕吐。因此，使用环磷酰胺治疗患者经常检测其血常规、尿常规和肝、肾功能很重要。

（3）甲氨蝶呤

甲氨蝶呤是二氢叶酸还原酶抑制剂，通过干扰DNA合成发挥其免疫抑制作用，通常与他药合用。一些小样本研究报道提示甲氨蝶呤对NMO的可能治疗作用。

（4）米托蒽醌

米托蒽醌是一种蒽醌类抗肿瘤剂，在体外试验中可以抑制3H-胸腺嘧啶核苷掺入DNA和3H-尿嘧啶核苷掺入RNA的能力，进而抑制其合成，抑制T淋巴细胞和B淋巴细胞的功能，同时能抑制促炎性因子的释放。

目前已有米托蒽醌治疗NMO的前瞻性研究，并获得了一定疗效。欧洲EFNS指南推荐的治疗方案是：米托蒽醌12mg/m^2，每3个月1次，共9个月。国内一些专家推荐：米托蒽醌每月12mg/m^2，共6个月，之后每3个月12mg/m^2，共9个月。

虽然众多研究提示米托蒽醌治疗NMO的有效性，作为一种有副作用的制剂，米托蒽醌用于治疗NMO的安全性依然是临床医生需要谨慎考虑的问题。米托蒽醌的主要不良反应包括骨髓抑制、机会性感染和心脏毒性，在年轻女性的治疗中闭经是主要的注意点。

（5）吗替麦考酚酯/霉酚酸酯

吗替麦考酚酯（MMF），其活性产物是霉酚酸，后者是高效、选择性、非竞争性、可逆性的次黄嘌呤单核苷酸脱氢酶抑制剂，可抑制鸟嘌呤核苷酸的经典合成途径，对淋巴细胞具有高度选择作用，最终通过抑制树突状细胞以及B淋巴细胞和T淋巴细胞的功能达到免疫抑制的目的。

吗替麦考酚酯通常用于硫唑嘌呤不耐受患者的治疗。在欧洲指南中指出，一些专家已有将吗替麦考酚酯作为NMO长程治疗的经验，并考虑这种疗法作为一线治疗。目前欧洲EFNS指南推荐使用霉酚酸酯。另有学者推荐联合口服小剂量泼尼松。吗替麦考酚酯的不良反应主要为胃肠道症状、骨髓抑制和机会性感染。

（6）那他珠单抗

那他珠单抗是一种重组α4-整合素单克隆抗体，能抑制CD4$^+$和CD8$^+$T淋巴细胞进入中枢神经系统，同时能消减CD19$^+$B淋巴细胞的数量。

那他珠单抗目前作为预防NMO复发的二线药物。但长期应用应注意其可能的副作用。至今在使用那他株单抗治疗的患者中，已有多例出现并发进行性多灶性白质脑病的报道。

（7）血浆置换

PE对防止复发的潜在治疗作用来源于个案研究。其疗效尚需要进一步研究验证。

（8）利妥昔单抗

利妥昔单抗是一种针对B细胞表面CD20的单克隆抗体，可以迅速消耗外周血中的CD20⁺B细胞，可通过阻断补体介导的细胞毒作用及抗体介导的细胞毒作用来调节免疫反应，从而达到治疗NMO的目的。利妥昔单抗是目前欧洲EFNS指南推荐的另一个一线治疗药物。Jacob的一项研究回顾性分析了25例以利妥昔单抗作为升级疗法的NMO患者，经过19个月的中位随访期后复发率明显下降；11例患者的EDSS评分得到改善，9例没有改变，5例恶化，其中2例死亡。Cree的另一项开放研究评估了8例对其他治疗无效并使用利妥昔单抗治疗的NMO患者，平均随访时间为12个月，8例患者中有6例无复发。但是还不明确利妥昔单抗的最佳适应证、给药间隔和疗程。国内有学者推荐：1000mg静脉滴注，共用2次（间隔2周）为1个疗程，或按体表面积375mg/m²静脉滴注，每周1次，连用4周为1个疗程，间隔6～9个月可进行第2个疗程治疗。

在安全性方面，使用利妥昔单抗可能会产生如恶心、头痛、乏力、皮疹、流感样症状等不良反应，但此类症状多于首次用药时出现，随用药时间延长可逐渐好转。此外，每次静脉滴注前1小时使用止痛药、抗过敏药和激素，可减少输注相关不良反应的发生并减低其程度。但要注意的是，感染同样是使用该药的重要副作用之一，伴随其他免疫抑制治疗可能会增加严重感染的概率。

（9）小剂量口服糖皮质激素

激素是NMO急性期的首选治疗方案，在向缓解期过度的减量过程中，部分NMO患者对糖皮质激素有一定依赖性，对于这部分患者激素减量要比MS慢。但对于NMO缓解期应用糖皮质激素，应权衡利弊个体化治疗。

（三）NMO谱系疾病的治疗

是否应该对NMO谱系疾病进行与NMO同样的治疗，还是应该在其充分发展成典型NMO时再给予长期治疗尚不明确。欧洲指南专家组推荐NMO谱系疾病如LETM和RION/BON应被视为NMO的初始表现，其开始治疗的时机应与临床病程一致。需注意的是，NMO-IgG/AQP4抗体阴性的视神经炎与MS和其他疾病的关系较该抗体阴性的LETM更密切，因此EFNS推出的治疗方案对AQP4抗体阴性的LETM价值更大。AQP4抗体阴性的复发性视神经炎，尤其是轻微复发且恢复良好者不一定属于NMO谱系疾病。但是，AQP4抗体阴性、复发严重、恢复不完全的患者需要进行与NMO谱系疾病相似的治疗。

目前，与其他自身免疫性疾病相关联的NMO综合征是否有不同的病程、是否需不同或附加的治疗策略还需进一步研究。但目前欧洲专家组推荐对伴有临床症状的系统性红斑狼疮（SLE）或干燥综合征（SS）应该按照美国风湿病学会（ACR）和欧洲抗风湿性疾病联盟（EULAR）对全身性自身免疫疾病和SS的神经系统受累的治疗方案。

（四）NMO的早期治疗

NMO和MS是IIDDs疾病谱系中的两个极，两者之间的关系已经趋于明朗，但NMO和MS之间的过渡性临床表现的归属一直困扰着临床。在IIDDs早期，一些患者兼具了NMO和MS的临床表现，通过临床受累和实验室证据可能无法明确其最终为NMO还是MS。因此，一些NMO患者在早期常误诊为MS，或因诊断不明延误治疗。目前治疗MS的一线免疫调节药物是干扰素和醋酸格拉替雷，均可使患者的B细胞激活因子水平增高，有导致NMO加重的可能。

亚太地区MS专家对IIDDs的早期治疗决策提出了指导性意见。专家组在共识中把NMO和MS视作两个极，其间作为一个IIDDs的疾病谱，再根据患者的具体情况分析其在整个病谱中偏于哪一极，并在随访中动态评价以最终决策。IIDDs分为3类：第一类，治疗MS的一线疾病，修正治疗DMT可能无效者；第二类，可以使用治疗MS的一线DMT，但需要密切监测者；第三类，可能获益于治疗MS的一线DMT者。每类中最终选定的项目是专家组在复习文献并结合自己诊治经验的基础上确定的。专家组同时强调决策是否采用一线DMT治疗时，不能仅依靠上述临床和实验室检查特点中的某一条，而要结合疾病的整体背景。同时还要密切监测患者，尤其是注意复发时的临床表现是否符合典型的MS表现。

（五）对症支持治疗

对症支持治疗是NMO综合治疗的重要组成部分。通过这些治疗，可以使患者的功能障碍得到改善并提高其生活质量。目前还没有针对NMO症状治疗的专门临床试验，大部分证据来自对MS的研究，如来自德国多发性硬化协会的多发性硬化治疗共识小组的建议。

1. 运动障碍

疲劳的药物治疗常用金刚烷胺或莫达非尼。职业治疗、物理治疗、心理干预及睡眠调节可能有一定作用。另外，一些运动功能障碍也可使用对症治疗，如应用巴氯芬治疗肌强直。

2. 感觉异常

感觉异常是NMO的另一常见症状，对急性疼痛（如莱尔米特征），卡马西平或苯妥英钠可能有效；对慢性疼痛（如痉挛性疼痛），可选用巴氯芬或替扎尼定治疗；度洛西汀和普瑞巴林对神经病理性疼痛可能有效；加巴喷丁和阿米替林对感觉异常（如烧灼感、紧束感、瘙痒感）可能有效。配穿加压长袜或手套对缓解感觉异常可能也有一定效果。

3. 膀胱直肠功能障碍

对于较轻的尿失禁患者可采用控制饮水量（尤其是夜间饮水量）来缓解症状，而较重的尿失禁患者可用去氨加压素或抗胆碱类药物。对于尿潴留可进行增加腹压，按摩膀胱等手法，另可加用兴奋副交感神经系统药物，药物治疗无效者可插入导尿管或留置导尿。混合性膀胱功能障碍患者，除间断导尿外，可联合抗胆碱药物或抗痉挛药物治疗。对于便秘者要鼓励多饮水，适当多吃含纤维素多的食物，必要时用通便药物。

4. 精神和认知治疗

NMO患者本身就可能出现心理或情感障碍，表现为焦虑、抑郁或情绪不稳。此外，本病病程长，反复发作，致残率高，会使患者产生精神上的负担和抑郁情绪。因此，作为临床医生还应注意患者的心理治疗。抑郁状态可应用选择性5-羟色胺再摄取抑制剂（SSRI）类药物。心理治疗也有一定效果。对于认知障碍，目前仍缺乏疗效肯定的治疗方法，可应用胆碱酯酶抑制剂（如多奈哌齐）进行认知康复治疗。

NMO和MS的关系近年逐渐被阐明，NMO发病机制的研究也逐渐深入。越来越多的学者开始探讨针对NMO的治疗方案，并发现了许多行之有效的治疗措施。目前各国专家对NMO的治疗方案已初步达成共识，但许多推荐方案来源于个案报道、小样本研究或专家经验。展望未来，尚需要更多的大型临床研究以探讨NMO的最佳治疗方案。

（王 澍）

第四节　格林-巴利综合征

急性炎性脱髓鞘性多发性神经根神经病（AIDP）简称格林-巴利综合征，又被称为吉兰-巴雷综合征（GBS），是一类免疫介导的急性炎性周围神经病。临床特征为急性起病，多在2周左右达到高峰，表现为多发神经根及周围神经损害，10%～20%患者伴发呼吸肌麻痹，常有脑脊液蛋白-细胞分离现象，多呈单时相自限性病程，静脉注射免疫球蛋白（IVIG）和血浆置换（PE）治疗有效。

根据临床特征、神经电生理、病理特点，可将GBS分为：①经典型：急性炎性脱髓鞘性多发性神经根神经病（AIDP）。②非经典型：急性运动轴索性神经病（AMAN）、急性运动感觉轴索性神经病（AMSAN）、Miller-Fisher综合征（MFS）、急性感觉神经病（ASN）、急性全自主神经病和咽-颈-臂型等。其中最常见的亚型为AIDP和AMAN。

在西方国家自从脊髓灰质炎被根除后，引起急性弛缓性麻痹最多见的疾病就是GBS。全球的GBS发病率各异，譬如，巴西的年发病率较低，为0.4/10万人；而库拉索岛和孟加拉国的年发病率较高，为2.5/10万人。GBS患者中AIDP亚型比率在全球范围内差异较大：在北美和欧洲，AIDP是主要的亚型；在亚洲AIDP亚型占所有GBS中的30%～65%；而在英国和西班牙此型少见。由此可见不同地区人群的基因多态性差异，基因易感性可能不同。本病可发生于任何年龄，以儿童和青壮年多见，男性稍多见于女性（男女比为3:2），全年均可发病，多集中在夏秋季。

绝大多数患者有呼吸道或胃肠道等的前驱感染，最常见的病原体为空肠弯曲杆菌（与AMAN关系密切）。其他相关病原体还有巨细胞病毒、EB病毒、肺炎支原体、流感嗜血杆菌和A型流感病毒、戊型肝炎病毒等。

动物模型及临床均已证实，AIDP是由细胞和体液免疫共同参与的免疫性周围神经病。周围神经的轴突和髓鞘有独具特性的抗原蛋白及相应抗体。血神经屏障被破坏后，体液免疫和细胞免疫在针对神经轴突和髓鞘的自身免疫攻击中起重要作用。最易受攻击的靶点为运动轴索郎飞结或结旁结构。前驱感染时免疫反应产生的抗体可与神经细胞膜上的神经节苷脂发生交叉反应，该自发免疫反应可引起神经损害或神经传导功能阻滞。

国内外已有较多关于抗神经节苷脂抗体在GBS免疫病理过程中作用的报道，但髓鞘相关蛋白检测在国内并未普及。前驱感染的类型和抗神经节苷脂抗体的特异性在很大程度上决定了GBS的亚型和临床病程。已明确高滴度血清抗神经节苷脂GM1-IgG抗体对急性GBS支持诊断有重要意义，相对特异的为抗GD1a-IgG抗体。少数病例可检测出抗GM1b抗体、抗GQ1b抗体、抗GD1a抗体、抗GalNAc-GD1a抗体等。AMAN的主要自身抗原为运动神经轴索膜表面表达的神经节苷脂蛋白GM1和GD1a。另外，抗GM1b抗体、抗GQ1b抗体等也可被检测到。在Miller-Fisher综合征中，抗GQ1b抗体具有重要辅助诊断价值，急性期此抗体滴度增高，GBS症状缓解后明显下降。病理改变以周围神经、脊神经根和脊神经节的多发性节段性脱髓鞘及神经根水肿为其主要特征。组织病理示神经纤维脱髓鞘，小血管周围淋巴细胞和巨噬细胞浸润。电镜发现节段性脱髓鞘和沃勒变性，可继发轴索损害。

一、临床表现

任何年龄及季节均可发病。起病前1～4周常有呼吸道或消化道前驱感染、疫苗接种史及手术、器官移植史等。如果患者发病年龄轻，脑神经及感觉障碍突出，进展快，可能与巨细胞病毒感染有关；腹泻后出现急性运动障碍，轴索受损严重，多与空肠弯曲杆菌感染诱发致病相关。

一般呈急性起病，四肢对称性无力，远端向近端发展或相反，远近端可同时受累；手套、袜套样感觉减退，30%的病例以疼痛为主，感觉也可以正常；脑神经损害以双侧面神经受损害常见，其次为舌咽神经、迷走神经、动眼神经、展神经、舌下神经及三叉神经等均可受累。严重者累及肋间肌和膈肌，导致呼吸衰竭而危及生命。自主神经功能受损常见，可表现为心律失常、出汗异常、直立性低血压等，但小便障碍少见，腱反射减弱或消失，病理征阴性。大多数患者病情2周左右达高峰。

脑脊液中蛋白-细胞分离是AIDP的特征之一，多数患者在发病几天内蛋白含量正常，2～4周内脑脊液蛋白不同程度升高，较少超过1g/L；糖和氯化物正常；10%的患者脑脊液细胞计数达（10～30）×10^6/L，以淋巴细胞为主。蛋白-细胞分离并非为诊断GBS所必需，仅有64%的GBS患者可见该现象。当脑脊液细胞计数>50×10^6/L时，可排除GBS的可能性，考虑可能为巨细胞病毒脊髓神经根炎、HIV相关多发性神经病和脊髓灰质炎、软脑膜恶性肿瘤、淋巴瘤等。部分患者脑脊液出现寡克隆区带和IgG指数升高，部分患者血及脑脊液中检测出抗GM1或GQ1b抗体。

神经电生理检查是诊断AIDP的重要手段，可鉴别轴索性和脱髓鞘性损害。发病后2周，神经传导异常可达到高峰。该病神经传导速度检测早期可发现运动神经远端潜伏期延长及F波延长、波形离散或缺如。2010中华医学会神经病学分会讨论制定的《中国吉兰-巴雷综合征诊治指南》中的神经电生理诊断标准，简述如下。

①运动神经传导：至少有2根运动神经存在下列参数中的至少1项异常：远端潜伏期延长25%以上；运动神经传导速度减慢20%以上；F波潜伏期延长、波形弥散和（或）出现率下降等；运动神经部分传导阻滞，尤其是非嵌压部位；异常波形离散。②感觉神经传导：传导速度减慢、波形离散或正常。③针电极肌电图：单纯脱髓鞘病变的患者，肌电图一般正常；若继发轴索损害，在发病10天后肌电图可检出异常自发电位。随着病程进展，则出现运动单位电位时限增宽、波幅增高、多相波增多及大力募集呈单纯相。在病程的不同阶段电生理改变特点有所不同。

若病因鉴别困难，可取腓肠神经做活检。因AIDP以累及运动神经为主，而腓肠神经为感觉神经，故此不作为常规检查。病理表现为有髓纤维脱髓鞘、小血管周围炎性细胞浸润等特点。

二、诊断标准

AIDP是GBS中最常见类型，免疫疗法在症状出现的第1周内疗效最好，因此早期诊断相当重要。根据上述描述，归纳临床特点及诊断标准如下。

①起病前1～4周，常有前驱感染史，急性或亚急性起病，多数在2～3周达高峰。②对称性弛缓性肢体瘫痪，近端重于远端，脑神经支配肌类体征常见，如双侧面瘫、真性延髓麻痹等，严重者呼吸肌无力。早期出现四肢腱反射减低或消失。③感觉症状较轻，表现为末梢型感觉障碍，疼痛常见，可伴自主神经功能障碍。④发病1周后，脑脊液通常蛋白高，细胞数正常。⑤神经电生理检查提示远端运动神经传导潜伏期延长、传导速度减慢、传导阻滞、F波早期出现异常、波形异常离散等。⑥病程有自限性，一般在4周内停止进展。

如果有以下表现，则应怀疑AIDP的诊断。

①不对称性肢体无力持久存在。②出现感觉平面。③持久的膀胱和直肠功能障碍。④脑脊液单核细胞数在$50 \times 10^6/L$以上。

尚需与以下疾病鉴别：急性多发性周围神经病，如中毒性、感染性、结缔组织病、血管炎等；危重疾病相关性周围神经病；急性脊髓炎；周期性麻痹；重症肌无力；多发性肌炎；急性横纹肌溶解症等。

三、治疗原则与治疗流程

对于病情进展迅速的患者，需早期治疗缓解症状，阻止疾病加重，促使功能早期恢复，减少并发症。治疗原则主要包括对症支持及免疫药物治疗。目前一线治疗为静脉注射免疫球蛋白和血浆置换。不推荐两者合用。因本病具有自限病程，对于临床症状轻微，进展缓慢，能独自行走的部分患者可暂不予免疫药物治疗。

（一）一般治疗

急性期应卧床休息，快速进展至四肢无力或呼吸肌无力的患者需急诊住院治疗。加强护理，勤翻身及拍背；加强营养，给予高能量、高纤维、富含维生素、易消化食物，有吞咽障碍者鼻饲流质饮食；瘫痪的肢体应尽早进行按摩及被动运动，保持肢体功能位，防止挛缩。重症患者早期进监护病房，监测生命体征，严密观察心率、血压、呼吸变化，保持呼吸道通畅；为防吸入性肺炎及窒息发生，应及时清除口腔及呼吸道分泌物；监测血气分析及肺功能，若出现呼吸衰竭，及时气管插管或气管切开，机械通气维持呼吸功能等。

（二）药物治疗

1. 免疫治疗

研究已证实，在发病2周内开始免疫治疗，疗效确切，静脉注射免疫球蛋白和血浆置换疗效相当。PE后联合IVIG治疗的效果并未强于单用PE或IVIG治疗。尽管有学者认为，IVIG治疗神经节苷脂GM1抗体阳性和以运动功能受损症状为主的患者反应较好；但是Jacob等报道，IVIG对空肠弯曲菌造成的以运动轴索损害表现的GBS疗效不佳，这需要大样本的临床研究来确认。

故目前血清学抗体检测结果并不能作为临床制定免疫治疗方案的依据。约5%的GBS患者免疫治疗症状缓解后，3周内再加重。2005年，Ropper等学者认为可重复IVIG或PE治疗，依然有效。口服类固醇或静脉滴注甲泼尼龙不能让GBS患者获益。IVIG联合甲泼尼龙治疗的效果并不比单用IVIG更佳，尽管该联合治疗可能使部分病例短期获益。

（1）静脉注射免疫球蛋白

IVIG抑制Fe介导的免疫细胞的激活，可促使抗神经节苷脂抗体与其靶点或与局部激活的补体相结合。荷兰协作研究中，150例AIDP患者发病2周内随机接受免疫球蛋白治疗，0.4g/（kg·d），连用5天，4周内病情缓解。除此之外，国内外有较多文献证实IVIG治疗GBS的有效性，因此单一治疗是值得推荐的，并建议疾病早期应用。一些针对IVIG在GBS中疗效的研究表明，IVIG的疗效与PE相当，但起效更快。IVIG比PE容易普及，不需要特殊的设备，副作用较小，因此许多医院偏爱采用IVIG替代PE治疗GBS，但需严格掌握其适应证。一项早期的临床对照试验结果显示，给予IVIG 0.4g/（kg·d），连用5天的疗法在改善患者运动功能方面比PE疗效更佳。一项多中心、对照的试验对IVIG的剂量效应进行评价，2.4g/（kg·d）治疗6天的患者，1年后在行走路程、恢复肌力、脱离呼吸机时间3个指标评价明显优于1.2g/（kg·d）治疗3天的患者，故认为IVIG至少需要2g/（kg·d）的剂量才能达到最好疗效，特别是对于累及呼吸肌无力的患者。常规推荐用法：IVIG 0.4g/（kg·d），静脉滴注，连续3～5天。

（2）血浆置换

1978年Bretlle等首先报道用PE疗法治疗GBS，约50%的患者的神经组织和血浆中可发现有补体激活的循环免疫复合物，在神经组织内的血管和神经膜细胞施万细胞的外膜上有IgM、IgG和补体沉积。已有很多报道，认为通过PE可清除血浆中的髓鞘毒性抗体、抗免疫球蛋白的免疫复合物、炎性化学介质补体、纤维蛋白原和抗原，从而减少和避免神经髓鞘的中毒性损害，促进脱落髓鞘的修复和再生，改善和缓解临床症状，缩短病程和降低死亡率，对年轻患者的疗效最佳。PE可清除神经有害抗体、补体因子及体液中的炎性介质。对于无法行走的患者来说，在起病后的前4周内PE治疗是有效的，尤其在病程最初2周内治疗效果最佳。常用方案为2周内给予5次治疗；置换总剂量为5倍的血浆量。对轻症患者，2次PE治疗后，运动功能可迅速恢复。该治疗需要特殊的设备，不是所有的医院都能开展PE疗法。治疗的选择依赖于患者条件和社会经济因素。PE疗法可出现枸橼酸盐的毒性反应及一过性低血压；严重的并发症有心律失常、心肌梗死，部分患者可有血栓形成、溶血反应与出血等。禁忌证包括严重感染、心律失常、心力衰竭、凝血功能异常等。儿童患者中难以实施PE；由于大血容量的置换，心血管自主神经功能紊乱的患者必须加强护理。

（3）糖皮质激素治疗

1957年开始使用糖皮质激素治疗GBS。多项临床试验发现，糖皮质激素治疗对改善AIDP患者的症状、缩短病程、降低致残率和死亡率与非激素治疗组相比并无明显区别，认为弊多利少，其理由是：激素可抑制患者的免疫功能，妨碍病毒清除，从而延长病程；呼吸衰竭患者易合并感染，激素的使用可导致感染扩散；大剂量激素的使用是危重疾病相关性周围神经病的发病机制之一；此外，糖皮质激素副作用多，常可引起胃肠道出血等并发症。研究发现，糖皮质激素和IVIG联合治疗与单独应用IVIG治疗的效果也无显著差异。一项Cochrane研究确认激素治疗GBS无效。国外GBS指南已不推荐应用糖皮质激素治疗GBS。

也有学者认为激素治疗有效，在早期或重症患者中使用，可减轻神经根水肿，抑制炎症反应。部分地区由于经济条件或医疗条件限制，患者无法接受IVIG或PE治疗，故目前一些医院仍在应用糖皮质激素治疗GBS，甲泼尼龙每日500mg，静脉滴注，5日后减半量，5～7日后改泼尼松龙30mg口服并逐渐减量，总疗程6～8周。疗效有待探讨。

（4）其他

艾库珠单抗是人源型单克隆抗体，可与补体因子C5结合，防止其裂解成C5a和促炎性的C5b-9复合体。一项新的随机安慰对照试验即将开展，观察艾库珠单抗对无法行走的早期GBS患者的疗效。根据GBS动物模型的研究结果，抗神经节苷脂抗体可对郎飞结、神经末梢和施万细胞诱导产生补体依赖性损伤，但补体对神经末梢的攻击作用可被艾库珠单抗阻断。有研究报道霉酚酸酯联合IVIG、IFN-β1和脑源性神经营养因子等治疗GBS，均未见明显疗效。目前除IVIG和PE治疗方案外，尚无其他方案的大型随机对照试验证明其治疗GBS有效。

2. 症状学治疗

GBS患者常有中、重度疼痛。疼痛最常见的部位为四肢或背部。主要为肌肉痛（腓肠肌胀痛常见）、痛性感觉异常、神经根性痛、关节痛或假性脑膜炎等。一项前瞻性随访研究显示，2/3的患者在发病后的前3周有肢体肌肉疼痛，1/3的患者在1年后疼痛依然存在。大约89%的患者在病程中的某个阶段有疼痛，约有1/3的患者疼痛症状出现在肢体无力之前。可用神经性镇痛剂治疗，目前神经病理性疼痛的治疗药物主要有三环类抗抑郁药、抗癫痫药、局部麻醉药、阿片类镇痛药。B族维生素修复神经，如甲钴胺、维生素B_1、维生素B_{12}等，但并非对所有患者均有效。自主神经功能障碍主要见于GBS的急性期，但也可见于恢复期，严重者可猝死。有报道，156例GBS患者中，出现心动过速（38%）、高血压（69%）、胃肠道功能障碍（45%）和膀胱功能障碍（19%）。严重心血管系统功能障碍患者，其心律、血压可迅速变化，如果仅表现为窦性心律失常者无须特殊治疗，出现心脏严重传导阻滞需植入心脏临时起搏器，高血压者可使用小剂量β受体阻滞剂，低血压者进行扩容；瘫痪严重者给予佩戴抗血栓弹力袜，防止深静脉血栓形成，或应用小剂量低分子肝素抗血栓。

（三）非药物治疗

AIDP患者中约20%的患者遗留有不同程度的神经功能缺损，遗留的最常见症状为肌无力、无法独自行走、感觉障碍、疼痛等，严重影响日常活动和生活质量。需早期进行有效的康复训练，预防失用性萎缩及肢体挛缩。同时因患者社会功能、生活方式的改变，心理健康问题需要高度重视。积极评估患者的抑郁焦虑症状，并且需要时，使用相应抗焦虑药物进行治疗。

（四）特殊人群的治疗

尚无大型随机对照研究明确儿童、老年AIDP患者的最佳治疗策略，有关孕妇患GBS的报道文献较少，认为孕期被证实患有GBS属高危妊娠，妊娠期间死亡率高，约13%的病例是死于心律失常或肺栓塞；容易早产；30%的患者在病程中需机械通气。

四、预后

病程一般在2周左右达到高峰，多数患者神经功能有自限性，在数周至数月内基本恢复，少数遗留神经功能障碍。GBS死亡率为3%～7%。有研究显示，多数死亡发生在发病的30天之后或恢复期。故GBS恢复期患者以及从重症监护室内转出的患者仍需监测其生命体征。最常见的死因为呼吸衰竭、肺部感染、自主神经功能障碍和心搏骤停等并发症。预后不良因素包括高龄、双侧面瘫、延髓麻痹、自主神经功能紊乱、累及呼吸肌需要机械通气、有胃肠道前驱感染病史，症状迅速进展至瘫痪严重者。神经电生理学对疾病预后的评估作用也很重要。运动神经波幅下降提示神经轴索损害，轴索变性严重者通常预后较差。

（王 澍）

第五节 急性播散性脑脊髓膜炎

急性播散性脑脊髓炎（ADEM）是一种广泛累及脑和脊髓白质的急性中枢神经系统炎症性脱髓鞘疾病。典型的ADEM病例多表现为在感染后或疫苗接种几天至几周后出现急性、多灶性的神经系统症状和体征，因此又被称为感染后、出疹后、疫苗接种后脑脊髓炎。目前观点认为，ADEM是一种T细胞介导的自身免疫性疾病。ADEM的发病以儿童多见，成人少见，其发病率为（0.4～0.8）/10万人口。儿童多于5～8岁发病，而成人的发病年龄多在19～61岁。神经系统症状多出现在感染及疫苗接种后2～30天，但也有约1/3的儿童和1/2的成人发病前没有感染和疫苗接种史。

一、临床表现

ADEM的临床表现多样，患者可表现为非特异性症状，如全身不适、疲乏等，也可表现为暴发型的病程并迅速出现昏迷。大多数患者（70%～77%）发病前有前驱感染史或疫苗接种史。常见症状包括发热、头痛、脑病表现（意识障碍、精神症状等）、癫痫发作等，由于累及中枢神经系统的多个部位，还可出现局部受损症状如偏瘫、共济失调、脑神经受损症状、视神经炎、脊髓炎、言语障碍、感觉障碍及癫痫发作等。脑病表现发生在45%～75%的ADEM患者中；癫痫发作常出现于儿童，以局灶运动性癫痫较为常见；周围神经损害多发生于成人，以急性多神经根病变为主。ADEM的脊髓受累常表现为横贯性脊髓炎，即受累平面以下运动、感觉和自主神经损伤。大多数ADEM的病程为单相性，但目前普遍被接受的观点认为，ADEM可以为单次发作，也可以是在原来基础上的复发，或者是出现新病灶的复发，即多相型ADEM（MDEM）。ADEM的特征性影像学表现为MRI上多发的大块脱髓鞘病灶，病灶可累及白质及灰质（尤其是基底节区的灰质）。其脊髓受累表现为横贯性脊髓损害或脊髓中央受损。ADEM急性期患者的脑脊液蛋白含量和细胞数常常升高，但脑脊液寡克隆带多为阴性。ADEM的病理学特点为多灶性的血管旁淋巴细胞和巨噬细胞浸润，在炎症反应区域周围可出现髓鞘缺失，而轴索相对保留。病变多累及白质，但也可见灰质受累。

急性出血性脑白质病（AHL），又叫急性出血坏死性白质脑炎（ANHLE），是ADEM的一个特殊类型。AHL多出现在感染后或疫苗接种后数日至数周，表现为发热、头痛、意识障碍、癫痫发作，并迅速进展至昏迷。头颅CT或MRI可表现为大块病灶，伴有水肿、占位效应、组织移位及点状出血；患者多在症状出现后数天内由于脑疝死亡或遗留有永久性的神经功能缺失。

二、诊断

目前对ADEM的诊断尚无统一标准，且尚无针对成人的ADEM诊断标准。

（一）单相型ADEM

单相型ADEM是指中枢神经系统多个部位受损的一次性急性或亚急性炎性脱髓鞘临床事件。它的临床表现多样，但其诊断必需满足有不能由发热解释的脑病表现（包括行为异常，如过度兴奋、易激和意识状态改变）及有中枢神经系统多部位损伤的临床表现，既往没有其他脱髓鞘事件发作，也没有其他原因可解释这次发作。一次发作的临床病程可达3个月，在3个月内可出现症状、体征、MRI影像学表现的波动及出现新的症状、体征或MRI上新的病灶。临床事件可遗留有部分残疾或在临床及MRI上完全恢复。影像学表现为多发病变，以侵犯白质为主，无陈旧性破坏性白质病变。头颅MRIT₁加权成像及FLAIR序列提示多发性、大块的高信号病灶（直径1～2cm），位于幕上、幕下的脑白质及灰质，基底节区和丘脑较易受累；脊髓MRI提示境界清楚的髓内病变，病灶可有不同程度的增强。

（二）复发性ADEM（RDEM）

第一次ADEM事件发生3个月后（激素停用至少1个月后）出现新的ADEM事件，但新的事件只是时间上的复发，而没有空间上的多发，症状和体征与第一次相同，影像学仅发现旧病灶的扩大而没有新病灶的出现。

（三）多相型ADEM（MDEM）

第一次ADEM事件发生3个月后（激素停用至少1个月后）出现新的ADEM事件，符合ADEM诊断标准，且新的发作无论在时间上、空间上都与第一次不同，有新发的症状、体征，影像学检查发现新的病灶。

三、治疗

（一）免疫干预治疗

1）糖皮质激素：糖皮质激素是ADEM急性发作和复发的主要药物，它具有抑制免疫激活和T细胞浸润，减少抗体产生，从而达到缩短急性期病程，减轻急性期症状的效果。用法用量：急性期使用大剂量糖皮质激素冲击3～5天，甲泼尼龙10～30mg/（kg·d），最大量1g/d；或地塞米松1～2mg/（kg·d），最大量60mg/d。口服小剂量激素维持6～8周以上。糖皮质激素治疗期间密切监测血压、血糖、血钾水平，并注意使用护胃、补钙药物。糖皮质激素治疗可以改善病情，减少复发率。

2）静脉注射免疫球蛋白（IVIG）：免疫球蛋白400mg/（kg·d）静脉注射，连续5天；随后每隔4周注射1次，持续3～4个月。IVIG可用于对激素反应不理想的患者，也可用于严重的激素抵抗病例或具有复发病程的患者。单用IVIG及与糖皮质激素联用均可使ADEM患者获益。使用IVIG的副作用发生率较低，包括一过性头痛、恶心、疲乏、下肢水肿等，偶有出现癫痫发作、视网膜坏死、急性肾衰竭、肺栓塞、脑栓塞、无菌性脑膜炎、急性心肌梗死等副作用。

3）血浆置换：血浆置换可以清除血液循环中的淋巴细胞及免疫活性物质，目前血浆置换对ADEM的治疗效果尚不明确，多用于糖皮质激素治疗效果不理想的患者。用法用量：隔天进行一次血浆置换，可进行2～20次，每次交换1～1.5L血浆；随后每隔4周进行1次，维持3～4个月。血浆置换可能出现的并发症包括中到重度贫血、低血压、低血钙、血小板减少、输血反应及输血相关疾病、导管相关疾病（血栓、败血症、气胸）等。

4）免疫抑制剂：环磷酰胺（CTX）多用于激素治疗失败及对血浆置换和IVIG反应不理想的患者。

5）联合用药：大剂量糖皮质激素、IVIG、血浆置换等治疗方案可联合应用，尤其是在具有暴发型病程的病例（如AHL病例）中。

（二）对症治疗

1）一般治疗：保持呼吸道通畅，调控血压，维持水、电解质平衡等。

2）降低颅内压：对于出现高颅压症状的患者，应使用降颅压药物：20%甘露醇125～250ml，每4～6小时1次；呋塞米10～20mg，每2～8小时1次；也可使用白蛋白脱水。对于具有暴发型病程的ADEM，尤其是出现颅内高压引起的持续性症状恶化时，可考虑使用外科手术降低颅内压。

3）控制癫痫：13%～35%的患者可出现癫痫发作。有持续性癫痫发作时应控制癫痫；孤立的一次发作或急性期发作控制后，不建议长期使用抗癫痫药物；急性期后再发的癫痫，建议长期药物治疗。

4）低体温治疗：有报道认为，低体温治疗可使具有脑干病灶的ADEM患者获益。

（三）康复治疗

在ADEM的急性期即开始康复治疗可能减少后遗症状。

（王　澍）

第六节　神经系统感染

一、病毒感染

神经系统病毒感染系指病毒进入神经系统及其相关组织而引起的炎性病变。严重的神经系统病毒感染性疾病可导致死亡或留有严重的后遗症，但有相当部分病例经早期积极治疗也可治愈，还有部分病例由于病情较轻也可自愈。

在临床表现方面，神经系统病毒感染的共同特点为：发热、头痛、神经受损征及脑膜刺激征；颅内压正常或轻度增高，脑脊液白细胞和蛋白质轻至中度增高，但糖及氯化物正常，部分可检查出血及脑脊液某种抗体阳性；脑影像学检查提示正常或发现坏死灶。在病理方面，神经系统病毒感染的基本变化特点为：①炎性细胞浸润：以淋巴细胞、巨噬细胞、浆细胞为主，常环绕小血管呈套状样。②胶质结节形成：这是中枢神经系统病毒性感染的特征改变之一。主要由小胶质细胞和（或）星形胶质细胞增生所致。③包涵体形成：多位于神经细胞核中，呈圆形，嗜酸性染色，周围有空晕，核仁被挤向一侧，如单纯疱疹性病毒包涵体；有的位于胞浆中，如狂犬病的Negri小体。有的位于少突胶质细胞核中，如进行性多灶性白质脑病的乳多空泡病毒引起的包涵体。不过在各种病毒性感染形成的包涵体中，只有Negri小体有特殊诊断价值，其他的包涵体只是提示为病毒感染的特点，而不能明确为何种病毒所致。④病变部位的特殊性：某种病毒对特定的神经细胞有一定的亲和性，因此，病变的定位在中枢神经系统病毒感染中是一种较突出的现象。如脊髓灰髓炎病毒主要侵犯脊髓前角；狂犬病病毒主要侵犯海马回神经细胞；单纯疱疹病毒主要侵犯颞、额叶等。⑤病变呈局部性炎性坏死或弥散多发性小灶性炎性坏死。

在神经系统病毒感染分类方面，尽管人们对病毒的分类较为明确，即将病毒分为DNA病毒和RNA病毒两大类，但是在临床上，神经系统病毒感染的分类并不按病毒的分类进行，而主要以发病快慢、病毒特点及病变部位等进行各种分类。在临床遇见的各种神经系统病毒感染性疾病，有一些临床表现极为相似，又因技术和条件所限，除了部分神经系统感染的病毒能被检测外，仍有许多病毒不能明确，因此往往以病变部位冠以病毒性脑脊髓膜炎、脑炎或脑膜脑炎称之。

（一）神经系统流感病毒感染

流感病毒感染主要引起流行性感冒，临床表现为急骤起病，明显的全身中毒症状，有高病程短、自限性的急性呼吸道传染病。

传染源主要为急性期患者。通过飞沫传播。人群普遍易感，与年龄、性别、职业等均无关。病后具有一定的免疫力，但3型流感病毒间无交叉免疫力，并且流感病毒不断发生变异，因此，可引起反复发病。甲型流感常为爆发或小流行，严重时可引起大流行甚至世界性大流行；乙型流感常引起局部小流行或散发；丙型流感仅为散发。散发流行以冬、春季较多，大流行则无明显季节性。

自1933年首次分离出人类流感病毒后，有报道证实流感病毒感染后，有时可并发神经系统损害，但较少见，包括发热性抽搐、多发性神经炎、脑膜炎、脑脊髓炎、脑炎/脑病、Reye综合征、病毒性肌炎等，其中以流感性脑炎/脑病和Reye综合征最多见且严重，多与甲型流感病毒感染有关。

1. 病因与发病机制

流感病毒属于正黏病毒科，有甲、乙、丙三型。为一种有包膜的小RNA病毒，膜上有糖蛋白突起，由血凝素（H）和神经氨酸酶（N）构成，都具有抗原性，并有亚型特异性。H可促使病毒吸附到细胞上，其抗体能中和病毒，因而在免疫学上起主要作用；N能使细胞释放病毒，其抗体虽不能中和病毒，但能限制病毒释放，故能缩短感染过程。

流感病毒的抗原变异是其独特和最显著的特点，正是由此而造成流感的反复流行。这种变异仅发生在血凝素和神经氨酸酶，前者有H_1、H_2、H_3，后者有N_1、N_2，有时仅一种抗原发生变异，有时为两种抗原同时出现变异。当两株不同毒株同时感染一个细胞，引起病毒基因重新组合，使血凝素和神经氨酸酶同时发生变化而导致新亚型病毒出现时，称为抗原转变；当变异幅度较小，仍基本保持原来的血凝素和神经氨酸酶时，称为抗原漂移。抗原变异多见于甲型流感病毒，乙型少见，丙型不发生变异。

流感病毒导致脑炎或脑病的具体机制尚不明了。从患者脑脊液中能分离出病毒以及PCR方法证实患者脑脊液中存在病毒基因，提示流感并发脑炎的机制有可能是由病毒直接侵犯中枢神经系统引起。鼻咽部上皮细胞内的病毒可使嗅黏膜破坏而通过嗅神经进入脑内。病毒刺激胶质细胞后可引起中枢神经系统内细胞因子的产生和聚集，特别是肿瘤坏死因子-α，由其引起线粒体呼吸衰竭而导致神经细胞损伤以及星形胶质细胞的程序性死亡。有报道提示，在患者的脑脊液和周围血中检测流感病毒基因的阳性率较低，而部分患者脑脊液中可溶性肿瘤坏死因子受体-1和白细胞介素-6水平升高，并且血浆白细胞介素6水平升高，提示流感病毒感染后向脑病发展，因此，除病毒直接侵犯中枢神经系统导致发病外，细胞因子可能参与了发病，因而可能存在免疫机制。另外，部分流感性脑病患者影像上可见双侧丘脑坏死，类似急性坏死性脑病的表现，因而推测二者的机制可能一致，即通过血管活性物质导致中枢神经系统血管收缩而发病。

Reye综合征的机制尚不明确，目前研究的目的是探讨Reye综合征时机体代谢异常如何激发中枢神经系统损害。

2. 病理

流感相关脑病患者尸检的主要病理表现为脑组织严重水肿，而组织学变化较轻，免疫组化染色及RT-PCR证实在某些脑区及脑脊液中可以检测到病毒抗原及基因。

Reye综合征患者尸检大体标本可见脑肿胀，镜下最显著的变化为神经胶质细胞肿胀，神经元的变化为区域性，为缺血或缺氧的特征。肝脏肿大并有脂肪堆积。

3. 临床表现

流感病毒除了引起常见的感冒外，它引起的神经系统损害还有以下4种。

（1）Reye综合征

该病最早报道于1929年。1951年3月到1962年3月澳大利亚新南威尔士皇家亚历山大儿童医院收治21例，17例在入院平均27小时内死亡。该院病理科主任Reye根据尸检发现并称其为内脏脂肪变性病。1963年，Johnson报道北卡罗来纳一个小社区乙型流感流行的4个月内16例类似死亡病例，故称该病为Reye-Johnson综合征，但常称为Reye综合征。此后，世界各地均有报道，发生率较预料的高。任何年龄均可发病，但多见于儿童，最小者有出生4天的婴儿，90%以上为15岁以下的儿童，约2%左右为20岁以上的成年人。

本病可累及任一器官，但以脑和肝脏受损多见且较重，导致急性颅内高压和肝脏及其他器官大量脂肪堆积。具有双时相特点，常在病毒感染后发病。本病与流感暴发，特别是乙型流感的暴发相关性最大；也与水痘有关，以5～15岁的儿童占绝大多数；也与其他病毒感染、急性呼吸道和腹泻性疾病相关，但较少发生。大多数于病毒感染恢复时发病，也可在病毒性疾病发生后3～5天。有报道认为，服用阿司匹林或含有水杨酸盐药物治疗病毒感染时发病危险性增加。

主要表现为颅内高压，包括恶心、持续性或反复性呕吐，且较严重，以及发热、倦怠、人格改变、定向力障碍、谵妄、惊厥、昏迷等，有的迅速发展为去皮层状态或去大脑强直。

临床过程变化较大，表现可轻，而为自限性；或迅速进展，常在发病几小时内由于脑肿胀而导致死亡；但也可在短期停止进展，在5～10天内完全恢复并且肝功能迅速恢复正常。根据患者的意识水平和相应的体征可分为6期，0～2期为昏迷前期，患者有昏睡或谵妄，有时可同时存在，但患者对刺激有反应；3～5期患者昏迷进行性加重，对刺激无反应，并且出现心肺功能障碍。

（2）流感相关性急性脑病或脑炎

日本多见，冬季为发病高峰，绝大多数为4岁以下儿童发病，某些城市儿童发病率可达7/10万以上。一般在流行性感冒症状出现2～3天内出现中枢神经系统受累的表现。首发表现多为全身性抽搐，随后在几天内进行性加重，出现脑干受累表现、意识障碍等。有的在急性期可表现为舞蹈和手足徐动。有的于48小时内出现昏迷。查体可有眼球震颤、眼球运动障碍、腱反射亢进及双侧病理征等。部分患者因中枢性呼吸衰竭需呼吸机辅助呼吸。神经系统症状出现后可发生多脏器功能衰竭和弥散性血管内凝血。脑脊液检查一般正常。部分病例头颅CT可发现双侧基底核尤其是丘脑以及中脑和脑桥低密度影；MRI可将病灶显示得更清楚，尤其是T_2加权像可见脑桥病变周边高信号，中心低信号。脑电图可见广泛慢波。

（3）流感后脑炎

以青少年和成年人发病多见，于流感症状出现1周以上发生神经系统受累表现。为局灶或多灶性脑炎的表现，病变主要位于皮层。大多以局灶性或全身性癫痫形式起病，可有低热、头痛、轻度意识障碍等。一般情况下神经系统体格检查无阳性体征。腰穿脑脊液压力可升高，白细胞数轻度升高，以单核细胞为主，蛋白含量也轻度升高。脑电图可见局灶性或广泛性慢波增多。头颅CT扫描无异常。头颅MRI T_2加权像可见皮层或皮髓交界处、丘脑等病变部位高信号；T_1加权像正常，但病灶可有线性或小圆形增强。MRI表现一般在1～2周左右恢复正常。预后较好。

（4）脊髓炎

在呼吸道症状出现后可发生脊髓炎。血清和脑脊液中甲型流感病毒抗体滴度明显升高，血清与脑脊液的比值为1.7，提示中枢神经系统内有特异性抗体产生。MRI可见颈段脊髓异常信号且有增强表现。

4. 辅助检查

1）血液生化检查Reye综合征者血清转氨酶和肌酸磷酸激酶均升高；凝血酶原时间延长；血氨明显升高，可达3～10mg/L。

2）脑脊液检查Reye综合征者、流感相关性急性脑病或脑炎者除颅内压增高外，其余脑脊液检查大多正常。流感后脑炎者脑脊液压力可升高，白细胞轻度升高。

3）病毒学检查主要有以下几种方法：①抗体检测用血凝抑制试验、补体结合试验等测定流感病毒抗体滴度，升高提示有新近感染，特别是急性期和恢复期双份标本效价升高4倍以上以及脑脊液内抗体滴度明显升高具有诊断意义。②PCR可直接从脑脊液及组织标本中检测病毒RNA，为一种直接、快速、敏感的方法。③病毒分离将患者脑脊液接种于鸡胚羊膜囊或尿囊液中进行病毒分离。

4）CT和MRI部分流感性脑炎者可见对称性丘脑和脑干，特别是脑桥的异常信号，以MRI显示效果较好。流感后脑炎者CT正常，而MRI皮层或皮髓交界处T_2像高信号，病灶可以增强。Reye综合征者可见弥漫性脑肿胀和脑水肿表现。

5. 诊断与鉴别诊断

单纯从临床表现较难诊断。应根据流感流行期在流感症状出现后的不同时间内出现神经系统受损的表现，结合脑脊液、影像学，特别是病毒学检查的结果做出诊断。血清学检查不能为早期诊断提供帮助，但流感流行期在疾病早期MRI的阳性表现可为早期诊断提供依据。鉴别诊断方面，与其他病毒感染引起的神经系统并发症的鉴别依赖于病毒学检查结果。

Reye综合征的诊断标准包括：意识状态的改变，如谵妄或昏迷等；肝脏活检证实脂肪堆积或血氨和血清转氨酶升高。同时应排除其他导致脑部或肝脏异常的可能。应注意与脑炎、脑膜炎、糖尿病、药物过量、中毒、婴儿突然死亡综合征以及精神疾患进行鉴别。

6. 治疗

在强有力的支持对症治疗的基础上，可用金刚烷胺治疗流感性脑炎，按每天6mg/kg，分2次口服，疗程7天。另外，近年报道使用低温疗法可以稳定免疫激活状态以及减轻脑水肿，阻止脑组织发展为不可逆损害。流感后脑炎者可以考虑使用皮质类固醇治疗。

Reye综合征无特异性治疗措施，主要是降颅压减轻脑肿胀，以免使脑组织发生不可逆损害。最好是在颅内压监护的指导下施行降颅压治疗。药物治疗无效者可以考虑手术减压。积极预防并发症。静脉滴注高渗葡萄糖溶液有可能阻止疾病进展。

7. 预后与预防

流感性脑炎的死亡率较高，有的报道可达43.8%，约20.3%的患者遗留神经功能缺损。由于进展迅速，脑水肿严重，多伴有双侧基底核坏死以及免疫功能差，故婴儿患者预后更差。流感后脑炎者预后好。

Reye综合征的预后与脑肿胀的程度直接相关，部分患者可完全恢复，部分则遗留不同程度的脑损伤表现，尤其是婴儿患者，常遗留智能和言语障碍。疾病进展迅速且发生昏迷者预后差。早期诊断早期治疗者预后较好。死亡率较高，可达30%以上，常在病后几天内死亡。

神经系统流感病毒感染的预防关键是早期发现和快速诊断流感，采取措施减少传播，降低发病率，控制流行。金刚烷胺对甲型流感有一定预防作用。疫苗预防，有减毒活疫苗和灭活疫苗两种，接种后在半年至1年内可预防同型流感。由于疫苗使用的主要问题为毒株经常变异，因而制造疫苗的毒株要求接近流行株方有效。另外，儿童患病毒感染时，应慎用或最好不用阿司匹林或含有水杨酸盐的药物，以免由此发生Reye综合征。

（二）脊髓灰质炎

脊髓灰质炎是由脊髓灰质炎病毒直接感染引起的一种急性全身性传染病，其名衍生于希腊语"polios"，意思为灰色，也即反映该病主要累及脊髓前角的灰质。该病儿童发病多于成人，被认为是最后一种儿童期的瘟疫，常见于无免疫力的小儿，又称小儿麻痹症，有的称其为"婴儿瘫"。该病在20世纪前50年给人类带来的恐惧不亚于目前艾滋病给人类所带来的恐惧。

该病可累及全身，包括神经和肌肉，但以累及脊髓前角的灰质时为最重。临床表现轻重差别极大，以隐性感染居多，轻者仅有发热、咽痛及肢体疼痛等；少数表现为瘫痪，特征为受累脊髓节段性的、局限或广泛的、不对称或对称的、不伴感觉障碍的肢体弛缓性瘫痪。少数可累及脑干的运动神经核而出现脑神经麻痹的症状，严重的病例可导致终身瘫痪，甚至死亡。

该病最早的记载见于3000多年前的埃及石刻上，首例由德国的Heine于1840年报道，我国有记载的最早一例发生于1882年。瑞典的Medin于1890年对该病的流行病学特点和神经系统表现进行了描述。1949年，Ende等人通过组织培养的方法，在非神经细胞中培养出脊髓灰质炎病毒，并因此获诺贝尔奖。1953年，Salk等人研制出注射用脊髓灰质炎灭活疫苗（IPV），并于1955年推广应用。1957年，Sabin研究成功口服脊髓灰质炎减毒活疫苗（OPV），于1962年正式使用。此后，通过在全球范围内进行有计划、有组织的大规模接种疫苗，该病的发病率进行性显著下降。

1. 病因与发病机制

脊髓灰质炎病毒为RNA病毒，属于小RNA病毒科的肠道病毒属。电镜下病毒呈球形颗粒，直径20～31nm。该病毒在pH 3.0～10.0的环境下稳定，故易在肠道内繁殖生长。在体外，室温20℃时可存活1年以上；在污水或粪便中可存活4～6个月。低温下可长期存活，−20～50℃的条件下可保存数年。不耐干燥，在50～55℃中经30分钟后可被灭活；粪便中的病毒在61.7℃加热30分钟或71.7℃加热15秒即可被灭活；加热到100℃时立即死亡。日光和人工紫外线对该病毒均有很好的杀灭作用，在0.5～1.0小时内，紫外线可使其灭活。氯化剂、高锰酸钾、碘酊和甲醛均有较好的消毒作用。

天然的脊髓灰质炎病毒叫野毒株，在实验室经减毒处理的病毒叫疫苗株。该病毒有3个血清型，分别为Ⅰ型、Ⅱ型和Ⅲ型，各自的抗原性不同，型间有共同的补体结合抗原。在疫苗使用前，流行中瘫痪病例大多由I型引起。人体感染病毒后可产生较持久的型特异性免疫力，血清中最早出现的为特异性IgM，2周后出现IgG，唾液和肠道内可产生分泌型IgA。IgG可通过胎盘，分泌型IgA通过母乳自母体传给胎儿、新生儿，但出生6周后的抗体水平已无保护作用，5～6个月后从体内消失。

人类是该病毒唯一的传染源，患者、隐性感染者和病毒携带者均是传染源，且以后两种为主。该病以粪-口传播为主，也可通过人飞沫传播。可通过含病毒粪便污染的手、食物、用具和衣服等传播本病，而受污染的水源常导致暴发流行。一般容易在人群集居、卫生条件较差的环境中传播，而家庭成员中、幼儿园和学校中的传染率几近100%。

人群对本病毒具有普遍易感性，感染后大多无临床症状，表现为"病毒携带者"而成为传染源。本病见于世界各地，以温带多见，终年散发，以夏秋季为多；热带地区发病率无明显季节差别。19世纪以前，以散发病例为主，以后流行病例渐多。1840年到20世纪50年代，为世界范围流行。自从疫苗使用后，发病率明显下降，几乎无流行趋势，目前虽还有暴发流行，但仅见于贫困国家或偏僻山区没有接受免疫接种的人群，患者以1～5岁儿童为多，约占90%。曾经主要为1～5岁儿童发病，随卫生经济条件的改善，发病年龄后移，现在主要见于15岁以上者，年轻女性更易被感染，但年轻男性的感染更易发生瘫痪。由I型病毒导致发病者最多，Ⅱ型次之，Ⅲ型不常见。近年来在服用疫苗的地区以Ⅱ型和Ⅲ型感染引起的多见。

脊髓灰质炎病毒在体内传播的具体机制尚不十分明了。易感者摄入被病毒污染的水或食物，病毒进入人体后，在咽部及消化道黏附和侵入黏膜细胞以及邻近的淋巴组织如扁桃体、咽壁和肠壁集合淋巴组织，于细胞内生长繁殖，在数小时到1天内扩散到深部淋巴组织及淋巴结，由此引发第一次病毒血症，并将病毒送到全身的网状淋巴组织。这时机体开始产生型特异性抗体，如能快速产生足量的特异性抗体，则可阻止病毒进一步繁殖和扩散，而使患者成为隐性感染，此类占90%～95%。如病毒在网状内皮组织中大量复制而引起第二次病毒血症，病毒可随血流到达全身各处非神经组织，包括呼吸道、皮肤黏膜、心脏、肝、肾、肾上腺等，但以淋巴组织最多。此时机体如能产生足量的特异性中和抗体抑制病毒复制，使病毒不再进一步到达神经系统，临床上仅表现为一般的呼吸道和肠道感染症状，称为顿挫型脊髓灰质炎，占4%～8%。如因病毒毒力强或体内的抗体不足以抑制病毒复制，则病毒可通过经血脑屏障、淋巴途径或神经进入中枢神经系统而引发神经系统受损的表现，占1%～2%。

脊髓灰质炎病毒受体为一完整的膜蛋白，具有免疫球蛋白超家族的结构特点。病毒除可通过血脑屏障及淋巴途径进入中枢神经系统引起无菌性脑膜炎和神经细胞病变外，还可从肌肉通过周围神经到达中枢神经系统。肌纤维上的脊髓灰质炎病毒受体位于终板区，并且在处于变性的肌纤维上表达迅速增加。在急性感染期，脊髓灰质炎病毒与位于肌肉终板的受体结合，通过突触到达运动神经末梢，然后通过逆向运输到达脊髓的前角。病毒在前角细胞内复制，导致细胞代谢降低而死亡。脊髓和脑干的下运动神经元胞体上有大量脊髓灰质炎病毒受体，而脊髓灰质炎病毒又可以通过神经纤维的途径到达脊髓前角，因而可以理解脊髓灰质炎病毒为何影响前角细胞。

血液中特异性抗体出现的早晚以及产生量的多少是决定疾病进程和病毒能否进入中枢神经系统的重要因素。中枢神经系统中特异性抗体的出现先于瘫痪的发生。

另外，使用OPV也可导致发病，称为疫苗相关的瘫痪型脊髓灰质炎（VAPP）。1980～1989年，美国确诊的80例瘫痪型脊髓灰质炎中，30例为接受OPV者，在接种后4～30天发病；32例为家庭内接触接受OPV者，在接种后4～60天发病；4例为社区内接触接受OPV者；14例为先前有免疫缺陷者，大多数为低丙种球蛋白血症者。鉴于此，对所有免疫功能低下的易感者，均应禁用OPV，同时也要避免与接种OPV者接触。可能的机制为病毒的毒性复活、病毒复制时发生突变，出现遗传的不稳定性（尤以Ⅲ型多见）以及病毒抗原性的改变。此为无脊髓灰质炎野毒株传播国家发生瘫痪型脊髓灰质炎的唯一原因。

2. 病理

脊髓灰质炎主要累及脊髓前角的2/3区域，腰段受累最常见，颈段和低段少见，病灶散在且多发；其次为脑桥和延髓运动核细胞；中脑和小脑的神经核受损较轻；大脑皮层很少出现病灶，其运动神经元即使受累，病变也很轻；偶可见交感神经节受累，脊髓后角也可有病变，但一般无感觉障碍；另外，网状结构、丘脑和下丘脑也偶有轻微病变。软脑膜和蛛网膜可有散在炎性病变。

急性期中枢神经系统肉眼观察无异常改变，脊髓横断面可见脊髓前角充血、坏死及点状出血，类似的改变也可见于延髓和脑干上部。感染数月到数年的患者，可见受累脊髓节段萎缩，相应的神经根颜色变灰。

急性期镜下可见脊髓病灶区典型的炎性表现，有充血、水肿，前角区的特征性改变为血管周围中性粒细胞浸润为主的噬神经细胞作用，几天到1周时，中性粒细胞被淋巴细胞浸润代替，炎症主要集中在血管周围。同时伴前角神经元的破坏，表现为细胞内染色质溶解、尼氏小体消失，出现嗜酸性包涵体，进一步发展为核浓缩，细胞坏死而被吞噬细胞清除。晚期患者表现为脊髓前角神经元消失；前角内小囊腔形成，周围含铁血黄素沉着；前角纤维髓鞘消失，神经元轴索变性。较轻的类似变化也可见于小脑的核团、网状结构、丘脑、下丘脑、大脑皮层神经元，尤其是运动神经元以及脊髓后角。

3. 临床表现

根据病程可分为以下6期。

（1）潜伏期

即从感染病毒到临床症状出现之前，5～35天，平均7～14天。感染病毒后不再发展者称为隐性感染或亚临床感染，急性期可由鼻咽部分泌物和粪便中分离出病毒，血清学检查可见特异性抗体滴度升高。此类占90%～95%，因患者无症状，不易被发现，而成为社会中的主要传染源。

（2）前驱期

此期临床表现为低热、全身不适、乏力、肌痛、头痛、咽痛、咽部充血、咳嗽、恶心、腹痛、腹泻等症状，神经系统无明显异常。脑脊液检查正常。可经病毒分离阳性及血清学检查特异性抗体滴度升高证实。多数常在数小时到1～3天内自然恢复到正常状态，称为顿挫型。此型占4%～8%，也是重要的传染源。少数继续发展出现更严重的症状，在此前也称为亚临床感染。此期在临床上无法与其他病毒感染区别，但在当地有本病流行时应考虑。

（3）瘫痪前期

在前驱期表现的基础上，表现有中度发热、头痛、呕吐、疲劳以及颈、背部和四肢肌肉疼痛，感觉过敏，烦躁不安，易激惹，嗜睡等症状。体格检查可见皮疹、肌肉僵硬、压痛、身体任一区域痉挛，颈强，Kernig征阳性，膝反射和腹壁反射等深浅反射开始可以活跃或亢进，后逐渐减弱到消失，但不发生瘫痪。脑脊液检查呈轻度炎性表现。约一半患者症状持续1～2周后自然缓解。此期为典型的病毒性脑膜炎表现，故也称为脑膜炎型，但临床上不易与其他肠道病毒（如柯萨奇病毒或ECHO病毒）引起的无菌性脑膜炎鉴别。因无瘫痪，又称为无瘫痪型脊髓灰质炎。

（4）瘫痪期

常在起病后2～5天，可急性或亚急性发生瘫痪，发展到此期者又称为瘫痪型脊髓灰质炎。除有瘫痪前期的表现外，常伴有严重的肌痛、刺痛、腹胀感、便秘。腱反射减弱或消失常为最早的表现，肌肉萎缩在肌无力发生后1～2周出现。此型约占所有该病毒感染者的0.1%，加上瘫痪前期者，共占该病毒感染者的1%～2%。

根据受累肌群的分布可分为以下5种类型。

①脊髓型最常见。瘫痪前可有肌束颤动，瘫痪发生迅速，从几个小时到几天不等，常在24小时达高峰。瘫痪的特点为弛缓性，分布不对称、不规则，其范围和程度有个体差异。以腰段脊髓最易受累，颈段次之，故瘫痪以四肢为多，尤其是下肢，且以一侧下肢瘫痪最为常见。任何肌肉或肌群都可受累。肢体大肌群（如三角肌、胫前肌）较手、足部的小肌肉出现早且较重。严重时可累及两个肢体，甚至四肢瘫痪。胸段脊髓受累时发生腹肌瘫痪而出现蛙腹；颈段脊髓受累时有可能发生四肢瘫痪、呼吸困难。病损范围可以广泛或局限，也可以由腰骶段上升到胸段、颈段而类似上升性脊髓炎的表现。极少数的病例可累及脊髓丘脑束而出现感觉异常，其中部分可有感觉减退或散失；累及皮质脊髓束出现痉挛性瘫痪，可以出现Babinski征；有的可出现排尿困难。②脑干型较少见。为各脑神经运动核受累所致，可为一侧性或双侧性，完全性或部分性。第Ⅲ、Ⅳ、Ⅴ、Ⅵ、Ⅶ、Ⅸ、Ⅹ、Ⅺ及Ⅻ对脑神经均可受累，其中以第Ⅶ、Ⅹ脑神经受损最常见，

以第Ⅸ、Ⅹ对脑神经受累最严重，因由其导致的延髓麻痹可引起窒息及吸入性肺炎而危及生命。第Ⅲ、Ⅳ、Ⅵ对脑神经受累时表现为眼外肌瘫痪；第Ⅶ对脑神经受累时出现咀嚼无力，但较少见；第Ⅶ对脑神经受累时出现周围性面神经受损的表现；第Ⅸ、Ⅹ对脑神经受累表现为咽喉部肌肉瘫痪的延髓麻痹；第Ⅺ脑神经受累引起斜方肌和胸锁乳突肌瘫痪；第Ⅻ对脑神经麻痹表现为舌肌萎缩和无力。瘫痪型脊髓灰质炎者有10%～15%出现严重的延髓麻痹。可以出现眼球震颤。眼外肌瘫痪较罕见，且绝大多数见于球肌瘫痪者。延髓网状结构受损时可累及呼吸中枢出现呼吸功能障碍，表现为呼吸节律的变化，呼吸表浅、不规则或暂停；累及自主神经时可有心律失常、血压升高或降低、膀胱直肠功能障碍等自主神经功能障碍的表现。严重者可出现呼吸停止而死亡。③脊髓脑干型极少见。即病变同时累及脊髓前角运动神经元和脑干的脑神经运动核。瘫痪可逐渐上升，过程类似上升性脊髓炎的表现。④脑型罕见。以大脑损害为主，主要为脑炎的表现，可有精神症状，表现为焦虑、意识模糊、木僵等，皮层运动区受损时可出现痉挛性瘫痪。

（5）恢复期

本病瘫痪持续时间由数天到数周不等。一般在急性期过后1～2周，瘫痪肢体的肌力逐渐由远端开始恢复。多数患者经过4～6周后肌力均有不同程度的恢复，腱反射也有所恢复，受累部位的肌肉萎缩，有的可出现肌束颤动。6周以后进入缓慢恢复期，一般6个月时达恢复的平台期，严重者要18个月方能恢复。

（6）后遗症期

18个月以上者为后遗症期。轻者及受累局限者遗留受累部分的肌肉萎缩而不影响日常生活。严重及受累较广泛者由于严重的肌肉无力、萎缩、挛缩而继发肢体和骨骼的畸形。可表现为"马蹄"内翻足或外翻，营养障碍，严重者影响小儿骨骼发育和生长。

4. 辅助检查

1）血常规大多正常，少数患者早期白细胞计数可稍高。

2）腰穿检查部分患者颅内压力可稍增高；瘫痪前期和脑膜炎者脑脊液白细胞数升高，常为（20～300）×10⁶/L，分类以多核为主，72小时后以淋巴细胞为主；瘫痪前达高峰，瘫痪发生后2～3周后下降并恢复正常。瘫痪期脑脊液蛋白质逐渐升高，1周后可升高到1.0～1.5g/L，一般不超过2.0g/L，瘫痪3周仍持续较高，此时白细胞数已恢复正常，出现蛋白细胞分离现象，4周后蛋白逐渐恢复正常；糖和氯化物无明显改变。部分瘫痪型患者脑脊液检查可以始终正常。

3）血清学检查可采用中和试验、补体结合试验、血凝抑制试验、酶联免疫吸附试验等检测血清中的特异性抗体。病毒特异性抗体IgM出现早，在感染1周后即可达高峰，用于早期诊断；IgG出现稍晚但持续时间较长。补体结合抗体出现早但消失较快，中和抗体出现晚但可维持终身。中和试验阳性而补体结合试验阴性，提示有既往感染；二者都阳性提示近期感染。比较感染早期和3～4周后（恢复期）的双份血清特异性抗体效价，后者增高4倍以上者可以确诊，特别是对于少数在粪便中未分离出病毒的患者有意义。

4）病毒分离急性期从血液、脑脊液、其他体液或组织中分离出脊髓灰质炎病毒为最可靠的病原学诊断，但阳性率较低，尤其是脑脊液中分离更困难。病后1周内从患者鼻咽分泌物或整个病程中从粪便中分离到病毒，有一定诊断意义，但特异性不如血液或脑脊液。病后2～3周患者粪便中可持续分离出病毒，10天时阳性率为90%，病毒检出时间最长可达100天以上。

5）PCR该方法对标本进行脊髓灰质炎病毒测定，特异性较高，特别是脑脊液标本阳性时意义更大。

6）肌电图检查神经传导速度正常。瘫痪早期运动单位电位数减少，前3周可见纤颤电位。在随后的几个月，可见巨大运动电位，肌纤维出现再次神经支配，此时纤颤电位大多消失。

5. 诊断与鉴别诊断

根据流行病学特点，包括发病季节、起病年龄、当地流行情况、疫苗接种史；在发热、咽痛、腹痛、恶心、腹泻等呼吸道、胃肠道症状之后，出现烦躁、嗜睡、肌痛、感觉过敏、腱反射减弱或脑膜刺激征者，均应考虑本病的可能；一旦继续发展为非对称性迟缓性瘫痪或延髓麻痹，则可能性更大。典型的病例诊断一般不困难。结合实验室检查结果则可进一步明确诊断。尤其是瘫痪前期之前的病例，需完全依靠实验室检查结果做出诊断。在瘫痪期之前，其临床表现与其他病毒性呼吸道感染、肠道感染以及其他脑膜炎和脑炎类似，不易诊断，因而误诊较多；瘫痪期后的病例诊断较易，但仍应与以下引起急性或亚急性瘫痪的疾病进行鉴别。

1）急性炎症性脱髓鞘性多发性神经根神经病（AIDP），即格林-巴利综合征。无流行性，一般无发热，常为对称性，以远端肌无力多见，肌无力进展时间相对较长，一般为1周；可有轻度末梢型感觉减退。脑脊液有典型的蛋白-细胞分离现象，且蛋白升高持续时间较长。无肌肉压痛和脑膜刺激征。肌电图可见运动和感觉神经传导速度减慢。

2）柯萨奇病毒A组、ECHO病毒和肠道病毒70、71型引起的瘫痪，无流行性，肌无力以远端为主，有对称性，程度轻，不伴腱反射消失，后遗症少；个别瘫痪严重者，需根据血清学和病毒分离的结果进行鉴别。

3）白喉后麻痹，无咽部的局部症状，在病后1～2周出现肌无力，进展相对缓慢，先从睫状肌、腭肌和咽肌开始，再波及其他部位。脑脊液正常。大部分可完全恢复。

4）医源性下肢瘫痪，有臀部注射史，注射部位不准。瘫痪和肌肉注射有明显的时间关系，表现为腓神经支配区的肌无力、肌肉萎缩。

5）运动神经元病，青少年发病者应与脊髓灰质炎后遗症进行鉴别，根据前者起病隐匿，进行性加重，在无明显肌肉萎缩的部位可出现肌无力等特点可予鉴别。

另外，还应与重症肌无力、肉毒中毒和横贯性脊髓炎在临床表现、实验室检查和电生理方面进行鉴别。

6. 治疗

本病无特效治疗方法。在急性期，尤其是前驱期，应卧床休息1周以上，避免劳累，补充足够营养。为增强机体的免疫力和抑制炎症，急性期可以给予丙种球蛋白和肾上腺皮质激素3～5天。之后依各种症状出现的情况及其程度给予适当的对症治疗。

头痛、肌肉疼痛和痉挛者可给予止痛药或热敷，因有引起呼吸困难的危险，一般不应使用镇静剂。有尿潴留时可给予留置尿管。有肺部和泌尿系统感染时应使用抗生素。延髓麻痹时要加强护理，保持呼吸道通畅，并应根据情况给予鼻饲饮食，防止食物反流和吸入性肺炎发生。有呼吸肌麻痹或呼吸功能不足时，可根据呼吸功能情况适时做气管切开，进行机械辅助通气，并加强呼吸道护理，保持呼吸道通畅，使$PaCO_2$和PaO_2保持在正常范围内。

瘫痪肢体应置于功能位，以防止手足畸形发生，并且应尽早开始进行瘫痪部位的被动运动和康复训练，以增进肌力和减轻肌肉萎缩。可以进行电刺激治疗，使残留神经元恢复兴奋性。也可使用B族维生素类或其他神经营养药，改善神经功能，恢复肌力。对因长期瘫痪出现肢体肌肉萎缩或痉挛并且发生畸形者，可由骨科医师根据情况决定是否施行相应的外科矫形治疗，使肢体功能达到最佳状态。

7. 预后与预防

瘫痪型脊髓灰质炎者约有10%死于急性期。主要是脊髓病变节段较高或累及脑部者，因呼吸困难而致死。如度过急性期，不完全瘫痪的肌肉功能逐渐恢复，约一半患者的肌肉功能完全恢复；半数则因神经源性肌肉萎缩而致残，多为一侧下肢或某群肌肉萎缩并相应骨质发育障碍或不发育，导致终身残疾。

患者是本病的主要传染源，其鼻咽部的分泌物、大小便中都有病毒存在，应执行严格的消毒隔离，防止疾病扩散。25%左右的患者在病后5～6周体内还存在病毒，故急性期患者必须隔离至少6周。同时应注意个人卫生及环境卫生，保证饮水及饮食卫生。进行免疫接种是预防该病的最重要措施，预防效果在90%以上。最新的IPV制剂含有1、2、3型脊髓灰质炎病毒40、8和32抗原单位，注射3次后能使99%的接种者产生3种型别的中和抗体，并能维持至少5年。由于是灭活疫苗，故免疫功能低下者使用也安全。易感者服用OPV后，疫苗株病毒于肠道内复制，在使血清中同型中和抗体快速上升的同时，肠道内也产生分泌型IgA，因此，在增强全身免疫力的同时，也使呼吸道和肠道的局部免疫力提高。另外，疫苗株病毒在肠道复制后，可随粪便排出而传播给周围的易感者，从而使免疫人群扩大。目前国际上采用OPV较多，尤其是发展中国家。

（1）美国推荐使用的接种方法

1）所有免疫功能正常的婴儿和18岁的年轻成人可按以下方法接种：①出生后第2、4个月各使用1次IPV，12～18个月和4～6岁各使用1次OPV。②出生后2、4、12～18个月和4～6岁各使用1次IPV。③出生后2、4、12～18个月和4～6岁各使用1次OPV。

2）18岁以上者不必常规接种。

3）免疫功能低下的儿童应使用IPV。

4）有家庭内接触的免疫抑制状态的儿童应使用IPV。

5）到脊髓灰质炎常见地区旅行的成年人，如以前接种过疫苗，应再次接种一次先前使用过的疫苗，而以前未接种过疫苗者应使用IPV。

（2）我国接种方法

主要是采用口服脊髓灰质炎减毒疫苗糖丸方法进行预防接种，而且极为有效。具体的服用时间，有以下规定。

1）第一次于出生后2个月。

2）第二次于出生后3个月。

3）第三次于出生后4个月。

4）第四次于1岁半，为加强接种。

5）第五次于4岁，为加加强接种。

6）每年的1月5日和12月5日为我国法定的脊髓灰质炎减毒疫苗糖丸的普服日。主要是为了防止3岁以下儿童因故漏服。

（三）单纯疱疹病毒性脑炎

单纯疱疹病毒性脑炎（HSE）是由单纯疱疹病毒入侵脑组织，以颞、额叶为主的局灶性或全脑的炎性病变，也曾称急性坏死性脑炎。本病是一种常见的、非流行性、已经明确病毒感染的急性病毒性脑炎。单纯疱疹病毒性脑炎占病毒性脑炎的2%～19%，且发病率有增高趋势。该病可发生于任何年龄，见于世界各地，没有季节性。在20世纪80年代以前，本病的死亡率很高，且存活者中有较高而严重的致残率。进入20世纪90年代以后，由于出现阿昔洛韦这一特效药物，加之现代影像学能进行早期诊断，患者得到及时有效治疗，其死亡率和致残率明显下降。

1. 病因与发病机制

单纯疱疹病毒（HSV）属疱疹病毒科疱疹病毒属（herpes viruses），也属DNA病毒。"Herpes"的名称源于希腊文的Herpes，其原意为"爬虫"类，系古人用于描述各种不同病因所致的疱疹性皮肤损害。1941年，人们从脑炎患者的脑中分离出单纯疱疹病毒以后，才确立了本病的致病源。在成人的单纯疱疹病毒性脑炎中，有95%是由HSV-1所致；而在新生儿的单纯疱疹病毒性脑炎中，则以HSV-2为多。

单纯疱疹病毒依其生物学和免疫学特性分为两个血清型，即1型（HSV-1）和2型（HSV-2）。这两个HSV亚型的基因组结构相似。它们的病毒核酸序列有50%的同源性，同源序列分布在整个基因组中。在HSV病毒中，有6种同膜抗原相关的糖蛋白为gB、gC、gD、gE、gG和gH。其中gC为型特异性抗原，并以此将两型HSV区别。

HSV在许多种细胞中均可增殖，一般用原代兔肾、人胚肺、人胚肾细胞或地鼠肾等传代细胞分离培养。HSV-1在鸡胚绒毛膜上培养形成针尖样大小的空斑，而HSV-2则形成大空斑。采用不同途径方法接种同样的实验动物，其感染类型不同，如脑内接种HSV引起疱疹性脑炎，而角膜接种则引起树枝状疱疹性角膜炎。被HSV感染的细胞出现细胞肿胀、变圆、核内嗜酸性包涵体等改变。

单纯疱疹病毒以直接密切接触与性接触为主要传播方式。主要表现为两种形式：

1）原发感染：HSV-1的原发感染仅见于对本病毒无免疫力的人群。半岁后来自母体的抗体多数消失，则容易发生原发感染。在婴幼儿感染HSV-1后，90%没有临床表现，仅少数出现症状，以龈炎性口炎为最常见，还可发生疱疹性角膜结膜炎、疱疹性湿疹、疱疹性脑膜脑炎等。先天性HSV-1感染者出现胎儿畸形，如小头、小眼、脉络膜视网膜炎、发育迟缓及智力低下等。而HSV-2的原发感染主要表现为生殖器的疱疹感染。

2）隐伏与再感染：单纯疱疹病毒原发感染后，只有少数病毒可长期潜伏在体内几年至几十年之久，成为潜伏性感染。病毒长期潜伏于侵入的部位，并沿感觉神经上行蔓延至感染神经节。HSV-1潜伏于三叉神经节和颈上神经节；HSV-2潜伏于骶神经节。当机体受到刺激或免疫功能降低时，潜伏于神经节的单纯疱疹病毒被激活而转为增殖性感染，病毒在局部蔓延引起局部性病变，如最常见的有唇、鼻、皮肤与黏膜交接处发生少量小水疱疹，少数进入颅内引起本病。

机体感染单纯疱疹病毒后可产生中和抗体，并维持数年，可阻止单纯疱疹病毒的血行播散。但对细胞内潜伏的病毒不起作用，所以不能阻止感染复发。细胞免疫对清除细胞内病毒有一定的能力，但对潜伏在神经节细胞内的病毒不起作用。

2. 病理

由于大多数人群的口鼻黏膜存在着HSV-1，当机体抵抗力低下时，这些HSV通过嗅神经和三叉神经进入嗅球和三叉神经半月节，或潜伏在嗅球和三叉神经半月节的HSV再次被激活，结果HSV-1导致靠近嗅球的额叶底部和靠近三叉神经半月节的颞顺底部首先被HSV侵入而发生剧烈的病变，如病情严重者可侵犯全脑。这也说明为什么HSE患者在发病早期首先出现精神和智力障碍症状，以及在影像上常提示额、颞叶有异常改变。

在肉眼上，受损脑以额叶、颞叶和边缘叶为主，但严重者呈全脑弥漫性损害。病变部位的表面脑回变厚，脑沟变狭，脑膜发紧，可见充血和渗出，甚至坏死软化，且这种改变为不对称性；切面上还可见灶性或片状出血。严重者可见额叶和颞叶出现大片出血性坏死。在镜下，可见脑膜和脑组织内的血管周围有大量淋巴细胞形成袖套状浸润，小胶质细胞明显增生，而神经细胞广泛变性和坏死，并可见出血灶。在病变区域的神经细胞和胶质细胞内可发现嗜酸性包涵体，此体为疱疹病毒的颗粒和抗原。

3. 临床表现

本病可在任何年龄发病，但有两个发病高峰，即10岁以下和20～30岁。本病患者有25%出现过口唇单纯疱疹的病史。HSV感染的潜伏期为1～26天，平均7天。本病常呈急性发病，前驱期有呼吸道感染，如咳嗽、发热、乏力、头痛等。之后出现精神症状，如轻度行为异常、精神或性格改变，症状持续1～3天。继而出现明显的神经受损表现，如高热、头痛、呕吐、精神紊乱、时间与空间定向障碍、近记忆力障碍、幻觉、欣快、虚构症，还可伴有局灶性或全身性抽搐发作，意识障碍并逐渐加深。严重者出现去大脑强直样发作，甚至脑疝而致死。临床主要体征为表情淡漠、答非所问、近记忆力不能、时间地点和空间定向力障碍、失语、双眼凝视麻痹、偏盲、偏瘫、肌张力增高、病理反射阳性、颈项强直等。部分患者发病迅速，而且严重者，以前称为急性坏死性脑炎，在发现后2～3天发展至昏迷状态，7～10天左右因脑疝而死亡。

值得注意的是，有一些患者可以在没有任何前驱期症状的基础上，突然出现精神症状或癫痫发作，这种情况为数不少。

在新生儿，本病主要由HSV-2型所致。系在胎儿期经产道上行性感染或在分娩过程中途经产道时受感染。分娩感染的潜伏期一般为4～21天，主要受损部位是皮肤、肝脏、肺、脑等。神经系统受损的表现为难喂养、易激惹、嗜睡、局灶性或全身性抽搐、囟门隆起、肢体瘫痪，严重者可出现角弓反张、去大脑强直、昏迷。新生儿发生本病后的死亡率极高。

出生前的胎儿感染者，在出生后出现畸形表现，如小头畸形、小眼球、大脑发育障碍、颅内钙化等。

4. 辅助检查

本病的主要检查是脑脊液和现代影像学，而其他检查也有助于诊断。

1）白细胞中度增高。血清补体结合试验、间接免疫荧光试验、中和试验、放射免疫法、酶联免疫吸附法、间接血凝和血凝抑制试验均可有助于本病的诊断。如急性期与恢复期的血清中和抗体增高4倍以上或一次性血清中和型补体结合抗体达4∶1，有诊断意义，但是也有假阳性和假阴性。

2）腰穿检查可提示颅内压正常或增高，严重者压力较高，脑脊液白细胞增高。在发病几天之内，以多形核细胞为主，而后以淋巴细胞为主；如病情严重者可呈血性脑脊液，一周后呈黄变现象；蛋白含量因病情进展而增高，最高可达5g/L；糖和氯化物正常。脑脊液常规与生化的异常持续时间因病情轻重而异，一般可持续2～3周。有10%的患者脑脊液检查可完全正常，此部分患者多为病情较轻。

脑脊液的疱疹病毒抗体滴度在发病后5天左右升高更明显，其IgG含量一般在发病后2周左右明显增高。

3）脑电图对HSE的诊断有较大价值，尤其是当出现明显的临床表现，而脑脊液及影像学检查未见异常的情况下，如果确实存在额、颞叶的局部脑电图异常者也可作为唯一诊断的条件。不过一些患者的脑电图也可表现为完全正常。在本病的早期，脑电图即可显示出异常。HSE的脑电图异常率可达80%。如果加上蝶骨电极则异常脑电的检出率更高。典型的脑电图表现是在以双颞及额为主的弥漫性高幅慢波的基础上，出现局灶性周期性尖波，这是因为这些部位出现坏变的同时，因病毒及出血等原因而发生局部放电的结果。

4）自从有了CT和MRI以后，人们对本病的诊断率明显提高，尤其诊断不少病情较轻的患者。脑CT可提示双额单额或颞叶出现局限性低密度影；病灶较大者还伴有对周围产生占位效应，如侧脑室前角受压、中线移位；伴出血者可见病灶中心或周围有不规则高密度影。在注射增强剂后，病灶可有不规则的轻至中度强化表现。但是，在发病后3天以内或病情较轻者，脑CT扫描可无明显异常表现。

脑MRI检查的敏感性比脑CT检查高。HSE发病后6小时以上，脑MRI尤其是功能MRI即可显示脑的病变，其表现为长T_1、T_2信号，如伴有出血者则为混信号，且病变范围显示更清楚。PET也更能清楚地显示本病的早期改变，主要是提示病变部位呈低代谢状态，但分辨率较差。

5）脑组织活检不作为常规检查，因为大多数进行以上检查即可明确诊断。除非表现不典型或不能除外肿瘤性病变者，可行病变部位的脑组织活检。活检不仅通过病理形态学明确病变的性质，而且还可通过超微形态学检查和相关病毒学检测明确感染的病毒类型。

5. 诊断与鉴别诊断

依前驱症状后出现精神智力障碍、抽搐、言语障碍、意识障碍、肢体瘫痪等表现；脑脊液呈炎性改变；脑电图提示有局灶性慢波及癫痫样放电；脑CT或MRI提示单或双侧额、颞叶出现软化改变者即可确诊本病。如果血清及脑脊液的HSV抗体异常则更支持诊断，不过至今为止的血液和脑脊液的HSV抗体测定结果仍不十分可靠，假阴性及假阳性结果占较大比例，因此，应注意避免不可靠的相关抗体检测引起误诊。本病需与以下疾病相鉴别。

1）普通病毒性脑炎可有同样的临床症状和体征，但多数患者的病情一般较轻，影像学可无异常改变或改变无特殊性。而单纯疱疹病毒性脑炎的影像学改变则以额、颞叶为主。

2）脑脓肿在脑脓肿早期，脓肿仍未形成者，影像学上也仅表现为局部的低密度影，有时不易与单纯疱疹病毒性脑炎鉴别。关键鉴别点在于，脑脓肿者的脑脊液白细胞显著增多达1000×10^6/L以上；经过1～2周后，影像学可显示出较厚的脓肿壁。

3）脑恶性胶质瘤额或颞叶的恶性胶质瘤可出现局部坏死和出血性改变。应注意与单纯疱疹病毒性脑炎相鉴别。重点在于脑恶性胶质瘤患者发病相对缓慢，没有发热，脑脊液检查没有明显的炎症表现。影像学检查提示局部占位效应非常明显。

4）脑梗死一侧大脑中动脉或前动脉闭塞可产生颞、额、顶交界处的明显病变，可表现为对侧肢体瘫痪、癫痫、头痛，影像学上可见该区域的软化。与单纯疱疹病毒性脑炎的区别在于，脑梗死没有全身中毒症状及脑脊液的炎性改变，且发病在短期内达高峰。

6. 治疗

本病的治疗原则是积极抗病毒，抑制炎性坏变，减轻水肿及防止并发症。

（1）抗病毒治疗

由于引起本病的病毒属DNA病毒，因此，应使用抗DNA病毒类药物，有的药物对本病的早期有极好的疗效。此类药物在本病的任何时期均可应用，尤其对于一些确诊本病较晚的患者也应该给予此类药物。

1）阿昔洛韦：也称无环鸟苷、甘泰，是目前最有效的抗HSV药物，该药是鸟嘌呤的衍生物。本药进入体内后有50%能通过血脑屏障。在体内阿昔洛韦进入HSV感染的细胞后，与脱氧核苷竞争病毒胸腺嘧啶激酶或细胞激酶，本药被磷酸化成为活化型无环鸟苷三磷酸酯，作为病毒DNA复制的底物与脱氧鸟嘌呤三磷酸酯竞争病毒DNA聚合酶，从而抑制病毒DNA合成。因此，阿昔洛韦是DNA类病毒的有效药物，尤其对单纯疱疹病毒性脑炎有较好的效果，是本病的首选药物。用法：一般采用静脉用药，每次剂量为5mg/kg，溶于100ml生理盐水，在1小时以上输完，每8小时1次，每日3次，共用7天。新生儿剂量为250～500mg/m^2。病情轻者可口服，每次200mg，每4小时1次，持续应用1个月。肾功能不足者应减量。本药注意事项：静脉用药应缓慢滴注，不可快速静脉推注，不能做肌肉注射或皮下注射。本药的不良反应：过敏反应，如皮疹、荨麻疹、发热；肝脏损害，如GPT、GOT、ALP、LDH、总胆红素等升高；肾脏损害，如血尿素氮及血清肌酐升高、蛋白尿、血尿；神经系统损害，如抽搐、舌及手足麻木、震颤；血液损害，如红细胞、白细胞和血小板减少；消化道损害，如恶心、呕吐、腹痛；其他损害，如低血压、头痛等。

2）阿糖腺苷：系嘌呤核苷。静脉注射后在体内去氨成为阿拉伯糖次黄嘌呤，且迅速分布于一些组织中，尤其可通过血脑屏障。对HSV-1和HSV-2均有效果。用法：每日用量为15mg/kg，按200mg药物配500ml的比例配制，连续静脉滴注，10天为一疗程。本药不良反应较多：消化道反应，如恶心、呕吐、厌食、腹泻、肝功能损害等；中枢神经反应，如震颤、眩晕、幻觉、共济失调、精神变态等；另还有血胆红素升高、血红蛋白减少、血细胞比容下降、白细胞减少等。因此，应注意避免用量过大，而且不能静脉推注或快速滴注。

3）利巴韦林：也称三氮唑核苷、病毒唑，是一种较强的单磷酸次黄嘌呤核苷（IMP）脱氢酶抑制剂，可抑制IMP，以阻碍病毒核酸的合成。具有广谱抗病毒作用，对多种病毒如呼吸道合胞病毒、流感病毒、单纯疱疹病毒等均有抑制作用。用法：每次5mg/kg，静脉缓滴，每日2次，连续5天。本药大剂量应用时出现心脏损害，对具有呼吸道疾病的患者可致呼吸困难、胸痛等。本品有较强的致畸形作用，因此，禁用于孕妇和即将怀孕的妇女。

4）齐多夫定：也称叠氮胸苷，系人工合成的3-叠氮-3-去氧胸腺嘧啶。它通过与病毒的DNA聚合酶结合，阻止DNA链的增长，达到抑制病毒的复制作用。用法：每次口服200mg，每4小时1次。该药可用于症状较轻者。不良反应为骨髓抑制、口舌溃疡、转氨酶升高、发热、寒战、出血等。

（2）激素治疗

主要利用其抗炎作用，以控制HSE的炎症性坏死的加重和减轻炎症区域的水肿，从而防止病情加重，以利于以后的康复。

1）甲泼尼龙：也称甲基去氢氢化可的松、甲基氢化泼尼松、甲基泼尼松、甲基强的松龙，其抗炎作用较强，对钠潴留作用微弱。因此，该药对炎症的作用是所有激素类制剂中最强的。用法：每次1000mg，静脉滴注，连续3日，而后改口服泼尼松30～50mg，每日上午1次，以后每3～5日减5～10mg，直至停止。

2）氢化可的松：也称氢可的松、可的索、皮质醇，为天然糖皮质激素，也有人工合成。其抗炎作用为可的松的1.25倍，另外还具有免疫抑制、抗毒、抗休克等作用；有一定程度的盐皮质激素活性、留水留钠及排钾作用。该药对抑制炎症的作用仅次于甲泼尼龙，广泛用于治疗单纯疱疹病毒性脑炎。用法：每次200mg，静脉滴注，每日1次，连续7～10日，而后改口服泼尼松30～50mg，每日上午1次，以后每3～5日减5～10mg，直至停止。

3）地塞米松：又称氟美松、氟甲去氢氢化可的松等。其抗炎、控制皮肤过敏、抑制垂体-肾上腺皮质作用较强，但对水钠潴留和促进排钾作用较轻微。由于其不良反应较弱，它广泛用于治疗本病，但治疗作用强度不如前面两种。用法：每次10～20mg，静脉滴注，每日1次，连续10日，而后改口服泼尼松30～50mg，每日上午1次，以后每3～5日减5～10mg，直至停止。

4）泼尼松：又称强的松、去氢可的松等。本药的作用较多：抗炎及抗过敏；抑制结缔组织增生；降低毛细血管壁和细胞膜的通透性，减少炎性渗出；抑制组胺及其他毒性物质的形成与释放；促进蛋白质分解转为葡萄糖，减少葡萄糖的利用，因此可导致血糖及肝糖原增加；增加胃液分泌，增进食欲。该药的水钠潴留及排钾作用较可的松小，抗炎及抗过敏作用较强，不良反应较少，因此较常用，但只能口服，可用于单纯疱疹病毒性脑炎病情较轻者或静脉应用激素后继续口服治疗者。用法：每日上午口服30～50mg，7～10日以后每3～5日减5～10mg，直至停止。

（3）脱水治疗

由于HSE均有明显的炎性水肿，因此，一般应常规使用脱水剂以减轻水肿造成的损害，利于恢复。脱水治疗主要有以下5种方法。

1）甘露醇：即己六醇，是至今最好的脱水剂。本药主要有以下作用：①快速注入后，因它不易从毛细血管外渗入组织，而迅速提高血浆渗透压，使组织间液水分向血管内转移，产生脱水作用。②增加尿量及尿Na^+、K^+的排出。③可以清除各种自由基的作用，减轻组织的炎性损害。静脉注射后10分钟左右开始发生作用，2～3小时达高峰。如静脉推注后，3～5分钟发生效果。用法：每次用20%甘露醇250ml，静脉快速滴注，每日2～4次。心功能不全者，每次减半量。肾功能障碍者减少用量并配合其他利尿剂治疗，或改用以下脱水剂。

2）甘油盐水：为三价醇。主要通过提高血浆渗透压，使组织间液转移至血液中，并且由于甘油与水有高度的亲和力，因此，当甘油排出体外时，同时也将水分带出，达到脱水的作用。口服后半小时起作用，并维持3～4个小时。用法：每次口服50%甘油盐水25～50ml，每日3～4次。本药优点在于可以通过口服达到脱水效果，不影响心肾功能，但对于急性重症的HSE患者不宜口服，且效果不够强。

3）呋塞米：又称速尿、利尿磺酸、呋喃苯氨酸、速尿灵、利尿灵、腹安酸等，是作用快、时间短和最强的利尿药。本药通过利尿达到脱水作用。注射后5分钟起效，1小时达高峰，并维持达3小时。对合并有高血压、心功能不全者更佳。如患者有肾功能障碍或用较大剂量甘露醇后效果仍不佳时，可单独或与甘露醇交替应用。用法：每次20～80mg，肌肉注射或静脉滴注，每日2～4次。口服者每次20～80mg，每日2～3次。其不良反应为电解质紊乱、过度脱水、血压下降、血小板减少、粒细胞减少、贫血、皮疹等。

4）依他尼酸：又称利尿酸等。作用类似于呋塞米，应用指征同呋塞米。用法：每次25～50mg加入5%葡萄糖或生理盐水50ml，缓慢滴注。3～5天为一疗程。所配溶液在24小时内用完。可导致血栓性静脉炎、电解质紊乱、过度脱水、神经性耳聋、高尿酸血症、高血糖、出血倾向、肝肾功能损害等，因此非首选用药。

5）白蛋白：对于严重的大面积或广泛的HSE患者，尤其因颅内压增高引起早期脑疝者，在其他降颅内压效果不好的情况下，加用白蛋白可有明显的脱水效果。用法：每次10g，静脉滴注，每日或隔日1次，连用5～7天。个别患者有过敏反应或造成医源性乙肝。

（4）干扰素治疗

干扰素是病毒进入机体后诱导机体宿主细胞产生的一种反应性多种生物活性的糖蛋白，其相对分子质量为20000～160000，无抗原性，不被免疫血清所中和，也不被核酸酶所破坏，但可被蛋白酶灭活。干扰素可使仍未受病毒侵袭的其他细胞具有抵抗病毒侵袭的能力。干扰素主要作用是调节机体的免疫监视、防御和稳定功能，增强杀伤细胞、TC细胞的细胞毒杀伤作用，增强吞噬细胞活力，诱导单核细胞2,5-寡腺酸全盛酶的活性，增加或诱导细胞表面主要组织相容复合物的表达。单纯疱疹病毒性脑炎患者应用干扰素有一定的协助治疗作用。干扰素分为α干扰素、β干扰素和γ干扰素，口服不吸收，必须肌肉或皮下注射。用法：每次100万单位，皮下注射，每日1次或隔日1次。

（5）抗菌治疗

HSE患者由于抵抗力低，常合并细菌感染，因此，在发病早期，尤其是严重瘫痪或昏迷患者，应加用抗生素。可应用青霉素320万单位，每日2次，静脉滴注。如果已经发生细菌感染，则针对感染的细菌应用相应的抗生素。如果发生真菌感染，应加用抗真菌药物。

（6）对症治疗

针对患者出现的有关症状进行处理。如高热者应降温，出现频繁抽搐者应给予抗癫药，精神症状明显者应给予抗精神药等。

（7）神经细胞营养剂治疗

此类药物在临床上或实验上报告均有一定的作用，主要对于不完全受损的细胞可能有效果。可用于急性期过后的患者。

1）脑活素：主要成分为精制的必需和非必需氨基酸、单胺类神经介质、肽类激素和酶前体。据认为该药能通过血脑屏障，直接进入神经细胞，影响细胞呼吸链，调节细胞神经递质，激活腺苷酸环化酶，参与细胞内蛋白质合成等。用法：20～50ml加入生理盐水500ml，静脉滴注，每日1次，10～15天为一疗程。部分患者可出现过敏反应。

2）胞磷胆碱：在生物学上，胞磷胆碱是合成磷脂胆碱的前体，胆碱在磷脂酰胆碱生物合成中具有重要作用，而磷脂酰胆碱是神经细胞膜的重要组成部分。胞磷胆碱还参与细胞核酸、蛋白质和糖的代谢，促使葡萄糖合成己酰胆碱，防止脑水肿。用法：400～800mg加入5%葡萄糖液500ml，静脉滴注，每日1次，10～15天为一疗程。200～400mg，肌肉注射，每日1次，每个疗程为2～4周。少数患者用后出现兴奋症状，诱发癫痫或精神症状，慎用于本病的急性期。

3）盐酸丁咯地尔：主要作用：①阻断α肾上腺素能受体。②抑制血小板聚集。③提高及改善红细胞变形能力。④有较弱的非特异性钙拮抗作用。用法：10～40ml加入生理盐水或5%葡萄糖液500ml，静脉缓慢滴注，每日1次，10天为一疗程。也可肌肉注射，每次5ml，每日2次，10天为一疗程。但是，产妇和正在发生出血性疾病者禁用。少数患者可有肠胃不适、头痛、眩晕及肢体烧灼痛感。

7. 预后

在20世纪70年代以前，本病的病死率极高，达50%～80%。自从CT和MRI问世后，许多轻型的病例得到诊断，加上20世纪90年代广泛应用对单纯疱疹病毒性脑炎有特效的阿昔洛韦后，本病的病死率明显下降，现在一般为10%～20%。但是，在存活者中，部分遗留有不同程度的后遗症，如精神智力障碍、失语、癫痫、瘫痪等。

（四）水痘–带状疱疹病毒性脑炎

由水痘–带状疱疹病毒（VZV）引起的人类疾病有水痘、带状疱疹和水痘–带状疱疹病毒性脑炎或肺炎。人类对VZV普遍易感，只是因机体免疫力和细胞敏感性不同，机体可以发生不同的疾病或终身不发生。水痘是由于VZV初次感染而引起的全身性水疱疹，绝大多数发生在儿童，极个别发生在成人，除非合并感染，绝大多数可完全自愈，且终身免疫不再发生。带状疱疹是一种在人群中散发的感染性疾病，其发病率为5%。主要是由于机体受到刺激或免疫功能低下时，侵入脊神经后根感觉神经节的VZV沿周围神经至所支配的皮肤发生病变，而出现带状分布的水疱疹及疼痛，有时疼痛较为剧烈。水痘–带状疱疹病毒性脑炎是由于VZV侵入脑组织而引起相应的神经功能受损表现，也是本病毒引起的较严重疾病，但少见。VZV也可引起脑膜炎、脑脊髓炎和脊髓炎等，但更罕见。

1. 病因与发病机制

最早认为水痘病毒和带状疱疹病毒是两种病毒，现已公认为同一种病毒，它只有一个血清型，因在儿童初次感染时导致水痘，在成人则引起带状疱疹，故称之为水痘–带状疱疹病毒，属DNA病毒类。人类是VZV的唯一宿主。本病毒颗粒直径为160～200nm，为5：32轴对称的二十面体。其外壳表面有162个空心管状的壳微粒，中央为双股DNA的髓核。外壳外有1或2层以上的含脂蛋白的包膜。VZV的相对分子质量为8×10^7。VZV颗粒常与细胞紧密结合而不易分离。

一般实验动物（如小鼠、豚鼠、家兔和鸡胚）对VZV均不敏感。猴与人的纤维细胞、肾和胎盘羊膜的上皮细胞对VZV敏感，被感染后缓慢地产生局灶性细胞病变，受感染的细胞出现嗜酸性核内包涵体，并有多核巨细胞。本病毒从一个细胞感染另一个细胞均需8～16小时。VZV抵抗力弱，在外环境中经数小时即被灭活，如加热或用胰酶处理即可将其灭活。在pH＜6.2或pH＞7.8时，本病毒较不稳定。许多DNA病毒药对其均有明显抑制作用。但本病毒耐低温，如在70℃中可保存活力数年。免疫研究证明，从水痘分出的病毒和从带状疱疹分出的病毒均具有完全相同的抗原性。感染过VZV的患者再感染HSV时，其血清中的VZV补体结合抗体可增高，同样地，感染过HSV者再感染VZV时，其血清HSV抗体也升高，这说明VZV与HSV两种病毒有交叉关系。不过流行病学未能证明感染其中一个疱疹病毒所产生的免疫力对另一种疱疹病毒有保护作用。

水痘是一种高度接触性传染性疾病，在易感或血清本病毒抗体滴度阴性个体中的发病率高达90%以上。因此，绝大多数的儿童均患过水痘，但受感染后均产生强的免疫力，很少发生第二次水痘。出现水痘前2天内和出现水痘后5天内的患者具有较强的传染性。患者的皮疹、血液及口咽分泌物中都含有本病毒。本病毒引起的疾病主要通过飞沫和接触传播。在儿童时感染过VZV的成人仅有散发的带状疱疹出现。

水痘-带状疱疹性病毒感染可分两个过程，即在儿童感染期（或初感染期）和成人感染期。在儿童感染期，VZV经上呼吸道、结膜皮肤等处侵入人体后，先在局部增殖，再进入淋巴、血液和网状内皮细胞，出现病毒血症，而后向全身皮肤扩散，导致全身出现水痘样皮疹。刚开始皮肤表现为斑疹，而后变为丘疹、水疱疹。疱疹形似水珠，呈绿豆大小，壁薄易破，疱浆液澄清，后转为混浊，如继发感染则出现脓性疱疹。皮疹结痂脱落后不留永久性瘢痕，皮肤可完全恢复至正常状态。水痘的病情大多数可自愈，少数合并肺炎和脑炎；如有先天性免疫功能缺陷者，病情严重甚至致命。水痘累及真皮，疱疹处的真皮出现多核巨细胞，受感染的棘细胞含有核内包涵体，局部皮肤血管出现坏死，表皮出血；混浊的水疱内有多形核白细胞、坏变的细胞和纤维蛋白；含有大量VZV的水疱液因破裂后流出，当他人与之接触时，易被传染。怀孕早期的妇女受VZV感染，易导致胎儿畸形。

患过水痘或隐性感染后，VZV可潜伏于脊神经后根的感觉神经节或颅神经感觉神经节中。当机体受冷、热及刺激，或患有恶性肿瘤如淋巴瘤、白血病和接受免疫抑制剂治疗等时，潜伏的VZV被激活，沿感觉神经纤维离心传至相应的皮肤，并在该部位的皮肤发生增殖而形成一簇簇特殊的疱疹，称为带状疱疹。任何脊神经均可受累，但易发生于颈、胸及腰部的脊神经节；受累的脑神经常见于三叉神经半月节的第一支，并可引起角膜炎、结膜炎、虹膜炎，严重者可致失明；耳神经节及膝状神经节也可发生带状疱疹；病毒经脊神经扩散至相应的脊髓前角神经细胞和脊神经前根或扩散至脑运动神经，则可引起肌肉瘫痪，如面神经瘫痪。发生水痘或带状疱疹的患者如果免疫功能较差，VZV也能在其他器官复制，如发生在肺脏者称为水痘性肺炎，发生在脑部者称为水痘性脑炎。

2. 病理

受损的神经节肿胀、充血或出血；局部有淋巴细胞浸润；有的出现神经节坏死，伴少量浆细胞及中性粒细胞浸润；在受累的神经节细胞核内有嗜酸性包涵体；受累的相应脊髓内也出现血管周围呈套袖样淋巴细胞浸润，以前角及侧索明显，伴小胶质细胞增生。三叉神经半月节、耳神经节、膝状神经节受累者，其脑干也可有类似的病理变化。

带状疱疹的水疱在病理上与水痘相似。

肺脏受累的病理改变为肺间质性炎症、多核巨细胞形成、核内包涵体以及因血管受累而出现渗血。中枢神经系统受累的病理改变主要表现为多灶性坏死性炎症或弥漫性脑脊髓炎性改变。脑神经细胞肿胀，吞噬细胞浸润，脑膜及脑组织血管周围有大量的淋巴细胞和浆细胞，伴神经细胞坏变，神经细胞核内可见嗜酸性包涵体，小胶质细胞增生，部分髓鞘脱失。在电镜下观察神经细胞可发现病毒颗粒。

3. 临床表现

不论是儿童还是成人，发生水痘或带状疱疹后，大多数在2～4周可以自愈。只有少数患者在机体抵抗力低下、已存在恶性疾病或长期应用免疫抑制剂的情况下才出现脑炎。除极少数人群可因VZV直接感染脑部外，大多数是由于水痘或带状疱疹合并脑炎，因此，有必要了解水痘和带状疱疹的临床表现。

水痘潜伏期为10～21天，平均15天。患者家庭成员发生率为70%～90%。水痘的前驱症状在成人于皮疹出现前1～2天可先有发热、头痛、咽痛、四肢酸痛、恶心、呕吐、腹痛等。在小儿则皮疹与全身症状多同时出现，而没有前驱症状。在出疹期，皮疹先出现于躯干和头部，继而延及面部，最后才波及四肢，但皮疹仍以躯干为最多，而面及肢体较少，呈向心性分布。皮疹在开始时为粉红色帽针头大的斑疹，在数小时之后变为丘疹，再经数小时后变为水痘。从斑疹→丘疹→水疱→开始结痂的过程中，最短者仅需6～8小时，这种皮疹发展如此之快是水痘的特点之一。

水痘呈椭圆形，2～5mm大小，基部有一圈红晕，当水痘开始干时红晕也消退，皮疹往往很痒，不疼。水痘刚开始呈清澈水珠状，而后呈混浊状；疱疹壁较薄而易破。水痘形成后数日左右，其中心开始干结，最后结痂，再经1～2周脱落。如无继发感染，痂刚脱落时留有浅粉色的凹陷，而后变为白色，因此不留任何瘢痕。由于皮疹分批出现于各期，因此，在同一时期可有不同皮疹存在。口腔、咽部、结膜、喉部和外阴等黏膜也可出现皮疹。皮疹早期呈红色小丘疹，而后迅速变为水疱，随之破裂成小溃疡。上述为典型水痘，皮疹不多，全身症状也较轻。重者皮疹密布全身，甚至内脏，如肺和脑，此时症状严重而持久，伴高热。在成人出现的水痘往往较重。不典型水痘有如下类型，但不多见。

1）出血性、进行性和播散性水痘。主要见于长期应用免疫抑制药物或糖皮质激素者，患者疱疹内有血性渗出，或在正常的皮肤有瘀点、瘀斑。

2）先天性水痘综合征或新生儿水痘。母亲在生产前4天内患过水痘者，其新生儿易被感染并于出生后5～10天发病，形成播散性水痘，甚至导致死亡。本综合征表现为出生时的体重低、瘢痕性皮肤、肢体萎缩、视神经萎缩、白内障和智力低下等。

3）大疱型水疱系指疱疹融合成较大的疱疹。

皮疹处的皮肤及皮下组织因坏死而形成坏疽性水痘。水痘常见的并发症有：①继发性细胞感染：如局部皮疹化脓、蜂窝组织炎、急性淋巴结炎、丹毒、败血症等。②原发性水痘肺炎：多发生于出疹后2～6天，也可发生于出疹前或后10天。多见于成人患者。轻者可无症状或只有干咳；重者出现咳血、胸痛、气急、发绀等。③水痘脑炎。④其他炎症：如可发生心肌炎、肾炎、关节炎、肝炎等，但少见。内脏合并症发生率为30%，由于合并内脏感染，其病情一般较严重，因此病死率为15%。

带状疱疹可见于任何年龄，但老年多见，好发于60～80岁，其发病率为0.5%～1.0%。在不同的年龄发生带状疱疹，其意义不同，如老年人出现的带状疱疹，应注意有否恶性肿瘤的可能，而在中青年出现者多为与短暂性机体防疫功能低下有关。带状疱疹常有轻度的前驱症状，如发热、全身不适、局部皮肤灼热、感觉过敏或神经痛等。典型的皮肤损害为在炎症的基础上出现成簇而不融合的粟粒状到黄豆样大小的丘疹、丘疱疹，继之出现水疱疹，疱液清亮，疱壁紧张，周围有红晕；各簇水疱疹之间的皮肤正常。绝大多数的疱疹是沿着一侧的某条神经节发出的周围神经支配的皮肤区域排列成带状，具有特征性。极少数可累及两侧或两个以上的神经节，则产生双侧或同侧数条周围神经分布的皮肤损害。若无继发感染，数日后水疱可干涸结痂，留有暂时性色素沉着，不留永久性瘢痕。由于机体的免疫状态不同，带状疱疹的表现常不典型，且有不同的名称。如仅有神经痛而无皮疹者称无疹性带状疱疹；如仅有红斑、丘疹，但不发展为水疱者称为顿挫性带状疱疹；如水疱发展为大疱者为大疱性带状疱疹；如大量水疱出血者称出血性带状疱疹；如坏死明显者为坏疽性带状疱疹；如发生血源性播散者称为泛发性带状疱疹；如累及肝、肺、脑等者称为带状疱疹性肝炎、肺炎、脑炎等。

神经痛是带状疱疹的特征，具有诊断价值。常出现在疱疹出现之前或出疹时，并逐渐加剧。儿童或青少年患者神经痛较轻或没有，但老年患者则常出现明显神经痛，呈阵发性加剧，难以忍受，有时确实需用很强的止痛药才能缓解疼痛。

带状疱疹最易侵犯肋间神经，且分布呈斜行阶段性。颅神经主要累及三叉神经、面神经及听神经。三叉神经以眼支最常受累及，且主要见于老年人，表现为一侧额、眶部的皮肤剧烈疼痛，可合并角膜炎，严重时可致盲。累及上颌支者出现同侧鼻部、上颌骨及牙的疼痛，口腔上半部、腭垂和扁桃体出现水疱。累及下颌支者出现同侧下颌内及牙疼痛，舌前、颊部黏膜等处出现水疱。面神经及听神经受累时，可在外耳道或鼓膜出现水疱，并伴耳鸣、听力下降、眩晕、恶心、呕吐、眼球震颤、同侧周围性面肌麻痹、舌前2/3味觉丧失等症状，称之为耳带状疱疹。此外，本病毒经脊神经后根神经节侵犯自主神经的内脏神经纤维后，可出现相应的症状，如胃肠炎、膀胱炎、腹膜炎、胸膜炎等，且表现出该部位的疼痛。

带状疱疹的病程为2～3周，泛发或复发者常提示有免疫功能低下的可能，应注意可能存在潜在的免疫缺陷或恶性肿瘤。

脑炎VZV经神经纤维向颅内蔓延，可产生中枢神经系统的炎症，其中主要为脑炎。水痘引起的脑炎称水痘脑炎，其发生率1/10000～1/1000，多发生于病程第3～8日，少数发生于出疹前2周或出疹后3周。带状疱疹脑炎症状一般在出皮疹后2～4周发生，此时的疱疹大多已消退并留有色素沉着斑；部分患者脑部症状也可先于疱疹或与疱疹同时发生。当发生脑部病变时，患者出现发热、头痛、呕吐、抽搐、言语障碍、精神异常、肢体瘫痪；受累者出现颅神经麻痹、共济失调等；严重者出现烦躁不安、谵妄，继而出现意识障碍，如嗜睡、意识模糊甚至昏迷，可因颅内压高或累及延髓而致死。有的还可合并脑膜炎、横贯性脊髓炎、多发性神经根神经炎、肌炎及Reye综合征。

4. 辅助检查

可通过以下检查协助本病的诊断。

1）疱疹涂片检查刮取疱疹基底组织碎片进行涂片，经吉姆萨染色后镜下可见多核巨细胞或细胞核内包涵体者，可明确为VZV感染性疱疹。

2）荧光抗体检查对疱疹基底组织或疱疹液进行直接荧光抗体染色，可检查出本病毒抗原。

3）沉淀试验在急性期取疱疹液作为抗原，待恢复后再以患者的血清为抗体进行琼脂扩散沉淀试验。本检查不能对急性期做出及时诊断。

4）血清试验对发病时及恢复时的血清进行补体结合试验、中和试验及间接荧光抗体试验以检查抗体效价，如4倍以上增加者可以确诊。本检查不能进行早期诊断。

5）脑电图检查对伴有脑部症状者，尤其出现抽搐发作时，可进行脑电图检查，结果提示有局灶性高波幅尖波、棘波或弥漫性慢波。

6）腰穿检查轻者颅内压正常，严重者可提示高颅压。脑脊液检查常规及生化检查可正常，也可出现细胞总数在（10～100）×10^6/L，且以淋巴细胞为主，蛋白质定性阳性，定量在0.5～1.0g/L，糖和氯化物正常。脑脊液VZV抗体滴度明显比血液增高者有脑炎的诊断价值。

7）脑CT检查大多数正常，但脑部症状严重者可出现部位不固定性多灶或单灶性低密度影，如有高密度影则提示伴有脑出血。

8）脑MRI检查可提示脑或脊髓有长T_1、T_2异常信号，如伴有出血，则呈混杂信号。

5. 诊断与鉴别诊断

水痘的诊断并不困难，如果儿童有过近期接触水痘患者史，出现发热及逐渐有规律性皮肤水疱疹即可确诊。带状疱疹在皮疹出现以前诊断有时困难，但出现周围神经分布的皮肤疱疹后，也极易确诊。在肯定水痘或带状疱疹的情况下，出皮疹期间或之后出现头痛、呕吐、抽搐、言语障碍、精神异常、意识障碍、颅神经麻痹、共济失调、肢体瘫痪等临床表现时，应考虑水痘-带状疱疹性脑炎的可能，尤其是脑脊液检查呈炎性改变，脑CT和MRI提示脑内有局灶性病变者可诊断本病。但是，本病需与下述疾病鉴别。

1）功能性神经痛带状疱疹的早期，未出现疱疹之前或无疹性带状疱疹者，常常表现为沿神经干分布的疼痛，类似于功能性神经痛，有时应注意区别。功能性神经痛多为间断出现，部位不固定，疼痛性质呈针刺或跳痛，与情绪有关；而带状疱疹所致的疼痛一旦出现，则为持续性、部位固定性烧灼样疼痛，且有时疼痛比较剧烈难忍如果出现疱疹则可确诊。

2）单纯疱疹性脑炎水痘或带状疱疹后合并的脑炎，临床上容易区别于单纯疱疹性脑炎。但是，无疱疹性水痘-带状疱疹性脑炎者不易与单纯疱疹性脑炎区别，因为它们均可出现脑部受损的临床表现。此时的鉴别诊断主要依赖现代影像学检查结果。单纯疱疹性脑炎的影像学改变主要在颞、额部，而水痘-带状疱疹性脑炎的影像学改变无规律性。

3）普通病毒性脑炎水痘-带状疱疹性脑炎与普通病毒性脑炎在临床表现方面，没有明显的区别。只有伴有皮肤疱疹时才容易区别。因此，具有脑炎症状者应注意检查全身皮肤黏膜有无皮疹，这是这两种疾病的重要鉴别点。

4）麻疹病毒性脑炎患者可以表现为皮疹过程或过后出现脑炎症状，且脑部症状类似于水痘-带状疱疹脑炎表现。这两种疾病的鉴别主要在于皮疹方面，麻疹病毒性脑炎患者皮疹为凸起实性皮疹，而带状疱疹性脑炎患者的皮疹为水疱疹，它们具有明显的区别。另外，血清学或脑脊液相关抗体检查可协助鉴别。

5）癌性脑膜病某些恶性肿瘤在晚期常并发带状疱疹，此时应注意与颅内转移癌鉴别。主要区别在于癌性脑膜病的脑脊液蛋白质含量明显升高，涂片可查出瘤细胞，且病情呈逐渐加重性发展。带状疱疹合并脑炎者蛋白质含量一般呈轻至中度升高，经过3～4周病情可逐渐好转。

单纯皮疹的情况下应与天花、脓疱疮、丘疹样荨麻疹等区别。

6. 治疗

水痘-带状疱疹性脑炎的治疗原则是积极抗病毒、减轻脑水肿、防治并发症。如仅为水痘者，则积极抗病毒，防止水痘创面感染；如仅为带状疱疹者，在抗病毒治疗的同时，应减轻疼痛。

仅为水痘与带状疱疹的患者可采用口服抗病毒药物，尤其主要是应用阿昔洛韦治疗有较好效果。剧烈疼痛者可应用卡马西平，每次0.1g，每日3次；如果效果确实不能缓解且疼痛又极为难忍，甚至可采用局部硬脊膜外留管长期间断性麻醉。水痘-带状疱疹性脑炎者可按单纯疱疹病毒性脑炎方法进行治疗。

7. 预后与预防

水痘-带状疱疹性脑炎轻者可完全治愈；因免疫功能严重缺陷而并发的水痘-带状疱疹性脑炎者病情较重，甚至可致死。本病的死亡率为10%～20%；在存活者中，有10%患者留有不同程度的后遗症。仅为带状疱疹者，大多数完全恢复正常，但有部位留有不同程度的局部神经痛，甚至有持续性剧烈疼痛，难以忍受。水痘患儿如果不出现内脏并发症，则基本全部可以治疗，否则也可因内脏严重并发症而致死。

由于VZV具有传染性（尤其是水痘患儿），因此，对于本病患者应采用隔离治疗，以防止传染至其他人群。

（五）狂犬病

由狂犬病病毒引起的脑脊髓感染性炎性病变，而导致高度兴奋状态，即以恐水、恐风、咽肌痉挛、进行性肢体瘫痪等为特征性表现的疾病为狂犬病，也称狂犬病毒性脑炎或恐水症。本病为人畜共患病，多见于犬、猫、狼、狐、吸血蝙蝠等食肉动物，人系由于被狂犬病动物咬或抓伤后被传染。世界各地均可发生本病，印度的发病率居世界第一位，本病每年的死亡率为3人/10万。我国的发病率仅次于印度，居世界第二，且发病区域仍在扩大，如1951年只在5个省发生，1981年为24个省，1991年为28个省，且其病死率居所有传染病之首。由于经济的发展，生活水平的提高，饲养宠物者增多，我国的本病发病率仍在升高。病犬为主要传染源，人的狂犬病有80%～90%来源于病犬传染；其次为病猫；其他动物如牛、马、猪、羊、狐、豺、浣熊、蝙蝠等则少见。另外，有些"健康"犬及猫因其携带狂犬病毒也可传染致人发病。人被病犬咬或抓伤后的平均发病率为10%～70%，平均为50%；被病狼咬或抓伤后的发病率高达60%，但此种情况少见。人群对狂犬病毒普遍易感，但以儿童和青壮年为主，50%的患者年龄在15岁以下。

1. 病因与发病机制

导致狂犬病毒性脑炎的狂犬病毒归于弹形病毒属，系RNA病毒。弹形病毒属也称棒状病毒属，包括水疱性口炎病毒、狂犬病毒及其他10余种植物病毒。弹形病毒的特征是外形具有类似枪弹状形态，含单股RNA，外壳呈螺旋对称，最外层有包膜。

狂犬病毒为圆锥形，一端为圆形，另一端为扁平，呈枪弹状。完整的病毒颗粒直径为75～80nm，长为180～200nm。病毒体的单股RNA位于螺旋对称排列状，由核蛋白构成核壳体内侧。外层被脂蛋白包膜所包绕。包膜表面自顶端开始向四周有间距地排列着刺突，但至扁平端刺突消失。狂犬病毒除RNA和蛋白质外，还含有类脂和糖类。构成病毒基因组的单链RNA，相对分子质量为 $(3～5)×10^6$，占病毒总量3.9%。病毒的蛋白质部分（如核蛋白、糖蛋白和两种膜蛋白）是由4种分子大小不同的主要多肽构成的；壳蛋白为磷蛋白，其相对分子质量为62000；糖蛋白多肽相对分子质量为78000～80000；与核壳体紧密相连结的两种膜蛋白相对分子质量为40000和25000；在蛋白质的结构中，还包含依赖RNA的RNA聚合酶；类脂包括磷脂、糖脂、中性脂肪；糖类主要存在于糖脂和糖蛋白间。

狂犬病毒包涵体是在1903年由Negril发现的，也称内基小体或Negril小体。该病毒包涵体存在于被感染的神经细胞胞浆中，呈圆形或卵圆形，大小不一，直径为2～30nm，嗜酸性。一个神经细胞可有几个大小不同的包涵体。典型的狂犬病毒最多见于海马的锥体细胞及小脑的浦肯野细胞。

狂犬病毒易被日光、紫外线、强酸、强碱、甲醛、升汞、季胺类化合物（如苯扎溴铵）、脂溶剂、50%～70%酒精等灭活；其悬液在56℃ 30～60分钟或100℃ 2分钟即失去活力。但该病毒在-70℃或冻干后置于0～4℃中可保持活力达数年；感染的脑组织在50%甘油中可存活1个月。

狂犬病毒有两种主要抗原，一是外膜的糖蛋白抗原，可刺激机体产生中和抗体攻击狂犬病毒，但在感染过程中糖蛋白抗原具有保护病毒作用；二是内层的核蛋白抗原，可刺激机体产生补体结合抗体和沉淀素，但无保护作用。外层包膜上还有一种血凝素刺激机体产生血凝素抗体。本病毒的各毒株核蛋白抗原基本相同。

自患者或动物体内分离出的狂犬病毒称为"普通毒"，也称"街毒"、野毒株。这种"街毒"的特点为毒力强，能在唾液腺中繁殖，各种途径感染均可使动物发病，潜伏期较长（15～30天）。"街毒"在动物脑内连续传至50代后，其毒力明显减低，在脑内接种的潜伏期缩短至7天左右，对人和犬失去致病力，且不侵犯唾液腺，也不形成内基小体，但仍保留其抗原性，此时称为固定毒株。

狂犬病的主要传播方式是狂犬病毒通过唾液直接污染伤口和黏膜而进入体内，或通过呼吸道和消化道进入体内。人被病犬咬后是否发病取决于：①咬伤部位：离脑部越近越易发病，如头、面、颈、手等处被咬后较躯干以下易发病。②咬伤程度：伤口越大越深，越易发病。③侵入的病毒数量与毒力：数量多及毒力强者，易发病，且后果严重。④处理时间：被咬后处理越晚越易发病。⑤应用疫苗情况：及时、全程和足量应用狂犬病疫苗者的发病率明显降低，如全程注射后的发病率为0.15%，而未注射完全程者为13.9%。狂犬病毒对神经细胞具有强大的亲和力，因此主要侵犯中枢神经系统。在潜伏期和发病期间不出现病毒血症。狂犬病的发病过程可分3个阶段。

1）局部组织内增殖复制期。即病毒自咬伤或抓伤的部位侵入后，于伤口的骨骼肌或其他细胞内缓慢增殖复制，之后再侵入其周围的末梢神经。一般来讲，从局部伤口至侵入周围神经的时间为3日以内，但也可长达2周，甚至更长，这取决于机体免疫功能对病毒的反应能力。此期占本病的潜伏期的大部分时间。

2）入侵中枢神经期。进入末梢神经纤维的病毒沿着周围神经纤维浆以每小时3mm

的速度呈向心性扩散。病毒进入脊神经后根，并在此大量增殖复制，然后继续入侵脊髓、脑部，尤其主要侵犯脑干、小脑、海马等。此期，任何化学药品均不可能影响病毒的转移。

3）全身扩散期。被增殖复制的病毒自中枢神经系统向周围神经离心性扩散，入侵各个器官与组织，尤其以唾液腺、舌部味蕾、嗅神经上皮、心、肺、肾等为多；但存在于血液的病毒不多。

由于迷走神经、舌咽神经和舌下神经受损，而表现为恐水、吞咽困难、呼吸困难、喉痉挛等症状；交感神经受刺激，而表现为唾液腺和汗腺分泌增多；迷走神经节、交感神经节和心脏神经节受损，而表现为心血管功能紊乱或突然死亡。

2. 病理

主要为急性弥漫性脑脊髓炎病理变化，尤以与咬或抓伤部位相当的脊神经后根、脊髓段、海马、延髓、桥脑、小脑等为重。脑实质充血、水肿及小量渗血。镜下观察到非特异性变性和炎性改变，如神经细胞空泡变性、透明变性和染色质分解，血管周围单核细胞浸润等。但脑膜一般不受累。

最具特征性的病理改变是在80%患者的神经细胞胞浆中观察到嗜酸性包涵体，即内氏小体。此小体呈圆或椭圆形，直径3～10nm，边缘整齐，内有1～2个类似细胞核的小点。内氏小体最易在海马及小脑浦肯野神经细胞中观察到，也可在大脑皮层的锥体细胞层、脊髓神经细胞、脊神经后节、视网膜神经细胞层、交感神经节等观察到。一个神经细胞可有多个内氏小体。内氏小体实为病毒的集落，电镜下观察到小体内有杆状病毒颗粒。

其他器官组织也因病毒增殖复制的量，发生上述类似的不同程度的病理表现。如在唾液腺者，可呈肿胀，质柔软，腺泡细胞明显变性，腺组织周围有单核细胞浸润；还可在相应的器官，出现如胰腺腺泡和上皮、胃黏膜壁细胞、肾上腺髓质细胞、肾小管上皮细胞等的急性变性。

3. 临床表现

狂犬病的潜伏期的长短不一，但多数在3个月内发病，只有10%者超过半年，1%者超过1年，最长可达19年之久。潜伏期长短与许多因素有关，如年龄越小发病越快；伤口在头面部者发病较早，受伤后如扩创不彻底、受寒、过分疲劳等均可使发病提前。狂犬病分为狂躁型和麻痹型，前者占80%，后者占20%。此两种类型的差别可能与其病变部位不同有关。

（1）狂躁型狂犬病

属典型的狂犬病，这是由于狂犬病毒累及整个中枢神经系统之故，依其临床表现出现的前后不同，分以下3期。

1）前驱期也称侵袭期，系病毒增殖复制刺激神经细胞所致，可持续2～4天。80%患者在已愈合的伤口周围及神经通路出现麻木、刺痛、发痒或蚁走感，并伴有低热、食欲下降、恶心、头痛、倦息、周身不适等。而后出现焦虑，对声、光、风、痛较为敏感，喉部有紧缩感等。

2）兴奋期持续1～3天。患者出现高度兴奋状态，表现为狂躁不安、极度恐怖、反射性咽喉痉挛、言语不清、声音嘶哑、呼吸困难、大小便困难等。恐水、恐光和恐声是狂犬病患者的典型三恐症。患者见水、听水声、饮水或谈及水时，可诱发以咽喉肌为主的痉挛收缩，引起严重的吞咽困难、喉痉挛、呼吸肌痉挛，甚至全身痉挛，以至角弓反张，发生窒息。因此，患者口极渴也不敢喝水，即使喝后也无法咽下。光、声及风也均可引起上述同样的发作。此外，还出现高热、流涎、大汗淋漓、呼吸深快、心动过速、瞳孔散大等。随着兴奋性增高及发展，患者出现精神狂躁症状，如谵妄、幻视、幻听、冲撞嚎叫、咬人等，但此期的患者意识清楚。许多患者在发作中，因呼吸循环衰竭而死亡。

3）麻痹期持续6～18小时。患者由兴奋转入抑制状态。表现为弛缓性瘫痪，以肢体软瘫为显，也可出现眼肌、面肌咀嚼肌麻痹。痉挛发作减少，迅速出现昏迷，呼吸变弱或不规则，甚至出现潮式呼吸；许多反射消失，瞳孔散大。最终因呼吸循环衰竭而死亡。狂犬病从出现前驱症状期至最后麻痹期死亡，整个病程为6～10天。

（2）麻痹型狂犬病

也称"静型狂犬病"或"哑狂犬病"。其表现主要以瘫痪为主，没有典型兴奋期的"三恐症"；在高热、头痛及呕吐后，出现受伤处疼痛，继而共济失调、肢体瘫痪、大小便失禁等，类似于横断性脊髓炎或上升性脊髓炎。其病程长达10天，最后因呼吸肌麻痹、延髓麻痹而致死。造成此种类型的原因主要是由于病变仅局限于脊髓和延髓，而未累及脑干和大脑。国外报道此类型多见于吸血蝙蝠咬伤所致的狂犬病。

4. 辅助检查

1）血常规。血白细胞可增至（12～30）×10^9/L，中性粒细胞增高，占80%。

2）尿常规。可出现轻度蛋白尿，偶有透明管型。

3）腰穿检查。颅内压力正常或轻度增高。脑脊液白细胞增至（50～200）×10^6/L，以淋巴细胞为主；蛋白质增高达2.0g/L以上；糖和氯化物一般正常。

4）病毒分离检查。从患者或狂犬病动物的唾液、咽拭物、脑脊液、尿、结膜或鼻分泌物、皮肤、脑活检标本进行病毒分离，但阳性率较低。目前主要采用组织培养或动物接种，分离病毒后进行中和试验加以鉴定。

5）免疫学检查。采用免疫荧光抗体法可检出患者在发病的唾液沉渣、角膜印片、皮肤切片、脑活检涂片等中的狂犬病毒抗原，其方法简便，只需数小时即可获知结果，阳性率为40%。免疫过氧化物酶反应也可用以检测抗原，其诊断价值与荧光抗体法相似。

血清中和抗体主要用于测定未接受过预防注射，且发病8天以后的患者。如中和抗体效价超过15000以上，对用过疫苗的患者也具有诊断价值。

6）影像学检查。狂犬病毒性脑炎在脑CT和MRI方面没有特殊表现，如有也发生在麻痹期，且与其他普通病毒性脑炎差别不大。因此，这些检查主要用于排除其他疾病的可能。

7）动物接种及病理检查。将死者的10%脑组织悬液接种于2～3周幼鼠脑内，6～8天后出现震颤、竖毛、尾强直、麻痹等现象，10～15天动物死亡为阳性结果。将病死的动物脑组织进行病理检查，可发现神经细胞内有内氏小体，则可明确诊断。此方法主要用于死后诊断。

8）狂犬病动物监视与检查。对于咬或抓伤人的动物，应及时进行隔离观察，如出现典型的狂犬病表现，则有助于被伤者的诊断。发病后的动物处死后，病理检查脑组织，如发现内氏小体更明确该动物为狂犬病，且与被伤及的患者密切相关。

5. 诊断与鉴别诊断

早期易误诊，尤其是在儿童和被病犬咬或抓伤不明确者。有明确的狂犬病动物咬或抓伤史后，出现典型的临床表现者即可做出诊断；如免疫荧光试验阳性，则可确诊。

（1）1990年制定的狂犬病诊断标准

1）临床诊断。有明确的犬、猫或其他动物咬、抓伤史后出现以下临床表现：①愈合的伤口出现感觉异常，出现兴奋、烦躁及恐怖，对外界刺激如水、风、光、声异常地敏感。②恐水症并有自主神经亢进表现，如流涎、多汗、血压高、心动过速，继而出现瘫痪。

2）实验室确诊。如具有下列条件之一者可确诊：①发病第一周，荧光抗体染色检查唾液、鼻咽洗液、角膜印片、皮肤切片呈阳性。②存活一周以上者，血清中和抗体或补体结合试验，其抗体效价上升或接种过本病疫苗者的效价超过15000。③死后脑组织标本分离出病毒或印片荧光抗体染色阳性，或脑组织神经细胞内发现内氏小体。

（2）本病需与以下疾病鉴别

1）破伤风。是由破伤风杆菌毒素所致的急性中枢神经系统疾病，主要表现为牙关紧闭、强直性痉挛、阵挛性痉挛等。破伤风也是由于病原体通过受损的皮肤或黏膜传播。狂犬病与破伤风的主要区别在于破伤风的潜伏期短，而狂犬病的潜伏期较长；在受损方面，狂犬病有明确的病犬咬伤史，而破伤风为非动物咬伤史；狂犬病可出现明显的三恐症，而破伤风没有；腰穿检查，破伤风呈正常，而狂犬病有异常；如果免疫荧光试验阳性，则可最后明确为狂犬病。

2）急性播散性脑脊髓炎。本病系由于注射狂犬病或其他疫苗后，出现广泛的脑与脊髓炎性脱髓鞘病变，其临床表现可包括从脑部到周围神经受损症，且多样化、复杂化，腰穿检查也有明显的炎性改变。有时狂犬病也有类似的表现，但主要区别在于狂犬病有明显的三恐症及实验室检查有特殊阳性异常；CT和MRI提示急性播散性脑脊髓炎患者有脑及脊髓白质为主的广泛异常病灶，而在狂犬病患者一般没有明显的异常所见。

3）普通病毒性脑炎。往往在感冒后，出现精神智力障碍、言语不清、肢体瘫痪、大小便失禁及腰穿检查呈炎性改变。本病与狂犬病的主要区别在于，普通病毒性脑炎患者没有皮肤黏膜受损史，没有三恐症及免疫荧光试验阴性。

4）类狂犬病样嫌症。有些患者被正常动物，尤其是犬咬伤后，虽然咬人的动物没有狂犬病，但患者由于受到惊吓和精神作用而出现瘙痒样发作。类狂犬病样癔症表现为喉紧感、不能饮水和兴奋，但没有三恐症、躁狂、瘫痪及定位体征，且经说服和暗示治疗有明显好转或完全恢复。

6. 治疗

当被明确狂犬病动物咬伤后，最主要的是及早和有效地采取预防性治疗措施，如积极处理伤口并应用狂犬病疫苗和免疫血清。如处理及时而有效，则几乎可以防止发生狂犬病；如一旦发病，则难以治疗，只能进行对症治疗，以延长生命，争取可能的治愈。

（1）管理传染源

捕杀所有野犬，对必须饲养的猎犬、警犬及实验用犬，应逐一进行登记并做好预防接种。发现病犬或病猫时应立即击毙，以免伤人。咬过人的家犬或家猫应及时捕获后进行隔离观察10天，对仍存活的动物可确定为非病犬而解除隔离；如发病或死亡，应进行解剖取脑组织做病理检查，并将其焚毁或深埋，决不能食用其肉。

（2）伤口处理

早期处理伤口极为重要。对于被咬或抓伤的伤口应立即挤出血液，及时反复地用20%肥皂水或0.1%的季胺类清洁剂（如苯扎氯铵、苯扎溴铵等）完全彻底地冲洗伤口半小时以上，之后用75%酒精或2%～3%碘酒擦涂。如伤口较深，则用浓硝酸烧灼，或向伤口局部和四周注射免疫血清。处理后的伤口不宜进行缝合和包扎。

（3）预防接种

主要是对患者进行积极地注射抗血清和疫苗，以防止狂犬病的发生。

1）接种条件：①被狼、狐等野兽所咬者。②被发病后很快死亡或下落不明的犬、猫所咬者。③被已击毙和脑组织已腐败的动物所咬者。④皮肤伤口为狂犬唾液沾污者。⑤伤口在头、颈处或伤口较大而深者。但如咬人动物5天后仍安然无恙，则可注射中止（主要系指非流行区）。⑥在流行区被犬咬伤者。

2）狂犬疫苗：由于制备方法不同，人用的狂犬病疫苗有4种，即原代地鼠肾细胞培养疫苗（PHKCV）、人二倍体细胞培养疫苗（HDCV）、鸭胚疫苗（DEV）和脑组织疫苗（Sample疫苗）等。目前在我国主要应用PHKCV，以取代原为常用的不良反应较多的Sample疫苗。①PHKCV：成人每次2ml（2.5单位），6岁以下儿童每次0.5ml，三角肌内注射，共5次，分别于当天和第3、7、14、30天注射；可在第90天时再注射1次。在接种后第14天开始出现抗体，45天达高峰。另一方法是从第0～9天，每天注射，共10次，此方法能使体内抗体滴度明显升高，达高峰时间较快。这种疫苗的不良反应轻，效果较好。②人二倍体细胞疫苗：于当天及第3、7、14、30、90天各肌注1ml。本品的不良反应轻微，效果也良好。③鸭胚疫苗：成人每日于腹部或背部皮下注射1ml，连续14～21天。如被咬部位在头、颈部，或被咬者为儿童者，则在前7天，每天注射2次，后7天每天1次。如被咬者以前曾注射过全程疫苗，则立即皮下注入疫苗1ml，而后于10、20和90天各注射1ml。儿童在2岁以内，每次0.25ml；2～5岁，每次0.5ml；5岁以上同成人。该药的不良反应较小，偶可见轻度发热、头痛、恶心、局部淋巴结肿大、荨麻疹、血管神经性水肿及过敏性休克等。④脑组织疫苗：其注射方法与疗程同鸭胚疫苗，但因不良反应较大，国外已弃用，国内也少用。本品的不良反应为神经系统脱鞘病，如播散性脑脊髓炎、周围神经炎、脑膜脑炎等，发生率在1/2000～1/200。

3）抗狂犬病免疫血清：由于免疫血清能阻止已感染的狂犬病毒扩散和抑制繁殖速度，应在受伤后及时使用，以便在自动免疫抗体产生之前发挥作用。目前常用的是抗狂犬病马血清与人抗狂犬病球蛋白两种。抗狂犬病马血清每支10ml，含1000IU；成人量为20ml，儿童为40IU/kg。需经皮试阴性后方可应用，一半剂量做局部伤口注射，另一半剂量肌注。过敏试验阳性者，则可先行脱敏后再做血清治疗。人抗狂犬病球蛋白的一次注射量为20IU/kg。本方法在被咬伤72小时后再应用则没有效果。

4）其他预防：依需要可给予破伤风抗毒素或类毒素，以及适宜的抗菌药物。在预防接种后，如出现神经系统并发症，则应用激素治疗。

（4）发病后处理

患者一旦发病，确无有效治疗方法。主要是进行以下治疗：①一般处理。必须对患者进行隔离，最好在较暗、安静的环境中，避免一切不必要的刺激如水、光、风、声等。防止褥疮发生。②解痉与镇静。由于患者主要和最痛苦的症状是肌肉痉挛及狂躁，因此，应在严密观察生命体征的情况下，进行抗痉挛和强镇静治疗，以防止发生窒息。③保持气道通畅。如有频繁的咽喉肌和呼吸肌痉挛，且气道分泌物极多者，应进行气管切开，必要时应用呼吸机，并给予肌肉松弛剂和间歇正压给氧。④降低颅内压。对于出现高颅压者，应积极脱水，降低颅内压。用法：20%甘露醇250ml/次，每日2～4次；效果不好者可加用呋塞米80mg/次，每日2～3次，或白蛋白10g/次，每日1次。⑤对症治疗。对于高热、脑水肿、心动过速、心律失常、血压升高等症状，进行相应治疗，尤其要维持患者生命体征的稳定。

7. 预后及防治

本病一旦发生，一般在病后3～6天因呼吸循环衰竭而死亡，病死率几乎达100%，但极个别也可挽救生命。患者必须与人群隔离开，医务人员最好是免疫接种者，且应戴口罩和手套，以防止因自身的鼻和口腔黏膜及皮肤破损口被患者的唾液沾污而引起传染。

二、细菌感染

由各种细菌侵害神经系统所致的炎症性疾病称为神经系统细菌感染。在各种神经系统感染性疾病中，细菌感染较为常见。按神经系统的主要受累部位分为：①脑和脊髓实质受损害，如脑炎、脑脓肿、脊髓炎、脑脊髓炎、脊髓脓肿。②脑和脊髓的软膜受损害，如脑膜炎、脑脊髓膜炎、硬膜外脓肿、硬膜下脓肿。③脑实质和脑膜均受损，如脑膜脑炎。④其他组织受损，如炎性静脉窦血栓、肌肉脓肿、周围神经炎等。神经系统感染还可分为急性、亚急性、慢性、复发缓解性。在处理中枢神经系统感染患者时，首先要确定感染的部位，而后考虑其病原体，才能选择适当的治疗方法。中枢神经系统感染的症状体征和临床过程是感染部位的病理变化所致，也受到脑和脊髓局部解剖的影响。细菌主要通过两种途径进入中枢神经系统：①血行播散：如细菌性栓子栓塞，感染性血栓形成，邻近的感染灶通过局部静脉而进入中枢神经系统等。②直接播散：外头颅局部感染扩散至颅内，如中耳炎、乳突炎、头部皮肤或颅骨的化脓性感染可直接蔓延或间接扩散至颅内。局部解剖有缺陷，如先天畸形、外伤或手术，则可使颅内与鼻窦、鼻道、乳突或中耳之间相通，这些部位的细菌和上呼吸道的细菌都可通过缺损进入颅内。在进行头颅及鼻旁窦的手术、心脏手术或腰穿等时，可能将细胞带入颅内引起医源性细菌感染，但并不多见，不过也应引起医生的高度重视。有些神经系统感染的来源可以很明确，如肺炎、咽炎、软组织炎、感染性心内膜炎，但也有些神经系统感染很难发现其来源。脓肿形成远较脑膜炎及脑炎少。脓肿可发生于中枢神经系统组织内（如脑脓肿），也可局限于硬脑膜外或硬膜下。病原体多数是从远处感染灶循血流进入颅内，造成血管栓塞而引起。化脓性脑膜炎反复发作、邻近感染灶的蔓延、外科手术污染或头部创伤也可引起脑脓肿。单纯疱疹病毒感染偶可形成假性脑脓肿。

化脓性脑膜炎在细菌性感染中最为凶险，病死率和致残率均高。近年实验室诊断方法和技术的日益先进以及神经影像学，如CT、MRI检查的逐步普及，促使神经系统感染性疾病的诊断变得快速、准确，鉴别诊断更为精确，而不断发展的广谱、高效抗生素对多种细菌性脑膜炎有很好疗效。所有这些，使得严重的脑膜炎和脑炎得以治愈或部分治愈。然而也存在新的问题，如结核性脑膜炎的发病率近年正在上升；各种耐药菌株不断出现，由于艾滋病患者不断增加而伴发的继发性急性脑膜脑炎和慢性脑膜炎病例日益增多；因交通或工伤事故造成颅脑损伤所并发的脑膜炎和脑膜脑炎病例越来越多，等等。因此，神经系统感染性疾病对人类健康仍然构成很大威胁。

神经系统细菌感染的主要临床表现有：①发热：中枢神经系统感染的患者均有不同程度的发热，引起发热的机制以病原体激活单核细胞而产生和释放内源性致热原为主。但是，因年高体弱、某些低毒性细胞感染或慢性神经系统感染也可以没有发热，应值得注意。②意识障碍：常呈进行性意识障碍，甚至昏迷。③脑膜刺激征：这是由于炎症刺激神经根所致。脑膜刺激征是脑膜病变所引起的一系列症状与体征，包括头痛、呕吐、颈项强直、凯尔尼格征、布鲁津斯基征。这些病征一方面为脑膜本身病变（如脑膜炎、脑膜脑炎）引起，另外也可由于中枢神经系统感染并发颅内压增高、脑水肿引起。此外，脑膜病变时皮肤感觉阈低下，如轻触皮肤时可出现痛觉过敏或有异常感觉，尚可有畏光、听觉过敏等感觉过敏现象。④其他神经系统症状：如精神症状、癫痫、感觉障碍、肢体瘫痪、共济失调等；当颅内压增高时可出现视力减退和视盘水肿；发生于脑底的感染者可出现脑神经麻痹；感染所致的脑室受阻时可出现阻塞性脑积水等。

（一）化脓性脑膜炎

化脓性脑膜炎是由细菌感染（结核分枝杆菌、布氏杆菌除外）引起脑膜的化脓性炎症。为严重的颅内感染之一，常与化脓性脑炎或脑脓肿同时存在。临床上起病急，高热、剧烈头痛，伴典型脑膜刺激征和脑脊液改变，多数病情严重，早期诊断、及时治疗，预后良好。否则，将遗留程度不等的后遗症甚至导致死亡。

最早对脑膜炎球菌性脑膜炎进行描述的是于1905年在日内瓦发生的局部小流行，当时称之为"脑脊髓发热"。1806年首次文献报道斑疹性发热的脑膜炎球菌性脑膜炎是在美国的马萨诸塞州。1882年首次描述了脑膜炎的凯尔尼格征。1891年首次对脑膜炎球菌性脑膜炎患者进行了腰穿检查。1909年描述了脑膜炎的另一体征布鲁津斯基征。1910年描述了脑膜炎球菌性脑膜炎的经典诊断体征。直到1944年，人们首次报道用青霉素治疗脑膜炎球菌性脑膜炎有极好的效果。

任何细菌感染均能引起脑膜炎，但以脑膜炎球菌、肺炎链球菌和流感杆菌所致的脑膜炎最常见，且呈世界性分布，主要发生在秋、冬和春季，男性较常见。脑膜炎球菌性脑膜炎，即流行性脑脊髓膜炎，主要发生在儿童和少年，成人也可发病，但50岁以后发病者很少。

流感杆菌性脑膜炎一般见于7岁以下儿童，但近年来50岁以上发病者增加，如在美国每年有12000～15000例。细菌性脑膜炎迄今仍是世界范围的常见病，在美国的年发病率为（10～46）/10万，估计发展中国家的发病率更高，我国没有很可靠的统计学资料。

1. 病因与发病机制

引起化脓性脑膜炎的病原菌有很多种，最常见的是脑膜炎球菌、肺炎链球菌和流感嗜血杆菌，80%的化脓性脑膜炎由这3种可形成荚膜的细菌引起。其次为金黄色葡萄球菌、链球菌、大肠埃希菌、变形杆菌、厌氧杆菌、沙门菌及铜绿假单胞菌等。近年来，革兰阴性杆菌脑膜炎有增多倾向，两种不同病原菌的混合感染不多见。细菌性脑膜炎的病原菌频率与患者年龄有一定相关。脑膜炎球菌最常侵犯儿童，但成人也可发病，流感嗜血杆菌和单核细胞增多性李斯特菌脑膜炎好发于6岁以下幼儿，β溶血性链球菌可寄生于产道，可在分娩时感染胎儿，而发生新生儿脑膜炎。肺炎链球菌脑膜炎好发于老年人及婴幼儿，大肠杆菌是新生儿脑膜炎最常见的致病菌，金黄色葡萄球菌和铜绿假单胞菌脑膜炎常继发于腰椎穿刺或神经外科手术后。单核细胞增多性李斯特菌可引起小儿、老人、接受免疫抑制剂治疗的患者和肿瘤等恶性病患者的化脓性脑膜炎。布鲁菌属和炭疽杆菌性脑膜炎偶见于疫区工作人员。脑外科术后，尚需注意需氧菌与厌氧菌的混合感染。混合感染的病例多见于1岁以下婴儿，尤其是1个月以内新生儿，近年报道艾滋病患者化脓性脑膜炎大多为混合性感染。除两种不同的细菌外，还可与病毒或结核菌混合感染。

细菌进入脑膜的途径主要通过血循环，绝大多数病原菌侵入人体后形成菌血症，透过血脑屏障而引起脑膜炎。脑膜炎球菌先在鼻咽部繁殖，肺炎链球菌和流感嗜血杆菌等先引起呼吸道感染，当局部感染灶的细菌侵入血循环后即发生菌血症和化脓性脑膜炎。细菌由中耳、乳突等颅脑附近的感染灶或脑脓肿直接蔓延至蛛网膜下腔而发病者较少。这种情况有时可表现为浆液性脑膜炎即脑脊液有改变，但培养和涂片无细菌。如有直接沟通蛛网膜的解剖缺陷，则具有发生化脓性脑膜炎的很大危险。这些缺陷可以是先天性的，如脊柱裂、脑脊髓膜膨出、先天性头背部皮瘘等，也可以因意外事故或手术创伤而获得。具有先天性解剖缺陷者易发生金葡菌、表皮葡萄球菌和革兰阴性杆菌脑膜炎。获得性解剖学缺陷者脑膜炎的致病菌如从鼻咽部传入，则多为肺炎链球菌、流感杆菌和脑膜炎球菌；如从皮肤传入，则多为金葡菌、表皮葡萄球菌和革兰阴性杆菌。此外，颅骨骨折时如伴筛板缺损，多伴有脑脊液性鼻漏，可多次发生有荚膜细菌的脑膜炎。有B细胞缺陷的疾病，如无丙种球蛋白血症的胸腺瘤、Bruton型丙种球蛋白缺乏症和脾切除者等也易发生有细菌引起的脑膜炎。补体的缺陷可直接影响血清杀菌活力，易致奈瑟菌属感染。单核细胞增多性李斯特菌为细胞内致病菌，需要在正常T细胞介导的免疫反应下予以清除，T细胞功能低下者可发生李斯特菌脑膜炎。恶性肿瘤、白血病、霍奇金病或接受免疫抑制治疗的患者，可有葡萄糖非发酵菌、沙雷菌属等弱毒菌引起的脑膜炎。

细菌性脑膜炎患者的脑脊液中某些细胞因子含量增高，如肿瘤坏死因子（TNF）、白细胞介素-1（IL-1）、IL-6和IL-8等，这些细胞因子由单核细胞、巨噬细胞等产生，对脑膜炎症的发生起重要作用。

2. 病理

不同细菌引起化脓性脑膜炎的病理基本相同。早期软脑膜及大脑浅表血管充血、扩张，蛛网膜下腔充满炎性渗出物，内有大量细菌，脉络丛及室管膜充血，有渗出物覆盖。脑脊液循环障碍，脑室扩大。脑实质也有不同程度损害。脑皮层充血、水肿，血管周围炎症细胞浸润，胶质细胞增生，神经元变性、坏死，甚至肉眼可见出血或小的软化灶，并发生脑动脉痉挛、脑动脉壁炎症。脓液颜色与致病菌种有关。脑膜炎球菌及金黄色葡萄球菌为灰色或灰黄色，肺炎链球菌为浅绿色，流感嗜血杆菌为灰色，铜绿假单胞菌则为草绿色，大肠杆菌或变形杆菌呈灰黄色，有难闻臭味。病程后期则因脑膜粘连而引起脑脊液吸收或循环障碍，导致交通性或梗阻性脑积水。儿童病例常出现硬膜下积液、积脓。偶可见静脉窦血栓形成，脑脓肿或因脑动脉内膜炎而致脑软化、梗死。镜检可见脑膜有炎症细胞浸润，早期以中性粒细胞为主，后期则以淋巴细胞和浆细胞为主，常可发现病原菌，血管充血，有血栓形成，室管膜及脉络膜肿胀异常，有炎症细胞浸润,脑实质中偶有小脓肿存在。

与脑膜毗邻的组织常有中性粒细胞浸润,也可发生多种病理变化:①静脉血流淤滞和邻近脑膜的炎性反应共同促成皮层静脉(或静脉窦)血栓形成,并往往引起相应区域的皮层坏死。②在渗出物蓄积的部位,脑神经可因炎性物质的包围和侵蚀而受到损害,表现功能异常。③各种细菌性脑膜炎都可发生脑水肿,而以暴发性流脑脑炎型最为多见。④脑室炎较普遍,但仅个别患者发展成脑室积脓。⑤流感杆菌脑膜炎和肺炎链球菌脑膜炎易发生硬膜下积液,个别患者可演变成硬脑膜下积脓。积液为漏出性,多能自行吸收,也可被一层纤维膜包绕,压迫大脑造成皮层萎缩。硬膜下积液多发生于脑顶部,邻近上矢状窦区域,该部皮层静脉缺少蛛网膜覆盖,在炎症条件下可发生泄漏。

3. 临床表现

不同病原菌引起的脑膜炎临床表现基本相似:急性起病,有畏寒、发热、头痛、呕吐、嗜睡、惊厥、意识改变和脑膜刺激征。偶尔起病初症状轻,经过1~3天以后才出现各种典型症状。患者以儿童居多,年龄越小临床表现越不典型。约1/5的新生儿脑膜炎甚至连发热也没有,仅表现为哺乳力低下和易激惹状态,直至炎症波及脑实质出现意识障碍或抽搐时才引起注意。头痛为突出症状,并伴呕吐、颈强直、项背疼痛等。精神症状表现为激动、精神错乱、谵妄,甚至发生意识模糊、昏睡和昏迷。常伴有不同程度的代谢性酸中毒。病情严重者瞳孔不等大,对光反应迟钝,呼吸不规则,出现血压下降、脉搏细弱等休克症状和体征。在新生儿及婴儿,癫痫发生率高达50%,其中流感杆菌脑膜炎的患者中发生率最高,常为局限性发作伴偏瘫,而成人癫痫发作较少。2岁以上小儿除上述症状外能诉头痛,常烦躁不安或尖叫,意识障碍明显。

体征包括颈强直、凯尔尼格征和布鲁津斯基征。但在婴幼儿、年老或病情严重者,则此征常不明显。新生儿的临床表现不典型,其中1/3病例有前囟饱满隆起,1/4出现角弓反张。其他体征尚有脑神经麻痹,如动眼神经、展神经、面神经、听神经麻痹症状,出现眼睑下垂、眼球运动障碍、斜视或复视、周围性面瘫、耳聋。可有偏瘫、失语及常见病理征。值得注意的是,化脓性脑膜炎较少出现视盘水肿。化脓性脑膜炎引起皮疹较少见。检查时还应注意寻找感染灶,如肺炎、乳突炎、中耳炎、颅脑外伤、败血症等。

化脓性脑膜炎可有多种并发症,如硬膜下积液常见于2岁以下婴儿感染,硬膜脓肿常见于年龄较轻成年人。较少见的有脑脓肿、脑梗死、静脉窦血栓形成和脑积水。同时出现全身性并发症,如细菌性心内膜炎、肺炎、化脓性关节炎、肾炎、虹膜睫状体炎、应激性溃疡引起的胃肠道出血、呼吸窘迫综合征、心力衰竭、休克、DIC、血管升压素分泌异常伴低钠血症、脉管炎伴远端坏疽等。

4. 辅助检查

在各种辅助检查中,腰穿检查最为重要,它不仅能明确有无细菌感染,而且还有助于判断病原体的性质。其他检查也非常重要。

1)腰穿检查。化脓性脑膜炎最重要的检查。颅内压增高,脑脊液混浊或呈脓性,似米汤样;白细胞数增多,一般在$1000 \times 10^6/L$以上,有的甚至高达$100000 \times 10^5/L$或更高,以中性多形核细胞为主;蛋白质含量增高;糖含量降低,甚至可低到0.5mmol/L以下;氯化物含量也下降。超过50%的病例可在脑脊液中找到致病菌。脑脊液中pH降低,乳酸、LDH、溶菌酶含量以及免疫球蛋白IgG、IgM均明显增高。以脑脊液离心沉渣涂片做革兰染色镜检应列为常规检查之一。常见病原菌如肺炎链球菌、脑膜炎球菌、葡萄球菌属和流感杆菌等可根据染色、形态而识别，但阳性率为20%～90%，可为早期病原诊断和正确选择抗生素提供依据。

脑脊液检查可基本鉴别细菌性、结核性和病毒性脑膜炎，但有时不能根据一次结果做出判断，而需结合临床并经过数次脑脊液检查才能判定。细菌性脑膜炎的脑脊液呈现不同程度的混浊，细胞数增加，以中性粒细胞占优势。婴幼儿细菌性脑膜炎病初脑脊液偶有正常者；接受抗菌治疗后其细胞分类可转为淋巴细胞为主，而结核性脑膜炎早期也可以中性粒细胞为主；此外，腰穿后脑脊液搁置一段时间再做检查也影响细胞计数和分类的准确性；在这些情况下判读脑脊液结果时必须注意。常规方法不能做出确切的细胞形态分类时，则应过滤脑脊液取细胞做染色检查。

正常人脑脊液中含有从血浆渗透而来的各种生化物质，其浓度与血浆中的浓度呈一定的比例。脑脊液中糖含量测定对不同病原体所致脑膜炎有重要的诊断和鉴别诊断意义，应同时测定血糖和脑脊液糖，正常人脑脊液糖含量为血糖的50%～70%，如低于血糖的50%，则为脑脊液糖降低。细菌性脑膜炎患者脑脊液含糖低于正常，其原因为：①脑脊液中致病菌繁殖，吸取和消耗周围环境中葡萄糖。②进入脑脊液的白细胞在吞噬细菌过程中所需能量部分来自脑脊液中的葡萄糖。③炎症状态下组织对葡萄糖需要和利用增加。④从血液到脑脊液的葡萄糖转运发生障碍。曾经接受抗菌药物治疗的患者脑脊液糖含量可在正常范围。在病毒性脑炎也可因厌食、呕吐而使脑脊液糖含量随之下降，此时可同时做脑脊液糖含量和血糖量测定，比较分析。

除化脓性脑膜炎外，脑脊液糖含量减少也常见于结核性和真菌性脑膜炎，偶也见于单纯疱疹病毒、腮腺炎病毒和淋巴细胞脉络丛脑膜炎病毒所引起的脑膜炎。此外，结节病、脑膜癌病等脑脊液糖含量也可减少。

脑脊液蛋白质的主要来源为血浆白蛋白。细菌性脑膜炎时，因局部炎性物质渗出，进入蛛网膜下腔的白细胞解体，血浆白蛋白漏入蛛网膜下腔等原因，脑脊液蛋白含量呈现程度不等的增高，通常都超过1g/L，极少数可达10g/L，但也有少数细菌性脑膜炎的脑脊液蛋白含量正常。

脑脊液中氯化物来源于血清，故进食、呕吐、输液和肾功能状态等因素均可影响其含量。脑脊液氯化物降低对化脓性和结核性脑膜炎具有一定意义。

2）细菌培养优于涂片检查，主要原因有：①脑脊液细菌数一般高达10^4/ml时才能以涂片染色法检出，细菌量不多时只有培养法才能检出，特别是婴幼儿细菌性脑膜炎，因菌量少、细胞数少，脑脊液离心沉渣涂片法的检出率不高。②李斯特菌属、肠杆菌科和葡萄糖非发酵菌等细菌，只能用培养法确定其菌种。③可做药物敏感试验，最低抑菌浓度（MIC）测定比纸片法为好，可选MIC在0.2mg/L以下的药物，使用MIC为1mg/L以上的药物则难以取得良好疗效。

近年开发的一些脑脊液细菌抗原的特异性免疫学检查，能快速做出病原菌和菌型诊断。在抗菌治疗病例培养阳性率不高时，更显出免疫学检查的优越性。用特定抗血清做对流免疫电泳或胶乳凝集试验，可检测脑脊液中脑膜炎球菌、肺炎链球菌或流感杆菌的荚膜多糖抗原，阳性率可达70%～80%。胶乳凝集试验尚可检出脑脊液中的B组β型溶血性链球菌细胞壁多糖抗原。

细菌性脑膜炎的脑脊液乳酸含量高于250mg，而在病毒性脑膜炎常低于250mg/L。有人主张把脑脊液乳酸值＞350mg/L定为细菌性脑膜炎的诊断标准。然而乳酸的增加机制是脑缺氧和脑水肿导致乳酸积聚，故也可见于脑外伤、脑出血和其他原因所致脑缺氧病例，应加鉴别；就成人脑膜炎的病因鉴别而言，乳酸测定并无超过脑脊液常规检查的价值。

脑脊液乳酸脱氢酶（LDH）的增加与中性粒细胞浸润有关，故见于细菌性脑膜炎，且反映脑膜炎的轻重，有助于与病毒性脑膜炎鉴别。

3）血常规急性期周围血象白细胞增高，中性粒细胞占80%～90%。

4）影像学检查，CT检查在疾病早期正常；出现神经系统并发症时，可见脑室扩大、脑沟增宽、脑肿胀、脑室移位等异常表现。CT检查容易区别硬脑膜下积液及脑脓肿。MRI检查对诊断帮助较大，但依其时期不同有不同表现，急性期可见脑膜及脑皮质条状信号增强，增强MRI可见脑膜广泛增厚；可伴有脑组织广泛水肿；经过一段时间后，可见皮层出现脑梗死及硬膜下积液等异常表现的信号。

5）脑电图检查一般表现为弥漫性慢波，但无特征性改变。

5. 诊断与鉴别诊断

根据急性起病、高热、头痛、脑膜刺激征、脑脊液以中性粒细胞高度增多为主的炎性变化，可予以诊断，如查到细菌则能明确为哪种细菌引起的脑膜炎。如身体其他部位找到原发感染病灶，则对诊断提供佐证。脑脊液检查为诊断化脓性脑膜炎的金标准。本病需要与病毒性、结核性及真菌性脑膜炎或蛛网膜下腔出血、脑肿瘤等疾病相鉴别。对脑脊液改变不典型而给诊断带来困难者，需反复多次进行脑脊液检查以明确诊断。

6. 几种常见的化脓性脑膜炎

（1）脑膜炎球菌性脑膜炎

又称流行性脑脊髓膜炎，简称流脑，是由脑膜炎球菌引起的化脓性脑膜炎。本病属乙类传染病。病原菌由鼻咽部侵入血循环，最后局限与脑膜与脊髓膜引起化脓性炎症。典型脑膜炎球菌性脑膜炎的表现为发热、头痛、呕吐、嗜睡、脑膜刺激征，全身皮肤、口腔黏膜、睑结膜紫色瘀点和瘀斑。多见于儿童和青少年。

1）流行病学患者为本病的唯一传染源。病原菌存在于患者或带菌者鼻咽部分泌物中，通过飞沫传播，大多数患者由带菌者传染，由现症患者传染者少见。非流行期间，人群带菌率为5%～15%，密切接触者带菌率可达40%。流行期间人群带菌率在50%或以上。本病发病年龄从2～3个月开始，以6个月至2岁婴幼儿发病率最高，以后逐渐下降。临床发病与否主要取决于机体的免疫状态。大城市发病分散，以2岁以下发病率最高，中小城市以2～4岁或5～9岁发病最多，在偏僻山区，一旦有传染源介入，常导致暴发流行，15岁以上发病可占总病例半数以上。男女发病大致相似。以冬春季节多发。

2）病原体脑膜炎球菌属于奈瑟菌属，为革兰染色阴性球菌，有多糖荚膜。该菌存在于人体，可从带菌者的鼻咽部、患者的皮肤瘀点、血液和脑脊液中检出。脑脊液涂片检查见细菌多在中性粒细胞内，少数在细胞外。根据细菌荚膜多糖抗原不同，分为A、B、C、D、X、Y、Z、29E、W135、H、I、K和L，共13个血清型，其中A、B、C、W135和Y群为主要致病菌。我国发生流行的菌群以A群为主，而欧美国家以B、C群为主。

3）发病机制脑膜炎球菌自鼻咽部侵入人体，此后发展过程取决于人体与病原菌之间的相互作用。如人体免疫力可迅速将病原菌消灭，人体成为带菌者，大多无临床症状，或仅有轻度上呼吸道感染症状。若机体缺乏免疫力，病原菌可从鼻咽部黏膜进入血循环，大多表现为皮肤黏膜出血点的暂时性菌血症，仅少数发展为败血症，继而累及脑膜，形成化脓性脑脊髓膜炎。细菌侵入血液后，常侵袭血管内皮，引起炎症、出血、坏死、栓塞及细胞浸润，在皮肤黏膜形成瘀点和瘀斑，内脏有不同程度出血。败血症出现休克是由于脑膜炎球菌内毒素促使大量炎性介质释放，激活补体，引起微循环障碍，属全身施瓦茨曼反应。其皮肤损害也是内毒素所致局部施瓦茨曼反应。脑膜炎球菌脂寡糖引起瘀点瘀斑作用较其他革兰阴性杆菌强5～10倍，也较其他内毒素更易激活凝血系统，因此在暴发休克早期即可出现弥散性血管内凝血（DIC）。暴发性脑膜脑炎型的发生也与内毒素有关。

4）病理在败血症期，主要病变为血管内皮损害，血管壁有炎症、坏死和血栓形成。同时有血管周围出血，表现为皮肤黏膜和浆膜等局灶性出血。脑膜炎期的病变以软脑膜为主，早期有充血，少量浆液性渗出和局灶性小出血点。后期则有大量纤维蛋白、中性粒细胞及细菌出现。病变主要在大脑半球表面和颅底。由于颅底部脓性粘连压迫以及化脓性病变的直接侵袭，可引起视神经、外展神经、动眼神经、听神经等脑神经损害。在暴发性脑膜脑炎病例中，病变以脑组织为主，脑明显充血水肿，颅内压增高。

5）临床表现本病的表现复杂多变，病情轻重不一，一般人为分3种类型。潜伏1～7天，多数2～3天。①普通型：约占全部病例的90%。该型可分3个期：a.呼吸道感染期：部分有咽喉疼痛，鼻咽部黏膜充血及分泌物增多，与一般感冒难以区别，鼻咽拭子培养可发现脑膜炎球菌。b.败血症期：30%～35%患者有败血症而无脑膜炎。患者突然出现寒战、高热、头痛、呕吐、全身乏力、肌肉酸痛、食欲不振及烦躁不安等毒血症表现。本期特征性表现为出血性皮疹，脑膜炎患者皮肤黏膜瘀点、瘀斑的出现表明有败血症存在，瘀斑大小不一，大片瘀斑融合，偶可至皮肤坏死。皮疹约见于70%患者，最早见于眼结膜和口腔黏膜。多数患者在1～2天内发展至脑膜炎期。c.脑膜炎期：脑膜炎的表现可与败血症同时出现，也可略晚出现，多数在发病后24小时即较明显。除上述表现外，头痛更加剧烈，颅内压增高，脑膜刺激征明显，可出现精神和意识障碍，甚至昏迷。②暴发型：少数患者起病急骤、病情凶险，如不及时抢救，常在24小时内即可危及生命。此型多见于儿童。暴发型还分为：a.暴发败血症休克型：即沃-氟综合征，为暴发性脑膜炎球菌性脑膜炎败血症的严重表现，其主要表现为急性高热，皮肤黏膜大片紫色出血性瘀斑，感染中毒性休克，弥散性血管内凝血（DIC）。儿童脑膜炎球菌性脑膜炎患者中10%～20%有暴发性脑膜炎球菌性脑膜炎败血症。b.暴发脑膜脑炎型：除高热、皮肤和黏膜瘀斑外，本型主要以严重脑实质损害为突出临床表现。患者剧烈头痛、频繁呕吐，癫痫发作，意识障碍，可很快发展至昏迷。检查可见血压升高、视盘水肿，锥体束征阳性。由于脑水肿明显，部分患者可发展为脑疝。③慢性脑膜炎球菌败血症：本型少见，以病程迁延数月、反复发作为特征。患者以成人为主。常有间歇性畏寒、发热，每次发作12小时后即缓解，每隔1～4日后再次发作。体温曲线类似疟疾，无发热时一般情况良好。每次发作时皮疹成批出现，以红色斑丘疹最常见，也可见皮肤瘀点、瘀斑、脓疱疹或结节样红斑。体温下降后，皮疹也逐渐消退。皮疹以四肢为主，关节痛较常见。个别可发展为化脓性脑膜炎或心内膜炎而使病情恶化。诊断主要靠发热时血培养，需多次检查才能发现细菌。发病时血白细胞和中性粒细胞增多，血沉增快，C反应蛋白增加。

6）实验室检查。脑脊液检查是本病最重要的检查，但在颅内高压患者可能诱发脑疝，应严格掌握适应证，操作时应缓慢放脑脊液，不要将针芯全部拔出，可在腰穿时静滴甘露醇，预防脑疝的发生。①脑脊液沉淀涂片阳性率较高，甚至高于脑脊液细菌培养。②皮肤瘀斑液培养阳性率可达80%以上。③脑脊液细菌培养阳性率偏低，但也是诊断的必要方法。④血培养阳性率较低，但对败血症的诊断十分必要。⑤细菌抗原检测，以检测脑脊液、血液、尿液的脑膜炎球菌抗原，具有简便、灵敏和快速的优点。⑥其他：血白细胞和中性粒细胞增多，血沉增快，C反应蛋白增加。

7）诊断与鉴别诊断。主要根据在冬春季节发病，患者多数为儿童，少数为青少年，突然出现高热、头痛、呕吐、嗜睡、脑膜刺激征，全身皮肤、口腔黏膜、睑结膜紫色瘀点和瘀斑。脑脊液沉淀涂片和细菌培养发现革兰阴性双球菌即可确诊。皮肤瘀斑液涂片和血及脑脊液脑膜炎球菌抗原呈阳性反应也是诊断的重要依据。

本病应与其他化脓性脑膜炎相鉴别。其他化脓性脑膜炎与本病有相似的临床表现，肠道病毒性脑膜炎、淋球菌脓毒血症、流感杆菌脑膜炎、肺炎链球菌脑膜炎和细菌性心内膜炎等也可见皮肤瘀斑。脑脊液细菌学检查可以确诊和鉴别。

（2）肺炎链球菌脑膜炎

肺炎链球菌脑膜炎是常见的获得性细菌性脑膜炎，约占成人急性细菌性脑膜炎的38%。呈散发，多见于冬春季，各年龄均可发病，多见于婴儿，1岁以下占80%，占小儿化脓性脑膜炎的第2位。老年患者也多见。有40%～50%继发于肺炎、中耳炎、乳突炎、鼻窦炎等疾病，少数患者继发于颅脑外伤或脑外科手术后，约20%病例未找到原发灶或因脑膜刺激征不明显而漏诊，也有部分病例的脑脊液无典型化脓性变化而误诊为结核性脑膜炎。

本病起病时不少患者先有1～5天呼吸道感染症状，约85%发生惊厥和昏迷，出现脑神经损害者占50%，主要累及动眼神经和面神经，滑车神经和展神经也可受损，感音性耳聋也很常见。感音性耳聋可因细菌侵入耳蜗，耳蜗神经继发性炎症，供应耳蜗神经的血管炎症等所致。患者脑膜刺激征可不明显。脑脊液中含细菌多，其涂片阳性率高。对流免疫电泳阳性率达79%，乳胶凝集试验阳性率可达80%；乳酸脱氢酶活性测定明显升高。

对肺炎链球菌脑膜炎的诊断除根据上述的诊断原则以外，临床上如遇到患肺炎、中耳炎、鼻窦炎及颅脑外伤后，出现高热、头痛、意识障碍、脑膜刺激征等的病例，应高度怀疑为本病。又如在冬春季发生的脑膜炎而无皮肤瘀点者也应疑及本病。

肺炎链球菌是化脓性脑膜炎反复再发的主要病原菌，发作间期可为数月或数年。其原因：①脑脊液鼻漏。②先天性缺陷，如先天性筛板裂。③慢性鼻窦炎或乳突炎等存在。④宿主免疫功能缺陷。⑤脑脊液极度黏稠，易形成粘连或脓性包裹。由于大脑表面常有很厚的脓性纤维蛋白渗出物形成的脓膜，药物不易渗入，所以预后较差，易发生硬膜下积液或积脓等症状。病死率高达30%～60%。

（3）流感杆菌脑膜炎

绝大多数（95%）由B型流感杆菌引起，常由呼吸道侵入，经菌血症而继发脑膜炎。

80%～90%发生在3个月至3岁小儿，以6～12月婴儿最多，占30%以上，发病随着年龄增长而减少，2个月内有来自母体的保护性抗体，3岁以后多有亚临床流感杆菌感染后产生的抗体，故甚少发病。近年来，在某些发达国家。成人病例日渐增多。本病全年均可发生，但以秋冬季节最多，2/3病例发病前有上呼吸道症状或中耳炎感染灶，3/5患者继发于支气管肺炎。

本病起病较其他化脓性脑膜炎缓慢，初期仍可有呼吸道症状，经数日或1～2周后才出现化脓性脑膜炎症状，表现为嗜睡、昏迷、呕吐、惊厥、颈强直等症状。皮疹偶见。约半数伴有败血症。脑脊液中易找到致病菌，血培养阳性率高，应用对流免疫电泳、EIA等检测脑脊液中的荚膜多糖抗原，可迅速做出病原学诊断。并发症有硬膜下积液、脑积水、脑脓肿，以硬膜下积液多见，约占30%。

（4）金黄色葡萄球菌脑膜炎

可见于任何年龄，多见于儿童，发病率仅次于脑膜炎球菌、肺炎链球菌和流感杆菌脑膜炎，居第4位。发病由于脑膜附近的感染病灶所致，如中耳炎、乳突炎、皮肤疖疮、海绵窦血栓性静脉炎、硬膜外脓肿、脑脓肿等。头部外伤、颅脑手术及腰穿也是引起本病较常见的原因。新生儿患本病常继发于脐带或皮肤感染，成人则多继发于金黄色葡萄球菌败血症。起病不太急，有持久而剧烈的头痛，颈抵抗明显。病初常出现麻疹样或猩红热样皮疹或小脓疱，可有皮肤瘀点及瘀斑。容易找到皮肤、肺等处原发灶。脑脊液外观微混或毛玻璃样，涂片或培养阳性率高。采用对流免疫电泳、乳胶凝集试验、荧光抗体法测定脑脊液中葡萄球菌特异抗原，有快速诊断价值。临床上有几点有助于诊断：①近期内其他部位有葡萄球菌属感染史或同时发现化脓病灶。②颈项强直的发生率和强度均较一般脑膜炎为高。③有猩红热样皮疹或荨麻疹。④呈脓毒血症热型，伴骨关节疼痛。临床上诊断为化脓性脑膜炎患者，在身体其他部位找到化脓病灶，在脑脊液涂片中找到多量簇状排列的革兰阳性球菌，则可基本诊断为葡萄球菌脑膜炎。本病病死率高，达50%以上。

（5）肠道革兰阴性杆菌脑膜炎

大肠杆菌、肺炎克雷白杆菌、变形杆菌属、沙雷菌属、产气杆菌、铜绿假单胞菌等肠道革兰阴性杆菌脑膜炎临床少见，但可发生于任何年龄的防御功能低下者，如新生儿和老年人、恶性肿瘤或血液病患者，以及脑部创伤或手术等。临床上并无特征性表现，对可疑病例应及时做脑脊液细菌学检查。

新生儿以大肠杆菌多见，2周内发病，病原体来自母亲的直肠或产道。病儿大多有胎膜早破或难产、早产史。患有先天性中枢神经缺陷者，病原菌可由缺陷处直接侵犯脑膜。大多表现为精神萎靡、嗜睡、惊叫、两眼凝视、惊厥、呼吸困难，而体温不一定升高。耳源性脑膜炎多发生于慢性化脓性中耳炎、乳突炎或慢性胆脂瘤性中耳炎基础上，由变形杆菌、大肠杆菌和其他革兰阴性杆菌引起。可发生于各年龄组，致病菌可通过侵蚀的骨壁进入颅内，也可由血液感染引起颅骨岩尖炎，沿内耳道进入颅内。X线检查常见乳突骨质破坏。

铜绿假单胞菌脑膜炎常由颅脑外伤、颅脑手术后感染或腰椎穿刺时消毒不严格引起，临床上较少见，其特征性改变为脑脊液呈绿色，有助于诊断。

铜绿假单胞菌脑膜炎常发生于开放性颅脑损伤、脑外科手术后，或因腰穿、腰麻等操作污染引起，由绿脓杆菌菌血症继发脑膜炎者甚少见。本病病死率远较其他革兰阴性杆菌引起者为高。因此对上述情况下发生的脑膜炎要特别重视脑脊液细菌培养，争取积极早期治疗。

厌氧菌脑膜炎虽少见，但可与其他细菌一起造成复合菌脑膜炎。约90%脑脓肿与厌氧菌有关，故继发于脑脓肿的脑膜炎常有厌氧菌参与。

（6）铜绿假单胞菌性脑膜炎

是铜绿假单胞菌入侵脑膜后引起的一种革兰阴性杆菌脑膜炎。常继发于颅脑外伤、神经外科手术，或腰椎穿刺等操作过程中消毒不严格、污染之后，也可继发于长期慢性疾病，应用激素、免疫抑制剂、肿瘤化学治疗、放射治疗等，因此是一种重要的医院内感染，或称医院内脑膜炎，本病近年更有发病者数增多的趋势。本病多发生于中、老年人，其临床表现严重，甚至引起明显的颅内压增高。

1）病原体。铜绿假单胞菌是假单胞菌属的代表菌种，为无芽孢的革兰阴性厌氧菌，也是一种临床上常见的条件致病菌。该菌存在于正常人皮肤、肠道、呼吸道、会阴部及耳道内。菌体有O抗原和H抗原，其中O抗原有两种成分，一种为内毒素蛋白，是一种保护性抗原，另一种为脂多糖，具有型特异性，根据其结构可将铜绿假单胞菌分为12个血清型，此外还可利用噬菌体或铜绿假单胞菌素分型。在铜绿假单胞菌分泌的多种产物中，铜绿假单胞外毒素A是其主要致病因子，可使动物死亡，而内毒素则在发病上无重要意义。外毒素A进入敏感细胞后被活化而发挥毒性作用，使蛋白合成受阻并引起组织坏死，导致局部或全身疾病过程。铜绿假单胞菌还能产生蛋白酶，如外毒素A及弹性蛋白酶同时存在时则毒力最大；胞外酶是铜绿假单胞菌所产生的一种不同于外毒素A的ADP-核糖转移酶，可促进铜绿假单胞菌的侵袭和扩散，感染产此酶的铜绿假单胞菌患者，可有肝功能障碍和黄疸。

2）发病机制。本病常继发于开放性颅脑外伤、头颈部肿瘤手术后、耳及乳突鼻窦感染、腰椎穿刺、脑室穿刺引流等之后。另外，也可继发于长期慢性疾病，如结核病、糖尿病、自身免疫性疾病、粒细胞缺乏、肿瘤放疗及化疗、长期应用激素及抗生素等。中老年患者多见，儿童则比较少见。

3）临床表现。患者可出现明显的全身中毒症状，如高热、寒战，伴有头痛、食欲不振及意识淡漠等毒性症状。精神症状比较常见，表现为激动、精神错乱、谵妄，以后发展为意识模糊。在早产儿及幼儿可不发热，发热呈弛张热或稽留热，常伴有休克，皮肤出现坏疽性深脓疱为其特征性表现，周围环以红斑，皮疹出现后48~72小时，中心呈灰黑色坏疽或有溃疡，小血管有菌栓，将渗液涂片做革兰染色或培养易找到细菌。

中枢神经系统症状表现为高热不退及毒血症持续，中枢神经系统症状加重，出现脑膜刺激症状，患者因颅内压增高而剧烈头痛，呕吐频繁，血压可增高而脉搏变慢，常有皮肤过敏、烦躁、惊厥。2~4日后患者进入谵妄昏迷状态，可出现呼吸或循环衰竭。脑实质损害时出现相应的定位症状和体征。

4）辅助检查。血液白细胞总数显著增高，一般在20×10^9/L以上，中性粒细胞占80%~90%。在败血症时血培养可以阳性，可同时做药物敏感试验，但在铜绿假单胞菌性脑膜炎时阳性率则较低。腰穿检查提示颅内压增高；脑脊液外观呈草绿色；蛋白含量显著增高；糖含量明显减低，甚至有时可完全测不到；氯化物降低。细菌学涂片检查、脑脊液沉淀涂片的阳性率为70%。头部CT扫描在早期可无异常所见。当感染进一步发展，可显示基底池、半球裂和脉络丛密度增高，类似于增强后扫描。合并脑实质损害时，可出现局部或弥漫性低密度，多见于额叶，两侧侧脑室和第三脑室对称性缩小。CT增强提示软脑膜和脑皮质呈细带状或脑回状强化。邻近脑实质普遍低密度。炎症波及室管膜和脉络丛引起室管膜炎时，脑室壁出现局限性或弥漫性薄浅层强化，脑室壁粘连，出现分隔状强化，脑室变形扩大。后期由于蛛网膜粘连，多引起继发性脑室扩大，如中脑导水管闭塞，则发生梗阻性脑积水；并发硬膜下积液者，CT图像上于颅骨内板下方出现新月形低密度区，一侧或两侧性，形成包膜则内膜可被强化。MRI扫描在早期可无异常所见，随病变进展，T_1加权MRI图像显示蛛网膜下腔不对称，信号稍高；如做增强MRI扫描，则可见蛛网膜下腔不规则强化的高信号，T_2加权图像可见脑膜高信号。

（7）李斯特菌性脑膜炎

是单核细胞增多李斯特菌引起的革兰阴性杆菌脑膜炎。

1）流行病学。本病流行病学资料国内尚无报道，美国国家脑膜炎检测系统统计的1978～1981年各种脑膜炎患者总共13974例，其中李斯特菌性脑膜炎患者269例，发病率为19%。现在则每年约2500例严重患者，其中死亡500例。而北欧统计的发病率为2%～3%。但近年本病呈增加趋势，李斯特菌已被认为是细菌性脑膜炎的重要病原菌之一，尤其是婴幼儿和老年、长期慢性疾病患者。Gray报道467例李斯特菌感染，359例有脑膜炎或脑膜脑炎，神经系统感染发生率为77%。本病多为散发，但也可有地理聚集性和暴发流行。

2）病原体。李斯特菌属有3个菌属：格氏李斯特菌、默氏李斯特菌、单核细胞增多李斯特菌，其中仅单核细胞增多李斯特菌对人类具有致病性。为革兰阳性染色细菌，成双排列，偶见双球状，不产芽孢，不形成荚膜，兼性厌氧菌。单核细胞增多李斯特菌具有转变为L型的能力，使其能在不利的环境下生存，有在细胞内寄生的能力，感染早期被巨噬细胞或单核细胞吞噬后可在这些细胞内生存，甚至繁殖。对宿主的抵抗力加强，并使抗感染治疗无效。

3）发病机制。人类传播本病主要是通过食用未经加工的各种食品，如奶及奶制品、肉食品、蔬菜等。本病通过消化道传播，也可通过母婴传染。一般健康成人和儿童即使偶然罹患本病，也不会导致严重结果。易患本病的人群有：①怀孕妇女：发病率是健康成年人的20倍，1/3患者发生在妊娠期。②新生儿：由于妊娠期母婴传染而使新生儿患病更为严重。③免疫系统功能降低者。④肿瘤、糖尿病、酒精中毒、肾脏疾病患者。⑤艾滋病患者。⑥长期应用糖皮质激素者。⑦高龄者。本病的发病可能系细菌通过暂时性的和无症状的呼吸道和胃肠黏膜感染进入人体，使易感者患病。

4）临床表现。患者多为婴幼儿、年老者和慢性病者，进食不洁的经冷冻冷藏的乳和乳制品、凉拌生菜、色拉、肉类食品等后急性发病。在脑膜炎发病前1～2周症状可不剧烈，尤其是老年患者，如头痛、低热、寒战、复视、眩晕和不适。4周内婴儿发病率最高，病死率达24%～54%，其次为40岁以上者，病死率为80%，多与严重合并症有关。全身表现为畏寒、高热、恶心、呕吐、昏迷、抽搐，可有肺炎、支气管炎、咽炎、鼻及鼻窦炎、中耳炎、结膜炎和脾肿大，重者有败血症、中毒性休克。神经系统表现与其他细菌性脑膜炎一样，在寒战高热的基础上出现典型的脑膜刺激症状，即头痛、恶心、呕吐、意识障碍、颈强直、克氏征阳性。腰穿颅内压升高，脑脊液外观混浊或呈脓性；白细胞总数升高，以多形核细胞为主，蛋白含量增高，糖和氯化物下降。血白细胞明显增高，中性粒细胞达90%。血和脑脊液培养李斯特菌阳性。在临床上分为：①Ⅰ型：即脑膜炎型。有脑膜炎症状但无其他神经症状。脑脊液混浊或呈脓性，蛋白含量迅速增高。②Ⅱ型：即昏迷性脑膜炎。发病后即出现抽搐，数小时后进入昏迷，可迅速死亡。脑脊液呈脓性，血和脑脊液培养李斯特菌阳性。③Ⅲ型：即脑膜脑炎型。多见于成年人，脑膜刺激征伴有意识障碍，并进行性恶化而昏迷，出现颅神经症状、小脑征、偏瘫等。脑脊液混浊或清亮。④Ⅳ型：即脑干脑炎型。以颅神经症状为主，意识清楚，出现交叉性瘫痪，伴小脑征，脑膜刺激征轻，脑脊液可无明显改变，但血培养阳性。脑CT扫描在早期检查意义不大，后来如有脑膜粘连，则显示脑积水。

（8）炭疽杆菌性脑膜炎

是炭疽杆菌引起的一种急性传染病，为人畜共患的疾病。炭疽病中有5%的患者出现炭疽杆菌性脑膜炎。

1）流行病学。炭疽也是一种古老的烈性传染病，历史上在许多国家有过程度不同的流行。目前全球发病者数为2万～10万，多发生热带的以农牧业为主的不发达国家，如美洲南部和中部、欧洲东部和南部以及亚洲、非洲等。

2）病原体。炭疽杆菌是需氧芽孢菌属中唯一可引起人类（畜）疾病的细菌，革兰染色阳性，无鞭毛，不能运动，在人体内可形成荚膜，体外则可形成芽孢，故在外界土壤及草原上可存活数十年，甚至在皮毛制品中可存活90年。传染源为患者和患病的马、骆驼、猪、狗等。本病可经皮肤黏膜、呼吸道、胃肠道、伤口等感染，但人与人之间不直接传染。易感人群无特殊性。

3）发病机制。炭疽杆菌通过其毒素和细菌胞膜抗原导致免疫变态反应而致病。细菌产生的外毒素直接损害血管内皮细胞，使血管通透性增加，微循环障碍，血浆外渗，有效血容量减少，血液高凝状态，进一步出现DIC和感染性休克。全身及各重要器官小血管血栓、出血等。

4）临床表现。本病的潜伏期为2～3天，最短12小时，最长12天。全身表现依其感染途径不同而有不同的临床类型：①皮肤型炭疽：也称炭疽痈或恶性疔疮。95%～98%的患者为此种类型。以皮肤损害为主，在病原侵袭部位（多为四肢、面部等暴露处）出现无痛性的斑疹或丘疹以及小水泡，内含的液体有大量的病原菌，周围组织质硬肿胀。2～3天后中心区出血性坏死，水肿扩大，坏死周边有许多成群小水疱，水液丰富易破，继之形成溃疡，上面覆盖黑色如炭焦样的出血痂，周边还有一个环及成群的小水疱，即焦痂形成。全身症状相对比较轻，中等程度发热，伴头痛、关节痛及全身不适，局部淋巴结肿大，如进一步发展可引起败血症。80%患者可痊愈。②肠型炭疽：潜伏期为12～18小时。类似于食物中毒，出现全身不适，恶心呕吐，呕出物带血丝及胆汁，水样腹泻和便血，腹痛明显及腹胀。25%～50%患者可发展为败血症和感染性休克。③肺型炭疽：急性起病，多为原发性。初呈上呼吸道感染卡他症状，胸闷、胸痛，全身不适，发热，干咳，咳带血黏液痰。重者可以寒战高热发病，肺部X线检查可见纵隔增宽，或有胸膜渗出液。常发展成败血症和感染性休克。可发生心血管功能迅速减弱而虚脱。本型死亡率高，但现已少见。神经系统表现为：以脑膜病变为主，即炭疽杆菌性脑膜炎，又称脑膜炭疽。约5%患者在炭疽并发败血症的基础上发展为本类型，个别有原发性炭疽杆菌性脑膜炎的报道。本型患者发病急，病情进展迅速，起病时即有严重的全身中毒症状，伴循环衰竭，患者有呕吐、惊厥发作、昏迷和脑膜刺激征，有时有大脑皮质出血及脑脊髓膜炎腰穿压力高，脑脊液多为血性或脓性，培养常得到病原菌。本病凶险，大都因颅内压增高、呼吸衰竭，在第2～4天死亡。

5）辅助检查。在病情轻的患者血常规可无异常改变，但在肠型、肺型及脑膜炎时血红蛋白和红细胞均降低，甚至血红蛋白降低至3%。白细胞也明显增高，中性粒细胞90%以上，红细胞沉降率加快，出血、凝血、凝血酶原时可在重症时明显延长。腰穿检查颅内压显著增高，可达392kPa（400mmH$_2$O）以上；脑脊液外观呈血性，且随病情加重血性更浓；白细胞总数升高，蛋白含量可达到4～15g/L，糖和氯化物含量均显著降低。涂片可检出典型的革兰阳性杆菌，呈竹节状排列。细菌学检查各病灶处的渗出物、分泌物、痰液、吐泻物、血液、胸腔积液等涂片和培养均很容易地检测出病原菌。头部CT或MRI在本病诊断中不作为首选检查，仅在需与其他疾病鉴别时选用。

（9）黏液双球菌性脑膜炎

是一种革兰阴性球杆菌感染所致的脑膜炎，通常继发于败血症、肺炎、亚急性细菌性心内膜炎以及呼吸道感染等。其临床表现与其他细菌性脑膜炎（如流行性脑脊髓膜炎）很难明确区分，即发热、头痛、恶心、呕吐、颈项强直，有时可见全身皮肤黏膜瘀点、瘀斑等。更要注意的是一些中老年体质虚弱或基础状况低下的患者，因脑膜反应能力低下，脑膜刺激症状并不明显或被掩盖，而以意识障碍表现更为普遍。故临床诊断除病史和体征外，需依靠脑脊液检查和细菌培养确定。

7. 治疗

化脓性脑膜炎为神经科或传染科急症，神经内科医师遇到化脓性脑膜炎的患者，首先的治疗措施是选择足量敏感的抗生素，治疗感染性休克，维持血压，防止脑疝；应尽快明确诊断，尽早转传染科或传染病院治疗。不能将流行性脑脊髓膜炎患者留在神经内科病房，以免造成院内传染。并将流行性脑脊髓膜炎作为乙类传染病上报医疗行政部门。

（1）一般支持措施

所有细菌性脑膜炎患者都需住院治疗，某些呼吸道传播脑膜炎，如流行性脑脊髓膜炎具有传染性，必须予以隔离。针对患者出现的各种症状，应积极进行相关的处理，如降温、镇静、止痛、补充水电解质、保证正常日需要量等。对于比较危重的患者，必须接受监护：①保持呼吸道通畅：经常吸氧，防止误吸，尤其对于昏迷患者更应保证足够的通气功能。②保证静脉通道：这是抢救通道，以确保水、电解质和酸碱平衡，特别是特殊治疗性药物的输入。③监测生命体征：即血压、呼吸、心跳、意识等。应维持收缩压在12kPa（90mmHg）以上，如有休克，应积极抗休克治疗。如果出现中枢性或周围性呼吸困难，除了应用呼吸兴奋剂外，必要时给予气管插管或甚至气管切开，以保证基本的呼吸功能。发生心力衰竭和肺水肿者，应避免过多液体输入，同时积极纠正充血性心力衰竭。④降低颅内压防止脑疝：中枢神经系统感染均有不同程度的高颅压，严重者因颅内压过高引起脑疝而致死。因此，对于神经系统细菌感染者，降低颅内压非常重要。

一般首选静脉滴注甘露醇，依病情程度选择用量及次数；如果降颅内压效果不佳，可再加呋塞米、白蛋白，甚至做颞下减压，这样才能防止脑疝形成，避免死亡。

（2）抗菌治疗

治疗细菌性脑膜炎的理想药物，应具有3个条件：①透过血脑屏障多，脑脊液中药物浓度应数倍于最小杀菌浓度（MIC）。②杀菌力强。短时期内消灭脑脊液和脑膜中的细菌。③不良反应小。诊断经过脑脊液检查初步确诊后，应尽快由静脉给予适当的足量抗菌药物，并根据病原菌和病情按计划完成全部疗程。可按病原菌培养对药物的敏感性选择抗生素，如病原菌一时未能确立，应先用广谱抗生素。治疗效果取决于致病菌对药物的敏感性以及药物在脑脊液中所达到的浓度，故首选静脉给药。延误治疗或选用抗菌药物不当则增加病死率，导致后遗症。

1）抗菌药物透过血脑屏障受多种因素的影响，药物的理化性质是众多因素之一，只有低分子、低离子化和脂溶性药物才能通过脉络膜细胞进入脑脊液，因而氯霉素最易透过，β内酰胺类抗生素则与其相反。但是β内酰胺类中各种药物的透过性不一，青霉素G、氯唑西林、苯唑西林和头孢噻吩的通透性差，而第三代头孢菌素中的头孢唑肟、头孢曲松、头孢哌酮、头孢他啶、头孢噻肟、拉氧头孢等的血脑屏障通过性较高，主要用于革兰阴性杆菌脑膜炎的治疗。

脑膜发生炎症，血脑屏障出现破绽，抗菌药物进入脑脊液含量明显增多，其程度在细菌性脑膜炎初期最为明显。随着炎症的好转，脑膜通透性也逐渐恢复正常，因而继续进入脑脊液的药量也随之减少。所以，疾病好转过程中不宜减少给药量。

2）针对病原体选择抗菌药物在病原菌尚未鉴定前，应根据患者年龄、临床表现等做出初步判断。年龄对选择药物甚有意义，如年长儿童患流感杆菌脑膜炎较少，又如新生儿化脓性脑膜炎大多数是肠道革兰阴性杆菌所引起，故应挑选对这些细菌有效的药物。

目前多主张用第三代头孢治疗化脓性脑膜炎，可获得较好疗效，且不良反应轻。治疗时间要足够长，一般认为流行性脑脊髓膜炎至少7～10天，肺炎链球菌脑膜炎10～14天，金黄色葡萄球菌脑膜炎14～21天，流感杆菌脑膜炎10～14天，革兰阴性杆菌脑膜炎待脑脊液培养转阴性后继续用10～14天，李斯特单胞菌脑膜炎14～21天（必要时28～42天）。婴儿期患儿的疗程应适当长一些，不短于2～3周，一般应在血清C反应蛋白测定转为阴性后，再连续应用数天抗生素。

3）关于鞘内给药，由于近年来有了第三代头孢治疗化脓性脑膜炎，获得较好疗效，一些新的抗生素能较好地通过血脑屏障，故原则上不应鞘内给药，以避免患者痛苦和不良反应，甚至意外死亡。晚期化脓性脑膜炎病例，脑脊液外观有脓块形成，或细菌较多，或对抗生素有耐药时，加用鞘内注射可提高治愈率。治疗铜绿假单胞菌等革兰阴性杆菌脑膜炎有时需配合应用渗入脑脊液较差的庆大霉素或妥布霉素（每次3～5mg，必要时可增至8mg），做鞘内注射，每日或隔日1次，一般给3～5次，至脑脊液由浑浊转清，细胞数下降，细菌消失即可停用。进行鞘内注射时，对不同的年龄与不同的药物，必须严格按要求用不同的药物剂量及浓度。在注射之前，要仔细核对药名与剂量；要以生理盐水或抽出的脑脊液稀释至一定浓度后，再缓慢注射。

一般来讲，如果静脉用药有明显的效果，尽量避免鞘内注射。若必须鞘内注射，每周限于应用3次以内，且每天注射量应少于脑脊液的引流量，一般注入的药物液体量5～10ml为宜。

4）抗菌治疗效果的判断在抗菌治疗后，病情发展和转归尚受其他因素影响。如病程中是否曾发生惊厥以及对惊厥的控制是否及时；患者的意识状态以及意识障碍的程度；患者的一般状态及其对致病菌免疫力的强弱；治疗开始的迟早等。对急性细菌性脑膜炎的疗效观察，应从以下几个方面全面进行衡量：①发热：由于绝大多数神经系统细菌感染的患者均出现不同程度的发热，体温的变化代表着病情的好坏，所以，观察体温的变化显得尤为重要。一般来说，经积极而有效的抗菌治疗后，急性细菌性脑膜炎患者的体温一般应于3～4天降至正常，在此之前，体温即应开始波动或呈下降趋势。一般来说，肺炎链球菌脑膜炎和b型流感杆菌脑膜炎在退热方面所需的时间较长，而流行性脑脊髓膜炎和链球菌脑膜炎所需时间则较短。高热超过5天可能是由于感染未受到控制，也可能是由于并发症或药物热所致。有并发症的细菌性脑膜炎病例可能在降热后再次发热，常见并发症包括硬脑膜下积液、大脑皮层静脉窦血栓形成、脑脓肿以及中枢神经系统外的感染等。后者可包括中耳炎及乳突炎、鼻窦炎、尿路感染、关节炎、心内膜炎、输液部位的继发感染等。②意识状态：意识障碍是患者病情较重的标志，所以，治疗是否成功与意识状况变化密切关联。不过，脑膜炎意识障碍的恢复与很多因素有关，故其恢复的迟早与快慢常因人而异。一般来说，患者的意识障碍多在治疗后4天内开始好转，但也有迟至1周以后才清醒者。③血常规：细菌的感染均可导致周围白细胞的增高，且白细胞增加的数量与感染的严重程度极为密切。因此，血白细胞总数及其分类可以提示治疗的成功性。④腰穿检查：它不仅是诊断神经系统细菌感染的金标准，且通过腰穿进行相关的检查还有助于了解病情的严重性和鉴别病原体。在抗菌治疗开始，脑脊液的白细胞总数在疗程的最初1～2天内可无明显减少，甚至可能稍增，但中性粒细胞的比例应见降低。蛋白含量在一定时间内多不减少，甚或稍增，这不是疗效不佳的表示。在有效的治疗4天内，糖含量应恢复正常，这主要是脑脊液内细菌被消灭的结果。若糖含量仍低于正常，也应考虑到有小房状局灶性病变存在的可能。脑脊液检测有明显改善而临床无好转者，应考虑有硬膜下积液或积脓、脑脓肿、脑积水等合并症。⑤细菌学检查，一般在用药后48小时内，脑脊液的染色涂片及细菌培养均不再找到细菌。若仍有细菌存在，则说明在抗菌药物的选择及剂量等方面存在问题。细菌性脑膜炎患者经抗菌治疗约4天后，若症状无改善，发热不退，血象的白细胞总数不见减少，脑脊液的各项检查不见好转等，即应认为治疗失败。此时即应将整个病案重新分析，进行深入的检查，包括详尽和细致的体格检查，结合原来的治疗方案探讨失败的原因。在查明原因后，应根据患者的具体情况再拟订出新的治疗方案。所谓"部分治疗后脑膜炎"，是指正规疗程的抗菌治疗后有一定疗效而未达痊愈的病例。如果脑脊液检查仍有糖量减少和中性粒细胞增多，则仍应继续原方案或更换抗生素。

（3）抗癫痫治疗

许多神经系统细胞感染患者均可能伴有癫痫发作。一般来讲，偶发者可不急于抗癫痫治疗。但是，如果发作次数较多，尤其出现癫痫连续状态者，应进行正规的抗癫痫。最常用且有效的抗癫痫治疗为：首次静脉注射地西泮10～20mg；接着，1次肌肉注射苯巴比安钠8mg/kg，而后依患者癫痫发作情况再决定应用的间隔时间和用量。此外，还可应用苯妥英钠、卡马西平等。

（二）破伤风

破伤风是破伤风杆菌侵入人体伤口所引起的急性感染性疾病，以牙关紧闭、全身肌肉强直及阵发性抽搐为临床特征。破伤风遍布全球，随着广泛推行预防接种，破伤风的发病率已逐年下降，但病死率仍较高，估计每年约有40万人死于本病。

1. 病因与发病机制

本病致病菌为破伤风杆菌，属梭状芽孢杆菌属，为革兰染色阳性厌氧性芽孢杆菌，长$2.5\sim5.0\mu m$，宽$0.5\sim1.1\mu m$。有繁殖体和芽孢两种形态。芽孢为正圆形，位于菌体的顶端，比菌体大，故带芽孢的菌呈鼓槌状。繁殖体周身有鞭毛，无荚膜。破伤风杆菌产生强烈的外毒素，主要是破伤风痉挛毒素，为一种蛋白质，毒性极强。对小鼠的致死量为10^7mg，仅次于肉毒毒素。毒素经甲醛处理后可脱毒为类毒素，其抗原性极强，能刺激机体产生抗毒素。抗毒素有中和毒素的作用。破伤风杆菌在自然界分布极广，存在于家畜（如牛、马、羊等）的肠道中，随粪便排出，污染土壤。某些人群的粪便内也可含菌。细菌在不利的情况下形成芽孢，使其具有较强的生存能力。一切开放性损伤甚至细小的伤口均有可能发生破伤风，如深刺伤、弹伤、动物咬伤、烧伤、新生儿脐带感染及产妇生殖道感染等均可引发破伤风。此外，昆虫咬伤、接种疫苗、消毒不严的手术、中耳炎、拔牙、褥疮等，偶可引起破伤风。当人体缺乏免疫力，尤其是局部伤口缺氧为重要的发病因素。破伤风杆菌只在伤口局部生长繁殖，产生两种外毒素：痉挛毒素是引起症状的主要毒素，对神经有特殊的亲和力，能引起肌肉痉挛；溶血毒素能引起组织局部坏死和心肌损害。

破伤风芽孢只能在厌氧环境中生长繁殖并产生外毒素。伤口中的血供受阻，掺杂有坏死组织或异物，伴发需氧菌感染等情况均有利于破伤风杆菌的生长。如环境不利，则芽孢可在组织内较长时间潜伏（数月至数年），遇有缺氧条件可发病。病原菌只在入侵部位繁殖而不进入血液循环中，所产生的外毒素对中枢神经系统，尤其是脑干神经和脊髓前角细胞有高度亲和力。毒素可沿外周运动神经间隙或经淋巴液吸收，再经血液到达中枢神经系统，并与神经节苷脂结合，封闭脊髓抑制性突触，阻止抑制性突触末端，致使上下神经元之间抑制性冲动传递受阻，导致反射反应性增强，兴奋性异常增高，骨骼肌痉挛。

2. 病理

破伤风的病理变化不多，脑及脊髓可充血或点状出血，严重者可有脑水肿。运动神经细胞有水肿、核肿大及染色质溶解现象。病程较长者大脑半球可出现散在脱髓鞘和神经胶质增生，其他各脏器如心、肝、肾和胃肠道等也有不同程度的充血和出血。

3. 临床表现

各年龄均易感，儿童、青少年、工人、农民等户外活动多的男性外伤机会多，因而较易发生破伤风感染。破伤风的潜伏期平均为$6\sim10$天，个别短者仅2天，长者达数月。新生儿破伤风一般在断脐带后7天左右发病。患者先有乏力、头晕、头痛、嚼肌紧张酸胀、烦躁不安或低热等前驱症状，一般持续$12\sim24$小时，接着出现典型的肌肉强烈收缩，最初是嚼肌，以后依次为面肌、颈项肌、背腹肌、四肢肌群、膈肌和肋间肌。患者开始感到咀嚼不便，张口困难，随后有牙关紧闭；面部表情肌群呈阵发性痉挛，出现特征性的"苦笑"貌。背腹肌同时收缩，但因背肌力量较强，以致腰部前凸，头及足后屈，形成"角弓反张"状。轻微的刺激均能诱发全身肌群的痉挛和抽搐。疾病期间，患者意识始终清楚。

痉挛一般呈间歇性，每隔数小时发作一次，每次发作持续数十秒至数分钟。间歇期肌肉松弛，以后发作次数渐多，痉挛期延长，肌肉强直可呈持续性。发作可因强烈的声、光刺激而引起。少数因持续性肌肉收缩，可引起骨折、肺栓塞、脱水及其他细菌感染。此外，还可有少数不典型的特殊类型的破伤风，如：①局限性破伤风：此型病变与破伤风杆菌侵入部位有关，多见于有部分免疫力者。局部创伤、慢性骨髓炎、痔感染等均可诱发，表现为局部肌肉强直，肌张力增加，可持续一至数周。②头部破伤风：多因头面部感染，特别是眼眶部受伤感染所致。可表现为牙关紧闭，面肌及咽部肌肉痉挛，而无头部以外肌肉的痉挛。③新生儿破伤风：发病常在出生后1周内。半数无牙关紧闭，但压下颌时有反射性牙关禁闭。④其他如产道破伤风、耳道破伤风、术后破伤风等也偶有发生。

4. 辅助检查

破伤风一般无特异性辅助检查，如患者有伤口，可行伤口分泌物厌氧菌培养。

5. 诊断与鉴别诊断

破伤风的诊断主要靠病史和临床表现。病史资料对诊断极为重要，最近有外伤史特别是深刺伤史，曾用柴灰或积尘敷伤口，新生儿采用旧法接生等，均有重要参考价值。破伤风的诊断要点为患者可有或无明确的外伤史，具有典型的临床表现，如牙关紧闭、"苦笑"面容、颈项强直、角弓反张、阵发性全身肌肉痉挛发作等。需与破伤风鉴别的主要疾病有以下5种。

1）各种肌紧张异常。可有面、颈、肢体及躯体的紧张性异常表现，但肌紧张异常无外伤史，无声、光等刺激诱发，并不是阵发性肌肉痉挛，而表现为肌紧张异常的姿势和动作，一般无牙关紧闭等表现，可与破伤风鉴别。

2）各种原因所致的张口障碍各种局部病变，如扁桃体周围脓肿、咽后壁脓肿、齿及齿龈病变、颌关节病等可引起张口困难，主要的鉴别在于找到导致张口困难的明确原因。

3）士的宁（马钱子碱）中毒这种全身性痉挛性发作与破伤风很相似。服药史有重要价值。

4）手足抽搐症的强直性痉挛主要局限于手足，因血钙降低所致。

5）狂犬病可有咽肌痉挛，但一般无全身肌肉痉挛现象，有恐水症状而无牙关紧闭，且有被狂犬咬伤史。

6. 治疗

破伤风多采取综合治疗措施，其要点是：应在控制痉挛后及早彻底清创伤口，注意从感染灶中清除异物，敞开伤口以利引流，并用3%过氧化氢或1：1000高锰酸钾溶液冲洗后湿敷。如患者的感染肢体太严重无法保留时，应及时截肢。产妇患者病死率较高，常与产道局部感染有关。故除全身用药外，应注意局部处理，如采用过氧化氢溶液或高锰酸钾冲洗等。应将患者置于单人暗室隔离，防止声光刺激。控制痉挛可用安定、苯巴比妥、10%水合氯醛、25%硫喷妥钠或冬眠疗法等。如无效，则在气管切开和控制呼吸情况下，应用肌肉松弛剂。为保持呼吸道通畅，病情严重者应及早行气管切开。气管切开的指征为：①抽搐频繁不易控制。②喉痉挛。③肺部感染痰液黏稠不易咳出。④呼吸肌持续痉挛，呼吸表浅发绀较严重者。尽早给患者应用破伤风抗毒素（TAT）。主要有两种：①人体破伤风免疫球蛋白（HTIG）：通常用500～6000U于伤肢近端深部分次注射，创伤部位不明者臀部肌肉注射。新生儿也可脐周注射。②异种破伤风抗毒素：通常用马血清1万～10万 UTAT，上述部位注射后，血中有效浓度可维持17天。以后每天1万～2万U，共3～5天。注射马血清前应询问过敏史并做过敏试验，阳性者应经脱敏法后才能应用。如用人体破伤风免疫球蛋白则较安全，不必进行皮肤过敏试验。

应用青霉素G 240万U肌注，每12小时一次防治感染。目的是杀灭伤口内可能存在的破伤风杆菌及其他细菌，减少产生外毒素，并预防肺内感染。此外，应加强全身支持疗法，给予高热量、高蛋白、高维生素，维持水电解质平衡。

7. 预后与预防

重型破伤风的病死率为10%～40%，平均20%～30%。新生儿及老年人的预后较差。病死率的高低与轻、中、重型有关，与起病急缓呈正比，与潜伏期长短及病程长短反比。痉挛累及咽肌、呼吸肌时可引起呼吸困难、窒息、吸入性肺炎等严重后果。阵发性痉挛于起病48小时内出现或频繁发作者提示病情危重。过高热、较高神经功能异常亢进者也预示预后不良。

国内采用磷酸铝吸附精制类毒素做自动免疫预防效果满意。接种对象是易发生创伤的部队指战员、民兵、工人等。成人初次接种时为"基础注射"，然后皮下注射类毒素三次：第一次0.5ml，以后每次1ml，两次注射间需间隔3～6周。第二年再注射1ml，作为"强化注射"。以后，每5年重复强化注射1ml。凡10年内做过自动免疫者，伤后仅需注射类毒素0.5ml即可预防破伤风。自动免疫注射已超过10年者，如伤口污染不重，也仅需注射类毒素0.5ml；如伤口污染严重，则在注射类毒素0.5ml的3～4小时后，再肌肉注射人体破伤风免疫球蛋白250～500U。如以前未注射过类毒素而伤口又是污染明显或细而深的刺伤、严重的开放性损伤、未能及时清创或处理欠当的伤口，以及因某些陈旧性创伤而施行手术（如异物摘除）前，可用被动免疫法，即伤后尽早肌肉注射破伤风抗毒素（TAT）1500U（1ml）。伤口污染严重或受伤已超过12小时者，剂量应加倍。成人与儿童的剂量相同，注射前应询问有无过敏史并做皮内过敏试验。

（王　澍）

第七节　面神经麻痹

面神经是所有运动神经中穿过骨管行程最长的神经，因此，也是最常发生麻痹的运动神经。面神经麻痹除了造成面部外形损害外，还在一定程度上妨碍饮食和讲话等功能，故能立即引起患者的注意而及时就医。由于90%以上的面神经麻痹系颞骨内疾病所致，因此，面神经疾病的诊治已经成为耳鼻咽喉科医师研究的重要课题。

一、病因

（一）先天性畸形

先天性面神经麻痹往往是由于脑干或面神经运动核的发育不全所致。常合并其他先天性畸形。

（二）外伤

颅脑外伤引起颞骨骨折所致的面神经麻痹，往往是由于局部水肿、缺血、血肿继发性压迫面神经或骨片压迫，甚至切断面神经。其中颞骨纵行骨折面神经麻痹的发生率约为20%，横行骨折面神经麻痹的发生率为40%～50%。

新生儿获得性面神经麻痹多为分娩过程中颅外段面神经受骶骨压迫或产钳压迫。手术所致的面神经麻痹多因手术者对颞骨解剖不熟悉或手术操作不当，仅少数病例存在面神经解剖异常的因素。常见的损伤部位为鼓室段、锥段和乳突段。

（三）肿瘤

肿瘤是引起面神经麻痹的常见原因之一。脑桥小脑角、颞骨内和腮腺区的各种良性、恶性肿瘤常可累及面神经而导致外周性面神经麻痹。常见的肿瘤包括外耳道或中耳癌肿、颈静脉球体瘤、听神经瘤、脑膜瘤、先天性胆脂瘤、面神经鞘膜瘤、神经纤维瘤和腮腺恶性肿瘤等。

（四）炎症

当面神经鼓室段骨管有先天性缺损存在时，急性化脓性中耳炎的炎症可侵袭神经鞘而引起面神经麻痹，如乳突段的骨管有缺损以致乳突气房的黏膜直接与面神经鞘相邻，急性乳突炎同样也可引起面神经麻痹。在慢性胆脂瘤型中耳炎，胆脂瘤和肉芽组织常可破坏面神经骨管而导致面神经麻痹。

（五）Bell麻痹

此病为引起外周性面神经麻痹最常见的原因，其病因不明，可能与病毒感染、供应面神经的血管痉挛或阻塞造成缺血和变态反应等因素有关。

（六）耳带状疱面瘫

系带状疱疹病毒感染所致。

二、病理

面神经在受到损伤后，如压迫、挫伤、牵拉、断裂、冷冻、高温、超声波和药物（如麻醉剂）等因素均可妨碍神经的传导功能。Seddon把神经损伤的程度分为3种类型。

（一）神经失用症

神经受到压迫时，冲动的传导被阻而远侧段轴突可无变性，少量轴浆能断续挤过被压处而达远侧段轴突，有时受压处的髓磷脂可有损失。当压力解除后，神经的功能可立即完全恢复。这种情况也称生理性阻断。

（二）轴索断伤

是一种比较严重的神经纤维损伤，所受压力足以使远侧段轴突的轴浆补充完全断绝，在2～3天内远侧段轴突可继续存活而电刺激的兴奋性可继续存在，但不能传导神经冲动，3天后远侧段轴突将由于失去轴浆的补充而开始破坏、分解和变性，其电刺激兴奋性也随之逐渐下降直到完全消失。与此同时，髓磷脂瓦解而成脂肪小球，但神经膜细胞继续存在并增殖而成吞噬细胞。后者的功能是清除神经内膜内的轴突和髓磷脂碎屑。碎屑清除后神经内膜的管腔也为增殖的神经膜细胞所充填。受损处以下的全段神经均发生上述变化；受损以上的近侧段神经也有同样病变，但病变的范围仅达最近的郎飞结。其间，脑桥中的神经元也发生染色质溶解、Nissl物质消失和胞浆肿胀。有时这种神经元可消失，但多数于近侧段轴突开始再生时恢复正常。

（三）神经断伤

为神经断裂或虽然解剖上保持相连而所有主要结构已经断裂的神经损伤。神经切断后的病理属纯粹的"神经断伤"。轴索的再生会随意向远端的神经管内生长，可能会长入不同的神经内管，致再生不良或连带运动。

Sunderland将神经损伤分为5度：1度为近侧端流向远端的轴浆流受阻；2度为轴索破坏；3度为轴索和髓鞘管的破坏；4度为神经索膜、鞘膜管和轴索断离；5度为神经外膜、神经索膜和轴索均遭破坏。实际上，Sunderland分类法的第1度相当于神经失用症，第2及第3度相当于轴索断伤，第4、第5度相当于神经断伤。

在贝尔（Bell）麻痹中，当水肿的神经受到骨管的压迫后，除神经冲动的传导被阻断外，淋巴和静脉血液的回流也同时受阻，结果产生一种恶性循环反而加重对面神经的压迫。多数病例中，神经所受到压力不足以使轴浆的补充完全被阻，因此受累的轴突不发生变性。在这些病例中，神经的功能可于几日到几周后开始恢复，直到完全正常。在其余的病例中，神经所受压力程度重而时间长，部分或全部轴突的轴浆补充完全被阻，致发生变性。

过去一般认为，贝尔麻痹的病变主要在乳突段，鼓索神经和茎乳孔之间的神经病变最为严重，鼓室段的病变则较少见。1963年Fower则首次在某一患贝尔面瘫2周而因其他原因死亡的病例尸解中，发现内听道段神经有出血性梗死和变性。尔后，由于这种病例的减压术范围超出鼓室段和乳突段，不少作者相继报道此病的病变主要在内听道段进入迷路段骨管的入口处。因此在有减压指征的病例中，减压范围不应仅限于乳突段和鼓室段。

根据手术显微镜中所见，受损神经常有红肿、微小的出血性梗死、神经内有出血或血性渗出液等。在病变较重的病例中，邻近的乳突气房可有破坏，其中并有血性渗液。在减压术中，在切开鞘膜后神经常向外膨出，其直径可超过原来的2～3倍，有神经水肿。至于Bell麻痹的神经组织学变化，则因尸体解剖的机会不多，文献资料缺乏。据零星报道，神经干和鼓索均可有典型的神经纤维脂肪变性和神经或鞘膜充血，但无炎性变化。神经的充血和肿胀以及出血性梗死可持续2～3个月，然后逐渐消失。晚期，如1年左右的病例中，神经呈黄色，并可有明显的纤维变性。

鉴于神经变性不涉及所有神经纤维，部分纤维仅有可逆的生理阻断，压迫一经解除，这些纤维的功能即可恢复，这就是不少作者主张在贝尔面瘫中施行减压手术的理论根据。

原认为耳带状疱疹面瘫为膝状神经节的病毒感染，但据尸体解剖的病理报告，膝状神经节近侧和远侧端的神经有片状淋巴细胞浸润，膝状神经节本身则无病理变化。在一般情况下，感觉神经病毒感染的症状比较常见，运动神经的同样感染不易出现症状。但由于面神经位于狭小的骨管中，感染后容易导致瘫痪，此为肿胀、缺血、缺氧等恶性循环所致，与贝尔麻痹的病理变化相同或更重。

颞骨骨折涉及面神经骨管的骨折线可位于内听道和茎乳孔之间的任何部位。据以往报道，最常见的损伤部位为面神经鼓室段和乳突段的相交处；但据近年观察，损伤发生在膝状神经节处也少见。Portmann等报道的256例外伤性面神经麻痹手术病例中，35%的病例在面神经的膝状神经节区受损，40%在鼓索神经与膝状神经节之间受损，25%在鼓索神经以下受损。而且35%的病例同时有膝状神经节区，鼓室段或乳突段面神经两处受损。

颞骨骨折所致的面神经麻痹，轻则骨管内出血、鞘膜挫伤和神经水肿，以致面神经受压迫而发生功能障碍。重则碎骨片嵌入骨管或骨折线两侧的骨段移位而致神经受到牵拉、扭转、撕裂、切断或压迫，数日后患处开始产生结缔组织，并可延续达数月之久，对神经的再生造成障碍。

三、症状

（一）贝尔面瘫

面瘫往往突如其来，初起时常为旁人首先发现，几小时内当病情加重到一定程度时才为患者所惊觉。不少患者在晚上发病，次晨照镜时才见自己面部异常。有时在发病前的数小时内，耳后有疼痛，其程度和持续时间因人而异，常和面瘫发展的程度成正比，许多患者则无疼痛。有些患者因面肌瘫痪而有明显的讲话障碍。由于不能眨眼，正常眼泪的排泄受到影响，故患侧常有泪水盈眶，从而使视力模糊。与其他周围性面神经麻痹一样，当患者企图闭眼时，眼球向上转动，为贝尔征阳性。患侧舌前2/3的味觉丧失，如口中有金属味觉则示鼓索受累，并可于面瘫开始前数小时即已出现。但这并不是一个恒定的症状。镫骨肌麻痹所引起的听觉过敏则比较常见。在疾病的早期，部分患者可有暂时性眩晕。

在男性病例中，右侧的面瘫要比左侧的多3倍；在女性病例中，发病情况正好相反。少数病例的面瘫可为双侧性，两侧的瘫痪可先后相继出现。面瘫痊愈后也可复发。

（二）外伤性面神经麻痹

外伤性面神经麻痹多由颅脑外伤或手术损伤面神经所致，面瘫可在颅脑外伤或手术损伤面神经后立即发生，也可表现为外伤后数小时或数日出现的迟发性面瘫。在严重的颅脑外伤病例中，除了面神经麻痹外，还可出现脑脊液耳漏或鼻漏、肢体瘫痪，甚至昏迷。

（三）炎症性面神经麻痹

慢性化脓性中耳炎引起的面神经麻痹常为不断扩大的胆脂瘤破坏骨质，侵及神经骨管所致。局部肉芽滋生或息肉形成有时也可发生同样后果。慢性化脓性中耳炎急性发作常为这种面瘫的激发因素。面瘫的起病可急可缓。患者除了面瘫以外，还有听力减退和长期耳漏的病史，分泌物为脓性，恶臭。

急性化脓性中耳炎引起的面神经麻痹，常为鼓室段骨管先天性缺损，炎症侵袭神经鞘所致。如乳突段的骨管有缺损以致乳突气房的黏膜直接和神经鞘相邻，则乳突的急性感染同样可引起面神经麻痹。在这些病例中，面瘫的起病一般缓慢并属非完全性，常伴有听力减退、耳流脓和耳痛等症状。

（四）肿瘤性面神经麻痹

肿瘤引起的面神经麻痹多发生于40岁左右的患者，进行性面瘫为其主要特征，根据肿瘤性质和部位的不同，可出现听力减退、耳鸣、眩晕、头痛、面部麻木、面肌抽搐和声嘶以及吞咽呛咳等后组脑神经受累的症状。

听神经瘤主要表现为一侧性的听力减退，耳鸣和眩晕，早期很少出现面神经麻痹，即使神经被逐渐增大的肿瘤牵拉得很细，仍可保留其功能，只有在肿瘤体积较大并损害足够数量的神经纤维时才引起面瘫。面神经的原发性肿瘤包括面神经纤维瘤和面神经鞘膜瘤。肿瘤可发生于面神经的任何一段，但75%好发于乳突段。根据肿瘤发生于神经干中部或其边缘鞘膜，可有不同的临床表现，原发于神经干部者，因局部血运较少，肿瘤生长较慢，体积较小而硬。因其在骨管内生长且破坏面神经骨管较迟，故易影响神经传导，出现面瘫较早，常为第一个出现的症状，故这种病例易误诊为贝尔面瘫。原发于神经干边缘者，因局部血运较多，肿瘤生长较快。体积较大而软，破坏面神经骨管较早，故影响神经传导而致面瘫较晚或不发生面瘫。面瘫常先见于口角，其他症状可有听力减退等。

颈静脉球体瘤多见于中年女性患者，除了可引起面神经麻痹外，主要症状为一侧性的搏动性耳鸣、听力减退，如肿瘤长入外耳道时可有出血，迷路受侵可出现眩晕，侵犯后组脑神经可出现第IX、第X、第XI、第XII脑神经瘫痪的症状和Horner综合征。

中耳或外耳道癌发病前常有长期慢性中耳炎病史，除了可引起面神经麻痹外，常见的症状有外耳道流脓、出血，耳聋，耳颞部疼痛和头痛，眩晕。晚期病例可出现张口困难、颈淋巴结肿大和其他脑神经受累的症状。

（五）耳带状疱疹面瘫

除了患侧面神经麻痹以外，主要表现为患侧耳痛，听力减退，外耳道或耳郭疱疹，部分病例可有眩晕。

四、体征

外周性面瘫多为单侧性，患侧不能皱眉和闭目，鼻唇沟变浅，口角下垂向健侧歪斜，讲话、笑或露齿时更明显，鼓腮、吹口哨时漏气，进食时液体易从口角外流。患侧面部表情动作丧失。久病者下睑外翻、流泪，结膜和角膜因长期暴露而干燥发炎。双侧面瘫者少见，主要表现为面部呆板无表情。

在慢性化脓性中耳炎引起面瘫的耳部检查中，可发现鼓膜松弛部或紧张部后上方边缘性穿孔，从穿孔处可见鼓室内有肉芽或灰白色鳞屑状或豆渣样无定形物质，奇臭。急性化脓性中耳炎的耳部检查可见鼓膜充血、膨隆，或有针尖样穿孔并有脓性分泌物流出，偶在耳带状疱疹面瘫患者的耳郭或外耳道可见疱疹。外伤性面瘫往往同时伴有脑脊液耳漏，耳部检查可见鼓膜裂伤或鼓室积血。中耳癌者可见耳内有肉芽或息肉样组织，切除后又迅速生长或触之极易出血。颈静脉球体瘤者可见完整的鼓膜后部下方有深红色或蓝色的肿块。如鼓膜破裂，肿瘤突入外耳道，呈息肉样组织，触之极易出血。

面神经功能的分级方法：一个完整的分级方法应该从以下几个方面反映面神经的功能：①静止状态时面部的对称性。②面部表情肌的自主运动。③有无面肌痉挛、联带运动和鳄鱼泪症等后遗症。严格的评分要求3位医师参加打分，然后取平均值，而且手术医师及参与治疗的医师应避免参加打分。现推荐3种分级方法：

1. House 提出的分级方法

已为美国耳鼻咽喉-头颈外科学会面神经疾病委员会所采用。现已成为国际通用的分级方法：

Ⅰ级：正常（100%）。各区功能正常，对称。

Ⅱ级：轻度功能异常（99%～75%）。仔细检查时，才能发现轻微的面肌无力。

静止状态：对称；运动时，前额运动接近正常。稍用力即可闭眼，但稍不对称。能运动口角，但稍不对称；无联带运动，无面肌挛缩或面肌痉挛。

Ⅲ级：中度功能异常（74%～50%）。明显的面肌无力，但无面部变形；静止状态：对称；前额部运动减弱或消失，用力时能完全闭眼，但有明显不对称；有明显的联带运动、面肌挛缩或半面痉挛，但无面部变形。

Ⅳ级：中重度功能异常（49%～25%）。明显的面部变形和（或）面肌无力；静止状态：对称；前额部运动消失，用力也不能完全闭眼，口角运动不对称；有严重的联带运动、总体运动和面肌痉挛。

Ⅴ级：重度功能异常（24%～0%）。刚刚可以看到轻微的闭眼和口角运动。

静止状态：面部不对称，口角下垂，鼻唇沟浅或消失；前额部运动消失，闭眼不完全，用力时才出现轻微的眼睑运动，口角能轻微运动常无联带运动、面肌挛缩和面肌痉挛。

Ⅵ级：面神经完全麻痹（0%）。

静止状态：不对称，张力丧失，无运动；无联带运动、面肌痉挛和面肌挛缩。

2. Portmann提出的评分方法

（1）观察静止状态时面部的对称性：①正常：2分。②稍不对称：1分。③明显不对称：0分。

（2）观察面部6组表情肌的自主运动：额肌（皱额）、眼轮匝肌（闭眼）、鼻翼提肌（提鼻翼）、口轮匝肌（吹口哨）、额肌（用力微笑）和颏肌（嘶嘴）。①无任何运动：0分。②刚能看到微弱运动：1分。③运动范围较大，但比正常稍差：2分。④运动正常：3分。然后把所有得分相加，全部正常为20分，作为分母。实际得分作为分子，以分数形式表示。

3. Fisch提出的评分方法

按静止状态（20分）、皱额（10分）、闭目（30分）、笑（30分）、吹口哨（10分）分区打分。打分等级以0%、30%、70%、100%评价。0%为完全面瘫；30%为部分恢复，较差；70%为部分恢复，但较好；100%为完全恢复。

五、诊断与鉴别诊断

根据面神经麻痹的临床表现，诊断并不困难。除了要确定面瘫病因以外，还要进一步明确其病变的部位和面神经受损的严重程度，以确定治疗方案和手术适应证。目前常用的定位诊断方法包括：Schirmer泪液试验、镫骨肌反射测试和味觉试验。常用的功能检查方法包括：神经兴奋性试验、最大刺激试验、神经电图和肌电图。

除了应对各种引起面神经麻痹的原因进行鉴别以外，还应鉴别外周性面瘫和中枢性面瘫：后者额纹不消失，皱额，皱眉正常，只有对侧颜面下部随意动作消失，但肌张力保留。

六、后遗症

面神经变性之后若得不到及时的治疗，往往不能恢复或不能完全恢复，神经的错位再生还可带来以下后果：①面部不对称：系因失去肌张力和肌收缩力所致。②联带运动：即面部某一部分随意运动时，同时发生另一不随意运动，如微笑时引起不随意的眼闭合，这是由于运动神经再生时错位交叉生长的结果。③鳄鱼泪：即进食时流泪，为再生神经纤维交叉生长，原分布至唾液腺的纤维长入泪腺，多见于膝状神经节和膝状神经节上段的病变。④总体运动和面肌疼挛：为大量无髓鞘轴索缺乏绝缘的结果。很多再生的轴索进入较小的神经管，或神经管纤维狭窄，造成髓鞘纤维和无髓鞘纤维的比例失调；同时再生的髓鞘较原有的薄，髓鞘与轴索的比例也失调。

七、治疗

（一）常见面神经麻痹的治疗原则

1. 贝尔麻痹

1）药物治疗：由于80%左右患者的神经功能可自动恢复，药物的疗效不易估计。常用的药物为血管扩张剂。其目的是改善神经的血液供应。实际上，在已肿胀而受到压迫的神经中，血管扩张剂很难起到增进血运的作用。肾上腺皮质激素类药物有抗炎和减轻肿胀的作用。泼尼松的疗程为10天，剂量每日为60mg，服5天后改为每日40mg，服2天后改为每日20mg，服2天后改为每日10mg服1天。如面瘫保持不变或有增加，或茎乳孔区的疼痛保持不变或重复出现，则可给予第二疗程，但不应多于2个疗程。给药前必须注意妊娠、高血压、肺结核、糖尿病、胃溃疡等禁忌证。有作者认为肾上腺皮质激素类药物在贝尔面瘫中的疗效有待进一步临床实践来判明，它的常规应用应予适当控制。其他常用药物为维生素B_1、维生素B_{12}和三磷酸腺苷等。

2）物理疗法：红外线和按摩能增进局部血运，故在神经再生前有保持肌肉张力，防止肌肉萎缩的作用。一旦随意运动开始出现时，上述各种物理疗法停止使用。

3）保护角膜：因眼睑不能闭合，平时带用眼罩可防止角膜干燥和灰尘损伤。若下睑因肌肉松弛而外翻流泪，则可用胶布狭条将其向上拉紧以使泪水能循鼻泪管排出。

4）手术治疗：关于贝尔麻痹的手术减压问题，文献中的意见分歧已达数10年之久。目前比较公认的是，只有少数（约15%）面神经严重变性的病例才有手术指征。但仍然存在的问题是如何正确判断哪些患者属于这一类。神经兴奋试验、最大刺激试验和神经电图测定等功能检查方法对手术适应证的确定有一定参考价值。部分作者认为手术的目的是防止神经变性，提出手术必须在神经变性前施行。为此，面瘫开始后必须每日进行神经兴奋试验等功能测验来观察生理性传导阻滞是否向变性转化。如每次测验显示两侧在等同的电流刺激下出现相同的肌肉收缩，则面瘫性质始终属生理性传导阻滞。当患侧所需电流要比健侧大3.5mA时，则示神经开始变性，需立即减压。不少作者深信，根据神经兴奋性测验的结果，在手术显微镜下进行减压手术可阻止轴突变性而不损伤神经。有不少为时已2～12周的完全性面瘫病例在接受减压术后，随意运动迅速开始出现，这一事实无可置疑地说明减压的有效性。鉴于85%的病例经过保守疗法可获得不同程度的恢复，早期减压的原则目前还不易为广大耳科医师所接受。若为完全性面瘫，起病2个月后仍无任何恢复迹象者则可行减压术。手术的目的一方面是防止神经变性，使一部分原来神经功能恢复不完全的病例得到完全的恢复，另一方面是避免神经内膜和束膜的损坏，为神经再生创造有利条件，从而避免因神经再生错位所造成的后遗症。

至于减压的部位，目前认为面神经病变最严重的部位在内听道段面神经进入迷路段骨管的入口处，因此减压不应局限于水平段和垂直段，还应包括迷路段骨管，即所谓的面神经全程减压术。

2. 耳带状疱疹面瘫

治疗原则与贝尔麻痹的治疗原则相同。

3. 外伤性面瘫

有些外伤性面瘫经过保守治疗可完全恢复，不留下任何后遗症。而有些病例则需手术治疗，否则面神经功能将不能完全恢复，甚至留下严重的后遗症。因此，采用适当的治疗措施可使一部分原先可能不完全恢复的病例得到完全的恢复。

外伤后或耳部手术中立即发生的完全性面神经麻痹往往是面神经受骨片压迫，甚至被切断，损伤一般比较重，预后较差。而迟发性、不完全性面瘫往往是局部水肿、缺血或血肿继发性压迫面神经引起的，面神经病变一般较轻，面神经的连续性还保持完整，预后较好。因此，从治疗原则来看，由于外伤后立即发生的面瘫，面神经功能完全恢复的可能性很小，应立即手术探查。根据面神经受损的情况，作面神经减压、吻合或移植术。而迟发性面神经麻痹面神经功能自然恢复的可能性很大，宜采用保守治疗，并密切观察面神经功能，一旦有迹象提示面神经发生变性，应立即做手术减压。但对中耳手术中出现的面神经麻痹，无论是完全性的还是不完全性的，笔者主张应立即行手术减压、吻合或移植术。

4. 慢性化脓性中耳炎引起的面瘫

对慢性化脓性中耳炎所引起的面瘫，应尽早进行乳突手术以清除胆脂瘤和肉芽等病灶组织，寻找面神经病变的部位，并采取必要的治疗措施。神经损伤的部位常在鼓室段，在手术显微镜下细心地清除该处的肉芽或胆脂瘤后，常可发现暴露的面神经。若鼓室段的骨管完整而乳突的病变广泛，则应探查乳突段骨管，若暴露的神经鞘充血、肿胀，则应进行减压术，通常向上需减压到膝状神经节，向下需减压到茎乳孔，并纵行切开面神经鞘膜。耳部感染明显者，则应避免切开神经鞘膜，以免感染促使神经纤维化，以致影响功能恢复。若病变处的面神经被肉芽或胆脂瘤组织紧紧包裹和侵犯，清除病灶后面神经有缺损或面神经变细、明显纤维化，功能大概率已丧失，则应施行面神经改道或移植术。

5. 急性化脓性中耳炎引起的面瘫

急性化脓性中耳炎并发面瘫后，抗感染治疗应积极。除应用大剂量抗生素外，也需及时作鼓膜切开术。若有乳突炎，则应进行单纯乳突凿开术，但不必立即进行神经减压术。这种面瘫常于中耳炎的积极治疗后迅速消失。

6.肿瘤性面瘫

在确定肿瘤部位后，应行肿瘤切除术。术中尽可能保存面神经的完整性。如面神经已受侵犯并与肿瘤一并切除，则应立即行面神经改道或移植术。如因面神经缺损的部位较深，而无法作面神经移植，则可采用面神经-舌下神经吻合术来恢复面神经功能。

（二）面神经麻痹的手术方法

1.面神经减压术

手术目的为解除神经因肿胀而受到骨管的压迫，防止神经变性，促进面神经功能的恢复。其适应证为贝尔麻痹、耳带状疱疹、颞骨骨折、手术损伤和胆脂瘤型中耳炎等疾病引起的面神经麻痹。手术时机的掌握已如前述。手术进路的选择主要根据面神经损伤的部位和患侧听力和前庭功能的情况来决定。泪液试验的结果是判断面神经损伤部位的重要依据。若听力和前庭功能正常、泪液试验正常，可经乳突进路行鼓室段和乳突段面神经减压；若泪液消失，应经乳突和颅中窝联合进路行面神经全程减压；若患侧的听力和前庭功能已经丧失，可经迷路进路行面神经全程减压；若病变仅局限于鼓室段面神经，可经耳道鼓室进行减压。

（1）手术损伤的面神经减压术

手术中出现面神经麻痹必须立即进行面神经减压。损伤一般在鼓室段，而部分骨管常已被病变或手术器械破坏。此处的骨管也可有先天性缺损。由于鼓室段管壁较薄，除后端有时需用金刚石钻头将其磨薄外，一般可用刮匙轻轻地伸入破损处的骨缘以下，将骨管外侧占其圆周一半的骨壁逐步剔除，受伤处远、近侧的正常神经暴露至少应5mm，直到肿胀的神经不受管壁的约束为止。若损伤的程度较重、范围广，则须进行自膝状神经节到茎乳孔的减压。在这种情况下，必须充分打开茎乳孔，否则肿胀的神经将在这一"瓶颈"处受压而影响效果。这里的神经为倒置的漏斗状骨膜所包围，漏斗的喇叭口相当于茎乳孔的开口。当向下减压到上述漏斗状骨膜充分暴露时，茎乳孔的"瓶颈"即已去除。若受伤的神经肿胀明显，应将鞘膜切开。只有鞘膜切开后才算减压完成。切开时应使用锐利的小镰刀或小弯钩刺入鞘膜后，沿着神经长轴连续地将暴露的神经鞘全部挑开。用挑的方法切开鞘膜不致损伤神经。乳突段面神经以切开神经的后外侧鞘膜为宜，以免破坏茎乳动脉的血液供应。切开鞘膜后肿胀的神经纤维立即向外膨出。若骨管内有碎骨片嵌入，应先将其取出。

上述损伤一般发生在乳突根治术或鼓室成形术中，因不受听骨链挡住手术野的影响，手术操作一般简单迅速，减压后功能恢复良好。在先天性面神经暴露的病例施行镫骨手术时，有时也可引起神经损伤。由于听骨链的存在，做水平段面神经的减压有一定的难度，操作必须小心谨慎。

因乳突根治术所引起的面瘫病程较久者，损伤的神经常和手术腔再生的上皮或移植的皮片粘连，有时则为纤维组织包埋，故其处理较为困难。暴露术腔后，应首先探查鼓室段神经。先在上鼓室内壁的上皮或移植片处作一横向切口，切口的部位应在外半规管的平面以上。然后从切口向下剥离皮片直到面神经骨管暴露。在鼓室段骨管缺损较多，暴露的神经常与皮片粘连，剥离时神经将随着皮片脱离骨管，致造成神经缺失的假象。在这种情况下，再从乳突段上端向上、向前剥离皮片即可发现仍然完整的鼓室段后部骨管及粘在皮片内侧的神经。然后小心地剥离皮片并按常规法进行减压，神经缺损者行神经移植术。如神经为纤维组织所包围，若范围较广，则应将其剥离后再进行减压。神经和纤维组织无法区别和分离时，则可将其全部切除后移植神经。神经外围少量纤维组织可不必去除。减压后的神经可用浸透抗生素溶液的明胶海绵覆盖。乳突腔的填塞不宜过紧。

（2）颅外伤的面神经减压术

外伤性面神经麻痹伴有传导性聋者，神经的损伤常在水平段。可采用耳内切口或耳后切口，同时处理神经损伤及重建鼓室传音结构。做好切口后，剥离外耳道后上壁皮片，分离相应部分的鼓环，暴露后上部鼓室。磨去外耳道内端的后上部骨质，直到锥隆起和鼓室段面神经的后部充分暴露。清除鼓室内的淤血或血块后，检查损伤部位，若砧骨未脱位或脱位的砧骨影响手术野，则可使其暂时脱位或将砧骨移到更为适当的位置，以便于观察和处理鼓室段面神经的损伤。必要时可取出砧骨，甚至可将锤骨头剪除。若损伤的范围较广或病变较重，则应沿着鼓室段后端磨去骨质，以便同时进行乳突段的减压。减压完毕后，将脱位的砧骨复位或根据鼓室成形术的原则重建鼓室传音结构。

若各种检查提示面神经损伤在乳突段，则可采用耳后切口和乳突的进路。切除乳突气房，暴露乳突前壁、外半规管后端和二腹肌鞘突，乳突段面神经即位于外半规管后端和上述峰突前端之间的直线内骨质中，该段神经的减压即可沿着上述直线磨去骨质后进行。若神经的病变严重，需同时在水平段减压，则可在砧骨窝的下方，相当于鼓室后壁处开一通向鼓室的三角形小窗，即通向面神经隐窝的途径来达到目的。此隐窝的上界为砧骨的短突，内界为乳突段面神经，外界为鼓索和鼓环。这种病例的听力往往正常，手术时必须避免砧骨脱位或钻头触动砧骨，否则可造成传音性聋或内耳损伤，因此，在开放面神经隐窝时，不应将砧骨窝底部的骨质全部磨去，应保留小片骨质以保护砧骨短脚。减压后可将耳后切口缝合，乳突腔无须引流。若为迷路段或内听道段面神经受损，手术可经颅中窝或迷路进行，内耳功能良好者适用前一进路，内耳功能丧失者适用后一进路。

颅中窝进路是通过颞骨鳞部的开颅术，以达到岩骨前面的内耳道顶壁、膝状神经节及鼓室盖的手术进路。皮肤切口起自额弓基部，沿耳郭前缘向上并略向前伸展至耳轮上4cm处。如同时处理颞骨内的面神经病变，可加做耳后切口。暴露颞肌并作十字形的肌肉切口，剥离和翻转肌肉瓣后，在颞骨鳞部用电钻开3cm×4cm大小的骨窗。在手术显微镜的直视下，从后向前分离岩锥前面的硬脑膜，首先暴露内侧的岩上沟和前方的面神经管裂孔与岩浅大神经的后段。约在10%的病例中，膝状神经节顶壁缺损，并与硬脑膜紧密接触，术中必须注意。当弓状隆起、岩上沟和面神经管裂孔间的内耳道的顶壁区暴露后，硬脑膜的分离即告结束，进一步向前分离可引起岩尖和蝶骨连接处周围的血管出血而影响手术的进行，此时可置入牵开器。用金刚石钻头磨去弓状隆起处骨质，直到和岩锥长轴垂直的前半规管的骨壁磨薄到蓝线出现为止。磨去骨质时必须连续用温生理盐水冲洗和吸引。该处的骨质坚实而无血管，故易和周围多气房的骨质区别。如法磨去膝状神经节上面及其邻近的内耳道顶壁骨质。然后将上述蓝线起自前半规管壶腹的虚构线间的60°扇形区内的骨质磨去以暴露内耳道。耳蜗基底周位于上述扇形区的前方，离膝状神经节的下内方仅有几毫米的距离，操作时必须谨慎。

去除内耳道顶壁和近侧端面神经管的骨质后，继续向膝状神经节的远侧端磨去鼓室盖的骨质，使鼓室内的鼓膜张肌肌腱穿出的匙突暴露。切开内耳道顶壁硬脑膜后，从小脑脑桥角到匙突间的面神经已全部暴露。

如必须同时探查或处理颞骨内的面神经，则可再经常规的乳突进路方法来完成。若探查术先在颞骨内进行，有必要进一步探查迷路段和内耳道神经时，可在前半规管壶腹外侧的鼓室盖处磨一小孔，为颅中窝进路的探查术提供解剖标志。这一措施在颞骨骨折、胆脂瘤或肿瘤等岩部解剖失常的病例中很有裨益。

完成受损的面神经减压后，内耳道顶壁缺损处用颞肌瓣覆盖，鼓室盖用小块颞骨鳞部的骨片修补。后一步骤可避免硬脑膜组织向鼓室下陷，以致妨碍听骨链功能或压迫暴露的鼓室段面神经。然后将颅骨切开处的骨片复位，局部置引流管后，切口分两层缝合，最后做加压包扎。

迷路进路是在作常规耳后切口后，用切削钻头磨去乳突气房，直到前方的面神经乳突段骨管上方的颅中窝脑板、后方的乙状窦和颅后窝骨板、下方的颈静脉球显露为止。扩大鼓窦入口，暴露砧骨体和锤骨头。用切削钻头磨去包括3个半规管的迷路后部，暴露上、外半规管壶腹的前壁和前庭内壁。透过前庭内壁，特别是球囊窝处的骨壁可看到呈蓝灰色的内听道底。去除该区后方和内侧的骨质以暴露内听道的硬脑膜和上、后壶腹神经。后二者分别为内耳道的上、下界限。上壶腹神经同时是寻找面神经的主要标志，用金刚石钻头磨去上壶腹神经上、前方的骨质后即可达迷路段的面神经，去除砧骨和锤骨头后进一步暴露包括膝状神经节的迷路段全部。切开内听道硬脑膜后，探查面神经的内听道段。必要时按常规法作鼓室段和乳突面神经的减压，鼓室段面神经的减压可通过后鼓室进路来完成。这样，从小脑脑桥角到茎乳孔的全程面神经得到减压。

面神经的病变处理完毕后，用肌肉瓣或腹壁脂肪来填充前庭腔、鼓窦入口和乳突腔。按常规法缝合切口。

（3）贝尔面瘫的减压术

过去，一般认为这种病例的病理改变主要在面神经的乳突段，因此以往的减压主要限于该段，并常通过耳后切口和乳突的进路进行。目前一般认为，贝尔面瘫的病变最严重的部位是在内听道段面神经进入迷路段骨管的入口处。因此，不少学者主张本病减压术的范围包括迷路段和内听道段。

2. 面神经移植术

大于4～5mm的神经缺损，必须进行神经移植术。局部感染并非此术的禁忌证。从理论上推测，两断端之间的距离少于3mm者，以进行改道吻合术似较理想，因再生的神经轴突只需找到和通过一个吻合处，而在神经移植的病例中则必须通过两个吻合处。但动物实验和临床实践的结果均说明移植术的效果与改道吻合者相仿，甚至更佳。这是由于改道后的神经失去了正常骨管所提供的血运所致。神经损伤较少的病例中，另一修复方法是分解腮腺段的神经并切断其耳支和二腹肌支，将后下段神经沿着管壁移向近侧断端并使之接合，一般认为这一方法比改道接合更理想，因神经仍在骨管内，能获得骨管的血液供应，但其操作比较复杂，而移动后的神经是否保持原有的血液供给还有待进一步证明。

移植术操作方法：先进行神经减压，以木制压舌板作支持，用很锐利的小刀片切齐两断端。切下的神经最好送冷冻切片检查，观察近侧断端有无正常的神经束和远侧端有无神经膜细胞所构成的小管，否则需进一步切去断端，直到切下的神经示有上述结构，这一措施在面神经的断端损伤较重或已纤维化者尤为重要。在任何神经手术中切忌用钳子钳住神经，因钳子的挤压可增加神经的损伤，妨碍神经的再生，在病程超过3个月者，近侧段神经的断端可有杵状的神经瘤，应予切除。

移植神经应取大小相仿的外周感觉神经。移植神经和受伤面神经的大小越接近，术后效果越好，但所需的移植神经长短对效果并无影响。耳大神经的大小和面神经相同，而且接近耳部，切取方便。切取时可沿颈部最高的一个皮肤皱纹作一长短适当的切口。切口的中点和耳屏间切迹相对，其深度应达胸锁乳突肌，耳大神经即在这肌肉的表面横过颈外静脉或在静脉的后方并行向上。按需要的长短切取一段。一般移植神经必须比两神经断端的距离略长2～3mm，以防收缩，其两端也需用锐刀切齐，因此，切取的神经以比实际需要的长5mm为妥。移植神经也忌用钳子挤压，钳取时可用细的钳子挟住其鞘膜。然后在高倍显微镜下将移植神经放在骨管内，使其紧密、平整地连接两个断端。连接处一般不必缝合，但断端面神经的鞘膜必须和移植神经的鞘膜准确对合。局部可滴入少量凝血酶。后者将促使局部所积储的少量血液凝成血块来固定连接端。也有不少学者主张包裹以加强固定。若所需移植神经长于8～10mm，可用腓肠神经。待移植完毕，神经表面用浸过青霉素的明胶海绵覆盖。手术腔和术后按前述常规处理。

3. 面神经-舌下神经吻合术

若面神经的断伤在内听道内侧，如切除小脑脑桥角肿瘤时所引起的断伤而无法接合者，可通过其他脑神经与面神经的吻合来治疗。可供使用的神经有副神经、舌下神经、舌咽神经和膈神经等。其中以舌下神经最为常用。舌下神经和面神经的皮层运动区和外周分布区在解剖上比较接近，将舌下神经运动功能传给面神经，能得到理想的面肌张力平衡和静态对称。同时也能得到一定程度的运动对称性。

手术适宜在全麻下进行，作耳前至上颈部皮肤切口，先在茎乳孔或腮腺后缘确认面神经远心段，尽可能靠近端切断。然后在二腹肌深面、颈内静脉的前方，颈内动脉的外表面解剖出舌下神经及其降支。应尽可能向前分离并切断。保证神经有足够的长度。剪断舌下神经降支，将舌下神经的近心端与面神经的远心端作端端缝合，一般用9-0无损伤线作神经外膜缝合，缝合4～6针，应避免张力。有人主张同时将舌下神经降支的近端与舌下神经的远端吻合，以期修复部分舌运动功能。

面肌功能一般在术后6个月至1年开始恢复，通常面肌张力恢复良好。眼能闭合。不但防止了面部肌肉萎缩变性，患者还可能随意运动。但面部表情的功能不能恢复，有时有联带运动。大部分患者可有一侧舌萎缩，初期讲话、咀嚼时轻度妨碍，但随着面肌功能恢复，舌功能问题逐渐补偿，不为患者所注意。

八、预防及预后

主要是如何在中耳手术中避免损伤面神经。如手术者熟悉面神经的正常解剖和可能存在的一般的异常，手术操作谨慎细致，常规手术显微镜下进行操作，面神经损伤一般可预防。如不幸损伤神经，只要手术者知道何时、何处和如何发生损伤，立即采取必要措施，则可避免患者承受第二次手术的痛苦。即使当时并无明显瘫痪的神经外伤，也应进行减压术，不可抱侥幸态度。在临床实践中，凡按这一原则处理的上述神经外伤，术后从未发生面瘫。我们认为，进行正确、局限的预防性减压（一般在鼓室段）所费手术时间极为有限，对患者并无损害，但其预防面瘫的作用却是十分明显。

在绝大多数的病例中，病情的发展趋势和预后可于发病的初期作出初步的估计，如在病程第1周末仍为非完全性瘫痪者，病情一般不致进一步恶化。神经变性于起病后的第3日即已开始，如3日后仍为生理性阻断者，进而发生变性的可能性不大。在贝尔面瘫中，变性于病程的第2或第3周才开始的情况极为少见。非完全性面瘫和起病较缓者一般预后较好。

根据病变性质和发展趋势，预后可分为3类：

第一类：不论面瘫为完全性，或非完全性，只要病理的性质属生理性阻断，神经功能一般可于2～3周内完全恢复，临床中约75%的病例属于此类。

第二类：面瘫可为完全性或非完全性，部分神经纤维属生理性阻断，其他神经纤维则为变性。这种病例的功能恢复，部分依靠生理性阻断的病因消失，部分则靠变性的神经纤维再生。神经纤维再生需时10周以上。因此，此类患者的神经功能恢复缓慢而效果也不十分理想。约10%的病例属于此类。

第三类：面瘫为完全性，全部或几乎全部神经纤维变性，功能恢复不良。10%～15%的病例属于此类。

面瘫的预后除了和病理性质密切相关外，还取决于治疗是否及时和适当。

（周家福）

第八节　梅尼埃病

尽管梅尼埃是第一位对本病做了临床和科学的观察的人，并在1861年报道了本病，但对病理的了解直到1938年方由Hallpike和Cairns报道，提出了本病与内淋巴系统水肿，并伴耳蜗前庭器官感觉细胞变性有关。此前，1871年Knopp曾提出了内耳"青光眼"，表达了迷路内水潴留的观点。1921年Portmann利用鲨鱼进行实验，这种鱼的内淋巴囊与外界相通，从而有可能用石蜡热灼或硝酸银烧灼将其闭塞。未实验闭塞的鲨鱼可在水中作水平方向的游动，而实验性内淋巴囊阻塞的鲨鱼只能垂直向运动，水平向的精细运动有困难。Portmann观察到种族越是向高级发展（如脊椎动物），内淋巴囊也就越发展成耳的独特器官，并且出现变阔的囊和细长的内淋巴管。随着进一步的实验，表明了内淋巴管结构能保持膜迷路腔内压力的平衡，闭塞内淋巴管可导致内淋巴高压或水肿，并伴有各种现已熟悉的临床表现。因此，膜迷路积水是内淋巴系统水肿的一种病理生理状态，而这只能在患者死后尸解中予以证实。

过去各家在诊断梅尼埃病中名称不一，如前庭性水肿、耳蜗性水肿、Lermoyez综合征和Tumarkin的耳石性危象等，在1972年AAO-HNS的标准中还曾提到这些名称，但在1995年梅尼埃病诊断标准中已不再列入。我国中华医学会耳鼻咽喉科学会及中华耳鼻咽喉科杂志编辑委员会在1996年10月为此专门召开了全国性专题学术讨论会，统一了本病的定义为：梅尼埃病是一种特发的内耳病，基本病理改变为膜迷路积水。临床表现为反复发作的旋转性眩晕、感觉神经性听力损失、耳鸣和耳胀满感。发作间期无眩晕。与此同时还对诊断依据及疗效分级做了规定。随着这一规定的执行，将对我国有关梅尼埃病的临床和实验的深入研究产生深远影响，并取得重大的进展。

一、病因

膜迷路积水是构成梅尼埃病的病理基础，而引起这种积水的病因却至今未明。已知内淋巴的生成其液体部分来自外淋巴的衍生，而其离子成分则受血管纹的调节，在血管纹平面发生的离子交换形成了内淋巴辐流。蜗管各回中内淋巴离子（K^+、Cl^-）浓度及容积渗摩尔浓度也不尽相同，从蜗顶到蜗底呈梯度增加。如此，蜗管内的高渗摩尔浓度保证了外淋巴液体能及时对内淋巴的渗透梯度，形成内淋巴向内淋巴囊的纵流。内淋巴的这种流动可携带蜗管内的碎屑及代谢产物流向球囊，也在此一并被吸收。内淋巴囊的亮细胞还能依据内淋巴的容量、压力、成分的变化起不同的反应，一些亮细胞行吸收功能，而另一些可行分泌功能。对内淋巴的生成和吸收尽管已取得上述的认识，然而，有关膜迷路积水的形成，究竟是内淋巴生成过多，还是吸收减少，抑或两者之间的平衡紊乱所致，却至今未明。有关内淋巴系统作为梅尼埃病诱因学的假说较多，归纳起来可能有以下几种：①局部的水与电解质平衡失调。②内淋巴系统自身调节紊乱。③内耳血管特别是血管纹的功能紊乱。④内淋巴内环境的稳定受到影响。⑤内淋巴管或内淋巴囊的功能紊乱，引起内淋巴吸收障碍。显然，所有涉及上述内淋巴系统平衡的各种病因，诸如血管痉挛、血管闭塞、情绪应激反应、感染、免疫等因素，均能引起膜迷路积水而诱发梅尼埃病。

现在认为梅尼埃病是一种自身免疫的内耳疾病。由于内耳局部的变态反应，导致膜迷路积水和自身平衡的紊乱。曾经一度认为内淋巴囊是一种胚胎演变中的遗迹性结构，较近期的研究结果表明，作为内耳的免疫防御部分，内淋巴囊同样具有这种功能。在内淋巴囊的淋巴细胞和巨噬细胞中曾检测到胞质桥，提示有过抗原的作用过程。内淋巴囊不仅是一种免疫应答器官，囊的两项特性使它成为免疫损伤的一个反应部位：①内淋巴囊的毛细血管是有孔的。有孔的血管经常见于一些与体液吸收有关的器官，较易渗透，并为免疫复合物沉积。②在动物中，内淋巴囊具有相对地高渗透性，这就有可能在囊周围的血管结构中增加免疫复合物的局部浓聚，促成免疫复合物沉积。从接受分流手术的梅尼埃病患者中所收集到的内淋巴囊标本，发现40%有IgG的沉积。从梅尼埃病患者内淋巴囊的形态学检查中，所发现的上皮下纤维化、缺少血管、上皮变薄和断裂等结果，均提示在内淋巴囊中发生过损伤性的免疫反应机制。有报道指出，所有诊断为自身免疫性耳疾病的患者中，52%以上有梅尼埃病的症状表现。在4种免疫损伤的类型中，梅尼埃病可归属于哪一型，目前仍无定论。Ⅰ型反应其特征为由IgE介导的速发型变态反应或过敏症。因抗原与敏感的肥大细胞反应，组胺扩张血管物质的释放所引起。与上呼吸道有联系的Ⅰ型反应已众所周知，但与内耳功能紊乱有联系的Ⅰ型反应仍有争议。认为其间有联系的可能性为：①组胺的释放引起内淋巴囊血管的扩张，液体流动障碍而导致膜迷路积水。②变态反应可能通过增加另一种免疫过程而发生作用，继肥大细胞脱颗粒后介质的释放，可能引起内淋巴囊有孔血管的扩张，这可使与梅尼埃病本来无关的来源如病毒性抗原的免疫复合物的沉积，随后发生对内淋巴囊的损害。这一理论已为在梅尼埃病患者血清中发现有免疫复合物的明显增加，以及通过组化技术发现在内淋巴囊中有免疫复合物的沉积而得到支持。尽管如此，Ⅰ型反应与免疫性内耳疾病相联系的强力实验性证据，至今仍然缺乏。Ⅱ型反应是一种细胞毒反应，为特异性免疫球蛋白直接对抗来自其他细胞或器官的抗原时发生，这是一种自身免疫反应或与外源性抗原（病毒或药物）的交叉反应。有证据表明，梅尼埃病患者的血清与豚鼠内耳，包括内淋巴囊的制剂起反应，提示有一种自身抗体直接对抗内耳组织。基于发现梅尼埃病患者的血清显示了比对照者对Ⅱ型胶原有较大的反应性，提示对Ⅱ型胶原的自身免疫性，可能在梅尼埃病中具有诱因学的意义。Ⅲ型免疫反应为免疫复合物介导的疾病。可能与自身免疫有关或见于对外源性抗原（如微生物或药物）的反应。免疫复合物和梅尼埃病之间有联系已引起注意，有报道指出，在对30例梅尼埃病患者血清的分析中，95%有免疫复合物含量的明显升高，而对照组仅20%。在梅尼埃病患者接受内淋巴囊手术的患者中，发现40%有内淋巴囊上皮下IgG的沉积。Ⅳ型变态反应为由细胞介导的延缓型过敏反应。到目前为止，作为免疫介导内耳损伤的病因，大部分证据表明，Ⅳ型反应是一些实验室的结果而并不是临床发现。曾报道有近乎10%的梅尼埃病患者对激素治疗有反应，并提示了本病免疫性机制的可能。尽管如此，免疫与梅尼埃病诱因学的关系仍是一项令人感兴趣，也值得进一步研究的课题。

二、病理

由于对梅尼埃病患者生前不能行病理检查，这就限制了对本病的深入观察和了解。长期以来有关病理方面的认识仍然很少发展。梅尼埃病的病理观察结果首次由Hallpike和Cairns在1938年进行报道，是从个别患有本病的患者的颞骨中取得材料。最早的发现是耳蜗中阶和球囊的膨胀，中阶的膨胀表现为前庭膜的紧张和隆出。随着病变的进展，出现有毛细胞损害的Corti器变性。球囊膨大可充塞前庭，并向外抵达镫骨足板，向后上压挤椭圆囊，使之扭曲并移位。在少数颞骨中还观察到蜗管膨胀到使前庭膜隆向前庭阶，并推向骨壁。严重者可发生前庭膜的破裂，并与前庭阶粘连，有时裂孔大者不能愈合而终成永久性的瘘道。椭圆囊和膜半规管的膨胀并不常见，可出现于本病的后期或严重的病例。电镜检查可显示内淋巴囊正常的分泌性上皮消失，并为单纯的扁平上皮所取代。在一些颞骨标本中显示前庭导水管的纤维化和不同程度变窄，以及内淋巴管腔的狭窄和闭塞。这一现象也为近代分层显影技术所证实，即在梅尼埃病患者中有高发病率的前庭导水管变窄或甚至不显影。

三、症状与检查

本病的发病常见于30～40岁以上的患者，男女发病率近似。发病时发作时程可长短不一，而两次发作的间歇期也长短不等。

（一）症状

眩晕、听力减退、耳鸣及耳胀满感是梅尼埃病发作时典型四联症状。

1. 眩晕

典型的眩晕呈发作性、旋转性，持续至少20分钟（通常为数小时）。患者需要卧倒（床），有平衡失调，可持续数日之久。常伴有恶心，甚或呕吐。患者无意识障碍或丧失。发病时常出现水平或水平旋转式眼震。据此,可以确定为梅尼埃病典型眩晕发作。有两次以上20分钟或更长时间的上述发作,才能确立梅尼埃病的诊断。

2. 听力减退

属感觉神经性聋。但本病初起时常可在发作过后而自行恢复,患者常可不自觉耳聋。随着多次、反复发作,内耳Corti器变性而始感耳聋,并逐渐加重。由于梅尼埃病发作时的听力减退,其变化并不规则,并且不能预测,此即特征性的波动型听力减退症状的表现。一般认为波动性听力减退常发生于本病的早期。

3. 耳鸣及耳胀满感

两症状可单独出现也可同时出现。耳鸣常变化不定,且为主觉性,常直接随耳聋程度而变异。耳胀满感系内淋巴压力增高,通过外淋巴液传到蜗窗、前庭窗刺激中耳黏膜感觉神经并增加听骨链阻抗而产生。经常可在发作前已存在一个时期,但往往因眩晕和严重耳鸣的发作,这种胀满感觉常为患者因注意前者而被忽略。还与耳蜗功能有关的一些症状有:

1)波动性听力减退:如前述"听力减退"。此为前庭阶和蜗管所增加的液体压力阻碍了毛细胞的声传导,以致影响了听效应,并随压力增加的程度而变异。

2)复听(同一音调但患者的两耳感觉不同):这一感觉系基底膜随膜迷路积水、压力的增加而变紧张,改变了毛细胞对声音的调谐,并在声传导中使传入不相应的神经末梢装置所致。

3)可出现患者对外环境中较强声响不能忍受的现象。这也是一种重振和对声音感觉失真的表现。

常见的是在急性发作期后,可出现一定时间的缓解期。在此期间,除患耳有一些听力减退外并无其他症状引起患者的注意,但这一缓解并不是永久性的,往往经历一段时间后急性症状可重新发生。这种发作—缓解—发作模式的发展,急性发作期的症状可以因内耳终器的变性而逐渐减轻。

(二)检查

1. 纯音电测听检查

呈感觉神经性听力下降。早期的病例,听力下降主要影响低频,电测听力图可呈上坡型(27%)。随着毛细胞的进行性损害,听力进一步下降,呈平坦型听力图(55%),后期则呈下坡型。早期在发作的间隙期内检测,大部分耳聋有可能恢复。但是,随着不断的发作,最终导致损害的加重并永久性耳聋。早期作阈上测验时,如响度重振、音衰试验、短增量敏度试验,其结果常阳性。

Bekesy自描听力曲线呈Ⅱ型,提示为耳蜗或毛细胞损害。言语测听呈言语识别力的下降,常中等程度,识别率可为40%~70%。常可见到患者自觉有听力下降,但纯音电测听力和言语识别率都正常的情况。当诊断梅尼埃病时应从电测听力检查中至少有一次证实患者感音性的听力下降。

2. 耳蜗电图(ECOG)

在20世纪的最后十年中,ECOG已被主要用于膜迷路积水的诊断。用声刺激诱发的耳蜗电位有3种,即动作电位(AP)、微音电位(CM)及总和电位(SP)。AP来自螺旋神经节和蜗神经的动作电位的总和;CM起源于毛细胞,为声刺激作用于基底膜上机械运动的模拟；在高强度声刺激下，基底膜可发生环绕其中点的不对称的振动，由于过度向鼓阶移位而产生恒定的直流电位成分的输出，此即SP。膜迷路积水到一定程度使基底膜向鼓阶膨胀，从而产生内淋巴运动时的大SP。目前，对AP与SP的变化以及SP/AP的比值变化与膜迷路积水有关的观点已为许多学者共识。1990年梅尼埃病协会曾就ECOG的评估订出了标准，但至今仍有争议。由于各家对ECOG测试中所采用的方法及条件等各异（如短声刺激与短音刺激，鼓膜外电极与经鼓膜穿刺蜗窗区电极，滤波的选择，短音刺激时频率的选择，短音刺激时短音的上升、下降及平台期时间的长短，以及声刺激的重复率等）均可影响结果而作出不同的评估。在梅尼埃病的诊断中，SP/AP的比值常用作与正常耳的鉴别因素，更因受到患者病变所处的时期不同、听力损失程度的变化以及听力下降波动性等因素的影响，至今对判断正常与否的比值缺少统一的标准。目前认为，用经鼓膜穿刺蜗窗区电极置放法、测定ECOG的SP/AP比值以0.33为正常值的上限，但也有采用0.27、0.3、0.32、0.37和0.4的标准；用鼓膜外电极置放法时，采用的比值为0.4，但在实际中也有很大的变异，如0.25（对女性患者）；0.34、0.35、0.37、0.39（男性患者），甚者高达0.51。Wuyts等结论认为，对经鼓膜穿刺蜗窗区电极置放法而言，SP/AP比值0.35已能对膜迷路积水患者与正常者作出鉴别，而鼓膜外电极法的标准值为0.42。因为95%的正常比值均小于此值。显然，ECOG在诊断梅尼埃病中确实是一项有用的诊断手段，但因评估标准上还无统一的认识，加上各家所用的方法与条件均有差异，作结论时宜应慎重。

3. 甘油试验

服用渗透性利尿剂（如甘油、尿素、异山梨醇等）有可能影响膜迷路积水而用于梅尼埃病的诊断测试。方法是测试当天早晨患者应空腹，测试前先作纯音听阈检测，言语识别率检测和（或）耳蜗电图测试。此后，给予一次量甘油，剂量为每公斤体重1.5ml加等量生理盐水，一次服下。甘油可很快吸收并引起血液的高渗作用，导致降低膜迷路内水肿的效应。其结果表现为听力明显改善，并以服药后2.5小时最为显著。甘油试验结果的阳性标准为在电测听力的复试中显示有3个邻近频率听阈至少改善10dB，言语识别率提高超过10%。甘油试验阳性结果可提示梅尼埃病，但阴性结果并不能排除诊断。因为试验结果的阴性与否完全与病变所处的时期有关。如在缓解期，测试很少会呈阳性结果，Stahle曾报道随机时期的测试结果其阳性率为60%。如果对一个患者在长时期内行反复测试，阳性率可能会更高一些。结合ECOG进行甘油试验可能具有预后性的价值。SP的强度反映了基底膜因膜迷路积水的高压而有大小的移位。SP对水肿作用的敏感性为一般电测听力图能反映的两倍，假如ECOG的变化因甘油试验而诱发的阳性结果呈明显改善，提示水肿可能有可逆性。SP在低频测试中的特异性减小，与电测听力图中的低频与中频的听力提高相一致。甘油试验的发展已使选择适应的内淋巴囊手术患者变得容易，如果试验结果阳性，往往提示手术有可能使听力保存并改善眩晕；如果试验结果阴性，手术指征不强。钟乃川等曾利用声导抗结合甘油、尿素等脱水试验观察了它们在梅尼埃病中的诊断价值。其理由是内耳声阻抗主要取决于摩擦力，而摩擦力与声导有关。梅尼埃病时膜迷路积水，内淋巴液量增加，蜗管内压力增加而摩擦力产生变化，导致声导降低。当摄入脱水剂后，淋巴液减少，从而使声导增加。当采用678Hz探测音（接近中耳共振频率）及共振频率为探测音时，强度与质量声呐相互抵消，使内耳声导改变易于测出。经对2组31例48耳的测试结果分析后指出，脱水试验后出现的异常率678Hz探测音GX为62.56%，共振频率处ΔG为68.75%，经统计学处理异常率与用甘油前后的纯音听阈变化及ECOG的异常基本一致，并认为结合脱水试验的声导抗检查在梅尼埃病客观诊断中有参考价值。文献中也有介绍用尿素（一次量20g和100～200ml果汁一次服人），异山梨醇（一次量为每公斤体重1.5g和以200ml果汁一次服人）进行测试，可取得与甘油类似的效果。

　　4．前庭功能检查

　　本病发作期间常见有自发性眼震，一般初起时指向患耳一侧。然而，也有学者认为当梅尼埃病眩晕发作时，眼震的指向常不规则，并不能从眼震的指向中引出与内耳病变之间肯定关系的任何结论，特别是当有两侧病变时。位置性眼震也多有出现，发病时多呈Nylen Ⅰ型和Ⅱ型眼震，Ⅲ型罕见。早在1942年Cawthorne等就曾报道指出，94%的梅尼埃病患者冷热水试验结果呈异常反应。异常反应包括优势偏向与反应减退。总的说来，优势偏向在鉴别病变的患侧方面意义较小，而反应减退则明确提示病变的部位。利用眼震电图记录，眼震反应的强度常可通过计算激发的眼震慢相角速（SPV）或反应峰期内眼震频率来评估。梅尼埃病冷热试验反应减退最明显的时期是在发病后的早期，以后随病程的迁延可趋于稳定。冷热试验反应全部消失者并不常见。近年来也有学者指出，甘油试验对前庭也有影响，动物试验同样表明了甘油对前庭的脱水作用。采用眼震电图记录冷热试验激发性眼震的慢相角速，甘油试验的结果是95%最大SPV反应指数正常值上限为+15%（44℃水）及+10%（30℃水），并以反应指数＞15%（44℃水）或＞10%（30℃水）作为甘油试验阳性标准。据一组44例（48耳）梅尼埃病患者的试验结果阳性率为82.5%，并以发作期阳性率明显高于缓解期，显示甘油试验用于前庭功能检查也是梅尼埃病的诊断方法之一。尽管如此，作甘油试验要在服甘油之前，服甘油后1小时、2小时、3小时内分别行冷热试验，其临床实用性有待商榷。

四、诊断

　　1995年美国听力与平衡委员会（CHE）曾就梅尼埃病的诊断提出以下准则：肯定诊断——典型的发作，有组织病理学的证据（即死亡后的诊断）；确定诊断——有两次或多次典型的自发性眩晕发作，维持20分钟或更长。至少有一次发病时的电测听力证实有感觉神经性听力下降，有耳鸣或胀满感，其他病因均已排除；有可能证实的诊断——有一次典型的眩晕发作。至少有一次发病时的电测听力证实有感觉神经性听力下降，有耳鸣或胀满感，其他病因均已排除；可疑诊断——有典型的梅尼埃病眩晕发作，但未证实有听力下降。有波动性或非波动性感觉神经性听力下降，有平衡不稳，但无典型的发作，其他病因均已排除。在上述准则中只有肯定的或确定的两类才能诊断为梅尼埃病，后两类的提出只是考虑到它们在本病的研究中可能的重要性而已。鉴于梅尼埃病是一临床常见疾病，而在我国长期以来并没有统一的诊断和疗效评估标准，影响了临床工作的可比性，不利于对本病的深入研究。尽管有上述美国CHE的准则可供参考，但毕竟尚未取得我国同行们的共识。中华医学会耳鼻咽喉科学会和中华耳鼻咽喉科杂志编委会特于1996年10月为此在上海召开了有关本病的诊断和疗效评估标准学术会议，提出了统一的诊断依据如下：

1）反复发作的旋转性眩晕，持续20分钟至数小时，至少发作两次以上。常伴恶心、呕吐、平衡障碍。无意识丧失。可伴水平或水平旋转型眼震。

2）至少一次纯音测听为感觉神经性听力损失。早期低频听力下降，听力波动，随病情进展听力损失逐渐加重。可出现重振现象。具备下述3项即可确定为听力损失：①0.25kHz、0.5kHz、1kHz听阈均值较1kHz、2kHz、3kHz听阈均值高15dB或15dB以上。②0.25kHz、0.5kHz、1kHz、2kHz、3kHz患耳听阈均值较健耳高20dB或20dB以上。③0.25kHz、0.5kHz、1kHz、2kHz、3kHz平均阈值大于20dB。

3）耳鸣：间歇性或持续性，眩晕发作前后多有变化。

4）可有耳胀满感。

5）排除其他疾病引起的眩晕，如位置性眩晕、突发性聋伴眩晕、椎基底动脉供血不足和颅内占位性病变等引起的眩晕。

五、鉴别诊断

（一）突发性聋

初次发病的梅尼埃病常易与全聋型突聋伴有严重眩晕发作和恶心、呕吐者相混淆。往往在经过数天后，突聋患者的眩晕有缓解，而全聋情况无改变，诊断逐渐明朗而建立。一般情况下，梅尼埃病多有眩晕屡发病史并有波动型的听力变化，突聋患者少有眩晕反复发作病史，且听力损失严重，除有部分病例听力有不同程度的恢复外，一般均呈持续性的听力减退，无听力波动变化的表现，依据病史及临床表现，鉴别诊断可无困难。

（二）良性阵发性位置性眩晕

本病特点为眩晕发作常在头位变动或在一定位置下发生。有短暂的潜伏期，眩晕发作时可伴有眼震，甚或轻度恶心、冷汗等反应。这种由变位或位置所激发的眩晕等反应多在连续、反复测试下逐渐消失，但经过一定的间歇期后重复测试，反应又可重新发生，故而称以疲劳型阵发性位置性眩晕，多由前庭周围器官病变所引起。位置性眩晕也可由中枢性疾病所产生，多无潜伏期，不断反复测试，反应始终出现，呈非疲劳型。位置性眩晕多无听力波动等情况。依据以上特点，结合病史及检查可与梅尼埃病作出鉴别诊断。

（三）前庭神经元炎

本病与病毒感染有关，患者多可有发热史。发病时常眩晕剧烈并有明显的自发性眼震。此外，还可伴发恶心、呕吐、走路不稳，但多无听觉症状等特征。

发病过后常遗有轻度眩晕，前庭功能减退或消失，但听觉功能正常。

（四）桥小脑角占位病变

以听神经瘤多见。早期多以听觉症状为主，听力减退，逐渐变重，但无波动型变化，也有10%～25%的病例可以突聋为首发症状。肿瘤发展影响前庭神经或脑干、小脑时可出现眩晕，走路不稳及其他神经系统的症状，如共济失调、步态不稳等。ABR、ENG、CT、MRI等检查多有助于鉴别诊断。

六、分期

对梅尼埃病的分期要综合诸如电测听力、前庭症状以及其他特点进行考虑，但往往因受多重性的影响而不易明确，如个别患者可能符合不止一项的标准，或可能无一项标准适合，也可能在两位检查者中对同一患者作出不同的分期评估，在实行中有具体困难。鉴于听力是一项最容易测得的变量，而这一变量又与本病的自然状态有关，因此美国CHE1995年提出以听力为基础设计的分期标准较为实用。这一分期标准是取计算0.5kHz、1kHz、2kHz、3kHz听阈的均值作为基础，第1期为4个频率的平均听阈＜25dB；第2期为26～40dB；第3期为41～70dB；第4期为＞70dB。确定分期应以患者治疗前6个月内、电测听力最差一次结果中4个频率的听阈均值作为标准，并以此与治疗后的结果进行比较评估。出于对这一分期方法缺点的种种考虑，刘铤提出了改进的3期分期法：早期或Ⅰ期，病程在2年以内，每年发作眩晕次数不变，听力波动在前述4个频率的均值＜40dBHL；中期或Ⅱ期，病程在2年以上，可能有频繁发作眩晕的阶段，听力下降较快，仍有听力波动，下限均值＞40dBHL；晚期或Ⅲ期，听阈均值＞70dBHL，听力不再波动，呈阶梯形下降或较稳定。眩晕发作较少或极少。总之，分期并不是必需的，但可提供作为分析疗效结果的一种方法。

七、治疗

梅尼埃病的治疗是一个很复杂的问题，这因为治疗应依据本病的不同时期，不同的症状表现而施以相应的不同措施，不能简单地对待，用划一的模式进行治疗。Shea于1993年依据梅尼埃病的分期，对各期的治疗原则提出看法。他总体上将本病分成五期：第一期表现为波动型，低音调感音性听力下降，耳鸣，耳胀满感，但眩晕不明显。病理特点是耳蜗水肿。本期主要采用保守治疗。第二期表现除上述症状外，眩晕已明显。病理特点是耳蜗、前庭水肿。治疗首先考虑保守治疗，其次才是内淋巴囊引流减压手术，或氨基糖苷类耳毒药物的中耳灌注。第三期听力检查电测听力图呈平坦型，已呈非波动型感觉神经性听力下降，耳鸣，耳胀满感，眩晕加重。病理特点为广泛的耳蜗、前庭水肿。治疗同样首先考虑保守治疗，其次为氨基糖苷类药物中耳灌注。第四期有上述症状和体征，眩晕逐渐减轻，但患者有步态不稳，尤以夜间或黑暗环境中较为明显。病理特点为异常广泛的耳蜗、前庭水肿。此时内淋巴压力已不再上升，呈慢性水肿。因前庭已趋适应而患者眩晕可有缓解减轻。本期尚无令人满意的治疗方法。第五期症状同前期，患者仍有步态不稳。病理检查除上述异常水肿外，还可见到膜迷路多处阻塞及破裂。本期同样无任何有效的治疗方法。总的说来，从当前国内外治疗梅尼埃病的趋势来看，保守治疗仍然是占主导地位。

（一）保守治疗

1. 药物治疗

Clacs曾就1978～1995年17年间有关本病的118篇文献报道中的药物治疗做了回顾。通过双盲法的研究能对眩晕长期控制的药物只有培它啶和利尿剂，但没有一种药物能证明对本病的听力演变有效。现就几种目前常用的药物治疗评述如下：

1）培它啶。在结构和药理学性质上类同组胺，对H_1受体有较弱的兴奋活性，实质上对H_2受体并无作用，但对H_3受体是一种有力的拮抗剂。实验表明培它啶可使大脑和外周血管扩张，在静脉注射后可使椎动脉血流增加。此外，一些研究者还发现有内听道、耳蜗前庭系统包括毛细血管在内的微循环的改善。在有脑血管疾病的患者中，培它啶增加区域性大脑血流，并明显改善老年患者的意识功能。如果H$_1$受体阻滞剂是一种治疗眩晕的有效途径，则培它啶因为一种弱的H$_1$主动剂，将通过其他机制达到治疗眩晕的作用。培它啶如前述为一种H$_3$受体拮抗剂，已知突触前H$_3$受体可影响终端的神经递质的释放而被称为自主受体。在高浓度下神经递质的进一步释放为自主受体负反馈抑制，因此，突触前H$_3$受体在精细调节神经递质释放中具重要作用。培它啶抑制自主反馈机制，从而可延长任何已释放的组胺的效应，而组胺最重要的抗眩晕效应是对大脑及内听道血流的作用，改善微循环所致。培它啶的应用剂量为12mg，每日3次（剂量范围可在8～16mg，每日3次）。连续服用6周或更长时间。培它啶能成功地控制眩晕及发作频数。Aantaa报道指出，在613例梅尼埃病患者施以8mg，每日3次治疗中，80%患者有效。作者认为培它啶是当前梅尼埃病支持疗法中最为有效的药物，尽管它不能解决本病的所有问题。Fischer也认为培它啶对梅尼埃病的症状治疗有效。但是，没有报道表明，培它啶能明显改善听力或影响眼震电图的检查结果。培它啶的副作用较小，似乎并不抑制中枢性的习服和代偿。

2）氟桂利嗪。又名西比灵，为第4代钙离子拮抗剂。其实它对钙离子并无拮抗作用，而真正的作用是一种钙通道阻滞剂，也即它影响钙离子的跨膜转运。西比灵能防止细胞膜对钙离子的"泄漏"，流入细胞内而造成损害。这种损害是由于钙离子在细胞内聚集而超载，导致细胞功能的丧失和死亡。早在1988年已提出了梅尼埃病时有内淋巴钙离子超载的学说。内淋巴钙离子超载可造成：①毛细胞内的钙超载。②破坏毛细胞的换能功能。③使毛细胞的收缩劲度增加，引起听功能障碍。因此，控制内淋巴中钙离子的稳定有其重要性。西比灵治疗梅尼埃病的机制是抑制病理状态下细胞内钙离子的释放，并阻断钙离子对细胞的内流而造成超载，对细胞膜上的钙通道起阻断作用。此外，还使血管平滑肌舒缓，对血管内皮细胞及红细胞起保护作用，从而改善微循环。西比灵的应用剂量是每日5～10mg。由于西比灵在白天服用可发生轻微的镇静作用（7%的病例），所以最宜晚上服用。

3）氨基糖苷类。近代随着对氨基糖苷类药物耳毒作用研究的不断深入，已了解到这类药物能引起血管的内皮细胞及前庭感觉毛细胞的破坏，从而起到有选择地部分迷路切除术所介导的、减少内淋巴产生的效应。因此，利用氨基糖苷类药物治疗梅尼埃病已提到了从发病机制进行病因治疗的水平。早在1947年Hawkins就曾提出利用链霉素的前庭毒性进行控制梅尼埃病眩晕的治疗，随后1957年Schucknecht提出了用肌注联合鼓室内灌注的治疗方法。1986年Shea提出经外半规管手术开窗，迷路内灌注的治疗方式。总的说来，氨基糖苷类全身给药治疗梅尼埃病的模式仅适用于双侧病变的患者，目前用这一方法治疗梅尼埃病的报道已极少见。鼓室给药的方式用于治疗单侧病变的患者。晚近采用小剂量短疗程的治疗方式，优点是可以不等到耳毒症状出现即停药以保存听力。经半规管开窗迷路灌注方法的优点是可将氨基糖苷类用药剂量较鼓室灌注还要显著减少。Shea曾报道指出1985年以前链霉素灌注剂量为1～3ml，改为半规管开窗给药方式后灌注剂量仅为0.1～0.2ml。结果表明，用小剂量灌注，患者术后的听力保存明显优于大剂量灌注方法。总体疗效是患者眩晕消失，听力改善者为18.1%，眩晕控制，听力稳定者为54.8%；眩晕控制，但听力下降者为20.8%。在144例中，术后眩晕控制率达93.7%。尽管如此，由于鼓室内灌注方法简单易行，临床上容易推广，迄今仍较普遍采用。Watanabe

等用鼓室内灌注庆大霉素，其适应证是：①年老或有严重疾病不能行手术治疗者。②内淋巴引流手术失效者。③老年患者听力损失大于50dB者。目前较常用的鼓室内灌注庆大霉素的剂量为30~40mg，每日1次，连用4~6日，当出现较轻微的耳毒症状时即予停药。Parnes等曾报道在鼓室内灌注庆大霉素治疗后的早期，发现3例患者出现了阵发性刺激性眼震，并认为这是由暂时的、可逆的耳毒效应所导致的一种恢复现象。

4）其他药物。也有用噻嗪类利尿剂，如乙酰唑胺用于本病的较长期治疗，它们对眩晕有较好的效果，但对听力的改善无明显的长期效应。应指出的是服用噻嗪类利尿剂的患者需注意血钾的变化，宜进用含钾较高的饮食。乙酰唑胺的剂量是500mg/d，或用氢氯噻嗪25~50mg/d。也有采用长期服用高渗利尿剂异山梨醇进行治疗。75%~80%的患者可控制眩晕发作，50%患者可自觉耳鸣减轻，20%患者有听力改善。尽管患者服用异山梨醇可有腹部不适情况，但副作用较少。激素也常用于梅尼埃病的治疗，有文献报道指出，在梅尼埃病患者中有达6%的发病率被疑诊为由于自身免疫诱因所致。在这些病例中，其主要的特点是血清中自身抗体（抗核、抗DNA以及类风湿因子）水平高。大部分是双侧性病变。尽管报道中未提到用双盲法进行研究，但对激素治疗均有良好的效果。实验表明由心肌产生的一种激素促尿钠排泄肽（ANP）物质，它对血清的渗透性有调节作用。已发现豚鼠内耳载有对ANP的特殊受体，另外，给梅尼埃病患者用ANP治疗，可导致听力短期的改善。有关ANP的应用前景仍需进一步研究验证。

2. 其他治疗

饮食治疗常有助于梅尼埃病眩晕发作的控制。其中主要者为限制盐的摄入，每天宜少于1g。应劝导患者避免咖啡、饮酒、吸烟及应激，国外称为预防CATS的治疗。有认为血胰岛素过多可引起肾小管内钠的滞留。这在内耳也同样可发生。因此，限制过食碳水化合物对防止梅尼埃病的发作有其重要意义。晚近有报道提出，反复对中耳施以过多的压力（经通气导管导入，最大压力为2kPa），可立即导致听力改善，并使耳蜗电图转为正常。这表明中耳静态压力能对内耳液体具有直接的影响。这也许是为什么使一些梅尼埃病患者在行经鼓膜安置引流管后取得治疗成功的原因。尽管如此，压力治疗是否能成为一种梅尼埃病的治疗方式还有待深入研究。

对梅尼埃病保守治疗效果的评估应至少要有3个月的期限。如出现临床症状的消失，治疗可以终止。如效果中等，治疗宜再延长3个月。如延长后效果不明显，则不再延长。对治疗无效的病例，可用氨基糖苷类药物经鼓室或迷路内灌注的治疗或用手术治疗（如内淋巴囊减压、前庭神经切除术等）。总的说来，对有频繁或迁延发作的梅尼埃病而言，并不能单从药物治疗中取得疗效。

（二）手术治疗

绝大部分梅尼埃病患者可通过保守治疗使眩晕及其发作得以控制，然而，据估计有3%~5%的患者保守治疗仍难以治愈眩晕，并发展成为影响生活和工作的无力状况而需手术治疗。一般而论，只有症状持续，严重或长期不能自行缓解，并经严格的保守治疗6个月以上，而仍有进行性听力减退和不能控制眩晕的反复发作者才能考虑采用手术治疗。在梅尼埃病的各种手术治疗中，Lacher提出了选择手术的指征是：听力损失小于50dB者，适应内淋巴囊手术；听力损失大于50dB者适应前庭神经切除术；全聋者适应经前庭窗的破坏手术；全聋并有耳鸣者适应经耳蜗的破坏手术。

1. 内淋巴囊手术

Gportmann基于动物实验证实了内淋巴囊在动物中的作用后，首先创用了内淋巴囊减压手术以治疗梅尼埃病。此后，有许多学者相继表明，迷路高压在发展耳聋中的重要性，以及降低迷路压力可改善耳聋，出现了对内淋巴囊施以手术可阻止感觉毛细胞不可逆病变发生的概念。重要的发现是眩晕和听力的相关性。已证明的是对内淋巴囊的成功手术将能保存听力。因此，就内淋巴囊手术而言，与其说是一种治疗性的，还不如说是预防性的手术。甘油试验的发展使选择行内淋巴囊手术的患者变得容易，如果试验结果阳性，通过手术有可能保存听力，改善眩晕。反之，如果结果阴性，手术是反指征的。对于经保守治疗而失败的患者，内淋巴囊手术是否应作为首选手术至今仍有争议。一项支持首选内淋巴囊手术决策的重要依据是该手术属于颅外科手术，操作简便，并发症少。有报道表明，就美国耳神经外科医师的问卷调查，有36%的医师以内淋巴囊手术作为他们的首选手术方法，而首选前庭神经切除术者仅为24%。Telischi在一项报道中指出，对234例患者经平均13.5年的随访，发现80%的患者能控制眩晕，而无须再行破坏性手术。在行问卷调查的147例行内淋巴囊引流手术的患者中，93%无眩晕或轻微眩晕；在一组曾行内淋巴囊手术修正的病例中，96%主诉无眩晕或仅轻度眩晕，但未产生无力情况。

2. 前庭神经切除术

单侧前庭神经的传入阻滞是对难以控制由外周前庭疾病引起的眩晕及其发作的治疗方法。因此，在各种不同的破坏性措施以实现前庭神经传入阻滞的方法中，选择性的前庭神经切除手术曾被广泛接受，并被认为是对难以治疗的眩晕一种标准的切除术。据报道，在一项问卷调查中，2/3美国神经外科医师施行前庭神经切除术，而在接受该手术治疗的患者中，90%的手术指征是梅尼埃病。尽管如此，前庭神经切除术是否为难以控制眩晕的及其发作患者的首选手术，这一点仍是有争议的。然而，如果内淋巴囊手术治疗后仍不能控制眩晕而手术失败时，选择前庭神经切除术应是无疑的，也是有指征的。

前庭神经切除术可经迷路进路、经耳蜗进路、经颅中窝进路、经迷路后进路和经乙状窦后进路。然而，近来已对从内听道中暴露耳蜗前庭神经束的方法废弃，原因是这一方法可引起高发病率的术后头痛。90%的美国耳神经外科医师喜用乙状窦后进路，只有一小部分医师仍采用经颅中窝进路。反对用颅中窝进路者的主要理由是术中上抬颞叶的处理，可引起高发病率的面瘫并发症。一些报道指出，经迷路后进路可引起较高发病率的脑脊液漏、听力变坏、后半规管损伤，以及由于解剖结构的原因，限制了对桥小脑角的暴露。再者，经迷路后进路的缺点是耳蜗神经和前庭神经之间的界面不清，不能精确地将两者的神经纤维分开。过多的切除耳蜗神经可导致明显的感觉神经性耳聋，且不能有效地控制眩晕的结果。乙状窦后进路已逐渐被普遍采用，此为该进路已被证明行选择性前庭神经切除术的一项可靠的治疗方法。从各家报道的结果来看，梅尼埃病患者可得益于本手术治疗要明显优于非梅尼埃病患者。尽管如此，至少有5%的患者术后仍继续有眩晕的发作；有5%的患者术后听力可变坏，而听力改善者一般小于25%；有半数患者术后无力情况能消失，但也有40%仍可继续，10%变得严重。平衡障碍仍然是梅尼埃病患者术后存在的实际问题，并且成为选择性前庭神经切除术的主要缺点。实验表明此为术后不能达到充分代偿所致。经乙状窦后进路行前庭神经切除术的并发症发生率较低，小于0.5%的患者术后发生面瘫，小于1%的患者发生脑膜炎、伤口感染或需要再次手术以修补脑脊液漏。因手术而死亡者极偶然发生，且主要与术后感染有关。尽管梅尼埃病有可能发展成为双耳的疾病，但是没有证据提示因对侧耳也有可能发生梅尼埃病而拒绝采用前庭神经切除术。事实上所观察到的是在已施行单侧前庭神经切除术的患者中，对侧发展成梅尼埃病的发病率很低。然而，能接受的观点是应尽量避免双侧均采用前庭神经切除术的治疗，因为这将导致永久性的前庭动眼反射的障碍。总之，选择性前庭神经切除术对梅尼埃病患者的眩晕及其发作的控制是一项有价值的措施，仅少于10%的患者不能从本手术中得益。近代采用乙状窦后进路行前庭神经切除术，对有经验的医师来说，手术并发症的发生率很低，已成为备受欢迎的手术治疗。

3. 迷路切除术

如前所述，全聋者或全聋并有耳鸣、而眩晕及其发作不能控制者，可行迷路切除术。通过手术破坏了前庭终器及其周围的神经纤维，阻断了前庭神经的传入，运到治疗眩晕的目的。由于手术能广泛损害内耳迷路，有听力的梅尼埃病患者禁用这一手术治疗。据报道，迷路切除术对眩晕控制的疗效可在80%以上。手术失败的原因与迷路切除不彻底或存在着迷路切除术不能同时处理的前庭神经病变有关。

八、疗效

依据全国会议制定的疗效分级标准如下：

（一）眩晕的评定

用治疗后2年的最后半年每月平均眩晕发作次数与治疗前半年每月平均发作次数进行比较，即分值=治疗后每月发作次数/治疗前每月发作次数×100。

按所得分值可分为5级：A级0（完全控制，不可理解为"治愈"）；B级1～40（基本控制）；C级41～80（部分控制）；D级81～120（未控制）；E级>120（加重）。

（二）听力的评定

以治疗前6个月内最差的一次0.25kHz、0.5kHz、1kHz、2kHz和3kHz听阈平均值减去治疗后18～24个月最差一次相应频率听阈平均值进行评定。

A级改善>30dB或各频率听阈<20dBHL；B级改善15～30dB；C级改善0～14dB（无效）；D级无改善或恶化。

如诊断为双侧梅尼埃病，也分别评定。

（周家福）

第九节　感觉神经性耳聋

一、先天性感觉神经性耳聋

有4种先天性耳蜗病理是感觉神经性耳聋的常见原因：

1）Michel发育不良：完全缺乏迷路，耳囊未从神经上皮分化出。

2）Mondini发育不育：影响耳蜗和半规管，蜗管仅存底回，Corti器缺乏或减少。

3）In Bing-Siebenmann 发育不良：骨迷路发育正常，膜迷路发育差。

4）Scheibe发育不良（又称耳蜗球囊发育不良）：占先天性聋70%，血管纹发育不全或增生，Corti器未成熟，毛细胞零星存在或缺乏，球囊萎缩，椭圆囊和半规管正常。

（一）遗传性感觉神经性耳聋

1. 出生时耳聋

1）Klippel-Feil综合征（又称短颈）：自身隐性遗传，有短颈、小耳、耳道闭锁。骨骼发育不良，砧骨短突融合于中耳顶部。多数为感觉神经性耳聋，少数为混合性耳聋。镫骨手术时易出现外淋巴"井喷"现象和并发脑膜炎，手术成功率为50%。

2）Turner综合征（性腺发育不全）：XO型基因结构异常，发生率为1/5000，有外耳低、大耳垂、乳突气化差、镫骨畸形。64%有感觉神经性耳聋，主要特点为双侧中频区听力损失。22%为传导性聋。

3）Fanconi综合征：自身隐性遗传。有先天性贫血，皮肤色素沉着，骨骼畸形和精神发育不全。感觉神经性耳聋从高频听力损失开始，缓慢发展。

4）Usher 综合征：色素性视网膜炎和进行性感觉神经性耳聋伴眩晕。3%～6%为先天性出生时耳聋。

5）Pendred综合征：自身隐性遗传，先天性甲状腺素合成少，甚至有甲状腺肿。出生时即可出现重度感觉神经性耳聋。

6）先天性甲状腺功能减退：先天性甲状腺功能减退，常伴精神异常。耳聋为部分性感觉神经性耳聋或混合性聋。

7）Warrdenburg综合征：2%为出生时聋。Ⅰ型中20%有感觉神经性耳聋，Ⅱ型中55%有感觉神经性耳聋。

8）Jervell and Lange-Niesen综合征。

2. 出生后耳聋

1）Alport综合征。

2）先天性肾小管性酸中毒：自身隐性遗传，全世界仅23例报道，多伴有感觉神经性耳聋。

3）雷弗素姆病：又称多神经炎型遗传性运动失调，有色素性视网膜炎，有外周和中枢性共济失调。感觉神经性耳聋在10～20岁发病，双侧不对称。

4）Cogan综合征：病因不明，可能与自身免疫有关。有局部多结节血管炎，非梅毒性间质性角膜炎。常伴重度耳聋眩晕。为青春期突发眩晕和耳鸣，有快速进行性耳聋。用大剂量激素治疗可停止耳聋的加重。

5）Norrie综合征：呈性联隐性遗传，有进行性盲，常伴精神发育不全。约1/3出现进行性感觉神经性耳聋。

（二）非遗传性先天性感觉神经性耳聋

1）风疹：1/3风疹儿童出现耳聋，病毒通过母亲的鼻和口腔黏膜感染，母亲怀孕期的任何时间感染风疹病毒都可引起先天性耳聋。通常为重度感觉神经性耳聋，有时耳聋为唯一的症状。75%风疹性耳聋患儿的母亲是首次风疹病毒感染。

2）涎腺病毒：过去认为引起耳聋的机会少。20世纪80年代以来，发现许多儿童处于亚临床感染状态，同时认为该病毒是引起感觉神经性耳聋的一个较常见因素，可为先天性聋，也可为后天性聋。在前庭膜与血管纹细胞内发现包涵体，病毒抗体存在于Corti器和螺旋神经元。33%～48%儿童发生耳聋，为进行性双侧重度耳聋。

3）先天性梅毒：可出现耳聋、眩晕、耳鸣。耳蜗及前庭退化性改变，听骨链融合。

4）单纯疱疹：常由产道直接感染，1/10患儿迷路感染，发生先天性聋。

5）耳毒药物：药物引起耳聋。

6）放射治疗：孕妇放射治疗，对婴儿发生先天性聋是一种潜在因素。

7）超声：1.25Hz、3.5Hz、5Hz的超声可致豚鼠耳聋，但尚无超声引起人类先天性聋的证据。

8）胎儿酒精综合征：孕妇饮酒可出现胎儿酒精综合征，1/3患儿有双侧感觉神经性耳聋。

（三）引起先天耳聋的围生期因素

1）缺氧：新生儿窒息缺氧使耳蜗核神经元细胞减少，部分出现耳蜗病理改变，产生感觉神经性耳聋，多见于脑性瘫痪儿童。

2）核黄疸：新生儿核黄疸是先天性聋的一个因素。

3）早产儿和体重过轻：早产儿（小于37周）和体重过轻（小于2500g）新生儿常有许多先天因素，如缺氧、酸中毒、代谢障碍、核黄疸，因此常伴先天性耳聋。

二、引起感觉神经性耳聋的后天性因素

（一）感染因素

1）流行性腮腺炎：儿童单侧性感觉神经性耳聋的最常见因素。

2）麻疹：4%～10%引起耳聋，双侧轻、中度感觉神经性耳聋，耳蜗、前庭、螺旋神经节呈退行性改变。

3）脑膜炎：是儿童后天性感觉神经性耳聋的一个常见因素。脑膜炎引起耳聋的发生率为3.5%～37.2%，耳聋为双侧性。

（二）免疫因素

1）被动免疫：注射破伤风抗体后2～10天有出现耳聋的危险性。

2）自身免疫性感觉神经性耳聋：免疫复合体在内耳的沉积或针对内耳抗原的免疫反应引起内耳血管阻塞、炎性反应、组织缺氧等，最终出现感觉神经性耳聋。

（三）药物反应

1）氨基甙类抗生素：在我国链霉素引起耳聋的发病率有所下降，大多数儿童药物性耳聋为庆大霉素所致。

2）Reye综合征：与儿童服用阿司匹林有关，出现呕吐，步态不稳，昏睡。出现脑水肿，昏迷及致死。耳蜗内毛细胞损害大于外毛细胞损害，有时毛细胞全部损害。个别报道听功能可恢复。

（四）损伤

常见原因有颞骨骨折、迷路瘘管、噪声等。

（五）梅尼埃病

儿童较少见。

（六）听神经瘤

儿童少见。

（七）突发性耳聋

常见的原因为：①感染，如风疹、麻疹等。②损伤，如颞骨骨折、外淋巴瘘。③特发性可能与血管痉挛、内耳缺血有关。

（八）儿童进行性感觉神经性耳聋

是上述一些感觉神经性耳聋的迁延发展过程，常见的原因有风疹后耳聋、麻疹后耳聋、外淋巴瘘、前庭导水管扩大。

（周家福）

第十节　颅内肿瘤

一、概述

颅内肿瘤可分为原发性和继发性肿瘤两大类。原发性颅内肿瘤发生于脑组织、脑膜、颅神经、垂体、血管及残余胚胎组织等。而继发性肿瘤则是指身体其他部位恶性肿瘤转移或侵入颅内的肿瘤。据调查，原发性颅内肿瘤的发病率为7.8/10万～12.5/10万人。颅内肿瘤可发生于任何年龄，以20～50岁年龄组多见。

儿童及少年患者以颅后窝及中线部位的肿瘤为多，如髓母细胞瘤、颅咽管瘤及松果体区肿瘤等。成年患者多为胶质细胞瘤（如星形细胞瘤、胶质母细胞瘤等），其次为脑膜瘤、垂体瘤及听神经瘤等。颅内肿瘤在40岁左右成年人为发病高峰期，此后随年龄增长发病率下降。老年患者胶质细胞瘤及脑转移瘤多见。颅内原发性肿瘤的发生率在性别上无明显差异，男性患者可能略多于女性。其发生部位在小脑幕上与幕下比例约为2∶1。

（一）病因

颅内肿瘤的发病原因和身体其他部位的肿瘤一样，目前尚不完全清楚。大量研究表明，细胞染色体上存在着癌基因加上各种后天诱因而使其发生，诱发脑肿瘤的可能因素有遗传因素、物理和化学因素以及生物因素等。

（二）分类

颅内肿瘤的分类曾提出多种多样的方法，各家意见不一，在此参照1992年WHO分类和1998年北京神经外科研究所分类介绍如下：

1）神经上皮组织肿瘤：包括星形细胞瘤、少突胶质细胞瘤、室管膜肿瘤、脉络丛肿瘤、松果体肿瘤、神经节细胞肿瘤、胶质母细胞瘤、髓母细胞瘤。

2）脑膜的肿瘤：包括各类脑膜瘤、脑膜肉瘤。

3）神经鞘细胞肿瘤：包括神经鞘瘤、恶性神经鞘瘤、神经纤维瘤、恶性神经纤维瘤。

4）垂体前叶肿瘤：包括嫌色性腺瘤、嗜酸性腺瘤、嗜碱性腺瘤、混合性腺瘤。近年来根据有无内分泌功能分为功能性和非功能性肿瘤。

5）先天性肿瘤：包括颅咽管瘤、上皮样囊肿、三脑室黏液囊肿、畸胎瘤、肠源性囊肿、神经错构瘤等。

6）血管性肿瘤：包括血管网状细胞瘤。

7）转移性肿瘤。

8）邻近组织侵入到颅内的肿瘤：包括颈静脉球瘤、圆柱细胞瘤、软骨及软骨肉瘤、鼻咽癌、中耳癌等侵入颅内的肿瘤。

9）未分类的肿瘤。

（三）发病部位

大脑半球发生脑肿瘤机会最多，其次为蝶鞍、鞍区周围、脑桥小脑角、小脑、脑室及脑干。某些肿瘤在颅内可生成2个以上的多发性肿瘤。不同性质的肿瘤各有其好发部位：星形细胞瘤、少突胶质细胞瘤、多形性胶质母细胞瘤好发于大脑半球的皮层下白质内；室管膜瘤好发于脑室壁；髓母细胞瘤好发于小脑蚓部；脑膜瘤好发于蛛网膜颗粒的主要分布部位，如大静脉窦的壁及静脉分支处；颅底的嗅沟、鞍区、斜坡上部；神经鞘瘤好发于脑桥小脑角；血管网状细胞瘤好发于小脑半球；颅咽管瘤好发于鞍上区；脊索瘤好发于颅底、鞍背及斜坡。颅内转移瘤可发生于颅内各个部分，但以两侧大脑半球居多。因此，临床上有时可依据肿瘤部位来推测肿瘤的性质。

（四）临床表现

颅内肿瘤的临床表现主要包括颅内压增高及局灶性症状和体征两大部分。

1. 颅内压增高的症状和体征

主要为头痛、呕吐和视神经盘水肿，称为颅内压增高的三主征。颅后窝肿瘤可致枕颈部疼痛并向眼眶放射。头痛程度随病情进展逐渐加剧。幼儿因颅缝未闭或颅缝分离可无明显头痛。老年人因脑萎缩、反应迟钝等原因头痛症状出现较晚。视神经盘水肿是颅内压增高重要的客观体征，中线部位及幕下的肿瘤视神经盘水肿出现早，幕上良性肿瘤出现较晚，部分患者可无视神经盘水肿。呕吐呈喷射性，多伴有恶心。幕下肿瘤由于呕吐中枢、前庭、迷走神经受到刺激，故呕吐出现较早而且严重。除上述三主征外，还可出现视力减退、黑矇、复视、头晕、猝倒、淡漠、意识障碍、大小便失禁、脉搏徐缓及血压增高等征象。症状常呈进行性加重。当脑肿瘤囊性变或瘤内卒中时，可出现急性颅内压增高症状。

2. 局灶性症状和体征局灶症状

主要是指脑瘤引起的局部神经功能紊乱。有两种类型，一种类型是刺激性症状，如癫痫、疼痛、肌肉抽搐等。另一种类型是正常神经组织受到挤压和破坏而导致的功能丧失，即麻痹性症状，如偏瘫、失语、感觉障碍等。最早出现的局灶性症状具有定位意义，因为首发症状或体征表明了脑组织首先受到肿瘤损害的部位。不同部位的脑肿瘤具有许多局灶性的特异性症状和体征。

（1）大脑半球肿瘤的临床表现

大脑半球肿瘤的病理学性质主要为各类胶质细胞瘤，其次为脑膜瘤和转移瘤等。大脑半球功能区附近的肿瘤早期可出现局部刺激症状，晚期则出现破坏性症状。半球不同部位肿瘤可产生不同定位症状和体征。①精神症状：常见于额叶肿瘤，表现为痴呆和个性改变。②癫痫发作：额叶肿瘤较易出现，其次为颞叶、顶叶肿瘤多见。癫痫为全身阵挛性大发作或局限性发作。③感觉障碍：为顶叶的常见症状。表现为两点辨别觉、实体觉及对侧肢体的位置觉障碍。④运动障碍：表现为肿瘤对侧肢体或肌力减弱或呈上运动神经元完全性瘫痪。⑤失语症：见于优势大脑半球肿瘤，可分为运动性失语、感觉性失语、混合性失语和命名性失语等。⑥视野损害：枕叶及颞叶深部肿瘤因累及视辐射，从而引起对侧同象限性视野缺损或对侧同向性偏盲。

（2）鞍区肿瘤的临床表现

鞍区肿瘤早期就出现内分泌功能紊乱及视力视野改变，颅内压增高症状较少见。临床表现特点是：①视力和视野改变：鞍区肿瘤因压迫视神经及视交叉出现视力减退和视野缺损。视力视野的损害因肿瘤的大小、生长方式及病程进展不同而差别很大。②眼底检查可显示原发性视神经萎缩。③内分泌功能紊乱：催乳素（PRL）分泌过多，女性以停经、泌乳和不育为主要表现。男性则出现性功能减退。生长激素（GH）分泌过高，在成人表现为肢端肥大症和在儿童表现为巨人症。促肾上腺皮质激素（ACTH）分泌过多可导致Cushing综合征。

（3）松果体区肿瘤的临床表现

由于肿瘤位于中脑导水管附近，易引起脑脊液循环障碍，故颅内压增高出现早。肿瘤向周围扩张压迫四叠体、中脑、小脑及丘脑，从而出现相应局灶性体征，如眼球上视困难等。松果体肿瘤发生在儿童期可出现性早熟现象。

（4）颅后窝肿瘤的临床表现

①小脑半球肿瘤：主要表现为患侧肢体协调动作障碍，爆破性语言，眼球震颤，同侧肌张力减低，腱反射迟钝，易向患侧倾倒等。②小脑蚓部肿瘤：主要表现为步态不稳，行走不能、站立时向后倾倒。肿瘤易阻塞第四脑室，早期即出现脑积水及颅内压增高表现。③脑桥小脑角肿瘤：主要表现为眩晕、患侧耳鸣及进行性听力减退。患侧第Ⅴ、第Ⅶ颅神经麻痹症状及眼球震颤等小脑体征。

（五）各类不同性质的颅内肿瘤的特点

1. 神经胶质瘤

来源于神经上皮的肿瘤，是颅内最常见的恶性肿瘤，占全部颅内肿瘤的40%～50%。根据瘤细胞的分化情况又可分为：星形细胞瘤、少突胶质瘤、室管膜瘤、髓母细胞瘤、多形性胶质母细胞瘤等。

1）星形细胞瘤：为胶质瘤中最常见的一种，约占40%。恶性程度较低，生长缓慢。其一为实质性，多见于大脑半球，与周围脑组织分界不清楚，中青年多见。另一种为囊性肿瘤，具有分界较清楚的囊壁和结节，多见于10岁左右儿童的小脑半球内。边界不清的实质性星形细胞瘤不能彻底切除，术后往往复发，需辅以放射治疗及化学治疗，5年生存率大约30%。分界清楚的囊性星形细胞瘤，如能将瘤壁结节完全切除可望获得根治。

2）少突胶质瘤：约占胶质瘤的7%，多生长于两侧大脑半球白质内，生长较慢，肿瘤形状不规则，瘤内常有钙化斑块。分界较清，可手术切除。术后往往复发，术后需放射及化学治疗。

3）室管膜瘤：好发于儿童及青年，约占胶质瘤的12%，由脑室壁上的室管膜细胞发生，突出于脑室系统内，多见于侧脑室、第四脑室底部及第三脑室，偶见于脊髓的中央管。可穿过脑室壁侵入脑实质，可经第四脑室的正中孔或侧孔长入小脑延髓池及桥池内。肿瘤与周围脑组织分界尚清楚，有时有假囊形成。本瘤也有种植性转移倾向。手术切除后仍会复发，术后需放射治疗及化学治疗。

4）髓母细胞瘤：为高度恶性肿瘤，好发于2～10岁儿童。大多生长于小脑蚓部并向第四脑室、两侧小脑半球及延髓部侵犯。肿瘤生长迅速，若阻塞第四脑室及导水管下端可导致脑积水。患儿的主要表现为恶心呕吐、行走困难、头围增大、颅缝裂开。在小儿中很像脑积水而被误诊。肿瘤细胞易从瘤体脱落而进入脑脊液中，造成蛛网膜下腔的种植性转移和脊髓下端及马尾部的种植性转移。术后放疗需包括椎管。

5）多形性胶质母细胞瘤：约占胶质瘤的20%，为胶质瘤中恶性程度最高的肿瘤。多生长于成人的大脑半球，以额、顶、颞叶为多。肿瘤呈浸润性生长，增长迅速，导致血供不足，肿瘤中心多处坏死出血，给肿瘤造成多形性的外观。瘤细胞丰富而不规则，大小也相差悬殊。多核巨细胞散在可见，核分裂象多。患者的主要表现为颅内压增高和神经功能障碍。病程发展快。治疗较困难。

2. 脑膜瘤

发生率仅次于脑胶质瘤，约占颅内肿瘤总数的20%。良性，病程长。其分布大致与蛛网膜粒的分布情况相似，以大脑半球矢状窦旁为最多，其次为大脑凸面、蝶骨峰、鞍结节、嗅沟、颅后窝、岩骨尖、斜坡及脑室内等，偶尔可见于颅外组织，为异位的脑膜瘤。肿瘤与硬脑膜紧密粘连，构成肿瘤的蒂，通过该处可接受来自颈外动脉的血供。邻近颅骨有增生或被侵蚀的迹象。肿瘤的病理组织形态可分为内皮细胞型与纤维型等。肿瘤可有钙化或囊性变。男女之比约为2：3。高峰发病年龄为30～50岁。脑膜瘤有完整包膜，压迫嵌入脑实质内。由于肿瘤接受来自颈内颈外动脉的双重供血，术中出血较多。彻底切除应包括受侵犯的硬脑膜及与之相邻的颅骨，否则容易复发。肿瘤对放射及化学治疗效果不显著。脑膜瘤直径小于3cm可行X-刀或γ-刀治疗。

脑膜肉瘤是脑膜瘤的恶性类型，约占脑膜瘤总数的5%，肿瘤切除后易复发，预后较差。临床上还可见囊性及多发性脑膜瘤等。

3. 垂体腺瘤

为来源于垂体前叶的良性肿瘤。发病率日渐增多，可能是由于CT应用和内分泌诊断技术发展使微腺瘤病例易于发现。传统上根据肿瘤细胞染色的特性分类为嫌色性、嗜酸性、嗜碱性细胞腺瘤。现已被按细胞的分泌功能分类法所替代。目前将垂体腺瘤分为催乳素腺瘤（PRL瘤）、生长激素腺瘤（GH腺瘤）、促肾上腺皮质激素腺瘤（ACTH腺瘤）及混合性腺瘤等。肿瘤的直径小于1cm，生长限于鞍内者称为微腺瘤，除CT或MRI外尚需作血清内分泌激素含量测定方能确诊。如肿瘤增大直径超过1cm并已超越鞍膈者称为大腺瘤。除内分泌症状外尚可引起视神经或视交叉的压迫症状，表现为视力、视野的受损，其典型表现为双颞侧偏盲。

PRL腺瘤的主要表现在女性为闭经、泌乳、不育等。在男性典型者为性欲减退，阳痿、体重增加、毛发稀少等。GH腺瘤的主要表现为：如在青春期前发病者为巨人症，发育期后患病者为肢端肥大症。ACTH腺瘤的主要表现为皮质醇增多症，患者有满月脸、"水牛背"、腹壁及大腿部皮肤紫纹、肥胖、高血压及性功能减退等。首选治疗方法是手术摘除肿瘤。经蝶窦显微手术可以取得满意的效果。如肿瘤微小可完整切除。若肿瘤巨大并已超越鞍膈以上者，仍以经额底入路手术为妥，术后进行放射治疗。药物治疗如溴隐亭对抑制PRL腺瘤，恢复患者的月经周期、促使受孕具有良效，但停药后症状往往复发，肿瘤将重新生长。γ-刀治疗垂体微腺瘤，视神经距肿瘤应超过4mm方能防止视神经损伤。

4. 听神经瘤

为第Ⅷ颅神经前庭支上所生长的良性脑瘤。约占颅内肿瘤的10%。位于脑桥小脑角内，主要表现有：①患侧的神经性耳聋伴有耳鸣，同时前庭功能障碍。②同侧三叉神经及面神经受累，表现为同侧面部感觉部分减退及轻度周围性面瘫。③同侧小脑症状，表现为眼球震颤，闭目难立，步态摇晃不稳，以及同侧肢体的共济失调。④肿瘤较大时还可有Ⅸ、Ⅹ、Ⅺ等后组颅神经症状，表现为饮水呛咳，吞咽困难，声音嘶哑等。⑤颅内压增高的症状等。X线前后半轴（汤氏）位摄片中可见患侧内听道孔扩大，邻近骨质稀疏。脑脊液检查细胞数正常，但蛋白质含量增加。听力测定示感觉神经性耳聋，无复聪现象，提示病变部位在耳蜗之后。头颅增强CT扫描可显示脑桥小脑角处的肿瘤团块影像。治疗以手术切除为主，全切除后可得到根治，反之则可复发。如肿瘤直径未超过3cm用γ-刀治疗可取得良效。手术切除常会损伤面神经而导致病侧面瘫，有时需作面副神经或面舌下神经吻合术矫正。显微外科技术应用以来，面神经保留率已明显提高。

5. 颅咽管瘤

为先天性肿瘤，约占颅内肿瘤的5%。多见于儿童及少年，男性多于女性。肿瘤多位于鞍上区，可向第三脑室、下丘脑、脚间池、鞍旁、两侧颞叶、额叶底及鞍内等方向发展，引起视神经及视交叉压迫，阻塞脑脊液循环而导致脑积水。肿瘤大多为囊性，囊液呈黄褐色或深褐色，内含大量胆固醇晶体。瘤壁上有钙化斑块。显微镜下示瘤细胞主要由鳞状或柱状上皮细胞组成，有的排列成牙釉质器官样结构。主要表现有视力障碍、视野缺损、尿崩、肥胖、发育延迟等。成年男性有性功能障碍，女性有月经不调。晚期可有颅内压增高。颅骨X线摄片除见蝶鞍增大变浅外，可见鞍上区有钙化。治疗以手术切除为主。早期确诊、采用显微外科技术、争取首次手术全切除、加强激素替代治疗及术后监护等，对提高疗效有重要意义。由于肿瘤与下丘脑及周围重要神经血管粘连紧密，全切除有时困难。有人主张经侧脑室作囊肿内引流术或囊肿抽吸后注入放射性[32]磷、或[198]金行内放射治疗。

6. 血管网状细胞瘤

又名血管网状细胞瘤，为颅内真性血管性肿瘤，占颅内肿瘤的1.3%～2.4%。大多发生于小脑半球，偶见于脑干，发生于大脑半球者少见。患者以20～40岁成人为多，男多于女，本病有家族遗传倾向，有时与体内他处病变如视网膜血管瘤、肾、胰腺囊肿及肝血管瘤等伴发。肿瘤多数呈囊性，囊内有一血供丰富的囊壁结节，临床表现为颅内压增高，小脑体征或局灶性症状或蛛网膜下腔出血表现。周围血象可能有红细胞及血红蛋白增高。手术切除囊壁结节或实质肿块，预后良好。

（六）颅内肿瘤的诊断与鉴别诊断

1. 颅内肿瘤的诊断

颅内肿瘤的诊断首先要详细询问病史，全面和有重点地进行全身和神经系统查体，得出初步印象。并进一步确定有无颅内肿瘤，肿瘤的部位和肿瘤的性质。依据初步印象可选择下列一种或几种辅助性检查方法，以明确诊断。

1）脑电图（EEG）及脑电地形图（BEAM）检查：对于大脑半球凸面肿瘤具有较高

的定位价值，但对于中线，半球深部和幕下的肿瘤诊断困难。

2）脑电诱发电位记录：给予被检查者做特定刺激，同时记录其脑相应区的电信号。在脑肿瘤诊断方面有应用价值的脑诱发电位记录有：①视觉诱发电位，用于诊断视觉传导通路上的病变或肿瘤。②脑干听觉诱发电位（BAEP），用来记录脑桥小脑角及脑干的病变或肿瘤的异常电位。③体感诱发电位用于颅内肿瘤患者的脑功能评定。

3）神经系统的X线检查：包括头颅平片、脑室脑池造影、脑血管造影等，由于脑室造影有创伤性，目前已被CT及磁共振检查所取代。头颅平片对垂体腺瘤、颅咽管瘤、听神经瘤等具有一定辅助诊断价值。脑血管造影对血管性病变及肿瘤供血情况诊断价值较大。数字减影脑血管造影（DSA）将少量造影剂注入静脉或动脉内即可显示全脑各部位的动静脉分布情况，广泛用于诊断颅内动脉瘤或动脉静脉畸形（AVM）。

4）颅脑电子计算机断层扫描（CT）：目前应用最广的无损伤脑成像技术。能够分辨颅内不同组织对X线吸收的细微差别，使颅内软组织结构（如脑室脑池、灰质和白质等）清晰显影并有较高的对比度，对诊断颅内肿瘤有很高的应用价值。

5）磁共振成像（MRI）：磁共振成像技术的出现，为脑肿瘤的诊断提供了一种崭新的手段，其对不同神经组织和结构的细微分辨能力远胜于CT。具有无X线辐射，对比度高，可多层面扫描重建等优点。并可用于由于碘过敏不能做CT检查及颅骨伪影所致CT受限者。而且其成像脉冲序列丰富可满足许多特殊组织成像扫描。磁共振血管成像技术（MRA）因可清楚显示颅内血管血流情况，已部分地取代DSA及脑血管造影检查。

6）正电子发射断层扫描（PET）：正电子发射断层扫描所提供的信息基于组织代谢变化，即关于组织和细胞的功能成像。因肿瘤组织糖酵解程度高，本技术通过测定组织的糖酵解程度从而区分正常组织和肿瘤组织，从而了解肿瘤的恶性程度，选择活检或毁损靶点，评估手术、放疗、化疗的效果，动态监测肿瘤的恶变与复发。

2. 颅内肿瘤的鉴别诊断

颅内肿瘤应当与以下6种常见而又容易混淆的疾病相鉴别：

1）脑脓肿：体内常有各种原发感染灶，如耳源性、鼻源性或外伤性感染灶。小儿常患有先天性心脏病。脑脓肿起病时发热，脑膜刺激征阳性。周围血象呈现白细胞增多。CT图像显示典型环状增强的脓肿灶，呈单个或多发。

2）脑结核瘤：肺或身体其他部位的结核病灶有助于诊断。常为单发性，中心有干酪样坏死，CT显示为高密度圆形或卵圆形病变，中心为低密度区，有时与脑肿瘤鉴别诊断十分困难。

3）脑寄生虫病：肺型血吸虫病常有疫区生活史可引起颅内肉芽肿。脑棘球蚴病可引起巨大囊肿。猪囊虫病如为脑室型与脑室肿瘤相似，鉴别主要依据疫区生活史、病史及检查证实有寄生虫感染，嗜酸性粒细胞增多，脑脊液补体结合试验阳性等。CT及磁共振检查可提供有价值的影像学诊断。

4）慢性硬膜下血肿：此类血肿由于头外伤轻微且时日较远，易被忽略或遗忘，多见于老年人。临床表现以亚急性或慢性颅内压增高为主要特征，并逐渐加重，少数可有局灶症状。诊断需结合年龄、头外伤史及头颅CT扫描确定。

5）脑血管病：老年脑瘤患者，若肿瘤恶性程度高，生长迅速，肿瘤卒中、坏死或囊性变，可呈脑卒中样发病。鉴别诊断主要依靠高血压病史，起病前无神经系统症状，发病常有明显诱因。CT扫描可鉴别肿瘤卒中与高血压脑出血。肿瘤卒中除有高密度血肿外尚有可被造影剂增强的肿瘤阴影。

6）良性颅内压增高：也称假性脑瘤。有颅内压增高、视神经盘水肿，但神经系统无其他阳性体征。主要病因可能为颅内静脉系统阻塞、脑脊液分泌过多、神经系统中毒或过敏反应或内分泌失调等。

（七）治疗

1.降低颅内压

颅内压增高是颅内肿瘤产生临床症状并危及患者生命的重要病理生理环节。降低颅内压在颅内肿瘤治疗中处于十分重要的地位。降低颅内压的根本办法是切除肿瘤，但有些肿瘤无法全部手术切除而需行放疗、化疗。为了争取治疗时机采取降低颅内压的措施十分必要。临床上降低颅内压的方法主要有：脱水治疗、脑脊液引流及为防止颅内压增高采取的综合治疗措施。

（1）脱水治疗

脱水药物按其药理作用可分为渗透性脱水药及利尿性脱水药。前者通过提高血液渗透压使水分由脑组织向血管内转移，达到组织脱水的目的。后者通过水分排出体外，血液浓缩，增加从组织间隙吸收水分的能力。脱水药物的作用时间一般为4～6小时。应用脱水药时应注意防止水、电解质平衡紊乱。

（2）脑脊液体外引流

1）侧脑室穿刺：为了急救和迅速降低由于脑室扩大引起的颅内压增高，通常穿刺右侧脑室额角，排放脑脊液后颅内压下降。但排放脑脊液速度不可过快，以防止颅内压骤降造成脑室塌陷或桥静脉撕裂引起颅内出血。

2）脑脊液持续外引流：多用于开颅手术前、后暂时解除颅内压增高症状及监视颅内压变化。

（3）综合防治措施

1）低温冬眠或亚低温：可降低脑组织代谢率，提高组织对缺氧的耐受能力，改善脑血管及神经细胞膜的通透性，减少脑水肿的发生。多用于严重颅脑损伤、高热、躁动并有去脑强直发作的患者。

2）激素的治疗：肾上腺皮质激素可改善脑血管的通透性，调节血脑屏障，增强机体对伤病的反应能力，可用于防治脑水肿。应用激素时应注意防治感染，预防水、电解质平衡紊乱。持续用药时间不宜过久。

3）限制水钠输入量：应根据生理需要来补充，维持内环境稳定，防止水电解质紊乱和酸碱平衡失调。

4）保持呼吸道通畅：昏迷患者应及时吸痰。必要时，可行气管插管或气管切开，以保持呼吸道通畅和保障气体交换。

5）合理的体位：避免胸腹部受压及颈部扭曲，条件允许时可将床头抬高15°～30°以利于颅内静脉血回流。

2.手术治疗

手术是治疗颅内肿瘤最直接、最有效的方法。手术方法包括肿瘤切除、内减压术、外减压术和脑脊液分流术。

1）肿瘤切除手术：根据肿瘤切除的范围又可分作肿瘤全切除或肿瘤部分切除术。根据切除的程度又可分为次全（90%以上）切除、大部（60%以上）切除、部分切除和活检。手术切除原则是在保留正常脑组织的基础上，尽可能彻底切除肿瘤。

2）内减压手术：当肿瘤不能完全切除时，可将肿瘤周围的非功能区脑组织大块切除使颅内留出空间，降低颅内压，延长寿命。

3）外减压手术：去除颅骨，敞开硬脑膜而达到降低颅内压目的。常用于大脑深部肿瘤不能切除或仅行活检及脑深部肿瘤放疗前，达到减压目的。常用术式有颞肌下减压术、枕肌下减压术和去大骨瓣减压术。

4）脑脊液分流术：为解除脑脊液梗阻而采用侧脑室-枕大池分流术，终板造瘘术及三脑室底部造瘘术，侧脑室-心房或腹腔分流术。

3. 放射治疗及放射外科

当颅内肿瘤位于重要功能区或部位深在不宜手术，或患者全身情况不允许手术切除及对放射治疗较敏感的颅内肿瘤患者，可采用放射治疗以推迟肿瘤复发或抑制肿瘤生长，延长患者生命。放射治疗分为内照射法或外照射法。

（1）内照射法

又称间质内放疗。将放射性同位素置入肿瘤组织内放疗，可减少对正常脑组织的损伤。可通过Ommaya囊经皮下穿刺将放射性同位素适量直接注入瘤腔或用吸附同位素的明胶海绵术中插入肿瘤实质内达到放疗目的。

（2）外照射法

1）普通放射治疗：常用X线机、^{60}Co和加速器，在颅外远距离照射，因对正常头皮、颅骨、脑组织有损伤已很少单独应用，但有时用于术后辅助治疗。

2）γ-刀放射治疗：利用立体定向技术和计算机辅助将201个小孔中射出的γ射线聚集于颅内某一靶点，聚焦精度为0.1mm，聚焦后产生的能量很大，足以使肿瘤细胞变性、坏死，对周围正常脑组织血管不会造成明显损伤。适用于脑深部小型肿瘤（直径2cm或3cm以内）如听神经瘤、脑膜瘤、垂体微腺瘤、转移瘤；范围较局限的脑动静脉畸形；以及脑内神经核团或神经通路的定向毁损。

3）等中心直线加速器治疗：等中心直线加速器又称X-刀。在计算机辅助下利用立体定向技术将X线聚焦于肿瘤靶点，造成靶点组织坏死变性而周围组织所受辐射剂量不大。适应证类似于γ-刀，照射精度不如γ-刀。

4. 化学治疗

化学治疗在颅内肿瘤的综合治疗中已成为重要的治疗方法之一。中枢神经系统肿瘤的生长环境与生物学行为与颅外肿瘤差异较大，在化疗方面有特殊的选药和用药原则与方法。

（1）选择药物原则

1）选用能通过血脑屏障、对中枢神经系统无毒性、在血液及脑脊液中能维持长时间的高浓度的药物。

2）选择脂溶性高、分子量小、非离子化的药物。

3）对脑转移癌患者，可参考原发肿瘤的病理类型选择药物。临床上常用的药物包括：卡莫司汀、洛莫司汀、甲基洛莫司汀、丙卡巴肼、博来霉素、阿霉素、长春新碱、鬼臼26（VM26）等。

（2）用药方法

1）合理用药：根据肿瘤及药物特性作合理配伍可增加疗效，降低毒性。

2）合并用药：根据肿瘤细胞动力学原理，选择作用于细胞不同周期的药物联合应用，以提高疗效。

（3）给药途径

可分为全身和局部给药。全身给药不太适合颅内肿瘤。局部给药是经鞘内给药、瘤腔内给药和选择性动脉内给药，可提高中枢神经系统内，尤其是肿瘤局部的药物浓度，并可避免全身用药的副作用。

（4）副作用及注意事项

化疗后可出现颅内压升高，故在化疗时应辅以降颅内压药物。药物治疗过程中肿瘤可能出现坏死出血而有可能需手术治疗。大多数抗肿瘤药物对骨髓造血功能有抑制作用，故应在用药后定期复查周围血象变化，必要时停止用药。

5. 免疫治疗

通过提高机体免疫系统的功能，达到抑制或消灭肿瘤的方法，分特异性免疫与非特异性免疫治疗两种。特异性免疫治疗包括使用免疫血清，特异性肿瘤疫苗及免疫活性细胞等方法有一定效果。非特异性免疫治疗，包括接种卡介苗、短小棒状杆菌，应用干扰素调整或提高患者的免疫能力，加强综合治疗效果。

6. 基因药物治疗

近年研究发现细胞的恶变是由于原癌基因的激活以及抑癌基因的失活或缺失的一种多步骤、多因素事件，所以基因治疗的主要策略是用正常功能的同源基因取代异常的癌基因，或者导入正常的抑癌基因以补充抑癌基因缺失或其他形式的突变失活，但由于各种肿瘤的致癌机制及途径尚未充分揭示，外源基因导入技术及外源基因在体内的表达调控机制尚未完全查明。真正的基因治疗目前仅作为研究，大量应用于临床尚有一定的距离。现在常用的研究方法有：

1）用基因工程方法修饰免疫细胞，以增强免疫细胞对肿瘤细胞的杀伤效力。

2）基因修饰肿瘤细胞，借此提高肿瘤细胞的免疫源性和降低其致瘤性，从而制造一种"肿瘤疫苗"。

3）向肿瘤细胞导入自杀基因，也称药物敏感基因，某些微生物的酶，可将对人体及哺乳动物低毒或无毒的核苷类似物代谢为细胞毒产物，如将这类基因导入肿瘤细胞，然后投以核苷类似物，则可导致肿瘤细胞死亡。

4）多药耐药基因治疗：将多药耐药基因（MDR）导入骨髓细胞等，从而增强骨髓细胞抵抗多种化疗药物细胞毒性作用的能力。可使患者耐受大剂量化疗而不出现骨髓抑制。

5）反义核酸技术：指利用核酸碱基互补结合的原理，用特定的DNA或RNA片段去封闭某一基因表达的技术。

二、神经胶质瘤

神经胶质瘤也称胶质细胞瘤或简称胶质瘤。由于肿瘤发生于神经外胚层，故也称神经外胚层肿瘤或神经上皮肿瘤。来自神经外胚叶组织发生的肿瘤共有两类，一类是由神经间质细胞（即胶质细胞）形成的肿瘤，称为胶质瘤。另一类是由神经细胞（即神经元）形成的，称为神经细胞瘤。由于病原学和形态学尚不能将这两类肿瘤完全区别，而胶质瘤的发生频数比神经元肿瘤常见得多，所以有时将神经细胞肿瘤包括在胶质瘤中，而统称胶质瘤。

1. 分类

这是一个还未解决的问题。分类方法很多，主要有如下3种：第一种分类方法由Bailey和Cushing于1962年提出，认为各种类型的胶质瘤是由不同的胚胎组织发展而成，根据不同的胚胎组织，定出相应类型肿瘤的名称。Bailey-Cushing将胶质瘤分为14种，其中主要有髓上皮瘤、髓母细胞瘤、室管膜母细胞瘤等。这种分类法的缺点是忽视了肿瘤的间变特性，没有动态地看待胶质瘤的发生和发展。如有不少胶质瘤患者，经多次手术切除肿瘤，屡次切除的肿瘤病理性质可以出现逐步恶变，肿瘤细胞由成熟的星形细胞渐变为最恶性的胶质母细胞。另外，有些肿瘤在形态上介于两种类型之间，不能明确指出属于哪一种胚胎组织。

第二种分类方法由Kernohan等于1949年提出，认为胶质瘤都是由4种成熟的细胞形成的，这4种细胞是星形细胞、少突胶质细胞、室管膜细胞和神经元。由这些成熟细胞形成的肿瘤发生间变，成为恶性类型。根据间变的程度，每种细胞形成的肿瘤分为四级。这种分类方法比较简单。缺点是有几种肿瘤目前还难确定其细胞来源，而另一些肿瘤则基本上只形成恶性类型。

第三种分类方法是最近由段国升教授编译，1993年Kleihues等确定的WHO神经上皮组织肿瘤组织学分类方法：

1）星形细胞来源的肿瘤：①星形细胞瘤，变异型包括纤维性星形细胞瘤、原浆性星形细胞瘤、肥胖性星形细胞瘤。②间变性（恶性）星形细胞瘤。③胶质母细胞瘤：变异型包括巨细胞胶质母细胞瘤、胶质肉瘤。④毛细胞性星形细胞瘤。⑤多形性黄色星形细胞瘤。⑥室管膜下巨细胞星形细胞瘤（常伴结节性硬化）。

2）少突胶质细胞来源肿瘤少突胶质细胞瘤；间变性（恶性）少突胶质细胞瘤。

3）室管膜细胞来源肿瘤室管膜瘤（变异型、细胞型、乳头型、透明细胞型）；间变性（恶性）室管膜瘤；黏液乳头状室管膜瘤；亚室管膜瘤。

4）混合性胶质瘤混合性少突–星形细胞瘤；间变性（恶变）少突星形细胞瘤；其他。

5）脉络丛乳头状瘤脉络丛乳头状瘤；脉络丛乳头状癌。

6）来源不明的神经上皮肿瘤星形母细胞瘤；脑胶质瘤病。

7）神经元性肿瘤及神经元–神经胶质细胞混合瘤神经节细胞瘤；小脑发育不良神经节细胞瘤；儿童促结缔组织增生神经节胶质细胞瘤；胚胎发育不良神经上皮瘤；神经节胶质瘤；间变性（恶性）神经节胶质瘤；中央性神经细胞瘤；嗅神经母细胞瘤（感觉性神经母细胞瘤）变异型：嗅神经上皮瘤。

8）松果体实质肿瘤；松果体细胞瘤；松果体母细胞瘤；松果体细胞及松果体母细胞混合瘤。

9）胚胎性肿瘤髓上皮瘤；神经母细胞瘤：神经节神经母细胞瘤；室管膜母细胞瘤；

原始神经外胚叶肿瘤（PNETS）髓母细胞瘤；促结缔组织增生髓母细胞瘤；髓母肌母细胞瘤；黑色素髓母细胞瘤。

2. 神经胶质瘤的生物学

（1）遗传因素

神经胶质瘤的家族发生率很低。有学者发现在神经胶质瘤患者的亲属中发现脑瘤的，比对照组明显为多。但Harvald等在相似的研究中，未得到同样发现。文献中有一些报告，父子、兄弟、姐妹及孪生儿相继发生同类型的神经胶质瘤。近年来在胶质瘤的细胞和分子遗传学方面的研究较多。

1）细胞遗传学：有关胶质瘤活检组织或细胞中染色体的异常已有许多报道。常见的有7、14、20号染色体的增加；8、9、10、13、22号染色体的丢失；9q、10q、13q、17q、17p的片段丢失和双微体；此外还可见Y染色体丢失、四倍体和标记染色体等。一些染色体异常在胶质瘤发展的不同阶段和不同恶性度的胶质瘤中的分布也不尽相同。肿瘤发生的早期常有22、13号和涉及P53基因改变的17p丢失，这是低度恶性星形细胞瘤具有的特点。染色体的异常改变常与原癌基因的扩增或异常激活和肿瘤抑制基因的丢失有关。在胶质瘤中最常见的增多染色体是7号染色体上，其上有$c\text{-}erbB$基因，它是最常见的扩增基因，而13p和17p则可能涉及Rb和P53肿瘤抑制基因的丢失。在30%～50%的胶质母细胞瘤可以见到双微体，它的出现常伴有met或EGFR基因的扩增。对胶质瘤细胞遗传学的分析观察可为分析和了解肿瘤发生过程中的分子变化提供一定基础。

2）原癌基因的扩增和异常表达：①表皮生长因子受体基因（$EGFR$基因、$c\text{-}erbB$1基因）：该基因产物的细胞质部分具有蛋白质酪氨酸激酶活性，$TGFa$或EGF都通过$EGFR$的作用而传递信息。据估计$EGFR$基因扩增的出现率占胶质瘤所有癌基因扩增的90%左右，其中约有12%扩增或过表达的$EGFR$基因存在基因突变，一些突变的$EGFR$与EGF和$TGFa$有更高的亲和力并提高突变$EGFR$激酶的活性，该基因扩增的发生率随胶质瘤恶性程度的增加而增长，在低度恶性、中度恶性星形细胞瘤和GBM中的发生率分别为3%、7%、36%。$EGFR$基因的扩增可能在肿瘤恶性转化过程中起作用。即使在非GBM的各类胶质瘤出现该基因扩增，若用mRNA探针进行原位杂交时也可找到具有GBM特异性的细胞类型，扩增一般出现在这些细胞。由此可认为，对$EGFR$基因扩增的测定有可能对胶质瘤的病理分级和预后提供线索。约有半数扩增的$EGFR$基因发生重排，常导致截短的$EGFR$突变蛋白产生，现已有了能与突变蛋白特异结合的抗体，这就为胶质瘤的成像和治疗提供了一种潜在途径；胶质瘤中还常见$EGFR$过量表达，其水平为正常组织的2～9倍。病理类型与过表达之间没有明显关系，但也有人认为$EGFR$基因的过表达在低恶性胶质瘤中难以见到。在某些胶质瘤细胞系中$TGFa$和$EGFR$基因常同时转录，提示在细胞中存在自分泌生长机制，也说明$TGFa$通过$EGFR$介导而发挥作用。虽然在胶质瘤中常发生$EGFR$基因的扩增和重排，但该基因的同源基因$c\text{-}erbB$2还未发现有扩增和重排，只在个别胶质瘤中异常表达。②其他原癌基因：$H\text{-}ras$癌基因与$EGFR$相反，在胶质瘤中表达水平下降，其发生率在70%～80%。这种下降与胶质瘤的恶性分级无关，但与$EGFR$基因过表达存在一定相关，其内在机理不明。在神经母细胞瘤中$H\text{-}ras$基因表达常与良好的临床预后有关。在胶质瘤中$H\text{-}ras$转录量的减少常意味着细胞处于低分化状态。

除$EGFR$外，少数GBM中还有gli或$N\text{-}myc$基因的扩增。两者各自占胶质瘤原癌基因扩增总发生率的2%～4%。在儿童髓母细胞瘤中还可见*c-myc*基因扩增。*N-myc*扩增与胶质瘤的侵袭性有关。胶质瘤中常有异常表达的癌基因有*c-myc*、*Ha-ras*、*c-fos*、*max*、*ros*等。癌基因和生长因子相关基因的表达类型有时与胶质瘤恶性和分化程度有关。如*c-erbB*1和*c-fos*的过表达可见于不同恶性度的胶质瘤中，而*Ha/N-ras*和*c-myc*的异常表达的发生率则随胶质瘤恶性程度的增加而增长。说明这两个基因的异常表达可能预示着胶质瘤的恶性演变，统计表明，较多的癌基因的同时表达多见于高度恶性胶质瘤中，另外，不同癌基因共同表达的组合在不同型的胶质瘤中也常不一致，例如*c-erbB*1、*c-fos*共同表达多见于低度恶性胶质瘤中。

除上述基因外，其他一些癌基因，包括*abl*、*erbA*、*fms*、*K-ras*、*mil*、*mos*、*myb*、*rel*、*yes*、*src*等，在胶质瘤中都未见有异常表达。研究还发现，在正常不同类型胶质细胞群中原癌基因和生长因子相关基因的表达水平即有较大差异，因不同类型的胶质细胞都可能发生肿瘤，所以要精确确定胶质瘤中某基因的表达是否属异常。有必要事先确定肿瘤的确切细胞来源，并与其起源的正常细胞做比较，才能得出正确结论。

3）P53基因和其他肿瘤抑制基因：①P53基因：在胶质瘤发生发展过程中，P53基因的突变与丢失与EGFR基因扩增同属最常见的分子改变。Tabuchi等可在31%的人胶质瘤活检标本和57%的胶质瘤细胞系中检出P53第5、第7、第8外显子上的碱基替代。因突变P53蛋白半衰期较长而易被检出，所以许多胶质瘤中都可检出P53产物。P53基因的杂合性丢失也较常见，该基因定位于17p13上，约有40%的2、3级星形细胞瘤和30%的GBM中有17p。这种杂合性丢失常伴有P53基因突变。研究表明，在胶质瘤发生过程中P53突变的作用是隐性的，需有另一个等位基因的丢失。一些胶质瘤仅有17p杂合性丢失而无P53基因突变提示在17p上除P53外还可能存在另一种肿瘤抑制基因，它参与了某些胶质瘤的恶性演变。P53突变常发生在低度恶性星形细胞瘤向高度恶性星形细胞瘤转变过程中。P53突变的检出可作为肿瘤恶性转化的信号。②其他肿瘤抑制基因：Rb基因：胶质瘤中可检出一定比例的Rb基因丢失，都产生于胶质母细胞瘤。一般为杂合性丢失，在儿童神经母细胞瘤中也偶有Rb基因的杂合性丢失。但有作者在观察的所有胶质瘤活检组织和胶质瘤细胞系中都检出了Rb基因正常量的转录产物。有关Rb基因在胶质瘤发生中的作用还需进一步研究。NF1基因：在不同类型胶质瘤中，NF1基因的突变和表达缺乏主要见于神经母细胞瘤。在恶性胶质瘤中也存在NF1基因的低频突变。DCC基因：一些研究证明，相当比例的胶质瘤有DCC基因表达下降或缺乏表达。因此DCC基因也可能与胶质瘤的发生发展有关。

对胶质瘤的分子遗传学研究说明了胶质瘤的发生和发展是一个逐步演化的过程，其恶性表型是逐渐获得的。一些分子改变可能在其中起关键作用。对其机理的深入研究可使我们对胶质瘤的发生机理，病理诊断和分型，预后乃至治疗方法等提供理解和帮助。

（2）肿瘤的发生和生长

Cohnheim指出肿瘤发生的原因可能是胚胎原基的发育异常。Robbert提出细胞可因炎症刺激，而以胚胎细胞生长的形式进行增殖。Fisher-Wasel认为这种慢性增殖导致肿瘤形成。Willis提出区域假说，即整个区域受到致癌刺激的作用，其中心的一些细胞首先形成肿瘤，肿瘤的增大不仅是由于细胞的增殖，并且此区周边受致癌作用小的细胞也逐渐转变为肿瘤。Conville认为大多数多发神经胶质瘤发生于多发的原发灶。Batzdorf等考虑肿瘤扩展的途径是：肿瘤向邻近直接延伸，通过胼胝体等发展至对侧及通过脑脊液播散。Pierce等提出肿瘤发生后，肿瘤的刺激作用于邻近的细胞，开始其环境控制了肿瘤的表现，肿瘤细胞增殖保持了正常组织大多数的特征和代谢需要，而生长为分化好的肿瘤，但当恶性细胞生长至临界大小的肿块时，即能控制环境，其增殖速度加快，变为高度恶性。

（3）生物化学

Adam等发现在神经胶质瘤中细胞色素氧化酶、磷酸肌酸及ATP均较正常脑组织为低，β葡糖醛酸酶在恶性肿瘤中较良性肿瘤及正常脑组织为多。在神经胶质瘤中DNA的含量较正常脑组织高2～8倍，DNA的含量可指示肿瘤的恶性程度。在恶性肿瘤糖酵解速度很高，产生大量乳酸。Cormmick等研究乳酸脱氢酶电泳的诊断价值，其对组织学的诊断是有用的补充，可以鉴别胶质增生和肿瘤。

（4）神经胶质瘤的病理生理

随着肿瘤逐渐生长增大，常伴有周围脑水肿，随后颅内压增高。如肿瘤阻塞脑脊液循环或压迫静脉窦致静脉回流障碍时，或肿瘤内出血、坏死及囊变时，均可加速颅内压增高的进程。当颅内压等于动脉压时，脑血流停止，脑死亡。

随着肿瘤增大，局部颅内压力增高，可造成脑移位而形成脑疝。幕上大脑半球肿瘤可产生大脑镰下疝、小脑幕切迹疝等。可出现同侧动眼神经受压麻痹，中脑的大脑脚受压产生对侧偏瘫，压迫脑干可产生向下轴性移位，导致中脑及桥脑上部梗死。患者昏迷，血压上升，呼吸不规则，去大脑强直等。幕下后颅窝肿瘤可产生枕大孔疝，患者昏迷，血压上升，脉缓而有力，呼吸深而不规则。随后呼吸停止，血压下降，终致死亡。

（5）临床表现

神经胶质瘤的病程依其病理类型和所在部位长短不一，自出现症状至就诊时间一般多为数周至数月，少数可达数年。恶性程度高和后颅窝肿瘤病史多较短。肿瘤如有出血或囊变，症状发展进程可加快，有的甚至可类似脑血管病的发展过程。

症状主要有两方面的表现。一方面是颅内压增高及其伴发症状，如头痛、呕吐、视力减退、复视、癫痫发作和精神症状等。另一方面是脑组织受肿瘤的压迫、浸润、破坏所产生的局灶定位症状。

1）头痛，常是早期症状之一。大多由于颅内压增高所致，肿瘤增长颅内压逐渐增高，压迫、牵扯颅内疼痛敏感结构如血管、硬膜和某些颅神经而产生头痛，大多为跳痛、胀痛，呈阵发性或持续性，时轻时重，可以是局限性的或弥漫性的，部位多在额颞部或枕部，一侧大脑半球浅在的肿瘤，头痛可主要在患侧。多发生于清晨，随着肿瘤的发展，头痛逐渐加重，持续时间延长。任何引起颅内压增高的因素，均可使头痛加重。小儿因颅缝分离，头痛多不明显。

2）呕吐，为主要症状之一，也可以是首发症状。由于延髓呕吐中枢或迷走神经受刺激所致，常伴发于严重头痛时，也常见于清晨，一般与饮食无关。在儿童可由于颅缝分离头痛不显著，且因后颅窝肿瘤多见，故呕吐较突出。

3）视盘水肿，是颅内压增高的一个重要征象，可致视神经继发萎缩，视力下降。肿瘤压迫视神经者产生原发性视神经萎缩，也致视力下降。

4）癫痫，一部分肿瘤患者有癫痫症状，并可为早期症状。发作的原因多由于肿瘤的直接刺激或压迫所引起。发作类型常为部分型，也可为全身型。发作与肿瘤的部位和性质有一定关系，运动区及其附近的肿瘤癫痫发病率高，星形细胞瘤和少突胶质细胞瘤发病率高。

5）精神障碍，可因进行性颅内压增高引起，也可是脑实质受肿瘤的压迫和破坏所致。肿瘤位于额叶者易出现。可表现为性格改变、淡漠、言语及活动减少、注意力不集中、记忆力减退、对事物不关心、不知整洁等。

6）局灶症状，依肿瘤所在部位产生相应的症状，进行性加重。特别是恶性胶质瘤，生长较快，对脑组织浸润破坏，周围脑水肿也显著，局灶症状较明显，发展也快。在脑室内肿瘤或位于静区的肿瘤早期可无局灶症状。而在脑干等重要功能部位的肿瘤早期即出现局灶症状。

（6）诊断

除详细地了解病史及反复全面而重点地进行全身检查和神经系统检查外，需作一些辅助检查帮助定位及定性诊断。应根据其生物学特征、年龄、性别、好发部位及临床过程等进行诊断，估计其病理类型。并需注意与其他颅内肿瘤、炎性疾病、寄生虫病、脑血管病等相鉴别。主要的辅助检查有：

1）CT检查，CT扫描是最有诊断价值的项目之一，定位准确率几乎是100%，结合静脉注射对比剂后强化扫描，显示肿瘤的部位、范围、形状、脑组织密度、强化情况、脑组织反应情况及脑室受压移位情况等。定性诊断正确率可达90%以上。但仍需结合临床综合考虑，以便确定诊断。

2）核磁共振（NMR），主要根据组织中氢质子含量及其在磁场中的弛豫时间的变化对肿瘤作出定位、定性诊断。使用Gd–DTPA后可增加其周围组织的对比度，对脑瘤的诊断较CT更为准确，影像更为清楚，可发现CT所不能显示的微小肿瘤。

3）正电子发射断层扫描（PET），可观察肿瘤的生长代谢情况，鉴别良恶性肿瘤。

4）脑脊液检查，作腰椎穿刺压力大多增高，有的肿瘤如位于脑表面或脑室内者脑脊液蛋白量可增高，白细胞数也可增多，有的可查见瘤细胞。但颅内压显著增高者，腰椎穿刺有促进脑疝的危险，故一般仅在必要时才做，如需与炎症或出血相鉴别时。压力增高明显者，操作应慎重，勿多放脑脊液。术后给予甘露醇滴注，注意观察临床变化。

5）脑电图检查，约90%的颅内肿瘤可出现异常脑电图，对肿瘤的定位甚至定性可提供一定的线索。神经胶质瘤的脑电图改变一方面是局限于肿瘤部位脑电波的改变，另一方面是广泛分布的频率和波幅的改变。这些受肿瘤大小、浸润性、脑水肿程度和颅内压增高等的影响。浅在的肿瘤易出现局限异常，而深部肿瘤则较少局限改变。在较良性的星形细胞瘤、少突胶质细胞瘤等主要表现为局限性波，有的可见棘波或尖波等癫痫波形。大的多形性胶质母细胞瘤可表现为广泛波。

6）放射性同位素扫描定位，诊断正确率可达80%～90%。一般认为对大脑半球肿瘤的诊断价值较大。生长较快、血运丰富的肿瘤，其血脑屏障通透性高，同位素吸收率高。如多形性胶质母细胞瘤显示同位素浓集影像，中间可有由于坏死、囊变的低密度区，需根据其形状、多发性等与转移瘤相鉴别。

7）其他检查，包括头颅平片、脑室造影、脑血管造影。头颅平片可显示颅内压增高征，肿瘤钙化及松果体钙化移位等。脑室造影可显示脑室受压移位、充盈缺损及脑室阻塞情况等。脑血管造影可显示脑血管移位及肿瘤血管情况等。这些异常改变，在不同部位、不同类型的肿瘤有所不同，可帮助定位，有时甚至可定性。

（7）治疗

对神经胶质瘤的治疗一般都主张综合治疗，即以手术治疗为主，术后配合以放射治疗、化学治疗、免疫治疗等，可延缓复发及延长生存期。应争取作到早期确诊，及时治疗，以提高治疗效果。晚期不但手术困难，危险性大，而且常遗有神经功能缺失。恶性程度高的肿瘤，常于短期内复发。

1）手术治疗，神经胶质瘤的治疗以手术最为有效，手术原则是在保存神经功能的前提下尽可能切除肿瘤，解除脑脊液循环障碍，缓解和降低颅内压。目前神经胶质瘤的手术有肿瘤切除、内减压、外减压和捷径手术。肿瘤切除术可分为：根治性全切术和部分切除术。根治性手术应切除包括肿瘤及一切可能的复发、侵及部位，而且同时要保护周围正常的脑组织，防止出现严重并发症和神经系统功能缺损，因此这种方式只能在肿瘤位于脑内"哑区"时，才能实施。因此大部分胶质瘤只能实行部分切除术，其中包括次全切除术（90%以上）、大部切除术（60%以上）、部分切除术和活检术。内减压术是指当肿瘤不能全切除时，将肿瘤周围的脑组织大块切除以达到降低颅内压的目的。切除的脑组织是脑内的"哑区"，如额极、颞极、枕极和小脑半球外1/3等，但术中应严格控制切除区域，并且应使切除部位在肿瘤周围造成足够大的空间，才能有效缓解颅内压增高。外减压手术是指切除颅骨并剪开硬脑膜，使颅腔容积扩大以达到降低颅内压的目的，如颞肌下减压、枕肌下减压及大骨瓣减压。其中颞肌下减压适用于大脑半球深部肿瘤行部分切除术后，以缓解颅内压增高症状。枕肌下减压在后颅窝胶质瘤中常规使用。大骨瓣减压术常用于抢救已形成严重脑疝的患者。捷径手术是为解除脑脊液循环梗阻而设计的手术方式，如三脑室后部肿瘤常使用的侧脑室-枕大池分流术、终板及三脑室底部造瘘术、侧脑室-心房或腹腔分流术等。此外，对于肿瘤引起的梗阻性脑积水，在必要时可行脑脊液体外引流术来缓解症状和创造手术条件。在操作中通常穿刺额角，一般只需穿刺一侧，如有室间孔梗阻则应分别穿刺两侧。而对于肿瘤尤其是后颅窝肿瘤，常在开颅前后为暂时缓解症状及监测颅内压而行脑脊液持续体外引流术，但这些操作都应注意术后监护，防止感染及脑脊液引流过快而致颅内压过低引起上疝或桥静脉撕断等严重后果。早期肿瘤较小者应争取全部切除肿瘤。浅在肿瘤可围绕肿瘤切开皮层，白质内肿瘤应避开重要功能区作皮层切口。分离肿瘤时，应距肿瘤有一定距离，在正常脑组织内进行，勿紧贴肿瘤。特别在额叶或颞叶前部或小脑半球的星形细胞瘤、少突胶质细胞瘤等较良性的肿瘤，可获得较好的疗效。随着显微手术的开展，各种手术导向系统等设备的改进，以往认为不能手术的部位如第三脑室、松果体区和脑干肿瘤也可以手术切除。

①大脑半球胶质瘤的手术切除：大脑半球中以星形细胞瘤、少突神经胶质瘤、多形性胶质母细胞瘤为多见。

若肿瘤与周围脑组织分界较清楚且位置不太深，可作肿瘤肉眼下全切除术。具体的操作方法是：选择离脑皮层重要功能区较远而暴露肿瘤也不十分困难之处，切开脑皮层至足够长度，用两块狭长的脑压板钝性分离白质直达肿瘤表面，然后在距肿瘤壁2mm的白质"反应带"外围处，沿肿瘤边缘继续钝性向下分离，将肿瘤整个剔出。

若肿瘤侵犯皮层，切除手术可通过切开受累皮层进行。若肿瘤位于非功能的白质内如前额叶、颞叶、后顶叶和枕叶等，尚未侵及皮层，则可在离肿瘤最近的脑皮层切开，进行肿瘤切除术。若肿瘤位于脑皮层重要功能区的深部，而该区功能尚未完全破坏者，则可采取间接入路方法切开邻近的脑皮层静区以达肿瘤，分块切除，以减少对重要皮层功能区的损害。对前额叶的肿瘤，切口常位于2、3额回间的脑沟，与矢状线平行；对顶后叶或枕叶的肿瘤，切口位于分隔顶上小叶与顶下叶的脑沟；顶叶下部、颞叶和枕叶的肿瘤，切口位于顶、枕、颞交界偏下方。后一切口同样适于切除由侧脑室三角区长出的肿瘤。神经胶质瘤在大脑半球的横切面上经常延伸于皮层和侧脑室之间，占据某一块扇形区域。手术切除时可由大脑半球表面的肿瘤周围向侧脑室分入，即深入大脑半球的圆锥形入路。方法是在脑皮层表面上病变区周围将通入该区的皮层血管电凝后切断，电凝切开皮层，然后用两块脑压板在离肿瘤组织的边缘约2mm处分离白质，斜坡形深入，遇有血管即电凝或银夹钳闭后切断，直至肿瘤的尖端。按此方法沿病变区周围一一分离，最后即可将含有肿瘤的圆锥形组织整块切出。

切除脑深部神经胶质瘤时，侧脑室被打开者可电凝侧脑室脉络丛，以减少术后脑脊液分泌。硬脑膜紧密缝合，以防脑脊液漏。对已有囊性变的神经胶质瘤，可先作穿刺抽出一部分囊液进行化验，同时也可减低脑表面的张力，以利手术操作的进行。但此时不宜将囊液全部抽出，否则囊肿将塌陷，不易再找到肿瘤。手术方法选择脑皮层上血管最少、机能较不重要的区域用电凝烧灼后切开，然后分离白质，直至暴露肿瘤壁。在切开皮层前，切口周围应铺以湿棉片以防囊液流入蛛网膜下腔而引起手术后的无菌性脑膜炎。切开囊肿壁，吸除所有囊液，然后审视囊肿的内壁，找到肿瘤结节，电凝其血管后，用剥离子将肿瘤结节剥离出来，囊肿壁不必切除。

若神经胶质瘤在脑内分布广泛弥漫，无彻底切除的可能性，而颅内压增高又很明显者，应尽可能多地分块切除肿瘤组织；对有坏死软化的神经胶质瘤，一般可用吸引器吸除肿瘤组织。这样，虽然肿瘤不能全部切除，但可达到减压的目的。结束手术时，再做去颅骨减压术（即咬除一部分或全部颅骨以形成骨窗减压），以延长患者的生命，争取化疗和放疗的时机。

如神经胶质瘤局限在一个脑叶内（额叶、枕叶或颞叶），在保留重要的脑皮层功能区基础上，可以考虑作脑叶切除术。行额叶切除术时作额部骨瓣成形术。先电凝切断自额叶皮层汇入上矢状窦的静脉，然后在半球间纵裂内把胼胝体周围动脉的分支结扎并切断，然后在冠状缝平面冠状切开各额叶的皮层，分离白质直达大脑镰侧（额叶内侧面）脑皮层，沿路电凝或银夹钳闭所遇见的血管并切断之。向深部分离时可打开侧脑室的前角。在把大脑镰侧的脑皮层内血管结扎切断后，即可将此额叶前部整块取下，位于额叶眶面的嗅球和嗅束也一并切除。仔细止血后，用生理盐水充满硬膜下腔，将硬脑膜作连续缝合，按层缝合骨膜、肌肉、腱膜和皮肤。颞叶的切除方法原则上相同，先分离大脑外侧裂，找到自大脑中动脉分出的动脉分支，结扎并切断之，再切断大的静脉，然后切开皮层，分离白质，直至切下脑叶。在左侧应尽量保留颞叶的后三分之一和第一颞回。枕叶的切除则往往先切开皮层，分离白质，然后才能找到大脑后动脉结扎切断；汇入横窦的静脉先用银夹钳闭再电凝，然后切断之。

神经胶质瘤局限于一个脑叶内者很少见，往往生长较广泛，侵及几个脑叶，作脑叶切除术并不解决问题。因此，当患肿瘤一侧大脑半球的功能已完全丧失（特别是非优势侧大脑半球），而估计肿瘤尚未侵及中线组织和对侧半球，也有作大脑半球切除者，但这种机会很少见。作一个大的齐中线的骨瓣成形术，硬脑膜可同时翻向中线和颞侧。手术步骤为先处理血管。提起额极，在胼胝体前端找到大脑前动脉，在其分出前交通动脉的远端用银夹钳夹后电凝切断。然后于大脑外侧裂中，在距大脑中动脉起始端约1.5cm处同样处理大脑中动脉。接着提起颞叶和枕叶，电凝并切断自其表面走向颅底的静脉，沿中颅窝底向小脑幕裂孔处深入，剪开环池，暴露大脑后动脉，在其分出后交通动脉的远部同法结扎并切断之。此时大脑半球即萎缩且波动消失。在中线处——结扎切断自大脑皮层通入静脉窦的静脉，沿大脑镰将胼胝体纵行切开，进入侧脑室中。将岛叶与基底节分离后自侧脑室外上角沿基底节外侧切开白质，即可将大脑半球整块地切下。最后，再一次审视颅腔，仔细止血。侧脑室内脉络丛可电凝。遗留的空腔充以生理盐水。硬脑膜用丝线间断或连续紧密缝合，并将它缝吊在骨瓣上。骨瓣放回原处，按层缝合软组织。

②侧脑室内肿瘤的手术切除：侧脑室内肿瘤比较少见，生长在侧脑室前部者主要为室管膜瘤；在其后部者主要为脉络膜乳头状瘤和脑膜瘤。有时侧脑室周围组织内的神经胶质瘤也可突入侧脑室。

手术入路根据肿瘤的位置而定。若肿瘤在侧脑室前角，则作额部骨瓣成形术。先用脑针探得脑室及肿瘤位置，然后电凝脑皮层血管后，平行矢状线循脑回方向，在冠状缝前方切开额中回的皮层，钝性分离白质，直至脑室壁。再仔细检查止血情况后即可将脑室壁室管膜电凝后切开，吸除一部分脑脊液，即可进行切除肿瘤的操作。若肿瘤位于侧脑室三角区，脑切口为颞上回后端到顶叶下部的横切口，由三角区的下部进入侧脑室。若肿瘤位于侧脑室的后角，则取枕叶入路；位于下角，则取颞叶入路。在切开脑组织时应选择脑皮层功能较不重要的区域，在左侧大脑半球（右利手者），更应注意这点。切除较小而部分游离的侧脑室内肿瘤，特别是肿瘤具有狭长的根部者，可用鼠齿钳或息肉钳夹住肿瘤，轻轻牵拉移动，以暴露其根部，用银夹钳闭之，电凝切断，然后将肿瘤取出。堵住室间孔的肿瘤组织须用息肉钳耐心地分块取出。肿瘤质地脆软者也可用吸引器吸除，务求打开室间孔，恢复脑脊液的流通。对囊性变的肿瘤，可先吸去囊液，缩小肿瘤的体积，切除也就更容易。但要注意采取措施勿使囊液逸入脑室内，以免并发无菌性脑室炎。假如肿瘤很大，可电凝后分小块切除，也可用激光气化。由于这些肿瘤大多表面较光滑，界线较明显，故彻底切除的机会较大。至于自丘脑长入侧脑室的神经胶质瘤，则不必作肿瘤大块切除，作活组织检查，证实诊断后再进行放射治疗。

切除侧脑室内肿瘤时要注意以下几点：止血必须非常彻底，不能让血液或凝血块遗留在脑室内。注意保护侧脑室内壁上的丘纹静脉，勿使之受损。肿瘤切除后，凡在手术野内能见到侧脑室脉络丛的患者硬膜最好能紧密缝合，其余各层颅顶组织也应严密缝合，以防脑脊液漏。

③鞍区和第三脑室前部肿瘤的手术入路：第三脑室前部的肿瘤包括由第三脑室结构长出的肿瘤，如神经胶质瘤、室管膜瘤、第三脑室黏液囊肿、脉络丛乳头状瘤等。手术入路有下列几种：

经额底入路：视交叉下入路：适用于视交叉后置型，由鞍上突入第三脑室的肿瘤切除的具体方法与鞍区肿瘤切除术相同。若视交叉为前置型，有些学者将鞍结节、蝶骨平板和蝶骨前壁磨去，将蝶窦黏膜推向下方，经视交叉的下方切除肿瘤。先作瘤组织囊内切除，再将囊壁分离后摘出。手术结束时，向蝶窦内填充浸有浓庆大霉素的明胶海绵，蝶窦开口用粘胶封闭后再用额骨骨膜修复缺损的硬脑膜，以防脑脊液鼻漏。视神经-颈内动脉间入路：适用于视交叉前置型，自鞍上长出并偏向一侧的肿瘤。手术操作经视神经外侧、颈内动脉内侧和大脑前动脉前方的一个三角形区进行。由于肿瘤的牵张，此三角形区比正常情况有所扩大。经终板入路：适用于肿瘤已明显突入第三脑室前下部，使视神经交叉、终板受到牵张的情况。造成这种情况的最常见的肿瘤是颅咽管瘤。手术牵拉大脑前动脉以暴露终板时，要注意保护此动脉和前交通动脉的所有进入第三脑室前壁的穿透支。肿瘤常使终板向前凸出。在变薄的终板中央作一小开口，注意勿损伤上方的前交通动脉和胼胝体嘴、下方的视交叉、侧方的视束、穹窿柱和第三脑室侧壁。当肿瘤内容切除，体积缩小后，受阻的室间孔将恢复通畅，并有侧脑室内的脑脊液流出。若肿瘤来自鞍上，第三脑室底常变薄或消失，切除肿瘤后，能看到基底动脉和一部分脑底动脉环。经蝶窦入路：适用于鞍内肿瘤较大且蝶窦气化很好的场合。手术方法是在蝶骨平板处瓣状切开硬脑膜，切除蝶窦顶的骨组织进入蝶窦，再切除蝶鞍前壁骨组织，进入鞍内。此入路难于看清鞍上肿瘤。当鞍内的瘤块切除后，突向鞍上的肿瘤包膜将塌下，落入鞍内。

胼胝体前部入路：此入路适用于第三脑室前上部的肿瘤，或肿瘤已向上方扩展到第三脑室外进入一侧或两侧的侧脑室（在室间孔附近）。对于侵及两侧室间孔的肿瘤，此入路优于经侧脑室入路，特别是侧脑室扩大不显著时更应取此入路。患者取仰卧位，头抬高，头皮行马蹄形冠状切口，以冠状缝为中心，作右侧额叶骨瓣，达到或稍过中线。沿矢状窦外侧2cm处作矢状脑膜切口，切口两端加作两个冠状切口，此切口的内端弯向矢状窦，做成狭条硬脑膜瓣，翻向中线，同时大部分额叶皮层有硬脑膜保护，选择没有桥静脉处向外侧牵开额叶内侧面（只可切断1～2根小的桥静脉），在大脑镰下缘打开蛛网膜，暴露胼胝体和大脑前动脉分支。通常在两胼周动脉间切开胼胝体。常有胼周动脉的分支越过中线，必要时只好将小的分支切断，将主干牵离中线。有时两侧胼周动脉同时位于中线的一侧，那就只好在3cm的范围内，在对侧将胼周动脉到扣带回的分支切断，向外侧牵开扣带回，暴露胼胝体上表面。沿中线将胼胝体从膝部开始向后切开3cm一段，进入右侧侧脑室，左侧侧脑室通过切开透明隔到达。沿侧脑室脉络丛和丘纹静脉向前内找到室间孔。仅当能显露第三脑室前下部时，才可在室间孔前上方切断穹窿柱，以扩大室间孔。通过室间孔和第三脑室顶切除肿瘤，丘纹静脉和大脑内静脉和第三脑室侧壁不可损伤，操作宜在手术显微镜下进行。切除肿瘤后，常规关颅。

侧脑室前角室间孔入路：此入路适用于第三脑室前上部的肿瘤，特别当肿瘤侵入手术侧的侧脑室前部。对侧侧脑室前部不易用此入路暴露。侧脑室扩大时，用此入路操作比较容易。手术采用非主侧半球前额骨瓣，若肿瘤伸向主侧半球一侧较大，也可取该侧入路，但要注意额下回后部，勿使之损伤。在前额叶额中回作矢状方向切口，长3cm左右，进入侧脑室前角，找到汇入室间孔的丘纹静脉、隔静脉、尾核静脉和侧脑室脉络丛，穹窿的透明隔在室间孔前方和上方，丘脑在后方和下方，尾核在外侧。要注意内囊膝部位于室间孔外侧侧脑室壁处，接近丘脑前极。要经室间孔显露第三脑室的前部，必须在室间孔前上方切断穹窿柱，穹窿柱切断术只能在一侧进行，双侧切断后可导致记忆障碍。为避免记忆障碍，Hirsch等提出在室间孔后缘切断丘纹静脉以扩大室间孔进入第三脑室顶部，认为切断丘纹静脉并无危险。但就是他们报告的病例中，有出现嗜睡、偏瘫、痴呆者。而其他人的报告则显示丘纹静脉阻断后会造成基底节的出血性坏死。肿瘤暴露后，切除方法如常。

侧脑室前角脉络体下入路：用以暴露第三脑室上部的中部区域，显露优于经胼胝体前部入路。适用于切除第三脑室上半部、第三脑室顶的下方、室间孔后方的肿瘤。切开右前额叶的额中回，进入侧脑室后，暴露穹窿体。分开穹窿与脉络丛（在上方）与丘脑（在下方）之间的室管膜和脉络体，直至看到大脑内静脉。将穹窿的大半与脉络丛牵向左侧，切开脉络体的其余部分，通过此纵形开口进入第三脑室顶的外侧缘。相连的弧形丘纹与大脑内静脉，限制了进入第三脑室通路的大小。第三脑室的暴露范围受到丘纹与大脑内静脉及其分支的限制。若将丘纹静脉切断，可将上述纵向开口向前扩大，切开室间孔，进入第三脑室的通路可进一步扩大。不过在室间孔部位阻断丘纹静脉将造成基底节出血性坏死。肿瘤暴露后，切除方法如常。

侧脑室前角透明隔入路：此入路的显露范围与脉络体入路基本相同。在冠状缝前方作非主侧半球前额叶骨瓣。硬脑膜与脑皮层切口与矢状线相平行，离开中线3～3.5cm，在额上回作切口长5～5.5cm，其后端不超越冠状缝。前角打开，找到室间孔，其后上方为透明隔。沿透明隔基底部切开。切开处的透明隔静脉电凝止血。在两层透明隔之间严格地沿中线钝性分入，扩张两侧穹窿体间的间隙，经第三脑室的顶部在无出血状态下进入第三脑室。在第三脑室顶部下表面的两侧各有大脑内静脉不得损伤。这一手术入路能看清整个肿瘤及其周围的血管，了解肿瘤与脉络丛的关系，有利于切除肿瘤。肿瘤暴露后，切除方法如常。

④小脑胶质瘤切除手术：在小脑半球和蚓部内，最多见的肿瘤是神经胶质瘤，包括各级星形细胞瘤和髓母细胞瘤。髓母细胞瘤为儿童中多见的肿瘤，恶性程度高，难以手术根治，对放射治疗敏感。Ⅰ～Ⅱ级的星形细胞瘤颇少见，为成人的肿瘤，呈浸润性生长，也难手术根治。Ⅰ级星形细胞瘤有两种类型：一种就是Cushing所描述的类型，肿瘤呈囊性，囊内有瘤结节。手术只要将瘤结节切除，囊壁不予处理，肿瘤也不会复发；另一种类型为实质性，呈浸润性生长，难以手术切除而根治。室管膜瘤可自第四脑室长入小脑内。

切除小脑肿瘤时，通常采用正中直线切口作枕下开颅术，切除寰椎后弓可使暴露及减压更满意。由于患者多有脑内积水，手术开始时先作一侧脑室后角穿刺，留置硅胶管以引流脑脊液，减低颅内压。手术结束时，引流管末端打结或钳闭管口，将此硅胶管保留至手术后2～3天拔除，以便必要时可作术后脑室引流之用。

在显露小脑下后表面后，若肿瘤未浸及脑表面。可检查小脑是否有局部膨出，表面血管有无异常分布，一侧小脑局部脑纹有否增宽、变平，小脑蚓部有无增宽，硬度有无异常等，所有这些说明其深部可能有肿瘤存在。病变一侧的小脑扁桃体一般比对侧下降得更低一些。最后可用探针刺入法寻找肿瘤，其方法与在大脑半球上应用时相同。

为了切除小脑内的肿瘤，必须先切开小脑皮层。小脑半球的切开一般沿其脑纹的方向作横线切口，而在小脑蚓部则作直线形切口。

星形细胞瘤的切除方法与其他脑内星形细胞瘤的切除方法相似。长在小脑下端或外侧的星形细胞瘤，可作小脑半球的部分切除术，较为彻底。髓母细胞瘤多生长在小脑蚓部，范围很广泛，甚至可向上长入大脑导水管，向前则可长入第四脑室，侵犯其底部的脑干和延髓，有时可沿软脑膜转移。肿瘤范围不大且未侵入第四脑室底部者，可尽力作肉眼所见的全切除。不过肿瘤仍要复发。对大部分生长广泛的肿瘤来说，手术的原则不在于彻底切除肿瘤，而在于力求疏通脑脊液通路，减低颅内压，使病情得以暂时缓解，争取时间以作放射治疗。其方法为纵行切开蚓部，显露肿瘤，切下一小块送冰冻切片，断定为髓母细胞瘤后即用吸引管吸除一部分肿瘤组织。由于髓母细胞瘤大多质地脆软，故容易吸除，不然的话，也可做部分切除或咬除。若此时第四脑室已敞开，就应在其底部铺以棉条，借以保护脑干和延髓，并使血液及肿瘤碎屑不致流入脑室系统。除侵入第四脑室底的一片瘤组织不切除外，可将蚓部和侵入小脑半球的瘤组织切除尽，以求获得后颅窝的充分内减压。伸入导水管内的瘤组织试行轻轻分出。若有粘连，不必勉强切除，但需加作脑室-脑池分流术以解除阻塞性脑积水。

⑤第四脑室肿瘤：常见的第四脑室内的肿瘤有室管膜瘤和脉络丛乳头状瘤。它们不仅充塞于第四脑室内，有时可长入小脑延髓池或脑桥侧池。在手术野表面常无异常发现。将小脑扁桃体用脑压板向两侧拉开，窥察正中孔和第四脑室，常能看到肿瘤，有时肿瘤自正中孔伸到枕大池内，位于两侧小脑扁桃体之间。为显露及进入第四脑室，可电凝后向后上方纵行切开小脑蚓部的下半，以扩大正中孔开口，然后用脑压板将切开的蚓部向两侧拉开，就能进入第四脑室。

将暴露的肿瘤向四周稍做分离后分块切除，由于不易判明肿瘤与第四脑室的黏着部位，肿瘤的切除过程必须仔细和缓慢，并在显微镜下进行，切不可损伤第四脑室底。长入导水管的瘤块，能分离后取出则最好，否则作脑室-脑池分流术以解除阻塞性脑积水。

第四脑室内的脉络丛乳头状瘤从第四脑室顶的脉络丛长出，突入第四脑室或小脑蚓部。小的乳头状瘤很易切除，牵拉其一端，找到其与脉络丛相连的根部，银夹钳闭后双极电凝剪断，肿瘤即可取出。大的乳头状瘤用切除室管膜瘤的同样方法切除。肿瘤仍可能与第四脑室底粘着，手术时仍要留意。

⑥枕大孔区肿瘤：该区肿瘤包括下列几种：长自小脑特别是小脑扁桃体，向下长入枕大孔，主要为髓母细胞瘤和星形细胞瘤；长自第四脑室，经正中孔而向下长入枕大孔区，最多见的是室管膜瘤和乳头状瘤；长于延髓髓内的肿瘤，以神经胶质瘤为主，其中最常见者为室管膜瘤和星形细胞瘤。

切除枕大孔区肿瘤的手术入路一般都采用枕颈部正中直线切口，比作后颅窝开颅术时的切口适当往下延长一些。除了与作双侧后颅窝开颅术时一样咬除枕骨鳞部和寰椎后弓外，尚需视肿瘤的范围而作足够大小的上颈部椎板切除。硬脑膜的切开形式和后颅窝开颅术时一样，颈椎部分硬脊膜则为正中直线切开。枕大孔区手术时最重要的问题是保护延髓和椎动脉，不可损伤。延髓表面应盖以湿棉片保护，切勿牵拉或推移，与之粘连的瘤块只能在显微镜下分离。椎动脉在枕大孔水平出颈椎的横突孔，穿过环枕膜和硬脑膜而入颅腔，故常与此肿瘤有密切联系，手术时应注意。

对长于延髓髓内的肿瘤，一般只作后颅窝和上部颈椎的减压手术，硬脑膜切开后不再缝合。术中若见肿瘤囊性变，用细针头穿刺证实后，可予纵形切开引流或仅穿刺抽除囊液。若见到在延髓浅表显露肿瘤组织，则可在显微镜下仔细切除，切勿损伤神经组织，手术后给以放射治疗。

2）放射治疗，是神经胶质瘤综合治疗的重要组成部分。对于手术不能彻底切除的肿瘤、术后易复发的肿瘤、因部位深在而不易手术或因肿瘤侵及重要功能区而无法手术的患者、全身状况不允许手术且肿瘤对放射线敏感者可为首选治疗方法。各种类型的神经胶质瘤对放射治疗的敏感性不同。一般认为恶性程度愈高的放疗愈敏感。其中具体按放射敏感性依次为髓母细胞瘤、少枝胶质细胞瘤、室管膜瘤、星形细胞瘤及胶质母细胞瘤。对髓母细胞瘤及室管膜瘤，因易随脑脊液播散，其放疗应包括全椎管照射。由于放射治疗对肿瘤组织及周围正常脑组织损伤后的组织学上的炎性充血及水肿反应，在放疗期间常有颅内压增高的表现，因此应辅以脱水药物治疗。对于颅内压高的患者最好应在放疗前行减压术或脑脊液分流术。而对于以下患者应为禁忌：患者极度衰弱，手术伤口尚未愈合或有感染者；严重骨髓抑制者；曾接受过放疗治疗，皮肤或其他组织不允许再次放疗者。放射治疗分为术前放疗、术中放疗和术后放疗。术前放疗多用于杀肿瘤周围的亚临床病灶，一般适于肿瘤位置深在而又不易达到手术全切除的患者。术后放疗是目前应用最多、最广的治疗手段，其目的是针对肿瘤瘤床与残余病灶进行，一般术后1~2周即可开始。术中放疗有定位准确，全身及局部反应较小的特点，是对病变区域进行的一次性放射治疗。

放射治疗的方法大体上可分为：体内照射和体外照射。体内照射又称间质内放疗，即将放射性同位素植入胶质瘤囊性组织内进行内照射，这样既可抑制、杀死周围残余肿瘤组织，又可有效保护周围正常脑组织。临床上可用Ommaya囊穿刺注射。理想的放射源应符合：产生纯β射线，不溶于水，不易向周围组织中扩散，半衰期的控制应以两周为宜。目前用于体外照射的放射源有高电压X线治疗机、Co治疗机、电子加速器等。主要的治疗方法有：普通放射治疗、中心直线加速治疗（X-刀）和γ-刀3种方法。普通放射治疗由于放射区正常组织接受同等放射损伤而常有较多的并发症，而X-刀和γ-刀在立体定向基础上将多组放射剂量聚焦于靶点造成其变性坏死，从而大大减少周围组织的放射剂量，成为目前最为引人注目的放射治疗方法。另外，现在已普遍采用的高等辐射，如^{60}Co、γ射线、高能离子束、快中子等也成为颅内胶质瘤治疗的新手段。由于多数胶质瘤内存在泛氧细胞，可抗拒射线，故影响疗效。硝基咪唑类药物增敏剂可选择性增强缺氧细胞对放射治疗的敏感性，比单纯放疗效果高30%~70%。

3）化学治疗，在胶质瘤的综合治疗中也占有较重要的位置。其原则上应用于恶性肿瘤术后并与放疗协同进行，复发性颅内恶性肿瘤也可进行化疗，而对髓母细胞瘤的播散种植转移可为首选治疗方法。一般化疗主要针对部分切除术后的残余肿瘤，而对全切除术后的患者帮助不大。

细胞周期分为间期（G）和分裂期（M），间期又分为DNA合成前期（G_1）、DNA合成期（S）、DNA合成后期（G_2）。化疗应选用一些能作用于细胞分裂期或整个细胞周期的药物。目前认为，化疗药物综合使用比独用时收效更佳。选用综合化疗药物的前提是：两种药物之间必须无交叉毒性，而且有协同作用。血脑屏障和细胞膜均影响化疗药物的使用。在星形细胞瘤Ⅰ~Ⅱ级时，由于水肿而使血脑屏障遭到破坏，使水溶性大分子药物得以通过，故有人认为选用药物时可以扩大致水溶性分子。但实际上在肿瘤周围增殖细胞密集处，血脑屏障的破坏并不严重。故选择的药物仍宜以脂溶性者为主。其化疗途径可根据所选择的药物使用口服、静脉、肌肉内、鞘内、动脉灌注及选择性动脉灌注等方法。此外瘤腔内给药不仅操作简便易行而且可使药物直接作用于肿瘤细胞并使瘤腔持续保持高浓度药物，是有一定发展前途的方法。

①VM26：是鬼臼毒的半合成衍生物。抗瘤谱广，高度脂溶性，能通过血脑屏障，为细胞分期性药物，能破坏DNA，对G2和M期起阻断作用。VM26常用剂量为成人每日$120\sim200mg/m^2$，连用$2\sim6$天。与CCNU合用时可酌减用量至每日$60mg/m^2$加入10%葡萄糖液250ml内静滴约1.5小时，连用2天，继续于第3、第4天用CCNU口服二天，共4天为一疗程。以后每间隔6周重复一个疗程。副作用：对骨髓抑制较轻，毒性较低；对心血管反应为低血压，故宜在静滴时监测血压。

②CCNU：为细胞周期性药物，既作用于增殖细胞的各期，也作用于细胞的静止期G0。具有强大脂溶性，能通过血脑屏障，故选用于治疗恶性脑胶质瘤。毒性反应大，主要表现为延迟性骨髓抑制和蓄积反应，使其应用受到明显受限，每在$4\sim5$个疗程后血白细胞和血小板明显减少而被迫延期，甚至中断治疗，导致复发。此外，消化道反应也很严重，服药后发生恶心、呕吐以及腹痛者比率很高，对肝、肺等也有影响。常用剂量为成人口服每日$100\sim130mg/m^2$，连服$1\sim2$天，每间隔$4\sim6$周重复一次，可连服$5\sim6$次。有效率可达60%。目前与VM26合用时可减量至每日$60mg/m^2$。

③BCNU：用量为每日$80\sim100mg/m^2$，或每日$2.5\sim3mg/m^2$，溶于5%～10%葡萄糖或生理盐水$250\sim500ml$中静脉滴入，连续3天。$6\sim8$周后可再重复治疗。有效率可达50%左右。经颈动脉注射可提高局部药物浓度，疗效更好些。

④甲基CCNU：用量为每次$170\sim225mg/m^2$，服法同CCNU，但毒性较小。

⑤甲基苄肼（PCZ）：属细胞周期性药物，系单胺氧化酶抑制剂。能通过血脑屏障，但神经毒性严重，骨髓抑制明显，伴免疫抑制作用，使其应用明显受限，渐被其他药物取代。口服每日$100mg/m^2$，于$4\sim6$周的治疗期内最初20天服用。

⑥阿霉素（ADM）：抗瘤谱广，能抑制DNA和RNA的合成，选择性作用于S、G_1期。但骨髓毒性严重，且在临床治疗恶性脑瘤时未能肯定其功效，故未被推广采用。用量为成年人每日$45mg/m^2$静滴。一般与VM26、CCNU合用时，用于序列化疗之第一天。

⑦长春新碱（VCR）：属细胞分期性药物，作用于S、M期。剂量为成人每日$1\sim2mg/m^2$，静脉滴注每周1次。选用时可在VM26–CCNU化疗前先连用4周。至总剂量达$10\sim15mg$时对周围神经系出现明显毒性，故其使用明显受限。

⑧氨烯咪胺（DTIC）：类似嘌呤的作用，能抑制DNA的合成。与其他化疗药物合用时可增强疗效。有人主张用DTIC取代CCNU而与VM26合用。主要毒性为骨髓抑制，其他有消化道反应，以呕吐最常见。剂量为成人每日$250mg/m^2$。

⑨尼莫司汀（ACNU）：为水溶性，经动脉注射刺激性小，毒副反应较BCNU低。用量为$100\sim200mg/m^2$静脉或颈动脉注射，每$6\sim8$周1次。最近有报告对恶性脑胶质瘤采用ACNU、VCR和尼卡地平同步放射化学治疗后再继以ACNU动脉灌注维持治疗（2mg/kg/次，每次间隔$6\sim8$个月），患者生存期明显延长。

4）免疫治疗，是通过免疫方法调动机体的防御能力，以达到抑制肿瘤生长的目的。根据一些报道，主要有主动免疫治疗和过继免疫治疗两类。

主动免疫治疗是将切除的瘤组织制成混悬液，用X线或化疗药物处理后制成瘤苗，加入Freund佐剂，作皮下或肌肉注射。过继免疫治疗即输入同血型健康人或肿瘤患者致敏后的淋巴细胞。技术上比较复杂。胶质瘤患者免疫功能低下已被许多实验研究和临床研究所证实，但因未找到胶质瘤的特异性抗原，故特异性主动、被动免疫治疗均未取得重大进展。目前仍以非特异性免疫治疗为主。常用免疫制剂有卡介苗、云芝多糖K、左旋咪唑、干扰素等。

5）其他药物，治疗对恶性胶质瘤可先给予糖皮质激素治疗，以地塞米松疗效最好，除可减轻脑水肿外，并有抑制肿瘤细胞生长的作用。对有癫痫发作的患者，术前术后应给予抗癫痫药物治疗，选用抗癫痫药物据发作类型而定。

6）激光治疗，对于大脑半球及小脑半球各部位的胶质瘤在手术大部或肉眼下全切除后，均可应用光动力学疗法治疗。但对于其他部位的胶质瘤如脑干、视神经及斜坡等部位的肿瘤，目前尚未见有光动力学疗法治疗的报道。通过光动力学疗法治疗脑恶性肿瘤的动物实验和临床应用研究证明，光动力学疗法辅助手术治疗脑恶性肿瘤是有效的，可延长患者的生命，提高生存质量，是治疗脑恶性肿瘤疗效较好的一种方法。

7）基因治疗，是近年来热门的研究课题。已经证实，胶质瘤的发生和发展与癌基因的扩增或过表达及抑癌基因的突变或丢失有关。脑肿瘤基因治疗的原理和方法主要有：利用基因工程表达抗肿瘤生物活性物质，进而杀伤肿瘤细胞。在切除或灭活突变基因的同时，原位插入新的功能基因或将具有特定功能的目的基因转移至宿主细胞（称基因置换或添加），通过目的基因的表达促使肿瘤细胞自杀。将克隆好的抑癌基因（如P53、Rb基因）转染给肿瘤细胞，通过其表达来抑制肿瘤生长。除常用的逆转录病毒载体介导的基因转移技术外，还可采用理化方法（如磷酸钙介导的DNA吸收、显微注射、电穿通等）和膜融合法（利用膜性载体包裹DNA，输入机体与其受体发生融合而导入外源基因）。基因治疗仍处于实验研究阶段，但已展示其光辉的前景。

三、脑膜瘤

脑膜瘤系起源于脑膜的中胚层肿瘤，目前普遍认为脑膜瘤主要来源于蛛网膜的帽细胞，尤其是那些形成蛛网膜绒毛的细胞，可以发生在任何含有蛛网膜成分的地方。

脑膜瘤曾有不同的命名，如蛛网膜成纤维细胞瘤、硬膜内皮瘤、脑膜成纤维细胞瘤、沙样瘤、血管内皮瘤、硬膜肉瘤、脑膜间皮瘤等。20世纪初，库兴氏认为凡发生于蛛网膜颗粒的蛛网膜绒毛内皮细胞的肿瘤统称为脑膜瘤。

脑膜瘤切除术始于18世纪。1887年美国报道首次成功地切除颅内脑膜瘤。20世纪初，Cushing根据病理改变不同将脑膜瘤分为不同类型。

（一）发病率

脑膜瘤的人群发生率为2/10万，约占颅内肿瘤总数的20%，仅次于脑胶质瘤（占40%～45%），居第二位。Percy等发现脑膜瘤占原发性脑肿瘤的38%。

其中女性多于男性，为2：1。发病高峰年龄为30～50岁，约占全部脑膜瘤的60%。脑膜瘤在儿童中少见。小的无症状的脑膜瘤常在老年人尸检中发现。近20年来随着CT及MRI技术的发展，脑膜瘤的发生率有所升高，许多无症状的脑膜瘤多为偶然发现。多发性脑膜瘤并非罕见，不少文献中报道有家族史，同时鲜有合并神经纤维瘤（病）、胶质瘤、动脉瘤等。

（二）病因

脑膜瘤的发生可能与颅脑外伤，病毒感染等因素有关。也可能与体内特别是脑内内环境的改变和基因变异有关。这些因素的共同特点是使染色体突变或使细胞加速分裂。致使通常认为细胞分裂速度很慢的蛛网膜细胞加快了细胞分裂速度。这可能是使细胞变性的早期阶段。

近年来，随着分子生物学研究进展，使脑膜瘤的病因研究取得了可喜的成绩，研究证实脑膜瘤的染色体异常最常见是第22对染色体缺乏一个基因片段。每对染色体含有成千上万个基因，基因片段的缺失，将丢失很多基因信息。影响细胞的增殖、分化和成熟，从而导致肿瘤的发生。

（三）病理学特点

脑膜瘤多呈不规则球形或扁平形生长。颅底部脑膜瘤多呈扁平形。

有包膜表面光滑或呈分叶状，与脑组织边界清楚。瘤体剖面呈致密的灰白色或暗红色，多呈肉样，富有血管，偶有小的软化灶，有时瘤内含有钙化颗粒。其临近的颅骨常受侵犯表现有增生、变薄或破坏甚至肿瘤组织侵蚀硬脑膜及颅骨，而突于皮下。肿瘤大小不一，瘤体多为球形、扁平形、锥形或哑铃形。

按显微镜下的组织结构和细胞形态的不同，目前将脑膜瘤分为7种亚型：

1）内皮型，肿瘤由蛛网膜上皮细胞组成。细胞的大小形态变异较大，有的细胞很小呈梭形，排列紧密；有的细胞很大，胞核圆形，染色质少，可有1～2个核仁，胞浆丰富均匀，细胞向心形排列呈团状或条索状，无胶原纤维，细胞间血管很少，是临床上最常见的类型。

2）成纤维细胞型，瘤细胞呈纵形排列，由成纤维细胞和胶原纤维组成，细胞间有大量粗大的胶原纤维，常见砂粒小体。

3）砂粒型，瘤组织内含有大量砂粒体，细胞排列呈漩涡状，血管内皮肿胀，呈玻璃样变性、钙化。

4）血管母细胞型，有丰富的血管及很多血窦，血管外壁的蛛网膜上皮细胞呈条索状排列，胶原纤维很少；肿瘤生长快时，血管内皮细胞较多，分化不成熟，常可导致血管管腔变小或闭塞。

5）异行型或混合型，此型脑膜瘤中含有上述4种成分，不能确定是以那种成分为主。

6）恶性脑膜瘤，肿瘤开始可能属良性，而以后出现恶性特点，有时发生颅外转移，多向肺转移，也可以经脑脊液在颅内种植转移。脑膜瘤生长较快，向周围组织内生长，常有核分裂象，易恶变成肉瘤。

7）脑膜肉瘤，临床上少见，多见于儿童，肿瘤位于脑组织中，形状不规则，边界不清，呈浸润生长，瘤内常有坏死出血及囊变。瘤细胞有3种类型，即多形细胞、纤维细胞和梭状细胞，其中以纤维细胞型恶性程度最高。

（四）发病部位

脑膜瘤是典型的脑外生长的颅内肿瘤，其好发部位与蛛网膜绒毛分布情况相一致。总的可分为颅盖（大脑凸面，矢状窦旁，大脑镰旁），颅底（嗅沟，鞍结节，蝶骨峰，颅中窝，横窦区和脑桥小脑角）和脑室内。据统计，大约50%的颅内脑膜瘤位于矢状窦旁，位于矢状窦前2/3者占大部分，有人报道多发性脑膜瘤占0.7%～5.4%。

（五）临床表现

脑膜瘤的临床表现是病程进展缓慢，自首发症状出现到手术，可达数年。有人报道脑膜瘤出现中期症状平均约2.5年。由于初期症状不明显，容易被忽略，所以肿瘤实际存在时间可能比估计的病程更长，甚至终生无临床症状，直到尸检时意外发现肿瘤存在。说明脑膜瘤的临床过程比较良性。

脑膜瘤的临床表现可归为两大类，即颅内压增高及肿瘤局部压迫的脑部症状。

1. 颅内压增高症状

如头痛、呕吐、视力和眼底改变等，是脑膜瘤最常见的症状，可分为阵发性，持续性，局限性和弥散性等不同类型。一般早期为阵发性头痛，病程进展间隔时间变短，发病时间延长，最后演变为普遍性。有时患者眼底水肿已很严重，甚至出现继发性视神经萎缩，而头痛既不剧烈，又无呕吐，尤其在高龄患者，颅内压增高症状多不明显。

2. 局部症状

直接取决于肿瘤生长部位。颅盖部脑膜瘤经常表现为癫痫、肢体运动障碍和精神症状。颅底部脑膜瘤以相应的颅神经损害为特点，如视野缺损、单侧或双侧嗅觉丧失、视盘原发萎缩、一侧眼球活动障碍、继发性三叉神经痛等。在老年人，以癫痫发作为首发症状多见。

（六）特殊检查

1. 头颅X线平片

由于脑膜瘤与颅骨的密切关系，极易引起颅骨的改变，头颅X线平片定位出现率可达35%，颅内压增高症可达70%以上，局限性骨质以破坏和增生同时存在是脑膜瘤特征性改变，其发生率约100%。偶尔瘤内含砂粒体或钙化可见到斑点状或团块状致密影。肿瘤压迫颅骨内板，板障及外板可显示局部变薄和膨隆，有些颅底片可见蝶鞍的凹陷，骨质边缘的侵蚀、卵圆孔和视神经管扩大。肿瘤穿破颅骨可见骨质破坏、骨质硬化和局部肿块穿过颅骨外板可产生太阳光样骨针。多数脑膜瘤通过其与硬脑膜附着处获得脑外动脉的供血，当脑膜动脉供血增多，平片上可见颅骨内板上脑膜动脉的沟纹增粗、增深、迂曲；当肿瘤由脑膜中动脉供血且血流增多时，可见单侧棘孔扩大，脑膜中动脉远端分支增粗，与主干的径线相近，失去分支逐渐变细的特征；如脑膜瘤由较多的颅骨穿支动脉供血，可见增生的小动脉在颅骨形成多个小圆形透光区，脑膜瘤引起板障静脉异常增多时，可见板障内许多扭曲、增粗的透光区。

2. 脑血管造影

在CT临床应用以前，脑血管造影是诊断脑膜瘤的传统的主要方法。近几年来数字减影技术和超选择血管造影，对证实脑膜瘤血管结构，肿瘤血供程度，重要脑血管移位，以及肿瘤与重要的硬脑膜窦的关系，为术前检查提供了有利的条件，也为减少术中出血提供了有力的帮助。

由于脑膜瘤为多中心肿瘤，坏死囊变者很少，脑血管造影能对多数较大的脑膜瘤作出肯定的诊断。脑膜瘤的脑血管造影表现如下：

1）肿瘤中心血管影：脑的血供特点为动脉在肿瘤中心分支，经过丰富的毛细血管网，血液回流到包膜上的静脉。表现为动脉期瘤内出现较细的异常小血管网，可为帚状或放射状，位于瘤体中心，由硬脑膜附着处的脑膜动脉或颅外动脉的分支引入，以颈外动脉造影显示较佳；也可为半圆形网状血管影，分布于瘤体的外层，内由脑动脉分支供给。以颈内动脉造影显示较清楚。在微血管期至静脉期，肿瘤多表现为明显的染色，呈圆形或半圆形高密度肿块影，基底贴近颅骨，显示出肿瘤的位置、大小和范围。肿块的周围可见粗大迂曲的静脉环绕，此为肿瘤包膜的导出静脉，勾画出肿瘤的轮廓。

2）来源于脑外的供血：脑膜瘤可为脑内供血，也可为脑外供血，或脑内外双重供血。脑血管造影发现肿瘤脑外供血或脑内外双重供血是脑膜瘤的重要特征。脑内动脉供应肿瘤的外围，肿瘤的中心常由脑外动脉的分支、即颅内的脑膜动脉和颅外的颞浅动脉和枕动脉等供应。当疑为脑膜瘤时，应作颈总动脉造影或分别作颈内、颈外动脉造影，如肿瘤有颅外动脉供血，几乎都为脑膜瘤。

3）肿瘤循环慢于脑循环：有50%左右的脑膜瘤表现为瘤内有大量造影剂潴留，形成较长久的肿瘤染色，即为迟发染色。瘤区脑皮质的引流静脉常晚于其他处皮质静脉显影。

4）邻近脑血管受压移位：肿瘤所在的部位受压被推移，临近的血管呈弧形聚拢、包绕，勾画出肿瘤的轮廓。

3. 脑室造影

脑膜瘤由于本身肿块的占位及脑水肿改变，可压迫相应部位的脑室和蛛网膜下腔，使该部位受压变窄、移位变形；也可使脑脊液循环通路受阻，引起梗阻部位以上的脑室扩大，不同部位的肿瘤又有其不同的特点：①脑室受压变形。脑膜瘤愈接近脑室则压迫愈明显，甚至完全闭塞。若肿瘤已突入脑室，则表现为脑室内有充盈缺损。②脑室扩大：若肿瘤压迫、阻塞脑室，必然产生阻塞部位以上的脑室扩大，鞍区脑膜瘤向后上生长，可使室间孔狭窄甚至梗阻，使双侧侧脑室对称性扩大。③脑室移位：移位的程度与占位病变的大小、脑水肿的程度有相应关系。④蛛网膜下腔变形：由于脑膜瘤本身的占位效应，使脑池受压变窄、闭塞或移位，或由于脑外积水出现局部脑池的扩大。

4. CT脑膜瘤平扫

表现为一边缘清楚的肿块，圆形或卵圆形，少数为不规则形。多数为高密度，有时为等密度，偶尔为低密度。多数密度均匀，瘤体内可有大小不等的低密度区，这些低密度区多为肿瘤的囊变坏死区，少数为胶原纤维化区、陈旧出血或脂肪组织。瘤内钙化发生率大约为15%，表现为肿瘤边缘弧形或瘤内斑点状钙化，当肿瘤内含砂粒体很多且都发生钙化时可显示为整个肿瘤钙化，呈致密的钙化性肿块。平扫密度均匀者一般呈均匀性强化，平扫显示之低密度区无明显增强，一般平扫密度较高者强化较明显。增强后肿瘤的边界明显变清楚。少数肿瘤边缘有一环形的明显强化区，可能为肿瘤的包膜血供较丰富或肿瘤周围的静脉血管较多之故。

1）肿瘤周围的低密度区：多数脑膜瘤周围出现环形低密度区，形成的主要原因是肿瘤周围脑组织的水肿，也可能为周围软化灶，扩大的蛛网膜下腔包绕肿瘤的囊肿和脱髓鞘所致。CT鉴别困难，因水肿为主要原因，故通常将肿瘤周围的低密度区称为水肿区。脑膜瘤周围的水肿程度与肿瘤的部位和病理类型有关，而与肿瘤大小无关，矢状窦旁、大脑镰和大脑凸面的脑膜瘤水肿较明显，而近颅底及脑室内的脑膜瘤水肿较轻或无水肿。临床上一般将窄于2cm的水肿称为轻度水肿，宽于2cm的水肿为重度水肿。

2）提示肿瘤位于脑外的征象：该征象对脑膜瘤的定性诊断有重要意义。①白质塌陷征：脑膜瘤生长在颅骨内板下方并嵌入脑灰质，使灰质下方的白质受压而变平移位，白质与颅骨内板之间的距离加大，这一征象是病变位于脑外的可靠征象，称白质塌陷征。②广基与硬脑膜相连：脑膜瘤多以广基与硬脑膜相连，因此肿瘤外缘与硬脑膜连接处常为钝角，而脑内肿瘤邻近硬膜时，此角为锐角。③骨质增生：脑膜瘤附着部位的颅骨内板增厚、毛糙或颅骨全层均增厚，分不清内板板障及外板。颅骨改变一般发生在硬脑膜附着处，也可离肿瘤一定距离，这可能与肿瘤造成局部血管扩张和血液淤滞刺激成骨细胞有关。④邻近脑沟、脑池的改变：肿瘤所在的脑沟脑池闭塞，而邻近的脑沟脑池扩大。⑤静脉窦阻塞：脑膜瘤可压迫、侵及邻近静脉窦或形成血栓，致静脉窦不强化或出现充盈缺损。

3）脑膜瘤的组织学类型与CT表现：脑膜瘤在组织学上分为过渡型、成纤维细胞型、胞体型、血管母细胞型和恶性型，如能根据其CT表现作出肿瘤亚型的判断，对肿瘤治疗方法的选择和预后的估计有着重要意义。目前尚不能肯定CT表现与组织学类型有特定的关系，部分学者认为CT表现与肿瘤类型有某种程度的联系，另一些学者认为两者联系不大。

4）常见部位脑膜瘤的CT表现：脑膜瘤属脑外生长的肿瘤，多为单发，少数可多发，其发生部位可分为颅盖（大脑凸面、矢状窦旁、大脑镰旁）、颅底（嗅沟、鞍上、蝶骨峰、斜坡、桥小脑角和枕大孔区）、小脑幕和脑室内，由于各部位结构和解剖不同，邻近结构不同，故除具备脑膜瘤一般特点外，有其各自特征性表现：如大脑凸面脑膜瘤，肿瘤基底与颅骨相连，局部骨质常有明显增生，可伴有骨质破坏。最常见于额、顶及颞枕区，周围常有轻中度水肿，占位效应明显，可引起脑室及中线移位。冠状位扫描有助于显示肿瘤与颅骨及邻近结构的关系。

5. 磁共振头颅扫描

磁共振扫描（MRI）对脑膜瘤的定位定性诊断明显优于CT。MRI可显示脑膜瘤邻近结构的受压、变形与移位，位于颅底的肿瘤冠状位可清晰显示。通常，脑膜瘤在T_1加权像呈稍低或等信号；在T_2加权像呈稍高信号或等信号，约20%的脑膜瘤在T_2加权像呈低信号。肿瘤的MRI信号均匀性与肿瘤大小及组织学类型有关，若肿瘤较小，尤其是纤维型，上皮型脑膜瘤，其信号往往是均匀的。若肿瘤较大，属于砂粒型，血管母细胞型，尤其是肿瘤内发生囊变、坏死时，其信号强度不均匀。肿瘤内的囊变、坏死部分产生长T_1长T_2信号；纤维化、钙化部分出现低信号；富血管部分呈典型的流空现象。与脑血管造影所见相吻合，脑膜瘤引起的周围水肿在MR1呈长T_1长T_2表现，以T_2加权像最明显。30%～40%的脑膜瘤被低信号环所包绕，其介于肿瘤与灶周水肿之间，被称为肿瘤包膜，在CT上显示为低密度晕，在MRI的T_1加权像呈低信号环，包绕瘤周围的小血管、薄层脑脊液、胶质增生等均是肿瘤包膜形成的原因。这是脑外肿瘤的特征性表现。对于小的无症状脑膜瘤水肿不明显，尤其是在靠近颅顶部者；多发性脑膜瘤的小肿瘤；有时增强MR1扫描也难以发现。但脑膜瘤极易增强，经注射（DTPA）造影剂，就可以充分显示。

（七）诊断

1）根据病史长、病情进行缓慢的特点及查体出现的定位体征，进行CT或MRI

检查。

2）肿瘤在CT上的密度及MRI的信号强度，以及其增强后的表现，是脑膜瘤的诊断依据。

3）典型的脑膜瘤CT表现为等密度或稍高密度，有占位效应。MRIT像上约2/3的肿瘤与大脑灰质信号相同，约1/3为低于灰质的信号。在T_2加权像上，约一半为等信号或高信号，余者为中度高信号或混杂信号。肿瘤内坏死、出血或钙化等可出现异常信号。脑膜瘤边界清楚，呈圆形、类圆形或不规则分叶形，多数瘤周存在一环形或弧形的低信号区，强化或增强后呈均匀明显强化。

（八）治疗

1. 手术治疗

脑膜瘤绝大部分位于脑外，有完整包膜，如能完全切除是最有效的治疗手段。治疗效果比较满意。随着显微手术技术的发展，手术器械如双极电凝、超声吸引器及颅内导航定位及X-刀、γ-刀的应用和普及，脑膜瘤的手术效果不断提高，绝大多数患者得以治愈。

1）术前准备：①由于脑膜瘤血运丰富，体积往往较大，有时黏附于邻近的重要结构，功能区及大血管，手术难度较大。因此术前影像检查是必不可少的。除CT扫描外，特殊部位的脑膜瘤进行MRI检查是必需的，术前对肿瘤与周围脑组织的毗邻关系做到充分了解，对术后可能发生的神经系统功能损害有所估计。对血供丰富的脑膜瘤，脑血管造影也是不可缺少的。②术前对患者的一般状态及主要脏器功能充分了解，若有异常术前应予尽快纠正，对于个别一时难以恢复正常者，可延缓手术。③肿瘤接近或位于重要功能区或有癫痫发作，要在术前服用抗癫痫药物，有效地控制癫痫发作。④肿瘤较大伴有明显的脑组织水肿，术前适当应用脱水及激素类药物，对减轻术后反应是非常重要的。

2）麻醉：对于脑膜瘤患者均用气管内插管全身麻醉，控制呼吸，控制性低血压，对于血供丰富的脑膜瘤，可采用过度换气的办法，降低静脉压，使术中出血减少。

3）手术原则：①体位：根据脑膜瘤的部位，侧卧位、仰卧位、俯卧位都是目前国内常采用的手术体位。头部应略抬高，以减少术中出血。许多医院采用坐位，特别是切除颅后窝的脑膜瘤，但易发生空气栓塞。②切口：切口设计，应使肿瘤恰好位于骨窗的中心，周边包绕肿瘤即可，过多的暴露肿瘤四周的脑组织是不必要的。③骨瓣：颅钻钻孔后以线锯或铣刀锯开颅骨，骨瓣翻向连接肌肉侧，翻转时需将内板与硬脑膜及肿瘤的粘连剥离。对于顶枕部凸面的脑膜瘤骨瓣翻转时可取下，手术结束关颅前再复位固定，可减少出血。④硬脑膜切口：可采用"U"形、"+"字形或放射状切口。若硬脑膜已被肿瘤侵蚀，应以受侵蚀的硬脑膜为中心至正常边缘略向外2～3mm，将侵蚀及瘤化的硬脑膜切除，四周硬脑膜放射状切开，待肿瘤切除后，用人工脑膜或帽状腱膜修补硬脑膜。⑤对于表浅肿瘤，周围无重要血管或静脉窦，可肉眼下仔细分离，将肿瘤切除。对于体积较大的肿瘤，单纯沿肿瘤四周分离，有时比较困难，应先在瘤内反复分块切除，使瘤体缩小后再四周分离。此时应用显微镜及超声吸引器是十分有益的，可减少不必要的牵拉，术中应用激光使脑膜瘤的全切或根除深部脑膜瘤得以实现。

4）术后处理：①在一些有条件的医院，术后患者最好放在重症监护病房（简称

ICU）。ICU是医院内的特殊病房，配心电、呼吸以及颅内压各种监护装置，有人工呼吸机、除颤及各种插管抢救设备。在这样的环境下，脑膜瘤术后的患者会平稳地度过危险期，对患者的治疗及抢救是高质量的，病情稳定后，再转入普通病房。②合理选用抗生素，预防感染。③应用降低颅内压药物。脑膜瘤切除术后会出现不同程度的脑水肿。术后给予甘露醇、呋塞米、高渗葡萄糖和激素等对于减轻和消除脑水肿是十分必要的。④给予脑细胞代谢剂及能量合剂。⑤抗癫痫治疗。对于脑膜瘤患者，位于或靠近大脑中央前后区的患者，特别是对术前有癫痫发作的患者，术后应给予抗癫痫治疗，在术后麻醉清醒前给肌注苯巴比妥钠，直至患者能口服抗癫痫药物为止。

2. 放射治疗

良性脑膜瘤全切除效果最好，由于位置不同仍有一些脑膜瘤不能全切除。这种情况就需要手术后加放射治疗。手术未能全切除的脑膜瘤术后辅以放射治疗，对延长肿瘤的复发时间及提高患者的生存质量是有效的。放射治疗特别适合于恶性脑膜瘤术后和未行全切除的脑膜瘤。

γ-刀是一个具有201个^{60}Co放射源，可同时集中在一个靶点上的放疗仪。它可使靶点在短时间内受到大剂量伽马射线照射，从而达到破坏瘤细胞的作用，适用于直径小于3cm的脑膜瘤。γ-刀与放射治疗一样，能够抑制肿瘤生长。γ-刀治疗后3～6月开始出现脑水肿，6个月至2年才能出现治疗结果。

X-刀适应于位置深在的脑膜瘤，但直径一般也不宜大于3cm。

3. 其他治疗

分子生物学现已证实，脑膜瘤患者最常见的异常是在22对染色体上缺失一个基因片段。分子生物学的深入发展。基因治疗脑膜瘤是一个方向，在不久的将来可望获得成功。

（九）脑膜瘤的复发

脑膜瘤复发的问题，迄今为止尚未得到解决。首次手术后，若在原发部位有肿瘤组织残留，有可能发生肿瘤复发。肿瘤残存原因有两方面：一是肿瘤局部浸润生长，肿瘤内或肿瘤的周围有重要的神经、血管，难以全部切除；二是靠近原发灶处或多或少残存一些肿瘤细胞。有人报告脑膜瘤复发需5～10年，恶性脑膜瘤可在术后几个月至1年内复发。Jaskelained等随访657例脑膜瘤，20年总复发率为19%。处理脑膜瘤目前首选方法仍然是手术治疗，要根据患者的身体素质、症状和体征以及肿瘤的部位，决定是否进行二次手术。术后仍不能根治，应辅以放射治疗等措施，延长肿瘤复发时间。

（十）预后

脑膜瘤预后总体上比较好，因为脑膜瘤绝大多数属于良性，即使肿瘤不能全切除，只要起到局部减压或降低颅内压的作用，患者仍可维持较长的生存时间，从而使之有再次或多次手术切除的可能。有人报告脑膜瘤术后10年生存率为43%～78%。脑膜瘤的根治率取决于手术是否彻底，后者主要与肿瘤发生部位有关。如矢状窦和大脑镰旁脑膜瘤向窦腔内侵犯时，除非位于矢状窦前1/3或肿瘤已完全阻塞窦腔，否则不易完全切除肿瘤。颅底部扁平生长的脑膜瘤，也会给肿瘤全切除带来实际困难。恶性脑膜瘤同其他系统恶性肿瘤一样易复发，虽然术后辅以放射治疗或γ-刀及X-刀治疗，其预后仍较差。总之影响脑膜瘤预后的因素是多方面的，如肿瘤大小、部位、肿瘤组织学、手术切除程度等。手术后死亡原因主要与术前患者全身状况差，未能全切除肿瘤，术中过分牵拉脑组织，结扎或损伤重要血管等均有关系。

四、颅内恶性淋巴瘤

颅内恶性淋巴瘤以前命名很多，包括淋巴瘤、网织细胞肉瘤、血管外皮肉瘤、小胶质细胞瘤、混合性血管肉瘤、非何杰金氏肉瘤等，现统称为淋巴瘤或恶性淋巴瘤。分类包括原发性和继发性两种，原发性颅内恶性淋巴瘤是指起源于颅内淋巴细胞的淋巴瘤。继发性淋巴瘤是指原发于颅外，后播散累及颅内。

（一）发病率

本病以往属少见病，估计占中枢神经系统肿瘤的1%～3%，Kernohan等统计脑肿瘤8070例，淋巴瘤40例，占0.496%。国内张懋植等报告占同期颅内肿瘤总数的0.74%，国外很多学者报道淋巴瘤的发病率呈增加趋势。分析淋巴瘤发病率增加的原因，可能与人免疫抑制剂应用增加和艾滋病毒感染率增加有关，也有人报道在正常人群中颅内恶性淋巴瘤的发病率也明显增加，而与免疫抑制剂和艾滋病毒感染无关，具体原因仍不清楚。

颅内恶性淋巴瘤可在任何年龄发病，男女性别无明显差异，但多数文献报道好发于男性40～60岁。Helle等人复习了400例恶性淋巴瘤病例，从中发现15例，男性居多，男与女比例为1.5∶1，年龄从出生16天到90岁。Kawakami的报道也指出多发在男性，全年龄组中男与女比例为1.1∶1。

（二）病理

原发性颅内恶性淋巴瘤的来源缺少圆满的解释，导致命名甚多，以往的解释淋巴瘤是原发于淋巴结和淋巴结以外的肿瘤，按其起源细胞区分为T淋巴细胞系、B淋巴细胞系和未定型的null细胞系，以及来自单核巨细胞系统的组织细胞性恶性肿瘤，发生在中枢神经系统内的淋巴瘤多为B淋巴细胞瘤。近年来，对本病的发病机理又提出两种新的学说。一种是非肿瘤性淋巴细胞在中枢神经系统反应性集聚所致，淋巴细胞集聚中枢神经系统，可能发生感染或炎症过程，也可能是病毒诱导。另一种学说认为淋巴细胞和淋巴结以外的B淋巴细胞被激活，并发生间变而成为肿瘤，这些肿瘤细胞在血液内发生迁移，进入中枢神经系统成为淋巴瘤。颅内恶性淋巴瘤同身体其他部位的淋巴瘤组织形态上相同，从病理上无法鉴别。

淋巴瘤可发生在中枢神经系统的任何部位，但多在幕上。大约50%的颅内恶性淋巴瘤发生在大脑半球。后颅凹占10%～30%，国内孙波报道19例中15例单发，4例为多发病灶，16例在幕上，2例幕下，1例椎管；病变好发于基底节、胼胝体、脑室周围白质和小脑蚓部、软脑膜，脉络丛和透明隔也常受累，也有人报道发生于海绵窦及颅神经的非典型颅内恶性淋巴瘤。脑内淋巴瘤可分为局灶性占位性病变或弥漫性浸润性生长，肿瘤绝无包膜。局灶性占位可多发，为实质性病变，边境不清，周围水肿明显，质地可软可硬，血供丰富，灰白色或紫红色，很少出血坏死。弥漫性生长的肿瘤大体观可正常，可有蛛网膜下腔扩张，致使其增厚呈灰白色，其属于B细胞性淋巴瘤，以小细胞和大细胞型者多见。

镜下显示弥漫性的肿瘤细胞浸润，远超出大体边界，细胞致密，胞浆少，多呈圆形或软圆形，细胞核明显，变长或扭曲，染色质多而分散，核分裂现象多见，有时瘤细胞呈套袖状沿血管周围分布，有时也可见肿瘤周围脑组织内呈巢灶状分布的肿瘤细胞，甚至远离肿瘤的脑组织内也可见到散在或簇状分布的肿瘤细胞，这可能构成肿瘤多中心性或复发的基础，肿瘤血运丰富，多属中等以下之小血管。

（三）临床表现

颅内恶性淋巴瘤的临床表现为颅内压增高及相应脑损害区的定位体征，而无特异性征象，但有如下特征：①病程短，症状发展迅速，颅内淋巴瘤很快发展致恶性高颅压，自然病程大多在半年以内。②颅内压增高症状出现早，进展快，脑水肿明显。③病变有多发倾向。文献报道16%～44%为多发病灶。

（四）辅助检查

1）周围血象。患者末梢血白细胞中淋巴细胞可增高。罗世祺报道9例患者中有1例淋巴细胞高达50%，7例在35%以上，仅1例在正常范围。丁学华报道7例中4例淋巴细胞在20%～24%，3例30%～41%。淋巴细胞增高无特异性，其原因也不是十分清楚，但这一特征可作为诊断此病的重要参考。

2）脑脊液细胞学检查。几乎所有患者脑脊液的蛋白含量增高明显，细胞计数也增高，而糖含量常降低。半数患者的脑脊液中能检出肿瘤细胞和淋巴细胞计数增高，这一度被认为是术前确诊的唯一办法。

3）头颅X平片。50%的患者头颅平片异常，常见松果体移位和颅内压增高的征象，很少见到肿瘤钙化。

4）EEG。80%的淋巴瘤患者EEG不正常，显示为局限性或弥漫性病变。

5）脑血管造影。多数患者显示异常，主要是因病变造成的血管移位，少数可见到肿瘤染色。

6）CT检查。CT扫描显示高密度或等密度块影，虽有与胶质瘤极相似的影像学上的改变，但恶性淋巴瘤的边界多数较清楚，应用增强剂后肿瘤有明显强化，在肿瘤与正常脑组织间有明显的水肿带，有时病变为多发，也可沿室管膜下播散。

7）MRI检查。MRI检查由于具有可进行矢冠轴多方位扫描，分辨率高于CT的优点，在了解颅内恶性淋巴瘤的形态，与邻近组织关系方面有一定长处。病灶一般在T_1加权像上呈等信号或稍低信号，信号较均匀。注射GD–DTPA后，病灶均匀强化，部分患者相邻幕上脑室室管膜强化，提示肿瘤已沿室管膜浸润扩展。有报告指出，颅内恶性淋巴瘤瘤周水肿的高信号不仅仅表示该部位脑间质水分增加，而且含有肿瘤细胞沿血管周围间隙播散的成分。

8）立体定向活检术。此为明确病变性质最简单有效的方法，而且损伤小，对患者的诊断和治疗起决定性的作用。

（五）诊断与鉴别诊断

本病如无细胞学和组织学的资料，诊断十分困难，根据病史，临床表现和影像学的检查常与转移瘤、胶质瘤、脑膜瘤及感染性病变相混淆。鉴别诊断：①转移瘤，其多位于灰白质交界处，CT非增强扫描多为低密度，MRI显像为长T_1长T_2异常信号，而淋巴瘤多为低或等T_1等T_2信号。注射造影剂后，病灶呈结节状明显强化，病灶较大者，往往有中心坏死，而在淋巴瘤相对少见。转移瘤周围水肿十分明显。一些患者可提供中枢神经系统以外肿瘤病史。②胶质瘤，多数胶质瘤MRI表现为长T_1长T_2异常信号。其浸润性生长特征明显，边界不清，某些类型胶质瘤，如少枝胶质细胞瘤可有钙化，胶质母细胞瘤强化多不规则，呈环状或分支状。③脑膜瘤，多位于脑表面邻近脑膜部位，形态类圆形，边界清楚，有周围灰质推挤征象。非增强CT为高密度及MR1为等T_1等T_2信号为特征。注射造影剂后，肿瘤均匀增强，有脑膜"尾征"。但应指出的是，脑膜"尾征"并非脑膜瘤所特有，任何病变侵及脑膜，均有出现"尾征"可能。④感染性病变，发病年龄相对年轻，部分有发热病史。细菌性感染病变增强扫描多为环状强化。多发硬化等多为斑片状强化。

（六）治疗

1）一般治疗。应用激素和脱水药物治疗，只能短期内改善症状，有报告抗感染治疗也可短期内减轻淋巴瘤的团块效应。

2）放射治疗。颅内恶性淋巴瘤对放疗十分敏感，可戏剧性的减轻临床症状，通常在明确病理后作为首选方法。普通放疗：一般全脑照射40～50Gy后，局部补照5～10Gy，如发现脊髓有症状，脊髓轴也应放射治疗。立体定向后装内放疗：对病灶先行立体定向活检，同时导入施源管，病理明确后，经施源管行后装内放疗，同位素被导入肿瘤中心发挥作用。X–刀、γ–刀：对直径小于3cm的1个或多个病灶均适用，效果明显优于普通放疗。

3）化疗。以往主要用于放疗后的复发或与放疗联合使用，以往的化疗方案多借鉴于全身淋巴瘤治疗方案。首选的是CHOP方案：环磷酰胺750mg/m^2，阿霉素50mg/m^2，长春新碱1.4mg/m^2，均静脉给药，泼尼松75mg，每6小时1次，口服。其次VENP或VEMP方案：环磷酰胺每日1.0mg/kg，或6–MP每日1.0mg/kg口服，泼尼松龙每日0.6mg/kg，口服。可以重复几个疗程，也可多种化学药物联合应用，有的用鞘内药物注射，能提高脑脊液的药物浓度水平并可减少副作用，如患者年龄小于60岁，术前Karnosky评分≥70分，明确诊断后经放疗和化疗后，其生存期可明显延长。

近几年很多学者报道单纯用化疗可获得满意结果，提高了化疗在治疗颅内恶性淋巴瘤中的地位。台湾学者Cheng等报告用BOMES方案治疗19例患者，总缓解率84.2%，最长1例在治疗后66个月仍无瘤生存，并得出单纯化疗可使该类患者长期缓解结论。

4）手术治疗。颅内恶性淋巴瘤手术治疗存在争议，过去手术的目的旨在明确病变性质，获得病理诊断，随着立体定向活检术的普遍应用，这一目的完全可通过立体定向活检术达到。当然如果肿瘤体积大，位于非功能部位，周围水肿严重，中线结构移位明显，随时有脑疝发生可能，开颅手术切除病变仍是缓解病情最直接方法。否则放疗、化疗可作为主要治疗手段。

颅内恶性淋巴瘤恶性程度较高，影像学上需与转移瘤、胶质瘤、脑膜瘤及感染性疾病仔细鉴别，术前定性诊断非常困难，若怀疑此病，应争取行立体定向活检，一旦明确诊断，应选择放疗、化疗或放疗联合治疗，若肿瘤大，占位效应明显，开颅手术也是缓解病情的直接办法。本病预后差，Kawakmi报告单纯次全切除术患者平均生存5.5个月，手术加放疗为13.5个月，手术加化疗24个月，手术加放疗和化疗有的患者最长可生存38个月。丁学华报告单纯手术患者生存时间小于1年，术后行放疗和化疗可存活1年以上。所以以放疗、化疗为主的综合治疗是治疗该病的最佳方案。

五、脑干肿瘤

脑干由中脑、脑桥和延髓3部分组成，是生命中枢所在地，它主管呼吸、心跳、意识、运动和感觉等，也是神经传导束和脑神经核集中的地方，脑干内的网状结构与意识状态有密切关系，一旦发生肿瘤，可出现复杂的临床症状和体征。以往认为脑干肿瘤不能手术切除，但是，现在国内外已有许多手术切除成功的病例报道。王忠诚院士报道手术治疗脑干肿瘤300余例，指出脑干具有很大的可塑性，包括形态及功能。不同病理性质的脑干肿瘤经手术切除，有的可获得十分满意的治疗效果。有人总结了15例脑干胶质瘤，部分病例术后恢复正常生活，2例随访达10年，患者仍健在。

（一）发病概况

文献报道脑干肿瘤占全部颅内肿瘤的1%~7%。而实际发病率还要高，因为仅有临床诊断而无病理证实的脑干肿瘤不能列入统计数据。据白广明报道155临床诊断的脑干肿瘤，仅26例有病理证实。

脑干肿瘤可发生在任何年龄，但以儿童多见。罗世祺报道脑干肿瘤约占儿童颅内肿瘤的15%，男女发病无明显差异。有人总结15例脑干胶质瘤中，男性5例，女性10例，年龄6~56岁，平均19.9岁，其中年龄13岁以下者9例。病程为1个月至2年，平均5.3个月，11例病程在半年以内。

（二）病理

脑干肿瘤多位于桥脑，呈膨胀性生长，可沿神经纤维束向上或向下延伸。Epstein等把脑干肿瘤分为弥散型、局限型和颈脊髓型。弥散型多为恶性，局限性多为良性。星形细胞瘤可以发生在脑干任何部位，多呈浸润性生长；室管膜瘤多位于第四脑室底部；血管网状细胞瘤呈膨胀性生长，可侵至延髓背侧；海绵状血管瘤多位于桥脑。肿瘤大体可见脑干呈对称性或不对称性肿大，表面呈灰白色或粉红色。如肿瘤生长快，恶性程度高，可见出血、坏死，甚至囊形变，囊液呈黄色。镜检显示星形胶质细胞瘤以双极或单极星形细胞多见，偶见多核巨细胞。

（三）临床表现

脑干肿瘤起病多缓慢，呈进行性加重，少数也可急性起病。起初头晕，逐渐出现颅神经、小脑和锥体束损害，如发生在一侧者可出现典型交叉性麻痹（即同侧颅神经损害及对侧锥体束征），可因肿瘤生长部位不同而出现相应的神经或颅神经核损害体征。

1）颅神经损害。一条或多条颅神经麻痹常为脑干肿瘤的重要体征，可发生于一侧或双侧。外展神经麻痹表现为眼球内斜或复视，面神经损害出现面瘫，舌咽及迷走神经损害可出现吞咽发呛，动眼神经损害即呈眼睑下垂，三叉神经及听神经损害较少。有人报道15例脑干肿瘤中交叉性麻痹12例，颅神经损害14例。

2）锥体束征。早期可出现一侧肢体肌力下降、肌张力增高、腱反射亢进及病理征阳性。常从一侧下肢开始，后发展为上下肢均无力，这是因为肿瘤侵犯桥脑背内侧顶盖区所致。

3）小脑体征。常见体征有共济失调、眼球震颤等。主要为肿瘤侵犯小脑齿状核-红核-丘脑束所致。

4）颅内压增高。发生于第四脑室底的肿瘤易阻塞中脑导水管，导致幕上脑积水及颅内压增高。

（四）诊断

凡出现眼球内斜、复视、面瘫、构音不清、走路不稳以及交叉性麻痹者，应想到本病的可能，应进一步检查明确诊断。

1）头颅X线平片。脑干肿瘤在X线平片少有特殊发现，如晚期患者可有脑积水表现，即鞍背骨质吸收、颅骨内板压迹加深等颅内压增高征象。

2）脑血管造影。巨大脑干肿瘤者，可见基底动脉的移位。

3）CT检查。多见脑干增粗，第四脑室受压变形，肿瘤为低密度、等密度或混杂密度影，偶有囊性变。

4）MRI。表现为脑干增粗，其内有长T_1长T_2不均信号，肿瘤可突向第四脑室、桥小脑角或沿脑干–小脑臂发展。

以上各项检查诊断，以MRI检查为诊断脑干肿瘤的主要手段，可为肿瘤的病理诊断提供重要的参考资料。鉴别诊断：脑干肿瘤应与脑干脑炎相鉴别，仅根据临床症状及体征两者难以鉴别，有时两者CT或MRI表现也呈相似的改变，难以鉴别诊断。但脑干脑炎经临床应用激素、脱水、抗炎后症状可以减轻缓解，而脑干肿瘤虽症状可暂时缓解但总的病情是进行性加重。

（五）治疗

脑干肿瘤的外科手术治疗，过去认为风险大，甚至列为手术禁区，更有人认为直接开颅效果不满意，主张放射治疗。根据王忠诚院士报告，手术治疗300余例，手术死亡率仅1%。目前认为有以下情况应考虑手术治疗：①外生型脑干肿瘤突向第四脑室、一侧桥小脑角或小脑半球。②局限型非外生型肿瘤。③有较大囊性变或出血坏死灶。

弥漫型无明显囊变或出血的非外生型脑干肿瘤是否适宜直接手术治疗，仍有待于进一步探讨。

手术入路应由肿瘤最接近脑干表面的部位切入。大多采用四脑室底、桥小脑角入路。手术目的是在保存神经功能的前提下尽可能地多切除肿瘤，以解除肿瘤对脑干的压迫，打通脑脊液循环，解除颅内压增高，为下一步放射治疗提供条件。由于脑干是呼吸、循环的生命中枢，因此，切除肿瘤时操作必须轻柔，应用显微外科技术在瘤内分块切除。术中应用脑干听觉诱发电位监护，以严密观察脑干功能是否受损及受损程度，根据波型变化判断其预后。如术中发现呼吸、心跳异常，可暂时中断手术，待恢复正常后再进行。如遇脑室扩大，颅内压增高可行脑室腹腔分流术。脑干胶质瘤术后放疗可提高疗效，一般总剂量为55～60Gy，在30天内给予。

化学治疗配合手术及放射治疗，可延长脑干胶质瘤的存活率。常选用的药物有长春新碱、卡氮介（BCNU）、洛莫司汀（CCNU）、氨基甲基叶酸及5–氟尿嘧啶等。

（六）并发症及预防

脑干肿瘤手术后常发生以下并发症：

1）颅神经损害。常为术后区、X颅神经损害加重，患者吞咽困难造成呼吸道感染，可行气管切开及鼻饲，以防止感染并维持营养。

2）胃肠道出血。脑干部位手术均有可能引起胃肠道出血，尤以延髓部位手术更为明显。文献报道延髓血管网状细胞瘤术后都有消化道出血，多在术后4～5天出现。轻者可自动停止，重者可持续数月，可选用奥美拉唑等药物治疗。

3）呼吸障碍。术后常有呼吸变慢或变浅，致使血氧分压降低。此时可用人工同步呼吸机加以辅助呼吸，保持正常氧分压。

4）术后意识障碍。常因术后脑干水肿所致。术后可应用脱水剂及激素治疗。

（七）预后

脑干肿瘤的预后取决于肿瘤的病理性质、部位和患者的一般情况等。据王忠诚院士报告，血管网状细胞瘤全切后是可以治愈的。然而绝大多数脑干肿瘤患者预后不良。

六、颅内原发性肉瘤

（一）胶质肉瘤

胶质肉瘤于1895年由Stroebe提出，是指由胶质细胞和肉瘤细胞两种成分组成的原发于中枢神经系统的恶性肿瘤。此类肿瘤的分类目前尚不统一，有些学者认为其具有独特的病理组织学内容，而不同于间变性星形细胞瘤或胶质细胞瘤。另有些学者因其在临床、病理和预后方面很难与胶质母细胞瘤相区别，则认为应归属于胶质母细胞瘤。肉瘤成分一般依赖于胶质成分存在，通常来源于间变性星形细胞瘤中的内皮组织增生，偶见于相反的情况。因为肉瘤成分具有不同的生物学特性，所以胶质肉瘤发生颅外转移的比例较高。

1. 发病率

胶质肉瘤是颅内少见肿瘤，大宗病例统计发病率差异较大，Morantz报道占颅内肿瘤的2%，是同期星形细胞瘤的5%，间变性星形细胞瘤或胶质母细胞瘤的8%；北京天坛医院统计10年收治的7467例颅内肿瘤中，胶质肉瘤仅15例，占0.2%，是同期星形细胞瘤的1.3%，胶质母细胞瘤的4.1%。

2. 病理

大体标本胶质肉瘤和胶质母细胞瘤相似，但其质地更均匀，有韧性。按病理诊断的观点，当肿瘤包含两种新生物的组织成分时即诊断胶质肉瘤。一种是胶质母细胞瘤或间变性星形细胞瘤的成分，可经常规的组织学标准确定；另一种是相似于纤维肉瘤的成分，包含有拉长或菱形的大细胞，中等大小的核质常呈分布平行排列的嗜伊红的粗糙纤维。这些纤维与结缔组织纤维相似，可被磷钨酸染成棕黄色，被偶氮胭脂染成蓝色。在许多部位两种成分紧密交织。每种成分都有组织学上的恶性表现，即病理性核分裂、密集的细胞结构、显著的间变特点和多变性。坏死区域在两种成分中均可见到。

应当指出，胶质肉瘤并非指转移性脑瘤引起内皮增生而形成的肉瘤，也不是指由于快速生长的胶质母细胞瘤中的坏死物的刺激而引起的纤维状反应。在肿瘤的间变区域内，显著的血管壁细胞的增生和肥大是胶质肉瘤的特点。在一些部位，这些血管的变化特点显著，呈肿瘤样增生，细胞呈多样化，有丝状分裂象、细胞崩解和畸变，大量异形细胞出现；在有些部位，这些细胞从血管壁向外扩延，构成肉瘤组织团块。肉瘤的浸润常围绕一簇肿瘤细胞组织形成圆形小结。

胶质肉瘤可以颅外转移，转移灶多数包含胶质瘤和肉瘤两种成分，也可以为单独的肉瘤成分。目前尚无单独胶质成分转移的报道。

3. 临床表现

在临床上胶质肉瘤的发病年龄、性别比例、表现方式与胶质母细胞瘤相似，但同胶质母细胞瘤相比，胶质肉瘤具有下列显著特点：①胶质肉瘤42%～50%发生在颞叶，而额叶（13%～19%）、顶叶（14%～20%）、枕叶（0～8%）则相对少见。而胶质母细胞瘤则以额叶最多见，约占40%。②胶质肉瘤的CT表现为混杂密度的团块，不均匀的密度区域伴囊变和周边增强。术中实质部分的肉瘤较韧、血运丰富，囊液多呈黄绿色或褐色。在50%的病例中，肿瘤似有边界和包膜，因此，半数患者手术可以做到肿瘤全切或近全切除。③胶质肉瘤颅外转移的发生率较高，虽然胶质肉瘤的发病率最多占胶质瘤的5%左右，但根据Smith统计，在胶质瘤颅外转移的总数中，胶质肉瘤占1/3以上，而转移灶多发生在肝脏和肺叶上。

4. 诊断

发病年龄、性别比例、表现方式同胶质母细胞瘤。CT表现为混杂密度团块伴区域囊变和周边增强。由于胶质肉瘤的临床表现与胶质母细胞瘤相似，所以很难在术前对此病做出正确诊断，多数病例被诊断为星形细胞瘤或多形性胶质母细胞瘤。由于肉瘤成分与胶质成分的比例不同，故其CT表现不甚相同，因此，术前误诊为脑膜瘤、转移瘤、星形细胞瘤或胶质母细胞瘤者屡有发生。

5. 治疗

手术切除是其主要的治疗手段，因肉瘤对化疗药不敏感，故其疗效不肯定。术后放疗对抑制肿瘤复发和生长有一定帮助。

6. 预后

胶质肉瘤的预后较差，术后存活时间与胶质母细胞瘤相似。

（二）脑膜肉瘤

脑膜肉瘤是原发于颅内的恶性肿瘤，具有肉瘤的形态。脑膜肉瘤较少见，多见于儿童，术后易复发，可发生远处转移。

1. 发病率

世界卫生组织（WHO）根据组织病理学特点，将脑膜瘤分为4级，3级为恶性脑膜瘤，4级为肉瘤。也有人认为脑膜肉瘤不属于脑膜瘤，而是原发于颅内的恶性肿瘤。脑膜肉瘤（含原发脑膜肉瘤和恶变的脑膜瘤）的发生率不高，占脑膜瘤的3%，男性多于女性，这有别于良性脑膜瘤的女性占优势。

2. 病理

脑膜肉瘤多源于硬脑膜或软脑膜。而位于脑白质内的同硬脑膜无粘连的脑膜肉瘤，多源于脑内的血管周围的软脑膜组织。瘤体质脆易碎，边界不清，可向周围脑组织浸润。瘤内常有出血、坏死或囊变。镜下可见纤维形、梭形和多形的瘤细胞。瘤组织向四周浸润，致周围胶质增生。

3. 临床表现

脑膜肉瘤的临床表现与良性脑膜瘤基本相同，只是病史偏短。约半数以上的脑膜肉瘤位于大脑突面或矢状窦旁。因此，临床症状常见有偏瘫和（或）偏身感觉障碍；癫痫发作较常见，多表现为全身性发作或局限性发作；有头痛者约占1/3；临床检查部分患者有眼底水肿等颅内压增高表现。根据其临床表现，术前很难确诊为脑膜肉瘤，为明确肿瘤性质，必须依赖于特殊检查。

脑膜肉瘤有颅外转移的文献报告，主要是向肺和骨转移。

4. 诊断

1）症状、体征与脑膜瘤基本类同。

2）X线平片和脑血管造影。因脑膜肉瘤多位于大脑半球，因此，在X线平片上可见有广泛针样放射状骨质增生及不规则的颅骨破坏。病变周边不整齐，肿瘤可经破坏的颅骨向皮下生长。脑血管造影可见颈内动脉分支向肿瘤供血，肿瘤血管局部循环加速，管径粗细不均匀。

3）CT及MRI检查。CT可见"蘑菇样"肿瘤影，其周围水肿较脑膜瘤严重。肿瘤可深达脑实质内，颅骨可能出现破坏，肿瘤内出现坏死。上述特点在良性脑膜瘤是很少见的。MRI上脑膜肉瘤的T1和T2像是高信号，与良性脑膜瘤不易鉴别。但脑膜肉瘤可见颈内动脉向肿瘤供血比较显著。

5. 治疗

1）手术治疗。手术切除是治疗脑膜肉瘤的重要手段。与良性脑膜瘤不同的是，脑膜肉瘤质地软，易破碎，向脑实质内浸润生长，有更多的颈内动脉分支供血。因此，术中不能像切除良性脑膜瘤时那样，仅沿肿瘤四周分离，应在切除肿瘤后，对其周围脑组织电凝或激光烧灼，而且要尽可能多地切除受累颅骨和硬脑膜。

2）放射治疗。单纯手术切除难免复发，术后应常规辅以放疗。放疗可抑制肿瘤生长，延长复发时间以及防止肿瘤转移。近年来也有人报告应用立体定向技术向肿瘤内置入同位素碘放疗，也取得了较好效果。

3）化疗。因人体其他系统肉瘤对化疗不敏感，因此，化疗对脑膜肉瘤的效果也不肯定。

6. 预后

脑膜肉瘤预后较差，主要原因是复发率高。肿瘤浸润周围脑组织，手术难以彻底切除，少数病例出现颅外转移或颅内播散。一般良性脑膜瘤的5年复发率为3%，而脑膜肉瘤的5年复发率则高达78%。

（三）神经源性肉瘤

神经源性肉瘤命名甚多，包括恶性周围神经鞘瘤、恶性神经膜细胞瘤、恶性神经鞘瘤、神经纤维肉瘤、间变性神经纤维肉瘤等。

1. 发病率

神经源性肉瘤极为罕见，发病率占总人口的0.001%，占所有软组织肿瘤的3%，而发生于颅神经和脊神经的病例更少见。

2. 病理

一般认为神经源性肉瘤起源于神经内的细胞，是独自起源还是由神经纤维瘤发生肉瘤变仍有不同的观点。加拿大多伦多大学的经验认为，若软组织肉瘤有如下特点应被视为神经源性：①大体或镜下与周围神经有关。②神经纤维瘤发生恶性转移。③免疫组织化学或超微结构有与周围神经有关的特征。发病前存在神经纤维瘤，后来在神经主干分布区又有恶性组织包块的表现，也可诊断为神经源性肉瘤。病理切片HE染色有纺锤形胞核及Scant胞质的束带型为其特征性表现。电子显微镜有助于诊断。该病原发于颅内或椎管内者更罕见。

3. 临床表现

中枢神经系统的神经源性肉瘤除了与颅内或椎管内的神经鞘瘤或神经纤维瘤有基本相似的临床表现外，还有病程进展快，其他部位出现转移等特点。

4. 诊断

原发于颅内、椎管内的神经源性肉瘤的诊断除依据临床症状、体征外，CT及MRI检查是必不可少的诊断手段。但是术前确诊是非常困难的。术中可见肿瘤质地较脆，瘤内有坏死、出血现象。

5. 治疗

1）手术切除。简单地活检会导致很高的复发及全身播散。因此，多主张手术应沿肿瘤周围边缘游离后整块切除。对于沿神经散布的肉瘤，主张离病变较远处切断神经并同肉瘤一起摘除，为防止复发和转移，以舍弃神经换取尽可能彻底切除肿瘤。

2）放疗。为防止残存瘤细胞的复发，术后局部放疗十分必要。

6. 预后

神经源性肉瘤的预后与肿瘤大小、级别、有无边缘、组织亚型、治疗方法等有关。对病变小、边界清楚、切除彻底并局部足量放疗者，预后较好。多伦多大学统计的18例5年生存率达64%。对于有全身转移（多见于肺部）和中枢神经系统播散者预后极差。

（四）间叶性软骨肉瘤

间叶性软骨肉瘤是一种含有软骨样组织的恶性间叶组织肿瘤。2/3病例发生于骨，1/3起源于软组织，个别病例源于颅内。本病好发年龄为20～30岁，女性多于男性。肿瘤一般呈结节或分叶状，境界较清楚、质硬，可有包膜或假包膜，切面常见钙化和软骨小灶，鉴于以上特点，临床常误诊为脑膜瘤。显微镜下结构主要是原始间胚叶细胞增生伴有岛状的软骨分化，并见两者之间有移行，有时瘤组织内血管较丰富。因瘤细胞异型性小、核分裂少，病理诊断也易误诊为良性瘤。

此瘤对放射线不敏感，外科切除辅助化疗是目前的治疗方法，但预后不佳。本病常趋于局部复发，偶有转移。

（五）横纹肌肉瘤

颅内原发性横纹肌肉瘤是一种高度恶性肿瘤，可发生于颅内不同部位和任何年龄组，但最好发于儿童的颅后窝。肿瘤多半界限清楚，但无包膜，质硬。位于小脑中线者，瘤体常突入第四脑室。有些病例，肿瘤位于软脑膜下的脑实质内，并可与硬脑膜和大脑镰粘连。显微镜下的形态与颅外胚胎性横纹肌肉瘤相似。较原始者，瘤细胞以未分化的小细胞为主，多呈圆形、椭圆形、星形或短梭形，核小而浓染，核分裂并不多见，偶能找到胞浆红染或有横纹肌细胞。尽管如此，单凭光镜诊断容易误诊，需和髓母细胞瘤、髓肌母细胞瘤、原发性神经外胚层肿瘤、畸胎瘤、异位松果体瘤、黑色素瘤以及横纹肌样瘤相鉴别。最好的办法是通过免疫组织化学染色或电镜观察。横纹肌肉瘤的肿瘤细胞肌球蛋白阳性，电镜下可看到不同阶段的肌纤维生成。

CT示横纹肌肉瘤为一均质或不均的密度增强的占位性病变，脑血管造影显示一个无血管或少血管区域。

对于横纹肌肉瘤的治疗尚无很好的办法，多采用手术加放疗和化疗相结合的方法。

（六）血管肉瘤

原发性中枢神经系统血管肉瘤，目前国内外报告较少。原发性中枢神经系统血管肉瘤的CT和MRI特征性表现为分界清楚的血管性病灶，手术也可见肿瘤分界明显，常有瘤内出血，较易切除。然而显微镜下可显示不同形态和管径的分化较好的血管网，腔内有核深染的内皮细胞，排列成乳头状结构，还可见有成群致密的低分化细胞鞘，呈上皮样或梭形结构，坏死和出血是大多数病例的显著特点。

中枢神经系统实质性低分化血管肉瘤应与退行性胶质瘤、转移瘤、无黑色素的黑色素瘤、成血管细胞瘤和各种血管丰富的肉瘤鉴别。Ⅷ因子相关抗原和荆豆凝集素1（UEA-1）染色是内皮细胞的重要标志；细胞角蛋白、S100蛋白和溴甲后马托品可用以鉴别血管肉瘤和转移瘤、恶性黑色素瘤。电镜检查可进一步证实中枢神经系统和其他组织血管肉瘤来源于血管内皮。该病的临床特点为突然起病，CT和MRI特征性表现为分界清楚的血管性病灶。

手术切除和术后放疗是常用的治疗措施。多数病例平均生存期为8个月，少数病例可存活3～9年。

七、颅内黑色素瘤

颅内黑色素瘤是一种较为少见的颅内恶性肿瘤。临床病程进展迅速，恶性程度较高，诊断治疗非常困难。颅内黑色素瘤的血运丰富，易侵犯血管病引起瘤内出血和广泛血性播散转移，预后极差。

（一）病因与病理

颅内黑色素瘤细胞多存在于脑底部及各脑皮层的沟裂处。原发性颅内黑色素瘤来源于软脑膜黑色素小泡或蛛网膜黑色素细胞，经脑膜扩散并向脑实质内蔓延，采取直接种植或血性转移等形式。脑内瘤灶常呈多发性，广泛分布于脑膜、蛛网膜、脑皮层及皮层下区。颅内转移性黑色素瘤则随血流分布。以脑内病变为主，也可同时发生脑膜转移。严重的颅内黑色素瘤可波及全部中枢神经系统。高度恶性者甚至可侵犯颅骨及脊髓组织。肿瘤组织也可浸润和侵蚀脑表面血管导致广泛蛛网膜下腔出血。

单纯病理组织学检查很难确定颅内黑色素瘤为原发性或继发性。因两者在组织形态学上基本一致。肿瘤呈灰黑色，因肿瘤部位不同形态不一。脑内肿瘤常呈结节状，界线尚清，脑膜或近皮层的肿瘤呈弥漫或地毯状。若近颅底常包绕周围颅神经，造成多发性颅神经损害，侵及脊髓者常伴有相应节段的脊髓神经根症状。显微镜检查可见瘤细胞呈梭形或多角形，胞核呈圆形或卵圆形，常被色素掩盖或挤向一侧，很少有核分裂现象。胞浆内有颗粒状或块状的黑色素，瘤细胞无一定排列方式，在蛛网膜下腔聚集成堆，或沿血管向外延伸。颅内黑色素瘤无论在组织发生、形态及生物学行为等方面，均难与黑色素型脑膜瘤相区别。

（二）临床表现

1）颅内压增高。症状表现为头痛，呈进行性加重。伴恶心、呕吐、视盘水肿。

2）神经系统损害定位。症状肿瘤发生于脑实质内或侵入脑室内可发生偏瘫、失语、偏盲、癫痫、精神症状等。发生于脊髓可出现相应脊髓节段感觉、运动障碍。

3）蛛网膜下腔出血或肿瘤卒中症状。当肿瘤侵及血管时，可发生肿瘤内、脑实质内或蛛网膜下腔出血。临床上可出现突发性意识障碍、呕吐，甚至发生脑疝。

4）其他。肿瘤位于颅底，可侵及多组颅神经，出现多组颅神经损害。肿瘤代谢产物对软脑膜或蛛网膜的刺激，可产生蛛网膜炎或脑膜炎症状。蛛网膜炎性反应及肿瘤细胞在蛛网膜下腔扩散、聚集可引起脑积水，继而出现颅内压增高症状。

（三）辅助检查

1）腰椎穿刺。脑压常偏高，脑脊液中蛋白、细胞数均不同程度增高。如肿瘤侵及血管引起出血时，脑脊液常为血性。

2）脑血管造影。颅内黑色素瘤的血运丰富，易侵及血管壁引起瘤内出血和广泛血性转移。脑血管造影可见丰富的肿瘤循环和染色，有较高诊断价值。

3）脑室造影。如肿瘤位于大脑半球者，表现为脑室变形移位或扩大。肿瘤位于幕下者，出现全脑室扩大及梗阻型脑积水。

4）CT扫描。可显示肿瘤的部位、大小、数目和范围，但诊断特异性较差。CT扫描病灶多表现为高密度影，少数也可为等密度或低密度影，增强扫描呈均一或非均一性强化。

5）MRI。对颅内黑色素瘤的诊断敏感性和特异性优于CT，典型MRI表现为短T_1和短T_2信号，少数不典型MRI表现为短T_1和长T_2或等T_1等T_2信号，这取决于瘤中顺磁性黑色素含量和分布及瘤内出血灶内顺磁正铁血红蛋白含量的多少。

（四）诊断

由于颅内黑色素瘤生长快、病程短，常易误诊为蛛网膜炎、脑血管病、颅内胶质瘤及癫痫等。临床上凡病程短，颅内压增高症状发展快，CT及MRI检查明显占位效应，体表或内脏有黑色素瘤手术史，应想到颅内黑色素瘤的可能性。术中发现肿瘤区域的硬脑膜、脑组织或肿瘤呈黑色病变，为诊断颅内黑色素瘤的可靠依据。但术前很难达到定性诊断。不过较公认的诊断原发性颅内黑色素瘤的先决条件是：①皮肤及眼球未发现黑色素瘤。②上述部位以前未做过黑色素瘤手术。③内脏无黑色素瘤转移。

（五）治疗与手术方法

由于颅内黑色素瘤生长迅速，恶性程度极高，而且极易颅内种植转移扩散及中枢神经系统转移，目前治疗较为困难。Pailas指出大多数颅内黑色素瘤患者手术后存活可超过一年。而非手术治疗存活期为5个月。David对80例患者进行分析发现手术治疗平均存活5个月，而非手术治疗平均存活期仅6周。因此，手术治疗仍为目前颅内黑色素瘤患者主要治疗手段。

对有明显颅内压增高而CT或MRI有占位效应者，应该手术治疗，必要时连同病变脑叶一并切除。术中应注意周围脑组织的保护，以免肿瘤细胞扩散转移。应尽量避免切入脑室，以防脑室系统种植转移。对CT或MRI占位效应不明显，但颅内压增高症状严重，脑室扩大者，可行脑室—腹腔分流术以缓解颅内高压，但在脑室穿刺时应尽量避开肿瘤区域，以防脑室或腹腔种植转移。近年来，采用手术切除肿瘤后配合放疗和化疗方法，对延长患者生命起到了积极作用。近年来有人采用免疫治疗也取得了可喜的结果。

（六）并发症与预后

1）术后颅内压增高、昏迷、脑疝，主要原因为脑水肿、颅内血肿及脑积水。术中操作粗糙，牵拉过重，术野暴露时间过长，损伤大动脉、静脉或失血过多均易导致术后脑水肿的发生。颅内血肿的发生主要与止血不彻底，盲目止血及血压波动不稳定有关。如在术后12小时内病情加重，首先应考虑颅内出血。脑室、脑池及其附近手术或颅后窝手术，直接或间接影响脑脊液循环，可发生脑积水，使患者术后颅内压增高症状逐渐加重。

2）术后转移复发，颅内黑色素瘤恶性程度高，界限有时欠清，且极易种植转移，故手术后复发很难避免。术中注意保护周围脑组织，用棉片将肿瘤区与其他部位特别是脑脊液通道隔开，冲洗液及时吸去，防止外溢，可减少肿瘤细胞扩散种植的机会。在非重要功能域尽量争取将肿瘤全切。

3）颅内黑色素瘤恶性程度极高，预后不良。

（张铭芙）

第四章　神经内分泌性疾病

第一节　心脏神经官能症

心脏神经官能症又称功能性心脏不适、神经血循环衰弱症或奋力综合征、心血管神经官能症，国外也称为神经性循环系统功能障碍、神经性循环无力症或高敏症等。是神经官能症的一种特殊类型，也是一种极为常见的心血管疾病。以心血管系统功能失常为主要表现，可兼有神经官能症的其他表现。其症状多种多样，常见有心悸、心前区疼痛、胸闷、气短、呼吸困难、头晕、失眠、多梦等。大多发生于青壮年，20～40岁者最多，也可见于高中级白领、空巢患病中老年人、心梗中风后患者，甚至是某些青少年，多见于女性，尤其是更年期妇女。本病体检无明显器质性病变特征，尽管症状表现很重，但预后良好。

一、病因与发病机制

（一）病因

本病病因尚不清楚，与一般神经官能症一样，主要是由于工作与生活过度紧张、焦虑或与人尖锐矛盾产生精神创伤，大脑皮质受到强烈刺激而使大脑皮质兴奋与抑制过程产生障碍，导致中枢神经功能失调，自主神经功能紊乱，造成心脏血管功能异常。本病的发生与下列因素有关：

1）家族性。同一家族或相同的环境作用下易患神经症倾向。往往同一家族父母、兄弟、姊妹均有不同程度的神经症表现。

2）神经类型。内向患者情感脆弱、较抑郁、多愁善感，精神上稍受刺激或工作较紧张，即可诱发本病。

3）喜静少动。患者平时缺乏运动锻炼，一时较剧烈运动会使心脏负担加重，心跳较快或出现期前收缩，便过分注意心脏而致发病。

4）缺乏对心脏病的认识。患者看到亲人或同事有心脏病或听到某心脏病患者猝死，便忧心忡忡，也可诱发本病。

5）医源性。由于医务人员诊断上错误或解释工作不足，将非器质性心脏病误诊为心脏病，如将无害性心脏杂音误诊为二尖瓣关闭不全，把窦性心律不齐作为心律失常，一时性血压升高当作高血压病，都可造成患者精神负担过重、紧张、焦虑而诱发本病。

6）其他。有些症状如心悸、心慌与β受体过敏综合征（功能亢进）相似，故有人认为机体对β受体过敏是引起本病的主要原因之一。

（二）发病机制

心脏神经官能症的病因和神经官能症相似，可能与体质、神经、行为、外界环境、遗传等因素有关。

患者的神经类型常为弱型，其家庭成员中可有神经官能症。此类患者平时活动范围较为狭小，对环境事物较为淡漠、不感兴趣，多惯于抑制其情绪，抑郁和焦虑忧愁。在各种外来的负荷、刺激或劳损如精神上受到刺激或工作较紧张时，往往不能使自己适应于这种环境而易发病或使症状加重。家属中有较严重心脏病患者或有因心脏病而骤死者也常可诱发本病。也有由于患者缺乏对心脏病的认识，将某些生理性心血管功能改变如对医生所说的"生理性杂音""窦性心律不齐"等发生误解，或被错误地诊断为"心脏病"后也常可成为起病因素。在体力活动较少、脑力劳动较多，循环系统缺乏锻炼的基础上，吸烟、饮浓茶或咖啡引起心脏搏动较为强烈或期前收缩，常可导致患者过分注意心脏而产生心脏神经症。

心血管系统受神经和内分泌系统的调节，其中神经系统起主导作用。交感神经使窦房结冲动发放加快，而迷走神经使窦性心律减慢。当中枢神经系统功能失调时，交感和迷走神经的正常活动也会受干扰，心血管系统的功能因而发生紊乱，产生一系列交感神经张力过高的表现。精神、环境等的刺激可引起各种生理改变，主要表现为交感神经活性增加和肾上腺皮质激素分泌增加。临床研究还显示本症患者对运动、心理学试验和疼痛刺激有异常反应，如运动时最大氧耗量较正常人为低，动、静脉血氧含量差降低，毛细血管血流减慢，血乳酸盐增多等。普萘洛尔等β肾上腺素能受体阻滞药治疗心脏神经症的疗效较好。这些患者同时伴有高动力循环的表现，如左心室喷血速度增快、心排血量增加、动脉搏动增强和偶见的收缩压升高。经普萘洛尔治疗上述表现可全部消失，更进一步支持本症存在β肾上腺素能受体功能亢进综合征。

二、临床表现

青壮年女性多见，出现心血管系统的症状多种多样，时轻时重，但多不严重，一般无器质性心脏病证据，但可与器质性心脏病同时存在或在后者的基础上发生。常见的症状是心悸、胸痛、胸闷、胸憋、气短，同时伴有失眠、烦躁、紧张、焦虑、情绪低落、压抑等自主神经紊乱的症状。

（一）胸部疼痛

胸部疼痛是心脏神经官能症最为常见的表现之一，多半都是刀割样或者针刺一样的疼痛，有时也可能是隐隐作痛或者剧痛难忍，有些表现类似于心绞痛，但和心绞痛并不一样。它的疼痛的范围并不是固定不变的。有的时候可能是出现在某一个点上，患病之后能够明确地指出疼痛区域，但有的时候也会呈现出大面积疼痛与游走性疼痛的症状，无法确定具体的疼痛部位。

（二）心悸

心脏神经官能症的患者还会出现心悸的表现，经常会感觉心慌，如果精神受到刺激，症状会明显加重。一般的感觉为心跳加快，有一种心脏要从嗓子眼里跳出来的感觉。如果做相应的检查，会发现心率及节律都正常，有少部分的人会有早搏现象，此时心悸的感觉会更加明显。

（三）胸闷气短

大多数心脏神经官能症患者还会出现胸闷气短的症状表现，这种情况通常伴随胸痛同时存在。患病之后，会觉得胸口部位闷闷的，而且还会感觉呼吸无力，在活动的时候更加明显，有的时候甚至是上气不接下气。

（四）自主神经紊乱

心脏神经冠能症的患者都会伴随自主神经紊乱的症状，主要表现为头昏脑胀、情绪焦虑不安，还会出现食欲不振、胃胀、胃痛以及腹泻等胃肠神经官能症。有一些患者身体会特别乏力，而且有出冷汗的症状，身体会发抖和发紧，甚至是低烧，女性患者还会有月经不调的情况。

三、检查

（一）心电图

常表现为窦性心动过速、窦性心律不齐等，部分患者出现ST段压低或水平性下移、T波低平、双相或倒置，多在Ⅱ、Ⅲ、aVF或4-6导联出现，并经常发生变化，普萘洛尔试验阳性。运动试验阳性者也不少见。β受体阻滞剂大多能使心率减慢，症状减轻或消失，心电图ST-T波改变恢复正常，运动负荷试验转为阴性。

（二）超声检查

心脏超声检查可排除心脏、大血管和瓣膜的结构异常。

（三）脑电地形图检查

一般可见脑电波调节欠佳。

四、诊断与鉴别诊断

（一）诊断

1. 病史、症状

心脏神经官能症是神经官能症的一种独特种类，以内分泌系统作用紊乱为具体表现，可兼具神经官能症的其他主要表现，其病症各种各样，时断时续，普遍有心悸、心前区疼痛、胸闷气短，胸闷气短、呼吸不畅、头昏、失眠、梦多等。大多数产生于青年人，以20～40岁者数最多，常见于女士，尤其是更年期妇女。由于焦虑、紧张、情绪激动、精神创伤等因素，中枢的兴奋和抑制过程发生障碍，受自主神经调节的心血管系统也随之发生紊乱，引起一系列交感神经张力过高的症状。此外，过度劳累、体力活动过少、缺乏适当锻炼，以致稍有活动或少许劳累即不能适应，因而产生过度的心血管反应而致本病。诊断心脏官能症的诊断需在排除心脏器质性病变的基础上做出，诊断时宜慎重。以青壮年女性为多见，出现的心血管系统的症状多种多样，时轻时重，但多不严重，一般无器质性心脏病证据，但可与器质性心脏病同时存在，或在后者的基础上发生。患者如能提供详细的既往心脏检查报告、用药史，可有助于诊断。有心脏神经官能症的患者体格检查多无特殊发现，且呈焦虑状态或紧张表情，血压可正常或轻度升高。

2. 体检

体格检查常无特殊发现。多呈焦虑状态或紧张表情，血压可正常或轻度升高。心脏听诊时可有心率增快、心音增强，可伴有心前区Ⅰ～Ⅱ级柔和的收缩期杂音，偶有早搏出现。

3. 辅助检查

部分患者运动试验阳性，但进行普萘洛尔运动试验时ST段和T波恢复正常。心脏超声检查可排除心脏、大血管和瓣膜的结构异常。

（二）鉴别诊断

心脏神经官能症的诊断需在相关心血管检查（如冠脉CTA或冠脉造影、超声心动图、动态心电图、甲状腺检查等）排除器质性疾病，确定冠脉没有明显病变的基础上做出，诊断时宜慎重。应排除内分泌性疾病，如甲状腺功能亢进、嗜铬细胞瘤及器质性心脏病（如冠心病、心肌病或病毒性心肌炎等）。冠心病患者的胸部不适常与活动或体力劳动有关，普萘洛尔试验阴性，运动试验阳性；心肌病患者心脏超声检查有阳性发现；病毒性心肌炎患者多有上感病史，急性期血清心肌酶升高可供鉴别。

五、治疗

（一）一般治疗

医生和患者要正确认识心脏神经官能症是一种功能性疾病，建立相互信任的医患关系，共同详细分析发病的因素，必要时进行包括心电图、心脏超声、普萘洛尔试验等检查，向患者仔细解释病情，让患者解除不必要的顾虑。一般不必卧床休息，应生活有规律，去除不良生活习惯，适当参加体力活动。减轻症状的药物包括小剂量的镇静剂，如安定，早上服用安定多可减轻白日的症状。β受体阻断剂对心率较快者有效，也可应用普萘洛尔10mg，每日3～4次，或倍他乐克12.5～25mg，每日2次，有疗效后应维持治疗2～3个月以上再逐渐停药，否则症状易出现反复。

患者也可以采取一些自我防治措施。当出现症状时，可采取放松疗法。具体做法是以舒适的姿势靠在沙发或躺椅上。第一步闭上眼睛，将注意力集中在头部，咬紧牙关，然后将牙关松开，咬牙的肌肉就会产生松弛感。第二步把注意力转移到颈部，尽量使脖子的肌肉紧张，感到酸痛，然后把脖子的肌肉全部放松。第三步是把注意力集中到两手上，将两手用力握紧，直至发麻、酸痛，然后放松，放在舒服位置，保持松软无力状态。第四步是把注意力移到胸部，先做深吸气，憋几秒，缓缓把气吐出，如此反复，让胸部觉得轻松为止。如此类推，依次将注意力集中于肩部、腹部、腿部，逐次放松。最后，全身软软地处于轻松状态，保持2～3分钟。按此法学会放松全身肌肉，并记住放松的次序，每日照此法做2次，持之以恒必有效。但需谨记，如果症状无法缓解而有加重的现象一定要及时就医。

（二）心理治疗

1）使患者了解本病的性质以解除其顾虑，使其相信并无器质性心血管疾病。

2）医护人员必需有耐心，以获得患者的信任和合作。

3）避免各种引起病情加重的因素，引导其正确对待社会与家庭矛盾。

4）鼓励患者进行体育锻炼，积极参加户外团体活动。

5）鼓励患者自我调整心态，安排好作息时间，适量进行文娱、旅游活动。

六、预防及预后

（一）预防

消除诱因，如忧虑、紧张、烦恼；纠正失眠；保证一般意义上正常人规律的生活；避免过度劳累和环境嘈杂不良因素的影响。一旦患了心脏神经官能症，不必过于紧张，更无须卧床休息，可采取下列措施：①经常参加力所能及的体育活动，一般以轻柔的活动为宜，如打太极拳、散步、慢走等有氧运动，锻炼身体，增强体质。具体的运动方式和持续时间可视患者的年龄、体力和病情轻重而定，通过运动释放压力，放松心情。运动时应以不觉累为原则，切忌盲目加大运动量，更不可急于求成。②生活有规律，合理安排生活，尽量做到劳逸结合。③避免过度紧张，不宜从事持续时间过长、注意力高度集中的工作。④严重失眠者应在医生的指导下对症用药。⑤避免喝浓茶、咖啡、可乐之类的饮品，勿食辛辣油腻之品，这类饮食会刺激患者的中枢神经导致长期兴奋，因兴奋导致失眠，从而加重病情。

（二）预后

心脏神经官能症大多不是心脏器质性疾病，只要积极治疗一般都能恢复，预后良好，但长期症状严重的患者可明显影响正常生活和工作。

（王淑男）

第二节　病态窦房综合征

病态窦房结综合征（SSS）是由于窦房结或其周围组织的功能障碍导致窦房结冲动形成障碍，或窦房结至心房冲动传导障碍所致的多种心律失常和多种症状的综合征。

早在1827年，Adoms就报道了持续心动过缓而引起晕厥发作的病例；但真正对窦房结病的研究是在1906年Keith与Frach师生发现窦房结之后进行的；1906年，Wenckbach将心电图上出现心房波脱落现象称为窦房传导阻滞，这至今是病窦综合征的重要表现之一；1909年Laslett报道了人的窦房结疾患以及所引的阿-斯综合征病例，1912年Cohn及Lewis两人首先在临床工作中发现本征，嗣后陆续见有报道；1954年Short报道该征以心动过缓与心动过速交替出现的新的表现形式，1963年Lown对房颤电转复后出现窦性停搏和传出阻滞，认为存在窦性电活动不稳定性，而首先提出"病态窦房综合征"这一命名，1968年Ferrer和Rubenstein著文倡用这一术语并加以推广应用，从而得到同道的认可，从此在临床上此术语沿用至今，并简称为病窦综合征，进而简称为病窦，因此也使病窦综合征成为心血管系统中一个独立性疾病。

一、病因

1.急性病因

①急性心肌梗死。②急性感染性疾病：如伤寒、白喉、病毒性心肌炎等。③风湿性心肌炎。④迷走神经张力过高：如颈动脉窦过敏、血管神经性昏厥、呕吐、睡眠、眼部手术等。⑤药源性：洋地黄、β受体阻滞剂、钙拮抗剂等。⑥代谢性和医源性：高钾血

症、阻塞性黄疸、电复律后、冠状动脉造影中。

2.慢性病因

①冠心病。②退行性病变。③淀粉样变性。④胶原性血管病：如红斑狼疮、硬皮病。⑤心脏外科手术后：如房缺、法洛四联症、大血管转位手术等。⑥长期服用某些药物：洋地黄、β受体阻滞剂、钙拮抗剂、可乐定、胺碘酮等。由于以上各种原因使心肌受累、窦房结动脉硬化、窦房结纤维支架异常，可使窦房结本身弹力纤维和胶原纤维及窦房结周围组织发生出血、水肿、炎症、纤维化、硬化，造成窦房结细胞受损，也可合并心房、房室交接区、房室束及心脏其他部位的病理改变，从而导致窦房结功能减退。

二、临床表现

一般起病隐袭，少数可突然发病，进展缓慢而易被忽视，心电图的表现可早于临床症状之前数年，主要表现为心、肾供血不足的症状。

（一）心脏症状

早期仅存心率缓慢、快慢不一或心动过速、心悸、胸闷、气短等，重者可使原有基础心脏病加重，出现心绞痛、心衰加重、心搏骤停，甚至猝死。病窦综合征所出现的多种多样的心律失常是最主要临床表现，资料显示窦性心动过缓、窦房传导阻滞及窦性停搏为最多见，三者可各自或相互组合及共同出现，既是诊断线索，又是诊断依据，在此基础上，可出现房性、交接性、室性等各种心律失常，详见动态心电图。

（二）脑缺血

最常见，轻者表现为头晕、乏力，进而出现视力障碍、失眠、记忆力减退、四肢麻木、反应迟钝等。重者可出现黑矇、眩晕、短暂性失语、昏厥、Adams-Stokes综合征。

（三）肾缺血

患者初期为多尿、夜尿多，随着病情进展，出现少尿、蛋白尿、氮质血症等。

三、窦房结功能的检测与评价

评价窦房结功能的方法可分为无创性和有创性两大类。临床中通常首先应用无创性方法来评定，当无创性方法难以确定，而患者症状又不经常发作时，可考虑行有创性电生理检查。

（一）无创性窦房结功能评价方法

1.心电图及Holter等心电检查

1）严重而持久的窦性心动过缓：最常见的表现，占75%～80%，常呈较恒定的窦性心动过缓，心率波动范围不大，一般<50bpm，甚至<40bpm。

2）窦性停搏：最严重表现，它可以单独出现，也可发生于心动过速后，持续的窦性停搏时间短者为数秒钟，长者可达数分钟。发生的原因是窦房结停搏，完全性房室阻滞或者心房对窦房结起搏信号无反应。心电图表现为正常窦性心律后突然有P-QRS-T漏搏，所造成的长P-P间距与窦性P-P间距无固定的倍数关系。窦性停搏时间持续2s以上伴有或不伴有逸搏心律者，多有黑矇、晕厥甚至Adams-Stokes综合征发作。

3）窦房传导阻滞：由窦房结发出的冲动在心房连续处发生传导阻滞所致。常为二度Ⅰ型或Ⅱ型窦房传导阻滞，且以二度Ⅱ型窦房传导阻滞最常见。一度窦房传导阻滞在心电图上很难判断，三度窦房传导阻滞则难以与窦性停搏相鉴别。

4）慢-快综合征：在窦性心动过缓、窦性停搏、窦房传导阻滞的基础上，反复发生阵发性室上性心动过速、心房扑动、心房颤动。患者的心动节律反复呈慢-快-慢-快交替改变。

2. 药物试验

药物试验主要包括阿托品试验和异丙肾上腺素试验。

1）阿托品试验：方法为静注阿托品1.5～2mg，注射后1分钟、2分钟、3分钟、5分钟、10分钟、15分钟、20分钟分别描记心电图或示波连续观察，如窦性心律不能增快到90次/分和（或）出现窦房传导阻滞、交界区性心律、室上性心动过速为阳性；如窦性心律增快大于90次/分为阴性，多为迷走神经功能亢进。

2）异丙肾上腺素试验：方法为静脉滴注异丙肾上腺素1～4μg/min，从小剂量开始，视心律和心率变化逐步增加剂量。如发生频发或多源性室性期前收缩、室性心动过速，或异丙肾上腺素剂量已达4μg/min，而窦性心律仍不能达到100次/分或出现交界性心律，则提示窦房结功能不良。

3）窦房结功能测定：常用经食管心房调搏方法测定：①窦房结恢复时间（SNRT）≥2000ms。②校正窦房结恢复时间（SNRTC）＞450ms。③窦房传导时间（SACT）＞120ms。④心脏固有心率（IHR）＜80bpm或预测值的90%可信限。⑤窦房结有效不应期（SNERP）＞500～525ms等。以上5条标准中以SNRTC、IHR、SNRT意义较大。

3. 运动试验

运动试验有助于鉴别窦性心动过缓是因窦房结自身病变所致，还是由于外在因素如自主神经系统的影响。其评价窦房结功能的主要依据为运动后心率能否增加到预期值。若运动后心率不能明显增加，提示窦房结变时功能不良。如运动后心率大于120次/分，一般可排除病态窦房结综合征，如小于90次/分，则提示窦房结功能低下。

4. 经食管电生理检查

经食管插入起搏电极导管，定位于左心房后部，然后接电生理刺激仪，行不同的程序刺激，以测定窦房结恢复时间（SNRT）、窦房传导时间（SACT）和窦房结不应期（SNRT）。如窦房结恢复时间＞1500ms，窦房传导时间＞180ms，应怀疑病态窦房结综合征的可能。

5. 固有心率测定

应用普萘洛尔和阿托品同时阻滞交感神经和迷走神经的作用后，观察窦房结的节律，称为固有心率。具体方法为：先静注0.2mg/kg的普萘洛尔，速度为1mg/min，间隔10分钟后，静注阿托品0.04mg/kg，2分钟推注完毕，观察30分钟内窦房结的固有心率。如实测值位于预期固有心率的95%可信区间外，提示窦房结功能障碍。

（二）有创性窦房结功能评价方法

对于通过无创性方法难以确诊的患者，可行有创的心内电生理检查，以测定SNRT、SACT和直接记录窦房结电图。SNRT、SACT的测定方法与经食管心房调搏相似。

四、治疗

首先应尽可能明确病因，针对病因进行治疗，如心肌炎则可用能量合剂、大剂量维生素静脉滴注；急性心肌梗死者行冠状动脉血运重建，改善冠状动脉供血等。外科术后或射频损伤所致者，用激素治疗减轻充血、水肿。对于心率慢、出现明显的心动过缓症状者，可以试用阿托品、麻黄碱或异丙肾上腺素以暂时提高心率。避免使用减慢心率的药物，如β受体阻滞剂及钙拮抗剂等。对于持续、非可逆的症状性心动过缓者，则需植入永久性心脏起搏器。

（一）药物治疗

1）阿托品、麻黄素、沙丁胺醇等，适当提高心室率。

2）异丙肾上腺素：静脉滴注，适用于病情较重者，但应注意增加窦性心律反而出现窦性心动过速或诱发异位心律。

3）硝苯地平和异山梨酯：有缓解心肌缺血和反射性心动过速的作用，但治疗本病疗效有限。

4）烟酰胺：用药方法为每日静滴400～1200mg，由400mg/d开始，无不良反应者隔日加量，直至1200mg/d，一疗程2～3周。

5）氨茶碱：有提高窦房结自律性和加速房室传导的作用，可加入含有烟酰胺的液体中静脉滴注，每日一次，每次0.25g。

6）心先安：180～240mg加入5%GS 250～500ml中静滴，滴速每分钟40滴，一疗程15日。

7）Tedral SA：每片含茶碱180mg、麻黄素48mg、苯巴比妥25mg。一般从1/4片开始口服，日服2次，逐渐增加剂量，最大剂量为每次1/2片，日服2次；或根据患者心率调整剂量。

（二）人工心脏起搏器

2008年ACC/AHA/HRS推荐的病态窦房结综合征行永久起搏器植入的适应证为：

1. 第Ⅰ类适应证

1）病态窦房结综合征表现为症状性心动过缓，包括频繁窦性停搏者。

2）因窦房结变时功能不良而引起症状者。

3）病态窦房结综合征必须使用某些药物进行治疗，而这些药物又可引起或加重心动过缓并产生症状者。

2. 第Ⅱa类适应证

1）心率＜40次/分，症状与心动过缓明显相关者，或虽有心动过缓的症状，但未证实与所发生的心动过缓有关。

2）不明原因的晕厥，合并窦房结功能不全或经电生理检查发现有窦房结功能不全。

3. 第Ⅱb类适应证

清醒状态下心率长期低于40次/分，但症状轻微。

4. 第Ⅲ类适应证

1）无症状的病态窦房结综合征患者。

2）有类似心动过缓的症状，已经证实该症状并不来自窦性心动过缓。

3）非必须应用的药物引起的症状性心动过缓。

（王淑男）

第三节　无症状心肌缺血与心功能不全

一、无症状心肌缺血

无症状心肌缺血的表现基本同隐匿型冠心病，无临床症状，但患者的部分心肌缺血发作时，可出现心绞痛症状。例如，Holter监测表明，在有明显冠心病史及冠心病高危因素的患者中，无症状心肌缺血发作次数占发作总次数的80%～90%。隐匿型冠心病可以认为是早期冠心病（但不一定是早期冠状动脉粥样硬化），它可能突然转变为心绞痛或心肌梗死，也可能逐渐演变为心力衰竭和心律失常型冠心病，个别患者也可能猝死。隐匿型冠心病在一般人群中的发病率高达2.5%～10%；在心源性猝死的患者中，隐匿型冠心病占25%。无症状心肌缺血明显影响患者的预后，特别是有三支病变及左主干病变者，可能引起急性心肌梗死和猝死。长期的慢性缺血可引起心肌纤维化或并存心肌冬眠，最终形成缺血性心肌病（心律失常和心力衰竭型冠心病）。

（一）病因和发病机制

心绞痛发作的基本机制是心肌的冠脉供血减少或心肌耗氧量增加所致。但无症状性心肌缺血常发生于安静或心率减慢时，故其缺血发作主要与冠脉供血减少有关。无症状心肌缺血发作高峰在早上6～12时，占每日发作总次数的50%以上，与一般心绞痛、心肌梗死及猝死的高发时间段相吻合，提示其发作可能与该时间段内冠脉张力较高、血儿茶酚胺分泌达高峰、血小板聚集能力强、纤溶系统活性较低有关。冠脉张力增高的因素可能与运动、吸烟、气候寒冷、情绪紧张、药物（如普萘洛尔），以及某些肽类激素、神经递质类物质、血小板因子、内皮素释放及内皮舒张因子减少等有关。

无症状的机制可能包括：①痛阈的改变：患者可能存在"疼痛警报系统"的缺陷，心肌梗死、糖尿病者更易发生痛阈改变。②内源性镇痛介质的作用：该类患者血浆β内啡肽水平显著高于典型心绞痛患者。③缺血程度轻、持续时间短：研究表明，典型心绞痛患者在心绞痛发作时，首先出现舒张功能变化，继而出现心电图ST段改变，最后才出现心绞痛症状；而无症状心肌缺血患者多支血管病变的发生率低（或侧支循环较好）、缺血时ST段压低持续时间较短、ST段压低程度小、左室功能减退也轻。但也有作者不同意用心肌缺血程度及范围来解释无症状现象。

（二）临床特点

有人将无症状心肌缺血分为3种临床类型：①完全无症状的心肌缺血。②心绞痛患者伴无症状性心肌缺血发作。③心肌梗死后无症状心肌缺血。

按照Cogh的意见，可将而无症状性心肌缺血分为以下类型：

1）Ⅰ型：患者完全无症状，而是在偶然的情况下发现患者有心肌缺血。可通过心电图运动试验、核素心肌显像证实患者存在心肌供血不足。中年男性中，无症状心肌缺血患者占2.5%～10%。有报告称此型患者中心肌梗死的发生率为14%，猝死的发生率为8%；而有症状者心肌梗死的发生率为7%，猝死的发生率为2%，但多数报告认为，无症状者预后与心绞痛患者相似。

此外，无症状心肌梗死也较常见。Framinghan研究显示，完全无症状心肌梗死男性占28%，女性占35%。无症状者壁心肌梗死和单支病变多见，也偶有三支病变者。

2）Ⅱ型：为心肌梗死后无症状心肌缺血，又称Ⅱb型。心肌梗死后约40%的患者无心肌缺血症状，其中部分患者在心肌梗死前有心绞痛症状而心肌梗死后疼痛症状也消失。在这些患者中，有33%的患者运动试验阳性；也有的作者报告，运动试验中无症状心肌缺血的发生率为39%～58%。此型患者的预后不及Ⅰ型，尤其是合并心功能不全时，其年死亡率为5%～6%。未进行介入或手术治疗的Ⅱ型患者，其7年死亡率为24%，与心绞痛组的23%相似；而运动试验阴性组为12%。

3）Ⅲ型：为有心绞痛症状和无症状交替出现，又称Ⅱa型。心绞痛患者70%～80%存在着无症状心肌缺血，其中无症状心肌缺血发作次数为有心绞痛症状发作次数的3倍。无症状心肌缺血的发生率在劳力性心绞痛为54%，自发性心绞痛为71.9%，混合型心绞痛为71%，变异型心绞痛为79.4%。

在稳定型心绞痛患者中，无症状和有症状者的预后相似。在不稳定型心绞痛患者中无症状组的心肌梗死发生率为16%，需做搭桥手术者为27%；而没有无症状发作者心肌梗死和需要搭桥手术者分别为3%和9%。24小时动态心电图监测中无症状心肌缺血持续时间超过60min者发生心肌梗死的概率是不足60min者的2倍。

（三）实验室检查

1）动态心电图ST段水平或下斜型压低≥1mm，延续至J点后0.08s；持续时间超过1min；下一次ST段下移的发作应在前一次ST段移位发作恢复到基线至少1min出现。少数作者也把ST段抬高>1mm作为观察指标。

2）运动试验阳性。

3）心肌核素扫描可见到放射性分布稀疏或缺损，并呈可逆性改变。

4）超声心动图示室壁节段性运动异常，左室顺应性减低及心功能改变。

（四）诊断和鉴别

诊断本病主要根据静息、动态或负荷试验的心电图检查、放射性核素心肌显像、超声心动图检查。若发现患者有心肌缺血改变，而无其他原因可查，又伴有动脉粥样硬化易患因素，可考虑诊断本病；确诊依赖于进行选择性冠状动脉造影检查。诊断本病应除外心肌炎、心肌病、心包炎、高血压左室肥厚、二尖瓣脱垂、心脏神经症、电解质紊乱、束支传导阻滞、内分泌和药物等作用引起的ST-T改变。

（五）治疗

本病与心绞痛发作具有同等的预后意义，甚至更为不良；这是因为患者未发现自己已患冠心病，或因为无症状而不积极治疗；同样可发生严重心律失常、心肌梗死，甚至猝死。治疗目标应是积极控制无症状性心肌缺血发作，同时考虑重建冠脉血运。

1）控制无症状性心肌缺血发作：可使用钙拮抗剂、硝酸酯、β受体阻断剂，联合用药效果更佳。在心率缓慢时出现的心肌缺血发作，最好选用硝苯地平。

2）抗凝及溶栓治疗：抗凝剂可选用阿司匹林、氯吡格雷或华法林。频繁发作的无症状心肌缺血，可考虑小剂量溶栓剂溶栓治疗，溶栓前后均应行抗凝及抗血小板聚集；但多数作者不主张对这种患者行溶栓治疗。

3）调血脂治疗：调血脂治疗有助于稳定斑块，减少急性冠状动脉综合征的发生。长期降脂治疗，还有助于消退冠脉上的粥样硬化斑块，减轻心肌缺血发作的次数和发作持续的时间，改善患者生活质量，减少AMI和猝死的发生率。

4）对药物治疗效果不佳或不稳定型心绞痛和AMI后的患者，均应行冠脉造影和心肌缺血的相应检查，以确定患者是否需要行PCI或冠脉搭桥手术治疗。

二、无症状心功能不全

无症状性心功能不全又称隐匿性心功能不全或无症状性左室功能障碍，是指心脏患者已有左心室功能障碍的客观证据，但尚无心功能不全的症状和体征的一种临床综合征。

（一）临床特点

无症状性心功能不全是冠心病患者因心肌供血不足累及心脏后，心脏发生结构和功能方面的改变，在缺氧、机械等因素作用下，激活神经、内分泌、细胞因子等系统后，诱发心室重塑的过程和结果。心室重塑引起心肌细胞肥大、重新排列和胚胎型心肌蛋白的产生，使心肌细胞的寿命缩短，心肌细胞凋亡。这一系列过程会引起心肌细胞收缩和/或舒张功能改变，致使心脏排血功能或充盈功能减退，最终发生收缩性或舒张性心功能不全。无症状性心功能不全是心功能不全的代偿阶段，它发生在心功能失代偿之前，此期患者虽有心功能减退，但尚未出现心功能不全的症状和体征。无症状收缩性心功能不全是有症状性心功能不全的前期，在这一阶段虽然患者的状况相对稳定，但心肌和心室重塑正在持续进行，左室持续进行性扩大，心功能持续减退；适应性状态迟早会转变为不适应状态，最终会出现有症状心功能不全，即心功能由代偿转变为失代偿，患者开始出现心功能不全的症状和体征。无症状心功能不全阶段的持续时间长短不一，短则数日数周，长则数月数年，主要受病因、年龄、心脏大小、基因和LVEF的影响。无症状性心功能不全患者的死亡率明显高于无左室功能障碍者，也是发生猝死的高危人群。

（二）诊断要点

无症状性心功能不全的诊断仍无统一诊断标准，特别是对无症状性舒张性心功能不全的诊断更缺少有关的研究报告。目前对无症状性收缩性心功能不全的诊断主要从以下3个方面考虑：①有引起心脏病变的病因（如冠心病）。②左心室增大、左心室收缩末期容量增加。③LVEF≤40%。

（三）治疗

以往文献所述心功能不全或心力衰竭的治疗是指对已有明确心力衰竭症状或体征患者的治疗，而对那些心功能尚处于代偿阶段、无症状性心力衰竭阶段的患者如何处理，仍无统一意见。比较常见的看法是：①去除病因和诱因，控制危险因素，如预防和积极治疗高血压、糖尿病、高脂血症、心肌缺血，戒烟、避免重体力活动，及时治疗各种感染等。②患者心脏负荷增加时（如输血输液、并发肺炎），预防性给予洋地黄。③心肌梗死后，心脏扩大或心肌肥厚的患者，使用血管紧张素转化酶抑制剂、醛固酮受体拮抗剂和β受体阻断剂，可能延缓心功能恶化和心力衰竭的发展。④主动脉瓣或二尖瓣关闭不全的患者，应用ACEI及硝酸酯类药物。⑤由机械性因素引起心脏严重病理性改变的患者，要尽早给予手术或介入治疗。

（王淑男）

第四节 X综合征

X综合征是指具有典型劳力性心绞痛、运动试验阳性而冠状动脉造影正常、麦角新碱激发试验阴性的一组病征。Likoff等于1967年首先报道并引起广泛注意。1973年Kemp将这种冠状动脉造影正常的心绞痛综合征命名为X综合征。1989年Cannon认为本征是小动脉功能障碍，建议称其为"微血管性心绞痛"。广义的X综合征包括各种心脏或非心脏因素引起胸痛的冠状动脉造影正常者，但多数学者认为心绞痛应以心肌缺血为基础，不应把骨骼肌、食管病变和心脏神经症引起的胸痛诊断为X综合征。

应该指出，目前内科领域有两种内容不同的X综合征，一种是本文所述的缺血性胸痛和冠状动脉造影正常为主要特征；另一种则是Reaven于1988年所称的X综合征，是以高血压、2型糖尿病、中心性肥胖、血脂代谢异常、动脉粥样硬化和高胰岛素血症为临床表现，又称为代谢综合征或胰岛素抵抗综合征。两种X综合征之间尚未找到内在联系，但高血压、高血糖、高血脂、超重和高血胰岛素症均是冠心病的致病因素，高胰岛素可促使血管平滑肌细胞增生，胰岛素抵抗还可使动脉内皮依赖松弛因子活性降低，故有学者认为后一种X综合征本身是一种胰岛素抵抗状态。

一、病因和发病机制

迄今为止，关于X综合征的病因和发病机制有以下学说：①精神神经因素影响，患者昼夜心脏节律调节失常，交感活性增强，最大Q-Tc明显延长。②冠状动脉造影漏诊。③氧合血红蛋白氧离障碍。④心肌小血管病变。⑤冠状动脉痉挛。⑥冠状动脉储备能力降低等。但有作者认为②、③项不能解释X综合征的病理基础。此外，X综合征和胰岛素抵抗综合征之间也存在某些联系。

Greenberg等发现，心房调搏时有心肌乳酸产生增加的冠脉造影正常者，其冠脉血流量的增加显著低于无乳酸产生增加的患者，这提示前者可能是由于心肌缺血、供氧不足、葡萄糖的氧化代谢转变为糖酵解。调搏时冠脉血流量增加受限的患者，注射双嘧达莫（潘生丁）后，其冠脉血流的增加仍然受限，尤其是事先已静脉注射麦角新碱的患者，其冠脉血流量增加更为受限。由于冠脉血流动力学异常并不伴有心脏外膜大的冠脉血管痉挛，因而Cannon认为，X综合征的患者中冠脉微血管（直径为100～400μm的微小阻力血管）病变所致的心肌缺血占比较大，并称为"微血管心绞痛"，还有一些相近含义的命名，如"冠脉微循环障碍""冠脉造影正常者胸痛""冠脉造影正常的冠脉功能不全"等。

X综合征患者当运动或起搏诱发胸痛时，可出现心电图缺血性改变，心肌灌注异常，左室舒张末压明显增高，EF斜率和纤维周径缩短率明显减少，心肌乳酸摄取减少甚或产生乳酸，都提示心肌缺血是X综合征胸痛的基础。而Cannon等用热稀释法测定静息和起搏时心大静脉血流量的研究结果提示，X综合征患者是由于小冠状动脉扩张储备降低或异常收缩而导致心肌缺血，Maseri的研究发现相当多的病例有冠状动脉血流储备异常，原因可能是缺乏内皮源舒张因子（NO生成减少），异常的神经刺激或血管平滑肌对缩血管刺激高度敏感而引起片状分布的冠状前小动脉异常收缩。最近的研究则提示部分患者存在小冠状动脉狭窄，也是血流受限的因素之一，但这种形态的改变是真正的病因还仅是一种相关联的或者继发的现象，目前还是一个有争论的问题。

X综合征的患者可能有痛觉感知异常。他们在前壁缺血、心脏电刺激、心腔内导管机械刺激、心腔内快速注射生理盐水和快于基础心率起搏心室5次都可见到明显的痛觉感知异常，出现胸痛。这些敏感性增高的表现虽难以证实，但一般不见于正常健康人，被认为是X综合征患者所特有的表现。

X综合征的胸痛机制可能与冠心病缺血的胸痛机制类似，即腺苷的释放增多，影响了冠状动脉阻力增高时血管自主调节性代偿。腺苷本身是一种致痛物质，即使在无缺血证据的情况下，也可引起胸痛。

有作者报道，在X综合征患者中约有半数患者合并高血压，且病情重于非高血压患者，故推测高血压与小冠状动脉舒缩功能障碍有密切联系。

二、临床特点

（一）主要症状

X综合征的主要临床表现为发作性胸痛，既可表现为典型劳力性心绞痛又可表现为非典型胸痛，既可表现为稳定型心绞痛，也可表现为不稳定型心绞痛，持久的静息型胸痛。对含服硝酸甘油无效，胸痛持续时间可长达1～2小时之久，相当一部分患者诱发体力活动的阈值不恒定，可于凌晨痛醒，也有些患者表现为持续时间较长的闷痛。

（二）其他症状

有一些仅有轻微的或无冠脉疾病的患者，由于胸痛而过分关心个人健康，可出现恐慌、焦虑和抑郁等精神症状，占X综合征患者的2/3。

三、实验室检查

辅助检查可发现心肌缺血的客观证据。

1）心电图静息时大多在正常范围，发作时可出现缺血性ST-T改变。

2）运动负荷试验阳性，部分患者发作时心电图无异常改变，可能由于冠状前小动脉分布的不均一性，受累心肌呈散在或弥散分布，致使心肌缺血的心电向量互相抵消。

3）超声心动图与核素心室造影可显示运动时左室节段性运动功能异常，LVEF与静息时比较，不增加或降低。

4）核素心肌灌注扫描显示运动后节段性心肌灌注减低或缺损和再分布征象。

5）血流储备受限是X综合征的客观特征之一。当调搏诱发心绞痛时，心大静脉血流量的增加较正常人减少，静注麦角新碱后这种变化更为明显，这一技术可用在导管室测定冠状动脉血管扩张储备的异常。同时麦角新碱试验阴性，可除外冠状动脉痉挛和变异型心绞痛。更为简单、安全和可靠的测定方法是冠脉内多普勒导管测定冠脉基础血流量和运动或血管扩张药物作用下冠脉血流增加的程度。正常冠状动脉血管扩张储备为基础水平的3～5倍。冠状动脉血管扩张储备异常是X综合征的可靠指征，但需除外心动过速、低血容量、心肌异常以及内分泌与代谢疾病（包括糖尿病）、血液黏滞度异常等因素，这些因素均可损害冠状动脉动态血流量。

6）心肌乳酸生成和丙酮酸的心肌提取增多被认为是心肌缺血的客观代谢指标，但其测定技术较为复杂，小的技术误差即可导致计算错误，因此指标难以获得且有时难以解释，这也是此类技术不能广泛采用的原因。但一旦发现异常，加上典型的临床表现便可确定X综合征的诊断。

7）冠状动脉造影X综合征患者不同于动脉粥样硬化所致的冠心病，本征冠状动脉造影无有意义的狭窄。

8）左心室造影正常，无心腔扩大或心室壁肥厚征象。

9）静息时左室舒张末压正常，心房起搏后升高则是心肌缺血的表现。

四、诊断和鉴别诊断

（一）诊断

目前通常采用的诊断标准为：①典型劳累型心绞痛发作。②心电图运动试验阳性（ST段下移≥1mm），符合心肌缺血的表现；核素心室造影或$^{201}T_1$心肌显像或二维超声心动图的运动负荷异常。③冠状动脉造影正常，但冠状动脉血流储备能力降低。④无冠状动脉痉挛，即麦角新碱试验阴性，这对X综合征的诊断是必需的。⑤排除可导致心电图缺血性改变的其他心脏病。

诊断X综合征需除外骨骼肌、胸膜、心包、食管、二尖瓣脱垂及心脏神经症等引起的非心绞痛性胸痛，并且应除外左室肥厚、心肌病、洋地黄作用、电解质紊乱、静息时T波改变、左束支传导阻滞、WPW综合征、陈旧性心肌梗死、药物等的影响。

（二）鉴别诊断

1. 食管疾病

1）反流性食管炎。由于食管下端括约肌松弛，酸性胃液反流，引起食管炎症、痉挛，表现为胸骨后或中上腹部烧灼性痛，有时可向背部放射而疑似心绞痛。但本病常于餐后平卧时发生，服抗酸药可使之缓解。

2）食管裂孔疝。常伴胃酸反流，其症状类似食管炎，常于饱餐后弯腰或平卧时发作，胃肠造影可明确诊断。

3）弥漫性食管痉挛。可伴发于反流性食管炎，其引起的胸痛有多种表现，服用硝酸甘油有效，麦角新碱可诱发，故易疑为心绞痛发作，是不典型心绞痛性胸痛的常见原因。根据患者有反酸和厌食的病史、症状常于进食（尤其冷饮）时或饭后发生、与劳累无关、发作时有吞咽困难，可与心绞痛相区别。食管镜和食管测压法可明确诊断。

临床上，心绞痛与食管疾病往往同时存在，食管反流能降低心绞痛的阈值，食管痉挛可由麦角新碱诱发，硝酸甘油缓解，因而两者的鉴别常存在困难。胸痛表现为"烧心"，且与体位改变和进食有关，同时伴随吞咽困难是食管疼痛的特点；食管疼痛较心绞痛更常放射到背部。准确地诊断不仅需要仔细询问病史及体检，有时还需借助于实验室检查。

2. 肺、纵隔疾病

1）肺栓塞其疼痛突然发生并在休息时出现，见于有本病高危因素（如心力衰竭、静脉病、手术后等）的患者，常伴有咯血和呼吸急促。其疼痛性质典型的被描述为胸部紧压感伴有或随后发生胸膜炎性胸痛，即该侧胸部尖锐疼痛，呼吸或咳嗽使之加重。X线胸片、肺动脉造影、肺核素扫描可明确诊断。

2）自发性气胸及纵隔气肿二者的胸痛均突然发生，前者胸痛位于胸部的侧面，后者位于胸部中央，均伴有急性呼吸困难。X线胸片可明确诊断。

3. 胆绞痛

此病常突然发病，疼痛剧烈且常呈固定性，持续2～4小时，然后可自行消失，在发作间期无任何症状。一般在右上腹最重，但也可位于上腹部或心前区。这种不适症状常放射到肩胛骨，可沿着肋缘放射到背部，偶尔放射到肩部，提示横膈受刺激，常有恶心、呕吐，但疼痛与进餐的关系不确定；此病常有消化不良、腹部胀气、不能耐受脂肪食物等病史，但这些症状也常见于一般人群，特异性不强。超声显像对诊断胆石是准确的，且可了解胆囊大小、胆囊壁厚度以及是否有胆管扩张。口服胆囊造影术未能显示胆囊充盈，提示胆囊无功能。

4. 神经、肌肉和骨骼的原因

1）颈脊神经根炎可表现为恒久疼痛，有时导致感觉障碍。疼痛可能与颈部活动有关，同肩关节活动引起滑囊炎的疼痛发作一样。手指沿背面加压，有皮肤过敏区，可疑及胸脊神经根炎。有时，颈肋压迫臂肩神经丛可产生酷似心绞痛样疼痛。体检时通过活动也可发现肩关节炎症和（或）肩部韧带钙化、颈椎病、酷似心绞痛的肌肉骨骼疾病、肩峰下的滑囊炎及肋软骨炎等。

2）胸肋综合征，又称Tietze综合征。其疼痛局限在肋软骨和肋胸骨关节肿胀处，有压痛。临床表现典型的Tietze综合征不常见，而肋软骨炎引起肋骨与肋软骨连接处的压痛（不伴肿胀）相对多见。检查时，肋软骨连接处的压痛是常有的临床体征。治疗肋软骨炎通常采用消除患者疑虑和消炎药物的方式。

3）带状疱疹在其出疹前期可出现胸痛，严重时甚至可类似心肌梗死。根据疼痛的持久性、局限于皮肤感觉神经纤维分布区、皮肤对触摸的极度敏感及特异性疱疹的出现，可作出本病的诊断。

4）不明原因的胸壁痛、触痛触诊和胸部活动（如弯腰、转身或行走时摆动手臂等）可致胸痛。与心绞痛相反，疼痛可持续几秒或几小时，硝酸甘油不能使其立即缓解。一般不需治疗，偶需用水杨酸盐。

5. 功能或精神性胸痛

这是神经循环衰弱症焦虑状态的一种表现。疼痛可位于心尖部，为持续时间达数小时的隐痛，常加重或转变为1～2秒时限的乳腺下尖锐刀刺样痛，多发生在情绪紧张和疲劳时，与运动关系不大，可伴有心前区的压痛。发作时可伴有心悸、过度通气、四肢麻木和刺痛、叹气、头晕、呼吸困难、全身无力和情绪不稳或压抑等征象。除镇痛剂外其他药物不能使之缓解，但可被多种形式地干预，如休息、劳力、安定药和安慰剂可减轻症状。与心肌缺血性疼痛相反，功能性疼痛更易显示出对不同的干预方法产生不同的反应。由于功能性疼痛常发生在过度通气后，后者可引起肌肉张力增高，产生弥漫性胸部紧压感。有些所谓的功能性胸痛其实可能有器质性疾病的基础，在二尖瓣脱垂患者中的胸痛常见。其胸痛的性质在患者之间的变异很大，即可类似典型的心绞痛，也可类似前述神经循环衰弱症的胸痛。

五、治疗

X综合征一般预后良好，无须特殊介入或手术治疗。使用β受体阻断剂、钙拮抗剂和硝酸酯类药物是治疗本病的主要方法。应注意解除患者的思想顾虑，鼓励患者从事正常活动和运动。如能客观证实缺血存在，应试用抗缺血治疗。β受体阻断剂和钙拮抗剂均能减少胸痛发作次数，约半数患者对硝酸酯类治疗有效。α受体阻断剂的疗效评价不一。常用的抗心绞痛药物的效果多变，应用β受体阻断剂降低心肌耗氧量的治疗效果不明显。使用钙通道阻滞剂可能缓解或消除某些患者的胸痛症状，但效果远不如治疗变异型心绞痛时明显。Montorsi等还曾报道硝苯地平引起部分X综合征患者发生反常的冠状动脉收缩，同时伴心动过速，推测可能有神经内分泌因素参与。硝酸酯类的作用也不恒定，只有部分患者含化硝酸甘油能迅速缓解疼痛，预先使用硝酸酯类也不能增加本征患者对运动的耐受性。可乐定和哌唑嗪在缓解症状和改善缺血性ST-T改变方面也未见明显疗效。氨茶碱静脉注射可有治疗效果，可能与其对抗腺苷的作用有关。对于伴或不伴有心肌缺血的内脏性慢性疼痛，给予抗抑郁药盐酸丙米嗪50mg/d，可减少某些慢性疼痛综合征（包括X综合征）发作频率的50%。Rosano报告，绝经后女性X综合征患者使用雌激素皮肤贴片可降低胸痛发作次数50%。能否应用药物使对食管或心脏等内脏疼痛增高的敏感性降低，目前尚在研究之中。已有研究表明，X综合征患者有血管内皮功能紊乱，可表现为内皮素水平升高和（或）内皮素/一氧化氮比值增大，那么改善和调节血管内皮功能的药物是否可改善患者的临床症状也有待今后的研究。

六、预后及预防

虽然多数人认为心脏X综合征的临床预后较好，但长此以往会影响心脏功能，同时也有少数学者认为此类患者如不及时治疗，日后有可能演变成冠心病、心肌梗死，而且反复发作心前区疼痛将显著影响生活质量，增加患者的心理负担以及反复就医产生的经济负担，并影响生活与工作质量。

由于患者对胸痛常产生焦虑、恐惧，因此，耐心向患者解释病情，有助于缓解症状。适度的体育活动、体育锻炼也是一项有效的治疗。

（王淑男）

第五节　继发性高血压

继发性高血压是病因明确的高血压，当查出病因并有效去除或控制病因后，作为继发症状的高血压可被治愈或明显缓解；继发性高血压在高血压人群中占5%～10%；常见病因为肾实质性、肾血管性高血压，内分泌性和睡眠呼吸暂停综合征等，由于精神心理问题而引发的高血压也时常可以见到。继发性高血压患者发生心血管病、脑卒中、肾功能不全的危险性更高，而病因常被忽略以致延误诊断。提高对继发性高血压的认识，及时明确病因并积极针对病因治疗，将会大大降低因高血压及并发症造成的高致死及致残率。近年来，对继发性高血压的鉴别已成为高血压诊断治疗的重要方面。

一、肾、肾血管相关性高血压

肾功能同动脉血压关系紧密，其中大部分继发性高血压可归结于肾的病变。本部分将介绍肾实质以及肾血管病变同高血压形成之间的相互关系以及如何对肾源性高血压进行评估和处理，与此同时，将进一步探讨在终末期肾病透析患者中或肾移植术后对血压的影响以及治疗策略。在慢性肾功能不全的患者中，高血压的比例占到了80%以上，逐渐增加的证据表明，慢性的肾疾病是心血管病的一个危险因素。同时有证据证明，肾可通过其他一些方式长期的影响动脉血压。

肾实质性高血压包括了各种原因引起的肾疾病，同时伴血压升高＞140/90mmHg。我们在本部分将对各种肾疾病引起高血压的发病机制进行分析，并介绍其治疗策略，其中涵盖了透析时高血压以及肾移植后高血压，然后我们将回顾和慢性肾病有关的心血管疾病。

（一）慢性肾病伴高血压

慢性肾功能不全的患者中（肾小球滤过率＜60ml/min 或血浆肌酐＞132.6mmol/L），高血压的患病率＞85%。研究表明，高血压的患病率同肾小球滤过率呈正相关，同时应该注意在不同种类的肾病，甚至是不同分类的慢性肾小球肾炎中，导致高血压的机制有所侧重，在高血压的发病机制中，理解这些机制对临床上选用针对性的治疗方案会很有帮助。另外需要注意的是，无论任何原因所致的肾病性高血压都可反过来加重肾功能的恶化。

1. 肾性高血压发生的机制

在肾疾病中多种因素参与了高血压的发生，主要有：

1）钠潴留和血容量扩张。在尿毒症患者中，早期钠潴留可导致血容量扩张，容量的扩张使心脏前负荷增大导致心排血量增加，从而使血压升高，然而在后期高血压的维持常常是以为围血管阻力增加为主。

2）肾素-血管紧张素-醛固酮系统激活。肾疾患时，肾素-血管紧张-醛固酮系统被激活，同时体内的钠离子水平和血容量状态同血浆肾素或血管紧张素平衡关系被打破，即使正常浓度的肾素也可以导致钠离子潴留和循环容量的扩张。

3）交感神经系统过度激活。在动物实验中，药物导致的急性肾损伤可以导致动物去甲肾上腺素分泌量增加，同时交感神经活性增强，使得周围血管阻力增加。在临床试验中这一现象也得到证实，即肾衰竭患者中血浆的去甲肾上腺素水平是升高的。此外，在需要透析的患者中，交感神经放电频率明显高于实施双侧肾交感神经切除的放电频率，提示肾在高血压发生中的重要作用。同时实验也证实人体肾内存在去甲肾上腺素敏感受体和交感输入神经纤维。

肾压力感受器能感受肾血流量及肾小球内压力变化，肾化学感受器主要感受缺血时肾产生的代谢物质以及尿毒症时体内有毒代谢产物。以上两种受体的激活也会导致肾交感神经输出增加。在尿毒症患者中，其他引起交感活性增加的因素包括：中枢多巴胺神经元张力下降，主动脉弓和颈动脉压力感受器敏感性下降，迷走神经功能异常和血浆中增加的β-内啡肽和β-促脂解素等。

4）血管内皮功能的紊乱。慢性肾功能不全使人体血管内皮一氧化氮（NO）产量下降伴生物利用度减小。NO清除率同血浆肌酐清除率以及血浆肌酐水平相关。和轻度肾功能异常的患者或正常人相比，中度或严重的肾功能不全患者尿液中NO的含量下降。此外，对NO合成酶产生抑制作用的不对成性二甲基精氨酸在终末期肾病患者血浆中浓度增加，部分原因可能是因为二甲基精氨酸是通过肾来清除的。现在已经证实，在慢性肾功能不全患者血浆中不对称性二甲基精氨酸浓度达正常人的2～3倍。

选择不同的透析策略对不对称性二甲基精氨酸从血液中清除的水平不同。研究表明，不对称性二甲基精氨酸促使了动脉粥样硬化的发生，但这种促动脉粥样硬化似乎与肾是否能有效地清除该物质无关，因为在肾功能正常的人体中不对称性二甲基精氨酸也可不适当地升高。同时NO的下降也协同参与了不对称性二甲基精氨酸升高，这可能是慢性肾功能不全促进动脉粥样硬化发生的重要原因。因此，在肾疾病的早期血浆中，不对称性二甲基精氨酸水平对预测心血管系统的并发症的意义值得进一步研究。

5）氧化应激在肾疾病病理过程中，肾毒性物质、缺血再灌注损伤和肾内免疫功能异常导致了活性氧产生增加。氧自由基的形成加重了脂质过氧化反应，接着可促进含醛类脂质过氧化产物生成，如丙二醛。这些氧化产物可以降低细胞内的抗氧化能力，抑制蛋白质的合成和线粒体氧化磷酸化过程。研究表明，氧化应激所产生的蛋白质产物是动脉粥样硬化的启动因素，同时又促进了粥样斑块的形成。因此，大大增加了患冠心病的风险。

6）胰岛素抵抗和其他内分泌因素试验发现在肾病过程中早期，当肾小球滤过率还处在代偿时，患者就可能出现胰岛素抵抗和高胰岛素血症，这种糖代谢的异常改变对心血管疾病的发生具有重要的意义。

7）外源性的促红细胞生成素在治疗肾性贫血患者中，常需使用重组人促红细胞生成素。而后者可以使患者高血压恶化，并且需要增加抗高血压药物的用量才能控制好血压。但有趣的是，在其他疾病但肾功能正常的患者中使用促红细胞生成素，却不会引起血压的升高，这提示肾疾病易化了促红细胞生成素的致高血压作用。血压升高一般发生在使用促红细胞生成素后的数周到1个月内。对于那些患有慢性肾病伴严重贫血的患者或在使用促红细胞生成素后迅速改善贫血的患者中存在发生高血压的巨大风险。

2. 肾实质性疾病伴高血压患者的评估

对肾实质疾病伴高血压患者的评估包含了病史的采集、体格检查以及寻找提供疾病线索的辅助检查。来自病史询问提供的线索：①反复发作的尿路感染，特别是年轻患者，提示了先天性的尿路异常或反流性肾病。②过量使用消炎止痛药和潜在肾毒性药物发生过肾衰竭。③视网膜病变可以提示糖尿病肾病。④蛋白尿提示肾小球疾病。⑤红细胞管型提示肾小球炎症。体格检查提供的线索：①眼睑水肿、腰部和腿部水肿。②肺部啰音。③苍白。④收缩期或舒张期杂音。⑤心包摩擦音。⑥触觉减退。⑦消瘦。

1）微量蛋白尿和蛋白尿。微量蛋白尿是发现肾病的重要线索，在糖尿病患者中微量蛋白尿被认为和肾病的进展密切相关，然而微量蛋白尿又是伴或不伴糖尿病患者发生心血管疾病的一个独立危险因素。微量蛋白尿是没有临床症状的尿液白蛋白增加，它通常不能被临床上使用的尿液蛋白测试纸所检出。临床上通常使用的标准尿液蛋白检测试纸只能检测出蛋白含量＞15mg/L的尿液。

微量蛋白尿定义：肾排出白蛋白范围在20～30μg/min 或尿液白蛋白/肌酐（mg/mmol）

在男性为2.5～25，女性为3.5～35。但现在认为，即使低于传统定义的微量蛋白尿也和肾疾病、心血管疾病相关且和全因死亡相关。因此在患肾小球疾病的患者中减少蛋白尿是保护肾功能的一个重要策略。有报道认为无论患者是否具有高血压，3个月内蛋白尿的变化和残余蛋白尿可以预测疾病的长期进程。综上所述，减少蛋白尿是保护肾功能的一个特异性治疗靶点。

2）尿液镜检。尿液中的细胞和管型是肾小球疾病的重要标志，红细胞管型及起源于肾小球的红细胞和蛋白提示了肾小球肾炎，同时需要注意在肾小球肾炎的患者中也可出现白细胞管型和混合细胞管型。

3）肾超声检查。肾超声有利于估计肾的大小，肾囊性变，筛查有无尿路的阻塞。肾低密度影提示弥漫性的肾实质性疾病。除了糖尿病肾病和肾淀粉样变，其他肾病一般表现为肾体积的增大。

4）肾活检。肾穿刺活检只应该在需要活检的信息来指导治疗策略选择时才可以进行。肾活检仅限于：①建立特发性肾病综合征的诊断或非感染后肾小球肾炎的诊断。②确定肾实质性疾病的严重程度和预后，如狼疮性肾炎。③明确急性肾衰竭的原因。④原发性肾实质疾病需要进行肾移植的患者。需要注意糖尿病、系统性红斑狼疮、脂代谢紊乱，以及抗核抗体、抗胞质抗体性肾小球肾炎通常能通过血液学检查诊断，往往不需要进行肾活检。

3. 肾疾病伴高血压的治疗

肾病治疗的主要目标是防止肾病进展到终末期肾病。控制血压，控制脂代谢紊乱，减少蛋白尿，限制磷的摄入对延缓肾病的进展具有非常重要的作用。蛋白尿和高血压往往在肾病患者中共存，所以治疗应重点针对减少尿液蛋白排出和降低血压，根据治疗指南，伴有蛋白尿的高血压患者血压应该控制在130/80mmHg以下，对于蛋白尿＞1g/d的患者血压应该控制在125/75mmHg以下。

针对治疗指南提出的血压控制目标现今仍存在一些争议，一项临床研究表明，在肾病患者伴有高血压时应该强化血压控制，针对保护肾功能，血压控制的目标应该根据治疗前肾功能状态而定。治疗前蛋白尿在1～3g/d范围内，应该将平均动脉压控制在98mmHg以下，治疗前蛋白尿在＞3g/d时，平均动脉压控制在92mmHg以下，这样会使患者获得更多的益处。随着抗高血压治疗，蛋白尿逐渐减少是保护肾功能治疗有效的重要指标，所以在抗高血压治疗时，应该根据蛋白尿的下降水平来调整抗高血压的强度。

1）限制钠的摄入。对于有蛋白尿的高血压患者而言，限制食物中钠的摄入可以大大提高抗高血压药物的效用，推荐每日钠离子摄入量控制在44～88mmol/d的范围。

2）利尿治疗慢性肾疾病患者往往对酸性利尿药抵抗，如噻嗪类和袢利尿剂。由于肾血流量的下降，有机酸性代谢产物的堆积，这些物质竞争性的抑制肾小管上的离子泵，使酸性利尿药的作用减弱，往往需要大量使用利尿药直到达到最大剂量。如果达到最大剂量效果仍然不好，则可以采取最大剂量持续给药。在严重的肾功能不全的患者中试验证实了血管紧张素转化酶抑制药对肾功能的保护作用。在试验中入选患者24h蛋白尿至少＞1g，雷米普利有效地减少了患者的蛋白尿，缓解了肾小球滤过率的下降，同时降低了终末期肾病的发生。雷米普利可使高血压或不伴高血压的肾病患者均受益。其中雷米普利在高血压、蛋白尿＞2g/d、原发性肾小球肾病、肾小球硬化患者中获益最大。

3）血管紧张素受体阻滞药也能对抗蛋白尿和肾小球疾病的进展，在日本进行的 Losartan 治疗实验和全球肾保护研究课题（JLIGHT）表明，Losartan 在降低慢性肾病患者血压方面具有同氨氯地平相似的效果。然而 Losartan 的治疗可明显减少了患者的 24h 尿蛋白的排出，这提示 Losartan 的肾保护效应是不依赖单独血压的减低。

此外，一项研究表明，醛固酮作为一个重要的致病因素参与了肾病的发展。多项实验证据证明了在大鼠体内选择性地阻断醛固酮的作用能够减轻蛋白尿和肾小球硬化，醛固酮可能从多个方面促进肾的纤维化，如纤维蛋白原激活抑制因子–1 的表达导致了血管纤维化，通过刺激转换因子–1 和刺激氧自由基的生成使肾结构逐渐改变，这提示应该进一步通过临床研究阐明阻断醛固酮对肾所产生的有益作用。

4）钙离子通道阻滞药通过阻断细胞膜上的钙离子通道，抑制钙离子的内流，减少细胞内钙离子水平而产生扩张血管效应。钙离子通道阻滞药家族通常分为 3 类：第一类为二氢吡啶类钙离子阻滞药主要作用于外周血管，对心脏收缩力和传导作用影响不大。主要的不良反应是反射性的心率加快和水肿。第二类为苯并噻氮䓬类（地尔硫䓬），具有中等的扩血管作用和中等负性肌力作用及减慢传导作用。第三类为苯烷基胺类（维拉帕米），它同第二类钙离子阻滞药作用相似。其中第二类和第三类统称为非二氢吡啶类钙离子通道阻滞药。

钙通道阻滞药对入球小动脉的扩张能力大于出球小动脉，这种效应可以导致肾小球囊内压升高，但是如果钙通道阻滞药能有效地降低循环动脉压，也可使肾小球囊内压下降到保护肾功能的水平。许多研究表明二氢吡啶类钙通道阻滞药并不能减少蛋白尿，而非二氢吡啶类则可以。

在雷米普利治疗肾病的试验中入选了 117 名非糖尿病慢性肾病患者，通过尿蛋白排泄率和肾小球滤过率来评价二氢吡啶类钙通道阻滞药的效果。发现二氢吡啶类钙通道阻滞药通过降低血压来减少 24h 尿蛋白排泄量。二氢吡啶类钙通道阻滞药使平均动脉压降到 117mmHg 或 105mmHg 时，24h 尿蛋白含量显著大于使用其他药物治疗时的尿蛋白含量，然而将平均动脉压进一步降低这种情况将不再出现。和单独应用二氢吡啶类钙通道阻滞药相比，联合使用钙通道阻滞药和 ACEI 可以使患者蛋白尿进一步下降。因此在非糖尿病肾病患者中，二氢吡啶类钙通道阻滞药在蛋白尿的控制中可能会产生一些不良反应，但是这种不良反应可以通过严格的控制血压和联合 ACEI 而抵消。

（二）糖尿病肾病在高血压中扮演的角色

糖尿病是目前导致成年人终末期肾病的主要原因，20%～30% 的 1 型糖尿病和 10%～20% 的 2 型糖尿病将最终发展为终末期肾病。然而由于 2 型糖尿病占到了糖尿病患者群中的 90%，所以它构成了糖尿病性终末期肾病的主要群体。

1. 糖尿病肾病的病理生理

糖尿病肾小球硬化的病理表现为基底膜增厚，系膜细胞的增生和足细胞的减少，其最早表现为微量蛋白尿。加上高血糖、高血压、肾素–血管紧张素系统过度激活，这些因素的持续作用参与了糖尿病肾病的发生发展，使肾功能持续恶化。

蛋白激酶 C8 的激活，以及糖尿病患者中某些细胞因子特别是转化生长因子（TGF–1）的过度表达在肾小球肾病中起了非常大的作用。此外，使用 ACEI 后可有效地抑制 TGF–β1 表达。

微量蛋白尿常常是糖尿病肾病最早出现症状。糖尿病患者晨尿检查中如果发现蛋白与肌酐比率>30μg/mg，将会发生糖尿病肾病的重要报警信号。在糖尿病患者中发生肾病理改变时循环容量和血浆钠离子水平基本都已经升高，同时RAAS系统活性下降，其高血压主要是容量依赖性的。

2. 糖尿病肾病的管理

除了严格控制糖尿病肾病患者的血压，设法阻断肾功能不全的持续进展也十分的重要。其中减少蛋白尿，使血压达标，戒烟和将每日蛋白摄入控制在0.8g/kg是糖尿病肾病治疗的基础。①坚持血糖控制达标（HbA1C浓度正常化）同时避免低血糖的发生。②降血压，尽量控制在125/75mmHg，最好使用ACEI和ARBs减少蛋白尿。③戒烟。④食物蛋白摄入每日控制在0.8g/kg。⑤控制相关风险因素。

1）血糖的控制。研究表明在胰岛素或非胰岛素治疗的患者中严格控制血糖可以阻止或减慢糖尿病肾病的进展。

2）抗高血压治疗。在糖尿病肾病患者中，抗高血压治疗不仅仅可以减缓肾功能不全的进展，而且可以减少患者心血管并发症和病死率（充血性心力衰竭，冠状动脉病和脑血管意外）。JNC7和ADA（美国糖尿病协会）推荐在糖尿病患者中应该联合使用多种药物治疗，控制血压≤130/80mmHg。良好的血压控制可以减缓糖尿病肾病发展到终末期肾病。在糖尿病患者中，收缩压的控制更为关键，它和舒张压相比与肾功能不全的进展具有更好的相关性。多项大规模多中心随机临床试验研究证实，适当的血压控制可以改善患者心血管系统疾病的结局，特别是猝死的发生，应当通过积极的药物治疗使患者血压达标。

在全球范围内进行了多项针对在患1型或2型糖尿病患者抗高血压治疗对糖尿病肾病影响的研究。在患有明显蛋白尿（尿白蛋白>500mg/d）的1型糖尿病患者使用卡托普利治疗研究中，卡托普利可以显著缓解糖尿病肾病的进展。实验中卡托普利组每年肾功能恶化发生率为11%，而对照组为17%。在使用标准降压治疗中加用卡托普利可使糖尿病肾病死亡终点发展为终末期肾病，血浆肌酐升高2倍的发生率减少50%。其中在两组对象中，收缩压和舒张压没有明显的差别，这表明卡托普利在保护肾功能方面的作用不依赖于血压的降低。同时在没有临床高血压但有微量蛋白尿的1型糖尿病患者中使用ACE抑制药能够延缓或阻止肾病的发展。ACE抑制药和ARBs推荐在糖尿病慢性肾病患者中使用，因为它可以明显减缓肾小球滤过率和蛋白尿的恶化。并且使用ACE受体抑制药可使伴或不伴肾病变患者的视网膜病变减少，同时可以降低心血管疾病的发生率。

（三）肾移植后高血压

肾移植后高血压的发生非常普遍，特别是在广泛使用环孢素和肾移植术后生存率显著提高的今天，成年人肾移植后高血压发病率为75%～90%，儿童中发病率为65%～75%。环孢素的使用和高血压的发生密切相关；此外，在肾移植后致高血压的原因还包括：①依赖钙调蛋白的磷酸酯酶抑制药的使用。②糖皮质激素的使用。③肾动脉硬化。④供体和受体本身已经存在的原发性高血压。⑤急性或慢性的器官排斥。⑥复发或新发的肾病。⑦肥胖。高血压是影响肾移植患者存活和肾移植患者心血管疾病发生的重要危险因素。在使用环孢素的肾移植患者中，高血压的特点是患者体内水钠潴留、交感神经系统活性增强。

肾移植后高血压长期治疗的目标和非移植患者基本相似：通过控制血压、控制血糖及脂代谢紊乱、戒烟来降低肾移植患者的发病率和病死率。控制目标血压也同非肾移植患者相似。即使在正常血压范围内进一步减低血压可使肾移植患者肾功能下降的进程减慢。接受肾移植后血压的控制的目标值应该＜130/80mmHg。在肾移植患者的抗高血压治疗时应该联合两种或多种降压药物。

动物实验表明，环孢素A引起的内皮素依赖的血管收缩主要是依赖L-钙通道，对钙离子通道阻滞药敏感，同时钙通道阻滞药可以拮抗许多由环孢素引起的内分泌因子对循环系统所产生的效应，如血管紧张素Ⅱ和去甲肾上腺素。此外，使用钙通道拮抗药在环孢素急性中毒时有一定的有益作用，表现为肾功能恢复加快和缩短住院时间。钙通道阻滞药对抗环孢素的肾毒性作用可能和细胞缺血再灌注时减少了钙离子内流有关，从而减少了自由氧基的产生，减少了肾小球内血栓的形成。

在Remuzzi等人的综述中，许多肾移植患者从钙通道阻滞药中获益。实际上钙通道阻滞药被选择作为在肾移植患者抗高血压治疗已经有几年时间，但是应该注意一些钙通道阻滞药可能使患者的蛋白尿恶化。同使用利尿药、β受体阻滞药相比，短效钙离子通道阻滞药可能在长时间内对移植的肾有害，同时可能使心肌梗死发生率增加，这引起了钙通道阻滞药在肾移植患者中使用安全性的关注。此外，钙通道阻滞药（维拉帕米、地尔硫䓬、尼卡地平）干扰了依赖钙调蛋白的磷酸酯酶抑制药的药物代谢，所以在使用钙通道阻滞药期间应该监测环孢素的血药浓度。

ACEI和ARBs对降低肾移植患者的血压通常是有效的。它对肾功能的保护作用来源于它能够降低肾小球的囊内压，同时它能抑制转换生长因子的表达，抑制异源肾长期产生的有害细胞因子和降低蛋白尿，以上这些因素能够预测移植物长期结局。此外，ACEI和ARBs对心肌梗死后和充血性心力衰竭有益，这同样也能使肾移植患者从中获得益处。值得注意的是，ACEI和ARBs有对抗红细胞生成素的作用。同时在使用ACEI和ARBs时会使得肾小球出球小动脉扩张，加上肾移植后使用的环孢素刺激使肾小球入球小动脉收缩，综合以上作用会使得肾小球囊内压下降和肾小球滤过率一过性下降，导致在肾移植后早期发生肾功能不全，但是在大多数患者中只会出现血浆肌酐水平一过性的升高。

β受体阻滞药在肾移植后抗高血压治疗中占有重要的地位，同时推荐在伴有冠状动脉疾病的患者中使用β受体阻滞药：①免疫抑制药的使用：环孢素、他克莫司、类固醇激素。②肾功能不全：围术期肾缺血、药物引起的肾中毒、慢性移植物排斥、原发性肾病的复发。③移植后肾动脉硬化。④移植肾相关性高血压。⑤其他原因：肥胖、饮酒、阻塞性睡眠呼吸暂停综合征。

（四）长期透析患者中的高血压

在慢性肾功能不全发展到终末期肾病时，高血压的发生率为80%～90%，它是长期需要透析患者并发心血管系统疾病的主要危险因素。和正常人群相比，终末期肾病需要持续透析患者中心血管病病死率的风险要高出5～30倍，和老年患者相比，年轻患者中持续透析同心血管疾病病死率相关性更强。

在透析期间，体重增加2.5kg血压会明显升高，研究表明，透析期间体重和血压呈明显的正相关。如果通过超滤以及控制盐水的摄入没有达到体重控制的目标，即使使用了抗高血压药物也很难将血压控制在理想的水平，所以彻底的血液透析和严格的控制钠水摄入保证干体重达标是控制慢性透析高血压的要点。在需要血液透析的患者中调整了其他相关因素后，收缩期高血压和高龄是患者发生心律失常的危险因素。高血压致心律失常可能包含了高血压促进左心室肥厚从而发生相对心肌缺血。

（五）肾血管性高血压

肾血管性高血压是指由于肾血管的硬化、缩窄等肾血管病变引起一侧肾或者双侧肾低灌注，从而引起的循环系统血压升高。然而必须注意的是，在高血压患者中，如果肾动脉被证实仅有轻微的硬化，在这种情况下不能诊断为肾血管性高血压。因此肾血管性高血压必须和肾血管疾病区分开。

肾血管疾病是由各种原因引起的复杂的血管功能紊乱，其临床表现具有多变性和隐匿性。引起肾动脉疾病最主要的原因是动脉肌纤维发育不良和动脉粥样硬化。肾动脉肌纤维发育不良的患者往往伴有明显的高血压，但通常不会发展到肾功能不全。他们往往对肾动脉形成术反应良好。相比肾动脉肌纤维发育不良，肾动脉粥样硬化更难以评估和处理。这些患者通常伴有原发性高血压、肾功能进行性的下降而且对经皮肾动脉形成术反应不良。血管造影术数据证实了肾动脉粥样硬化往往伴随其他大动脉的粥样硬化（特别是在老年患者），倾向于具有更多的并发症，如卒中、心肌梗死和其他心血管不良事件。

由于肾动脉肌纤维发育不良和粥样硬化是两类不同性质的疾病，它们的诊断和治疗策略都不相同。如果能够证实存在肾动脉病变引起的高血压，那么大部分是可以通过治疗来纠正的。如果不对肾动脉性高血压采取治疗，肾动脉疾病最终将会不可避免地发展为终末期肾病、心脏病、视网膜病变和脑血管疾病。

1. 动物模型中肾血管性疾病形成高血压的机制

动物实验有助于了解肾素–血管紧张素系统在肾局部的旁分泌作用和在内分泌系统中所扮演的角色。无论通过何种方法造成的肾血管性高血压模型都伴有肾素–血管紧张素系统的激活，肾素–血管紧张素系统的激活是在肾血管疾病引起水钠潴留的同时或之后才发生的。肾血管性高血压有两种亚类：单侧和双侧肾动脉狭窄。相对应的在动物模型中有两种不同的高血压模型。第一种为双肾一侧缩扎，另外一种是双肾双侧缩扎。尽管后一种模型伴有肾素–血管紧张素系统的激活，但是导致高血压的主要机制还是水钠潴留。而在单侧缩扎的动物模型中导致高血压的机制是血管紧张素Ⅱ依赖，这是两种动物模型致高血压的不同之处。肾血管性高血压的进展包含了3个独立的阶段：早期或急性期、转换期、慢性持续性晚期。早期肾血管病变引起肾灌流的改变激活受体，导致了肾素的释放从而引起血浆中血管紧张素Ⅱ增加，血管紧张素Ⅱ是早期高血压的形成机制，所以早期肾血管性高血压是血管紧张素Ⅱ依赖，和正常动物相比，在肾血管性高血压模型中早期血浆肾素活性增加了3～10倍。在转换期血管紧张素仍然是升高的，除了血管紧张素可以直接导致血管收缩使血压增高，同时它还可以激活其他血管收缩因子，如内皮源性的血管收缩因子血栓烷环氧产物。血管紧张素Ⅱ导致的醛固酮分泌增加是体内水钠潴留和细胞外容量扩张的一个重要原因，这可以维持血压的升高同时抑制肾素的分泌。因此在转化期高血压的维持从早期的血管紧张素依赖逐渐演变为容量扩张。肾血管性高血压慢性期的特点是继发了肾结构、血管和其他脏器的损害。和肾血管性高血压早期相比，血管紧张素在慢性持续期中维持高血压中的作用至今还不是很清楚，血浆肾素活性逐渐向正常化发展，升高的血压对ACEI或ARBs不再敏感，这提示了肾血管性高血压发展到晚期，肾素-血管紧张素系统对高血压的维持不再扮演主要的角色。

2. 人体研究

肾血管性高血压形成是由于肾缺血导致的肾素分泌增加启动的，同时大量临床试验证实，在肾血管硬化后，人体许多系统参与了高血压的维持。包括交感神经系统的激活、脂氧化物和环氧化物产生增加、血管升压素增加、小动脉平滑肌细胞肥厚增生、心房钠尿肽、舒张血管的前列腺素、NO等对抗肾素-血管紧张素统的因子异常等。①内在性病变：肾动脉粥样硬化、肾动脉肌纤维发育不良、肾动脉动脉瘤、肾动脉栓塞、肾动脉炎。②动静脉异常或分流：血管瘤、抗高血压治疗后的血栓、肾移植的排斥、肾动脉的损伤（手术结扎、创伤、放射性损伤）、肾内囊性变。③外在病变：嗜铬细胞瘤或神经节细胞瘤肿瘤、腹膜后纤维化。④尿路梗阻。

肾血管性高血压在正常人群中发生率为1%左右，但是在特定人群中如舒张压＞120mmHg的成年人和二级、三级视网膜病变中占到了30%左右。肾动脉粥样硬化通常发生在50岁以上伴有动脉粥样硬化危险因素的患者。一项研究表明，在834例年龄超过65岁的样本中进行肾动脉多普勒检查发现肾动脉硬化（肾动脉血流速度≥1.8m/s）发生率为6.8%，这些发生肾动脉硬化的老年患者平均年龄是77.2岁，预测因子包括高龄、血浆中HdL浓度的下降和收缩压的升高。肌纤维发育不良倾向于在青年女性中发生，但是许多患者直到40岁以后才得以诊断。值得注意的是，在极少一些患者可能并存肌纤维发育不良和肾动脉粥样硬化。

3. 临床特点

许多原因可以导致肾血管性疾病，但是最为常见的是粥样硬化和肌纤维发育不良。随着老龄人口心脑血管病死亡率的下降，其他血管床的粥样硬化发病率逐渐升高。肾动脉粥样硬化引起的高血压同原发性高血压相比，其特点是发病年龄更大，收缩压升高更加明显；同时伴有更广泛的肾损害和其他器官血管病变。肾动脉粥样硬化通常发生在＞50岁的吸烟男性。肾动脉粥样硬化的其他临床特点是恶性高血压、顽固性高血压、严重的视网膜病变、腹部杂音以及没有高血压家族史。①患者年纪通常＞50岁。②男性更易发病。③患者经常吸烟。④可能伴随其他系统的血管疾病。⑤可能伴有恶性高血压和难治性高血压。⑥常常伴有肾损害。⑦肌纤维发育不良：年龄通常＜50岁，女性患者多见，发现时已经出现高血压，很少导致肾损伤。

肾血管性高血压的实验室检查通常表现为：继发性醛固酮升高、血浆肾素浓度升高、低钾血症、代谢性碱中毒、蛋白尿、血浆肌酐和尿素氮（＞7.14mmol/L）升高。如今蛋白尿被作为肾血管疾病的一个特异表现，可以通过切除废用侧肾，阻断肾素-血管紧张素系统或者成功重建肾动脉逆转蛋白尿。值得注意的是，近年来对抗肾素-血管紧张素等抗高血压药物的广泛使用，使单侧肾动脉硬化患者血压得以良好控制，肾功能可在一定时期内稳定在正常的范围内，这使得肾动脉硬化在临床上不容易被发现。在肾动脉疾病患者中反映肾功能恶化的血浆肌酐水平可以在血压下降时升高，这表明了由于肾小球滤过压下降导致了肾功能不全的发生，这种情况通常发生在使用ACEI和ARBs治疗过程中。

肾动脉肌纤维发育不良常可导致高血压的发生，这通常发生在年轻女性，同时可累及多种起源于主动脉的分支动脉，包括颈动脉和腹部脏器动脉。和正常人群相比，肾动脉肌纤维发育不良的患者多有吸烟史、HLA-DRw6抗原阳性和心血管病的家族史。在健康人群中腹部血管杂音发生率为6.5%～31%，在各种原因引起高血压患者中，腹部血管杂音占28%，但是通过肾动脉造影证实，肾动脉缩窄的患者中腹部杂音发生率仅为78%～87%。

4. 肾动脉狭窄的诊断

由于肾动脉造影这一诊断方式是侵入性的，费用相对较高，同时只有有限的敏感性和特异性，因此需要严格把握高血压的患者进行肾动脉造影的适应证。一些临床线索能够给我们提供一定的信息，决定下一步检查是否应该进行。Mann和Pickering根据高血压患者的临床表现制定了一套筛选方法，决定是否应该进一步进行肾动脉狭窄的检查。

对考虑有肾动脉狭窄或伴有高血压的患者现在有两类诊断方法，一类是评价血浆中肾素的活性；另一类是肾动脉的影像学检查。

1）肾素释放试验。早期肾动脉性高血压患者，肾低灌流引起肾素释放增加往往导致血浆肾素活性升高，然而受治疗因素、全身容量状态和其他因素的影响，血浆肾素活性变化很大。同时随着肾血管性高血压的发展，血浆肾素活性是逐渐下降的。一般情况下，在肌纤维发育不良的肾动脉狭窄高血压患者中，血浆肾素活性往往更高，而在老年患者中血浆肾素活性评价意义并不是很大。由于缺乏特异性，肾素释放试验对肾动脉狭窄的诊断意义只起提示作用，当血浆肾素活性＜1.0时，肾血管性高血压可能性不大，但当血浆肾素活性＞10.0时，强烈提示应该进行肾动脉的进一步检查。

2）卡托普利激发周围血肾素活性试验。为了增加血浆肾素活性检测的敏感性和特异性，可以在使用卡托普利后测量血浆中肾素活性。在进行这项试验时，应该让患者停用利尿药和ACEI类药物2周。血浆肾素水平检测在使用卡托普利30min之后。3种特征提示阳性结果：卡托普利刺激后的血浆肾素水平＞12ng/(ml·h)，肾素活性升高绝对值＞10ng/(ml·h)，肾素活性水平＞150%的基线水平［如果基线肾素活性＜3ng/(ml·h)，则要求增加至400%以上］。这种检测具有很高的敏感性，但是在基础肾素水平升高的患者中，卡托普利强化实验出现假阳性的概率也非常高。需要注意在单侧肾动脉狭窄引起继发性高血压的患者中，同侧肾静脉肾素水平升高而对侧肾素释放受到抑制。卡托普利激发试验对确定肾动脉病变时对肾功能的影响具有很重要的意义，同时可以预测肾动脉血管形成术后的结果。然而值得提出的是，在肾功能不全、双侧肾动脉狭窄或长期使用抗高血压治疗的患者中，卡托普利激发实验的准确性将受到影响。

3）肾动脉超声。多普勒超声多普勒肾动脉检查是无创性的，它能够通过M型超声测量肾动脉的直径，通过多普勒测量肾动脉血流动力学，同时也可以测量肾的大小。在超声检测中可以明确肾动脉血液流速，肾脏实质上、中、下极血液流速和肾的形态，其中双侧肾的不对称性提供了肾动脉狭窄或肾缺血的线索。

肾动脉和主动脉血流速度的比率是重要的超声肾动脉检查的参数，如果比率＞3.5则可以推断肾动脉的狭窄程度＞60%。如果肾动脉血流速度＞180cm/s，也提示肾动脉异常。

但是肾动脉超声诊断的准确性依赖于操作者的经验，同时在肥胖患者中准确性也降低。肠道内的气体使肾超声检查变得相对困难，所以建议患者在清晨空腹进行超声检查。根据不同的报道，肾动脉超声检查的敏感性和特异性分别是90%～95%和60%～90%。

肾动脉超声检查可以通过计算肾阻力指数预测患者对血管形成术所获得的益处。肾阻力指数（RRI）=[1-（舒张末期血流速度/最大收缩血流速度）]×100，如果肾阻力指数>80则表明肾动脉形成术不会改善患者的高血压和肾功能状态。

4）卡托普利加强的核素肾显像。卡托普利加强的核素肾显像又称卡托普利强化的闪烁扫描术，通过使用从肾小球滤过的放射性元素（99Tc-DPTA）或主要通过肾小管分泌排泄及肾小球过滤的放射元素（99Tc-MAG3）显影。后者能很好地代表肾血流量。在进行该项检查前48h应该停用ACEI类制剂和利尿药，同时在检查过程中应该检测血压，因为收缩压<100mmHg或平均动脉压<70mmHg可以影响该检查项目的准确性。

闪烁扫描法和时间活性曲线应该在注入示踪剂后开始记录，卡托普利常常可以增强扫描的敏感性。正常情况下示踪剂可被肾脏快速摄取，如果出现肾动脉狭窄或使用卡托普利，示踪剂的摄取和排泄将会大大减慢。研究表明，在诊断肾动脉狭窄程度>70%的患者中，该检查的敏感性和特异性分别为83%和93%。如果在肾功能正常的患者，肾图在预测肾血管性疾病引起血压反应的敏感性和特异性将达到93%和100%。但是在肾功能不全的情况下肾图对肾动脉狭窄诊断的敏感性和特异性将大为下降。同时和所有的肾血管性高血压功能检查一样，双侧肾动脉狭窄和肾功能不全会大幅影响ACEI强化的闪烁描记法的准确性。

5）磁共振血管成像。磁共振肾动脉成像在诊断肾动脉近端粥样硬化中显示出了巨大的优越性，肾毒性小以及可以在肾功能不全患者中使用的放射性钒元素被选择作为造影剂。各种小规模的实验证明，磁共振肾动脉成像的敏感性为83%～100%，特异性为92%～97%。在一项荟萃分析中对超过4000名患者进行了对比，显示肾血管造影，钆元素增强的磁共振血管成像，CT血管造影在诊断肾动脉硬化方面优于肾血管多普勒检查和ACEI增强闪烁扫描法以及卡托普利增强的血浆肾素活性检查。但是磁共振血管成像对于肌纤维发育不良肾动脉狭窄诊断的准确性相对较低。所以磁共振血管成像在考虑患有肌纤维发育不良的患者中不应该作为首选。其他限制这项技术开展的因素是成本较高，诊断的病种较少，缺少图像分析的专业人员。除了上述原因，在进行这项检查时患者必须屏气，这对于患有心肺疾病的患者来说很难做到。装有心脏起搏器、颅内动脉夹或者体内有金属置入物都是磁共振的禁忌证，这些也限制了这项技术的应用。在诊断双侧肾动脉狭窄以及单侧肾动脉狭窄引起的肾缺血中，假阴性发生率低是磁共振血管成像的主要特点。所以在肾功能不全的患者若通过磁共振肾动脉成像证实肾动脉主干正常，那么这个患者发生缺血性肾病的可能性极小。

6）CT血管造影。CT血管造影在诊断肾动脉硬化中具有重要的位置，通过CT动脉造影可以提供高解析度的肾动脉图片。

在诊断肾动脉主干狭窄>50%的患者中，CT肾动脉造影相比传统的肾动脉显像更具优势，其敏感性达到100%，特异性达到98%。

然而诊断下一级肾动脉狭窄的敏感性和特异性均大大减小。CT肾动脉造影最大的劣势就是需要注入大量具有肾毒性的碘化造影剂。因为这个原因，所以在怀疑有肾功能不全的患者中CTA不应该作为首选。尽管能够通过CTA观察到远端肾动脉，但是同肾动脉多普勒、磁共振肾动脉成像一样，CTA不能准确地判断远端肾动脉以及下级肾动脉的病变范围。

7）肾动脉造影。肾动脉造影长期以来一直被认为是诊断肾血管性高血压的金标准。它能够在诊断的同时实施治疗，并且具有极好的分辨率和诊断的精确性，同时可以测量病变处压力梯度，加上新一代的数码成像技术可以使用更少剂量的碘化造影剂及新型的碳酸钆造影剂使得造影剂引起的肾病风险大为降低。然而传统的肾动脉造影是侵入性的，同时费用较高，并有假性血管瘤、血肿、造影剂引起的肾病、固醇类栓子和造影剂引起的变态反应等并发症。如果伴随有广泛的全身血管粥样硬化，严重的高血压和肾功能不全会大大增加并发症发生的风险，特别是在肾动脉粥样硬化患者中。在以上这些高危人群中使用碳酸钆造影剂可以在一定程度上减少肾功能不全发生的风险。但是使用碳酸钆造影剂会使肾动脉造影的分辨率下降。传统的肾动脉造影检查的最大局限性在于仅能探测肾动脉的解剖结构，而不能提供肾脏系统的生理功能、血流动力学或是临床预后意义的数据。尽管具有这种局限性但是如果在高度怀疑肾动脉狭窄并且相对风险较低的患者应该及时实施传统的肾动脉造影。

5. 肾血管性高血压的管理

肾血管性高血压的管理目标：控制血压和保护肾功能。肾血管性高血压的治疗主要有3种方法：①药物治疗。②经皮介入扩张肾动脉或支架置入。③外科手术治疗。肾动脉肌纤维发育不良通常选择经皮肾动脉形成术或外科手术治疗，肾动脉粥样硬化的治疗则没有固定的模式，在一些临床试验中，通过单独药物治疗能使肾血管粥样硬化高血压患者的血压达标。在Scottish和Newcastle实验中，入选对象分为药物治疗组和经皮肾动脉形成组，在单侧肾动脉狭窄患者，血压水平在治疗后6个月没有明显的区别。在双侧肾动脉狭窄患者中治疗后6个月，两组也没有明显的区别，但是在6个月以后经皮肾动脉成形术的结果优于药物治疗组。

尽管肾动脉成形组能使用更少的抗高血压药物使血压达标，但是在6个月后通过24h动态血压监测发现两组没有明显的差别，同时肾动脉成形术并发症的发生是单纯药物治疗组的3倍。但以发生难治性高血压作为终点时，结果表明肾动脉成形术组优于药物治疗组。在荷兰肾动脉狭窄介入治疗研究（DRASTIC）中，经皮肾动脉成形术组和药物治疗组血压控制相当，但是经皮肾动脉成形术组明显减少了抗高血压药物的使用。将近一半的药物治疗组患者最终因为无法控制的高血压而接受了经皮肾动脉成形术治疗。

通常经皮肾动脉成形术和外科手术治疗肾动脉病变仅限于有证据的肾血管性高血压或缺血性肾病。同时也要对治疗后是否能改善预后（高血压和肾功能）进行全面的评估。总之，对肾血管疾病治疗的选择要基于肾血管疾病的病因（肌纤维发育不良或肾动脉粥样硬化）以及患者的临床表现。

1）外科血管成形术。外科手术包括了肾动脉内膜剥离术，主-肾动脉搭桥术以及选择其他邻近动脉与肾动脉搭桥术，通常选择其他动脉与肾动脉搭桥能降低并发症的发生率。围术期病死率为1%～6%，高于主动脉瘤修补术。其他并发症包括术后出血、感染、心肌梗死、卒中、固醇栓塞和急性心力衰竭。许多外科血管成形术的研究表明，术后5年肾动脉开通率在85%～95%，外科肾动脉成形术能够明显地改善患者的高血压和肾功能。但是由于其较高的病死率和并发症以及手术对患者创伤性较大，所以一般在伴发有主动脉瘤需要手术治疗的患者中才作为首选治疗方案。同时对经皮肾动脉成形术失败的患者可以选择外科手术治疗。

2）经皮肾动脉成形术及肾动脉支架置入。许多临床研究表明经皮肾动脉成形术是有效的，特别是肌纤维发育不良导致高血压的患者对经皮肾动脉成形术反应良好。由于它的高治愈率和低风险（血管栓塞性疾病和急性肾功能不全），经皮肾动脉成形术是肾动脉肌纤维发育不良患者的首选治疗。尽管在肾动脉粥样硬化患者中经皮肾动脉成形术成功开通率达70%以上，但是患者临床症状的改善却不是很明显。大多数的肾动脉粥样硬化狭窄是由于粥样斑块引起，因为斑块的回缩性可导致血管再狭窄，所以单纯肾动脉扩张很难解决这个问题。为了解决这个问题，肾动脉支架孕育而生。肾动脉支架能够达到长期开通肾动脉的效果，临床观察证实长期开通率达90%以上。尽管还没有大规模的临床试验证实，但是现在认为经皮肾动脉成形术加支架置入对肾动脉粥样硬化狭窄引起的高血压有效。尽管有较高的肾动脉开通率和有效的高血压控制及肾功能保护作用，但是5年内不良事件发生率却并没有减少。现在经皮肾动脉成形术加支架置入的适应证为：单独经皮肾动脉成形术治疗效果不佳，经皮肾动脉成形术后早期再狭窄和经皮肾动脉成形术中肾动脉发生夹层。

经皮肾动脉成形术和支架置入的总并发症为10%～20%，其中包括穿刺部位的并发症（血肿和假性动脉瘤）、全身性的并发症（脱落栓子栓塞、心肌梗死、急性肾功能不全、感染）。肾动脉粥样硬化患者发生并发症的风险高于肾动脉肌纤维发育不良。全身广泛性的动脉粥样硬化、明显的心脏疾病、慢性肾功能不全的患者发生并发症的风险较高。

3）肾动脉性高血压的药物治疗。在使用ACEI和ARBs以前，要想将肾动脉性高血压控制到理想水平是非常困难的事情。在对188例肾动脉高血压使用卡托普利的研究中，74%患者血压被有效地控制在目标范围，只有4%的患者对卡托普利治疗没有反应。在单侧肾动脉狭窄或其他形式的中度肾动脉疾病的患者，卡托普利可以单独或联合其他抗高血压药物特别是利尿药使用。但是在双侧肾动脉狭窄或肾功能不全的患者中，AECI或ARBs的应用应当十分慎重，因为在治疗过程中可能会使肾血流量下降而发生急性肾功能不全或高钾血症，但是在停药后肾功能可以逐渐恢复，但同时也可能发生不可逆的肾功能受损。此外，AECI在缺血性肾病可能会加速肾萎缩和纤维化，所以在肾动脉粥样硬化患者中使用ACEI应该认真权衡其利弊。

钙通道阻滞药在控制肾血管性高血压和减小肾功能损害方面也发挥了很重要的作用，钙通道阻滞药扩张入球小动脉大于出球小动脉，所以可以保持肾血流量。选择治疗肾动脉疾病的最优方案应该基于对其治疗方法利弊的仔细考虑，不仅要使患者血压达标和保护肾功能，同时应该全面地评估患者的风险因素和介入性治疗的潜在风险。在肾动脉肌纤维发育不良和许多没有并发症的肾动脉粥样硬化引起的高血压患者，直接行肾动脉成形术治疗效果良好。在具有高风险发展为肾动脉阻塞的患者，包括快速进展的肾动脉狭窄>95%的患者应该是肾动脉成形术的最佳适应证。肾动脉肌纤维发育不良和非肾动脉开口部的肾动脉粥样硬化狭窄患者，常规行经皮肾动脉扩张术是适合的。对于肾动脉开口部位狭窄或对经皮肾动脉扩张术反应不佳的患者可以考虑置入肾动脉支架。在经皮肾动脉成形术失败、肾动脉解剖异常和伴发主动脉瘤的患者中，可以考虑选择外科肾动脉成形术。

除了经皮肾动脉成形术或外科肾动脉成形术，药物仍然是十分重要的角色。在肾动脉粥样硬化狭窄的患者中，肾动脉成形术成功率较低且并发症较多，因此严格的血压控制和血脂控制是治疗的基础，在治疗的同时，必须严格地检测血浆肌酐水平以及定期通过超声技术监测肾形态学变化。在血压不能很好控制以及临床表现为进展期肾病的患者应该及时地选择行肾动脉成形术。特别是在肾动脉粥样硬化伴狭窄的患者中，不仅应该强化血压控制，同时要尽早地对血脂进行干预和抗血小板治疗。通常导致肾动脉粥样硬化患者死亡的原因是心血管系统疾病，因此在治疗该类患者时，应该积极对患者心血管系统进行评估。

（六）慢性肾脏疾病伴发心血管疾病

近年来，越来越多的证据表明，慢性肾病临床表现为血浆肌酐水平升高，蛋白尿或肾小球滤过率下降，都使发生心血管系统疾病风险大大提高。肾和心血管疾病协会、高血压研究协会、临床心脏学和流行病学协会和美国心脏病学会联合发表的报道认为，肾疾病是心血管疾病发生进展的独立风险因素，同时建议将慢性肾病患者考虑为潜在发生心血管事件的高危患者。在心血管健康研究中，血浆肌酐水平升高（男性 $>132.6\mu mol/L$，女性 $>114.9\mu mol/L$）的人群因心血管疾病死亡的发生率是正常人群的2倍。在校对了心血管风险因素和心血管疾病亚临床表现后，单独的血浆肌酐水平升高仍然得出以上结论并且与全部的心血管疾病、充血性心力衰竭、间歇性破行呈强烈正相关。在冠脉预防工程研究中，心肌梗死后1年的病死率在血浆肌酐水平 $<132.5\mu mol/L$，$132.6\sim212.1\mu mol/L$、$221.1\sim334.7\mu mol/L$ 的患者中分别是24%、46%和66%。在校对了患者基本情况和治疗特点后，血浆肌酐水平升高和心肌梗死后1个月内的病死率呈正相关。相反，心血管的危险因子也可影响肾功能，试验发现心功能障碍引起的肾功能异常是肾功能中度损伤相关的心血管危险因子或标志。至于心血管疾患与肾病之间关系的机制目前仍不明显清楚，有试验表明它们可能存在共同通道。

因此在临床实践中，治疗和预防肾脏疾病应该同时考虑进行心血管疾病的干预和预防。减少食用盐的摄入、避免肥胖的发生、戒烟等生活方式的改变是非常重要的，使用他汀类药物控制脂代谢紊乱同样会给慢性肾病患者带来益处。许多临床试验已经开始进行通过治疗心血管疾病来减缓慢性肾病的进程，这样研究的焦点集中到了脂代谢紊乱、高半胱氨酸血症、高血压和贫血，并已经得出初步的结论。

联合药物治疗将血压严格控制在125/75mmHg以下是必须的。ACEI和ARBs应该包含在药物治疗之中，以为这类药物能改善慢性肾病的长期预后，联合ACEI和ARBs治疗是安全的，同时在减缓非糖尿病肾病发展优于单用其中一种药物。

二、内分泌性高血压

内分泌性高血压是指由于内分泌紊乱、激素分泌失衡而引起的一类以高血压为主要临床特征，伴有其他激素分泌异常表现的高血压，占全部高血压的1%～3%，也是继发性高血压的一组重要类型。临床上根据激素的来源及性质，可分为盐皮质激素性高血压（包括原发性醛固酮增多症等）、糖皮质激素性高血压（即库欣综合征）、嗜铬细胞瘤及其他类型的内分泌性高血压（如甲状腺功能紊乱、甲状旁腺功能亢进症、肢端肥大症等），前三者也合称为肾上腺性高血压。内分泌性高血压的发病机制包括由于内分泌腺肿瘤或增生导致激素分泌过多，或因激素合成过程中某些关键酶的缺陷，以及基因突变引起受体或离子通道障碍等。内分泌性高血压的临床意义在于，病因明确后通过手术等方式有可能获得临床治愈。相反，延误诊断不仅高血压难以控制，而且由于长期激素分泌异常引起的代谢或电解质紊乱常使临床结局进一步恶化。然而，对所有高血压患者均进行内分泌性高血压的筛查显然并不现实，而通过仔细的病史询问及体格检查，结合实验室和影像学检查，对可疑患者，包括年轻或年老起病者、难治性高血压（3种以上降压药联合且规则治疗未能控制的高血压）伴有电解质紊乱（如低钾血症）、特殊体征（如向心性肥胖、紫纹、瘀斑等）、伴有阵发性交感神经兴奋症状（头痛、心悸、大汗）等患者，进行必要的初筛及确诊试验，有利于提高诊断效率。根据不同类型的内分泌性高血压分述如下。

（一）盐皮质激素性高血压

盐皮质激素性高血压是由于肾上腺皮质分泌过多盐皮质激素（如醛固酮）或具有盐皮质激素样作用的物质（如去氧皮质酮等）而引起的一组高血压，是最常见的内分泌性高血压类型。盐皮质激素具有保钠排钾的作用，故盐皮质激素过多引起高血压的原因主要是由于血容量扩张所致，外周血管阻力增加也参与了高血压的形成，常伴有自发性或利尿药易诱发的低钾性碱中毒。对于存在以下情况之一者，应警惕盐皮质激素性高血压：①利尿药的使用导致血清钾<3.0mmol/L，及时撤药后能恢复正常水平者。②利尿药联合补钾治疗或合用保钾利尿药不能使血清钾维持在3.5mmol/L以上者。③停用利尿药4周以上，血清钾仍未正常者。④难治性高血压，排除其他继发性原因，未使用利尿药而血清钾<4.0mmol/L者。盐皮质激素性高血压包括原发性醛固酮增多症、糖皮质激素可治性醛固酮增多症、假性醛固酮增多症及继发性醛固酮增多症等。

1. 原发性醛固酮增多症

存在高血压、非外源性因素（即不是由于摄入不足、胃肠道排泄过多或利尿药使用等）引起的低钾性碱中毒患者，需考虑原发性醛固酮增多症（原醛症）的可能。不适当的尿钾排出增多、碱性尿、血浆及24h尿醛固酮水平升高、血浆肾素活性受抑制且不能被体位及利尿药激发者，诊断基本确立，进一步的影像学检查（肾上腺CT及MRI）可明确定位。在使用少量利尿药而出现不相匹配的显著低钾血症或严重的、起病较急的难治性高血压，以及肾上腺意外瘤患者，也要进一步筛查原醛症。当然还需与其他原因引起高血压伴低钾血症的疾病相鉴别，如肾血管狭窄、库欣综合征、服用甘草制剂、某些先天性肾上腺皮质增生症、LiddLe综合征及肾素瘤等。但是原醛症患者正常血钾比低血钾更常见。一项国际多中心回顾性研究显示，确诊为原醛症病例在就诊时存在低钾血症者不足50%，还有个案报道低钾血症可发生在高血压之前，这就进一步造成了诊断上的困难。此外，确诊原醛症者常规影像学检查往往无法鉴别醛固酮瘤或特发性醛固酮增多症（特醛症）。以下检查可进一步提高原醛症及其病因的诊断率。

1）血浆醛固酮/肾素比值（PAC/PRA）。血浆肾素活性抑制是原醛症的特征，但实际上只有60%～80%原发性醛固酮增多症患者出现这种典型表现，血浆肾素活性不低可能与患者之前服用过利尿药或血管扩张药降压治疗有关；另外，25%的原发性高血压属于低肾素性高血压，原因未明；而老年人也可出现肾素活性降低。因此血浆醛固酮浓度

（ng/dL）与肾素活性（ng/ml/h）比值可用于原醛症与上述几种情况相鉴别，同时它也是原醛症诊断的敏感指标，因为在原醛症患者血清钾降低以前，已经出现PAC/PRA升高，其敏感性高于单纯血浆醛固酮浓度测定。试验要求患者走动2h后于早上8时随机抽血测量血浆醛固酮浓度及肾素活性，在正常或原发性高血压个体，该比值平均为4～10，而大多数原醛症患者可超过30～50。由于该比值的高低主要取决于分母的大小，不同实验室对血浆肾素活性检测方法的敏感性对结果影响很大，因而很难确定该比值升高的切点。另外，血浆醛固酮浓度升高是诊断原醛症的必要条件。在一项检测PAC/PRA有效性的临床试验中，比较了62例原醛症（48例为醛固酮瘤，14例为特醛症）、263例原发性高血压及434例正常血压个体，同时符合血浆醛固酮>555pmol/L及PAC/PRA＞30这两个条件，对醛固酮瘤诊断的敏感性及特异性均达90%。分析时需注意药物因素对结果的影响，ACEI、ARB类及髓袢利尿药可使肾素活性升高，而β受体阻滞药在降低肾素活性的同时也使醛固酮水平下降，故一般不造成假阳性结果；醛固酮受体拮抗药螺内酯或依普利酮可导致结果无法分析，故检测前应停用6周以上，其他保钾利尿药（如阿米洛利及氨苯蝶啶等）对结果影响较小。

2）高钠试验。原醛症患者在低钾血症的情况下存在不适当尿钾排出增多（＞30mmol/24h），在评价尿钾排出量的同时需注意患者的血容量及尿钠排出量。若患者存在低血容量或严格限钠饮食，则24h尿钠排出量可能不足50mmol，即便是原醛症也可能不出现低钾血症，这是因为肾远曲小管的排钾能力与肾小管上皮细胞钠浓度相关，高钠试验可提高轻度或早期不典型原醛症的检出率，而正常人高钠负荷对排钾的激发作用，被扩张的血容量抑制醛固酮的分泌所抵消。一般要求患者高钠饮食3d，每日钠摄入量超过5g，不能耐受高钠饮食者可给予氯化钠片口服，使24h尿钠排出量超过200mmol。另一种高钠试验是给患者静脉滴注等张盐水2000ml，4h内滴完，再检测血浆醛固酮浓度，正常人＜166pmol/L，若＞277pmol/L则支持原醛症诊断。严重高血压患者行高钠试验需慎重，并且应严密监测血清钾，必要时适当给予补充。

3）肾上腺静脉采血。肾上腺CT及MRI阴性者不能排除醛固酮瘤（因为＜1cm的肿瘤常被漏诊），而双侧肾上腺病变者有可能一侧为醛固酮瘤而另一侧为无功能腺瘤，肾上腺静脉采血测定醛固酮浓度是鉴别醛固酮瘤与特醛症（双侧肾上腺增生）的"金标准"。醛固酮瘤患者肿瘤侧血样醛固酮浓度一般为对侧的4倍以上，而特醛症者双侧血样醛固酮浓度相仿。同时静脉滴注ACTH（50mg/h）可进一步刺激醛固酮分泌，从而提高腺瘤的检出率。为保证血样来源于双侧肾上腺静脉，应同时测定皮质醇浓度，一般左侧比右侧低25%左右，但均较外周血高10倍以上。肾上腺静脉采血对于双侧肾上腺CT或MRI未见异常或呈非对称性增大者尤为有用。此外，影像学检查所发现的单侧占位病变并非总是有功能的。如在一项研究中，203例符合原醛症的患者同时行肾上腺CT及双侧肾上腺静脉采血检查，结果47例肾上腺小结节中只有24例（51%）、32例肾上腺大结节中仅21例（66%），在病变侧血样测得的醛固酮浓度升高。

确诊原醛症的患者需进一步明确病因，临床上主要鉴别醛固酮瘤及特醛症。首先，两者对体位试验的反应有明显差异：醛固酮瘤分泌呈自主性，立位4h后醛固酮水平随ACTH分泌节律而下降，特醛症对血管紧张素Ⅱ呈过度反应，立位后醛固酮浓度明显上升；其次，可检测血浆18-羟皮质酮浓度，它是醛固酮生物合成的前体，通常在醛固酮瘤患者明显升高，常超过2770pmol/L（100ng/dL），若浓度<1385pmol/L（50ng/dL），则支持特醛症；再则，肾上腺CT、MRI或碘化胆固醇肾上腺核素扫描等显示一侧占位病变者考虑醛固酮瘤，双侧增生者特醛症可能性大；最后，鉴别仍困难的，肾上腺静脉采血测醛固酮浓度是确诊手段。

醛固酮瘤患者应进行手术切除，目前腹腔镜下肿瘤摘除术正逐步取代开放手术。特醛症者用拮抗醛固酮作用的螺内酯或钠通道阻滞药阿米洛利，可减少尿钾排出，从而维持血清钾于正常低限，血压控制不达标者还可联用CCB、ACEI及ARB类药物。

2. 糖皮质激素可治性醛固酮增多症

糖皮质激素可治性醛固酮增多症（GRA），在教科书中仍列为原醛症的病因之一，它实际上是一种临床罕见的常染色体显性遗传的单基因疾病，于1966年由Sutherland首次报道。

临床表现为高血压、低肾素活性、醛固酮水平升高、早发性出血性卒中、血钾正常或偏低。与其他原醛症不同的是GRA患者的高血压及高醛固酮水平可被外源性糖皮质激素所纠正。其发病机制是由于醛固酮合成酶与11-β羟化酶均位于第8号染色体长臂（8q24.3）非常接近的部位，两者内含子与外显子结构一致，同源性高达95%，前者接受血管紧张素Ⅱ调节，在肾上腺皮质球状带合成醛固酮；后者接受ACTH调节，在肾上腺皮质束状带合成皮质醇。由于基因突变，导致两个基因间形成不等交换而产生嵌合基因，使醛固酮合成酶在束状带异位表达并且接受ACTH的调节，也能被外源性的糖皮质激素所抑制，同时，这种嵌合基因还导致了杂合类固醇18-氧皮质醇及18-羟皮质醇的产生。

对于存在以下情况者需注意GRA的可能：①明确诊断为原醛症而肾上腺区未见占位病变。②年轻人，尤其是儿童起病的高血压而肾素活性受抑制。③早发性出血性卒中或高血压家族史，发病年龄<30岁。④难治性高血压。⑤家族中有明确诊断GRA患者。实验室检查包括小剂量地塞米松抑制试验，口服0.5mg地塞米松，每6小时1次，连服2d，于第3天早晨8时抽血，血浆醛固酮水平可抑制至<110.8pmol/L（4ng/dL）；测定24h尿18-氧皮质醇及18-羟皮质醇浓度，超过正常上限2倍，或18-羟皮质醇水平>10nmol/L即符合诊断。确诊主要依赖基因学检测。

糖皮质激素可治性醛固酮增多症患者对外源性糖皮质激素敏感，可给予地塞米松0.125～0.25mg或泼尼松2.5～5mg起始，每日1次，睡前服用，逐步调量至血压正常，而非生化指标（如尿18-氧皮质醇或18-羟皮质醇浓度）正常，激素过量有导致医源性库欣综合征的可能。盐皮质激素受体拮抗药以及肾小管上皮细胞钠通道拮抗药（阿米洛利或氨苯蝶啶）治疗也有效，在上述基础上加用二氢吡啶类钙通道拮抗药也有利于血压的控制。

3. 假性醛固酮增多症

假性醛固酮增多症是指临床表现与原醛症类似（如患者存在高血压、低钾血症、肾素活性受抑制），但血浆醛固酮水平并不升高反而降低。临床上包括表象性盐皮质激素增多症、去氧皮质酮增多症、原发性糖皮质激素抵抗综合征及LiddLe综合征等。

1）表象性类盐皮质激素增多症。表象性类盐皮质激素增多症（AME）是由先天性2型11-8羟类固醇脱氢酶（11BHSD2）缺乏引起，属于常染色体隐性遗传。11BHSD2的生理作用是将皮质醇氧化成无活性的皮质酮，该酶缺乏时，皮质醇灭活障碍，血浆中过多的皮质醇与盐皮质激素受体结合，引起类似于盐皮质激素过多的临床表现，如血容量扩张、钠潴留、低钾血症、高血压，但肾素活性及醛固酮的分泌受抑制。甘草制剂因能抑制11BHSD2的作用，长期使用也可产生AME的临床表现。受累患者多为青少年或儿童，表现为严重的高血压、明显的低钾碱血症，可伴有肾钙化，此为盐皮质激素受体持续激活引起尿钙排出增多所致。诊断可依赖尿中皮质醇与皮质酮代谢产物的比值升高来确立。限盐饮食有利于血压控制，螺内酯能拮抗盐皮质激素受体的作用，能有效地改善血压。

2）去氧皮质酮增多症。去氧皮质酮增多症是先天性肾上腺皮质增生症（CAH）中的少见类型，是由于11-β羟化酶或17-α羟化酶缺乏引起的。11-β羟化酶的作用是使11-去氧皮质酮转化为皮质酮，并使11-脱氧皮质醇转化为皮质醇。该酶缺乏时，皮质醇生成减少，ACTH反馈抑制减弱，血浆ACTH浓度升高，刺激肾上腺皮质增生，引起脱氧皮质醇与去氧皮质酮积聚，后者无法进一步转化成醛固酮，故血浆醛固酮水平降低，但去氧皮质酮本身也具有类似醛固酮的作用，从而引起水钠潴留、高血压、低血钾；另外，由于黄体酮与17-α羟孕酮生成增多，患者雄激素水平持续升高，女性患者可有男性化表现（假两性畸形）。17-α羟化酶的缺陷导致孕烯醇酮转化为17-α羟孕烯醇酮障碍，雌激素、孕激素及皮质醇合成受阻，患者性发育障碍，女性表现为原发性闭经，但是此酶缺陷并不影响黄体酮转化成皮质酮和醛固酮，后两者堆积可引起高血压及低钾血症。该病治疗主要是补充糖皮质激素，以抑制ACTH分泌，常需终身替代治疗。

3）原发性糖皮质激素抵抗综合征。原发性糖皮质激素抵抗综合征又为家族性糖皮质激素抵抗，是由于糖皮质激素受体基因失活型突变而引起的罕见病，属常染色体隐性或显性遗传。患者血浆皮质醇及ACTH水平明显升高，但不伴有库欣综合征的临床表现。持续升高的ACTH可刺激肾上腺合成过多的盐皮质激素，如皮质酮及去氧皮质酮；另外，持续升高的皮质醇也能激动盐皮质激素受体，从而导致高血压的形成。在女性患者，肾上腺皮质增生、雄激素（雄烯二酮、脱氢表雄酮、硫酸脱氢表雄酮等）合成增多，患者可出现痤疮、多毛、月经稀发、不排卵等表现，而男性则表现为少精及不育。高血压的控制可用盐皮质激素受体拮抗药，如螺内酯，或加用外源性地塞米松1～3mg/d，以反馈抑制ACTH的分泌。

4）LiddLe综合征。该综合征由LiddLe于1963年首次报道，属于常染色体显性遗传，临床上表现为高血压、低血钾、低肾素活性及血浆醛固酮水平降低。其发病机制主要是由于肾小管上皮细胞钠通道的β亚单位及γ亚单位基因突变，导致钠通道组成型激活，引起钠离子重吸收增加、血容量扩张、钾离子排出增多，血浆中所有盐皮质激素浓度均无升高，螺内酯治疗无效，但钠通道阻滞药（如氨苯蝶啶）能有效改善高血压及低钾血症。

4. 继发性醛固酮增多症

继发性醛固酮增多症患者，醛固酮水平的升高是继发于其上游调节物质肾素分泌的增多，而引起肾素分泌增多的原因包括肾素瘤，以及引起肾血流量减少或肾灌注下降的因素，如肾血管狭窄或其他引起肾缺血的肾实质病变。临床特点为显著升高的血压、低钾碱血症、高肾素活性及醛固酮水平升高。治疗首先是去除病因，如切除肾素瘤、扩张狭窄的肾血管及治疗肾缺血性疾病等。需要特别指出的是，并非所有继发性醛固酮增多症均引起高血压，如Barter综合征及其临床变异型Gitelmen综合征为典型的继发性醛固酮增多症，但不伴高血压。

（二）库欣综合征

库欣综合征引起血压升高的机制包括：①水钠潴留。②外周血管对肾上腺素能物质（儿茶酚胺类）敏感性增强。③肝产生血管紧张素原增多。④皮质醇对肾小管 I 型（盐皮质激素）受体的活化作用，该现象主要见于严重的高皮质醇血症，如异位ACTH综合征。

典型的库欣综合征可根据患者存在向心性肥胖、满月脸、水牛背、紫纹、皮肤菲薄、瘀斑、手足癣等体征，伴有高血压、葡萄糖代谢异常、骨量减少或骨质疏松症、低钾血症、血、尿皮质醇浓度升高，且不能被外源性地塞米松所抑制等，一般诊断不难。但临床上由于病程的长短及皮质醇负荷量的高低不同，库欣综合征可表现为从亚临床状态到显性典型病例之间一系列不同临床表现的疾病谱。因此，患者的早期诊断并不容易。老年人库欣综合征皮质醇分泌的水平往往并不很高，临床表现也相对较轻，体征可不典型，而老年人高血压和糖尿病又是常见病，因而更容易造成漏诊和误诊。另外，目前在体检中发现的许多肾上腺"意外瘤"，经功能学检查确诊了不少亚临床库欣综合征，患者仅表现为高血压、血糖异常，但不伴任何库欣体征，血和尿皮质醇浓度往往在正常范围内或仅轻微升高，或仅表现为昼夜节律消失。由于亚临床库欣综合征患者已存在骨转换增加、骨量减少及骨质疏松的危险，且由于高血压的存在，心血管风险同样升高，因此临床上不应漏诊此类库欣综合征的前期状态。

库欣综合征诊断确立后，病因方面须首先鉴别是否为ACTH依赖性的。ACTH依赖性者包括库欣病及异位ACTH综合征，非ACTH依赖性者则包括肾上腺皮质腺瘤或癌、双侧肾上腺大/小结节性增生等。血浆ACTH测定是区分两者的主要手段，前者ACTH水平正常或升高，而后者常明显抑制。另外，库欣病与异位ACTH综合征的ACTH水平往往有明显差异，后者通常表现为血浆ACTH浓度显著升高>66pmol/L，而库欣病一般为轻至中度升高，甚至部分患者在正常范围内。

大剂量地塞米松抑制试验（8mg/d）有助于库欣病与其他病因引起的库欣综合征相鉴别，国外研究表明，约85%库欣病能被抑制到低于基础水平的50%，而根据中山大学附属第一医院的资料显示，约28%库欣病不能被大剂量地塞米松所抑制。临床上最难鉴别的是库欣病与支气管类癌等引起的缓慢进展型异位ACTH综合征，此时可考虑行岩下窦采血，测定垂体静脉与外周静脉血ACTH浓度比值，采血前注射促肾上腺皮质激素释放激素（CRH）可提高诊断准确率，一般比值>3提示为库欣病，<1.8则考虑异位ACTH综合征。

此外，根据病因构成、患者的发病年龄、性别等，有时可为库欣综合征的病因判断提供部分线索：①库欣综合征的病因构成东西方差异较大，但库欣病仍是最常见病因，国外文献显示其发病率是肾上腺皮质腺瘤及癌引起库欣综合征总和的5～6倍，而异位ACTH综合征是第二常见的病因。中山大学附属第一医院统计近10年共154例临床确诊的库欣综合征患者，其中库欣病占53.2%，肾上腺皮质腺瘤占33.8%，肾上腺皮质腺癌占1.94%，异位ACTH综合征占5.84%。异位ACTH综合征患者的库欣体征常不典型，易被原发肿瘤伴随的临床表现所掩盖，且因原发病就诊手术科室而漏诊伴发的内分泌疾病，这可能是造成国内外资料差异的主要原因。②女性发生库欣病的概率是男性的3～8倍，合并肾上腺良、恶性肿瘤是男性的3倍，其中伴库欣综合征的肾上腺皮质腺瘤是男性的4～5倍；既往男性发生异位ACTH综合征是女性的3倍，但近年由于女性吸烟导致肺癌的比例上升，异位ACTH综合征的性别比例差距也在缩小。③异位ACTH综合征和肺癌的发病率随年龄增长而上升，在50岁以后迅速达高峰；库欣病在20～45岁发病率最高；肾上腺皮质腺瘤和癌发病呈双峰，第一个小高峰是在20岁以前，第二个明显的发病率高峰在腺瘤为50岁以后，而在腺癌则为40岁以后。

垂体微腺瘤引起的库欣病首选经蝶窦手术切除，对无生育要求的患者还可进行垂体前叶次全切除术；若患者仍有生育要求而垂体未发现肿瘤或经蝶窦手术未能控制病情者，可考虑垂体放射治疗；对皮质腺瘤患者可进行腹腔镜或开放手术切除有功能的肿瘤；异位ACTH综合征应先切除原发肿瘤，若肿瘤无法定位或切除，可行双侧肾上腺次全切除术以减轻皮质醇分泌负荷，或服用药物以降低皮质醇的合成或拮抗其作用，如米托坦、美替拉酮、氨鲁米特、酮康唑、米非司酮等。不依赖ACTH性双侧肾上腺大/小结节性增生应进行双侧肾上腺全切术，术后长期替代生理量糖皮质激素。

（三）嗜铬细胞瘤

来源于肾上腺髓质或交感神经节的嗜铬组织、能分泌儿茶酚胺类物质（肾上腺素、去甲肾上腺素、多巴胺）的肿瘤分别称为嗜铬细胞瘤及分泌儿茶酚胺的肾上腺外副神经节瘤（副节瘤），因两者的临床表现及处理手段相似，临床上一般统称为嗜铬细胞瘤。嗜铬细胞瘤可发生于任何年龄，发病高峰为20～50岁，典型的血压特点为阵发性显著升高的血压，或持续性高血压阵发性加重以及高血压与低血压相交替，或周期性低血压发作等，后者主要由单纯分泌肾上腺素的肿瘤引起。此外，患者常出现头痛、心悸、大汗、面色苍白、濒死感、恶心、呕吐、便秘等交感神经兴奋表现。血压持续性显著升高的患者，还可伴发儿茶酚胺性心肌病、心律失常、心肌梗死、心力衰竭，以及脑血管意外、眼底出血、视盘水肿及肾功能不全等。发生在膀胱或直肠陷窝的肿瘤，还可于患者排尿排便时诱发高血压发作。对于肾上腺"意外瘤"需注意嗜铬细胞瘤的可能，因为有研究发现，肾上腺"意外瘤"中3%～10%最终确诊为嗜铬细胞瘤。另外，嗜铬细胞瘤还可以是多发性内分泌腺瘤综合征（MEN）Ⅱ型的组成部分，尤其是伴有甲状腺髓样癌、甲状旁腺增生或腺瘤，或双侧肾上腺嗜铬细胞瘤及有家族史者需注意本病可能。

对于临床疑诊嗜铬细胞瘤患者，进行血和尿儿茶酚胺（CA）及其中间代谢产物甲氧基肾上腺素（MN）、甲氧基去甲肾上腺素（NMN），以及代谢终产物香草基杏仁酸（VMA）等测定有助于确立诊断。在一项多中心队列研究中，比较了这几种检测项目对于诊断嗜铬细胞瘤的敏感性和特异性，总共入选214名确诊嗜铬细胞瘤患者及644名无肿瘤个体，结果发现敏感性最高的是血浆MN（99%），其次为尿MN（97%）、尿CA（86%）、血浆CA（84%），最差为尿VMA（64%）；相反，特异性最高的是尿VMA（95%），其次为血浆MN（89%）、尿CA（88%）、血浆CA（81%），最差者为尿MN（69%）。因血浆MN具有较高的敏感性和特异性，应作为诊断嗜铬细胞瘤的首选检查。血压持续升高者可作24h尿液检测，血压阵发性升高者，则于发作期间检测2h尿MN或尿VMA与尿肌酐比值，但检测常受多种生理、病理、色素饮食及药物影响，需注意避免茶、香蕉、咖啡、可乐、吸烟、药物等干扰试验结果。

药理试验包括对血压正常者行胰高糖素激发试验，而对持续血压升高者行酚妥拉明阻滞试验，但试验具有一定风险，且可出现假阳性及假阴性结果，国外目前已很少做此类药理试验。进一步的CT、MRI及^{131}I-间碘苄胍（MIBG）、生长抑素（奥曲肽）核素扫描等均为定位诊断措施，后两者对肾上腺外嗜铬细胞瘤尤其适用。

绝大多数嗜铬细胞瘤继发性高血压是可治愈的。手术切除是嗜铬细胞瘤的主要治疗措施，包括无功能的"意外瘤"拟行手术者均应按嗜铬细胞瘤行术前准备。通常给予长效α受体拮抗药（如酚苄明）持续服用10～14d，也可联用CCB类或ACEI类药物协助血压控制，忌用利尿药，以免血容量缩减导致术后低血压休克发生，用药后出现心动过速者可加用β受体阻滞药以控制心室率，但避免在使用长效α受体拮抗药之前加用β受体阻滞药，否则会加重高血压。

（四）其他原因所致继发性高血压

1. 甲状腺功能紊乱

甲状腺功能亢进症（甲亢）与甲状腺功能减退症（甲减）均可导致血压升高，但机制不同。甲亢时，升高的甲状腺激素可增强儿茶酚胺对心肌的收缩力，松弛血管平滑肌，使外周血管阻力下降，从而导致高动力循环状态；甲状腺素还可增加肝血管紧张素原的产生，提高心房钠尿肽水平，增加肾灌注和肾小球滤过率以及钠的重吸收。因此甲亢继发性高血压主要表现为收缩压升高，舒张压降低，脉压增大。甲减及亚临床甲减的发病率随年龄升高，有20%～40%甲状腺功能减退症患者可出现高血压。尽管甲减患者心脏收缩力减弱、心率减慢、组织氧耗及总体代谢水平降低，其血压升高的机制主要与心室舒张功能下降、心脏顺应性及舒张期心脏灌注受损、外周循环阻力增大有关；甲减时内皮源性舒张因子（EDRF，主要是一氧化氮）产生减少，因而血管收缩力增强。大多数未治疗的甲状腺功能减退症患者合并血脂异常，表现为总胆固醇及低密度脂蛋白胆固醇升高，或伴高三酰甘油血症，血液黏滞度增高。这些患者血管炎症指标包括血浆C反应蛋白常升高，出现内皮功能紊乱，从而进一步促进动脉粥样硬化发生。因此，甲减患者合并高血压的特点是舒张压升高，脉压减小。甲状腺功能紊乱所致的继发性高血压的治疗首要是恢复甲状腺功能。甲亢除了用抗甲状腺药物或核素治疗外，降压药物首选β受体阻滞药。老年甲减患者尤其既往有过心绞痛发作者，补充甲状腺素起始量宜小，可从每日12.5～25μg开始，加量宜缓，每4～6周加量一次。起始量过大或加量过快有可能诱发心律失常或使心绞痛恶化。

2. 甲状旁腺功能亢进症

甲状旁腺功能亢进症（甲旁亢）：有30%～40%甲旁亢患者合并高血压，发病机制未明，一般认为甲状旁腺素（PTH）介导的细胞内钙离子浓度升高，促使血管收缩，钙离子内流还可引起血管平滑肌细胞坏死，钙在冠状血管床沉积，从而促进动脉粥样硬化过早发生，外周血管阻力增加，但是高血压的发生及其严重程度与PTH及血钙浓度无关。手术切除甲状旁腺腺瘤或增生的腺体可使高血压获得一定程度的缓解。

3. 肢端肥大症

肢端肥大症主要是由分泌生长激素的垂体肿瘤引起，约半数患者可合并高血压。高血压产生的原因主要是生长激素本身的水钠潴留作用、交感神经兴奋性升高及内皮介导的血管舒张功能受损引起。患者往往合并左心室肥厚及心肌病，心血管事件常为其主要死因。手术切除肿瘤不仅能改善临床症状及预后，高血压也可获得有效缓解。

内分泌性高血压是继发性高血压中的重要类型，明确病因对于临床结局至为关键。因此，临床上对于可疑患者，在排除其他继发性高血压的同时，需继续寻找内分泌性高血压的原因。随着医疗科技的进步及临床经验的积累，内分泌性高血压在总体高血压的病因构成中所占的比例也较前不断提高，有人认为，在所谓原发性高血压中，将近10%实际上是由内分泌性高血压引起的。对于一些疾病前期阶段的早期诊断，如正常血钾的原醛症、亚临床Cushing综合征、亚临床甲亢及亚临床甲减等，也使这些疾病所继发的高血压得以提前诊断。相信在不久的将来，随着人们对高血压成因认识的进一步深入，原发性高血压的比例将逐步下降，高血压的治疗也会更加有针对性。

三、中枢神经系统疾病与高血压

高血压是某些中枢神经系统疾病的主要危险因素，如急性脑卒中、慢性脑缺血、血管性痴呆和高血压脑病，高血压引起这些中枢神经系统疾病的机制多有详细阐述。相反，中枢神经系统疾病本身也可以是继发性高血压的原因，虽然相对罕见，在所有高血压患者中，估计不到1%，但是，该类疾病往往病情重、危害大，并常有明显的神经系统症状体征。颅内肿瘤、脑外伤、脑卒中、椎基底动脉狭长扩张症或椎基底动脉瘤、高位脊髓损伤是导致动脉高血压最常见的中枢神经系统疾病，其机制可能是多因素的：中枢神经系统通过自主神经调节末梢血管的舒缩；通过神经内分泌调控水盐代谢以调节血压；中枢神经系统既接受压力感受器的动态物理刺激，也接受眼、耳、鼻、喉、皮肤和内脏来的感官刺激；情绪激动可使血压上升；不知不觉中的条件反射可造成实验动物的高血压。上述各个因素之间彼此影响，并在较高级的整合中枢把不同的生理活动统一起来，形成一个完整的、相互配合的生理活动所必需的血压。当这些复杂的环节中的某一因素发生障碍时，可产生高血压。因此认为，神经系统对血压调控起着极为重要的作用，神经系统的功能障碍将导致血压的调控失常。

（一）中枢神经系统疾病引起高血压的病理生理学机制

中枢神经系统疾病引起的高血压，较为公认的生理学和病理生理学机制如下。

1）当颅内压增高到某一阈值时，动脉血压会随之增高，并伴有心率减慢、呼吸减慢等现象。这种压力觉反应，即库欣反应，也称全身血管加压反应，它可保持动脉血压和颅内压之间的压力差，以保证大脑的有效灌注。早期动物实验表明，库欣反应是由延髓所介导，没有高位脑干或幕上区域的参与。

2）脑干压缩或变形，特别是在延髓部分，在没有颅内压增高的情况下，可通过延髓压力区域导致高血压。造成这种情况可能是局限性的后颅窝病变，也可能是幕上的占位性病变引起脑干下移或扭曲的结果。

3）中枢神经系统疾病引起的高血压，其特征是易波动、外周阻力增加比心排出量增多更常见，这种高血压是儿茶酚胺产生增多或交感神经活动明显增强的结果。

4）延髓区域损伤可导致压力感受器功能障碍。最近有研究发现，脑干的孤束核周围延髓外侧区血管（如椎动脉膨大的血管袢或小脑后下动脉）因肿瘤占位受压可引起高血压，手术后血压恢复正常，依此认为，该部位的压力感受器缓冲血管张力变化的功能受损而导致高血压。

5）以往的研究认为，幕上病变刺激可引起血压增高。但是，这些延髓上位机制究竟是引起动脉高血压的独立通路还是中枢神经系统疾病引起高血压的表现，至今仍未可知。

6）自主神经功能反射异常，即高位脊髓以下损伤所导致的交感神经过度反应，是引起四肢瘫痪患者急性高血压的机制。

（二）中枢神经系统疾病引起高血压的临床特点

中枢神经系统疾病引起高血压是罕见的。此类患者大多数表现出潜在的中枢神经系统疾病的症状和体征，而高血压却是次要表现。而且，在这些患者中，高血压和中枢神经系统疾病的症状体征同时发生，而不是因果关系。当然，也有一些病例报道认为，高血压是一些目前尚未知晓的中枢神经系统疾病的主要症状。因此，在临床实践中，特别要弄清高血压患者是否具有尚未发现的中枢神经系统疾病。有人建议，高血压的非典型表现可能预示着潜在的中枢神经系统疾病，如高血压可能会突然发作，表现出阵发性血压升高，或从一开始就耐药，或可能影响儿童或老人。然而，这些特征通常诊断为隐匿的继发性高血压。例如，阵发性高血压患者中只有2%有嗜铬细胞瘤。有学者在中枢神经系统疾病相关高血压的若干病例研究中，发现有相同的阵发性血压升高。但也有相反的结论，发现为持续性高血压。从患者的发病年龄来看，有些报道认为多见于儿童或年轻人，但也有报道多见于中老年。目前，在缺乏全面系统性研究的情况下，仍然推测特殊血压模式（如阵发性高血压）和早发性高血压是潜在的中枢神经系统疾病的有用指标。因此，究竟哪些高血压患者需要检查中枢神经系统疾病，有病因价值的独特的临床特征，仍有待于系统性研究。作为一个常规经验，一个阵发性高血压，在排除了嗜铬细胞瘤以后，以及血压难以控制的年轻患者，要特别注意寻找有无同时存在神经系统的症状或体征。

（三）引起高血压的中枢神经系统疾病

中枢神经系统引起的高血压虽然相对少见，但在病理条件下能引起高血压的中枢神经系统疾病相对较多，主要包括：脑肿瘤、脊髓损伤、原发性颅内高压、外伤性脑损伤、脑卒中、椎基底动脉狭长扩张症和椎基底动脉瘤，以及其他少见的中枢神经系统疾病。

1. 脑肿瘤

颅内肿瘤与动脉性高血压相关联。Ask-Upmark在1935年首先报道称与小脑幕上肿瘤高血压患病率（约1%）相比，后颅窝肿瘤有更高的患病率（9%）。幕上肿瘤包括位于额叶、颞叶或顶叶的脑膜瘤、神经胶质瘤和星形细胞瘤等。幕下肿瘤包括位于颈髓-延髓交界区、延髓、小脑或脑桥的髓母细胞瘤、星形细胞瘤、神经胶质瘤、血管网状细胞瘤等。有些患者，高血压发作时儿茶酚胺和儿茶酚胺代谢产物水平升高，而另外一些患者则正常。在这些病例研究中，阵发性高血压是一个常见的但不是特有的临床表现。

后颅窝肿瘤可通过颅内压增高、儿茶酚胺产生增多以及直接刺激或抑制延髓心血管中枢从而引起动脉高血压。在交感神经的传出中，孤束核和延髓尾端腹外侧有抑制效应，而延髓腹外侧有兴奋效应。尤其是肿瘤易影响该延髓区域的左侧时更导致高血压。在很多小脑幕上肿瘤患者中，血压急剧上升是脑疝形成的临危症状。具有分泌激素的肿瘤患者（如垂体腺瘤），约1/3有高血压。

概括地讲，颅内肿瘤引起的高血压，常表现为嗜铬细胞瘤样阵发性的功能异常，如头痛和自主神经活动的症状（心动过速、多汗、焦虑、震颤、恶心、呕吐）。像嗜铬细胞瘤的患者一样，体力劳动和锻炼可诱发阵发性发作。不同于嗜铬细胞瘤的是，在有皮肤改变记录的患者中，面色潮红更为多见，且大多数患者有局灶性神经系统体征。

如果怀疑高血压与颅内肿瘤有关，头颅磁共振检查（MRID）应作为首选的检查方法。与CT相比，MRI能提供多方位和多层面的解剖学信息，图像清晰度高，没有电离辐射，对人体无放射性损害；尤其是在脑底部，没有颅骨伪影的影响，不需要造影剂可清楚地显示冠状、矢状和横轴三位像；可清晰地观察到脑干及后颅窝病变的形态、位置、大小及其与周围组织结构的关系；对脑灰质与白质可产生清晰的对比度；多数情况下，MRI可区别脑实质内与脑实质外病变。此外，现代磁共振序列如弥散和灌注成像以及增强扫描，可提供额外的有关组织学类型或对脑瘤恶性级别的提示，并增加对肿瘤和炎症诊断的敏感性，使病灶与周围组织结构关系更加清晰，为肿瘤的手术和放射治疗的范围提供重要依据。

对于脑肿瘤的治疗，如果能够手术应尽量手术治疗。在一些病例报道中，肿瘤切除后可治愈高血压。而另有一些报道中，手术后发生血压骤降，必须给予注入多巴胺升压。大部分患者在几周之内血压达到正常水平，不必继续给予降压药物治疗。

如果患者不能进行手术治疗，应根据病理结果考虑给予放射治疗或化学治疗。在一个临床个案研究中，一名10岁男孩患有Ⅱ级星形细胞瘤，并附着于邻近第四脑室底部的左侧脑干，给予放射治疗或化学治疗后，不但改善了神经症状，高血压也得到了较好的控制。地塞米松（最初8～12mg静脉注射，随后每6h静脉注射4mg）可用于减少外周血管源性水肿。虽然不能治愈疾病，但可减轻患者症状。自主神经反射异常（通常发生在脊髓损伤患者）是潜在的发病机制。

2. 脊髓损伤

在慢性脊髓损伤，脊髓反射机制引起交感神经过度兴奋可导致急性血压升高，这一过程被称为自主神经反射异常。在这些患者中，有相当一部分脊髓交感神经系统缺乏脊髓以上的神经系统控制。因此，损伤水平以下的有害性刺激，主要包括盆腔内脏（如膀胱、直肠）扩张，其中最多见的是来自憋尿、输尿管阻塞等所导致的膀胱和输尿管的扩张，这些刺激产生脊髓介导的交感神经反应而导致高血压。在完全横断性脊髓损伤中，血压增高比不完全横断性脊髓损伤更加明显。虽然一些下行性中枢抑制通路在完全性脊髓损伤中被阻断，但在不完全脊髓损伤中，它们仍保持完整。自主神经反射异常的临床表现为血压突然增高，可以高达240/140mmHg。因为脊髓损伤后静息血压常降低，可减少至90/60mmHg。因此即使血压值是120/80mmHg，也可被视为血压升高。其他的症状包括双侧搏动性头痛（常被描述为剧烈的、难以忍受的头痛），伴脸色潮红、出汗、鼻塞、汗毛直竖、异常感觉等。这些体征反映了脊髓损伤平面以上抑制性的副交感神经兴奋缺失。至于心率，常为心动过速，心动过缓则较少见。继发脊髓损伤的高血压通常根据上述临床症状和体征作出诊断。一经诊断，应立即开始治疗。首先将患者床头摇高，让患者坐直引起体位性血压降低。然后寻找和去除有害刺激，如直接导尿可以减轻胀满的膀胱，如果已经留置导尿管，应检查有无阻塞并及时去除。直肠满胀造成异常反射也可以很容易解决，如采用局部润滑、低压灌肠等。如果需要肛诊时，则需使用麻醉药膏，以免引发更严重的异常反射。经过一般处理后，如果症状仍然存在，并且收缩压≥150mmHg，应给予降压药物治疗，经常使用钙离子拮抗药，如口服10mg的硝苯地平。另外，经皮硝酸盐类药物也可以使用。这种治疗方案的优点是可以当血压恢复正常时，可以迅速停止治疗，也减少了继发低血压的风险。需要提醒的是，在使用硝酸盐类药物前，对于男性患者，应询问他们有无服用治疗勃起功能障碍的西地那非（伟哥）。24h内服用西地那非是使用硝酸盐类药物的禁忌证，因为有导致严重的低血压风险。如果这些药物都无效，可考虑使用硝普钠。肼屈嗪、可乐定和硫酸镁也可酌情使用。

自主神经反射异常在脊髓损伤患者中很常见。一生中自主神经反射异常的发生频率，从最近研究中的20%至以往研究中的70%不等。可能由于近年来采取了相应的预防措施，患病率有所减少。

虽然公认的自主神经反射异常多发生于慢性脊髓损伤，但也可以发生在急性脊髓损伤。在急性期的发病率估计＜5%。

3. 原发性颅内高压

原发性颅内高压又称良性颅内压增高、假脑瘤综合征，以颅内压增高为特征。常以头痛起病，可同时伴有恶心、呕吐等症状。它是指有头痛和视盘水肿等颅内压增高的表现，而没有抽搐、精神障碍、局限性神经体征等，脑脊液成分和脑室系统形态正常，发展缓慢、预后较好的一种临床综合征。其病理改变主要为颅内静脉系统的阻塞、脑肿胀、脑水肿和脑脊液分泌过多等。Quincke于1891年首先报道此病，病因至今不明。由颅内占位性病变所致的显著的颅内压增高常引起动脉高血压（库欣反应），而在原发性颅内高压中，这种压力反应并不常见。Digre和Corbert报道称，在他们的原发性颅内高压患者中，42%的男性患者和21%的女性患者也有高血压。在有些患者中，考虑到90%的原发性颅内高压患者超重，原发性颅内高压和高血压有可能只是同时发生。此外，有报道两名患者最近被分别诊断为原发性颅内高压伴高血压和肾上腺腺瘤所致的原发性醛固酮增多症。

原发性颅内高压由大脑静脉窦狭窄、维生素A中毒、药物不良反应以及其他因素引起。典型的患者是年轻肥胖妇女主诉慢性每日头痛、耳鸣，视觉障碍比较少见。神经系统检查发现视盘水肿或由于第6对脑神经麻痹所致的复视。腰椎穿刺仅显示颅内压增高，多在250～450mmH$_2$O，其他指标均正常。

MRI检查除了蝶鞍可有扩大并充满脑脊液（空蝶鞍）以外其他方面均正常，并需要排除阻塞性脑积水、颅内占位性病变、特殊炎症及其他脑部器质性病变。

治疗的重点是降低颅内高压。大约有1/5的患者在第一次诊断性腰椎穿刺后，一些症状缓解，且可以重复进行腰穿，重复穿刺能保持正常脑脊液压力在6个月内治愈。碳酸酐酶抑制药（如乙酰唑胺，500mg，每天2次）是有效的治疗药物，可抑制脑脊液的产生。它可以与地塞米松（20～80mg/d）联合应用。

尽管积极行保守治疗，这些患者仍有丧失视力的危险时，才可行视神经鞘开窗术和脑脊液分流手术。肥胖而有月经失调的患者需要减肥，调节内分泌功能，并作为一种长期治疗的推荐疗法。

4. 外伤性脑损伤

脑外伤后高血压可能有以下原因。在严重损伤患者中，颅内压增高通过库欣反应导致血压增高。这类患者应在重症监护病房中监测，行颅内压监测，保证患者身体和颈部的最佳体位，减轻疼痛，纠正缺氧和低钠血症等。下一步是过度换气及给予甘露醇降低颅内压。在某些特定患者可酌情使用异丙酚、戊巴比妥或低温疗法。

脑损伤导致高血压的另外一个机制是直接损伤血压调节中枢以及全身性损伤所致的血液循环中高水平的儿茶酚胺。在这种情况下，可以用β受体阻滞药治疗。损伤后发现嗜铬细胞瘤样表现和伴自主神经反射异常的隐匿性脊髓损伤，是导致脑损伤后高血压的另一原因，虽然这些原因并不常见。

5. 脑卒中

高血压是脑卒中的一个主要危险因素。此外，大多数脑卒中患者表现为血压增高。通常情况下，不用特别治疗血压即可下降。然而，在少数情况下，脑卒中本身可作为继发性高血压的原因。所有已提及的病例报道都有脑干卒中和阵发性高血压的表现。在1例脑卒中患者中，MRI显示在孤束核和中间网状带左侧延髓大梗死灶，在此区域所有的压力传入感受器进入脑干。这个梗死灶导致在20天内压力感受器功能障碍，出现嗜铬细胞瘤样症状。

如果临床上怀疑脑干卒中，应进行磁共振弥散加权序列成像。弥散加权成像提供了幕下卒中的病变高检出率，并可提示潜在的病因。

6. 椎基底动脉狭长扩张症和椎基底动脉瘤

椎基底动脉的扩张导致椎基底动脉狭长扩张或椎基底动脉瘤可通过血管压迫脑干从而引起动脉高血压。研究热点都集中于左侧延髓腹外侧区。

在动物实验研究的基础上，可能的机制是血管扩张促使动脉伸长和在大脑底部成袢。动脉血管髓袢对延髓压力区造成搏动性压迫，刺激交感神经通路并导致血压增高。早期病例报道，有基底动脉瘤的患者，其临床特征类似于嗜铬细胞瘤样的表现，经过微血管减压术后高血压被治愈，似乎证明了这些患者手术的价值。但是，对于早期病例系列报道中，大部分成功的且有益处的治疗方案是微血管减压术，最近的研究已经对作为高血压的常见因素且位于脑干中的左侧神经血管接触的重要性或关联性提出了疑问。无论是在高血压患者还是在血压正常的对照者，经常发现神经血管接触或延髓腹侧左侧或右侧受压。

（四）陷阱和危险

中枢神经系统疾病所致的继发性高血压，治疗过程中容易犯的最大错误是急性脑卒中时由强烈降压治疗所引起的血压急剧下降，导致脑供血供氧不足影响脑功能恢复，从而影响愈后。据报道，高达70%的急性脑卒中患者血压增高（≥170/100mmHg）。有些患者，尤其是腔隙性脑梗死患者，收缩压≥200mmHg。然而，临床上患者对这些血压高值通常耐受性良好。此外，在发病4～7天，血压可自行下降，特别是颅内压增高的患者，在急性期通过脱水降颅压后，血压也不同程度的降低，往往不需要另外给予降压药物。对于急性脑卒中患者，血压管理的最优策略最近被再次讨论。尽管如此，目前的共识是，直到舒张压＞120mmHg或收缩压＞220mmHg，才给予降压药物治疗。但是在某些情况下，可能需要紧急降压治疗，其中包括主动脉夹层、急性肺水肿、急性心肌梗死和脑卒中溶栓治疗。当有降压治疗指征时，应该谨慎降压。推荐药物为拉贝洛尔，因为它可以很容易通过脑血管微扩张逐步增加剂量。钙离子拮抗药（如尼莫地平）应避免使用，因为随机对照试验已有报道称它具有使中风恶化的危险作用。

中枢神经系统疾病是一种引起继发性高血压的罕见病因。颅内肿瘤、脊髓损伤、脑外伤、缺血性和出血性脑卒中、扩张的椎基底动脉压迫延髓、原发性颅内压增高，以及其他一些罕见的疾病可通过多种机制导致动脉高血压。由于目前尚没有数据可对临床特点分层，故应积极寻找高血压患者有可能存在潜在中枢神经系统疾病的。作为一个经验法则，在排除嗜铬细胞瘤的情况下的阵发性高血压、年轻患者的难治性高血压、高血压伴随中枢神经系统体征，都提示有可能存在潜在的中枢神经系统疾病。在这种情况下，大脑包括颅颈交界区的磁共振成像是首选的检查方法。依据中枢神经系统疾病的性质选择治疗方法。手术治疗用于一些占位性病变和脑干压迫性病变。对于脊髓上位损伤的患者，自主反射失调是引起急性高血压的常见原因。去除有害刺激是至关重要的，其次是合理使用降压药。

（王淑男）

第六节　库欣综合征

库欣综合征（Cushing syndrome）又称皮质醇增多症。1912年，由Harvey Cushing首先报道。本征是由多种病因引起的以高皮质醇血症为特征的临床综合征，主要表现为满月脸、多血质外貌、向心性肥胖、痤疮、紫纹、高血压、继发性糖尿病和骨质疏松等。本征可发生于任何年龄，成人多于儿童，女性多于男性，多发于20～45岁，男女比例为1：（3～8）。

成年男性肾上腺病变多为增生，腺瘤较少见；成年女性肾上腺病变可为增生或腺瘤，以女性男性化为突出表现者多见于肾上腺皮质癌。儿童（婴幼儿）以肾上腺癌较多见，较大年龄患儿则以增生为主。

一、病因分类与发病机制

库欣综合征的病因可分为ACTH依赖性和ACTH非依赖性两类。ACTH依赖性库欣综合征是指下丘脑-垂体病变（包括肿瘤）或垂体以外的某些肿瘤组织分泌过量ACTH和（或）CRH，导致双侧肾上腺皮质增生并分泌过量的皮质醇，皮质醇的过多分泌继发于ACTH/CRH的增多。ACTH非依赖性库欣综合征是指肾上腺皮质肿瘤或增生而自主分泌过量皮质醇，血中ACTH水平通常降低，甚至检测不出。

（一）病因与分类

一般按病因分类，临床上以下丘脑垂体病变致库欣综合征常见。

1. ACTH依赖性库欣综合征

1）垂体性库欣综合征（库欣病）：垂体ACTH腺瘤、垂体ACTH细胞癌、垂体ACTH细胞增生。

2）异源性ACTH综合征。

3）异源性CRH综合征。

2. ACTH非依赖性库欣综合征

1）肾上腺肿瘤：肾上腺皮质瘤、肾上腺皮质癌。

2）肾上腺皮质增生：①肾上腺结节性增生：原发性色素性结节性肾上腺病/增生不良（大结节性肾上腺增生）。②特殊类型：医源性库欣综合征、周期性库欣综合征、异位肾上腺组织肿瘤、儿童性库欣综合征、应激性库欣综合征、糖皮质激素受体病。

（二）发病机制

1. ACTH依赖性库欣综合征

（1）垂体性库欣综合征

又名库欣病，因垂体分泌过量ACTH引起。库欣病是指垂体病变引起的库欣综合征（皮质醇增多症），但现也将下丘脑-垂体病变所致（ACTH依赖性）库欣综合征笼统地称为库欣病。以前所谓的皮质醇增多症是库欣综合征的同名词，一般不用。库欣病占库欣综合征患者总数的65%～75%，其发病率在美国每年0.5/10万～2.5/10万。男女之比为1：（3～8），男女差别显著，原因未明。库欣病可发生于任何年龄，以25～45岁为多见；儿童少见，目前报道年龄最小者仅7月，病理组织证实为垂体腺瘤（分泌ACTH和TSH）所致。

1）垂体ACTH腺瘤：库欣病患者在经蝶垂体探查和病理检查证实，70%～80%为垂体ACTH腺瘤。摘除腺瘤后，80%以上的患者可获得完全缓解，而且其中多数患者还会出现暂时性的垂体肾上腺皮质功能减退。ACTH腺瘤周围的正常垂体组织中的ACTH细胞透明变性，外周血及脑脊液中CRH浓度低于正常，在垂体腺瘤摘除后CRH才恢复正常，说明腺瘤具有自主分泌ACTH的能力。另有实验发现，合成生长激素释放肽有促ACTH分泌活性，支持ACTH分泌至少部分独立于CRH调节；然而，有些事实难以用"自主性"来解释，如库欣病患者在注射外源性CRH后，血ACTH及皮质醇的上升幅度比正常人还高；大剂量地塞米松（DXM）能抑制库欣病患者ACTH及皮质醇的分泌；最近有人观察了库欣病患者24小时血ACTH浓度的变化，发现库欣病患者不仅ACTH脉冲的波幅增大，且脉冲频率及分泌总量都是增加的，从而认为其中也包含了下丘脑异常的因素。

垂体ACTH瘤可能存在若干不同的类型。有研究者认为，来源于腺垂体ACTH细胞或来源于残存的垂体中叶细胞的ACTH瘤各有特点。Nelson认为，双侧肾上腺切除术后会出现Nelson综合征的垂体ACTH瘤和不会出现Nelson综合征的垂体ACTH瘤不应属于同一类型。间断性分泌ACTH的垂体腺瘤可无库欣综合征表现，ACTH/PRL瘤同时存在的现象罕见。近期报道有罕见的垂体巨大的PRL瘤并ACTH分泌增加，术后高皮质醇血症缓解，而高催乳素血症仍存在，并出现垂体功能减退，术后证实为混合性ACTH/PRL腺瘤。还有垂体多发腺瘤如ACTH瘤和2个PRL瘤同时存在的病例。

垂体ACTH瘤和其他细胞类型的垂体瘤不同，微腺瘤的比例高达80%以上，而且以直径≤5mm的占多数，大腺瘤仅占10%～20%（尤其是儿童患者以微腺瘤为主），垂体大腺瘤罕见；垂体ACTH瘤的局部浸润倾向明显，可向邻近的海绵窦、蝶窦及鞍上池浸润。有人报道一例儿童垂体大腺瘤，侵袭海绵窦及垂体结合部；垂体ACTH细胞还可以异位到上述部位及颅内其他部位，但这些均是ACTH依赖性库欣综合征的罕见原因。

2）垂体ACTH细胞癌：个别的垂体ACTH瘤为恶性腺癌，可向颅内其他部位及远处

（如肝、肺等处）转移，恶性程度高，易侵犯周围组织，预后差。

3）垂体ACTH细胞增生：垂体ACTH细胞增生在库欣病中的比例报告不一（0%～14%）。增生可为弥散性、局灶性或形成多个结节，有时可在增生的基础上形成腺瘤。增生的原因尚不清楚，可能由于下丘脑本身或更高级神经中枢的病变或功能障碍致下丘脑CRH分泌过多，刺激垂体ACTH细胞增生，ACTH分泌增多。另外，有些垂体ACTH细胞增生是因为下丘脑以外的肿瘤异源分泌过量的CRH或CRH类似物所致，但至今仍有很多垂体ACTH细胞增生找不到肯定的原因。

4）鞍内神经节细胞瘤：极少数下丘脑神经细胞异位至蝶鞍内形成神经节细胞瘤，肿瘤细胞分泌CRH从而引起库欣病。

5）异位垂体组织肿瘤：偶尔，异位垂体组织可形成肿瘤，过度分泌ACTH而引起类库欣病或异源性ACTH综合征。垂体组织可异位至鞍旁、鞍上池、海绵窦、蝶窦等部位。当患者的激素水平（如皮质醇、ACTH等）改变不典型，而又未发现垂体以外部位肿瘤时，应考虑此种可能，CT或MRI有助于诊断。

（2）异源性ACTH综合征

该综合征是指垂体以外的肿瘤组织分泌大量ACTH或ACTH类似物，刺激肾上腺皮质增生，使之分泌过量皮质醇、盐皮质激素及性激素所引起的一系列症状，约占全部库欣综合征的15%。近年来的大量研究证明，除腺垂体外，很多脏器及组织在正常情况下，能够合成和分泌少量ACTH。还有证据表明，许多肿瘤都可以合成少量ACTH或其他多肽激素及它们的前体分子。因此，异源性ACTH综合征实际上不能确切表明疾病的病因和病变部位。

恶性肿瘤分泌大量ACTH，病程发展快，有皮质醇增多症状，皮肤色素沉着、水肿、精神障碍、低血钾、碱中毒。尿17-OHCS、17-KS、尿游离皮质醇（UFC）分泌不受美替拉酮（甲吡酮）与地塞米松的影响，血ACTH往往超过66pmol/L（300pg/ml），对CRH无反应。但有的异源ACTH肿瘤患者的ACTH水平与库欣病类似，可被地塞米松抑制，应注意鉴别。异源分泌ACTH的肿瘤可分为"显性"和"隐性"两类。显性肿瘤瘤体大，恶性程度高、发展快，肿瘤较易被发现，但常因病程太短，患者在出现典型的临床表现前已死亡；隐性肿瘤瘤体小、恶性程度低、发展慢，这类患者有足够的时间显现典型的临床表现，难以和库欣病鉴别。如Neuhaus报道一例19岁男性患者，有较长时间库欣综合征表现，血ACTH升高，经部分性垂体切除治疗无效，给予酮康唑治疗一年后，检查发现为分泌ACTH的支气管类癌。

异源分泌ACTH的肿瘤一般都具有自主性，不受CRH兴奋，也不被糖皮质激素抑制，故可用大剂量地塞米松抑制试验联合UFC测定来鉴别垂体抑或异源性ACTH增加。但支气管类癌分泌ACTH较特殊，多数可被大剂量DXM抑制。有的支气管类癌除异源分泌ACTH外，还同时分泌CRH。个别病例原发肿瘤不分泌ACTH，而转移瘤却分泌ACTH。

（3）异源性CRH综合征

肿瘤异源分泌CRH刺激垂体ACTH细胞增生，ACTH分泌增加。有单纯分泌CRH者，也有CRH和ACTH同时分泌的现象。ACTH依赖性库欣综合征患者肾上腺皮质长期受ACTH刺激，呈弥漫性增生。多数患者血ACTH为11～44pmol/L（50～200pg/ml）。

2. ACTH非依赖性库欣综合征

ACTH非依赖性库欣综合征是指肾上腺皮质肿瘤（腺瘤或腺癌）自主分泌过量的皮质醇，通常下丘脑CRH和垂体ACTH细胞处于抑制状态，血中ACTH/CRH水平低，有时甚至检测不到。分泌皮质醇的肾上腺皮质肿瘤有良性与恶性之分，约分别占库欣综合征的10%与6%。我国报道的腺瘤比例显著高于腺癌。在一组病例（234例）报告中，肾上腺皮质腺瘤与腺癌分别为32.5%和2.9%。

（1）肾上腺皮质腺瘤

肾上腺皮质腺瘤的体积较小，生长较慢，一般不引起局部浸润或压迫症状。腺瘤一般为单个，两侧的发病概率大致相等，偶为双侧腺瘤；多数直径为2～4cm，重10～40g；圆形或椭圆形，有完整包膜，切面呈黄色或黄褐色，可有分叶；镜下可见腺瘤含透明细胞和颗粒细胞，部分细胞核异型及深染，多数以颗粒细胞为主。由于腺瘤自主分泌皮质醇引起血皮质醇升高，反馈抑制下丘脑垂体，从而CRH、ACTH水平均较正常减低，故腺瘤以外同侧肾上腺及对侧肾上腺皮质萎缩，CT或MRI可见到相应的影像学改变。腺瘤分泌皮质醇不受外源性糖皮质激素抑制，对外源性CRH、ACTH一般无反应，但有时可有反应甚至达到肾上腺皮质增生时的水平。过去认为ACTH非依赖性肾上腺肿瘤是自主分泌的。最近研究发现，不依赖ACTH的肾上腺肿瘤的发生可能与某些基因如p53的表达改变、AVP受体表达的调节和肾上腺组织存在异源激素受体有关。

（2）肾上腺皮质癌

肾上腺皮质癌较少见，男女之比约1：2；发病年龄多见于儿童和60岁以上者。一般病程短，肿瘤生长较快，大多数癌肿的体积较大，直径常超过6cm，重量多超过100g。压迫周围组织，呈浸润性生长，易早期转移，转移灶多发生于肺（70%）、肝（40%）、淋巴结（40%～70%）和骨（30%）。临床上常有腹痛、高血压、消瘦，有时在腹部可触及肿块，库欣综合征表现可不典型，但女性患者男性化明显，因癌分泌大量的（弱）雄激素（如去氢异雄酮及雄烯二酮）所致，低血钾性碱中毒常见。

（3）肾上腺皮质结节样增生

根据发病机制及病理变化特点可分为：①原发性色素性结节性肾上腺皮质病或增生不良症（PPNAD）。②肾上腺大结节性增生（MAH）中的ACTH非依赖性双侧性肾上腺大结节性增生（AIMAH），其中有一类为胃抑肽依赖性库欣综合征，也称为进食相关性库欣综合征。另外，双侧肾上腺皮质增生也见于麦丘恩-奥尔布赖特综合征和Ⅰ型多发性内分泌腺瘤（MEN-Ⅰ），但不一定都伴有库欣综合征的临床表现。

1）原发性色素性结节性肾上腺病或皮质增生不良症（PPNAD）。PPNAD是皮质醇增多症的罕见类型之一。常于青少年期发病，男女比例相近。以前认为PPNAD属于自身免疫性肾上腺皮质病变，在PPNAD患者血中发现肾上腺兴奋性免疫球蛋白（ASI）。ASI是一种自身抗体，其相应抗原与肾上腺皮质细胞上的ACTH受体结合，刺激肾上腺皮质细胞增生，合成皮质类固醇，从而导致肾上腺增生与结节形成，产生过量的皮质醇而导致库欣综合征。由于最近已确证Carney复合征基因定位于染色体2p1620，向肾上腺兴奋性免疫球蛋白假说提出了质疑。PPNAD患者的肾上腺呈双侧性增大（偶可单侧性），外形可不规则，呈结节状或巨块状，切面可见结节呈深褐色或色素沉着，无包膜，结节由大的透明细胞构成，其胞浆内含有丰富的脂褐质，软性结节有色素沉着而呈黑色，细胞内含有多种类固醇合成所需的酶。

2）大结节性肾上腺皮质增生（MAH）。其增生程度介于ACTH依赖与非依赖性库欣综合征之间。据文献报道MAH在库欣综合征中占8%～40%，男性多于女性。20%～40%的垂体性库欣综合征患者双侧肾上腺小结节样或大结节样增生，长期ACTH刺激可致肾上腺结节形成，一些结节可能变为自主性分泌。值得注意的是，肾上腺组织增生一般用ACTH或胃抑肽过度敏感学说来解释，但MAH的肾上腺组织对ACTH更敏感。近来还有作者认为胃抑肽（GIP）与肾上腺的结节形成有关，肾上腺对GIP的异常敏感表现为进食引起的血皮质醇升高。

3）胃抑肽依赖性库欣综合征。1992年，Lacroix等首次报道一例双侧肾上腺皮质结节状增生妇女，其皮质醇分泌不依赖于ACTH，而呈进食依赖性。发病原因可能是肾上腺皮质细胞异源表达GIP受体所致。

3. 其他特殊类型的库欣综合征

（1）医源性库欣综合征（类库欣综合征）

使用外源性糖皮质激素产生库欣综合征与使用时间和剂量有关。糖皮质激素治疗达到足以抑制炎症反应的剂量即可引起库欣综合征的症状。以泼尼松为例，给予10mg/24h，罕有库欣综合征表现，引起类库欣综合征剂量常需30～40mg/24h，持续3～4个月。但甲状腺功能减退或肝病患者近乎正常人的半量即可产生类库欣综合征，由于激素的代谢速度减低所致。相当剂量的长效糖皮质激素（如地塞米松或倍他米松）更易引起类库欣综合征：类库欣综合征以向心性肥胖、紫纹尤为明显，但往往无高血压，无痤疮与多毛、无皮肤油腻等雄激素增多表现。外源性ACTH所致库欣综合征常有高血压、雄性化及向心性肥胖表现。类库欣综合征根据不同制剂、剂量大小、持续时间长短，其临床表现有所差别。局部应用地塞米松也可引起类库欣综合征，如地塞米松-麻黄素滴鼻、局部涂擦含地塞米松的制剂，局部吸入倍他米松、地塞米松灌肠或鞘内注射引起类库欣综合征也有报道。

（2）周期性皮质醇增多症

皮质醇呈周期性分泌，每一病例大致有各自的固定分泌周期。但早期往往间歇时间较长，后期发作频繁，周期介于11～85天不等。间歇性皮质醇增多症则无固定周期，缓解期临床症状消退，激素水平恢复正常，此时对小剂量地塞米松有正常抑制反应，但发作期不受地塞米松、美替拉酮、左旋多巴（L-多巴）等的影响，大剂量地塞米松抑制试验呈反常升高。发作期血、尿皮质醇较一般库欣综合征高，往往同时伴有醛固酮增高。临床上一般要出现两个以上发作周期才可诊断。周期性变化是原发灶周期性分泌ACTH所致，病因可以是下丘脑病变、垂体微腺瘤、空泡蝶鞍、支气管小细胞型未分化癌或肾上腺癌、PPNAD等。

（3）异位肾上腺组织来源的肿瘤所致库欣综合征

肾上腺皮质在胚胎发育时有一个迁徙的过程，少数肾上腺皮质细胞在此过程中会散落在各组织中，这些散落的肾上腺皮质细胞有可能发展为肿瘤。这些肿瘤的特性与肾上腺皮质肿瘤相同，但很难定位。

（4）儿童库欣综合征

较为少见，男、女发病率相当，7岁以上发病者多为双侧肾上腺增生，7岁以内发病者以肿瘤多见，异源性ACTH分泌综合征儿童罕见。儿童垂体腺瘤常较大，除库欣综合征临床表现外，常伴身材矮小，可有糖皮质激素和雄激素过多体征，生长过速。

（5）应激性库欣综合征

应激可以引起机体各种激素水平变化，皮质醇分泌增加。

（6）糖皮质激素受体增多性库欣综合征

有报道称，一女性患者青春期出现库欣综合征样表现，但血皮质醇水平正常，淋巴细胞的糖皮质激素受体亲和力正常而数目增加。最初皮质醇节律和垂体-肾上腺功能正常，于10岁9个月时开始出现库欣综合征表现，但生长发育正常，11岁半发生第一腰椎压缩性骨折。患者从13岁9个月到15岁半，间断用米非司酮治疗，症状好转，推测米非司酮可能降低糖皮质激素受体数目。

（7）糖皮质激素过度敏感综合征

有报道称，一例54岁男性患者有向心性肥胖、满月脸、2型糖尿病；但血压不高，没有紫纹。血ACTH测不到，低于2pml/L（9pg/ml）；皮质醇结合蛋白浓度正常；对ACTH1-24、胰岛素诱发的低血糖及CRH赖氨酸加压素（LVP）反应低下，对美替拉酮无反应，提示皮质醇生成率降低。但经两天肌肉注射ACTH1-24储备后血皮质醇上升约660nml/L（24μg/dL），尿17-OHCS排泄达64μmol/24h（23mg/24h），UFC排泄达1800nmol/24h（650μg/24h）。CT扫描垂体、肾上腺正常，血糖皮质激素受体活性很低，皮肤成纤维细胞的芳香酶活性为正常人的1.5～1.8倍。此例的病因是由于糖皮质激素敏感性升高，而低皮质醇产生率和ACTH分泌抑制状态会导致库欣综合征的原因仍不明。

二、病理生理与临床表现

库欣综合征的临床表现主要是由于长期血皮质醇浓度升高所引起的蛋白质、脂肪、糖、电解质代谢严重紊乱，同时干扰了多种其他内分泌激素分泌，而且机体对感染抵抗力降低所引起。此外，ACTH分泌过多及其他肾上腺皮质激素的过量分泌也会引起相应的临床表现。

（一）主要与皮质醇增多有关的临床表现

1. 脂代谢紊乱与向心性肥胖

库欣综合征患者多数为轻到中度肥胖，极少有重度肥胖。有的面部及躯干偏胖，但体重在正常范围。典型的向心性肥胖是指面部和躯干部脂肪沉积增多，由于面部和颈部脂肪堆积显得颈部变粗缩短，但四肢（包括臀部）正常或消瘦。满月脸、水牛背、悬垂腹和锁骨上窝脂肪垫是库欣综合征的较特征性临床表现。另有少数患者呈均匀性肥胖，需与单纯性肥胖鉴别。

肥胖是由于机体的热量摄入超过热量消耗所致。目前，向心性肥胖的原因尚不清楚。

机体的代谢率及热量消耗存在个体差异，主要与遗传有关；遗传因素影响腹腔内脂肪量大于影响皮下脂肪。近年来，与肥胖有关的基因研究主要集中在瘦素基因、瘦素受体基因、β_3肾上腺素能受体（β_3-AR）基因、过氧化物酶增殖体活化受体（PPAR）γ_2、黑素皮质素受体（MCR）基因、解偶联蛋白（UCP）基因等。如中枢MC4-R拮抗剂agouti与瘦素存在"串语"现象（cross-talk）从而减弱瘦素抑制食欲的作用，导致肥胖。腰臀比（WHR）与血浆性激素结合蛋白（SHBG）水平呈负相关，与游离睾酮水平正相关；雄激素导致脂肪腹部沉积引起中心型脂肪分布；糖皮质激素也导致脂肪向心性分布；胰岛素促进脂肪合成。而高蔗糖饮食、吸烟、饮酒等均与向心性肥胖形成有关；此外，发生胰岛素抵抗者出现糖、脂肪、蛋白质代谢异常也可以导致向心性肥胖。

一般认为，库欣综合征患者肥胖主要由于血皮质醇水平升高引起脂肪代谢紊乱、体内胰岛素抵抗引起能量代谢异常所致。血皮质醇浓度升高可增加食欲，导致患者摄食增多而使体重增加。皮质醇的生理作用是脂肪动员，在对皮质醇敏感的四肢，脂肪分解占优势，皮肤变薄，皮下脂肪减少，加上肌肉萎缩，使四肢显得相对瘦小。皮质醇水平升高可拮抗胰岛素作用，出现胰岛素抵抗，导致机体胰岛素分泌增加出现高胰岛素血症。胰岛素促进脂肪合成，结果在对胰岛素敏感的脸部和躯干，脂肪合成占优势，从而出现脂肪重新分布，最终发展成向心性肥胖。正常情况下，白色脂肪组织在体脂增加时合成分泌瘦素增多，血瘦素水平升高而抑制下丘脑的摄食中枢。

同时，肾上腺素分泌异常也在脂肪异常分布中起着一定作用。如儿茶酚胺可促进脂肪动员，还可通过UCP-1促进棕色脂肪的脂肪酸氧化，当棕色脂肪组织功能不全则易发生肥胖。库欣综合征患者脂肪代谢紊乱，对心血管系统产生不利影响，是冠心病发病的独立危险因子。

2. 蛋白质代谢障碍

库欣综合征患者蛋白质分解加速，合成减少，因此机体长期处于负氮平衡状态，导致肌肉萎缩无力，以近端肌受累更为明显，有些患者就诊时仅以此为突出表现。皮肤变薄，皮下毛细血管清晰可见，皮肤弹力纤维断裂，形成宽大紫纹，加之皮肤毛细血管脆性增加，容易出现皮下青紫瘀斑，伤口不易愈合。患者多合并有骨质疏松，可致腰背疼痛，脊椎畸形，身材变矮。

3. 糖代谢异常

约半数库欣综合征患者糖耐量降低，约20%伴糖尿病。高皮质醇血症使糖异生作用增强，并可对抗胰岛素降血糖的作用，易发展成临床糖尿病（类固醇性糖尿病）。此外，库欣综合征可引起胰腺病变（如胰腺脂肪变），影响胰腺内分泌功能而加重糖代谢紊乱。

4. 高血压、低血钾与碱中毒

皮质醇有潴钠排钾作用。库欣综合征时，高水平的血皮质醇是高血压、低血钾的主要原因，加上有时去氧皮质酮及皮质酮等弱盐皮质激素的分泌增多，使机体总钠量明显增加，血容量扩张，血压上升并有轻度水肿。尿钾排泄量增加，导致低血钾和高尿钾，同时伴有氢离子的排泄增多而致代谢性碱中毒。

库欣综合征的高血压一般为轻到中度，低血钾性碱中毒程度也较轻。但异源性ACTH综合征及肾上腺皮质癌患者由于皮质醇分泌显著增多，同时弱盐皮质激素分泌也增加，因而低血钾性碱中毒的程度常较严重，在库欣病与异源性ACTH综合征鉴别时可作参考。如高血压长期得不到良好控制，常有动脉硬化和肾小动脉硬化，则库欣综合征治愈后血压也很难降至正常。长期高血压可以并发左心室肥厚、心力衰竭和脑血管意外等。

皮质醇、去氧皮质酮的水钠潴留作用导致血容量扩张。另外，对缩血管物质（如去甲肾上腺素等）的反应过强也可能是库欣综合征患者发生高血压的原因之一。有学者指出，库欣病的高血压发病机制与ACTH、皮质类固醇的高分泌有关，但疾病进一步发展则与自主神经系统兴奋性改变及中枢神经系统调节障碍有关；血浆肾素活性增高、外周血皮质醇与盐皮质激素受体结合，使皮质醇无法完全转化成无活性的可的松也可引起血压升高。

库欣综合征和功能性盐皮质激素过多症患者的红细胞膜Na^+/H^+交换增强，导致细胞内和细胞外容量增加；细胞内钠离子增多，对儿茶酚胺的敏感性增高，加速高血压的发生和发展。

11β-羟类固醇脱氢酶（11β-HSD）的生理作用是抑制肾脏11-羟-类固醇激素活性，从而防止糖皮质激素与非选择性盐皮质激素受体结合而产生保钠保水排钾的作用。有研究人员认为低血钾可能由于11β-羟类固醇脱氢酶缺陷，限制皮质醇代谢转化为无活性的可的松，结合至盐皮质激素受体的皮质醇增多，从而增加其盐皮质激素样作用；另有研究者认为是11β-羟类固醇脱氢酶受抑制，血皮质醇无法转化为可的松，从而出现皮质醇的盐皮质激素样作用，导致低血钾。

5. 生长发育障碍

过量皮质醇抑制儿童生长激素的分泌及作用，抑制性腺发育，因而对生长发育有严重影响。少儿时期发病的库欣综合征患者，生长停滞，青春期延迟，与同龄儿童比身材肥胖矮小；如伴脊椎压缩性骨折，身材更矮。库欣综合征生长发育障碍的原因可能与下列因素有关：①过量皮质醇抑制垂体前叶分泌生长激素。②直接影响性腺以及抑制促性腺激素分泌而抑制性腺发育。③影响某些细胞因子的表达。如白血病抑制因子（LIF）可调节分化成熟的下丘脑-垂体-肾上腺轴功能，转基因鼠表达的LIF促进垂体ACTH细胞增生，而GH细胞和促性腺激素细胞受抑制。

6. 骨质疏松

长期慢性过量的糖皮质激素具有降低骨胶原转换作用。因此，继发性骨质疏松是库欣综合征常见的并发症，主要表现为腰背痛，易发生病理性骨折，骨折的好发部位是肋骨和胸腰椎，可以引起脊柱后凸畸形和身材变矮。骨骼的其他病变（如非特异性炎症）常与长期药理剂量的糖皮质激素导致肱骨头或股骨头无菌性坏死等有关，其他类型的库欣综合征很少出现这种情况。

7. 性腺功能紊乱

库欣综合征患者性腺功能均明显减退。由于高皮质醇血症不仅直接影响性腺，还对下丘脑-垂体的促性腺激素分泌有抑制作用。女性表现为月经紊乱，继发闭经，极少有正常排卵，难以受孕。Lado Abeal等认为这些改变主要由血皮质醇增多而不是雄激素升高所引起。在男性患者，睾酮生成减少，故主要表现为性功能减退、阳痿、阴茎萎缩、睾丸变软缩小。

除肾上腺皮质腺瘤外，由肾上腺增生所引起的库欣综合征均有不同程度的肾上腺去氢异雄酮及雄烯二酮分泌增加，这些激素本身雄性激素作用不强，但可在外周组织转化为睾酮，导致痤疮、多毛，甚至女性男性化表现，脱发、皮脂分泌增多。而这些弱雄激素可抑制下丘脑垂体-性腺轴，也是引起性功能减退的另一原因。

8. 造血与血液系统改变

皮质醇刺激骨髓造血，红细胞计数和血红蛋白含量升高，加之患者皮肤变薄，故呈多血质外貌。大量皮质醇使白细胞总数及中性粒细胞增多，促进淋巴细胞凋亡、淋巴细胞和嗜酸性粒细胞的再分布，这两种细胞在外周血中绝对值和白细胞分类中的百分率均减少。血液高凝状态可能与下列因素有关：①红细胞增多。②血管内皮细胞代谢增强。③血液中Ⅷ因子及VWF浓度升高，易形成血栓。

9. 感染

大量的皮质醇抑制机体的免疫功能，机体的中性粒细胞向血管外炎症区域的移行能力减弱，自然杀伤细胞数目减少，功能受抑制，患者容易合并各种感染，如皮肤毛囊炎、牙周炎、结核活动播散、泌尿系感染、甲癣、体癣等；感染不易局限，可发展为丹毒、丘疹样皮肤改变和败血症等，机会性感染增加。免疫功能受抑制，一旦合并感染，机体对感染难以产生相应反应，如严重感染时体温不一定升高，白细胞计数可正常，故不能用体温和白细胞计数等作为衡量感染严重程度的指标。

10. 精神障碍

约有半数库欣综合征患者伴有精神状态改变。轻者可表现为欣快感、失眠、注意力不集中，情绪不稳定，少数可以表现为抑郁与躁狂交替发生；另还有少数出现类似躁狂抑郁或精神分裂症样表现或认知障碍，库欣综合征精神症状发生原因可能与下列因素有关：①糖皮质激素可调节情感、认知和成瘾行为。Tronche等发现，中枢神经系统的糖皮质激素受体基因突变可改变鼠对应激的反应，提示糖皮质激素受体对情感和认知功能有调控作用。②患者海马有可逆性损害。③过早出现大脑皮层萎缩。

11. 高尿钙与肾石病

高皮质醇血症影响小肠常低限或低于正常，但尿钙排量增加，易并发肾石病（15%～19%）。

12. 高皮质醇血症掩盖合并的自身免疫性疾病

Kajita等报告无症状的自身免疫性甲状腺疾病在经肾上腺切除治疗库欣综合征后发展为毒性甲状腺肿（Graves病）。另有库欣综合征致SLE症状完全缓解，当肾上腺切除术后SLE病情恶化的病例报道。

（二）其他表现

1. 雄激素增多的相关症状

痤疮、头面部皮肤油腻、头顶脱发但秃顶少见，女性多毛。多毛通常仅局限于面部，但少数也可表现为全身毛发增多。女性月经稀少，男女都有性欲减退；男性是由于皮质醇增多所致，女性则由于皮质醇和雄激素同时增加引起。

2. 眼部病变

患者常有结合膜水肿，约6%的库欣综合征患者有轻度突眼，可能由于眶后脂肪沉积引起。早期症状不明显，可仅表现为眼部病变，如浆液性中心脉络膜视网膜病，仅24小时UFC升高；高皮质醇血症对钙的吸收，且骨钙动员，大量钙离子进入血液后从尿中排出。偶尔，异源性ACTH综合征患者可以视力损害或眼内压升高为首发表现。极少数患者可有嗅觉减退。

3. 皮肤色素沉着

异源性ACTH综合征，因肿瘤产生大量ACTH、β-LPH和N-POMC等，故皮肤色素明显加深，具有鉴别意义。

（三）与异源性ACTH分泌肿瘤有关的表现

胸腺瘤可有上腔静脉阻塞综合征，恶性胸腺瘤可伴眼内压升高。胃泌素瘤所致库欣综合征可引起难治性溃疡、高胃酸分泌和高胃泌素血症等；胸腺神经内分泌肿瘤致库欣综合征可以表达多种细胞因子。其分泌的异源激素有降钙素、生长抑素、胃泌素、胰多肽、胰高糖素、人绒毛膜促性腺激素-β、α-胎儿蛋白（AFP）、α-亚基、特异性神经元烯醇化酶（NSE）、GHRH、CRH和癌胚抗原（CEA）等，可引起相应的临床表现。

此外，类癌标志物也有助于鉴定异源性ACTH分泌肿瘤的多激素分泌潜能，如嗜铬素A的表达增加可见于胃、肠道、胰腺等神经内分泌瘤和类癌，但同时分泌过多的CRH/ACTH的情况十分罕见。

三、诊断

库欣综合征的诊断原则与其他内分泌疾病相同，包括功能诊断即确定是否为皮质醇增多症；病因诊断即明确属于ACTH依赖性还是ACTH非依赖性库欣综合征；定位诊断即明确病变部位是在垂体、垂体以外其他组织起源肿瘤还是肾上腺本身。

库欣综合征的诊断程序包括详细的病史资料（主要症状及其持续时间）和仔细的体格检查，应特别注意外貌及体型的改变，如向心性肥胖、满月脸、痤疮、紫纹等，结合是否有高血压、糖尿病及精神失常等表现；实验室检查进一步证实高皮质醇血症和明确病因，并应用影像学检查确定病变部位。实验室检查包括：①血常规，可有血红蛋白升高、血细胞比容增加。②血尿生化指标检测，可有低血钾、代谢性碱中毒、尿钾排泄增多。③特殊检查，如血尿激素水平及代谢产物浓度测定及下丘脑-垂体-肾上腺功能试验等。

（一）高皮质酶血症的确诊

1. 尿17-OHCS测定

测定尿中17-OHCS排泄量，可以估计肾上腺皮质功能状态。当排泄量超过55.2μmol/24h（20mg/24h）提示肾上腺皮质分泌功能升高，尤其是超过69μmol/24h（25mg/24h）更具有诊断意义。由于影响其测定结果因素很多，如尿量是否收集完全，饮食（如含色素的水果、蔬菜等）及药物（甲丙氨酯、肾上腺皮质激素、睾酮、碘化物、磺胺类或氯丙嗪等），当无尿肌酐排泄率校正时结果有较大误差。现一般用敏感性和特异性均较高的24小时UFC替代。

2. 尿17-成酮类固醇（17-KGS）测定

尿17-KGS的主要成分包括17-OHCS、可妥尔（皮五醇）和可妥龙（皮酮四醇）。在体外，17,20二羟皮质类固醇及孕三醇可在过碘酸盐作用下氧化生成17-KS。通过测定17-KS浓度来衡量机体17-KGS的生成量。17-KS的生成可发生在氧化作用以前，其产生量在硼氢化物存在时减少，并可从总测定值中减去氧化以前生成的量；同时四氢皮质醇和四氢可的松也可转化成17,20-二羟皮质类固醇，最终在体外发生氧化，其量也可以测出。因此，17-KGS测定较17-OHCS测定检测的皮质醇代谢产物种类更多，而且它还能测出21-脱氢类固醇类（如孕三醇）等非皮质醇的代谢产物。

正常人尿17-KGS排泄量波动于21～69μmol/24h（6～20mg/24h），男女相同。过度肥胖者排泄增多，但可通过肌酐排泄率校正来表示。

很多药物可以影响其结果，如青霉素可以升高17-KGS，而葡萄糖、甲丙氨酯、X线造影剂（胆影葡胺、碘肽葡胺）使其降低。虽然17-KGS测定可以检测更多的皮质醇代谢产物，但与17-OHCS测定方法比较没有更多优势。

3. 尿游离皮质醇（UFC）测定

24小时UFC测定被广泛用于库欣综合征的筛查。正常情况下，人体约有10%的皮质醇处于非结合状态，具有生物活性。正常游离皮质醇可通过肾小球滤过，大部分在肾小管被重吸收，而通过肾脏的排泄量较恒定。当血中过量的皮质醇使循环皮质醇结合蛋白处于饱和状态时，尿中游离皮质醇的排泄量即增加。

RIA测定24小时UFC可反映机体的皮质醇分泌状态，其升高程度与库欣综合征病情平行。正常上限波动范围为220～330mmol/24h（80～120μg/24h）。当排泄量超过304nmol/24h（110μg/24h）即可判断为升高。可通过测定尿肌酐排泄率来判断标本是否收集完全，从而排除假阴性结果。

此外，有些检测方法（如RIA）在测定24小时UFC时与外源性糖皮质激素具有交叉反应会影响其测定结果。HPLC可将皮质醇与其他类固醇激素及其代谢产物分开，最近被用于皮质醇和可的松的测定，并用于内源性库欣综合征和外源性糖皮质激素过多所致库欣综合征的鉴别。外源性糖皮质激素所致库欣综合征，机体皮质醇和可的松的生成受抑，用HPLC法检测不到尿UFC，而泼尼松和泼尼松龙则可以检测到，这样就可以克服RIA的交叉反应而影响结果判断。

4. 血、唾液皮质醇的测定及其昼夜节律变化

采血测定皮质醇浓度是确诊库欣综合征的较简便方法。由于皮质醇呈脉冲式分泌，而且皮质醇水平极易受情绪、静脉穿刺是否顺利等因素影响，所以单次血皮质醇的测定对库欣综合征诊断价值有限。1960年，Doe等首次报道库欣综合征患者血皮质醇正常昼夜节律消失，表现为早晨血皮质醇水平正常或轻度升高，晚上入睡后1小时水平升高且与早晨水平相当（即异常或缺乏正常节律）。故血皮质醇昼夜节律消失的诊断价值较单次皮质醇测定价值大。

皮质醇节律紊乱还可见于抑郁症，尤其是对地塞米松试验无反应者。危重患者的皮质醇节律可能完全消失，要注意鉴别。

唾液中皮质醇的浓度与血游离皮质醇平行，且不受唾液分泌量的影响。而收集唾液为无创性方法，故测定午夜0:00（谷）和早上8:00（峰）唾液中皮质醇浓度也可以用于库欣综合征的诊断。午夜唾液皮质醇浓度增高，结合24小时UFC排泄增加，其诊断库欣综合征敏感性可达100%。由于其诊断敏感性高及收集标本的无创性，在儿童和青少年库欣综合征的诊断中应用较广。唾液皮质醇浓度诊断儿童库欣综合征的标准为：午夜超过7.5nmol/L（0.27μg/dL），清晨睡醒时超过27.6nmol/L（1.0μg/d）。

（二）确定是否为ACTH依赖性血皮质醇增多

1. 小剂量地塞米松抑制试验（LDDST）

（1）标准小剂量地塞米松抑制试验

1960年，由LiddLe最初描述2mg/d（0.5mg每6小时1次）的小剂量地塞米松抑制试验（持续48小时）来确定是否存在皮质醇高分泌状态，目前仍为确诊库欣综合征的常用方法。地塞米松导致下丘脑垂体-肾上腺轴的抑制，故血、尿皮质醇水平下降，而库欣综合征由于长期高皮质醇水平抑制下丘脑垂体功能，故应用外源性地塞米松不出现反馈

抑制。

无论肌酐排泄率高低，正常人在应用地塞米松的第二天，都会出现尿17-OHCS下降至6.9μml/24h（2.5mg/24h）或以下，UFC下降至27nmol/24h（10μg/24h）以下。尽管在确诊库欣综合征时并不需要，但可将下述指标作为全面资料收集：血皮质醇低于140nmol/L（5μg/dL），ACTH下降至2.2pmol/L（10pg/ml）或以下，血地塞米松浓度介于5～17nmol/L（2～6.5ng/ml）。血皮质醇用于进一步验证17-OHCS结果；血ACTH测定可以帮助明确库欣综合征的病因，通常在异源性ACTH综合征患者中升高，库欣病患者则正常，肾上腺肿瘤患者下降，甚至检测不到；测定地塞米松是为了证实患者确实服了药，且其地塞米松代谢速率处于正常范围。地塞米松在很多的RIA中检测不出；在体内通过代谢以17-OHCS的形式于尿中排泄，但其浓度较低，对结果判定影响不大。

（2）午夜小剂量地塞米松抑制试验

在上述试验的基础上发展了相对简单的午夜地塞米松抑制试验。实验操作简单，广泛用于门诊库欣综合征患者的筛查，如血皮质醇水平能被抑制到140nml/L（5μg/dL）以下，则可排除库欣综合征。实验敏感性高，但假阳性率可达12%～15%。若将判定标准升至200nml/L（7μg/dL）时，假阳性率降至7.3%。当结果介于140～275nmol/L（5～10μg/dL）不能确诊时，应进一步做标准LLDDST。8：00血皮质醇超过275nmol/L（10μg/dL）时，则库欣综合征诊断可能成立，应进一步检查以明确病因。当应用肝脏酶系诱导剂（如苯妥英钠、苯巴比妥、卡马西平）诱导肝脏酶活性，加快地塞米松清除，可降低地塞米松的血药浓度而导致假阳性结果。雌激素可增加循环皮质醇结合蛋白浓度，而RIA测定的是总皮质醇的量，故当口服避孕药时，可出现50%假阳性率导致误诊为库欣综合征。建议在条件允许时，尤其是病情较轻者。停口服含雌激素的药物6周，待血皮质醇结合蛋白降至基础水平后，再行LDDST。经皮给药（如皮埋剂、皮贴剂）时可不必停药等待。

2. 胰岛素低血糖试验

任何病因引起的库欣综合征患者。约80%的患者对胰岛素诱发的低血糖不会有皮质醇升高的反应；同时，在本试验中，库欣综合征患者GH升高的反应也是延迟的。单纯性肥胖患者也会出现类似延迟的GH升高反应。而抑郁症患者可有轻度的血皮质醇水平升高，但对低血糖应激会发生皮质醇升高反应，可作为两者鉴别试验。

由于胰岛素低血糖试验存在一定的危险性，且对确诊库欣综合征作用有限，一般不作为首选，当前述试验都不能确定皮质醇高分泌状态时才考虑此试验。

3. 米非司酮试验

米非司酮是糖皮质激素拮抗剂，在受体水平通过抑制靶细胞胞浆内糖皮质激素受体的变构活化而阻断糖皮质激素作用。在正常人可降低皮质醇对HPA轴的反馈抑制作用，引起血ACTH和皮质醇分泌增加，UFC排泄增多，而库欣综合征患者没有改变。

与基础值比较，血ACTH升高17%，皮质醇升高达到或超过30%，24小时UFC升高18%以上，可认为呈阳性反应，库欣综合征患者不出现上述反应，本试验可以用于皮质醇增多症的确诊。当LDDST无法鉴别时可以联合使用，或适用于病情较重又未确诊库欣综合征的疑诊患者（如伴有严重感染、异常精神症状者）。RU486能够拮抗激素过高引起的一系列并发症状，不会导致诊断过程中病情进一步恶化。

4. 周期性库欣综合征

有些分泌ACTH肿瘤呈间断或周期性分泌特点，所引起的库欣综合征患者血皮质醇也呈间歇性升高。如患者出现周期性焦虑与抑郁症，伴有影响血糖水平波动的因素或出现典型的库欣综合征的症状和体征，血、唾液、尿皮质醇水平可能不高。此时，需要更仔细地询问病史，并长期门诊随诊，反复多次测定唾液皮质醇浓度或24小时UFC帮助确诊。

（三）库欣综合征的病因诊断

一旦高皮质醇血症诊断成立，必须进一步检查以明确库欣综合征的病因。

1. ACIH依赖性与ACTH非依赖性库欣综合征的鉴别

首先确定血中ACTH水平能否检测到。传统RIA可检测ACTH的低限为2.2pmol/L（10pg/ml），通常就将此定为区分ACTH依赖性与ACTH非依赖性库欣综合征的标准。当ACTH高于此值时，则诊断为ACTH依赖性库欣综合征；如果ACTH持续检测不到，则ACTH非依赖性库欣综合征诊断成立，应对肾上腺做进一步的影像学检查，如B超、CT、MRI和核素扫描。但有极少数垂体依赖性库欣综合征（即库欣病）偶尔出现ACTH降低，用传统RIA检测不到，为避免上述情况导致误诊，应反复多次测ACTH或进一步行CRH兴奋试验测ACTH和皮质醇。

用IRMA测定ACTH与传统RIA比较有如下优点：①速度快。②重复性好。③更敏感，可检测值低至1.1pmol/L（5pg/ml）。此法检查肾上腺腺瘤，自主性双侧肾上腺增生及应用外源性糖皮质激素所致库欣综合征的ACTH水平持续性低于1.1pmol/L（5pg/ml），可确诊为ACTH非依赖性库欣综合征；超过此值则判定为ACTH依赖性库欣综合征。一般库欣病患者ACTH正常或轻度升高，异源性ACTH综合征患者的ACTH水平明显升高，异源性CRH患者血ACTH水平也可升高。当用ACTH测定不能鉴别时，可进一步行HDDST或CRH兴奋试验。

2. ACTH依赖性库欣综合征的诊断

库欣综合征的病因诊断从前面库欣综合征病因分类中得知，ACTH依赖性库欣综合征可分为垂体依赖性库欣综合征（库欣病）、异源性ACTH综合征和异源性CRH综合征3类。统计资料显示，库欣病约占ACTH依赖性库欣综合征病因的85%～90%，而异源分泌ACTH致库欣综合征的肿瘤体积往往很小，难以与库欣病鉴别，难以定位，故依赖于生化检查来指导影像学检查部位的选择。库欣病最佳治疗方法是垂体手术，而垂体术后可能出现垂体功能减退或障碍（儿童），最主要的是此手术方法无法改善异源分泌ACTH肿瘤患者的状况，并导致肿瘤转移。

（1）基础检查

虽然通常异源性ACTH综合征的血ACTH水平可能比库欣病高，但用RIA或/和IRMA测定时，两者有很大重叠范围，其鉴别诊断价值非常有限。

几乎所有异源性ACTH综合征患者的血钾都低，可作为辅助的鉴别诊断指标。但约10%库欣病患者也有低钾血症，注意鉴别。

如同时测定肿瘤异源分泌的其他激素或多肽，可帮助确诊。另外，同时存在的多肽激素为异源性ACTH综合征提供有力证据，选择性静脉采样测定这些肿瘤标志物对肿瘤定位可能也有一定的帮助。可作为随访、判断治疗效果及预后的观察指标。有时，库欣

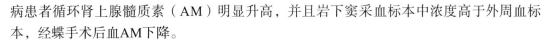

病患者循环肾上腺髓质素（AM）明显升高，并且岩下窦采血标本中浓度高于外周血标本，经蝶手术后血AM下降。

（2）动态试验

1）大剂量地塞米松抑制试验（HDDST）：HDDST在临床的应用已超过30年，目前仍作为鉴别ACTH依赖性库欣综合征病因的重要试验，其原理是库欣病患者的ACTH肿瘤细胞对糖皮质激素的反馈抑制作用保留有一定的反应，而异源ACTH肿瘤细胞无此反应。

试验时，共收集3次24小时尿测17-OHCS或UFC，计算其经口服地塞米松2mg的第1天和第3天抑制程度。当17-OHCS或UFC可被抑制到基础值的50%或以下则提示为库欣病。也可用改良的HDDST试验，方法是抽血测定皮质醇浓度，同样服地塞米松2mg，每6小时1次，共2天后，计算服药前后8：00或9：00皮质醇的抑制程度。由于经典的48小时HDDST较烦琐，近年来广泛推荐采用午夜HDDST法，即地塞米松8mg，24：00顿服，服药前、后8：00抽血测皮质醇。如用药后相同时间点血皮质醇抑制程度达到或超过基础值的50%即可诊断库欣病，本试验的特异性为100%，敏感性约92%。

根据NIH的资料，将UFC作为观察指标，其特异性和敏感性均较17-0HCS高。当UFC抑制达90%，诊断库欣病的特异性可达100%，敏感性达83%。

在临床上，发生假阴性结果（即部分库欣病不能被地塞米松抑制）的可能原因为：①地塞米松吸收不全。②地塞米松清除加速。③依从性差（患者未服药）。为了避免这些问题，静脉滴注地塞米松1mg/h，持续5小时后皮质醇下降达到或超过基础值的50%，可诊断为库欣病。有人在此基础上做了进一步改进，静脉滴注地塞米松1mg/h，持续7小时后测定皮质醇较基础值降低190nmol/L（6.8μg/dL）或更多，即可诊断库欣病，其敏感性、特异性均较前提高。

2）美替拉酮（甲吡酮）试验：LiddLe等介绍了一种持续时间较长的美替拉酮试验。正常ACTH的分泌受血皮质醇抑制，故主要用于判断垂体ACTH细胞储备功能，也用于鉴别原发性肾上腺病变和其他原因所致的库欣综合征，近年来主要用于ACTH依赖性库欣综合征的鉴别诊断。

早晨8：00起口服美替拉酮0.75g，每4小时1次，共6次，服药前、服药当天及服药后收集每24小时尿液并采血，测定尿17-OHS、11-去氧皮质醇及血11-去氧皮质醇水平。

在原发性肾上腺病变（如腺瘤或皮质癌）患者中，美替拉酮一般不会引起尿17-OHCS排泄增加，并可能下降。这主要是因为：①慢性高皮质醇血症抑制下丘脑CRH和垂体ACTH合成与分泌，当美替拉酮诱发低皮质醇血症时，仅释放极少量的ACTH。②即使大剂量ACTH刺激，肾上腺癌和约50%的肾上腺腺瘤患者也无反应。③长期ACTH缺乏，正常肾上腺组织处于萎缩状态，对这种刺激不能做出急性反应。④美替拉酮还抑制皮质醇合成的早期步骤，上述各种原因共同引起尿17-OHCS排泄减少。而在库欣病患者中，由于血皮质醇下降，对下丘脑、垂体的反馈抑制作用减弱，导致血ACTH代偿性升高而使增生的肾上腺皮质合成更多的皮质醇，抵消早期美替拉酮对皮质醇合成的抑制作用而引起尿17-OHCS升高（一般升高2～4倍）；血11-去氧皮质醇增加更加明显。

为了简化美替拉酮试验，在鉴别库欣病与原发性肾上腺病变时，又发展了午夜24：00一次服美替拉酮（30mg/kg体重）方法，服药前后9：00各采血测血皮质醇和11-去氧皮质醇，当此法的特异性为100%时，其敏感性仅为65%。结合持续美替拉酮试验时，敏感性可升高达84%，由于其敏感性过低，单次剂量的美替拉酮试验不再用于库欣综合征的病因鉴别。

3）CRH试验：将用CRH后血皮质醇较基础值升高达到或超过20%，或ACTH较基础值升高达到或超过35%作为阳性。一般来说，绝大部分库欣病患者在注射CRH后10～15分钟呈阳性反应；但有7%～14%的患者对CRH刺激无外周血皮质醇或ACTH升高反应，而岩下窦所采血标本中，ACTH与外周血ACTH比例可升高3倍以上。绝大多数库欣病患者对CRH无反应者可以被HDDST抑制，但也有少数异源性ACTH综合征（如支气管类癌）可被HDDST抑制且对CRH有反应，这种情况极少见，分析结果时应加以注意。结合HDDST和CRH兴奋试验，一般能鉴别ACTH依赖性库欣综合征的病因。

CRH常见的副作用有短暂轻微的兴奋状态，面部轻微充血、潮红及口腔内金属味。一般均能耐受。

4）血管升压素试验：肌内注射10U精氨酸加压素（AVP）后，库欣病患者UFC排泄量增加，但库欣病患者静脉注射10U赖氨酸加压素（LVP），其血清皮质醇的变化程度小于静脉注射CRH的变化。研究表明，CRH试验在鉴别库欣病和异源性ACTH综合征时优于血管升压素试验。值得注意的是，库欣病患者对肌内注射10U AVP反应的假阴性可达27%。联合CRH和AVP试验时，多数患者呈协同作用，可增加所有库欣病患者CRH和AVP试验时ACTH升高的反应，提高试验准确性。

由于有些原发性肾上腺疾病致库欣综合征或异源性ACTH综合征患者的HPA轴未被完全抑制，联合试验可有ACTH升高反应，所以该试验不能用于鉴别原发性肾上腺疾病致库欣综合征和异源性ACTH综合征。

5）去氨加压素（DDAVP）试验：加压素的长效作用类似物——DDAVP与肾脏抗利尿激素受体（V2R）作用有相对特异性，只有轻微的V2R调节的缩血管活性作用，因此建议将其作为ACTH依赖性库欣综合征病因鉴别诊断的辅助方法。给男性注射DDAVP后，在体内无促进ACTH释放活性。目前尚不能确定其是否对V1b受体有作用。另有，静脉注射5～10μg去氨加压素使绝大部分库欣病患者的血皮质醇水平较基值增加4倍以上（无反应者为分泌ACTH的嗜铬细胞瘤）。

静脉注射10μg去氨加压素后，血皮质醇升高达到或超过20%，血ACTH升高达到或超过35%为阳性。以此作为判断标准，诊断敏感性及特异性均不如CRH兴奋试验。

由于其敏感性及特异性均不如CRH试验，一般不主张采用此实验来鉴别ACTH依赖性库欣综合征。但由于有些库欣病患者仅对其中某个肽类激素起反应，故在特定情况下，去氨加压素试验或许有助于ACTH依赖性库欣综合征的鉴别。有报道DDAVP试验鉴别单纯性肥胖、隐性异源性ACTH综合征、肾上腺性库欣综合征和库欣病时，仅库欣病患者呈阳性反应。

6）激素联合试验：由于有7%～14%的库欣病患者对CRH无反应，故应结合其他肽类激素试验，并对结果进行综合分析来作出判断。

7）血管活性肠肽（VIP）和组氨酸-蛋氨酸肽试验：在正常人中可诱导ACTH或皮质醇释放反应。在对CRH刺激有反应的库欣病患者对此类试验也有升高反应，而CRH刺激无反应的库欣病患者也无兴奋作用。

8）ACTH兴奋试验：观察患者对迅速升高的血ACTH有无皮质醇升高的反应。用cosyntropin（人工合成的ACTH1-24肽）静脉注射或缓慢滴注后，库欣病患者出现与正常相似的血皮质醇升高和UFC、17-OHCS排泄增多或较正常升高更明显，提示肾上腺既不处于过度刺激状态也无自主分泌功能，但该试验的鉴别意义不大。

9）GH释放肽试验：GH释放肽为生长激素释放肽（GHRPs）家族中的一个合成肽，近年应用于库欣病的诊断，其促ACTH和皮质醇释放作用较CRH作用大得多。但在一例异源性ACTH综合征患者也观察到皮质醇水平明显升高，程度甚至超过库欣病患者组。因此，该试验在异源性ACTH综合征患者中的反应有待进一步观察。

（3）有创检查

从大规模实验和荟萃分析中得出，上述试验方法均无法做到100%确定升高的ACTH是来源于垂体还是肿瘤异源性分泌。有时必须进行进一步检查。

1）岩下窦采样（IPSS）测ACTH：正常情况下，垂体静脉回流至海绵窦然后再到岩下窦，而正常岩下窦仅接受垂体静脉血液回流。因此，库欣病患者中枢血ACTH浓度明显高于外周血浓度，而异源性ACTH综合征患者无此变化。但由于ACTH是呈脉冲式分泌，在基础状态下测定这种差别可能并不明显，必须结合CRH试验，比较注射前后中枢与外周血ACTH浓度差别，则诊断库欣病的准确性明显提高。

双侧股静脉插管至岩下窦（经X线造影确定），另外再置一外周静脉插管，3个部位同时采血标本。在注射CRH前采2～3次血测定ACTH作为基础值。然后静脉注射CRH1μg/kg体重或100μg，注药后第2、第5、第10、第15分钟同时采双侧岩下窦血标本（BIPSS）及外周血测ACTH（峰值一般在注射后3～5分钟出现）。注射CRH后IPSS的ACTH/外周血ACTH≥3，则提示库欣病。如先用美替拉酮处理再行CRH刺激能更进一步增加库欣病患者的中枢/外周血的ACTH浓度差，提示当单用CRH试验无法判断时可以考虑采用。

作为有创性检测手段，操作成功率和检测结果的可靠程度与操作者熟练程度明显相关。而且，当岩下窦发育不良呈丛状时，IPSS可能与外周血无明显差别而出现假阴性结果。由于CT、MRI对库欣病肿瘤定位敏感性较低，有时呈假阴性，经对比发现，IPSS术前定位与最终病理证实的诊断符合率超过CT和MRI的定位符合率。Tsagarakis等报道，双侧IPSS结合CRH、DDAVP试验是鉴别ACTH依赖性库欣综合征的有效方法，能提高诊断准确性。IPSS及外周血比较ACTH的浓度差，对判断中枢ACTH来源很有意义，但是否可以确定来源于哪一侧仍有待进一步证实。

IPSS的并发症主要有蛛网膜下静脉出血、下肢远端深静脉血栓栓塞、感染、脑干梗死、桥脑出血、垂体损伤等。

2）海绵窦采血测ACTH：Teramoto等建议，用海绵窦直接采血来取代IPSS，可以增加诊断准确性和避免应用CRH，另还有人也将此法用于鉴别ACTH依赖性库欣综合征。

3）其他方法：最初认为肿瘤及周围选择性静脉采样，可以帮助肿瘤定位。实际上，这些方法通常是不必要的，还可能误导肿瘤定位，如从胸腺静脉采样导致的假阳性结果而造成不必要的胸腺切除。

（4）核素显像[111]In-奥曲肽扫描

除了前面讨论过的垂体-肾上腺功能试验，在未进行IPSS检查之前，放射性核素扫描和胸部CT（或MRI）检查方法被用来排除那些表现与库欣病相似的支气管或胸腺类癌患者。当经HDDST或IPSS能明确库欣病诊断的患者则不必再进行扫描检查。

由于很多神经内分泌肿瘤细胞表面都有生长抑素受体，故[111]In标记奥曲肽，可用于受体阳性的异源分泌ACTH肿瘤的定位。

3. ACTH非依赖性库欣综合征的诊断

（1）肾上腺肿瘤（腺瘤或癌）

患者一般逐渐出现皮质醇增多的临床表现。两者中以肾上腺皮质癌患者起病较急、进展较快，在腹部可以触及癌肿或下移的左肾下极，还可出现腰背痛、腹痛和侧腹部疼痛等症状。无功能肾上腺肿块不引起任何症状，常被无意中发现，大部分为良性肿瘤。

分泌皮质醇的肾上腺肿瘤除有库欣综合征症状外，可伴或不伴高血压和男性化表现。但有的肾上腺腺瘤只表现为男性化；肾上腺皮质瘤只引起高血压、男性化和（或）女性化表现，而无内分泌症状。不分泌皮质醇的肿瘤患者其去氧皮质酮（DOC）、睾酮、雌二醇、雌酮或其他旁分泌激素水平升高，基础血ACTH和皮质醇浓度可正常。LDDST时，其正常肾上腺皮质组织生成皮质醇可正常或受抑制。实验室检查结果的一般规律是：①肾上腺良、恶性肿瘤所致库欣综合征，24小时UFC、17-OHCS轻度升高。②腺瘤患者血、尿去氯异雄酮及尿17-KS可正常或升高，与皮质醇及17-OHCS水平平行，尿17-KS通常低于20mg/d。③肾上腺皮质癌患者由于皮质醇前体物质的不适当升高，尿17-KS常超过20mg/d甚至更高。④有些"无功能"癌，测定类固醇、激素前体（如孕三醇）的浓度或计算醛固酮与其前体18-羟去氧皮质类固醇比率可以帮助诊断。⑤清晨时皮质醇可正常，晚上却不适当升高。⑥血ACTH受抑制，低于1pmol/L（5pg/ml）或测不出。⑦基础皮质醇生成增加：基础血皮质醇测定值升高，但一天中可以有波动。UFC或皮质醇代谢产物排泄量增加。⑧皮质醇分泌不依赖ACTH刺激。⑨糖皮质激素负反馈作用抵抗。高皮质醇血症抑制ACTH分泌，且地塞米松不影响肾上腺皮质醇的合成，HDDST甚至极大剂量地塞米松无抑制作用。如高度疑为肾上腺肿瘤应进一步行下列检查。

1）美替拉酮试验：检测其对血皮质醇下降有无反应，肾上腺肿瘤患者的垂体分泌ACTH处于抑制状态，约半数腺瘤患者和所有肾上腺皮质癌患者对ACTH升高无反应。美替拉酮不仅阻滞去氧皮质醇转化成皮质醇，也阻滞胆固醇转化生成孕烯醇酮，虽然有些患者的垂体功能未被完全抑制，当皮质醇浓度降低时，血ACTH有可能升高，去氧皮质醇无升高，且尿17-OHCS明显下降。

2）CRH兴奋试验：由于垂体ACTH分泌受抑，且高水平的血皮质醇水平阻滞垂体对CRH和AVP的反应，大多数肾上腺腺瘤患者对CRH无反应。但当试验时血皮质醇升高不明显或病程较危重，垂体未完全抑制时，可以有一定的反应。AVP和CRH联合AVP试验结果不可靠，原因如下：①正常肾上腺皮质细胞上有Ⅰ型（V1a）AVP受体，肾上腺肿瘤对AVP起反应。②肿瘤和ACTH非依赖性大结节性肾上腺疾病又可对AVP有反应。③有些肾上腺肿瘤对DDAVP不起反应，但不清楚这种现象是否普遍存在。

3）ACTH刺激试验：检查其对ACTH有无反应，肾上腺皮质肿瘤所致库欣综合征全部是ACTH非依赖性，但约60%腺瘤对药理剂量的ACTH有反应，有时还呈过度反应。但残存正常肾上腺组织和所有的癌肿对ACTH都无反应，部分腺瘤对ACTH有较小的反应。

（2）ACTH非依赖性双侧肾上腺大结节性增生（AIMAH）

其特点是血尿类固醇类激素浓度升高，基础ACTH测不到，CRH或美替拉酮刺激后血ACTH仍测不到；如果抑制，HDDST时类固醇激素的产生受抑程度很小，通常对美替拉酮试验反应也小；当应用cosyntropin后，血皮质醇升高；垂体CT、MRI正常；肾上腺重量通常24～500g或更大，包含多个直径超过5mm的非色素性大结节；呈典型的良性肾上腺结节，结节内皮质无萎缩而是增生；双侧肾上腺全切可获治愈；发病机理不清。

（3）原发性色素性结节性肾上腺增生不良（PPNAD）

其特点是血皮质醇中度升高，昼夜节律性消失；血皮质醇前体物质测不到，但有时与皮质醇升高成比例；ACTH低或测不到；糖皮质激素呈周期性产生或无任何规律；肾上腺核素扫描示肾上腺正常或轻度增大；双侧对称性摄取^{131}I-标记的胆固醇；CT或MRI一般正常；患者明显低骨量与高皮质醇血症程度不相符；和其他原发性肾上腺病变所致库欣综合征一样，ACTH抑制状态，LDDST、HDDST均不能抑制；美替拉酮试验时，尿17-OHCS排泄下降，而血11-去氧皮质醇不升高；对ACTH无反应，偶有反应者可能因为：①皮质类固醇的合成和分泌呈波动性。②萎缩的肾上腺皮质细胞对ACTH有反应而对CRH或AVP有ACTH分泌反应；结节很小，一般直径<5mm，结节内可见色素；细胞胞浆内见脂褐质。胞核大，有时呈分裂象；结节间皮质细胞萎缩。

（四）影像学检查

1. 垂体

在ACTH依赖性库欣综合征患者中，垂体影像检查的目的在于确定垂体腺瘤的位置和大小：目前蝶鞍侧位X线摄片和正侧位体层摄片列为库欣综合征患者的常规检查。由于80%以上的垂体ACTH瘤均为微腺瘤，因此蝶鞍摄片很少发现垂体异常，只有大腺瘤时才有可能在X线片上发现蝶鞍体积增大，鞍底双边及鞍背直立等异常征象。

CT扫描垂体瘤的发现率明显高于X线检查。可做蝶鞍部的CT冠状位扫描，以2mm的薄层切面加造影剂增强及矢状位重建等方法检查垂体微腺瘤，可使CT扫描的敏感性提高50%左右。CT成像常发现低密度灶，且不被增强。

MRI在发现垂体ACTH微腺瘤时敏感性较CT稍高，为50%～60%。要注意鞍区局部薄层扫描以提高微腺瘤的发现率。在MRI上此种微腺瘤表现为低强度信号，不能被钆增强。近年有人将常规MRI与动态MRI在定位库欣病垂体腺瘤的准确性进行比较，发现后者假阳性率较前者高，在诊断库欣病时，与常规MRI比较没有优势。要注意的是约有5%的垂体微腺瘤可以吸收钆，在MRI呈中等强度信号，故增强扫描前必须扫描成像以用于对比。

如果MRI能清晰发现肿瘤，则影像学定位与术中发现定位符合率可达75%～98%，与双侧IPSS定位法相似或略占优势。但MRI不可能在术前发现所有垂体微腺瘤并准确定位。选择性岩下窦采样测定ACTH有助于库欣病及异位ACTH综合征的鉴别。此外，近年来发展了术中超声定位和术中分段采血测ACTH浓度以提高定位的准确性。用^{18}F标记的脱氧葡萄糖（^{18}F-DG）可测量脑的葡萄糖代谢状况，库欣病患者的脑葡萄糖代谢降低，但正电子发射断层扫描（PET）是否对本病有诊断和鉴别意义尚缺乏资料。但由于可能出现假阳性结果，任何影像学检查结果都必须与生化功能检查同时进行，综合分析。

2. 肾上腺

肾上腺影像学检查在诊断工作中占有很重要的地位，可选B超、CT、MRI及核素扫描检查。B超对有肾上腺体积增大的库欣综合征有定位诊断价值。一般肾上腺腺瘤直径>1.5cm，而皮质癌体积更大，均在B超敏感检出范围。此方法操作简便、价廉、无损伤，且在各级医院普及，作为首选的肾上腺影像学检查方法。但B超敏感性较低，未发现结节不能排除肾上腺病变。

绝大部分肾上腺肿瘤可在薄层CT扫描或MRI中发现。由于CT或MRI较[131]I标记胆固醇扫描费时少，费用低，故一般先选CT、MRI检查。但有时CT并不能如此清楚地鉴别肾上腺肿块。此时可用T_2加权相MRI将肾上腺癌与腺瘤区别开，但并不能鉴别无功能腺瘤（意外瘤）和高功能腺瘤。由于单侧分泌皮质醇的肾上腺肿瘤，导致ACTH分泌受抑制，使得同侧和对侧肾上腺皮质萎缩。只要影像学显示有肾上腺皮质萎缩，就要考虑存在非对称大结节性肾上腺增生的可能。

双侧肾上腺病变有时可以表现为肾上腺腺瘤样改变，CT、MRI等检查对避免仅表现为肾上腺腺瘤改变的双侧肾上腺病变的诊断有一定价值。

极少数情况下，ACTH非依赖性广泛大结节性肾上腺增生（重69～149g）可能在影像学上完全替代正常双侧肾上腺，而双侧IPSS缺乏中枢/外周血ACTH浓度差别显著，垂体MRI又未发现腺瘤时，此时则应考虑双侧肾上腺切除。而且肾上腺大结节性增生偶有可能发生在库欣病患者，要注意全面检查，综合分析，避免误诊和漏诊。

所有ACTH依赖性库欣综合征患者可以表现为双侧或单侧肾上腺增生，可伴或不伴结节。此时前面所述的仔细详尽的生化检查、功能评价则显得非常重要。据报道，定量CT测量发现肾上腺肢宽度与血皮质醇及ACTH水平正相关。

碘标记胆固醇肾上腺皮质核素扫描是通过向受检者静脉注入[131]I-6β甲基降胆固醇（NP59）后对肾上腺区域进行扫描检查。当肾上腺皮质发生肿瘤时，合成皮质醇增多，[131]I标记胆固醇可浓集于肾上腺肿瘤区域。核素扫描呈现高密度区域，可用于判断肾上腺皮质腺瘤或腺癌的准确部位及功能状态：一侧肾上腺发现肿瘤，对侧肾上腺往往不显影；两侧均有核素密集，则提示肾上腺双侧增生性改变。有的腺癌可双侧均不显影，可能因为肿瘤破坏了患病的肾上腺，使其丧失聚集放射性胆固醇的功能，而对侧肾上腺仍呈萎缩状态，故有可能造成肾上腺皮质癌的漏诊。目前核素扫描检查不如CT应用普遍。

3. 骨骼系统

库欣综合征患者应常规进行骨骼X线检查及双能X线骨密度测定，早期发现类固醇性骨质疏松症。

4. 异源性分泌ACTH肿瘤

对疑为异源性ACTH综合征的患者，应努力寻找原发肿瘤的位置。异源性分泌ACTH肿瘤位于胸腔的比例较高，最常见的是小细胞肺癌和支气管类癌。故常规行胸部正侧位X线片、胸部CT等检查。高分辨CT在薄层扫描时可以发现胸部平片不易发现的小支气管类癌肿瘤。必要时应做[111]In-奥曲肽显像检查或探查胃肠道、腹部及盆腔，努力寻找异源性分泌ACTH肿瘤并尽早切除。

四、鉴别诊断

（一）与假性库欣状态的鉴别

轻度库欣综合征与假性库欣状态很难鉴别。假性库欣状态具有库欣综合征的部分或全部临床特征，同时伴有高皮质醇血症，但去除引起库欣样表现的原发病时，临床表现随之消失。常见于抑郁症患者和长期酗酒者。

1. 抑郁症

呈易激惹性格，表现为精神运动障碍和自主神经系统功能异常。典型表现为厌食、体重减轻，严重者可以出现极度消瘦并引起电解质紊乱。少数可以表现为进食增多、体重增加、性欲下降、月经稀少或闭经，故应与库欣综合征鉴别；血皮质醇升高，尿17-OHCS、UFC排泄量增加；皮质醇昼夜节律消失；LDDST可无抑制反应。绝大多数抑郁症患者对低血糖刺激有皮质醇升高反应；对CRH兴奋试验常呈延迟反应，与库欣病的试验结果有较大范围重叠，鉴别较困难。另外，阿片类拮抗剂纳洛酮可降低库欣综合征患者血ACTH和皮质醇的分泌，有时与双侧IPSS联合可用于库欣病的诊断。当库欣样症状和生化改变都较轻微，不易鉴别时，最好的鉴别诊断方法就是治疗抑郁症，抑郁症患者的库欣样表现经抗抑郁药治疗后可以完全恢复。

2. 乙醇相关性库欣综合征

本征少见，高皮质醇血症与乙醇是否有直接关系尚不清楚。患者可有满月脸、多血质外貌、向心性肥胖及皮肤变薄等库欣综合征样特征性改变。患者常有肝功能受损、酒精性肝病的表现。

本征实验室检查的特点是：①血皮质醇浓度升高、24小时尿17-OHCS、UFC排泄增多，且不被小剂量地塞米松抑制。②皮质醇分泌缺乏正常的昼夜节律。③戒酒后5天内午夜入睡时血皮质醇浓度降至正常水平或测不到能排除库欣综合征。

（二）与遗传性全身性糖皮质激素不敏感综合征的鉴别

遗传性全身性糖皮质激素不敏感综合征由糖皮质激素受体的配体结合区突变引起的靶细胞对糖皮质激素不敏感，导致机体血皮质醇升高，本征易与库欣综合征混淆。由于糖皮质激素的反馈作用消失，垂体分泌ACTH增多，刺激肾上腺皮质合成分泌皮质醇、11-去氧皮质醇和雄激素增多。但由于靶细胞糖皮质激素不敏感，有些患者可能没有症状。有些患者则由于肾上腺分泌过多盐皮质激素，可能有不同程度的高血压和低钾血症。

由于患者高ACTH血症可引起高雄激素血症，女性患者可表现为痤疮、多毛、月经稀少和闭经，这些表现也常见于库欣综合征。但糖皮质激素过量引起的外周靶器官变化（包括皮肤变薄、肌病、皮下瘀斑、青紫和早发骨质疏松），在此类患者中不常见，加上阳性家族史，可以帮助鉴别诊断。虽然该类患者对地塞米松抵抗，但是其皮质醇分泌的正常昼夜节律仍存在，只是各时间点激素水平均高，故观察其皮质醇的昼夜节律有助于鉴别诊断。

此综合征的病因为基因缺陷，故目前暂没有根治方法。根据其发病机制，用地塞米松抑制垂体ACTH分泌可以缓解症状。文献报告，长期用地塞米松治疗，患者的血压降至正常，女性患者的多毛、秃顶、月经不规则等雄激素升高的表现可明显好转，甚至恢复正常，血皮质醇、雄烯二酮、睾酮也降至正常。用法：地塞米松0.5～1mg每日3次，终身维持治疗。

（三）与单纯性肥胖的鉴别

部分肥胖者可有类似库欣综合征的一些表现，如高血压、糖耐量减低、月经稀少或闭经，可有痤疮、多毛，腹部可以出现条纹（大多数为白色，有时可为淡红色），而有些病程较短病情较轻的库欣综合征患者，临床表现不典型时不易区分。多数肥胖患者24小时尿17-OHCS、17-KGS排泄增加，但经肌酐排泄率纠正后多正常；且午夜血/唾液皮质醇不升高，血皮质醇仍保持正常的昼夜节律。

（四）与2型糖尿病的鉴别

2型糖尿病患者也常有高血压、肥胖、糖耐量减低及24小时尿17-OHCS轻度升高等表现，但没有典型的库欣综合征的表现，血皮质醇节律正常。

（五）与神经性厌食的鉴别

神经性厌食有与库欣综合征患者类似的肾上腺皮质功能改变，血游离皮质醇水平升高，UFC排泄增加，但尿17-OHCS和17-KGS排泄量降低。皮质醇仍保留正常的脉冲式分泌和昼夜节律。ACTH对外源性的CRH反应减弱，地塞米松不能完全抑制其皮质醇的分泌和脑脊液中的CRH水平，但患者一般没有皮质醇增多的临床表现，且经治疗后异常的实验室指标均可以恢复正常。

（六）与多囊卵巢综合征的鉴别

此病患者的典型表现有闭经、多毛、肥胖，还可以表现为月经不规则、出血量多。多毛症多于青春期开始并随着年龄的增长而逐渐加重。由于肥胖还可以有高血压、糖耐量降低等，大多数患者有雄激素增多表现，如痤疮、多毛、皮肤油腻、秃顶等。库欣综合征患者也有这些表现，要注意鉴别。患者可有24小时尿17-OHCS及UFC升高，但血皮质醇一般不高，且保持正常的昼夜节律，对LDDST反应正常。

五、治疗与预后

库欣综合征的治疗原则是去除病因，降低机体皮质醇水平，纠正各种物质代谢紊乱，避免长期用药或激素替代治疗，改善患者生活质量，防止复发，提高治愈率。引起库欣综合征的病因很多，具体的治疗方法也有各种不同选择。

（一）库欣病

库欣病基本治疗原则是手术或放射治疗去除垂体瘤，以降低ACTH的分泌从而减轻肾上腺增生，使皮质醇分泌减少而达到治疗目的；如上述方法无效，可以加用调节神经递质或抑制皮质醇合成的药物以减少皮质醇的合成；如仍不能控制，则可以施行双肾上腺切除术，术后终身服糖皮质激素替代治疗。

1. 垂体瘤摘除术

（1）垂体微腺瘤

由于近年显微外科技术的不断发展及术中采用电视监视技术，加上术中B超定位和分段分区采血测定ACTH，使垂体微腺瘤的定位准确性较前明显提高。现多采用经蝶窦垂体微腺瘤切除术，既可治愈库欣病，又可最大限度地保留垂体的分泌功能。此方法手术创伤小，手术及术后并发症少。

该手术常见的并发症有一过性尿崩症、脑脊液鼻漏、出血、感染、颅高压等，发生率不高；还有报道并发低钠血症或多尿者，后者多见于伴鞍内扩散的年轻男性患者。

（2）垂体大腺瘤

由于垂体大腺瘤的生物学特性为浸润性生长，易向垂体外、鞍上扩展，体积大，宜选用开颅手术，尽量切除肿瘤组织，但往往难以完全清除，术后宜配合放射治疗或药物（化学）治疗。近年有报道一例垂体ACTH大腺瘤伴鞍外扩展，经蝶手术5年后复发，再次手术并经垂体放疗，保持6年无症状，随后出现癫痫发作，血ACTH明显升高，用药物无法控制。经MRI和组织病理学确诊为颅内、脊髓转移，最后经双侧肾上腺静脉栓塞，血皮质醇水平短时内急剧下降，5个月后患者死亡，双肾上腺病理检查示肿瘤脊髓传播而不是转移性病变。由此可以看出，垂体大腺瘤的治疗效果及预后由其浸润性生长特性决定。临床应综合治疗以尽量缓解患者症状，延长患者生命。

（3）垂体腺癌和异位神经节细胞瘤

垂体腺癌和异位神经节细胞瘤引起库欣病者极少见。条件允许时应尽可能开颅手术切除癌肿，防止肿瘤进一步扩大和转移。一般垂体腺癌恶性程度高，呈浸润性生长，有报道经癌切除联合垂体放疗及肾上腺切除术，仍迅速进展，治疗效果不好，预后差。

2. 垂体放射治疗

放射治疗垂体瘤在20世纪60年代已显示了其治疗作用。20世纪80年代的资料表明，放疗可减少垂体瘤术后复发率。可作为库欣病的一种辅助治疗方法，常用于无法定位的垂体微腺瘤、因各种原因不能施行垂体手术的大腺瘤或腺癌术后患者经改进放射治疗技术，减少照射野周围组织损伤，包括γ-刀及X-刀的应用，近年有取代外科手术之势。但还缺乏远期效果、术后并发症及对机体内分泌影响的观察等，将有待进一步经验和资料的积累。^{60}Co和（或）直线加速器都有一定效果，50%～80%的库欣病经照射出现病情缓解，一般在放疗后6月至数年开始出现疗效，多数在2年内即可见到治疗效果。

除了上述的外放射治疗，还可用内照射治疗垂体瘤，也就是将放射性物质（^{198}Au、^{90}Y等，其中^{90}Y放射单一的β射线，无γ射线，对垂体周围组织无损伤作用）植入蝶鞍进行放射治疗，但此方法须通过手术进行。由于放射治疗的副作用有组织放射性水肿，故不宜作为大腺瘤、已有或可能有视交叉压迫患者的首选治疗方法。

3. 肾上腺切除术

肾上腺切除术包括肾上腺次全切、全切除术和肾上腺切除后自体移植术等。当库欣病经垂体手术、放疗等治疗无效时，最终可选择肾上腺全切。

肾上腺切除术是库欣病传统的治疗方法，目前已不作为首选治疗方案。肾上腺全部切除后可明显缓解高皮质醇血症，但术后出现肾上腺皮质功能低下，需终身服糖皮质激素替代治疗。其优点在于可较好控制病情，病情可以得到缓解，而又不需补充糖皮质激素。缺点是肾上腺切除的尺度难以掌握。其中一部分患者在一段时期（数月或数年）病情缓解后又复发，一部分患者发生肾上腺皮质功能不全，还有的发生垂体瘤。总之，肾上腺切除术可以帮助库欣病的病情缓解，但并非首选。为了防止术后并发肾上腺皮质功能低下，以及终身服糖皮质激素替代而给患者带来的很多不便，可将切下的肾上腺作自体移植。移植的肾上腺组织可能存活下来，而原有的肾上腺皮质功能亢进表现可获得缓解：具体方法是将切下的两侧增生的肾上腺，在低温容器中将其切成若干小块分别移植于两侧缝匠肌中，手术准备同肾上腺切除术。术后，仍作激素替代治疗。密切观察下逐渐减少剂量以至停用。其治疗效果各家报道不一。效果好的患者术后库欣综合征的症状迅速减轻或消失，血皮质醇、UFC、尿17-OHCS可降至正常或略低于正常水平。效果差的患者大多数由于移植组织未存活，仍需终身糖皮质激素替代治疗。该术式的远期疗效尚不肯定。具体手术可以经腰部切口入路或腹腔镜进行。腹腔镜手术可以经腹腔或经腹膜后两种方法。腹腔镜方法手术创伤小，术后恢复快，但技术要求较高，凡有腹部手术史或心肺功能差者，经腹膜后腹腔镜方法更合适。

另对诊断库欣病而垂体MRI未发现微腺瘤者、因年龄大或其他某种原因不能作垂体手术而病情严重者，宜作肾上腺次全切除术，加术后垂体放射治疗。病情轻者，可用药物加垂体放射治疗，以控制肾上腺皮质激素的过度分泌。术前无法预测库欣病患者经治疗后是否发生Nelson综合征，故提倡术后定期随访，定期复查垂体MRI，以尽早发现，及时治疗，以避免严重的临床生化异常及出现严重的表现。

4. 药物治疗

库欣病的药物治疗包括两大类。一类是作用于下丘脑-垂体的神经递质，如赛庚啶、溴隐亭、奥曲肽等；另一类是针对肾上腺皮质，通过阻断皮质醇生物合成的若干酶来减少皮质醇的合成，用于术前准备或联合治疗。

（1）影响神经递质和神经调质作用的药物

影响神经递质作用的主要药物：利血平、赛庚啶、甲麦角林、丙戊酸钠、溴隐亭、奥曲肽。

（2）皮质醇合成抑制剂

1）米托坦（密妥坦，邻对氯苯二氯乙烷，O,P'-DDD）：是一种毒性较小的DDD异构体，其活性比DDD大20倍。该药除抑制皮质醇合成的多种酶以外，还直接作用于肾上腺，使肾上腺发生出血、坏死或萎缩，尿17-OHKCS、醛固酮、雌激素等排泄量减少。由于O,P'-DDD诱导肾上腺皮质功能不全，于用药（每日50～75mg/kg）的第3天要补充糖皮质激素和盐皮质激素。

2）美替拉酮：对皮质醇合成的多种酶有抑制作用，主要阻滞11β-羟化酶，抑制皮质醇合成反应的最后步骤。适于术前准备、危重患者无法手术，帮助降低血皮质醇，减轻症状。每日1.0g可使血皮质醇含量降低，症状缓解。此药副作用少，仅轻度头痛、头昏，有的患者有消化道症状、皮疹等，对肝脏、骨髓无毒性。观测疗效指标应为血皮质醇含量，测尿17-OHCS无意义。

3）酮康唑：抑制线粒体细胞色素P450依赖酶包括胆固醇碳链酶、11β-羟化酶，而从阻断了皮质醇及醛固酮合成。剂量0.2～1.8g/d，从小剂量开始，分次口服，维持量为0.6～0.8g/d。副作用有消化道症状等，治疗中需定期检查肝功能。

4）氨鲁米特：为3β-羟脱氢酶及11β-羟化酶阻滞剂，抑制胆固醇向孕烯醇酮的转换。用于治疗库欣综合征，剂量0.5～1.0g/d，分次口服。副作用少，有的食欲减退、发热、皮疹、嗜睡。由于其可阻滞碘代谢，故不能长期使用。

（3）糖皮质激素受体拮抗剂

米非司酮有拮抗糖皮质激素的作用，研究还发现可抑制21-羟化酶活性。适于无法手术的患者，可以缓解库欣综合征的一些症状（如精神分裂症、抑郁症），对垂体、肾上腺病变无作用或作用很小。每天5～22mg/kg。长期应用可有血ACTH升高，而血皮质醇及UFC均有下降，少数患者还可能导致类Addison病样改变，可有头痛、乏力、厌食、恶心、肌肉和关节疼痛、直立性低血压等，经少量补充糖皮质激素治疗即可消失。由于库欣综合征患者的血皮质醇水平通常较高，可以掩盖肾上腺皮质功能不足，故应注意密切观察患者的临床症状。由于RU486有拮抗雄激素的作用，男性患者还可以出现阳痿、乳腺发育，减少服药量或补充雄激素可消除。

库欣病的治疗是一个综合治疗方案，如各种治疗方法配合适当，不仅可提高疾病的治愈率，还可减少副反应，如垂体前叶功能减退及Nelkon综合征等。

以上为库欣病治疗的常规方案。

除上述的综合治疗方案外，随着库欣病病因发病机理研究的深入，库欣病可能与遗传、基因改变有关。

（4）预后

有学者的回顾性研究表明，经问卷调查从库欣病治疗存活率、治疗前后患者主观感觉、工作能力等方面比较得出结论：库欣病治疗后的死亡率与正常人比较无明显差别，治疗后有些症状还会持续较长时间，工作能力不能完全恢复。Swearingen等研究1978～1996年161例库欣病经蝶窦手术患者发现其术后生存率较以前有明显提高，5年存活率达99%，10年存活率达93%，与普通人群比较差别不显著，无术中死亡报告。还有总结44例库欣病最终经双肾上腺全切患者预后的报告，95%的患者缓解，27%残留肾上腺组织，2例早期复发，9例出现肾上腺危象，23%（10例）7～10年间发展为Nelson综合征，生活质量改善。

有人研究发现，库欣病疗效与术后ACTH水平有关，术后短期内ACTH水平减低，低于正常且对CRH无反应，则达到内分泌性治愈，远期疗效好；如术后近期内ACTH仅降至正常范围，则预后不佳。

儿童库欣病首选垂体放射治疗，治愈率可达80%，长期随访显示，经蝶窦手术患儿的体重下降，身高增长。

（二）ACTH非依赖性库欣综合征的治疗

1. 肾上腺肿瘤

如因肾上腺肿瘤（腺瘤或癌）引起库欣综合征，不论肿瘤为单个、双侧或多发性，必须手术切除；肾上腺意外瘤如伴临床前期库欣综合征，则应加强随访。肿瘤无法切除时，可以选用皮质醇合成抑制剂；皮质醇合成抑制剂还可作为辅助治疗方法，详见库欣病的药物治疗。

（1）肾上腺腺瘤

摘除腺瘤，保留已萎缩的腺瘤外肾上腺组织。一般手术经腰部切口入路，近年有不少报道用腹腔镜手术方法。腹腔镜方法手术创伤小，术后恢复快，已有很多成功的报道。侧卧位腹腔镜肾上腺（腺瘤）切除术，快速、安全、有效，并发症少，尤其适于腹部手术史或病情危重患者。1例由右侧肾上腺腺瘤致库欣综合征患者，妊娠时并发左室肥大，充血性心力衰竭，同时伴糖尿病，用较大剂量胰岛素治疗，利尿剂减轻水钠潴留，减轻心脏负荷，完善术前准备后，于妊娠28周手术切除右侧肾上腺腺瘤，术后充血性心衰症状和高血糖迅速改善，5周后分娩一正常婴儿，分娩4个月后，其左心室功能恢复正常。

Hubens报道了结合腹腔镜与辅助自动内镜用于肾上腺切除术成功治疗库欣综合征的新方法，Liang报道CT引导下经皮结节内醋酸注入有效治疗3例有功能的肾上腺小腺瘤（直径1.3～3.3cm）患者。术后为促进同侧或双侧萎缩的肾上腺组织较快恢复功能，在使用糖皮质激素替代治疗，可每日肌注长效ACTH 60～80U，两周后渐减量，每隔数日减10U；如萎缩的肾上腺组织反应不良，则需长期用可的松（每日25～37.5mg）替代治疗，随肾上腺功能恢复而递减，大多数患者可在3个月至1年内渐停止替代治疗。

（2）肾上腺皮质癌

应尽早手术切除。术后肾上腺皮质功能低下患者的激素替代治疗方案基本同腺瘤切除术后。术后1年至1年半功能尚不能恢复者，则可能需终身替代治疗。如不能根治或已有转移者，用皮质醇合成抑制药如米托坦（O,P'-DDD）降低机体血皮质醇水平以缓解症状。儿童库欣综合征患者肾上腺肿瘤以恶性多见，治疗以手术为主加用化疗，但仍可能持续存在高水平皮质醇且肿瘤易转移。

Mancini等建议，肾上腺肿瘤切除要根据肿瘤大小、良恶性性质选择术式。肿瘤大，估计恶性可能性大者，建议选开腹手术；如肿瘤小，良性者可考虑腹腔镜手术切除。当肿瘤无法切除时还可以考虑用肾上腺动脉栓塞治疗，经肾上腺动脉插管，肿瘤内注入无水乙醇和碘海醇混合物可有效抑制皮质醇过度分泌。

2. 不依赖ACTH的双侧肾上腺增生

应选择双侧肾上腺全切除术治疗，以防止残余肾上腺组织再次增生导致库欣综合征，术后糖皮质激素终身替代治疗。

（三）异源性ACTH综合征

明确ACTH起源，以治疗原发癌瘤为主，根据病情可选择手术、放疗、化疗或联合治疗。如能根治，则库欣综合征症状可以缓解；如不能根治，则需用皮质醇合成抑制药减少皮质醇合成以减轻临床症状。

（四）其他类型的库欣综合征

医源性库欣综合征应去除皮质醇来源，改用其他免疫抑制剂治疗。应激所致者在应激状态解除后可自然消退。应适当合理联合上述各种方法治疗库欣综合征。

（五）其他

肾上腺肿瘤或增生所致库欣综合征患者术前必须充分做好准备，防止术后急性肾上腺皮质功能不全的发生。如完善术前准备，要纠正水、电解质、酸碱平衡，低钾碱中毒者，应补充氯化钾3～6g/d。有糖代谢紊乱或糖尿病者，应予胰岛素治疗，将血糖控制在正常水平。负氮平衡者给予丙酸睾酮或苯丙酸诺龙治疗。合并感染者合理使用抗生素控制感染。详细检查心、肾等脏器功能，并针对高血压、心律失常等给予适当处理。术前12小时及2小时各肌注醋酸可的松100mg（每侧臀部各50mg），或术前6～12小时开始给氢化可的松静脉滴注。

手术时给予氢化可的松100～200mg，加入5%葡萄糖盐水500～1000ml中缓慢静脉滴注；至肿瘤或肾上腺切除后加快滴注速度；如发生血压下降、休克或皮质危象等情况时，应及时给予对症及急救治疗，立即加大皮质醇用量，按应激处理，直至病情好转。

术后治疗的常规：术后第1日：①氢化可的松静脉滴注量共200～300mg，有休克者常需加量至300～500mg以上。②同时肌内注射醋酸可的松50mg每6小时1次或地塞米松1.5mg，每6小时1次。术后第2、3日：氢化可的松100～200mg/d静脉滴注或地塞米松1.5mg肌内注射，每8小时1次，或醋酸可的松50mg肌内注射，每8小时1次。术后第4、5日：氢化可的松50～100mg/d静脉滴注或地塞米松1.5mg肌内注射，每12小时1次，或醋酸可的松50mg，肌内注射，每12小时1次。术后第6、7日及以后：糖皮质激素改为口服维持量，泼尼松5mg每日3次，以后逐渐减至维持量。

对于肾上腺皮质增生次全切除患者，以后糖皮质激素可缓慢减量，最后可停用。当减至维持量后，如尿17-OHCS或UFC仍明显升高，表示癌未彻底切除，宜加用化疗；否则，可继用维持量，并观察有无复发征象。

在用激素治疗过程中，应观察血压、电解质、尿17-OHCS、17-KS及血皮质醇浓度等；术后为刺激萎缩的肾上腺加速恢复，可加用ACTH 20～60U/d肌内注射；7～10天后减量，每数日减10U；也有人持反对意见，认为此时给ACTH恰恰妨碍了残存的肾上腺功能恢复，因为不单是肿瘤外的肾上腺组织萎缩，垂体ACTH细胞也处于极度萎缩状态。肾上腺皮质增生者，如存在ACTH分泌肿瘤，应先行肿瘤手术；或在肾上腺手术后作垂体放射治疗。肾上腺全切除术后，需皮质激素作永久性替代治疗。异源性ACTH综合征者尽可能切除原发癌肿。而下丘脑-垂体性库欣综合征患者，作双侧肾上腺切除后，如发生皮肤色素加深，血ACTH明显升高，甚至出现垂体大腺瘤及其相应症状者，则提示发生了Nelson综合征。因此，主张双侧肾上腺切除术后加用垂体放射治疗，并定期随访观察。

肾上腺腺癌术后患者，如需大手术治疗或合并重症感染时，应给予糖皮质激素补充治疗。而且，肾上腺皮质癌术后应作化疗或给予皮质醇合成阻滞药物。

术后Addison病预防办法是合适的糖皮质激素替代治疗。如万一术后发生Nelson综合征，可用卡麦角林（长效D_2受体协同剂）治疗。

（吴红敬）

第七节　垂体瘤

垂体瘤是一组来自垂体前叶和后叶及胚胎期颅咽管囊余鳞状上皮细胞的肿瘤。临床上有明显症状的垂体肿瘤约占颅内肿瘤的10%，无症状性垂体肿瘤在尸解时被发现者较多。其中以来自前叶的垂体腺瘤占大多数，来自后叶的星形细胞瘤或神经节神经瘤等及垂体转移癌均属罕见。本节主要讨论垂体腺瘤，简称垂体瘤。垂体腺瘤较常见，可发生在任何年龄，以40～50岁居多，大多为微腺瘤。部分患者因其他疾病而做头颅CT或MRI检查时意外地发现垂体有肿瘤称为垂体意外瘤。有的患者甚至终生无症状，直至因其他原因死亡作尸检时才被发现。尸检发现亚临床型垂体微腺瘤的概率高达20%以上。在美国每年发现垂体瘤患者约2500例。

垂体瘤患者可于起病后不同时期内被发现，有轻重不等的临床表现，根据北京协和医院的统计，男女两性比例为1.2∶1，81.2%的患者在30～50岁。

一、分类与发病机制

（一）分类

垂体瘤的分类方法有多种，可从不同角度对垂体瘤进行分类：①临床分类：根据肿瘤细胞有无合成和分泌有生物活性激素的功能，将垂体肿瘤分为功能性垂体肿瘤和无功能肿瘤，而不管肿瘤来源于何种细胞。一般而言，功能性垂体肿瘤细胞质中有激素颗粒，但不能说细胞质中无激素颗粒的肿瘤细胞无激素分泌功能，因为细胞质中无激素颗粒的肿瘤细胞临床上仍可表现为肢端肥大症或库欣综合征等。有些垂体肿瘤虽无功能，但能合成垂体前叶糖蛋白激素的α-亚基。②影像学分类：根据影像学方面的特征进行分类。如根据垂体肿瘤大小将垂体肿瘤分为微腺瘤和大腺瘤（前者直径小于10mm，后者大于10mm）；鞍内和鞍外扩展性垂体肿瘤；根据垂体肿瘤有无侵犯性而将垂体肿瘤分为侵犯性和非侵犯性肿瘤。尽管垂体肿瘤绝大多数为良性，但由于垂体位于狭小的蝶鞍内，肿瘤增大可向鞍上扩展压迫视神经通路和第三脑室，也可侵蚀周围骨组织。③病理学分类：用常规组织染色（伊红-苏木精），由于垂体前叶各种细胞对不同染料的亲和力不同，可将垂体前叶细胞分为嫌色细胞和嗜色细胞。前者不染色；后者根据嗜色性质再分为嗜酸性和嗜碱性粒细胞。嗜酸性粒细胞可被酸性染料（如伊红）染成红色的胞浆颗粒；嗜碱性粒细胞则被碱性染料（如苏木精）将胞浆颗粒染成紫色。病理分类为术后分类，对临床诊断和治疗无帮助，而影像学分类则可指导治疗决策并对手术径路的选择有帮助。

1. 按内分泌功能分类

具有分泌生物活性激素功能的垂体瘤可按其分泌的激素不同而命名，如PRL瘤、GH瘤、ACTH瘤、TSH瘤、LH/FSH瘤及混合瘤等。其中PRL瘤最常见，占50%～55%，其次为GH瘤20%～23%，ACTH瘤5%～8%，TSH瘤与LH/FSH瘤较少见。

不具备激素分泌功能的垂体瘤称为无功能垂体腺瘤，占20%～25%。后来发现有些无功能腺瘤实际上可分泌无生物活性的糖蛋白激素α亚基（α-亚基瘤），具有很弱生物活性的某种糖蛋白激素β亚基（β亚基瘤），另有些无功能腺瘤术后经免疫细胞化学检查证实为ACTH瘤，其血循环ACTH水平正常是因为激素产生过程中翻译后修饰过程存在缺陷，病理学上通常称为静止型ACTH瘤。在老年人群中以无功能腺瘤最常见（60.7%），其次为GH瘤（13.1%）以及PRL大腺瘤（8.1%）。因此，老年垂体瘤患者得不到及时的诊断，多在就诊时已出现视觉损害及腺垂体功能减退。分泌激素的垂体瘤除肿瘤本身引起一系列局部浸润、压迫症状外，还可有相应激素分泌过多的各种临床综合征。

2. 按影像学检查和手术所见分类

根据垂体影像学检查和手术所见（如肿瘤大小、鞍外扩展情况和侵犯性等）进行的分类对决定垂体瘤的治疗方案和估计预后相当重要。根据肿瘤扩展情况及发生部位可分为鞍内、鞍外和异位3种；根据肿瘤的大小可分为微腺瘤（＜10mm）和大腺瘤（≥10mm）两种；根据肿瘤的生长类型可分为扩张型和浸润型两种，后者极为少见。

3. 按术后病理检查分类

术后病理组织切片进行免疫细胞化学分析能查出肿瘤分泌激素的类型，但必须强调免疫染色阳性只反映某一激素有储存，不一定与该激素的合成或释放增多相关。用垂体激素原位杂交技术能检测出组织切片中该激素特异性mRNA，可用来作为垂体瘤免疫组化的辅助诊断。在一般情况下，根据免疫组化结果，在高倍光镜下就可将不同的腺瘤进行分类，必要时也可根据肿瘤细胞的超微结构特征来协助分类。许多与诊断相关的形态学特征在超微结构水平是显而易见的，可显示出细胞颗粒的形态以及不同腺瘤细胞的细胞器（如线粒体）的形态变化等。有些腺瘤细胞有结构特征，如催乳素瘤细胞伴有的淀粉样沉积，因量很少，只能在电镜下发现。

（二）发病机理

垂体瘤发病机理的研究曾出现过两种学说，即垂体细胞自身缺陷学说和下丘脑调控失常学说。现基本统一起来，认为垂体瘤的发展可分为两个阶段——起始阶段和促进阶段。在起始阶段垂体细胞自身缺陷是起病的主要原因，在促进阶段下丘脑调控失常等因素发挥主要作用。即某一垂体细胞发生突变，导致癌基因激活和（或）抑癌基因的失活，然后在内外因素的促进下单克隆的突变细胞不断增殖，逐渐发展为垂体瘤。

1. 垂体瘤细胞自身内在缺陷

现在运用分子生物学技术已弄清大多数有功能的及无功能腺瘤是单克隆源性的，源于某一单个突变细胞的无限制增殖。发生变异的原因为癌基因的激活和（或）抑癌基因的失活。已查明的主要癌基因有gsp、gip2、ras、hst及PTTG等，抑癌基因有MEN-1、p53、Nm23及CDKN2A等。其中gsp基因在40%的GH瘤，10%的无功能腺瘤，6%的ACTH瘤中发现。gsp基因及gip2基因的激活使内源性GTP酶活性受到抑制，于是Gs蛋白及Gi2蛋白的α亚基持续活化，后两者可分别看成是gsp癌基因和gip2癌基因的产物。这两种癌基因产物可直接引起核转录因子如AP-1、CREB和Pit-1的活化，使激素分泌增多并启动肿瘤生长。此外，癌基因的激活会导致胞内cAMP水平增加，cAMP可刺激cyclin（细胞周期蛋白）D_1和D_3产生cdk_2和cdk_4，后两者可促进细胞由G_1期进入S期。cAMP水平增加还可以诱导ras癌基因激活，ras癌基因与c-myc基因协同作用阻止pRb与E_2F结合，因为后两者结合将会使细胞循环周期受阻，阻止两者的结合则加快细胞由G_1期进入到S期。

抑癌基因（如MEN-1）失活的原因为位于11号染色体长臂13位点（11ql3）等位基因的缺失。多种腺垂体肿瘤的发病机制均涉及抑癌基因P16/CD KN2A的失活，该基因的CpG岛发生频繁甲基化是导致失活的原因。因此，将来有可能发展一种治疗方法使抑癌基因的CpG岛去甲基化，恢复其抑癌作用而达到治疗目的。

2. 旁分泌与自分泌功能紊乱

下丘脑的促垂体激素和垂体内的旁分泌或自分泌激素可能在垂体瘤形成的促进阶段起一定作用。GHRH有促进GH分泌和GH细胞有丝分裂的作用。分泌GHRH的异位肿瘤可引起垂体GH瘤。植入GHRH基因的动物可导致GH细胞增生，进而诱发垂体瘤。以上均表明GHRH增多可以诱导垂体瘤的形成。某些生长因子如PTH相关肽（PTHrP）、血小板衍化生长因子（PDGF）、转化生长因子α和β（TGFα和TGFβ）、IL、IGF-1等在不同垂体瘤中都有较高水平的表达，它们可能以旁分泌或自分泌的方式促进垂体瘤细胞的生长和分化。神经生长因子（NGF）的缺乏对于PRL瘤的发生和发展起一定促进作用，在正常腺垂体的发育阶段，NGF具有促进催乳素细胞分化和增殖的作用。在PRL瘤的治疗过程中，对多巴胺受体激动剂不敏感患者在给予外源性NGF后，由于NGF促进肿瘤细胞进一步分化成为表达D_2受体蛋白更多的类似正常催乳素细胞的细胞，这样就可以改善药物抵抗的程度。

3. 下丘脑调节功能紊乱

下丘脑抑制因子的作用减弱对肿瘤的发生可能也有促进作用。肾上腺性库欣综合征患者在作肾上腺切除术后，皮质醇对下丘脑CRH分泌的负反馈抑制减弱，CRH分泌增多，患者很快就发生ACTH腺瘤。慢性原发性甲状腺功能减退症患者也常发生垂体TSH瘤。这些都足以说明缺乏正常的靶腺激素负反馈机制及随后的下丘脑调节功能紊乱，对垂体腺瘤的发生可以起促发作用。

二、临床表现

无生物活性激素分泌功能的垂体腺瘤主要包括两方面的临床表现：①肿瘤向鞍外扩展压迫邻近组织结构，这类症状最为多见，往往为患者就医的主要原因。②因肿瘤周围的正常垂体组织受压和破坏引起不同程度的垂体前叶功能减退。有生物活性激素分泌功能的垂体瘤尚有一种或几种垂体激素分泌亢进的临床表现。

（一）压迫症状

1. 头痛

约见于1/3～2/3的患者，初期不甚剧烈，以胀痛为主，可有间歇性加重。头痛部位多在两颞部、额部、眼球后或鼻根部。引起头痛的主要原因是鞍膈与周围硬脑膜因肿瘤向上生长而受到牵拉。当肿瘤穿破鞍膈后，疼痛可减轻或消失。如鞍膈孔较大，肿瘤生长受到的阻力较小，头痛可不明显。

肿瘤压迫邻近的痛觉敏感组织，如硬脑膜、大血管壁等，可引起弥漫性剧烈头痛，常伴有呕吐。肿瘤侵入下丘脑、第三脑室，阻塞室间孔可引起颅内压增高，使头痛加剧。

2. 视神经通路受压

垂体腺瘤向鞍上扩展，压迫视交叉等可引起不同类型的视野缺损伴或不伴视力减退。这是由于肿瘤生长方向不同和（或）视交叉与脑垂体解剖关系变异所致。①双颞侧偏盲。为最常见的视野缺损类型，约占80%。因垂体肿瘤压迫视交叉的前缘，损害了来自视网膜鼻侧下方、继而鼻侧上方的神经纤维所致。开始为外上象限的一个楔形区域的视野发生障碍，继而视野缺损逐渐扩大到整个外上象限，以后再扩展到外下象限，形成双颞侧偏盲。在早期先出现对红色的视觉丧失，用红色视标做检查易早期发现视野缺损的存在。患者视力一般不受影响。②双颞侧中心视野暗点（暗点型视野缺损）。此类型视野缺损占10%～15%，由于垂体肿瘤压迫视交叉后部，损害了黄斑神经纤维。遇到这种情况时应同时检查周边和中心视野，以免漏诊。此类型视野缺损也不影响视力。③同向性偏盲，较少见（约5%），因肿瘤向后上方扩展或由于患者为前置型视交叉（约占15%）导致一侧视束受到压迫所致。患者视力正常。此型和前一类型视野缺损还可见于下丘脑肿瘤，如颅咽管瘤及生殖细胞瘤等。④单眼失明。此种情况见于垂体肿瘤向前上方扩展或者患者为后置型视交叉变异者（约占5%），扩展的肿瘤压迫一侧视神经引起该侧中央视力下降甚至失明，对侧视野、视力均正常。⑤一侧视力下降对侧颞侧上部视野缺损。此型和前一型均很少见，其原因是向上扩展的肿瘤压迫一侧视神经近端与视交叉结合的部位。在该部位有来自对侧的鼻侧下部视网膜神经纤维，这些神经纤维在此处形成一个袢（解剖学称为Willbrand袢）后进入视交叉内。

因视神经受压，血液循环障碍，视神经逐渐萎缩，导致视力减退。视力减退和视野缺损的出现时间及严重程度不一定平行。少数患者发生阻塞性脑积水及视神经盘水肿是由于颅内压增高，视网膜静脉回流障碍所致。

3. 其他症状

当肿瘤向蝶鞍两侧扩展压迫海绵窦时可引起所谓海绵窦综合征（第Ⅲ、Ⅳ、Ⅴ及Ⅵ对颅神经损害）。损害位于其内的眼球运动神经时，可出现复视。一般单侧眼球运动神经麻痹较为少见，如发生则提示有浸润性肿瘤侵犯海绵窦的可能。第Ⅵ对颅神经因受颈内动脉的保护，受损的机会较第Ⅲ对及第Ⅳ对颅神经为少。三叉神经眼支和上颌支支配区域皮肤感觉丧失也是由于海绵窦受侵犯所致。部分患者尚可因嗅神经受损出现嗅觉丧失。巨大的腺瘤可侵犯下丘脑。肿瘤压迫下丘脑而未侵入其内，可无显著的下丘脑功能紊乱表现。若侵入其内，则可出现尿崩症、嗜睡、体温调节紊乱等一系列症状。如肿瘤压迫第三脑室，阻塞室间孔，则引起脑积水和颅内压增高，头痛加剧。肿瘤可偶尔扩展至额叶、颞叶引起癫痫样抽搐、偏瘫、锥体束征及精神症状等。当肿瘤侵蚀鞍底及蝶窦时，可造成脑脊液鼻漏。部分垂体瘤患者在作腰穿检查时发现脑脊液压力增高、蛋白质增多而细胞数不增多，脑脊液含糖量增加。

（二）激素分泌异常征群

1. 垂体激素分泌减少

垂体瘤患者的垂体激素分泌减少的表现一般较轻，进展较慢，直到腺体有3/4被毁坏后，临床上才出现明显的垂体前叶功能减退症状。即使肿瘤体积较大，激素缺乏的症状也很少能达到垂体切除术后的严重程度。故一般情况下，垂体瘤较少出现垂体激素分泌减少的症状，尤其是功能性腺瘤。但是，有时垂体激素分泌减少也可成为本病的突出表现，在儿童期尤为明显，表现为身材矮小和性发育不全。有时肿瘤还可影响到下丘脑及垂体后叶，血管升压素的合成和排泌障碍引起尿崩症。

在出现垂体前叶功能减退症的垂体瘤患者中，性腺功能减退约见于3/4的患者。甲状腺功能减退不如性腺功能减退常见，但亚临床型甲状腺功能减退（仅有甲状腺功能减退的实验室依据而无临床症状）仍较为多见。如不出现严重的应激状态，肾上腺皮质功能通常可以维持正常，但由于垂体ACTH储备不足，在应激时可出现急性肾上腺皮质功能减退（肾上腺危象）。出现垂体前叶功能减退症的垂体瘤患者面容苍白，皮肤色素较浅，可能与黑色素细胞刺激素的分泌减少有关。男性患者稍肥胖，其脂肪分布类似女性体型。腋毛、阴毛稀少，毛发稀疏、细柔，男性患者的阴毛呈女性分布。体重可减轻，有时体重不减甚或增加，此与下丘脑功能紊乱有关。女性患者有闭经或月经稀少，性欲减退；男性除性欲减退、性功能障碍外，尚可出现生殖器萎缩，睾丸较软、较小。患者智力一般不受影响。在发生应激（如感染、手术）时，患者抵抗力甚低，易于发生危象甚至昏迷。

垂体腺瘤有时可因出血、梗死而发生垂体急性出血征群（垂体卒中），其发生率为5%～10%。垂体卒中起病急骤，表现为额部或一侧眶后剧痛，可放射至面部，并迅速出现不同程度的视力减退，严重者可在数小时内双目失明，常伴眼球外肌麻痹，尤以第Ⅲ

对颅神经受累最为多见，也可累及第Ⅳ、Ⅵ对颅神经。严重者可出现神志模糊、定向力障碍、颈项强直甚至昏迷。有的患者出现急性肾上腺皮质功能衰竭的表现。大多数患者的脑脊液清亮，部分可为血性。

CT示蝶鞍扩大。垂体腺瘤易发生瘤内出血，特别是瘤体较大者。诱发因素多为外伤、放射治疗等，也可无明显诱因。出现急性视力障碍者，应在糖皮质激素保护下尽快进行手术治疗。对曾经发生过垂体卒中的患者是否可进行放射治疗，意见尚未统一。

2. 垂体激素分泌增多

由于不同的功能腺瘤分泌的垂体激素不同，临床表现各异。

三、诊断与鉴别诊断

（一）诊断

垂体瘤的诊断一般并不困难，部分患者甚至单纯依据临床表现就可作出正确的判断。较为困难的是有些微腺瘤，其激素分泌增多不显著，激素检测值高出正常范围上限并不多。对影像检查发现的鞍区肿瘤进行垂体内分泌功能检查对于指导治疗相当重要。在特殊检查项目中，视力、视野检查对于诊断及疗效监测也很重要。

1. 临床表现

一般根据上述的临床表现和鞍区的影像学检查的结果诊断并无困难，但要结合必要的内分泌功能检查以明确肿瘤类型和垂体激素储备功能的状态。

2. 实验室检查

可根据患者的临床表现选择相应的垂体激素基础值测定及动态试验。一般应广泛检查6种腺垂体激素水平，当某一激素水平有变化时应检测其靶腺或靶器官、组织激素的水平。当诊断尚有疑问时，可进行动态试验协助诊断。肿瘤细胞的激素分泌呈自主性，除血循环激素水平升高外，在早期就开始有昼夜分泌节律紊乱的特点。由于腺垂体激素分泌的影响因素多，呈脉冲式释放，一般单凭几次激素测定的结果难以明确诊断，需多次测定，有时需结合动态试验综合评价垂体内分泌功能状态。

3. 影像学检查

如果垂体瘤已达到一定大小，常规X线体层摄片即可达到诊断目的。典型垂体瘤的X线表现为：蝶鞍扩大（蝶鞍可向各方向增大），鞍壁变薄，鞍底变阔，前后床突变细，甚至缺损，彼此分开，使鞍口扩大，鞍底腐蚀下陷，有时肿瘤稍偏于一侧，可使一侧鞍底明显下陷（呈现双鞍底）。前床突被侵蚀是由于颈内动脉被肿瘤压向骨组织，颈内动脉的搏动所致。后床突变薄，甚或缺如。普通X线检查不能诊断者及垂体微腺瘤，需要进行高分辨率CT、MRI及其增强显像或三维构象的影像学检查才能作出正确的定位诊断。高分辨率CT和MRI可显示直径大于3mm的微腺瘤。应用于鞍区疾病的放射性核素显像技术也发展迅速，如正电子断层扫描（PET）、[111]铟二乙烯三戊乙酸–奥曲肽扫描以及[123]碘–酪氨酸–奥曲肽扫描已开始用于临床垂体瘤的诊断。垂体瘤的影像学检查宜首选MRI，因其能更好地显示肿瘤及其与周围组织的解剖关系。

4. 其他检查

视力、视野检查可以了解肿瘤向鞍上扩展的程度。除PRL外，脑脊液（CSF）中其他垂体激素的含量甚微。有研究认为测定CSF中的GH增加的水平，可作为判断GH瘤向鞍上扩展程度的一种辅助诊断方法。脑血管造影在早期用于临床的目的是了解肿瘤向外扩展情况，并且可以排除颈内动脉瘤或血管畸形等手术禁忌证的存在，是一种有创性检查，CT和MRI检查广泛用于临床后已很少应用。

（二）鉴别诊断

垂体腺瘤的诊断主要依据临床症状及体征、垂体影像学检查以及内分泌功能检查（包括相应靶腺功能检查）进行综合判断。本病需与其他一些引起颅内压迫、损害视交叉的疾病相鉴别。

1. 颅咽管瘤

可发生于各种年龄，以儿童及青少年多见。视野缺损常不对称，往往先出现颞侧下象限缺损。因颅内压增高常诉头痛，疼痛多位于眶后并向颈背部放射。下丘脑损害者伴多种下丘脑功能紊乱，如尿崩症、多食或厌食、发热、肥胖等。压迫垂体门脉系统者常出现性发育不全和矮小症，少数也可出现性早熟、肢端肥大症、溢乳症等垂体前叶功能亢进表现。X线表现为鞍上型者，蝶鞍压扁、床突损害；鞍内型，蝶鞍扩大，常有特征性钙化影。鞍内型易与垂体腺瘤混淆，确诊依赖MRI及内分泌功能检查。

2. 淋巴细胞性垂体炎

本病多见于妊娠或产后的女性，病因未明，可能为病毒引起的自身免疫性疾病。临床表现可有垂体功能减退症以及脑垂体肿块。前者最常见ACTH缺乏，次为TSH、LH、FSH及AVP，可单独或合并出现。PRL水平在半数患者出现上升（由于肿块压迫垂体门脉系统所致）。垂体肿块可导致头痛（最常见）及视野缺损（32%）。大多数情况下本病患者需长期给予所缺的激素进行替代治疗。无功能腺瘤及PRL瘤需与本病鉴别，其垂体功能减退症表现不及本病出现得早和显著，可资鉴别。确诊有赖病理组织检查。

3. 视神经胶质瘤

多见于儿童，尤以女孩多见。视力改变常先发生于一侧，视力丧失发展较快。患者可有突眼，但无内分泌功能障碍。蝶鞍正常，视神经孔扩大。

4. 异位松果体瘤

多见于儿童及青少年。视力减退，双颞侧偏盲。常有渴感丧失、慢性高钠血症等下丘脑功能紊乱。也可有尿崩症、垂体前叶功能减退症。蝶鞍无异常，MRI可显示肿瘤。

5. 颈内动脉瘤

常引起单侧鼻侧偏盲，可有眼球瘫痪及垂体前叶功能减退表现，蝶鞍可扩大。对该类患者如误诊为垂体瘤而行经蝶窦垂体切除术将会危及患者生命，因此垂体瘤患者需仔细排除颈内动脉瘤的可能，确诊依赖于MRI。

6. 球后视神经炎

起病急，视力障碍多为一侧性，大多在数周内有所恢复。常伴眼球疼痛，瞳孔调节反射障碍。本病患者无内分泌功能紊乱表现，影像学检查显示蝶鞍正常。

7. 脑膜瘤

部分脑膜瘤其影像学表现类似于蝶鞍区肿瘤，内分泌功能检查仅有垂体柄受压引起的轻度高催乳素血症，临床上易误诊为无功能垂体腺瘤，据文献报道约有5%的影像学检查发现的蝶鞍区肿瘤不是垂体腺瘤。

垂体腺瘤还需和另一些伴蝶鞍扩大的疾病相鉴别，如空泡蝶鞍综合征、鞍上生殖细胞瘤、垂体转移癌等。垂体腺瘤鉴别诊断的疾病众多，临床上均不多见。

四、治疗

垂体瘤的治疗应根据患者的年龄、一般情况、肿瘤的性质和大小、扩展和压迫情况及以往的治疗等统筹安排治疗计划。目前，垂体瘤的治疗方法主要有3种：手术治疗、药物治疗和放射治疗。治疗方法的选择主要依据垂体肿瘤的类型而定，一般而言，PRL瘤首选药物治疗，大多数GH瘤、ACTH瘤、TSH瘤以及无功能大腺瘤则首选手术治疗。术后GH、IGF-1水平仍持续升高的GH瘤患者应给予奥曲肽或多巴胺受体激动剂辅助治疗；对药物治疗效果不佳者可考虑辅以放射治疗。ACTH瘤、TSH瘤及无功能大腺瘤手术效果欠佳者也可辅以放射治疗。

ACTH瘤尚有一种药物辅助治疗方法，即予酮康唑或其他肾上腺皮质类固醇合成酶抑制剂来抑制皮质醇的过度生成而达到缓解临床症状的目的。垂体痛的治疗目标为：①抑制自主的激素分泌亢进。②抑制肿瘤组织生长或摘除肿瘤。③纠正视力和颅神经方面的缺陷。④恢复和保存垂体功能。⑤防止局部和全身的并发症。⑥防止肿瘤的复发。女性PRL瘤患者经药物治疗恢复生育能力后可以安全怀孕，不必担心溴隐亭等药物对胎儿副作用和肿瘤增大的危险。据临床观察微腺瘤在妊娠后增大的危险性不到2%，大腺瘤的危险性虽然大于15%，但妊娠前作手术治疗使肿瘤缩小后再使用药物治疗恢复其生育能力，仍可安全怀孕。另一种可选择方法为：妊娠后停用溴隐亭，待发现瘤体增大时重新给予溴隐亭治疗并贯穿整个妊娠期。育龄妇女怀孕期间如发现GH瘤及其他垂体瘤，在分娩之前一般不予积极治疗。尽管临床上GH瘤及无功能腺瘤在妊娠后出现瘤体增大的报告很少见，在此期间进行监测仍是必要的。

（一）手术治疗

除PRL瘤外，其他垂体瘤的首选治疗仍为手术治疗。长期临床观察表明垂体瘤的手术治疗安全有效。其治疗目的不仅在于彻底切除肿瘤，还要尽力保留正常的腺垂体组织，避免术后出现垂体前叶功能减退症。如垂体肿瘤出现垂体激素分泌增多的临床症状和（或）颅神经及蝶鞍周围组织结构受压迫等肿块占位效应时，就需考虑手术治疗，出现垂体卒中必须立即或尽快手术治疗，但需根据患者当时的病情而定。

垂体瘤的手术方法较以前有较大改进，目前主要采用经蝶窦式。它是在手术视野较开阔的条件下（在显微镜下进行手术操作），对肿瘤进行选择性摘除。

1970年以前采用的术式是经额开颅切除术，其危险性大，手术并发症多，现已淘汰。经蝶窦途径手术安全，目前应用广泛，适合于鞍内微腺瘤和向鞍上膨胀性生长及向海绵窦内发展的大腺瘤。向鞍上扩展的大腺瘤，一般还要进行术后辅助放疗，PRL瘤术后则可辅以药物治疗。一般认为术中一旦发现肿瘤侵犯蝶鞍硬膜，该患者术后肿瘤复发的可能性就较大，必须进行术后放疗，国外现已否定了这一观点。近年经蝶窦式又有了进一步改进，术中应用内窥镜经单侧鼻孔充分暴露内鼻腔及蝶窦进行垂体瘤选择性切除术。其优点为手术视野暴露更充分，手术损伤较少，术后并发症较传统经蝶窦术式减少，且患者住院日缩短。这种内窥镜经蝶窦式不仅适合于微腺瘤，对于大腺瘤同样具有良好疗效。手术治疗垂体瘤的疗效一般取决于以下4个方面：①外科医师的经验及水平。②肿块的大小。③肿瘤是否侵犯骨骼或硬膜。④既往治疗情况。如以前做过其他治疗，此次手术的效果就会受到影响。

手术并发症在广泛开展经蝶窦术式后已明显减少，手术死亡率不超过2.5%。手术并发症可有脑脊液鼻漏、视力丧失、中风或脑血管损伤、脑膜炎或脓肿、眼球麻痹及垂体功能减退症。这些并发症的发生率均较低，术后出现垂体功能减退症的发生率在微腺瘤约为3%，在侵犯性大腺瘤也只是稍高于3%。

（二）药物治疗

除PRL瘤的药物治疗效果得到临床明确肯定外，其他垂体腺瘤的药物治疗效果尚需进一步在临床工作中观察。尽管这些药物在治疗GH瘤、TSH瘤等垂体腺瘤方面取得了一定疗效，但尚不能动摇手术治疗及垂体放疗在腺垂体肿瘤治疗方面的地位。

在众多治疗垂体瘤的药物中疗效得到明确肯定的是一类以溴隐亭为代表的多巴胺D_2受体激动剂，药物治疗已成为PRL瘤的首选治疗。此外，用奥曲肽或溴隐亭治疗GH瘤也取得一定临床疗效，对于GH瘤术后效果不佳者可考虑辅以奥曲肽或溴隐亭治疗。

溴隐亭是一种半人工合成的麦角生物碱的衍生物，为多巴胺受体激动剂，能有效抑制PRL的分泌，并能部分抑制GH的释放。女性患者服药2周后溢乳可减少，服药约2个月后可恢复正常月经，并且可以排卵及受孕。男性患者服药3个月后血睾酮浓度增加，1年内恢复正常，精子数目增多。溴隐亭不但可降低PRL水平，而且可缩小肿瘤，使患者头痛减轻，视野缺损改善。溴隐亭的缺点为停药后肿瘤易复发。其副作用较轻，有恶心、呕吐、乏力、直立性低血压等。只要患者对溴隐亭不过敏并能耐受，任何PRL瘤患者均适合使用，其他原因引起的高PRL血症同样可以使用。

奥曲肽是生长抑素（SS）的衍生物，能较特异地抑制GH的合成和分泌，其抑制GH分泌的活性比SS强20倍。该药皮下注射后血浆半衰期为120分钟，使血GH浓度明显下降，可治疗GH瘤。据临床观察该药可使2/3以上的肢端肥大症患者的GH水平恢复正常，20%～50%的患者肿瘤缩小，同时对TSH腺瘤和LH/FSH瘤也有治疗作用。该药副作用较小，可出现注射部位疼痛，腹部痉挛性疼痛，胆石症和暂时性脂肪泻。由于此药需每日3次皮下注射，患者难以长期坚持，现已制成长效奥曲肽，每月注射一次即可。

（三）放射治疗

垂体放射治疗可阻止肿瘤进一步生长并最终使分泌增多的激素水平下降。放疗取得疗效的时间较长，不像手术治疗那样较快地使肿瘤缩小和激素水平恢复正常。放射治疗的类型较多，可选择常规X线放疗、直线加速器X-刀、γ-刀以及放射源^{90}Y或^{198}Au作垂体内照射等。由于在照射部位、照射总量和单次剂量的精确估计、安排等方面都大大地减少了误差，保证了放射治疗的效果。国外认为用同等剂量的γ-刀和直线加速器X-刀切除单个直径大于1.5cm的圆形垂体肿瘤，其照射目标周围的剂量梯度都是很快减少的，两者均对周围组织损伤少。但是对于有侵犯视神经或视交叉的颅咽管瘤及听神经瘤来说，使用直线加速器X-刀效果要优于γ-刀。γ-刀治疗垂体瘤的疗效明显优于常规X线放射治疗，前者优点表现在以下5个方面：①常规放疗一般要每周照射4～5次，疗程共6周；而γ-刀只需单次照射即可。②据临床观察发现，使用γ-刀治疗者其分泌亢进的激素恢复正常的速度要明显快于常规放疗者。③与常规放疗相比，γ-刀治疗者放射线对周围正常组织的损伤程度要小得多，后期也很少出现继发脑部肿瘤及其他神经并发症。④γ-刀可切除侵犯海绵窦的肿瘤，常规放疗则不行。⑤常规放疗仅作为手术治疗后的一种辅助治疗措施，而γ-刀治疗可作为首选疗法用于拒绝或不适于经蝶窦手术者。一般只要照射到视觉神经系统的剂量低于10Gy，γ-刀治疗是安全的，而且疗效可靠。常规垂体放疗原则上不单独使用，常与手术或药物配合应用，手术切除不彻底者以及术后复发者可考虑垂体放疗。因为大腺瘤如切除不彻底易致肿瘤复发，而再次进行手术治疗是很危险的，术后辅以放疗则可避免这种危险性。不允许手术治疗者也可考虑放疗与药物治疗联合应用。放疗并发症除垂体功能减退外，其余并不多见，这些并发症包括视交叉和（或）视神经及其他颅神经损害的表现（失明或眼肌麻痹）、大脑缺血、癫痫发作以及垂体或脑部恶变。术后辅以放疗者垂体功能减退症出现的可能性更大。垂体功能减退症在放疗后很长一段时间内仍可发生，因此应监测放疗后患者的垂体内分泌功能状态，以便及时给予相应激素替代治疗。

（吴红敬）

第八节　尿崩症

尿崩症是由于下丘脑、神经垂体功能低下，抗利尿激素（ADH、AVP）分泌和释放不足，或者肾脏对AVP反应缺陷而引起的一组临床综合征，主要表现为多尿、烦渴、多饮、低比重尿和低渗透压尿。病变在下丘脑、神经垂体者，称为中枢性尿崩症或垂体性尿崩症；病变在肾脏者，称为肾性尿崩症。

一、病因

（一）中枢性尿崩症

任何导致AVP合成、分泌与释放受损的情况都可引起本症的发生，中枢性尿崩症的病因有原发性、继发性与遗传性3种。

1. 原发性

病因不明者占1/3～1/2。此型患者的下丘脑视上核与室旁核内神经元数目减少，Nissil颗粒耗尽，AVP合成酶缺陷，垂体后叶缩小。

2. 继发性

中枢性尿崩症可继发于下列原因导致的下丘脑-垂体后叶损害，如颅脑外伤或手术后、肿瘤（包括原发于下丘脑、垂体或鞍旁的肿瘤，或继发于乳腺癌、肺癌、白血病、类癌等恶性肿瘤的颅内转移）等；感染性疾病，如结核、梅毒、脑炎等；浸润性疾病，如结节病、肉芽肿病、组织细胞增生症X等；脑血管病变，如血管瘤；自身免疫性疾病，有人发现患者血中存在针对下丘脑AVP细胞的自身抗体；Sheehan综合征等。

3. 遗传性

遗传方式可为X-连锁隐性遗传、常染色体显性遗传或常染色体隐性遗传。X-连锁隐性遗传方式者多由女性遗传，男性发病，杂合子女孩可有尿浓缩力差，一般症状轻，可无明显多饮多尿。Wolfram综合征或称DIDMOAD综合征，临床症群包括尿崩症、糖尿病、视神经萎缩和耳聋，它是一种常染色体隐性遗传疾病，常为家族性，患者从小多

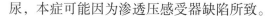

尿，本症可能因为渗透压感受器缺陷所致。

（二）肾性尿崩症

肾脏对AVP产生反应的各个环节受到损害导致肾性尿崩症，病因有遗传性与继发性两种。

1. 遗传性

呈X-连锁隐性遗传方式，由女性遗传，男性发病，多为家族性。近年已把肾性尿崩症基因即G蛋白偶联的AVP-V$_2$R基因，精确定位于X染色体长臂端粒Xq28带上。

2. 继发性

肾性尿崩症可继发于多种疾病导致的肾小管损害，如慢性肾盂肾炎、阻塞性尿路疾病、肾小管性酸中毒、肾小管坏死、淀粉样变、骨髓瘤、肾脏移植与氮质血症。代谢紊乱（如低钾血症、高钙血症）也可导致肾性尿崩症。多种药物可致肾性尿崩症，如庆大霉素、头孢唑林钠、诺氟沙星、阿米卡星、链霉素、大剂量地塞米松、过期四环素、碳酸锂等。应用碳酸锂的患者中20%～40%可致肾性尿崩症，其机制可能是锂盐导致了细胞cAMP生成障碍，干扰肾脏对水的重吸收。

二、发病机制

抗利尿激素（ADH）又称精氨酸血管升压素（AVP），为9肽物质，分子量1084。AVP主要由视上核神经元和室旁核神经元合成分泌，然后沿下行纤维束通路至垂体后叶贮存，待需要时释放入血，AVP的释放受血浆渗透压感受器和血浆容量的调节。

近年来的研究表明，视上核与室旁核合成的最初产物为AVP的前体分子（AVP-NPⅡ），包括信号肽、AVP序列（AVP部分）、神经垂体激素转运蛋白Ⅱ（NPⅡ）序列及一个由39个氨基酸残基组成的多肽，AVP-NPⅡ基因由3个外显子和两个内含子组成。信号肽在信号肽酶作用下从前体裂解下来后，AVP和NPⅡ结合形成分泌颗粒沿着轴突向垂体后叶运输。

AVP的受体是一类G蛋白偶联受体，属于加压素/催产素受体家族成员。根据其结构序列、药理学特性与体内分布和功能情况，分为V$_{1a}$R、V$_{1b}$R、V$_2$R 3个亚型，V$_{1a}$R含421个氨基酸残基，主要分布于血管和肝脏，参与调节血管活动和肝糖原代谢，V$_{1b}$R由424个氨基酸残基组成，主要分布于垂体ACTH细胞、肾脏、子宫肌层和肾上腺，V$_2$R由370个氨基酸残基组成，主要分布于肾小管，参与调节体内水代谢，中枢神经系统内也广泛分布有AVP受体（VPR）。AVP-V$_2$R基因突变可导致肾性尿崩症，有人用AVP-V$_2$R的拮抗剂（如SR121463和VPA985）在动物和人体中构建出剂量相关的尿崩症模型。

近年还发现，肾小管上皮细胞膜上至少存在5种水孔蛋白（AQP），其中AQP-2的表达与作用减低参与了尿崩症的发病。

AVP的作用为：①调节体内水代谢，维持体液平衡（抗利尿作用）。当血浆渗透压升高时，可使AVP释放增多，促进肾远曲小管与集合管重吸收水分增多，因而尿量减少；反之，AVP释放减少，尿量增多。②促进平滑肌收缩（加压作用）。AVP可使体内许多平滑肌收缩，其中最引人注目的是使周围及内脏小动脉收缩，产生加压作用。AVP在维持正常的心血管功能方面可能作用不大，但在失血、失水、血容量减少时，体内AVP释放增加，血和脑内AVP的含量升高，可使血压升高。③微弱的催产、排乳作用。因AVP与催产素都在视上核、室旁核合成，分子结构又相似，故作用上有重叠。④对下丘脑与腺垂体激素的调节作用表现为促进ACTH释放，AVP可直接促进ACTH释放，也可通过促进RH释放从而促进ACTH释放，AVP与CRH在垂体前叶水平上可能发挥协同作用。生理浓度的AVP促进腺垂体细胞释放TSH，其作用强度与TRH相当，但在下丘脑，AVP即对TSH的释放起抑制作用，这两种作用正好相反，构成一种超短负反馈调节环。⑤AVP可增加人类或动物的记忆功能。AVP可提高疼痛阈值，有镇痛作用。此外，AVP可与其肝细胞上的受体结合，促进肝糖原分解，使血糖升高。AVP可引起血小板聚集，因而有人试用于治疗血友病。

AVP随血至肾脏远曲小管和集合管，与细胞膜受体结合，使腺苷环化酶激活，cAMP增多，激活蛋白激酶，促进管腔上的膜蛋白磷酸化，促进水孔蛋白-2（AQP-2）表达。水的通透性增加，促进水分的再吸收，使水分顺着渗透压差从管腔进入渗透压较高的肾间质中，然后进入血液，平衡血浆渗透压。

AVP分泌的调节：①AVP的分泌主要受血浆渗透压感受性调节。生理情况下，血浆渗透压波动于$285 mOsm/kgH_2O$左右时，血浆AVP含量为$1\sim12 ng/L$。当禁水或失水时，血浆渗透压升高，血浆AVP水平随之升高，肾重吸收水增多，尿量减少，体液平衡得以维持或恢复，当血浆渗透压在$280\sim800 mOsm/kgH_2O$范围波动时，血浆AVP含量与渗透压呈直线关系，公式为：血浆AVP含量（ng/L）$=0.38\times$（血浆渗透压-280）。不过，近年来有人提出调节AVP释放的是血Na^+浓度的变化，而不是渗透压的变化。②当血容量发生剧烈变化时，AVP的释放还受容量感受性调节，低压容量感受器发挥重要作用，如失血达10%以上时，AVP释放明显增加。严重失血时，脑内AT-2释放也明显增多，AT-2可促进AVP释放，使其浓度增高2倍以上，高浓度的AVP可使血管收缩，产生升压作用。因而在严重血容量减少时容量感受性调节十分重要，由于容量感受性调节的传入冲动，由迷走神经和舌咽神经传入，切断迷走神经后容量感受性调节就消失。③AVP的释放可能也受颈动脉体等化学感受器调节，当血氧分压低于60mmHg或二氧化碳分压升高时，AVP释放增加，而颈动脉体用局部麻醉处理后，这种变化消失。

当某种原因导致血浆渗透压感受器的敏感性受损，或下丘脑视上核、室旁核合成分泌AVP减少或异常，或视上核、室旁核的神经元到垂体后叶的轴突通路受损以及垂体后叶受损时，便引起中枢性尿崩症。

肾性尿崩症是由于肾脏对AVP不反应或反应减弱所致，即使用外源性AVP也不能使尿浓缩功能有明显进步。其可能的机制是：①AVP受体缺陷。②腺苷环化酶活性降低。③肾远曲小管和集合管的器质性病变导致靶细胞数目减少。④某些药物（如锂盐）激活了抑制性G蛋白，使腺苷环化酶生成受抑。⑤抑制cAMP依赖的蛋白激酶。⑥减少肾髓质内的钠含量。⑦抑制细胞膜的钠泵。⑧钙在肾单位的沉积。

近年来注意到一种所谓的"妊娠性尿崩症"，患者在妊娠中期开始有多尿、口渴，直至妊娠终止。有人认为此类患者未妊娠时即有很轻的中枢性尿崩症，每天尿量为2.0～2.5L，妊娠时每天尿量可增加至5～6L。

妊娠使尿崩症加重的可能解释有：①妊娠时基础血浆渗透压降低，渗透压性口渴阈值下降。②肾小球滤过率增加。③肾小管对AVP敏感性降低。④肾脏产生前列腺素增加，拮抗AVP的作用。⑤肾上腺皮质类固醇分泌增加，促进利尿。⑥孕酮与甲状腺激素分泌增加，拮抗AVP的作用。⑦垂体前叶充血肿大，局部压迫垂体后叶。⑧循环中出现大量AVP酶，使AVP降解灭活加速，在妊娠时尿崩症的诸影响因素中，AVP酶的作用近年已被肯定，而且对抗AVP酶的制剂已用于临床，取得了满意的疗效，分娩后AVP酶迅速减低，分娩4周后血浆中已测不到该酶的活性。

部分在妊娠前已患尿崩症的病例，妊娠时尿崩症病情无变化，推测系由于这些病例的AVP缺乏是"完全性"的，以致妊娠后无加重或减轻可言，临床上不出现任何变化。

妊娠中毒症时肾小球滤过率减少，可使尿崩症症状减轻，哺乳时小儿吸吮乳头对AVP的释放是一种非渗透压性刺激，可使尿崩症减轻。此外，还发现此类患者应用天然AVP治疗无效，但用人工合成的D-DAVP疗效良好，可能是由于后者对降解有部分抵抗作用的缘故。

三、临床表现与诊断

（一）临床表现

尿崩症是一种以低渗量多尿为特征的临床综合征，其最显著的症状就是多尿，患者尿量可达2.5～20L/d，甚至更多，有报道达40L/d者，尿比重多在1.001～1.005，以青壮年多见，男女之比为2∶1，起病缓慢，少数骤然发病，出现烦渴、多饮、喜食冷饮，多数患者除了因饮水、小便次数多影响生活质量外，可正常生活、学习和工作。部分患者出现失水、皮肤干燥、心悸、汗液及唾液减少，伴便秘、乏力、头痛、头晕、焦虑、失眠、烦躁、记忆力减退、消瘦，严重者可有电解质紊乱、视力下降，部分患者体型偏瘦。

不同病因所致的尿崩症可有不同的临床特点。遗传性中枢性尿崩症常幼年起病，由于口渴中枢发育不全，可出现脱水及高钠血症，多饮、多尿症状的严重程度也因其遗传方式不同而不尽一致。患者成年后多饮、多尿症状可减轻。Wolfram综合征患者可伴糖尿病、视神经萎缩及耳聋。

继发性中枢性尿崩症可有原发病的临床表现。如颅脑外伤或手术所致的头痛、视力减退及其他中枢神经系统受损所致的症状和定位体征，外伤性中枢性尿崩症可表现为多尿–抗利尿–多尿三相变化，第1期多尿是由于外伤后，AVP分泌急性阻断，可维持数小时至数天，随之储存的AVP分泌进入相对抗利尿期，然后，少数患者恢复正常，多数因出血、充血、水肿使AVP分泌细胞或血渗透压感受器受压、萎缩，致永久性尿崩症。又如组织细胞增生症X可有因肺部浸润性病变所致的呼吸系统症状体征、骨损害所致的骨痛及特殊X线表现。肿瘤所致的中枢性尿崩症多因肿瘤压迫下丘脑、垂体所致，也有头痛、视野缺损或原发肿瘤的临床表现。如颅咽管瘤可有头痛、视力减退、视野缺损、睡眠障碍、食欲改变、情绪波动、智力低下等下丘脑综合征。松果体瘤可有性早熟、眼球活动障碍、共济失调等症状。

中枢性尿崩症可伴有垂体前叶功能减退症。当患者合并肾上腺皮质功能减退时，由于增加了非渗透性AVP分泌及减少了肾小球滤过率，多尿症状可较轻。而患者接受糖皮质激素补充治疗后，多尿症状反而加重。合并严重甲状腺功能减退时也可能发生类似情况。

患者饮水过多、过快时，可发生水中毒，表现为头痛加剧、恶心呕吐、肌肉运动不协调、体温下降、精神错乱、惊厥、昏迷以至死亡。患者因失水过多、过分禁饮、高热、昏迷或口渴中枢功能异常或发育不全致渴感消失，可以导致高钠血症、高渗状态，血浆渗透压可大于350mOsm/kgH$_2$O。急性高渗性脑病多见于婴幼儿童，表现为呕吐、发热、呼吸困难、抽搐，重者昏迷死亡，死亡率高达40%以上。慢性高钠血症，多见于成年患者，表现为淡漠、眩晕、无欲、嗜睡、肌张力高、腱反射亢进、抽搐等。近来有报道认为中枢性尿崩症可导致骨量减少甚至骨质疏松，用双膦酸盐治疗可改善这一情况。

先天性肾性尿崩症较罕见，出生后即有多尿，常被母亲发现尿布更换频繁，多饮，如未及时发现，多因严重失水、高钠血症和高渗性昏迷而夭折。如能幸存，可有生长缓慢，成年后症状减轻或消失。因患者在婴儿期反复出现失水和高渗，可致智力迟钝和血管内皮受损，因为受损内皮细胞长期暴露于含钙和磷的溶液中，加上钙化抑制物（如葡聚糖酐和焦磷酸盐）减少，导致血管中磷酸盐沉着，颅内可有弥漫性钙化。颅内和血管钙化是肾性尿崩症的并发症，可通过早期诊断，精心护理避免此类不良后果的发生。

继发性肾性尿崩症尚有原发疾病的临床表现，多见于成年人，主要表现为多饮、多尿，特别是夜尿增多，较少因失水引致严重后果。

（二）辅助检查

1. 尿量

尿量超过2500ml/d称为多尿，尿崩症患者尿量可多达4～20L/d，比重常在1.005以下，部分性尿崩症患者尿比重有时可达1.010。

2. 血、尿渗透压

患者血渗透压正常或稍高（血渗透压正常值为290～310mOsm/kgH$_2$O），尿渗透压多低于300mOsm/kgH$_2$O（尿渗透压正常值为600～800mOsm/kgH$_2$O），严重者低于60～70mOsm/kgH$_2$O。

3. 简易高渗盐水试验

参照1962年Jadresic法，嘱患者清晨排空膀胱，然后于15分钟内饮入1%氯化钠溶液1000ml，记录2小时尿量，如大于650ml，可诊断为尿崩症，同时可加测尿比重，如低于1.012，更支持本病的诊断。

4. 高渗盐水试验

参照Hickey-Hare法，静脉滴注高渗盐水（2.5%～3.0%氯化钠溶液），使血浆渗透压增高，正常人此时AVP分泌增多，尿量减少，尿比重增加，尿渗透压升高，而尿崩症患者不能相应地分泌AVP，只有在补充抗利尿激素（静注垂体后叶素0.1U/kg）后才有类似反应，肾性尿崩症患者始终都不能产生类似反应，精神性多饮患者则在滴注高渗盐水后尿量减少，尿比重增加，可资鉴别。

在此试验中，于试验开始时和高渗盐水滴注完后查尿渗透压、血渗透压，计算自由水清除率也有助于诊断。

正常人滴注高渗盐水后出现抗利尿作用。自由水清除率（C$_{H_2O}$）明显下降，为-100～-25ml/h，尿崩症患者无此反应。此试验因高渗盐水可扩张血容量，拮抗渗透压升高所引起的AVP释放作用，且其盐利尿作用以及试验前过分水化也影响结果评定。此外，高渗盐水可增加颅内压及心脏负担，现已少用。

5. 禁水加压素试验

（1）原理

禁水后血浆渗透压逐渐上升，循环血量减少，刺激垂体后叶分泌AVP。补充外源性垂体后叶激素后，可根据尿量减少、尿渗透压上升的程度评估肾对AVP的反应性。

（2）方法

禁水前测体重、血压、脉率、尿比重、尿渗透压及血浆渗透压。试验开始后应严密监视，每2小时重测上述指标（血浆渗透压除外），持续8～12小时，如患者血压下降、不安等症状加剧，应随时中止试验。如患者排尿较多，体重下降3%～5%或血压明显下降，或连续2次测尿比重相同或尿渗透压变化小于30mOsm/kgH$_2$O（此时有人称为"平台期"）时，显示内源性AVP分泌已达最大值，此时应查血浆渗透压，然后皮下注射水剂加压素5U，2小时后留尿，重测上述指标（含血浆渗透压），如患者可耐受，1小时后再次复查上述指标，否则可中止此试验。

（3）结果

正常人及精神性多饮患者禁水后尿量减少，尿比重增加，尿渗透压升高。而体重、血压、脉率及血浆渗透压变化不大。尿崩症患者禁水后反应迟钝，尿量多不明显减少，尿比重、尿渗透压不升高，体重下降可大于3%，严重者可有血压下降，脉率加快，伴烦躁不安等精神症状。只有在补充了加压素后尿量才减少，尿比重、尿渗透压才增加。根据病情轻重可分为部分性尿崩症和完全性尿崩症，部分性尿崩症患者血渗透压最高值小于300mOsm/kgH$_2$O。注射水剂加压素后，尿渗透压可继续上升（大于10%）。完全性尿崩症患者血渗透压大于300mOsm/kgH$_2$O，尿渗透压低于血渗透压，注射水剂加压素后，尿渗透压可明显上升，可至750mOsm/kgH$_2$O。有人提出，临床诊断部分性中枢性尿崩症的条件为：①经至少2次禁饮后尿比重达1.012～1.016。②达尿比重峰值的尿渗透压/血渗透压比值大于1，但小于1.5。③对加压素试验敏感。肾性尿崩症患者禁水后尿液不能浓缩，注射水剂加压素后也无反应。需注意的是，精神性多饮患者由于长期多饮、多尿，肾脏对AVP的感受性下降，禁水后尿渗透压不能升至正常，这时需结合临床作出判断，或嘱患者适量限水2～4周后重复此试验。

此方法方便、可靠，被广泛应用，但加压素有升高血压、诱发心绞痛、腹痛、子宫收缩等副作用。

6. 血浆AVP测定

尿崩症患者AVP水平低于正常人，在禁水试验或高渗盐水试验中动态观察血浆AVP水平更有意义。中枢性尿崩症，无论是在基础状态还是在禁水或注射高渗盐水所致的高渗状态下，血浆AVP都不能升高。肾性尿崩症，基础状态时AVP可测出或偏高，高渗状态时血浆AVP水平明显升高而尿液不能浓缩。精神性多饮患者基础状态时血浆AVP减低或正常，高渗状态时尿渗透压与血浆AVP水平成比例地升高。

7. 烟碱试验

烟碱可直接刺激神经元释放AVP，理论上能区分渗透压感受器受损与神经元受损，但无实际意义。试验前准备同高渗盐水试验，待尿量多于5ml/min时，静脉注射（5min）烟碱1mg（吸烟者为3mg）加生理盐水10ml，观察尿量与尿渗透压。正常人注射烟碱30分钟内尿量减少80%，尿崩症患者则仍为多尿状态，尿渗透压变化不显著，因烟碱有恶心、呕吐、头晕、血压下降等副作用，现已少用。

8. 尿/血渗透压比值测定

自由饮水或短时间禁水后，同时测定尿渗透压和血浆渗透压，计算尿/血渗透压比值。正常人基础比值为2.27±1.23，禁水8小时后比值为2.97±1.18，尿崩症患者基础值和禁水8小时后值均小于1，给予加压素后大于1.5。尿/血渗透压比值对诊断中枢性尿崩症较有意义，但严重脱水或部分性尿崩症患者Uosm/Posm可正常。基础值可出现假阳性结果，应结合禁水后Uosm/Posm作出判断。不过，重复测定基础值有助于脑外伤或脑手术后多尿而不宜作禁水加压素试验者的鉴别诊断。

9. 影像学检查

尿崩症患者X线检查有时可发现蝶鞍扩大，鞍上占位性病变，钙化区，颅压增高。气脑检查（现已淘汰）与头颅CT也可见类似异常。由于鞍区骨性结构较复杂，普通X线平片多不能为尿崩症的诊断提供有价值的信息，后颅窝和枕骨斜坡骨性结构又限制了CT对鞍区尤其是细微病变的显示，高分辨率MRI可发现与中枢性尿崩症有关的以下病变：①垂体容积小。②垂体柄增粗。③垂体柄中断。④垂体饱满上缘轻凸。⑤垂体后叶高信号消失。其中垂体后叶高信号消失与神经垂体功能低下，后叶AVP分泌颗粒减少有关，是中枢性尿崩症的MRI特征。继发性中枢性尿崩症MRI表现有垂体柄增粗，推测为肿瘤或全身性疾病浸润所致。

10. 其他检查

患者血浆电解质测定一般正常，但可出现低血钾、高血钠、低血钠、低血氯或高尿钙变化，CO_2CP可低于正常。肾功能检查发现尿素氮、肌酐、酚红试验可为正常水平，但浓缩稀释功能不正常。激素测定有时可发现甲状腺激素、肾上腺皮质激素、性激素水平下降。

部分中枢性尿崩症患者血清中存在针对AVP细胞的自身抗体，有些病例在患尿崩症之前，体内即存在此抗体，继而才出现垂体后叶功能改变，故有人认为自身免疫性中枢性尿崩症存在亚临床型类型。

针对X染色体上肾性尿崩症基因的基因探针，可用于遗传性肾性尿崩症母亲妊娠后期的产前诊断，有96%的可靠性。此外，眼底检查可发现异常，如视野缺损、偏盲、视盘水肿或眼底动脉硬化。

（三）鉴别诊断

典型的尿崩症诊断不难，凡有烦渴、多饮、多尿及低比重尿者应考虑本病，必要时可进行禁水加压素试验及血、尿渗透压测定，多可明确诊断。

1）尿崩症诊断成立，应进一步鉴别其性质为中枢性或肾性，以指导治疗，同时须与精神性多饮鉴别。

2）尿崩症诊断成立后，还可根据临床表现及检查结果区分部分性尿崩症与完全性尿崩症。

3）中枢性尿崩症也可伴渴感减退综合征。

4）颅脑手术所致的中枢性尿崩症可为暂时性的，也可为持续性的。前者多于术后1～4日内发生，持续数天后症状消失，尿量恢复正常，其原因为手术的创伤使AVP的释放暂时受抑制，其合成并未受影响，此种情况也可发生于脑炎后。后者因为手术破坏了视上核与室旁核至神经垂体束的通路，垂体柄切断，合成与释放AVP能力丧失，形成永久性尿崩症，须用AVP长期替代治疗。

5）尿崩症应与其他常见内科疾病所致的多尿相鉴别，如糖尿病、高钙尿症、高钾尿症、高渗性多尿及低渗性多尿等。①糖尿病常有多饮、多尿、多食、消瘦症状，血糖升高，尿糖阳性，易鉴别，需注意有个别病例既有尿崩症，又有糖尿病。②高尿钙症见于甲状旁腺功能亢进症、结节病、维生素D中毒、多发性骨髓瘤、癌肿骨转移等病，有原发病症状以资鉴别。③高尿钾症见于原发性醛固酮增多症、失钾性肾病、肾小管性酸中毒等。④高渗性多尿尿比重大于1.020，尿渗透压大于300mOsm/kgH$_2$O，见于尿糖升高；尿素升高（高蛋白、高能营养时）；尿钠升高（如肾上腺皮质机能减退症时）。⑤低渗性多尿尿比重小于1.006，尿渗透压＜280mOsm/kgH$_2$O，见于肾功能减退、失钾性肾病、肾性尿崩症、高尿钙症、中枢性尿崩症、精神性多饮等。

四、治疗

（一）中枢性尿崩症

1. 病因治疗

针对各种不同的病因积极治疗有关疾病，以改善继发于此类疾病的尿崩症病情。

2. 药物治疗

轻度尿崩症患者仅需多饮水，如长期多尿，每日尿量大于4000ml时，因可能造成肾脏损害致肾性尿崩症而需要药物治疗。

（1）抗利尿激素制剂

1）1-脱氨-8-右旋精氨酸血管升压素（DDAVP）：此药为一种人工合成的精氨酸加压素的类似物，近年已广泛用于治疗尿崩症，由于其结构中氨基端半胱氨酸脱去了氨基，因而能抗拒氨基肽酶的分解作用，使其半衰期延长为加压素的3倍以上；另外在第8位上以右旋精氨酸替代左旋精氨酸，则降低了加压活性。DDAVP为目前治疗尿崩症的首选药物，可由鼻黏膜吸入，每日2次，每次10～20μg（儿童患者为每日2次，每次5μg或每日1次，每次10～15μg），也可肌内注射。20世纪90年代开发出DDAVP的口服剂型，商品名为弥凝，为第一个肽类激素口服剂型，剂量为每8小时1次，每次0.1～0.4mg。由于其价格昂贵，部分患者也可睡前服用一次，以控制夜间排尿和饮水次数，得到足够的睡眠和休息。弥凝安全性较好，有人报道尿崩症孕妇服用弥凝仍是安全的，并不构成对婴儿的威胁。DDAVP从鼻喷雾制剂转换为口服制剂（即弥凝）的剂量比例约为20倍。

由于各人对DDAVP反应性不一样，剂量应个体化，部分病例应用DDAVP后因过分的水负荷，可在完全无症状的情况下表现有血渗透压下降，过剩的水排除延迟，严重者致水中毒，故建议每日剂量应分2～3次给予，切忌每日给一次大剂量。对于婴儿和幼童或有中枢神经损害的患者在用药期间，需每日计算液体出入量，以保持适当的出入平衡或调整DDAVP的用量，保持每天有约2小时的稀释尿。

2）长效尿崩停（鞣酸加压素油剂）：每毫升油剂注射液含5U，从0.1ml开始肌注，必要时可加至0.2～0.5ml，疗效持续5～7天，长期应用2年左右可因产生抗体而减效，过量则可引起水分潴留，导致水中毒。故因视病情从小剂量开始，逐渐调整用药剂量与间隔时间。

3）粉剂尿崩停：每次吸入20～50mg，每4～6小时1次，长期应用可致萎缩性鼻炎，影响吸收或过敏而引起支气管痉挛，疗效也减弱。

4）尿崩灵（赖氨酸血管升压素粉剂）：为人工合成粉剂，由鼻黏膜吸入，疗效持续

3～5小时，每天吸入2～3次，长期应用也可发生萎缩性鼻炎。

5）垂体后叶素水剂：皮下注射，每次5～10U，每日2～3次，作用时间短，适用于一般尿崩症，注射后有头疼、恶心、呕吐及腹疼不适等症状，故多数患者不能坚持用药。

6）抗利尿素纸片：每片含AVP 10μg，可于白天或睡前舌下含化，使用方便，有一定的疗效。

7）垂体后叶素喷雾剂：赖氨酸血管升压素与精氨酸血管升压素均有此制剂，疗效与粉剂相当，久用也可致萎缩性鼻炎。

（2）口服治疗尿崩症药物

1）氢氯噻嗪（双氢克尿噻）：小儿每天2mg/kg，成人每次25～50mg，每日3次，服药过程中应限制钠盐摄入，同时应补充钾（每日60mg氯化钾）。其作用机理可能是利钠大于利水，血容量减少而刺激AVP分泌与释放，肾小球滤过率减少，适用于轻型或部分性尿崩症及肾性尿崩症，长期服用可能会损害肾小管浓缩功能，需长期补钾，易引起胃肠道副反应、血糖、血尿酸水平升高。

2）氯磺丙脲：每次0.125～0.25g，每日1～2次。服药24小时后开始起作用，4天后出现最大作用，单次服药72小时后恢复疗前情况。其作用机制可能是增加远曲小管cAMP的形成，刺激下丘脑视上核或垂体后叶促进AVP的合成与释放。也有人认为该药可加强AVP作用于远曲小管上皮细胞受体，从而增加AVP的周围作用，其副作用为低血糖、白细胞减少、肝功能损害、低血钠或水中毒。与双氯克尿噻合用可减少低血糖反应。

3）氯贝丁酯（安妥明）：用量为每次0.5～0.75g，每日3次，24～48小时迅速起效，可使尿量下降，尿渗透压上升。本为降血脂药物，其抗尿崩作用可能是兴奋下脑分泌释放AVP或可能延缓AVP降解。与DDAVP合用，可对抗耐药，长期应用有时可致肝损害、肌炎及胃肠道反应。

4）卡马西平（酰胺咪嗪）：本为抗癫痫药物，其抗尿崩作用机理大致同氯磺丙脲，用量每次0.1g，每日3次，作用迅速，尿量可减至2000～3000ml，副作用为头痛、恶心、疲乏、眩晕、肝损害与白细胞减低等。

5）吲达帕胺（寿比山）：本为利尿、降压药物，其抗尿崩作用机理可能类似于氢氯噻嗪（双氢克尿噻），用量为每次2.5～5mg，每日1～2次。用药期间应监测血钾变化。

（二）肾性尿崩症

由药物引起的或代谢紊乱所致的肾性尿崩症，只要停用药物，纠正代谢紊乱，就可以恢复正常。如果为家族性的，治疗相对困难，可限制钠盐摄入，应用噻嗪类利尿剂，前列腺素合成酶抑制剂，如吲哚美辛（消炎痛），上述治疗可将尿量减少80%。

（三）其他治疗

1）中医中药治疗。以补肾、滋阴、生津益气为主，佐以固肾，可用生脉散、知柏地黄丸或汤剂、缩泉丸（散）、桑螵蛸、熟地、黄芪、菟丝子、龙骨、牡蛎、萸肉、山药、枸杞子和甘草等。

2）病因治疗。如手术切除脑瘤，治疗全身性疾病等。

3）饮食方面。应限制钠盐、咖啡、茶类，并适当补充糖、蛋白质与多种维生素等。

（吴红敬）

第九节 功能失调性子宫出血

功能失调性子宫出血（DUB，简称为功血）是指由于神经内分泌系统功能失常（而非生殖系统器质性病变所引起），以月经紊乱为特征的异常性子宫出血。DUB可分为排卵型及无排卵型两种。多发生在生育年龄的高峰期，<20岁者占3.9%、20～30岁占22.5%、31～40岁为34.3%、41～50岁为37.3%、>50岁为1.6%，无排卵型者占80%～90%，多见于青春期及更年期。

一、无排卵型DUB

（一）病因及发病机制

正常月经周期有赖于下丘脑-垂体-卵巢轴（HPO）的功能正常，大脑皮层控制着下丘脑功能，任何内外环境因素（如精神紧张、环境和气候改变、营养不良、代谢紊乱）都可以引起下丘脑-垂体-卵巢轴功能紊乱，导致月经失调和异常子宫出血。DUB常见于青年女性及绝经前后妇女，患有多囊卵巢综合征（PCXOS）者易患本病。

青春发育期由于HPO轴不成熟，垂体分泌的促性腺激素以FSH为主，它促使卵泡发育、产生雌激素，而垂体对雌激素的正反馈作用缺乏反应，不形成月经周期中期LH高峰，无排卵。更年期由于卵巢功能衰退，失去对下丘脑-垂体的正负反馈，FSH、LH均增高，但不形成排卵前的高峰，故无排卵，易出现无排卵性DUB，出血的机制不清楚，可能与下列因素有关。

1）单一而长期雌激素刺激子宫内膜渐进性增生（增殖至高度腺囊型、腺瘤型增生过长），由于缺乏孕酮拮抗和腺体的分泌反应及雌激素引致的酸性黏多糖（AMPs）聚合和凝胶作用，使子宫内血管通透性降低，影响物质交换，造成局部内膜组织缺血，坏死脱落而引起出血，AMPs的凝聚作用同时也妨碍了子宫内膜剥脱，使内膜呈非同步性剥脱，造成内膜长期不规则出血，即雌激素突破性出血。

2）无排卵患者体内雌激素水平随卵泡发育而波动，雌激素水平下降，内膜失去支持而坏死、脱落，形成雌激素撤退性出血。DUB还可能与子宫内膜腺泡的凋亡加速有关。

3）前列腺素调节子宫血管、螺旋小动脉和微循环、肌肉收缩活动、内膜溶酶体功能和血纤溶酶活性5个方面影响子宫内膜功能。雌激素激发前列腺素PGF2α合成和释放，使螺旋动脉强烈收缩，子宫内膜因局部缺血、坏死而脱落出血。前列腺素合成酶抑制剂，如吲哚美辛、甲芬那酸可明显减少出血量，但不能缩短出血时间，也为前列腺素对内膜出血调节的佐证。

4）DUB患者子宫内膜纤溶酶活化物质增多，活性增强，激活纤溶酶原形成纤溶酶，纤溶酶裂解纤维蛋白原，从而抑制内膜螺旋动脉顶端的闭合及凝血过程，或由于血栓再通使血管腔封闭延迟，造成多量出血。

5）子宫内膜螺旋小动脉结构功能异常，干扰子宫内膜微循环功能，影响内膜功能层脱落和剥离面血管、上皮的修复，影响血管舒缩功能和局部血凝、纤溶功能，导致异常子宫出血。

6）DUB和不育症、反复性流产、慢性盆腔疼痛、经前期综合征、早产、胎盘功能低下、子痫等均病因不明，细菌性阴道病变常伴早产和流产，与DUB也可能有某种病因关系。

（二）病理生理

卵巢大小可正常或稍大，卵泡发育到不同程度而闭锁，无成熟卵泡，无黄体形成，可见多数滤泡囊肿。子宫内膜根据血内雌激素含量的多少和作用时间长短，以及子宫内膜对雌激素的敏感性和反应，可呈不同程度的增生性变化。增生期子宫内膜较多见，这种内膜与正常月经周期中的增生期内膜并无区别，只是在月经后半期甚至来潮时，仍表现为增生期状态，进一步增殖致子宫内膜腺囊型增生过长、息肉样增生、腺瘤型增生过长，如果腺瘤型增生过长的程度较严重，腺上皮已发生异型性改变（子宫内膜呈不典型增生过长）则须警惕癌变，应严密随访并给予积极治疗。出血时间过长，子宫内膜大部分脱落或更年期DUB患者子宫内膜可呈萎缩型改变，内膜菲薄，腺体少而小，腺腔狭窄，间质少而致密，血管甚少，胶原纤维相对增多。

1. 下丘脑–垂体–卵巢轴调节机制的失调

测定功血者的促性腺素和类固醇的分泌模式，证明大多数功血者属无排卵型子宫出血。

（1）青春期DUB

E_1和E_2血浓度皆在正常范围内，但缺少正常的由雌激素正反馈而出现的LH峰，而导致无排卵。在失去正常周期性的促性腺素调节下，卵巢的反应呈现无规律性，有不同成熟程度的卵泡，分泌以雌激素为主的性激素，作用于内膜，引起不规则的子宫出血。给予青春期功血患者以氯蔗酚胺治疗，能恢复排卵，从而支持了以上的论点，说明青春期少女的功血，主要是由于下丘脑–垂体系统对雌激素正反馈作用的缺陷。

（2）更年期DUB

主要致病因素是由于卵巢功能衰退，对促性腺素的反应下降，形成促性腺素水平的升高而卵泡仍不能规律性的成熟而失去排卵的功能。

（3）生育年龄DUB

起因比较复杂，其内分泌失调的模式属类固醇反馈机制的不协调，加上外周雄激素转化为雌激素增加，造成LH和雌酮水平的升高，致使FSH和LH的比率失常，无LH峰，无排卵。另一些患者表现为不明原因的FSH和LH比率偏低，影响卵泡的成熟过程，雌二醇和抑制素分泌不足和LH峰的偏低。

2. 子宫内膜的变化

无排卵型子宫内膜出血，属雌激素撤退性或突破性出血。在长期的雌激素作用下，子宫内膜细胞不断增生，呈增生期内膜。持续增生则会导致内膜增生过长。①单纯型增生过长，包括腺囊型增生过长。②复杂型增生过长，也称腺瘤型增生过长，表现为腺体紧靠和复层等结构。③严重者可发展为核异形，为不典型增生过长，这类型被认为是癌前期，需另作处理。而对复杂型增生过长则需积极处理，严密观察并定期随访以防其发展。

增生过长的子宫内膜，由于缺乏孕激素周期性的保护作用，子宫内膜增厚，血管和腺体增多，间质支架缺乏，组织变脆。当雌激素不足以维持增厚的内膜时，内膜的表面可出现不规则的脱落和出血，在雌激素的作用下，出血面修复血止，但另一处可发生脱落出血，造成较长期的不规则子宫出血，血量不定；若内膜上多处同时脱落，且血窦开放可引起较大量的子宫出血。由于无周期性的孕酮作用，故内膜中缺少螺旋血管系统和缺乏节律性的血管收缩等正常的控制月经血流量的因素，所以无排卵性功血的自然止血机制只有靠内源性雌激素分泌量的增多而达到修复的作用，因此这种止血作用只是暂时性而且是短暂的。

3. 子宫内膜局部止血机制的失常

（1）雌激素变化与出血的关系

1）雌激素撤退性出血：雌激素水平突然大幅度下降而导致的子宫内膜脱落出血，如由两侧卵巢切除、放疗或化疗等对卵巢的破坏作用或用雌激素治疗停药后所引起。

2）雌激素突破性出血：发生在雌激素水平波动时，若雌激素水平高、波动幅度大则流血量多，水平低、波动幅度小则流血量少而时间长。

（2）子宫血管异常

子宫内膜血管有它特殊的构型，基底层血管直而不受性激素的影响，功能层内膜的血供来自对性激素非常敏感的螺旋形动脉，这些动脉除了形态特殊外，另一特点是它们皆属终支，且无分支，每支动脉供血的内膜区域甚小，4～9mm^2。这些特点对经期的流血量和止血有很大的作用，Markee估计有70%～75%的经血来自螺旋形动脉。近年来对子宫血管系统中血管数量，特别是对子宫内膜的螺旋动脉数量的研究，提示子宫出血量与血管的数量无关。目前已确认，月经期出血量与内膜血管系统中的止血机制缺陷有关。晚期分泌期内膜的螺旋动脉弯曲度增加，在月经来潮前螺旋动脉出现节律性收缩，且收缩的时间不断延长且程度加强，造成血管壁局部缺血、坏死。当血管再度扩张而充血时，引起血管破裂出血。在流血开始的24小时内，血小板凝聚并由纤维蛋白加固而形成血栓。数小时内，管腔从部分到全部阻塞，使流血量减少到血止。但这部分内膜24小时后随着月经而脱落，流血再度开始。

因此，只有在内膜修复后才能完全血止。由此推测可能是螺旋动脉节律性的收缩在控制最初的月经量，即在血栓形成之前的月经量起着重要的作用。当功血时无孕激素作用，内膜血管缺乏螺旋化，内膜血管破裂后无节律性收缩的止血作用。

（3）凝血和纤溶异常

正常月经周期中孕酮使子宫内膜间质细胞蜕膜化，成为蜕膜样细胞。该细胞中含有纤维蛋白溶酶原激活物的抑制物（PAI-1）和组织因子（TF）。PAI-1可抑制子宫内膜血管周围的基质的降解性，保持子宫内膜血管的稳定；PAI-1还具有抑制纤维蛋白溶酶原激活物的作用，从而抑制纤溶。TF对血浆Ⅶ因子具亲和力，与Ⅶ因子结合成复合物后可使因子Ⅹ转化成Ⅹa，从而启动血凝。可见PAI-1和TF在月经期子宫内膜出血时的止血作用。当无排卵性功血时子宫内膜处于只有雌激素而缺乏孕激素时，一旦子宫内膜出血，缺乏上述正常月经期的生理性止血作用。体外培养中也证实雌二醇加甲羟孕酮可增加TF和PAI-1的水平，而单纯雌二醇却无此作用。

月经血，特别是功能失调性的子宫出血症的月经血中都含有比外周血更高的纤维蛋白溶酶原激活物质的抗原，并伴有很低水平的抑制物质，提示局部纤维蛋白溶解活动的增加是功血的出血机制。于是，有采用一种抗纤维蛋白溶解制剂进行治疗的报道。纤维蛋白溶酶原激活物质在子宫肌层的含量高于子宫内膜，而在子宫内膜的周期中则以晚期分泌期的含量最高。分泌晚期子宫内膜的纤维蛋白溶解活动的增多与月经过多的流血量呈正相关，提示局部纤溶酶激活物质释放的增多是造成功血流血过多的关键因素之一，与上述PAI-1的作用机制相符。

（4）前列腺素比例异常

前列腺素PG的前身花生四烯酸，是由磷脂酶A_2作用于细胞上的磷脂酰胆碱即卵磷脂而产生的。花生四烯酸通过存在于细胞膜上的环氧化酶的作用，迅速转变为不稳定的内过氧化物PGE_2和PGH_2。阿司匹林、吲哚美辛（消炎痛）和甲芬那酸类药物都不可逆地抑制了环氧化酶。

与生殖功能有较密切关系的PG有PGE_2、$PGF_{2\alpha}$、PGI_2和血栓烷（TXA_2）。PGE_2和$PGF_{2\alpha}$。均存在于子宫内膜中，PG在增生期开始合成，分泌期内膜中含量增加，月经期内膜中PG含量最多。因分泌期合成PG的能力比增生期大，但持续增生和增生过长的内膜合成PG的能力与分泌期相似。在月经周期的不同时期$PGF_{2\alpha}$和PGE_2的比例不同，分泌期内膜中$PGF_{2\alpha}$和PGE_2的比例大于增生期内膜，也大于持续增生的内膜和增生过长的内膜。现知$PGF_{2\alpha}$使血管收缩，而PGE_2则使血管扩张。无排卵功血时PGE_2高于$PGF_{2\alpha}$，特别是增生过长子宫内膜中的PGE_2含量更高，故流血量更多。给予前列腺素合成酶抑制剂能减少出血量，提示子宫内膜中$PGF_{2\alpha}$与$PGE_{2\alpha}$比例失调是导致功血的原因之一。

PGI_2（一般是通过测定其代谢产物6-酮-$PGF_{1\alpha}$来估计）在子宫的合成部位是肌层。PGI的前身是来自子宫内膜所产生的$PGF_{2\alpha}$和PGE_2，月经前期和月经期$PGF_{2\alpha}$的增多使血管收缩，从而限制了过多的内过氧化物进入子宫肌层，以减少子宫肌层合成PGI_2。PGI_2促血管扩张也抑制血小板的凝集。

血小板内的大部分PGE_2和PGH_2转变为易变的TXA_2，具有较强的血小板聚集功能，也是有效的血管收缩剂。其半衰期短，只40秒即转变为无活性的代谢产物TXB_2。在血管内膜的平滑肌细胞内，还存在环前列腺合成酶，从而产生环前列腺素（PGI_2）。PGI_2使血管扩张和抑制血小板凝聚。推测在正常情况下，血小板产生的促凝聚和血管收缩物质TXA_2与从血管产生的抑制血小板凝聚和扩张血管作用的PGI_2之间，维持着一种平衡状态。一旦平衡失调，可造成普遍血栓形成或出血性素质。

（三）临床表现

无排卵性DUB患者可有各种不同的表现，可表现为完全不规则出血。青春期DUB临床表现为初潮后月经稀疏，短时停经后突发不规则月经过多，经期延长淋漓不止。也可能有正常月经周期，只是经期延长，经血量增多，不伴有痛经，据观察初潮后少女发生DUB者35.4%，初潮后2年内有不规则月经史（月经周期<25天或>35天）者占55.7%。10年后仍有30%月经不规则。青春期DUB者，内膜很少发生恶性变。更年期（围绝经期）DUB临床表现为月经频发，周期不规则，经量过多，经期延长。10%～15%患者呈严重不规则月经过多和崩漏。内膜活检多呈现不同程度的内膜增生过长，故诊刮是必要的，应注意排除妇科肿瘤（子宫肌瘤、内膜癌、卵巢癌、子宫颈癌）。长期出血可造成盆腔感染，感染的子宫内膜也可使出血加重。

（四）诊断和鉴别诊断

患病多发生于青春期，其次为更年期，注意月经初潮年龄、周期、血量、诱因、伴随症状、治疗情况，有无子宫内膜病变、子宫肌瘤、血液病及内分泌疾病病史，是否长期服用阿司匹林等抗凝血药物。全身检查包括有无肥胖、多毛、出血倾向及其他病征。妇科检查一般子宫正常大小，质偏软，两侧附件无异常，可排除妊娠、肿瘤、严重宫腔感染等器质性病变。有雌激素作用表现：①宫腔黏液涂片干燥后出现羊齿状结晶。②阴道黏膜的脱落上皮细胞反映有雌激素的作用。③子宫内膜活检示，子宫内膜在月经周期的任何时候显现正常的增生期形态或不同程度的增生过长（如腺囊型或腺瘤型增生过长），但无分泌性变化。基础体温测查示单相反应。T3、T4、17-KS、17-OHCS、皮醇质测定，以排除甲状腺、肾上腺疾病。HCG-β亚基测定可用于排除妊娠并发症和绒毛膜疾病。青春期DUB者，FSH、LH可正常，LH＞FSH提示多囊卵巢综合征；更年期DUB者，FSH、LH均可升高；无排卵DUB，孕酮水平很低。B超检查可观察卵泡发育、排卵、黄体情况，排除卵巢肿瘤及子宫等生殖道器质性病变。排除血液系统疾病应做血液和凝血、纤溶功能检查，包括血常规，血细胞压积，出血、凝血时间，凝血酶原时间，血清铁测定，必要时行骨髓穿刺检查。

（五）治疗

根据DUB类型、年龄、内膜病理、生育要求及症状严重程度确定治疗方案。治疗原则：青春期以止血、调节月经、促进下丘脑-垂体-性腺轴成熟为主；生育期有生育要求者止血后用药物诱发排卵；更年期以止血、调节周期、减少出血量，诱导绝经，遏制内膜增生过长，防止癌变为原则。

1. 一般治疗

严重出血者，可有贫血，应充分重视改善全身情况，可给予铁剂、维生素和蛋白质等。出血期间避免过度疲劳和剧烈运动；流血时间长久者给予抗生素以控制感染。

2. 止血

方法包括刮宫、激素和药物治疗。除未婚妇女，无论有排卵或无排卵型DUB时，刮宫均可迅速而有效地止血兼有诊治双重意义，并依内膜病理于术后第5天开始人工周期治疗。性激素止血主要有：①雌激素适用于青春期DUB者，大剂量雌激素快速促进子宫内膜生长、修复，达到止血目的。开始用大剂量，止血后逐渐减量至维持量，于止血后20日停药。用性激素止血的缺点是剂量大，胃肠道反应重，停药后撤退性出血多，故常在停药前7～10天加用孕激素使增殖的子宫内膜转化为分泌期，短期内能脱落完全，经期可缩短。用法：己烯雌酚或苯甲酸雌二醇2mg，肌肉注射，每6～8小时1次。一般经3～4次注射（24～36小时）后血量减少。雌激素用量逐渐减少，每3天递减1/3剂量，并改为口服，直至每日用己烯雌酚0.5～1mg，于止血后20天停药，计划停药前7～10天加孕激素（每天用甲羟孕酮4mg，共7～10天；或黄体酮20mg肌注，每天1次，共5天），从撤退性出血的第5天开始下一周期治疗。②孕激素适用于各年龄组及各类DUB，其原理是使用孕激素可使增殖期子宫内膜转化为分泌期，停药后全部迅速剥脱，出现集中性撤退性出血，也称"药物剥宫"。用法：大剂量出血时，口服大量孕激素止血，血止后逐渐减量，止血后3周停药。炔诺酮5.0～7.5mg/d，或甲地孕酮、甲羟孕酮（安宫黄体酮）8～10mg，每4～6小时1次，经3～4次口服后（24～36小时）流血停止，改为每8小时1次口服，然后每3天递减1/3剂量直至维持量，炔诺酮2.5～5.0mg/d，或甲地孕酮、甲羟孕酮（安宫黄体酮）4～6mg/d。于止血后20天停药。为防止突破性出血，也可配伍小剂量雌激素，如己烯雌酚0.25～0.5mg/d，傍晚服。炔诺酮短期副作用可有体重增加、恶心、腹胀、水肿、头痛及抑郁。对雌激素、孕激素合用的效果尚待进一步研究。少量出血淋漓不断者，用黄体酮20mg，肌肉注射，每日1次，共5天，或甲羟孕酮4～6mg，每日2次，共7～10天。用药期间流血停止，停药后3～5天出现集中性撤退性出血，一般7～10天。为减少出血量可在停药前5～7天加用丙酸睾酮50mg肌肉注射，每日1次，或甲睾酮5mg，含服，每日2次。

生育期妇女可用雌激素、孕激素联合治疗：无生育要求者，口服避孕药Ⅰ号或Ⅱ号，1～2片，每6小时1次。止血后减量至维持量1片/d，20～22天停药。

雄激素仅作为雌激素、孕激素止血的辅助疗法，常用于更年期患者，旨在拮抗雌激素作用，减少盆腔充血和增强子宫肌张力，并减少出血量。但不能缩短出血时间和完全止血。用法：丙酸睾酮25～50mg/d，3～5天后，改每周1～2次，周期总剂量不超过300mg。

三合激素即苯甲酸雌二醇1.5mg、黄体酮12.5mg、丙酸睾酮25mg，肌注，每天1～2次，血止后改服炔诺酮5mg及己烯雌酚0.25mg，每天1次，连用3天。

此外，还可选用卡巴克洛、酚磺乙胺、维生素C、维生素K、抗纤溶药（如氨基己酸、氨甲苯酸等），以及前列腺素合成酶抑制剂、凝血因子等。这些药物不能控制内膜的剥脱，也不能促进内膜的再生。如大剂量应用凝血药，需警惕可能产生血管内凝血。

3. 调节周期

使下丘脑-垂体-卵巢轴建立或恢复接近正常的周期性调节作用，使子宫内膜有周期性发育和脱落，一般用3～6个周期，停药观察月经周期自然恢复情况，如未恢复，再用3～6周期，如此间断给激素治疗，以免妨碍月经生理的自然恢复。雌激素、孕激素序贯疗法（人工周期）适用于青春期DUB，于月经周期的第5天，开始口服己烯雌酚0.5～1.0mg/d，共20～22天，后10天加服甲羟孕酮8～10mg/d，或后5天加注黄体酮20mg/d，可用3个疗程。雌激素、孕激素合并疗法适用于育龄无生育要求和更年期DUB内膜增生过度，月经过多者，常用的方法是：①口服避孕药Ⅰ号或Ⅱ号片（全量或半量）从月经周期第5天口服，每天1片，共22天，可持续3个周期。②甲羟孕酮1mg+己烯雌酚0.5mg/d或炔孕酮2.5mg+己烯雌酚0.5mg/d，20～22天为一疗程，共3个周期。孕激素疗法适用于闭经出血交替发作的DUB患者，可于周期第21天始黄体酮20mg，肌注，每天1次，共5～7天，或于周期第16天开始口服甲羟孕酮8mg/d，或炔孕酮5mg/d，连用7～10天，停药撤退出血，共用3～6个周期。孕激素-雄激素联合治疗可用于更年期DUB患者，孕激素使增生期的子宫内膜转化成分泌期，停药后迅速完全脱落，加用雄激素可减少出血量，且由于对抗雌激素，可加速过渡到经绝。常用甲羟孕酮8mg，每天1次，7～10天，同时加用甲睾酮10mg，含服，从经期第22天开始服用，连续3～6个周期。

4. 促排卵治疗

适用于生育年龄妇女要求生育者。

5. 遏制子宫内膜增生过长诱导绝经

适合于更年期的排卵性DUB伴内膜增生过长（腺体型或腺瘤型）或合并子宫肌瘤、子宫内膜异位症者。常用药物和疗法为：①达那唑200mg，每天3次，口服。②孕三烯酮

2.5mg，每周2次，口服。③GnRH-A 300～500g，每天1次，皮下注射。以上药均为3个月1个疗程，必要时可重复治疗。

6. 子宫切除

适用于年龄较大，顽固性出血，出血量多，或疑有子宫内膜腺瘤样增生或黏膜下肌瘤、子宫内膜息肉，或因生活工作条件不能坚持长期治疗及观察又无生育要求者。但手术创伤大带来许多并发症需谨慎。

7. 其他方法

包括经宫腔镜行微波、热气球止血（TBEA）、红外线、液氮冷冻、激光或显微外科内膜剥脱术等。放射治疗因并发症多，已被淘汰。近年来宫腔镜手术由于对子宫内腔损伤小已得到公认。严重月经过多行激光子宫内膜切除的指征是：①激素治疗失败，诊刮或宫腔镜检查排除内膜赘生物或有潜在性内膜赘生物病变者。②直径小于2cm的子宫肌瘤，或进行传统子宫切除术有一定危险者。③年轻合并唐氏综合征且不需生育者。激光子宫内膜切除术的绝对禁忌证是：①急性盆腔炎。②子宫内膜呈恶性病变或癌前病变。③宫腔大小10cm。④大子宫肌瘤致宫腔变形。⑤有生育要求者。所有患者术前6周服达那唑200mg/d，使子宫内膜变薄、萎缩，超声波提示子宫内膜≤3mm时，可进行手术。否则继续服用达那唑2～3周。不能耐受者可用GnRH类药物治疗。

二、排卵型DUB

（一）病因

好发于生育年龄妇女，性腺轴功能已建立，卵泡能发育成熟，有正常分泌期子宫内膜，但可能由于在早期FSH相对不足，卵泡发育延迟，在黄体期时LH相对不足或虽有足够的FSH，但LH相对不足或持久分泌而引起黄体发育不全或延迟萎缩。部分患者黄体期激素功能缺陷的同时，表现出血催乳素的水平偏高。

情绪创伤、工作紧张、环境改变、慢性疾病、营养不良均易发生黄体功能障碍，口服避孕药在停药后周期中可能由于对性腺轴的作用尚未完全解除，垂体性腺激素分泌不足，影响卵泡发育，虽有排卵，可能出现黄体期缺陷。有些患者（如宫内放置避孕器具者）的DUB可能与子宫内膜溶酶体酶活性增高有关。有人报道，肺癌患者可伴排卵型DUB，术后1～2月内血清中HCG和HCG降至正常水平。

（二）病理

黄体发育不全所致的DUB患者，子宫内膜呈不规则成熟，系孕酮分泌不足所致，临床呈现黄体期缩短、月经频发、月经前内膜检查呈现分泌化和分泌化不完全内膜并存现象。其特点为血管周围内膜分泌化正常，而远离血管的内膜分泌化不完全，腺体发育不良，轻度弯曲，腺上皮分泌少，间质无蜕膜反应。

黄体萎缩不全患者子宫内膜呈不规则剥脱，孕酮持续分泌，但量不足，致月经期延长，淋漓不止。若于流血5天行内膜检查，可见退化分泌的粗内膜和新生内膜混合或并存现象。生育期DUB卵巢功能正常，有时可见黄体囊肿。

（三）临床表现

1. 月经频发

常见于黄体发育不全患者，黄体期缩短≤10天，月经周期缩短可少于20天，经前期可有点滴出血或出血过多，基础体温呈双相，或体温呈阶梯式缓慢上升，早、中卵泡期的FSH及FSH/LH比值降低，LH正常，黄体中期血孕酮及E_2降低。子宫内膜显示不规则成熟或"分泌不良"，黄体期阴道涂片角化细胞指数偏高，细胞堆集及皱缩表现不良，可造成不孕或早期流产。

某些青春少女的卵巢对促性腺激素敏感性增强而使卵泡发育加速，卵泡期缩短，可表现为月经频发，但排卵和黄体期正常。

2. 经期延长

多见于黄体萎缩不全患者，由于黄体退化延缓，体内雌激素及孕激素缓慢下降，子宫内膜在月经期脱落较正常缓慢或脱落不全，即子宫内膜不规则剥脱，月经期延长>10天，血量增多，淋漓不止，可见于产后、流产后月经恢复时或更年期妇女。

3. 月经中期出血

也称排卵期出血，发生在排卵前后，一般在周期12～16天，少则为点滴出血，多则如少量月经。其原因可能排卵时卵泡破裂，而泡液流入腹腔，血中雌激素急速下降，不能维持子宫内膜而脱落、出血，待黄体形成后分泌足量雌激素和孕激素，宫内膜修复而自动止血。出血量不多，不影响健康，无须治疗。出血多者可在预计出血的前两天补充雌激素。

4. 排卵型月经稀发

见于青春期少女，初潮后卵泡期延长，黄体期正常，周期≥40天，月经稀发并月经过少，常为多囊卵巢之先兆。少见于更年期近绝经期妇女，常进展为自然绝经。

（四）诊断与鉴别诊断

根据子宫出血的特点，基础体温改变及月经周期特定时间的子宫内膜特异性改变，结合激素测定可确定诊断。

黄体发育不全性BUD患者常诉月经频发、不孕或早孕时流产，基础体温双相，但排卵后体温缓慢上升或上升幅度偏低，且升高的时间维持不长，9～10天即下降，子宫内膜显示分泌反应不良。黄体中期孕酮低于11.2nmol/L者提示黄体功能不全，高催乳素血症是黄体功能不全的原因之一。

黄体萎缩不全者，月经期延长，基础体温双相，但下降缓慢，历时较长，内膜组织切片检查，于正常月经期的第3～4天时，分泌性内膜已脱落殆尽而仅能见再生的增生性内膜，但本症患者的内膜于第5～6天，仍能见呈分泌反应的组织。残留的呈分泌反应的内膜与坏死组织及新增生的内膜混杂共存。因此欲确定其类型，应于行经后第5天诊刮。尤应注意两侧宫角部的刮出物检查。除未婚少女外，诊刮是DUB治疗必行步骤。

（五）诊断及鉴别

诊断主要靠排除器质性病变和了解卵巢的排卵功能状况，还需要注意鉴别妊娠并发症。全身疾病所导致的月经过多，特别是血液病绝不能忽视。由于排卵型DUB多发生于生育年龄，故应与妊娠有关疾病鉴别。如流产、宫外孕、葡萄胎、产后子宫复旧不全、前置胎盘、胎盘滞留、息肉等。

1. 病史

详细询问月经史和月经紊乱以来的情况，如月经周期的变化、经期的长短、经量的多少、经血的性质等；起病的年龄和营养情况，过去的诊断、治疗和效果，特别需注意曾用激素的种类、剂量，用药的日期（与流血关系的时间），了解其近期效果和停药后的变化，末次服药的日期。

2. 体格检查

1）全身情况：精神和营养状态，是否有贫血或其他病态，如乳房发育情况和有无块物，腹部检查时触诊肝脾和块物情况。

2）盆腔检查：在出血期以不做阴道检查为妥，但疑有器质性病灶或妊娠并发症者可在消毒条件下作妇科检查。功血病时，盆腔检查为阴性。

3. 实验室诊断

1）诊断性刮宫：为了排除子宫内膜病变，刮宫时必须遍及整个宫腔，特别注意两宫角。当需要了解卵巢是否有排卵功能以及黄体是否健全等，涉及内膜对卵巢功能的反应时，选择适当的刮宫日期是十分重要的。刮宫日期应选在月经来潮前1～2天或在月经来潮6小时内。若能与基础体温相配合则更为理想。为了确诊子宫内膜不规则脱卸，刮宫日期应选择在月经第5天，以观察是否尚有残留的分泌期内膜。刮宫还可起到暂时止血作用。对未婚者，在了解卵巢功能正常后，认为其出血由于器质性病变可能性大者，可征得家属同意给予刮宫。

2）基础体温：呈单相型基础体温。若呈双相型基础体温，为月经中期出血者属排卵期出血，若伴有不规则出血时，应排除器质性病灶。

3）宫颈黏液：在流血前，甚至流血期，宫颈黏液呈羊齿状结晶时提示有雌激素作用，而无排卵功能。

4）凝血因素：如血小板计数、出血和凝血时间以及凝血酶原等凝血因子的测定。

5）阴道脱落细胞：对疑有卵巢功能性肿瘤者，进行周期性的连续涂片检查，对协助诊断有一定的价值。

（六）治疗

一般出血不多，很少造成贫血，治疗主要辅佐黄体功能，调整周期，防止复发。

1）黄体发育不全者可用下列方法治疗：①补充孕激素。于基础体温上升5天开始，甲羟孕酮4～8mg/d，共10天，或黄体酮10～20mg/d，肌注，共5天，连续3～6周期。②绒毛膜促性腺激素（HCG）促进黄体发育，增进黄体功能，于月经周期16天开始，HCG 500～1000U，肌注，隔天1次，连用5～6次。③氯米芬，诱发排卵，促进卵泡正常发育成熟、排卵，从经期第5天开始服用氯米芬（克罗米酚）50～100mg，每天1次。连用5天，连续3～6周期。④其他促排卵疗法，如GnRH-A、HMG-HCG、CC-HCG适用于卵泡成熟不良、黄体功能不足、不孕和习惯性流产者。⑤溴隐亭，每日2.5～5mg，对高催乳素血症引起的黄体发育不全有效。

2）黄体萎缩不全者可于黄体中期（基础体温上升7天）肌注黄体酮10mg，每日1次，共7次，停药可致内膜快速脱落。

3）月经中期出血者，在预计出血的前1天或月经当天口服己烯雌酚0.1～0.2mg，或炔雌醇5mg，每天1次，直至停经。

（徐潇萌）

第十节 更年期综合征

妇女的更年期是指妇女自生育期逐渐到达无生育能力的一段过渡的生命时期，其中包括了最后的一次月经（即绝经），大约在50岁。在绝经前的10年中卵巢功能逐渐衰退，称为绝经前，妇女全身各系统均发生变化。在更年期可出现一系列的症状，称之为更年期综合征。不同个体轻重不一，主要有3类症状：①卵巢功能衰退后内分泌紊乱及不足所致的症状，如潮热、出汗、萎缩性阴道炎等，绝经后晚期还可出现与代谢有关的一些疾病。②社会因素所引起的症状。③与心理因素有关的症状。

一、病因与发病机制

病理性绝经是由于下丘脑-垂体-卵巢轴病变（性染色体异常、卵巢发育不全、肿瘤、炎症、药物）和全身疾病（甲状腺疾病、肾上腺疾病、贫血、营养不良、免疫缺陷等）所致，人工绝经是基于某些疾病治疗的需要，手术切除或放疗致卵巢功能永久性损害而致绝经。自然绝经是由于卵泡数目逐年减少和排卵停止。少女初潮时，双卵巢卵细胞总数为40万～50万个，发育期排卵400～500个，余者归于闭锁，30岁时卵泡数目开始减少，35岁时急剧减少，同时促性腺激素敏感性下降，40岁时只剩余1万～2万个。进入更年期，当卵泡消耗殆尽或残留卵泡对促性腺激素不发生反应时，卵泡停止发育，不再合成激素而发生绝经，卵巢体积随上述变化而逐渐缩小，下丘脑-垂体-卵巢轴出现相应的变化。

（一）更年期的内分泌变化

妇女衰老的变化首先表现为卵巢组织的衰退变化，继之为功能的逐步衰退。由于卵巢功能下降，全身许多系统与器官的组织结构也受到了影响，因而或早或晚地出现了一系列衰退症状。卵巢功能衰退，表现为卵泡发育较差，内分泌功能不足，即卵泡对促性腺素作用的反应较差。颗粒细胞所分泌的雌激素量低，甚至不能排卵，因此，垂体分泌较多的促性腺素以达到排卵的需要。故在绝经前10年，虽尚有正常的有排卵的月经周期，但血中促卵泡激素水平已开始升高，以促使卵泡可以达到成熟与排卵的状况，此时的黄体生成激素尚保持原有的正常水平。随着卵巢组织的逐渐衰退即逐渐接近绝经期，卵巢中卵泡群明显减少，雌激素水平明显降低，虽FSH及LH均升高，也不能使卵泡继续生长。

1. 雌激素

绝经前90%的雌二醇与50%的雌酮是来自卵巢，其余是由雄烯二酮在卵巢外其他组织中转变成雌酮。雄烯二酮来自卵巢及肾上腺，主要是肾上腺。

在绝经后，雌酮的平均水平为（107±7）pmol/L。雌二醇仅有（48±4）pmol/L，是由雄烯二酮转化而来的；雄烯二酮血浆水平为（2.094±0.035）nmol/L。睾酮水平为（0.868±0.109）nmol/L。代谢清除率均较绝经前降低10%～20%。雌激素总量相当于月经周期的早期卵泡期时的一半量，是晚期卵泡期时的1/10。在绝经后10年内就维持在这样的低水平。

2. 促性腺素

接近绝经期时血中FSH及LH均逐渐升高，绝经2～3年时其水平可达到最高水平，此时FSH的水平为正常早期卵泡期的18～14倍，LH的水平约为3倍，持续这种水平达5～10年之久；然后开始逐渐下降，但20～30年后仍高于生育年龄时的水平。

3. 促性腺素释放激素

促性腺素释放激素的活动情况可以通过猴实验结果来推测。GnRH水平在绝经后与LH水平一样是升高的，并且也是周期性释放。此时LH水平虽已较高，但若再给予静脉注射GnRH，血中的FSH及LH水平仍可升高，这种现象说明了绝经后丘脑下部与垂体之间仍保持一定的功能。

4. 催乳素

绝经后催乳素下降，其下降水平与雌激素下降水平相平行。绝经后给予雌激素类药物可以增高血中催乳素水平，如每日给予25μg炔雌醇（EE），数天后催乳素的量可升高2.5倍，比正常月经周期时的平均水平略高。绝经后服用的雌激素量若比较小，可以消除潮热、出汗等症状，但不引起催乳素增高。

当长期使用雌激素治疗更年期综合征以前，应该先测定催乳素的水平，以避免可能已存在的高催乳素血症被忽略，而混淆了治疗效果。在应用雌激素治疗后，每年应定期随访观察。

（二）下丘脑-垂体功能变化

35岁以后，卵巢对促性腺激素敏感性降低，雌激素和抑制素降低，其负反馈功能减弱，FSH升高，是更年期开始的最早表现。相应的卵泡期缩短、月经稀少，则为早期临床特征。绝经后（>50岁）FSH急剧升高，LH缓慢升高。绝经2～3年时其水平可达最高水平，此时FSH为正常卵泡期的13～14倍，LH的水平约为3倍，持续5～10年之久，然后逐渐下降，但20～30年后仍高于生育期水平。

绝经后两种促性腺激素仍呈脉冲性释放，频率与绝经前卵泡期类似，但幅度更大些。幅度增大的原因是下丘脑激素GnRH的释放增加和低雌激素水平引起的垂体对GnRH反应性增强。受雌激素降低的影响，PRL分泌减少，而TSH、GH、ACTH分泌仍正常。

更年期可分为3个时期：Ⅰ期，下丘脑-垂体功能活跃期，FSH开始升高，卵巢对促性腺激素的敏感性降低，性激素合成减少；Ⅱ期，排卵和黄体功能衰竭，无排卵和黄体功能不全，但仍有部分雌激素分泌，致月经失调、功能性子宫出血、子宫内膜增生过度和内膜癌；Ⅲ期，卵巢卵泡衰竭，卵泡耗竭殆尽，性激素匮乏、绝经。性激素生成转向外周组织和肾上腺。10%～15%妇女出现更年期综合征症状。

二、临床表现

（一）月经紊乱

月经周期延长或缩短，月经量过多或过少，或点滴不尽，常使妇女感到不安。尤其是在40岁前后曾以节育环作为避孕措施者，不规则的阴道出血常使医生和患者产生紧张情绪，都希望知道月经紊乱的原因，如是由于排卵机制障碍所致，抑或由于节育环放置时间过久，发生变位或感染，抑或子宫内膜发生了其他病理变化，最为担心的是恶性变化。为了早期发现恶性病变，对发生月经紊乱的妇女，应先排除恶性病变，然后再给予药物治疗。此时应劝说患者取出节育环，在控制感染的状况下进行诊断性刮宫，以便排除恶变后再给予药物调节月经。

（二）阵发性潮热及出汗

发生率为75%～85%，程度可有轻重不同。有些妇女由于潮热及出汗而干扰了正常工作及家庭的安宁与和睦。

潮热是典型的更年期症状，也是围绝经期妇女最主要的主诉。绝经期妇女潮热发生率高达75%，历来研究者研究更年期症状的发病机制，往往从潮热病因机制研究入手。

1. 血管舒缩功能变化

围绝经期由于雌激素等内分泌的变化，可引起体表及末梢血管舒缩功能改变，末梢血管扩张，血流增加，引起潮热发生。其可能机制为绝经后雌激素缺乏，反馈性地引起去甲肾上腺素能神经元活性增强，从而激发下丘脑视前区GnRH神经元的释放活性，引起与之相毗邻体温调节神经元散热功能的激活，人体出现活跃的潮红发作。

2. 体温调节中枢异常

下丘脑体温调节中枢是体温调节的关键，温敏神经元与冷敏神经元起着调定点的作用。当机体温度偏离调定点，体温调节中枢会及时发出指令，调控效应器的产热和散热状况，直至达到与调定点相适应的水平。体温偏离调定点需要达到阈值才能激活体温调节中枢，但在围绝经期，这个阈值范围缩小，导致女性体温调节过度敏感，出现血管扩张、潮热、发汗症状。

3. 其他神经递质的作用

雌激素的部分作用是通过神经递质来调节实现的，主要是β内啡肽、去甲肾上腺素以及5-羟色胺。

随着卵巢功能的下降，雌激素减少，下丘脑β内啡肽活性也下降，对去甲肾上腺素抑制作用减弱。研究发现血浆去甲肾上腺素代谢产物在潮热发作前期以及发作时升高，认为其可诱发潮热。另有研究显示，绝经过渡期5-羟色胺水平高于育龄期，绝经后升高更明显，但随绝经期延长逐渐减低，时间上与潮热的出现高峰期吻合，认为5-羟色水平高于育龄期，绝经后升高更明显，但随绝经期延长逐渐减低，时间上与潮热的出现高峰期吻合，因此认为5-羟色胺升高及活性增强与潮热的发生有关。但也有不同的报道，患者使用5-羟色胺受体再摄取抑制剂治疗抑郁时，观察到潮热症状减轻。5-羟色胺通过与受体结合发挥作用，已发现5-羟色胺受体的7种类型及15个亚型，其作用机制复杂。可能由于雌激素减少或波动，导致5-羟色胺亚型受体平衡破坏，引起体温调节中枢不稳定和GnRH神经元兴奋，导致LH升高与潮热发生。有关神经递质的作用还需深入研究。

（三）骨质疏松

绝经后骨矿含量将以每年3%～5%的速率丢失，前5年丢失最快，并将持续10～15年。流行病学调查显示，绝经后骨质疏松症严重威胁妇女的健康及生活质量，年龄超过50岁的女性一生可遭受一次或更多次椎体骨折者占30%；如发生髋部骨折则有30%的患者可能因并发症（如静脉栓塞、感染）等原因死亡，30%的患者可能致残。雌激素对骨质疏松的防治通过以下骨代谢调节实现：①与成骨细胞和破骨细胞上的雌激素受体结合，直接抑制破骨细胞的溶酶体酶活性，降低其在骨切片上产生陷窝的能力。②调节成骨细胞产生的细胞因子，包括IL-1、IL-6、TNF等溶骨因子，改变破骨细胞的功能。

③促进降钙素分泌，抑制骨吸收。④调节骨对甲状旁腺素（PTH）的敏感性，减少低钙对PTH的刺激，抑制PTH分泌，减少骨吸收。⑤提高1α-羟化酶活性，使1,25(OH)$_2$D$_3$合成增加，促进钙吸收和骨形成。

妇女绝经后骨质丢失的速度较同年龄男性快得多。骨质疏松仅仅是骨小梁减少，骨质的化学结构并不改变，血清钙正常，血清磷正常或轻度升高，血清碱性磷酸酶也正常。绝经后随着年龄的增长，骨质疏松逐渐明显，一旦不慎跌跤或受伤，极容易发生骨折，如股骨颈、腕骨、脊椎体等处骨折较常见。骨质疏松后可使脊椎变形，身体渐渐变矮，或发生驼背，或脊柱呈左右弯曲状，且伴有胸椎下段及腰部疼痛。

（四）心血管变化

更年期血管舒缩功能不稳定，常表现为高血压，即收缩压升高且波动明显并伴有潮热，更年期妇女也常诉称心悸不适，心前区疼挛感，有时出现阵发性心动过速或过缓，称为"假性心绞痛"。在更年期的晚期，冠状动脉粥样硬化及心肌梗死在女性中发病率也渐增高，若绝经后曾用过雌激素补充治疗，其发病率则较低，说明了雌激素对血管硬化有保护作用。

（五）其他表现

1）酸痛、头痛、肌肉僵硬、抽筋等，通过适当的锻炼可以改善。还可有口干、声音低粗。

2）注意力难集中，活动的协调性降低，决断力降低，易失眠、遗忘，工作能力与效力均降低。

3）水潴留现象：如肿胀，还有乳房痛、体重增加、皮肤疾病等。

4）精神反应异常：如不安、易哭、易激动、抑郁、紧张、耳鸣、心悸等。

5）外阴及阴道萎缩，阴毛渐少：阴道壁的上皮细胞随着雌激素的降低而渐萎缩，绝经数年后，可发生老年性阴道炎。阴道弹性减低，缩短，皱褶消失，阴道分泌物减少，pH呈碱性，有利于细菌生长，并且易受损伤。可发生一系列的症状，如外阴瘙痒，性交时痛，阴道出现血性分泌物，易遭受真菌、滴虫或细菌的侵犯，而发生继发感染。故预防及治疗老年性阴道炎为长期的必要措施，年龄越大越应注意。

6）膀胱及尿道的症状：膀胱与尿道黏膜均受到雌激素的一定影响。当雌激素缺乏时，膀胱及尿道黏膜萎缩，可发生一系列症状，如尿频、尿急、尿痛、尿失禁等，主要由于尿路感染、萎缩性膀胱炎、尿道炎、尿道口外翻或膀胱无张力等。

7）子宫及阴道脱垂，尤其是会阴曾有严重撕裂而未修补者。

8）皮肤萎缩性变化：皮肤皱纹增多，面部及手臂色素沉着，出现老年斑。皮肤干燥、瘙痒，毛发干燥、脱落，色素减少，出现白发。

9）视力下降：过去对绝经妇女雌激素缺乏可使视力下降的注意较少，在诊治时眼科医生与患者均不注意与月经的关系。近年眼科医生们认为，绝经后视力不佳，眼干、红，可能与长期雌激素不足有关，因之产生干性角膜结膜炎，连续给予3个月的雌激素治疗后，可恢复泪腺液并改善视力。

10）阿尔茨海默病（AD）：表现为老年痴呆、记忆丧失、失语失认、定向计算判断障碍及性格行为情绪改变。阿尔茨海默病脑病理改变呈弥漫性脑萎缩，累及额、顶、颞、枕各叶。组织学形态呈现神经纤维缠结、老年斑痕、颗粒空泡变性。脑血流量减少，低氧可抑制脑中乙酰胆碱的合成。雌激素通过改善脑血流量、刺激中枢神经系统乙酰胆碱代谢，增加发育型的胶质细胞数量而支持神经功能。体内随机对照神经显像试验表明，年轻和中年女性的脑功能受到卵巢正常功能变化的调节。卵巢激素的急速丧失会增加神经元细胞膜的破裂，卵巢功能的急速抑制与对记忆至关重要脑区的激活下降有关。

三、诊断

根据患者年龄、病史、症状、妇科检查及超声、实验室等辅助检查，诊断较易确定。为便于对症状的严重程度进行评估，在临床及研究工作中采用了评分的方法对绝经综合征进行量化。血生殖内分泌激素水平测定常用于辅助诊断。围绝经期也是众多疾病的好发阶段，因此应认真地进行鉴别诊断。注意与冠心病、高血压病、甲状腺功能亢进、精神病以及经前紧张症相鉴别。

Kupperman及Greene症状评分标准，广泛用于评价更年期症状的严重程度，此外的辅助检查如下：

1. 阴道细胞学涂片

显示以底、中层细胞为主。

2. 血激素测定

1）雌激素：绝经后妇女血雌二醇低于150pmol/L，但绝经过渡期妇女血E2可呈现波动水平。

2）促性腺激素：绝经后妇女血FSH大于40U/L。

3）AMH≤0.5～1.0ng/ml预示卵巢储备功能下降。

3. 盆腔超声检查

可展示子宫和卵巢全貌，卵巢体积缩小、窦卵泡数减少、子宫变小、内膜变薄，内膜一般不超过5mm。超声也可协助排除妇科的器质性疾病。

四、预防

过去对更年期综合征的预防很少论及，在妇女保健工作中对中老年妇女的保健重视得不够，开展得也不够普遍。近年来妇科的防癌普查虽然开展得比较好，但是从卵巢功能衰竭的角度上，针对妇女全身的健康来进行医疗保健与预防，则思考得比较少。如何根据现有的调查资料与治疗经验，广泛地开展中年以后妇女的保健工作，增强绝经前后妇女体魄，振奋中老年妇女的精神状态，是目前急需解决的问题。

妇女在40岁前后因病切除了卵巢，身体正常的生理功能调节中突然失去了性激素的作用，手术后不久就逐步开始了早期、中期与晚期的更年期一系列症状，如早期的潮热与出汗，晚期的骨质疏松与冠心病等，使正当壮年的妇女难以忍受。因而，妇产科医生普遍认为年轻妇女切除卵巢后，最好在术后住院疗养期间就开始应用雌激素的替代治疗，既有利于手术后健康的恢复，又有利于防止更年期症状的发生。

40岁以后的妇女因良性肿瘤切除子宫时，是否可以同时切除双侧卵巢，这是一个比较复杂的问题。一般认为45岁以前应保留卵巢，45岁以后可以放松切除卵巢的指征，因为过早切除卵巢可使患者遭受更年期症状的痛苦。这种想法是过去在缺医少药、医学知识尚未广泛宣传的情况下一般的概念。目前在医药知识日益发达的社会中，早期发现恶性肿瘤，并使妇女有一个健康长寿的晚年，已是普遍的要求，因此40岁前后的妇女在进行腹部妇科手术时，必须同时仔细检查双侧卵巢，若有可疑病灶，则应切开进行肉眼观察，或做冰冻快速病理切片检查，以决定卵巢的保留还是切除。如果发现双侧卵巢均有子宫内膜异位病灶，或输卵管及卵巢周围均有明显的慢性炎症灶，为了避免数年后再遭受第二次手术的痛苦，可以征得患者的同意而切除子宫及双侧附件，但术后需进行补充雌激素的治疗，如雌三醇或雌三醚。

五、治疗

更年期是卵巢功能逐渐衰退的时期，整个过程需5～10年；由于卵巢性激素的消失所导致的神经内分泌调节机制失衡而涉及全身，症状复杂。若遇工作、家庭、社会关系的波动，则可加剧对心身健康的影响。因此需严肃对待，认真加以处理，采取有针对性的治疗措施，更年期综合征的治疗可分为以下几方面：

（一）月经失调

一般发生在更年初期，表现为无排卵，不规则子宫出血，量或多或少，时间长短不一。首先需排除器质性病变（包括局部和全身），特别是子宫内膜癌变，若无器质性变则可能属无排卵型的不同程度的子宫内膜增生过长。治疗以孕酮为主，安宫黄体酮10mg/d，每次服10天，每月一个疗程，停药后会出现类似"月经"样的撤退性出血，在这基础上继续治疗。需要时3～4个月后可复查内膜一次。如果同时需要避孕，可改服避孕药。在这期间，可能需要解决的有两个问题：①连续治疗的时间。②可能出现孕激素突破性出血。在卵巢功能逐渐下降的趋势下，单用孕酮治疗，必然会出现由于雌激素不足，孕激素突破性出血。在出血期间可加服雌激素，如炔雌醇5～10μg，当停药5～7天后FSH＞30IU/L，则可停止月经失调的治疗。

（二）更年期症状

重要表现为：①闭经。②血管舒缩征象，如潮红、烘热、出汗。③内外生殖器官萎缩，特别表现为白带减少、阴道干燥、性交痛和易受感染等。④精神心理上的不稳定，如乏力、忧郁、易激动、爱哭等反常状态。治疗应以雌激素替代疗法为主，或直接按绝经期方案治疗，即雌激素、孕激素联合使用。常用的雌激素有：①尼尔雌醇每月服2～5mg。②炔雌醇10～30μg/d。③微粒雌二醇1mg/d口服或阴道栓。④结合雌酮0.3～0.625mg/d。雌激素对烘热等征象最见效，约需1个月时间以解决阴道等症状，经6～12个月的治疗才能使生殖泌尿道萎缩恢复。对异常的心理和情绪上的反应，必须加以鉴别。因在这个年龄较可能受工作变动（如退休等），以及其他社会、家庭环境的影响所导致的症状，雌激素疗法是无效的。另一个必须警惕的是致癌问题（子宫内膜与乳房），雌激素能促使子宫内膜增生。有报道单用雌激素可能发生子宫内膜癌的危险性增加2～4倍，特别对已有小病灶者确能使其迅速生长。虽目前尚无雌激素致子宫内膜癌的明确依据（据报道用雌激素后发生的子宫内膜癌属分化佳、恶性程度较低的类型），为了预防起见，目前多主张加用孕激素，如安宫黄体酮10mg/d，10～14天能转变子宫内膜结构，每月用1次使内膜按期脱落，但不能保证用孕酮后，一定不会发生子宫内膜癌。间隔性地加用孕酮，引起有规律周期性的"月经"来潮，可被更年初期40多岁妇女所接受，而会被50～60岁以上绝经后妇女所厌恶。雌激素、孕激素合并疗法，如结合雌酮0.625mg，或微粒雌二醇1mg加醋酸甲羟孕酮2～4mg，或炔诺酮半片（0.625mg/片），每晚1次，较长期地连续应用较为合适。

长期单用雌激素对乳腺癌发生率的影响尚无明确的统一意见。据多量资料分析，应用结合雌激素0.625mg/d，5年未见乳腺癌发生率增加，若剂量达1.25mg/d，使用15年，乳腺癌的危险性增加3%。相反地另有报道称结合雌激素1.25mg/d，使用20年，对乳腺癌的发生率无影响。

雌激素加孕激素疗法对乳腺癌的影响，因资料少尚无定论，然而据报道其影响与单用雌激素无明显差别，但需继续观察。

（三）骨质疏松与心血管疾病

1. 维持骨质的雌激素水平

维持骨质的雌激素水平为150～180pmol/L。40岁后骨质丢失加速，绝经后速度更快。结合雌酮0.625mg/d、微粒雌二醇1mg/d、炔雌醇15～25µg/d，是防止骨质丢失的合适剂量。孕酮类属抗雌激素药物，然而，对减少骨质的重吸收，则与雌激素起着协同作用，这些预防性作用，需尽可能在绝经初期开始。避免久坐的生活方式、适宜的负重运动、注意防止跌倒（如室内安置必要的扶手，尤其在浴室、卫生间内等）也是防治骨质疏松及其并发症骨折的重要有效措施。药物主要有：

1）钙。适量钙摄入对获得骨峰量及保持骨骼健康是非常必要的。对绝经妇女推荐的每日钙摄入量为1000mg元素钙。我国居民的膳食结构处于低钙饮食品状态，应多吃含钙丰富的食物，如牛奶、豆制品、海鱼、虾皮、紫菜及深绿色叶菜等。此外还可通过钙制剂补充，每日应补充的元素钙含量为500～600mg。钙剂可作为基础治疗，与其他抗骨质疏松药物联合应用。

2）维生素D。维生素D对钙吸收及骨健康起了很重要的作用。含维生素D的食物包括含维生素D的牛奶、麦片粥、蛋黄、海鱼及鱼肝油等。成年人通过紫外线皮肤照射和食物摄取，可以获得足够的维生素D。对维生素D缺乏的高危老年妇女，如慢性疾病、缺乏户外活动、长期居家或者在养老院的老人，建议每日补充400～800IU（10～20µg）维生素D_3。老年人由于肝脏25-羟化酶以及肾脏1-羟化酶缺乏，宜选择活性维生素D。临床应注意个体差异和安全性，定期监测血钙和尿钙，酌情调整剂量。

3）抗骨质疏松药物。双膦酸盐、降钙素、选择性雌激素受体调节剂（SERM）、铝盐、维生素K_2等，都是有效的抗骨质疏松药物。应根据患者特点，在医生指导下个体化应用。SERM是一类人工合成的类似雌激素的化合物，选择性地作用于不同组织的雌激素受体，起类似雌激素或抗雌激素作用，如他莫昔芬、雷诺昔芬及其一系列衍生物。他莫昔芬具有抗雌激素及雌激素的双重效应，长期应用可能导致内膜的增生过长与内膜癌。新一代的SERM制剂（如雷诺昔芬等）可以保护心血管、减少骨质丢失、抑制乳腺癌生长、不刺激子宫内膜增殖，目前用于绝经后骨质疏松症。但它不能解除围绝经期妇女潮热、出汗症状，也不能防治泌尿生殖道萎缩症状。IMS 2016指南推荐认为，50～60岁年龄组或绝经后10年内女性，MHT的利益往往超过其风险，应考虑作为骨质疏松的一线治疗。60～70岁骨质疏松患者如启动MHT，需要进行个体化的利弊分析与判断，应考虑其他可用的药物及最低的有效剂量。70岁以后的骨质疏松患者则不应该启动MHT。

2. 雌激素对心血管疾病的防治

雌激素对心血管疾病的防治是由于它使HDL增多而使LDL下降，以及减少血管硬化和血栓的形成并加强心脏的功能，而孕激素则使HDL下降，若每月选用炔诺酮5mg/d、甲地孕酮5mg/d、18-炔诺孕酮250μg/d、甲羟孕酮10mg/d，都能使HDL下降。雌激素会导致甘油三酯增高，而孕酮则使之减少。预防心血管疾病采用雌激素、孕激素联合疗法有一定的疗效，但其效果比单用雌激素差些。一般采用偏低剂量的孕激素，如用结合雌激素和甲羟孕酮2.5~5mg，可能维持较佳的脂蛋白状态。

更年期往往发生神经内分泌平衡失调，症状多样化，持续时间长短不一。在治疗时既要有重点又要顾及全面，选用性激素治疗时更应权衡利弊，利用其长处，避其不良反应。治疗方案有短期和长期两种，现多认为长期方案为明智之举。因更年期综合征的机制未完全明了，药物治疗有利也有弊，因此应在患者及家属了解的基础上共选治疗方案。

（四）健康的生活方式

1. 运动疗法

长期适宜的体育活动，无论是步行、慢跑、太极拳、气功均能增强更年期妇女肺功能，有利脂类代谢。在一定程度上减轻更年期症状，防止骨质疏松，提高免疫功能。坚持舞蹈、体操等体育锻炼，可达到促进身心健康的目的。从事绘画、书法、下棋等活动，将使老年人生活更加充实，心情更为愉快。更年期妇女应针对自身条件制定运动方案，要循序渐进，持之以恒。参加任何体育活动比久坐要好，规律运动可以降低总的死亡率和由心血管疾病引起的死亡率；经常参加运动者的身体情况、代谢平衡、肌肉力量、认知度以及生命质量更好，并且心脑血管不良事件、卒中、骨折以及乳腺癌的发生率可显著降低。

2. 禁烟和限酒

妇女吸烟可伴发过早绝经，易发生压力性尿失禁。吸烟是老年妇女认知功能减退及骨质疏松症的重要危险因素。饮酒要注意适量，成年女性一天摄入的酒精量不宜超过15g，相当于啤酒450ml，或葡萄酒150ml，或38°的白酒39ml。多量饮酒可损害肝脑等其他脏器，增加高血压发病率及增加体重指数，影响认知功能，增加骨折危险。

3. 合理营养和平衡膳食

这是延缓衰老、预防慢性非传染性疾病以及减少并发症的主要措施。富含钙和维生素、低盐及适量蛋白质的膳食有助于防治骨质疏松。更年期妇女膳食宜食物多样、谷类为主、油脂适量、粗细搭配，多吃新鲜蔬菜和水果、清淡少盐饮食、饥饱适当，三餐合理。

4. 精神与心理保健

精神愉快是健康的核心，可增强机体抵抗力。应重新认识老龄概念，树立自信、自立、自强的新观念，保持年轻时的心态。要维护好和谐的家庭关系；培养广泛兴趣，陶冶情操；提高对社会环境和自然环境的适应能力，保持乐观豁达情绪。美国消费者协会对4246名50~93岁的老人调查发现，维持性生活与长寿有一定关系，围绝经期、老年期妇女可以进行适度的性生活。

（五）中医药及针灸治疗

中医药对更年期综合征进行个体化辨证论治有悠久的历史，很多临床研究报道中医药疗效显著，且不良反应及潜在的危险性少。更年期病机总属阴阳失调，肾阴肾阳不足，但以肾阴虚为多见，且也有心脾等脏器功能失调。更年期综合征的中医治则：补肾柔肝，清泻心火，调整肾阴阳，以滋肾阴为主，疏肝理气，宁心泻火。很多研究证实"坤泰胶囊"可有效治疗更年期综合征。针刺对神经内分泌系统起综合调节作用，可以使紊乱的自主神经功能恢复正常。临床治疗以针刺及耳穴贴压为主，具有很好的镇静安神、止痛等效果。

（六）其他方法

1. 植物药

升麻的药用价值在历史上早有记载，其制剂可抑制下丘脑/垂体轴，减少LH的释放，从而缓解围绝经期血管舒缩症状。通过激动中枢5-羟色胺受体、多巴胺受体和阿片受体，解除焦虑、烦躁、失眠和抑郁等症状。升麻制剂选择性对雌激素β受体有轻微的激动作用，但对子宫无雌激素样作用。临床应用已证实植物药缓解围绝经期症状的作用。希明婷属中国药典收载的升麻属提取物，主要用于女性围绝经期综合征中出现的潮热、出汗、失眠、焦虑、抑郁等症状的改善。莉芙敏属美国药典收载的黑升麻根茎的异丙醇提取物，属类叶升麻属。均为源于天然的、非性激素的植物药物。莉芙敏的临床应用已超过半个世纪，在国际上接受了多角度临床研究和多层次基础研究，已获得WHO植物药手册、美国植物药手册、德国药典认可，是治疗围绝经症状的一种安全有效的选择。

2. 选择性5-羟色胺再摄取抑制剂

选择性5-羟色胺再摄取抑制剂（SSRIs）是经过检验对潮热最有效的代替雌激素的药物。SSRIs最大可改善50%～60%的潮热症状，其效应似乎是短期的。SSRIs改善情绪的作用不依赖于对潮热的效应。用于治疗更年期综合征时，SSRIs不会对性欲产生不良影响。长期应用可能会产生撤退症状，因此不应该突然停药。

3. 植物雌激素

它是指植物中存在的非甾体雌激素类物质，结构与雌激素类似，可与雌激素受体结合，产生一系列雌激素样和（或）抗雌激素样活性。植物雌激素（PE）主要分为3类：异黄酮、香豆素、木脂素。研究比较多的是异黄酮，主要包括大豆苷原、染料木黄酮、黄豆黄素，它们的结构与雌激素相似。大豆异黄酮是人类膳食中最主要的植物雌激素来源，主要存在于大豆及其制品中。在亚洲，以大豆为基础的饮食已经超过1000年，是日常饮食的重要组成部分，其大豆消费比西方国家高得多。中国、日本和韩国人，估计每天进食各种食物来源的异黄酮20～150mg。

而在美国，典型的"西方饮食"者每天平均进食异黄酮仅1～3mg。植物雌激素以其对健康的潜在益处受到关注。基于现有绝经综合征妇女RCT证据，植物雌激素补充剂胃肠道不良反应中度升高。服用植物雌激素的妇女其阴道出血、子宫内膜增生、子宫内膜癌和乳腺癌的发生率没有显著增加。最近几十年来，大多数的研究证明，植物雌激素能够对绝经相关症状（包括潮热和盗汗等）发挥有益的作用，但也存在不同的研究结果。因此，目前还不能把植物雌激素作为治疗绝经相关症状的标准方案进行推荐，但是可以作为个体化治疗的一种有益的选择。流行病学资料显示，大豆食品消费量高的妇女，其患骨质疏松症的风险比典型的"西方饮食"的妇女低，亚洲绝经后妇女髋部骨折率比白种人低。人体随机对照试验的结果不完全一致，大部分研究提示，植物雌激素对骨有保护性作用，而另一部分则提示没有作用，但未显示对骨密度有坏处。多个荟萃分析评估了大豆异黄酮对围绝经期或绝经后妇女的腰椎、全髋骨、股骨颈和粗隆骨密度的影响，结果发现大豆异黄酮以一种温和的方式显著改善腰椎骨密度，但对妇女的上述其他部位的骨密度没有影响。有关对骨代谢标志物的影响，荟萃分析也发现大豆异黄酮以一种温和的方式显著降低尿脱氧吡啶啉（一种骨吸收标志物）水平，但不影响绝经妇女血清碱性磷酸酶和骨钙素（两种骨形成标志物）水平。然而，也有一部分临床研究提示，植物雌激素对骨密度没有益处，认为该益处可能取决于转换大豆苷元为雌马酚的能力。今后需关注植物雌激素的剂量、治疗时间和受试者年龄造成的影响，还需要更多了解雌马酚和其他植物雌激素增强骨密度的机制。流行病学研究表明异黄酮摄入量越高，患乳腺癌的风险越低。对东西方妇女的研究表明，亚洲人群中高大豆消费，其乳腺癌患病率低了3倍。

当青春期前或者在出生前暴露植物雌激素，可能有最大的终生风险。在以色列对694名女孩的一项横断面研究发现，婴幼儿时喂养大豆配方奶粉，在2岁时乳腺芽的发生增加，这些结果都支持在生命的早期暴露大豆植物雌激素可以改变乳房发育的时间和特征。目前还不清楚这是否会影响他们一生中患乳腺癌的风险，但需更深入的调查来论证早期生命的植物雌激素暴露、过早乳腺发育与患乳腺癌的风险之间的关系。青少年和生育期妇女不主张补充植物雌激素。

（韩宇宁）

第十一节 闭 经

闭经是妇科疾病中最常见的症状之一，而非某种疾患的独特名称。它的病因繁多，有来自解剖学上的缺陷、原发卵巢功能异常或下丘脑-垂体轴控制机制的失调等，加之受体内外环境的影响，使病情更复杂化，导致在诊断上和治疗上的困难。单纯用性激素（雌激素和孕酮）周期疗法所引起的"月经"，只说明子宫内膜对性激素的反应正常，并非是对该症治疗所要求的疗效。近年来随着科学的发展，如各种激素特别是生殖激素的放射免疫测定法被广泛应用，性染色体的分析，探索体内病灶的直接或间接措施的开展，如X线摄片、B型超声波、CT、MRI等影像诊断以及腹腔镜和宫腔镜等技术的逐渐完善，都有助于提高对闭经诊断的准确性，从而提高了疗效和减少处理时的盲目性。

一、精神型下丘脑功能性闭经

功能性下丘脑闭经（FHA）是排除下丘脑、垂体的器质性病灶，由于促性腺功能不足而导致性腺功能低落的闭经中最常见的一种，其中以精神性闭经更为多见。来自体内外的各种刺激，通过大脑神经内分泌系统的多种渠道，直接或间接地干扰下丘脑-垂体-卵巢轴功能的正常运转而导致闭经。由于引起闭经的途径不同，病理生理的变化有所差异，临床征象必然会出现多样化。必须根据个体的病因、病理和病情发展情况加以综合治疗，才能奏效。

（一）临床征象

精神型下丘脑功能性闭经多发生在年轻未婚妇女，从事脑力劳动者，经常处于紧张状态中者。常伴有消瘦、体重减轻、营养不良，有时伴随着极度劳累或出现在剧烈运动后，过去有月经失调史或有服用镇静剂以及安眠药史者。许多患者的紧张状发生在青春期前或青春期前后。这类患者的特征是临床征象的多样化。临床征象是由于体内外各种诱发因素（如外在环境的变化、个人的耐受力、体质的健康情况等），综合作用所形成的一系列内在神经内分泌系统各种不同反应的临床表现。周围环境变化的紧张压力，在总体上都不同程度地削弱了机体的适应能力。这些外来的干扰因素尚有质和量、时间长短和频率的差异，暂时性的和持续性的紧张情绪和处境，都会引起一系列精神上和生理上的各种不同的反应，临床上可能有立刻反应或有延迟出现的症候群。耐受力也是决定逆境对个体危害程度的重要因素。个人的性格和生活经验，影响了每个人对各种处境的看法，以及行为和情绪，因而决定了每个人的承受能力，使同样的刺激对不同的人有可能产生不同的反应。尚有一个不可忽视的环节，即从周围环境（如家庭和社会成员的态度）能得到支持，一般可减轻刺激的危害性和增加机体的自愈和恢复的能力。此外，另一关键因素是健康情况，包括体质、神经内分泌系统，特别是性腺功能。体内任何系统，如垂体-肾上腺轴、垂体-卵巢轴的功能削弱，以及某种酶的缺乏等，都足以导致不同的病理生理状态，使疾病的发展有所偏向而出现由于该系统失调引起的症候群。这样使临床征象更多样化。

（二）病理生理

Klincfelter等于1934年首先提出精神因素影响卵巢功能低落的依据，认为由于情绪引起雌激素低落的内分泌变化，是LH低而FSH正常，并估计是通过下丘脑-垂体释放LH的机制障碍所导致。FSH促卵巢功能时，需要有LH的协同作用，才能分泌雌激素。因此，LH的不足可造成雌激素低落而引起闭经，这一观点近年来已经被实验所证实。

1. GnRH分泌失常

下丘脑功能性闭经的垂体-卵巢轴的潜在功能应属正常。其生殖功能失调的主要因素，是由于下丘脑GnRH脉冲式分泌的减少。GnRH失常的程度差别很大，可以从测定LH脉冲分泌的变化情况上加以识别，一般表现为LH脉冲频率和幅度的减少。有些患者LH的脉冲幅度与睡眠有明显关系。严重者，LH脉冲波极少，雌二醇、雄烯二酮和睾酮水平的下降提示卵巢功能几乎停止，H-P-O轴功能接近青春期前水平。相反，轻者虽LH频率减少，但具有一定水平的脉冲幅度、卵巢分泌足够的雌二醇和雄激素，这类患者中有部分月经能自动恢复。1978年报道了精神性闭经患者促性腺素分泌的多种类别：①LH、FSH低落，卵巢功能极差。②LH、FSH接近正常，具有一定卵巢功能。③高LH低FSH类似PCOS。④LH、FSH都偏高似早绝经期。上述①、②型居多数，③、④型为非典型者。类似PCOS者常伴有多毛、卵巢略增大等雄激素偏高征象，其中有部分初潮延迟，原发月经失调，提示失调涉及下丘脑-垂体-肾上腺轴（H-P-A轴）。FHA患者的另一特点是对外源性GnRH兴奋试验反应不一致，有低、正常或高度反应不等，可能是体内神经内分泌变化的范围不同，影响卵巢性激素反馈机制失常的结果。

有足够的证据说明，GnRH的缺乏是由于过高的内啡肽和多巴胺抑制GnRH神经元的分泌活动。应用抗阿片肽类受体的制剂纳洛酮和抗多巴胺受体的制剂甲氧氯普胺（MCP）或用GnRH补充疗法，都被证明可以使LH回升，从而使月经正常，甚至恢复排卵。然而在临床实践中常见效果不一致的报道，如LH水平回落到青春期或卵巢功能极度低落者，单用上述疗法无效。这些进一步说明由于病情的进展，持续时间的长短，个体差异，以及其他多渠道影响神经内分泌系统变化的广泛性和复杂性。

2. 肾上腺皮质激素过多症

情绪和忧郁可以激活H–P–A轴的功能，从而导致肾上腺皮质激素分泌的增高和其昼夜分泌规律的削弱，已众所周知。1985年Suh等进一步测定FHA患者的24小时血皮质激素，与正常妇女卵泡期的相对照，证明FHA患者的皮质激素增高，其特点是升高集中在白天，推测与忧郁时间相符。相反，Biller等1990年测定的结果是在晚上升高，说明其变化规律的机制尚须进行探讨。但总的一致结论是，FHA患者的皮质激素水平升高，ACTH对促肾上腺皮质素释放因子（CRF）兴奋试验的反应迟钝，推测是由高皮质激素的负反馈作用。这些现象说明高CRF来源于中枢，与精神创伤有关。伴随着高皮质激素的另一特点是LH和雌二醇水平的低落。1965年Igarashi等对过去月经正常、突然受精神创伤–情绪紧张或环境改变后发生闭经的妇女，通过测定尿17–酮类固醇（17–K）、17–羟皮质类固醇（17–0H）、FSH以及雌激素，发现在这些患者中，存在着高17–K、17–OH（特别是17–K）与低FSH和低雌激素的关系。在动物体内外实验中，证明CRF能抑制GnRH–促性腺素轴。

3. 催乳素的增多

许多体内外不同类型的刺激，如针刺、外科手术、麻醉、运动、低血糖和情绪等，都能导致PRL释放增多。FHA患者因精神因素（包括环境和情绪），通过交感神经系统，引起神经内分泌的应激反应，同时包括PRL水平的升高。相反，1989年Berga对15名FHA患者与16名正常妇女（卵泡期）进行24小时PRL测定，提示FHA患者的PRL水平约降低39%，但睡眠期的升高较为明显。PRL降低的神经内分泌机制尚不清楚，可能与内源性下丘脑多巴胺能活动增强的抑制作用有关。此外，作者所选择的病例不但排除器质性患者，还排除精神忧郁患者，高雄激素症、高催乳素血症患者和剧烈运动者，这说明这些对象都不处于急性应激期间，是否有时间上的关系尚不清楚。这些现象更说明神经内分泌变化的个体差异和它的多态性，对它的变化机制必须进一步探讨。

4. 其他激素的变化

测定24小时GH，发现PHA患者的GH增高主要发生在晚间。TSH水平在正常范围而T_3和T_4则明显低于对照组。

总之，精神因素所导致的H–P–O轴功能的障碍，是由于多种神经内分泌机制相互作用所引起的。

（三）处理原则

精神性闭经的诱因、发展过程和预后与来自社会环境的刺激性质、程度和时间长短有密切的关系，然而对机体会产生多少影响，还需取决于个体的先决条件，如体质、心理状况、过去经验和耐受力。成功的治疗方案必须具有：①对治疗对象的病情有充分的了解。②有针对性地综合治疗。

1. 了解详细病史

深入了解病因、病情的发展过程，对过去治疗的效果等，结合体征和有关的激素测定加以分析，以便作为选择疗法的依据。

2. 建立良好的医患关系

可取得患者的信任与合作，争取家庭和周围成员的配合，以减轻患者心理上的负担并树立信心。

3. 药物疗法

对病情轻、时间短者，采用合适的商谈和指导，通过调整生活，消除疑虑，去除各种抑制因素，有时月经可自然恢复，若6个月后无效者可选用下列药物治疗。

1）雌激素、孕激素周期疗法：人工周期直接作用于潜在功能正常的子宫内膜，促使类似月经的撤药性出血。这一方法最大的优点是使患者树立其对疾病有可能治愈的信心，同时对不同程度被抑制的下丘脑-垂体轴起着正常反馈调节作用，增强垂体的反应性，协助卵巢功能的恢复以及维持子宫内膜的正常发育。雌激素、孕激素的周期疗法一般以3个周期为一疗程，停药以观察其H-P-O轴功能恢复的程度。轻者1～2疗程后月经自动来潮，也可能恢复排卵功能。卵巢功能被严重抑制者，其FSH、LH、E2皆极度低落，首先须单用雌激素，随后间隔使用雌激素、孕激素周期疗法，使卵巢恢复其对垂体促性腺素的正常感应性，然后按病情加用或改用其他药物，以求达到月经自动来潮和排卵。

2）氯蔗酚胺：氯蔗酚胺是一种抗雌激素的弱雌激素制剂，通过诱发FSH水平上升，从而促卵泡发育、成熟和排卵，其主要对象为具有一定雌激素水平的无排卵患者。于月经或撤药性出血的第5天开始，每天口服50～100mg，共5天，一般在停药后7天出现排卵前的中期LH、FSH峰。此外，可按不同的神经内分泌失调的情况，酌情采用与其他药物合并疗法：①垂体卵巢轴功能过于低落者，首先给予性激素，先单用雌激素随后人工周期，以激活卵巢功能，然后再使用氯蔗酚胺，效果较好。②如果伴有雄激素过高等H-P-A轴功能亢进征象，单服氯蔗酚胺无效时，可试加地塞米松0.25～0.375mg每晚1次口服，足以抑制肾上腺雄激素，提高氯蔗酚胺的疗效。

3）GnRH或GnRH-A：GnRH是GnRH不足闭经者的首选药物，其最有效的给药方法是脉冲式的静脉或皮下注射，以促使H-P-O轴功能的正常运转，从而恢复月经和排卵。但因需要脉冲微泵设备，操作麻烦，只能个别采用，尚未被广泛推广。目前上海医科大学妇产科医院采用GnRH-A 5～10μg，肌内注射，隔日1次，或在服用少量雌激素（己烯雌酚）周期疗法的中期给予GnRH-A 5～10μg，肌内或静脉注射，以诱发LH峰。1988年Kotsuji等报道GnRH 100μg肌内注射每周3次，可以提高氯蔗酚胺的效果。以上说明GnRH肌内或皮下注射，在临床上也有一定的效果。

4）其他制剂：1990年报道应用一种抗内啡肽制剂纳屈酮，每天50mg，治疗体重正常的FHA患者，可以促使月经来潮和恢复排卵。对PRL高者可给予溴隐亭疗法。

总之，精神型功能性下丘脑闭经，鉴于其临床征象的多样型，除了排除器质性病灶外，在处理方面必须个别化。根据其具体诱因的影响途径、神经内分泌的变化和不同体质的缺陷，拟定从心理上、药物的选择上、体质和生活方式的改善上多方面综合治疗方案，才能获得较好的疗效。

二、高促性腺激素闭经

高促性腺激素闭经是由卵巢本身异常导致的卵巢功能衰退或衰竭而引起的闭经，为卵巢性闭经。性腺合成性激素低下或不能合成性激素造成闭经，下丘脑-垂体轴缺乏卵巢分泌的雌激素及抑制素的负反馈，使促性腺素升高。该病有多种病因，可表现为原发或继发闭经，临床表现多样化。原发闭经中最常见的为性腺发育不全，继发闭经则主要为各种因素引起的卵巢功能早衰（POF）。有的疾病如自身免疫性卵巢衰竭或放疗和化疗对卵巢的破坏，发生在青春期前则为原发闭经，发生在青春期后则为继发闭经；也有同一病因既可表现为原发闭经，也可表现为继发闭经，如对抗性卵巢、半乳糖血症等。

（一）卵巢功能早衰

初潮以后到35岁之间（有的主张到40岁之间），任何年龄发生的继发闭经，具高促性腺素及低雌激素特征，卵巢组织学呈围绝经期或老年妇女绝经后的变化。病因、组织学及临床表现如下。

1）特发性：无明确诱因的过早绝经，染色体核型46,XX，通常测不到自身免疫抗体，为卵巢功能早衰的最常见类型。卵巢呈多皱褶的萎缩状，组织学见皮质、白体，偶见卵泡。

2）性腺发育不全：性腺条索状或卵巢小于正常的一半，卵泡缺如或少于正常。皮质层所含卵泡数的差异，使临床表现可从性征幼稚的原发闭经到有不同程度性征发育的卵巢功能早衰。表现为继发闭经的性腺发育不全，大多数在25岁前月经闭止，闭经可发生在初潮后不久，或几个月或数年之后；染色体核型以46,XX最常见。

3）自身免疫性：多种自身免疫性疾病可引起卵巢功能早衰。最常见的是自身免疫性甲状腺炎，尚见于甲状旁腺/肾上腺炎（Addison's病）及同时累及上述腺体的多腺体综合征，少见情况包括重症肌无力、突发性血小板减少性紫癜、类风湿性关节炎、白斑及自身免疫性溶血性贫血等。循环中存在多种器官特异性自身免疫抗体，如对甲状腺（抗甲状腺球蛋白及抗微粒体抗体）、胃壁细胞、肾上腺皮质及甲状旁腺的抗体，已证明这些抗体同样作用于卵泡细胞；少数报道仅测到卵巢自身抗体，而未测到其他抗体。免疫荧光显示抗体与卵泡颗粒细胞及泡膜细胞结合。尚发现血清中存在抑制FSH受体结合的免疫球蛋白。卵巢活检标本的淋巴细胞浸润为自身免疫性卵巢炎的组织学特征，浆细胞巢可有可无；有报道称，卵细胞受自身免疫的影响，数量减少或缺如，偶见性腺呈条索状，仅见间质，始基卵泡完全缺如者。自身免疫性卵巢功能衰退的临床表现与特发性卵巢功能早衰相似。

4）卵巢的破坏因素：①放射及化疗对卵母细胞有损害作用。②卵巢双侧手术切除引起卵巢功能急性丧失，一侧或部分卵巢切除可能使剩余卵巢组织的功能寿命缩短。③感染：感染引起的卵巢功能早衰仅见于双侧性输卵管卵巢脓肿引起的卵巢组织破坏，但儿童期腮腺炎病毒性卵巢炎则可能引起早期严重的卵巢破坏。

（二）对抗性卵巢或卵巢不敏感综合征

1965年Kinch等首先在原发闭经患者中发现有卵泡型的高促性腺素闭经，其特征是：①卵巢形态饱满，表面光滑，包膜厚，组织学见多数始基卵泡及少数初级卵泡。②内源性促性腺素，特别是FSH升高。③卵巢对外源性促性腺素不敏感。④闭经但性征发育正常。

（三）酶缺陷的性腺功能低下

1）半乳糖血症：该疾患是由于半乳糖-1-磷酸盐尿苷转移酶的缺陷造成的半乳糖代

谢障碍所致，出现肝、肾、豆状核及神经系统等异常。

2）17α-羟化酶缺陷：先天性肾上腺增生症较罕见，核型为46,XX，通常合并高促性腺素性性腺功能低下。患者卵巢内有始基卵泡，但由于卵巢17α-羟化酶缺陷不能合成雌激素，FSH反馈性升高，临床表现为原发闭经、有子宫、外生殖女性型，但无性征发育。其特征还包括高血压及低血钾。

3）其他卵巢酶的缺陷：如裂解酶、3β-类固醇脱氢酶及17酮还原酶的不足也可引起性腺功能低下。

（四）病因诊断

1. 病史及体格检查

病史包括月经初潮、月经症状、发病年龄及伴随症状，如有无烘热、潮红等，询问其他内分泌腺体疾病史，化疗、盆腔放射治疗，幼年腮腺炎病毒感染及卵巢手术史。体格检查包括身高、指距、性征发育等。

2. 染色体核型

25岁以下或性征发育不完全者，应行染色体核型检查确定遗传学病因。25岁以后的继发闭经核型异常较罕见。

3. 腹腔镜及B超的卵巢检查

高促性腺素闭经的卵巢形态学有4种类型，即条索状、小卵巢、萎缩状或饱满状。卵巢形态学的腹腔镜直视检查有助于病因诊断。近年来，B超敏感度提高，能测到2～4mm的卵泡，但超声一般不能探测到无卵泡或无卵泡发育的性腺，因此可用于性腺发育不全或萎缩卵巢与对抗性卵巢的鉴别诊断。

4. 实验室测定

1）抗甲状腺抗体：测定抗甲状腺球蛋白及抗微粒体抗体，以检出自身免疫性甲状腺炎。

2）甲状腺功能：测定TSH、游离T，以检出淋巴性甲状腺炎和Graves病。

3）甲状旁腺功能：测定血清钙/磷比例，以排除甲状旁腺功能减退的自身免疫性甲状旁腺炎。

4）肾上腺功能：测定24小时尿游离皮质醇或清晨血清皮质醇，排除Addison病。

5）其他：测定红细胞半乳糖-1-磷酸盐尿苷转移酶活性，诊断半乳糖血症。

5. 卵巢活检

除有必要确定自身免疫性卵巢炎的组织学证据，一般不提倡卵巢活检。腹腔镜结合B超检查已代替进腹卵巢活检诊断对抗性卵巢。对高促性腺素的条索状或萎缩卵巢，卵巢活检确定有无卵泡并无意义，且可能造成卵泡损失。

（五）治疗

1. 雌激素疗法

适用于各种类型的高促性腺素闭经。雌激素疗法不仅能缓解某些患者因雌激素减少引起的血管舒缩不稳定症状，并可防止性器官萎缩、骨质疏松及因血脂代谢紊乱引起的心血管疾病。对不育患者，雌激素疗法可发育子宫，并通过对FSH、LH的负反馈抑制，消除循环中高水平的FSH对卵泡无排卵消耗过程的促进作用和（或）对卵泡FSH自身受体的降调节，起到保护残留卵泡的作用。对卵巢功能早衰的残留卵泡或对抗性卵巢的不敏感卵泡，雌激素疗法均可能通过协同体内FSH的作用，诱导卵泡颗粒细胞上的FSH受体及芳香化酶，使卵泡恢复对促性腺激素的敏感性。雌激素制剂及用药方法与剂量应根据患者年龄、症状、有无周期性月经及生育等要求选定。

2. 促性腺素（HMG/HCG）或氯蔗酚胺诱发排卵

根据高促性腺素对卵巢降调节的机制，对卵巢功能早衰一般不宜采用促性腺素或氯蔗酚胺诱发排卵。对抗性卵巢对外源性促性腺素不敏感，据报道，采用大剂量的促性腺素疗效也不肯定。但雌激素治疗后再采用促性腺素诱发排卵，两者均有成功的报道。因此对不孕患者，采用雌激素治疗无效时，可试用之。

3. 病因治疗及预防

对自身免疫性疾病者采用免疫抑制剂（糖皮质激素）的短期疗法，可降低循环中自身免疫抗体，抑制自身免疫性卵巢炎，有恢复排卵及妊娠的报道，但多数报道无肯定疗效，不宜长期服用。17α-羟化酶缺陷可危及生命，处理上不同于其他类型的卵巢衰竭，除雌激素、孕激素替代治疗外，应同时应用皮质醇终身替代。半乳糖血症早期诊断，出生时即以无半乳糖喂养及终身摄入无半乳糖饮食，可使患者保持健康，但可能并不能纠正胎儿期半乳糖对性腺的损害。年轻患者的卵巢手术方案应以尽量保存健康的卵巢组织为原则。

（韩宇宁）

第五章 免疫内分泌性疾病

第一节 毒性弥漫性甲状腺肿

毒性弥漫性甲状腺肿（Graves病，简称GD），1835年爱尔兰人Graves最早详细描述本病而得名。目前认为它是一种原因尚未完全认识清楚的自身免疫性甲状腺疾病。

一、病因及发病机制

其病因多种多样，最为常见的是与免疫功能紊乱有关的伴弥漫性甲状腺肿的甲亢。在缺碘地区自主性高功能腺瘤的发病率明显升高，一般来说，因Graves病引起甲亢的概率为自主性高功能腺瘤的50倍左右。Graves病患者体内存在多种针对甲状腺抗原的自身抗体，如TRAb、TPOAb、TGAb、NISAb等。目前普遍认为Graves病是一种器官特异性自身免疫性疾病，是在多基因遗传的基础上由多种环境因素（如精神刺激、感染等）诱发的自身免疫反应所致，在发病中既有体液免疫因素，又有细胞免疫因素。

（一）遗传免疫因素

Graves病患者或其家属常同时或先后发生其他甲状腺自身免疫性疾病，如桥本甲状腺炎、黏液性水肿、浸润性突眼等，患者本身或其家属发生其他自身免疫性疾病者也较多见，如重症肌无力、1型糖尿病、恶性贫血、萎缩性胃炎等。对双生儿的研究发现，同卵双生者Graves病显性率为30%～60%，异卵者3%～9%，明显高于一般患病率。Graves病患者子女的甲状腺异常发生率较非Graves病患者子女高1倍。

研究证实，白种人中HLA-B8及BW3阳性者易感性与相对危险性增高，日本人中BW35及海外华人中BW46阳性者的易感性也增高，尤其兼有B40与B13者更显著。白种人DR3阳性者Graves病的危险性增高6倍。白种人Graves患者DR3阳性者甚至与甲亢的难治或易复发有关。中国甲亢患者HLA-DR1频率升高。对HLA的研究扩展到了Ⅱ类抗原的DP和DQ区，采用PCR和等位基因特异性寡核苷酸探针已证明DQB和DPB等位基因与Graves病的发病无关，但特异性DQA1*0501的表达频率却明显升高，DR3和DQA1*0501之间存在连锁不平衡，排除DR3阳性者后，相对危险性仍达3.7。特异性T细胞受体（TCR）基因也与Graves病的发病有关，Graves病患者的TCRB链特异性限制性内切酶片段长度多态性（RFLP）增高，尤其是HLA-DR3阳性者。上述HLA抗原位点的表达对T细胞受体基因的选择性表达及甲状腺抗原的加工递呈可能有重要作用，影响Graves病的发生。

一般认为HLA DR抗原的表达仅限于B细胞、激活的T细胞、单核细胞和巨噬细胞等。表达HLAⅡ类抗原的免疫活性细胞具有抗原加工递呈功能。Hanafusa等发现Graves

患者甲状腺上皮细胞（TEC）有DR抗原的异常表达。Bottazzo等证实了这一现象并据此提出了异常表达Ⅱ类抗原的TEC细胞具有抗原递呈功能，甲状腺自身抗原由TEC加工，递呈给T_H细胞，使B细胞在T_H细胞的辅助下增生并分泌自身抗体（TSl）而致病。进一步研究发现，DR抗原的表达具有一定的普遍性，在多结节性甲状腺肿，甲状腺肿瘤组织中有不同程度的Ⅱ类抗原表达。在正常人TEC中也存在具有转录活性的DRα链基因核mRNA的低水平表达，凝集素或γ干扰素可促进特异性mRNA的转录并与细胞表面DR抗原的表达相平行。由此可认为TEC表达DR抗原可能是自身免疫反应过程中非特异性释放的细胞因子作用的结果，DR阳性TEC对自身抗原的加工递呈功能使自身免疫反应得到了进一步加强。

（二）免疫调控功能异常

正常情况下，T抑制细胞（Ts，主要是$CD8^+$细胞）和T辅助细胞（T_H，主要是CD4细胞）的数量和功能处于相对平衡状态，维持机体免疫功能正常。大量的临床和实验研究表明，Graves病患者外周血和甲状腺内的Ts细胞数量和功能低下，并随抗甲状腺药物治疗后甲状腺功能恢复而逐渐恢复。一般认为抗原特异性或非特异性Ts细胞数量或功能下降，不论其发生是原发性或继发性，在Graves病发病机制中具有重要作用。

（三）病毒感染

长期以来病毒感染被认为是自身免疫性疾病的致病因素之一，因为病毒感染可以引起细胞破坏，抗原释放，改变蛋白质结构使其成为自身抗原，诱导细胞表达DR抗原使其具有抗原加工递呈作用，或诱导$CD8^+$T细胞对膜表面表达病毒抗原细胞的反应等。临床观察到Graves病起病前也有病毒感染的病史，但至今尚未发现病毒感染引起人自身免疫性甲状腺炎Graves病的直接证据。病毒感染引起的甲状腺抗原释放可能是甲状腺自身免疫的原因之一。另外，病毒感染引起IL-1非特异性分泌或诱导TEC表达Ⅱ类抗原也可能有重要作用。IL-12具有P35和P40两种亚单位，病毒感染、细胞因子刺激树突细胞（抗原递呈细胞）分泌IL-12后能促进T_{H0}转化为T辅助细胞（T_{H1}）。近年来采用分子生物学技术在Graves病患者甲状腺和外周血细胞内发现了逆转录病毒基因序列。有学者用间接免疫荧光染色方法，在甲状腺上皮细胞内发现了逆转录病毒-人泡沫病毒的gag蛋白，而在其他甲状腺组织内未观察到，提示逆转录病毒感染Graves病发病有关。

（四）肠道细菌免疫交叉反应

早在20世纪70年代就发现Graves病患者小肠结肠炎耶尔森菌（YE）的感染率较高；Graves病患者血清中可以检测出抗该菌的抗体，检出率明显高于正常人；YE感染后患者血清出现抗甲状腺抗体，Graves病患者的淋巴细胞对菌体抗原的白细胞移动抑制试验也呈阳性。在此基础上，Ingbar等发现在这种细菌膜上存在高亲和力特异性的TSH结合位点，细菌与TSH的结合呈可饱和性并能被TRAb所抑制。

Burman等用TSH受体寡核苷酸引物扩增出了YE的互补DNA（cDNA）片段，该片段能与YE的DNA的水解片段发生低配对杂交反应。免疫学研究发现免抗TSH受体的抗体。以上结果使人们认为TSH受体抗体是由于细菌感染后机体产生的针对菌体抗原的交叉性抗体，该抗体既能与YE抗原结合又能与TSH结合而刺激甲状腺功能。Wenze等对菌体抗原性质的研究发现菌体内双链DNA质粒编码的至少6种免疫活性较强的蛋白质可能是菌体抗原的主要成分，在Graves病患者中YE质粒蛋白IgG抗体检出达80%，说明这种质粒蛋白质抗体与Graves病的发病有密切关系。

（五）Graves病患者的自身抗体及临床意义

Graves病患者血中可测得多种针对甲状腺自身抗原的抗体，其中TRAb对Graves病最具特征性，是引发Graves病甲状腺功能亢进的主要原因。另外尚有甲状腺过氧化物酶抗体（TPOAb）及甲状腺球蛋白抗体（TGAb）等。

1. TSH受体抗体

针对TSH受体的抗体称为TSH受体抗体（TRAb），TRAb在自身免疫性甲状腺疾病（AITD）发病中有直接的致病作用。目前至少已鉴定出两类TRAb，即甲状腺兴奋性抗体（TSAb）和甲状腺阻断性抗体（TBAb）。对TRAb的认识始于1956年，Adams及Purves发现Graves病患者血清中含有一种可兴奋甲状腺的物质，其作用颇似TSH，但较慢而持久，故称长效甲状腺刺激物（LATS）。继LATS之后又发现了另一种具有兴奋甲状腺作用的物质，被称为LATS保护素（LATS-P）。LATS-P只兴奋人甲状腺，约90%以上的Graves病患者血清中可测得LATS-P活性。LATS和LATS-P是一种7S免疫球蛋白（lgG）。这种IgG型的免疫球蛋白能竞争性地抑制^{125}I-hTSH与人甲状腺的TSH受体的结合，而且抑制作用呈剂量依赖性，表明这种免疫球蛋白实际上是TSH受体的自身抗体（TRAb）。1978年在一萎缩性甲状腺炎患者体内发现了只有抑制性作用的TRAb，即TBAb，以后又在甲减孕妇分娩后发生短暂甲减的两个新生儿体内发现了TBAb。TBAb的发现使人们认识到存在于自身免疫性甲状腺疾病（AITD）患者血中的TRAb具有异质性。体外或体内试验结果证明，甲状腺自身抗体（包括TRAb）主要来自甲状腺组织内浸润的淋巴细胞和浆细胞。

TSH受体（TSHR）是甲状腺细胞的一种特异性蛋白质，存在于甲状腺滤泡细胞膜上，TSH通过TSH受体控制甲状腺的生长及功能。1989年Rapoport实验室首先用寡核苷酸探针分离出完整的人TSH受体的cDNA克隆，编码人TSH受体的基因位于第14号染色体长臂（14q31），约含58000个碱基对（bp），有10个外显子，它们的bp数分别为327，72，75，75，75，78，69，78，189和412，共有9个内含子。第1至第9外显子编码 TSH受体的细胞外功能区，而穿膜区及细胞内区则由单个巨大的始基型第10个外显子编码。

TSHR由764个氨基酸，分为膜外、跨膜和膜内区3个部分，膜外区有418个氨基酸、1个N端和5个糖基化位点；跨膜区有264个氨基酸（氨基酸419～682），呈疏水性，有7个跨膜区、膜外3个环和膜内3个环；膜内区有82个氨基酸，有1个C端和C激酶磷酸化位点。有许多人对TSHR的结构和功能的关系进行了研究，但TSHR和TSH，TSAb及TBAb的确切结合位点尚有待于进一步研究。

TSH受体属于G蛋白耦联的受体超家族，主要存在于甲状腺细胞膜、豚鼠白色和褐色脂肪组织以及小鼠的眶后组织及脂肪组织中，另外也可存在于人外周血淋巴细胞、眶后及皮下纤维细胞。TSH受体优先与兴奋性鸟苷酸结合蛋白的α亚基（Gsα）结合，激活腺苷酸环化酶，使cAMP产生增加；当TSH浓度较高时，THS受体尚可和鸟苷酸结合蛋白的q亚基结合，激活磷脂酶C，有证据表明TSH受体尚可和其他的G蛋白受体家族结合，另外，胰岛素样生长因子1（IGF-1）、表皮生长因子（EGF）、转移生长因子β、血小板样生长因子、成纤维细胞生长因子及其他一些细胞因子（主要通过酪蛋白转导途径）也可刺激甲状腺细胞的生长和分化。

目前常用的测定TRAb的方法主要有两种：①放射受体法（RRA）：以TRAb竞争性抑制^{125}I-hTSH与TSH受体结合的抑制率（TBII）表示，测定中常采用可溶性猪甲状腺膜制剂作为TSHR。②细胞生物法：以患者IgG对靶细胞产生或（和）释放cAMP量的多少表示，所应用的靶细胞有甲状腺细胞（如人、猪甲状腺细胞，FRT$_1$-5细胞株）、TSHR转染细胞（CHOTSH-R）等，该方法可对TRAb进行定性，可将TRAb分成两类，即甲状腺兴奋性抗体（TSAb）和甲状腺阻断性抗体（TBAb）。

两种方法在未治Graves病患者中的TRAb阳性检出率可达95%以上，是甲亢病因诊断的主要指标。放射受体法和细胞生物法测定TRAb的结果可能不一致，尤其是甲状腺阻断性抗体（TBAb）的发现使人们认识到存在于Graves病患者血中的TRAb具有异质性。

TRAb实质上是由多种具有不同生物活性的免疫球蛋白组成，TBAb是其中的一种，它能与TSH受体结合，但不能刺激甲状腺细胞产生cAMP和分泌甲状腺激素，从而阻断TSH对甲状腺的兴奋作用，可能与部分原发性甲减的发生有关。这些具有不同生物活性的抗体可同时存在于Graves病患者血中，甲状腺功能的变化取决于谁占优势，当以TSAb为主时发生甲亢，当以TBAb占优势时，可能发生甲减。

此外，Graves病患者血中还存在甲状腺生长免疫球蛋白（TGl）、甲状腺生长抑制免疫球蛋白（TGB1）等，对这些免疫球蛋白的存在及其对甲状腺细胞的病理生理作用尚无一致性结论。

TRAb的测定有以下价值：①确立Graves病的诊断，但TRAb的诊断价值是有限的，因为Graves病患者的TRAb测定阳性率并不能达到100%，因此Graves病的诊断并不完全依赖于TRAb的测定。②判断Graves病的预后，为治疗方法的选择提供理论依据，如Graves病患者经过抗甲状腺药物治疗后TSAb持续阳性，则表明停用抗甲状腺药物后复发的可能性较大。另外，如Graves病患者在初诊时TSAb滴度较高，则提示易采用破坏性治疗方法（甲状腺手术、同位素1治疗）。③判断新生儿发生甲亢的可能性，由于TSAb可通过胎盘进入胎儿体内，测定TSAb（尤其在妊娠末期）对预测或诊断新生儿发生甲亢或甲减有重要意义，因为妊娠有一定的免疫抑制作用，如孕妇在妊娠末期TSAb滴度较高，则孕妇在分娩后甲亢症状可能发生反跳。④解释新生儿及部分成人甲减的原因，1980年诊断了首例因孕妇存在TBAb而导致的新生儿甲减。部分成人的甲减是由于存在TBAb所致，尤其在萎缩性甲状腺炎患者中。⑤突眼的鉴别诊断，浸润性突眼症患者血中常存在TRAb，因此，TRA上对突眼的诊断，尤其是浸润性突眼症的诊断有一定价值。

2. 甲状腺球蛋白抗体（TGAb）

在自身免疫性甲状腺疾病（AITD）患者中甲状腺球蛋白抗体（TGAb）是第1个被认识的自身抗体，其测定方法有血凝法、ELISA、RIA等，由于TGAb的补体结合能力较差且亲和力较低，因此TGAb在AITD发病中的病理作用较小。主要存在两类TGAb，Ⅰ类TGAb主要存在于正常人，Ⅱ类则主要存在于AITD患者。有人倾向于单纯测定TPOAb而不测定TGA。

3. 甲状腺过氧化物酶抗体（TPOAb）

甲状腺过氧化物酶（TPO）是甲状腺特异性蛋白质之一，它是甲状腺激素合成过程的关键酶，参与碘氧化、酪氨酸碘化及碘化酪氨酸的耦联等过程。以往所谓的甲状腺微粒体抗原的主要成分就是TPO，TPO是由核糖核蛋白体合成的含血红素辅基的质结合糖蛋白，每个TPO分子至少含有一个血红素辅基，人TPO由933个氨基酸组成。编码人TPO的单基因位于第2号染色体，1987年成功地克隆了人TPO的cDNA序列。甲状腺细胞可表达大小不同的TPO mRNA。

TPOAb可存在于桥本甲状腺炎患者（阳性率几乎100%）、Graves病患者（阳性率约70%）、非甲状腺疾病患者及正常人（约10%）。与TGAb相比，TPOAb更具临床意义，前先，几乎所有的桥本甲状腺炎患者存在TPOAb；其次，TPOAb水平常与AD活动有关；再者，与TGAb不同，TPOAb可通过激活补体、抗体依赖的细胞毒作用（ADCCS）及其致敏T杀伤细胞（CTl）等机制导致甲状腺上皮细胞的破坏。TPOAb对AITD，尤其是桥本甲状腺炎的诊断有重要作用，对甲亢的病因诊断及预后判断有重要价值，甲亢患者体内检出TPOAb常提示甲状腺自身免疫的病理基础，即Graves病的可能。上海市内分泌研究所测定的TPOAb阳性率为：桥本甲状腺炎（97.2%）、Graves病（80.7%）。甲亢患者在停用抗甲状腺药物后，TPOAb阳性者甲亢复发率较低。另外，孕妇在妊娠初期测定TPOAb，对预测产后甲状腺炎有较大价值。

4. Na^+/I^-同向转运体（NIS）

Na^+/I^-同向转运体（NIS），也是甲状腺特异性蛋白质之一，它参与甲状腺对碘的主动摄取，而碘的摄取是甲状腺激素合成的第一步。1996年，科学家成功地克隆和表达了大鼠和人的NIS-cDNA，除甲状腺组织外，人NIS尚可在乳腺、结肠及卵巢组织表达。研究表明老年人血TSH水平下降、肿瘤坏死因子（TNF）水平升高、转移生长因子β_1（$TGF\beta_1$）水平升高时NIS的表达明显下降，而TSH、ITSAb可促进NIS的表达，在Graves病及甲状腺癌者，NIS的信使RNA明显升高。在桥本甲状腺炎患者血中发现NIS自身抗体，NIS自身抗体可能参与AITD，尤其是桥本甲状腺炎患者甲减的发生。此方面的研究尚有待于进一步深入。

5. 其他自身抗体

在AITD患者体内还可发现有抗TSH、T_3和T_4的自身抗体，因检出率低，无重要意义，但对TSH、T_3和T_4的测定有干扰，应予以注意。

Graves病是一种器官特异性自身免疫性疾病，涉及多种自身抗体，主要为TRAb，TPOAb、TGAb及NISAb，其中TRAb和TPOAb在AITD发病中的意义尤为重要。

TRAb至少可分为两种，即TSAb和TBAb，最近通过用EB病毒转化的GD患者淋巴细胞制备的TRAb单克隆细胞系证实上述两种TRAb属不同生物活性的IgG。科学工作者正在应用诸如定位诱变、重组DNA等技术，来研究TRAb和TSH受体两者结构的关系，已初步观察到TSAb和TBAb存在不同的结合位点，确切的TSH受体结构、功能TRAb的关系以及产生TRAb的起始因子将被阐明。研究工作者也正在致力于研究TSH受体基因表达的调控因子，如TTF1、TTF2、CRF等。有关TPO致病抗原位点抗体在自身免疫性甲状腺疾病也取得了较大进展，将有可能建立特异性、致病性TPOAb的测定方法。Graves病动物模型的建立及NISAb在AITD发病中的作用尚有待于进一步研究。

二、临床表现

（一）典型表现

Graves病在20～40岁最常见，10岁以前罕见，极少时为"淡漠型"。临床表现主要包括弥漫性甲状腺肿、甲状腺毒症、浸润性突眼症，偶尔有浸润性皮肤病。

1. 代谢增加及交感神经高度兴奋表现

患者身体各系统的功能均可能亢进。常见有怕热、多汗、皮肤潮湿，也可有低热；易饿，多食，消瘦；心慌，心率增快，严重者出现心房纤维性颤动、心脏扩大及心力衰竭；收缩血压升高，舒张血压正常或偏低，脉压增大；肠蠕动增快，常有大便次数增多，腹泻；容易激动、兴奋、多语、好动、失眠，舌及手伸出可有细微颤抖；很多患者感觉疲乏、无力、容易疲劳，多有肌肉萎缩，常表现在肢体的近躯干端肌肉受累，神经肌肉的表现常常发展迅速，在病的早期严重，治疗后在数月内能迅速缓解。

2. 甲状腺肿大

呈弥漫性，质地软，有弹性，引起甲状腺肿大的原因是多方面的，其中和甲状腺生长抗体关系密切，此种抗体对甲状腺功能影响不大，故病时甲状腺肿大程度与病情不一定平行。在肿大的甲状腺上可以听到血管杂音或可扪及震颤。

3. 眼病

大部分患者有眼部异常或突眼，而眼突重者甲亢症状常较轻。

（二）较少见的临床表现

小儿和老年患者病后临床表现多不明显。不少年龄较大的患者，只表现有少数1～2组症状，或只突出有某个系统的症状。有些年龄较大的患者，以心律不齐为主诉；也有的因为体重下降明显去医院检查。还有的诉说食欲不好，进食减少；或以肢体颤抖作为主诉。极少数老年患者，表现身体衰弱、乏力、倦怠、精神淡漠、抑郁等，称为"淡漠型甲亢"。有的儿童在患甲亢以后，体重并不减轻。有些患者的甲状腺不肿大或非对称肿大；有的患者指甲变薄、变脆或有指甲脱离；少数患者可分别伴有阵发性肢体麻痹、胫骨前局限性黏液水肿（通常病变局限在胫骨的前方，少数可向下扩展至踝上及足背部，不向膝上发展）、白癜风、甲状腺杵状指或有男性乳房增生等。Graves病可伴有先天性角化不良及耳聋，但很少见。

有些患者甲状腺毒症表现，但病的轻重程度可能不同，但持续存在。另外一些患者的临床表现时好时坏，可表现不同程度的缓解和加重。这种时轻时重的过程是不同的，常是不固定的，这对安排治疗来说是重要的。

在临床常可见到，对某个个体患者来说，甲状腺病和浸润现象可以单独或共同存在，但发展过程大多是各自独立的。

本病发病情况及临床过程和慢性淋巴性甲状腺炎（桥本病）关系密切。在一些桥本病时可呈现有甲亢，甚至最终被甲亢表现所取代，病程再长时变为甲减。相反，甲亢偶尔可发生于以前存在有桥本病的患者。有资料介绍，大约1/3的Graves病患者在抗甲状腺药治疗20年变为甲状腺功能低减。Graves病患者最初可能无眼病，但在数月或数年后出现眼病，或始终无眼病出现。

三、诊断与鉴别诊断

（一）临床诊断

典型的Graves病的诊断并不困难。患者只要出现眼症、甲状腺肿和甲状腺功能亢进的典型症状便可确立诊断。Graves病的临床诊断相当准确，其可靠性几乎与实验室检查相同。

但有时对某些患者作出明确诊断有一定困难。例如，当患者并发严重的其他疾病，或者是淡漠型甲亢的老年患者，或表现出较为少见的症状（如肌无力或精神病）时，需要结合临床及实验室检查才能诊断。

应该注意的是，Graves病的诊断并不能依赖于甲状腺毒症。突眼或黏液性水肿也可出现于未患甲状腺肿和甲状腺毒症的患者，甚至见于自发性甲状腺功能减退的患者。

（二）实验室诊断

1. 血清激素检测

一旦临床怀疑甲状腺毒症时，需要实验室检查确定诊断、估计病情严重程度及辅助制定治疗方案。单项值的检测便已足够，但大多数临床医师更倾向于检测两个甲状腺功能的独立指标，如联合检测FT_4和S-TSH。

S-TSH测定具有较高的特异性，十分有效，可作为首选检查项目。典型患者的S-TSH值在$0\sim0.1\mu U/ml$。但轻症患者尤其是一些潜伏的中毒性多结节甲状腺肿的老年患者，他们的S-TSH值可达$0.1\sim0.3\mu U/ml$。无甲状腺疾病的老年人的TSH值也可降低。当TSH值在正常范围内甚至升高时，要考虑是否为检测的误差或是垂体性甲亢，包括垂体瘤（TSH瘤）所致的甲亢及垂体型TSH抵抗症。检测FTI（或FT_4）同样有效，且FT_4值的升高幅度可估计病情严重程度。在甲状腺素替代治疗过程中，FT与T_4水平可高于正常20%，这可能由于甲状腺最初合成的仅仅是T_4而不是T_4和T_3。因此许多患者在接受恰当的替代治疗时，TSH处于正常水平而T_4或FTI高于正常。除此之外，非甲状腺毒症引起的FTI升高较少见。当然，妊娠时T_4可升高达$16\sim20\mu g/dL$，甚至出现高甲状腺素血症（无甲状腺毒症）。部分甲状腺毒症患者血清T_4水平也可在正常范围内。这是因为他们的T_4结合蛋白水平很低或患有其他严重疾病。因此，即使T_4在正常范围内，被测者也有可能存在甲状腺毒症。FT_4可避免这种误差，是最好的指标。具有典型症状的患者，若存在TSH的降低或FTI升高两者中一项便可确诊，但尚不能明确病因。若FT_4值正常，可重复测定一次以免误差，同时可测诸如血清T_3值等其他指标。

目前测定FTI的方法多种多样，包括试剂盒的应用。尽管这些方法已普遍采用，但使用不同试剂盒的化验结果往往不同，因此得到的FT_4测定结果也不同。通常在甲状腺毒症时，T_3、T_4水平同时升高，FTI以及由T_3、rT_3计算出的指数、FT_3和FT_4也升高。

在甲状腺毒症中，以RIA法测得的血清T_3值总是升高。通常血清T_3值检测时并不用结合蛋白水平进行校正，这是由于TBG的改变对于T_3的影响远远小于对T_4。检测FT_3或通过T_3指数（由FTI估计而得）则不受结合蛋白的影响。甲状腺毒症伴发严重疾病，尤其是肝脏疾病、营养不良，以及服用类固醇、普萘洛尔时，外周T_4转化为T_3的脱碘作用被抑制（T_4中毒），血清T_3水平并不升高。甲状腺毒症伴发糖尿病酮症酸中毒患者的T_3值也可不升高。但这些患者的rT_3值可能升高。目前尚不清楚这些患者在T_3值正常时是否存在组织代谢亢进。当伴发的严重疾病好转后升高的T_4，T_3、FTI值可恢复正常。因摄入碘过多所致的甲状腺毒症，可见T_4值升高，T_3值正常。

2. T_3型甲状腺毒症

自从1975年第一名T_3型甲状腺毒症患者被确诊后，许多具有甲状腺毒症临床症状，但T_4、TBG值正常，T_3和FT_3值升高的患者被陆续发现。Hollander等发现纽约市大约4%

的甲状腺毒症可归入此类。这些患者的病情较轻，临床上难以与其他甲状腺毒症患者相区别。其中部分患者为甲状腺弥漫性增生的Graves病，部分为中毒性结节型甲状腺肿，还有可能为甲状腺毒症伴发高功能腺瘤。在整个国家普遍缺碘的智利，12.5%的甲状腺毒症属于T_3型。在T_4值升高的数月前，有时会发现无症状的高三碘甲状腺素血症。由于T_4可转化为T_3，而后者又是与核受体结合发挥生物效应的主要形式，因此仅T_3水平的升高就可以导致甲状腺毒症。

3. 放射性吸碘试验（RAIU）

甲状腺毒症患者24小时摄碘率显著高于正常值。美国由于近年来碘摄入量的增加，正常值的上限为摄入量的25%。这一标准在碘缺乏和地方性甲状腺肿地区就显得过高。

此标准在短时间内（如6小时）不失为一种有效的检查，且对一些少见的病例显得更为有用。有些患者的同位素转化率过快，摄入的同位素在24小时内已降至正常。如果怀疑患者的甲状腺同位素转化率过快，最好同时做6小时和24小时的RAIU。正如以下提到的一样，[131]I的意转化率将会严重影响[131]I治疗效果。目前，血清甲状腺激素和TSH测定已普遍开展，除了拟行[131]I治疗的患者外，RAIU测定很少用于常规诊断。目前推荐RAIU适用于以下患者：怀疑有甲状腺毒症但无明显症状和（或）短时间内出现症状、甲状腺肿较轻或缺乏眼症、无家族史或抗体检测呈阴性反应。

4. 甲状腺放射性扫描

甲状腺放射性扫描在甲状腺毒症诊断中意义有限。它常用于甲状腺较难扪及者或对甲状腺结节进行评价。偶尔也用于检测异位甲状腺组织。结节可能是伴随发生的，也可能是引起甲状腺毒症的原因，或对残余甲状腺所致的甲状腺毒症起促进作用。为了与RAIU检测相结合，甲状腺扫描通常使用[131]I。

妊娠及哺乳期妇女禁用放射性核素治疗。该方法同样不适用于碘摄入过量引起吸收抑制的患者，但此时仍可使用碘荧光扫描，它可描绘出甲状腺的解剖学轮廓，但这项技术仅用于研究工作。碘荧光扫描也可用于甲状腺碘容积的测定，但该值在Graves病中升高并不常见。

5. 抗甲状腺抗体

抗体滴度测定为Graves病诊断提供依据。95%以上的患者甲状腺过氧化酶微粒体抗原呈阳性，50%的患者抗甲状腺球蛋白（TG）抗体呈阳性。TG抗体在甲状腺炎患者中的阳性率更高。该抗体阳性仅能证明自身免疫的存在，但不能就此诊断甲状腺毒症。非Graves病引起的甲状腺毒症患者，其抗体检测常为阴性。在抗甲状腺药物治疗过程中，抗体滴度显著下降，并可在进入缓解期后维持该水平。

甲状腺刺激性抗体阳性结果支持诊断。该项检测在探讨非甲状腺毒症的突眼机制时颇有价值。该抗体的高水平还可预测新生儿甲状腺毒症，但是该检测十分昂贵，故其少采用，目前已普遍采用TBII测定。尽管其特异性不如TSAb，但TBII仍可作为Graves病的诊断依据之一。在目前的检测条件下，约90%的Graves病患者这两者都呈阳性。连续的抗体检测有利于观察接受抗甲状腺药物治疗患者的病情演进，该值降低预示着病情缓解。

6. 基础代谢率

基础代谢率在理论上十分有价值，但它不是一项良好的诊断性检查，且初次结果往往不可靠。该项测定需要有经验丰富的技术人员和特殊的设备。

7. 其他检测

TSH水平的降低成为诊断的金标准，其他检查的有效性都必须与其相比较。因此，过去使用的许多辅助检查被淘汰了。很少有人对于S-TSH的测定结果表示质疑。诚然，许多严重疾病、多巴胺、类固醇、垂体功能减退症都可使S-TSH降低，但<0.1μU/ml已不常见，<0.05μU/ml更是少见，除了甲状腺毒症外其他原因基本不考虑。在垂体TSH瘤及垂体选择性甲状腺激素抵抗的甲状腺毒症患者中，TSH水平可以正常甚至升高。如果以上的步骤仍不能确定诊断，则需继续观察病情。典型甲状腺毒症患者的症状体征十分明显，实验室检查也有特征表现。

T_3抑制试验或TRH兴奋试验具有一定的诊断价值，但T_3抑制试验在非甲状腺毒的Graves病中可能呈阳性，因为它检测的是甲状腺自主功能而不是甲状腺功能亢进。该试验结果在甲状腺高功能腺瘤及桥本病中也为阳性。现在TRH兴奋试验已替代了T_3抑制试验。正常情况下，TRH刺激TSH合成和分泌，但甲状腺功能亢进的Graves病患者则无此反应，甲状腺功能正常的Graves病患者对TRH兴奋试验通常无反应，少数也可有反应。对TRH的反应减弱或缺失可提示甲状腺毒症。Ormston等人发现，TRH兴奋试验与T_3抑制试验结果紧密相关。当患者处于甲状腺功能减退临界状态时，其TRH兴奋试验反应十分明显；当患者处于甲状腺功能亢进临界状态时反应很低甚至无反应。但也有发现TRH反应性、T_3抑制性与突眼的病情演进之间并无明显联系。正在治疗的Graves病患者也可对TRH无反应。

绝大多数患者依靠FT_4或T_3水平的升高，TSH受抑制来诊断，TRH兴奋试验很少采用。由于基础TSH水平与其对TRH反应性存在显著的相关性，因此TRH兴奋试验也难以提供更多的信息。

过去，一些临床医师通过观察Graves病患者服用碘剂后的反应来诊断Graves病。若给一名从未服碘的Graves病患者每日6mg或更多的碘剂，7～10天后其症状会改善，FTI水平也随之下降。患者甲状腺功能可以达到正常水平，至少可暂时恢复正常。但如果停止服碘，症状体征又迅速恢复到原来状态。因为碘剂会干扰抗甲状腺药物的治疗，且可能给后续的治疗带来障碍，故已停止应用碘剂治疗。

（三）鉴别诊断

1. 其他原因引起的甲状腺毒症

摄入过多的T_4及T_4类似物会导致人为的甲状腺毒症。大多数情况是由于激素替代治疗剂量过大引起的，但也有为了减轻体重或精神因素擅自服用激素而引起甲状腺毒症的情况。其典型表现为甲状腺正常或偏小，摄碘率为0，血清TG偏低，而且抗甲状腺药物治疗无效。这种情况常与无痛性甲状腺炎相混淆，但甲状腺缩小是人为甲状腺毒症的特征。

毒性结节性甲状腺肿可通过仔细体检及出现甲状腺功能亢进症状前已有多年结节史来鉴别。老年患者起病隐匿，症状不典型或表现为其他疾病（如心脏疾病）。此时，甲状腺放射性扫描具有诊断意义，它可显示同位素聚集增多及减少的区域。抗甲状腺抗体（包括TSAb）的检测结果常为阴性。但也有发现这些患者的血清中生长刺激性抗体呈阳性。

单个高功能腺瘤通过体检便可察觉。在闪烁扫描图上，放射性同位素首先聚集于结节处时具有诊断意义。这种腺瘤应与先天性甲状腺一叶缺失相鉴别。典型的中毒性结节多见于甲状腺功能亢进逐步进展的成人，且结节＞3cm。TSH受体的刺激可能是产生结节的原因之一。即使在TSH缺乏的情况下，受体功能仍较正常组织为高。有时，自主功能结节也能引起儿童甲状腺功能亢进。研究结果显示，儿童的中毒性结节有较多转变为低分化乳头状癌，而成人患者则很少恶化。功能性甲状腺癌产生甲状腺毒症较为罕见。可通过病史、甲状腺肿块、肺或骨的广泛性转移来诊断甲状腺癌。淋巴瘤若侵犯甲状腺也可引起甲状腺毒症。

甲状腺毒症并发亚急性甲状腺炎时症状较轻，病程短暂，患者并无长期甲状腺毒症的体征。如果在发现甲状腺毒症的同时，患者甲状腺肿大、疼痛，^{131}I摄取明显降低甚至为0，该诊断即可成立。此时血沉一般明显加快，淋巴细胞计数也有上升。有时甲状腺肿无触痛，抗体滴度较低或阴性。许多患者体内发现HLA-B35抗原，提示该病有遗传易感性。

通过血清TSH水平测定可发现分泌促甲状腺激素肿瘤。该病十分罕见，早期易漏诊，直至后期肿瘤扩大引起其他激素缺乏，出现压迫症状，蝶鞍扩大时才被发现。这些患者有甲状腺毒症，TSH水平异常升高，和（或）对TRH的反应减弱。特征性表现是血中TSH-α亚单位升高、无甲状腺刺激性IgGs，无突眼、家族史及Graves病的相关抗体。

TSH水平的抑制可排除这种少见的疾病。

甲状腺毒症伴TSH异常升高中，还包括一类罕见的TRH分泌过多或垂体性T$_3$抵抗。TRH分泌过多可能是引起甲状腺毒症的原因之一。常表现为无垂体肿瘤，TSH水平升高及对TRH刺激的反应缺失。垂体性甲状腺激素抵抗综合征常表现为轻度的甲状腺毒症、无垂体肿瘤、TSH升高、TRH反应正常、TSH-α亚单位分泌正常，且TSH可被大剂量T$_3$抑制。

甲状腺X线成像前服用大剂量碘化物或食物中摄入过多碘化物均会加速多结节性甲状腺肿及功能性腺瘤患者的甲状腺毒症的进展。该病是一种自限性疾病，所以病史的采集显得尤为重要。在长期暴露于有机碘化物（如胺碘酮等）的正常人群中也可观察到碘化物诱导产生甲状腺毒症的现象。

无痛性甲状腺炎（又称短暂性甲状腺炎、自限性甲状腺毒症、无痛性小甲状腺肿）的诊断已受到重视。患者的RAIU很低甚至为0，无眼症，无家族史，抗体滴度低。由于它是一种自身免疫性甲状腺疾病，被认为是桥本甲状腺炎的变型。该病发病率较低，多见于年轻人及分娩后3～12周内者。桥本甲状腺炎或前Graves病患者妊娠期间的免疫抑制作用在产后减弱，形成自身免疫的反跳。典型表现包括：无痛性甲状腺肿、轻到中等的甲状腺毒症、无眼症。症状一般在3～20周内缓解。在甲状腺功能恢复正常前常有一段甲状腺功能减退时期，这种周期往往重复数次。组织学检查呈慢性甲状腺炎样改变，但与典型的桥本甲状腺炎或亚急性甲状腺炎的组织学表现并不完全相同，前者可自行恢复正常且绝大多数甲状腺毒症患者体内缺乏TSAb。这表明，该病与Graves病的发病机制有显著区别。前者甲状腺毒症是由于甲状腺炎症诱导激素前体释放而引起，T$_4$/T$_3$比例升高程度超过Graves病，甲状腺中贮存的碘化物也已用尽。既然甲状腺毒症是因炎症过程而引起，抗甲状腺药物治疗或服用碘化钾自然无效，放射性碘治疗也不适合。普萘洛尔对控制症状有一定效果，糖皮质激素也不失为一种治疗方案。丙硫氧嘧啶（PTU）和（或）

氨碘茶丙酸可控制T_4向T_3的转化，使病情有所缓解。手术或放射性碘治疗适用于反复发作的患者。曾有报道该综合征会出现某些变型。Shigemasa曾报道过症状相似但有慢性疼痛性甲状腺肿大的患者，其最终演变为甲状腺萎缩和甲状腺功能减退症。有时典型Graves病在分娩后转变为无痛性甲状腺炎。

妊娠剧吐常常伴有血清T_4，FTI值升高，T_3波动不定及TSH降低。该综合征的发病机制尚未阐明。甲状腺功能异常由HCG水平升高引起。HCG的分子结构与TSH十分相似，其对甲状腺的刺激作用约为TSH的1/1000，也能引起甲状腺毒症。甲状腺毒症随妊娠的结束而消失，也可能需要短期甚至整个妊娠期的治疗。那些症状体征轻微，结节小或者无结节，FTI高于正常50%者不需治疗。患者若甲状腺毒症症状严重，有结节，T_3、T_4显著升高，TSH水平降低，最好进行抗甲状腺药物治疗。如果同时伴有抗体阳性或眼症，该病则常常被误认为是Graves病的一种类型。曾有文献报道，家族性严重妊娠剧吐导致流产。在一个家族中，Vassan发现了TSH-R上存在激活种系突变，该突变可导致对HCG的极度敏感。

近年发现，TSH-R上的激活种系突变导致先天性甲状腺功能亢进，这种突变通常是单个氨基酸的突变。该氨基酸位于受体的胞外结构域或穿膜区。对缺乏家族史的患者，诊断较为困难，但这种患者一般无眼症，抗体检测呈阴性。

水囊状胎块、绒毛膜癌、罕见的精原细胞瘤都可分泌大量HCG。HCG的α-亚单位与TSH的完全相同，β亚单位与TSH也有关联，所以它可结合并激活甲状腺TSH受体，其效率约为TSH的1/1000。目前有证据表明自身HCG升高可刺激甲状腺，许多患者出现甲状腺肿或甲状腺激素升高（或两者均出现），但很少有甲状腺毒症表现。另外有些患者表现为明显的甲状腺炎。对上述肿瘤的诊断往往依赖于HCG的监测及在妊娠期及妊娠后发现肿瘤。治疗方案将视肿瘤情况而定。

通常在诊断过程中需考虑以下几个问题：①引起伴有甲状腺肿的甲状腺功能亢进的其他原因。②轻微的神经症，如焦虑、疲劳、神经衰弱。对缺乏典型的甲状腺功能亢进的症状、体征及眼症的患者，FTI及STSH检查正常，一般不考虑为Graves病。但要鉴别甲状腺增大的原因。

有些患者主诉心悸、疲劳、体重下降、神经质、易怒及失眠。这些患者可能出现神经过敏，心动过速（尤其在检查过程中），多汗及震颤。隐匿性甲状腺毒症患者其手掌更多表现为湿冷，而不是潮热或伴有红斑。此时的诊断要依靠血清TSH检查。TBG产物的短暂抑制可导致FTI暂时轻微的升高。如接受雌激素药物治疗的中年妇女在住院期间，该治疗往往终止。此时的雌激素撤退可导致TBG减少，FTI水平暂时升高。2～3周后，T_4及FTI水平都将恢复正常。

2. 其他疾病

甲状腺毒症不仅是一种临床诊断，也是一种实验室诊断。即使患者没有明显症状，只要存在T_3及T_4水平升高，TSH水平下降，就能诊断甲状腺毒症。尤其对于伴有心脏病的老年患者来说，这些指标值的升高也是充分的治疗指征。

在有关心脏病的鉴别诊断中，往往要考虑到甲状腺毒症的可能性。某些情况下甲状腺毒症常常被忽略。如心脏病症状极为典型而甲状腺症状较为隐匿。在心房纤颤的患者中尤为多见。

许多疾病有时都会表现出甲状腺功能亢进或Graves病的症状。许多恶性疾病，尤其是淋巴瘤，也有体重降低、低热、虚弱的表现。帕金森病早期常常被误认为是甲状腺疾病。因为它也有面色潮红，轻微洪脉，甲状腺肿大等表现。妊娠性呼吸困难、慢性肺病患者也可表现为突眼、心动过速、乏力，甚至因为服用碘化物引起甲状腺结节。黄疸型肝炎也可引起乏力、易疲劳。肾炎、旋毛虫病都可出现眼睛浮肿、突眼、面色潮红，肝硬化常有突眼及眼睑退缩的表现。乙醇中毒者起初也会被误认为甲状腺毒症。Graves病与一些肌病及肌源性疾病在临床上很难鉴别。

慢性甲状腺中毒性肌病通常指的是严重的甲状腺毒症伴疲乏无力、肌肉萎缩、体重下降的情况。偶尔可见肌纤维自发性收缩。肌电图显示异常。如果这种情况确实由甲状腺功能亢进引起，此时甲状腺功能异常，且随着甲状腺毒的缓解，肌病可以逆转。通常临床表现及TSH，FTI检测足以将甲状腺毒症与多发性肌炎、进行性肌萎缩、重症肌无力相鉴别。并发Graves病的重症肌无力患者接受新斯的明治疗有效（甲亢肌无力仅用新斯的明治疗后症状会有轻微改善，但不会缓解）。少数情况下，可使用肌电图、肌活检、新斯的明试验、ACH-R抗体测定等方法加以鉴别诊断。

淡漠型甲状腺功能亢进表现为无力、淡漠、眼神迟钝，且经常出现充血性心衰、低体温等甲状腺中毒症状。通常这些患者有甲状腺小结节，中度心动过速，偶尔出现皮肤干冷，但很少出现眼症。由于长期的甲状腺毒症，患者常常表现为极度虚弱，一旦医师怀疑该病，甚至无典型的症状体征，可进行实验室检查。

四、治疗

目前Graves病基本有3种治疗方法：①利用^{131}I破坏甲状腺。②服用抗甲状腺药物抑制激素的合成。③手术切除部分甲状腺。过去，单独使用碘剂也曾作为一种治疗方法，但其疗效短暂且不彻底，目前已不主张单独使用。它常与抗甲状腺药物合用作为甲状腺切除术的术前用药。X线放疗法也一度使用。

（一）药物治疗

Plummer最早提出了使用药物治疗甲状腺毒症。他发现服用碘化物后症状减轻。从此，碘化物就应用于甲状腺毒症的治疗及甲状腺次全切除术的术前准备中。1941年，MacKenzie和Astwood率先发现了硫脲类药物有抑制甲状腺激素合成的作用。服用这类药物的Graves病患者中有一部分人彻底恢复，停药后也不再复发，这证实了该药的疗效。但直到今日，为何短时间内抑制甲状腺激素的合成会治愈该病仍不得而知。

1. 硫脲及衍生物

起初用于治疗Graves病的药物是硫脲，但它有许多不良的毒副作用。随后发现了一大批硫脲衍生物和化合物。它们有抗甲状腺活性，但副作用要小得多。其中包括丙硫氧嘧啶、甲硫脲嘧啶、甲巯咪唑、卡比马唑等。

（1）作用机制

1）抑制甲状腺过氧化物酶，抑制甲状腺激素合成过程中碘的有机化，从而抑制了甲状腺激素的合成。

2）PTU通过抑制5'-脱碘酶还能抑制外周组织中T_4向T_3的转化。

3）免疫抑制作用。

近年来的研究结果表明，循环中抗甲状腺抗体、抗受体抗体滴度的迅速降低与抗甲状腺药物的使用有关。Mac Gregor等发现在抗甲状腺药物治疗甲状腺功能正常的甲状腺炎患者时，抗体水平同样出现下降，这意味着抗体水平的下降并非仅由Graves病FTI下降引起。作者还发现PTU、卡比马唑对抗甲状腺抗体复合物有直接抑制作用，并假定这就是抗体水平下降的机制。但也有其他资料对这一假说表示质疑。

抗甲状腺药物治疗同样与循环中异常增高的T淋巴细胞数迅速降低有关。有人观察到在治疗中抑制性T淋巴细胞短暂迅速升高。又在药物治疗过程中发现大多数甲状腺毒症患者降低的抑制性T细胞数将恢复正常水平。抗甲状腺药物并不直接抑制T细胞的作用。以上资料均表明抗甲状腺药物对Graves病患者有较强的免疫抑制作用，但确切的机制尚不清楚。目前认为抗甲状腺药物通过直接抑制甲状腺产生激素从而致免疫抑制作用。

（2）适用人群

40～50岁以下的Graves病患者需选用一种硫脲类药物制定治疗计划。对于年轻患者以及新近发病、结节较小、病情较轻的患者尤为适合，因为他们更容易进入恢复期。一般说来这些患者中有1/4～1/3的人，经过一年的治疗后有令人满意的疗效。甲状腺功能的恢复可持续很长时间甚至不再复发。其余人则需要药物再治疗一年或更长或进行其他形式的治疗。在过去的15年中，对抗甲状腺药物有反应的患者百分比已明显下降。这主要是由于饮食中碘化物摄入量的改变引起的。由于药物治疗的复发率较高，许多医师认为抗甲状腺药物疗法并非治疗甲状腺毒症的最好方法。

（3）剂量及疗程

常用的初始剂量为PTU100～150mg，每天3次，或甲巯咪唑10～15mg，每天2次。初治剂量随着病情严重程度、腺体大小、病情缓急而变动。药物必须规律服用。其半衰期较短，PTU在血中的半衰期仅1.65小时。重症患者在初治阶段的频繁给药更是必要。甲巯咪唑的优点在于其半衰期较长，小剂量服用时副作用也较少。PTU更适用于重症患者及妊娠妇女。

对于大多数甲状腺毒症患者来说，抗甲状腺药物治疗4～6周左右甲状腺功能及临床症状等可恢复正常。若患者对药物反应差，可增加药物剂量。^{131}I可用于测定所用药物是否足量，但临床上很少应用。通常假设^{131}I的结合应完全被阻滞，但实际上接受治疗的患者24小时甲状腺摄碘率为0～40%。部分碘化物未能结合，服用1g硫氰酸钾或400mg过氯化钾后迅速从腺体中排出。如果硫氰酸钾及过氯化钾无效，则说明在硫脲治疗过程中碘化物仍被结合，需增加药物剂量。在动物实验中，硫脲类药物抑制碘化甲状腺原氨酸复合物的形成比MTI更容易。这一现象表明使甲状腺功能恢复正常不一定要彻底抑制碘的有机化作用。患者的甲状腺可以聚碘，使碘有机化形成碘化酪氨酸，但不能合成碘化甲状腺原氨酸。

大剂量的初治阶段后，在测定血T_4、FTI或T_3水平及观察临床症状的基础上，每日用药剂量逐渐减量至维持甲状腺正常功能水平。这些测试可粗略反应机体代谢水平。FTI下降后，TSH水平测定可明确治疗剂量有否过量。但正如上面提到的，甲状腺毒症缓解后TSH水平仍维持于低落水平数周。血清T_4水平也可进行监测，有时T_3水平恢复正常而T_4水平仍高。治疗过程中，甲状腺一般保持正常大小或有所缩小。若腺体增大，患者就有TSH升高，发生甲状腺功能减退的危险。此时应进行仔细的临床及实验室检查以便确认。若患者确实出现甲减，抗甲状腺药物则需减量。治疗中腺体缩小是个良好的预兆，这预示着患者在停药后仍能维持甲状腺正常功能状态。随着甲状腺恢复正常，药物剂量也逐渐减少，一般维持量为初治量的1/3～1/2。服药（甲巯咪唑）间隔时间可从原来的8～12小时延长至每天1～2次。若药物仍用较大剂量，则需加用甲状腺素以维持甲状腺功能正常状态。有时服用大量碘化物会影响抗甲状腺药物治疗。患者经抗甲状腺药物治疗一年后，在半年内逐渐停药。此后患者还需定期检查。

抗甲状腺药物的疗程并不确定，一般在1.5年左右。治疗6个月后有些患者已见效。长期治疗（如1～3年）可提高缓解率，但也增加了患者的不便。有一项研究表明，大剂量药物治疗可能由于其免疫抑制作用提高了Graves病的缓解率。患者的体重、肌肉重量、骨矿物质都可逐渐恢复，但骨质量低于正常。

（4）复发与自发性甲减的发生

大部分复发者在停药后3～6个月内复发，其余的在数年内可能不复发。一些患者在停药后会出现短暂的复发，但不经治疗一段时间后可自行恢复。早些时候曾有报道说药物治疗结束后服用碘化物将会提高复发率，但这未被证实。Hashizume等最近报道，抗甲状腺药物停药后服用T_4以抑制TSH水平。一年后，缓解率有很大的提高。对妊娠妇女的研究也有同样的结果。这种极高的缓解率引起了人们极大的兴趣。也许这种疗法有助于抑制甲状腺抗原的释放。但随后的多项研究却没有发现补充T_4疗法的作用。目前尚不清楚上述结果是普遍存在的，还是由于其他原因而仅见于特定的研究群体。

（5）抗甲状腺药物的毒副作用

3%～12%的患者在使用抗甲状腺药物时出现毒副作用，这取决于所服药物的剂量。其中大多数是由药物过敏引起的。任何年龄的患者在治疗过程的任何阶段服用任何剂量药物都可能发生副作用，但其多见于治疗的最初数月。

Chevalley曾对180例服用甲巯咪唑患者进行调查，发现4.3%的患者出现副作用，各种副作用发生的频率为：瘙痒2.2%、粒细胞减少症1.6%、荨麻疹0.5%。

2. β受体阻滞药（普萘洛尔、美托洛尔、阿替洛尔）

β受体阻滞药在治疗甲状腺毒症中有重要作用。它能改善心悸、多汗、神经质，控制震颤、心动过速等临床症状和体征。但也有些患者不能耐受。另有报道它还能提高心肌功效，减少心肌耗氧。普萘洛尔可降低氧耗，阻止甲状腺毒症引起的氧过度消耗，但无法控制羟脯氨酸的缺乏及尿钙排出过多。普萘洛尔常作为抗甲状腺药物治疗或碘治疗的辅助用药，用于控制症状。一些患者单用普萘洛尔6个月左右也可缓解症状。对于新生儿甲状腺毒症及甲亢危象尤其适用。普萘洛尔在严重心功能不全、哮喘病，尤其在使用利尿药血容量减少的情况下应避免使用。它可以改善循环，控制心动过速。推荐使用普萘洛尔20～40天做术前准备，术前一周加用碘化钾。手术时患者基础代谢率（BMR）、甲状腺激素仍然偏高，但无大碍。尽管如此，通常仍倾向于使用硫脲类药物进行术前准备，碘化物可用可不用。普萘洛尔作为辅助用药，除非患者对常规用药过敏。

通常普萘洛尔口服剂量20～40mg，每天4～6次。必要时可用200mg，每天4次。甲亢危象或心动过速时，可静脉给药（1～3分钟内注射1～3mg，很少用到6mg）。在心电图监测下每隔4～6小时重复给药。一旦出现严重的心动过缓立即使用阿托（0.5～1mg）。

3. 碘

Plummer首先观察到甲状腺毒症患者服用碘化物可改善其症状。这种反应与甲状腺激素释放减少，贮存增多有关。碘化物对甲状腺激素的释放及血浓度的影响可能与抑制cAMP产生，即与参与抑制蛋白质水解作用有关。治疗剂量的碘化物可通过抑制碘的有机化，影响激素的合成。碘化物对正常甲状腺的作用相似但较温和。

在动物实验及临床试验中，大剂量碘化物有抑制甲状腺激素合成的作用，引起大量无机碘在甲状腺内的堆积毒性甲状腺肿对碘化物的这一作用尤为敏感。当血清碘化物浓度>5μg/dL时，将导致碘化物有机化过程暂时停滞。正常人体内无机^{131}I水平提高至一定水平时也会出现腺体内碘化物的不断累积。当血清浓度>20μg/dL时，即可停止正常的甲状腺有机化作用。与正常的甲状腺相比，毒性甲状腺肿由于聚碘能力的增强，更不能"适应"这种聚碘水平下降的状况。

一般使用饱和碘化钾溶液（每克含50mg碘）或卢戈液（每克含0.3mg碘）。研究发现6mg碘或碘化钾便可产生最大效应。也有认为常用5滴卢戈液或碘化钾并不必要。卢戈液2滴或饱和碘化钾1滴，每天2次便已足够。碘化物治疗2～7天内患者就会有反应，这比其他任何药物治疗都要快。仅3%服碘者无反应。老年人、男性、结节性甲状腺肿患者不易对碘化物治疗起反应。尽管大多数患者起初对碘化物治疗都有所反应，约1/3毒性症状仅部分消失或未曾消失，另1/3在6周后复发。因此碘化物并非治疗甲状腺毒症的常规方法。但碘化物是甲状腺术前准备用药之一，有时也在^{131}I治疗后使用以协助控制甲亢。

4. 高氯酸钾

基础研究及临床应用表明，硝酸盐、高氯酸盐等单价阴离子均具有抗甲状腺作用。在这些离子中，高氯酸盐是最具潜力的。每次剂量200～400mg，每天4次。它可竞争性地抑制碘化物在甲状腺内的转运，因此治疗剂量的碘化钾将影响其疗效。有关高氯酸盐治疗的规定与硫脲类相似。毒副作用的发生率约为4%，包括胃肠道反应、皮疹、发热、淋巴结病、白细胞减少。停药后它们往往能够消退。每日剂量超过1g时副作用的发生率将会升高，并可出现轻度中性粒细胞减少症或粒细胞缺乏症。也有4例患者服用该药后出现致命的再障贫血的报道。由于这些毒副作用，高氯酸盐目前不作常规使用。当机体储存有大量碘化物时，抑制碘化物的吸收是一种有效的抗甲状腺疗法，在此种情况下，甲巯咪唑、PTU单独使用常难奏效。

5. 锂

锂离子可抑制甲状腺释放T_3、T_4，故用于治疗甲状腺毒症，尤其与硫脲类药物合用时疗效更佳。但它不常用于治疗Graves病，其价值在于增加^{131}I在甲状腺的存留，或作为对抗甲状腺药物，或碘化物过敏患者的术前准备用药，当然后者目前已被普萘洛尔所取代。

6. 甲状腺激素

抗甲状腺药物加用甲状腺激素可减少复发的机会。其机制为：①加用T_4可防止甲巯咪唑治疗期间TSH升高，因TSH升高可促使甲状腺抗原如TSH-R释放并促使TRAb产生。②T_4可直接作用于产生TRAb的B淋巴细胞，使TRAb产生减少。③甲状腺激素直接抑制甲状腺抗原物质的产生。

7. 糖皮质激素

糖皮质激素能抑制外周T_4向T_3的转化，对甲状腺毒症有长期的抑制作用。对于严重的甲状腺毒症，地塞米松、碘化钾、PTU合用能在24小时内将血清T_3降至正常。有报道称泼尼松也可以使Graves病缓解，但有致库欣综合征的危险。

8. 碘酸盐

因为含碘的缘故，碘酸盐（口服每天0.5～1g）不仅能抑制甲状腺激素的分泌，更能抑制T_4向T_3的转化。这一剂量能使Graves病患者4小时内血清T_3水平降低58%，T_4水平降低20%，其作用可维持3周，较PTU 600mg更为有效。后者最初24小时血清T_3水平仅降低23%，T_4水平无下降。碘酸盐在甲亢早期的治疗中是十分有用的辅助药物，但它可能增加整个机体及甲状腺的碘化物的含量。停药后，Graves病患者在一周内其摄碘率又回复到治疗前水平。由于它是抑制T_4向T_3转化的最佳方法，常用于甲亢危象的治疗。

9. 性激素及其他治疗

达那唑是一种男性化作用较弱的雄激素，试用于自身免疫性疾病治疗效果较糖皮质激素为佳且副作用小。因此，有乳房发育、蜘蛛痣及非常消瘦者可考虑试用。孕激素可使T_3细胞增殖并增强其活性。

Graves病是一种自身免疫性疾病，体液免疫异常。试用免疫抑制剂能改善患者的临床症状。考来烯胺（消胆胺，4mg，每天3次）服用1个月，通过在肠中与激素结合可加速T，恢复正常水平。近年也有人研究甲巯咪唑及锂盐导入疗法，有待于进一步观察。

（二）手术治疗

对有手术指征的患者来说，甲状腺次全切除术是一种成熟、有效的治疗方法，经验丰富的外科医师将使术后甲状腺功能减退、甲亢复发、神经损伤的危险性降至＜1%。虽然手术会带来暂时的不适及不便，但术后症状的迅速缓解足以补偿。一些临床医师对大多数男性患者，尤其是抗甲状腺药物治疗无效时，都采用手术治疗。严重眼症或TRAB水平高的患者，为了减少复发率，常采用甲状腺全切术。

1. 适应证

1）抗甲状腺药物治疗无效或发生药物毒副作用者以及不宜进行^{131}I治疗者。

2）甲状腺较大，^{131}I治疗后未见有明显改善者。

3）甲状腺结节怀疑是恶性肿瘤。目前的资料表明放射性碘治疗会引起突眼加剧，但也有一些报道认为^{131}I治疗后的突眼进展与术后相似。

外科医师常推荐儿童患者首选手术治疗。它比抗甲状腺药物治疗更不影响自然生长发育，有关儿童甲状腺毒症的治疗将在后面讨论。

2. 禁忌证

手术也有一些严格的禁忌证，包括以往曾做过甲状腺手术，有严重心肺疾病、手术医师缺乏经验、妊娠超过7个月（因为麻醉及手术可能导致早产）。

3. 术前准备

术前一般使用硫脲类药物使甲状腺功能恢复正常，如PTU、甲巯咪唑，随后在药物足量服用的基础上，加用卢戈液或饱和碘化钾溶液7～10天，此时甲状腺充血明显减少，质地变韧，有助于手术顺利进行。要注意的是：碘化物必须在抗甲状腺药物足量的基础上服用，否则，反而会引起甲状腺毒症恶化。术前也可合用抗甲状腺药物和甲状腺素，两种方法疗效相差无几。

通过预治疗，患者达到手术的最佳时机，此时患者体重增加，营养状态良好，心血管症状得到控制。术中，良好的麻醉避免了因交感肾上腺素超敏作用而引起的甲亢危象。恢复期通常较为平静。因准备不充分而引起甲亢危象，近年来已十分罕见。

有时在术前准备中会出现硫脲类药物反应，如果只是轻微的皮疹或低热，可继续用药或服用另一种硫脲类药物，但若反应严重（高热、严重皮疹、白细胞减少症、黄疸、血清病），则需改用另一种治疗方案，但目前尚无令人满意的方法。一种方法是服用碘化物及普萘洛尔接着进行手术，对有些患者来说，若在术前抗甲状腺药物的使用中出现严重副反应，最好直接改用^{131}I治疗。

普萘洛尔在术前准备中可以单用或与碘化钾合用，效果均较好，如果医师对使用普萘洛尔十分熟悉有经验，并能对患者进行仔细的监护，那么该药的应用无疑是十分安全的。尤其是病情较轻的年轻患者，我们推荐它作为标准方案。通常普萘洛尔只作为辅助性用药，只有当抗甲状腺药物因副反应而停用时，它与碘化钾合用作为术前准备的用药。

4. 手术方案

标准手术方案采用普通麻醉基础上的I期甲状腺次全切除术，门诊患者手术有时使用颈丛阻滞麻醉。一些临床医师认为甲状腺全切除术可降低复发率，减轻甲状腺自身免疫，避免突眼恶化。残留组织为4～10g，Taylor及Painter对43例术后康复的患者研究发现，甲状腺剩余体积平均是8ml。Sugino等推荐保留约6g组织，在该实验组中切除了前面提到的甲状腺组织的2倍，仅有2例复发。Dzaki指出甲状腺的残留量是预测术后甲状腺功能是否恢复正常还是亢进的基本依据。甲状腺基础大小与保留量无关，重要的是维持正常的代谢水平。局麻下进行甲状腺切除术作为常规手术争议颇多。局麻可减少费用及加快手术速度是其优点。但大多数医师仍选择传统方案，因为这样更利于手术的进行，也能增加术后安全性。

5. 并发症

尽管甲状腺手术有许多优点，但技术再高明的医师也不能保证万无一失，并发症的发生率较低但仍存在。3家医院对1970年前在该院内进行甲状腺手术的254例患者的研究表明，死亡率为0，永久性甲减发生率1.9%，复发达4.2%，甲状旁腺功能减退是最主要的慢性并发症。近年来在梅欧郡医疗中心开展的甲状腺手术中，为了降低复发率而增加了组织切除量。如此一来，复发率降为1%，但甲减发生率为75%，这说明了术后这两种结果的相互关系。芝加哥大学医疗中心的最新研究表明，术后甲状腺功能正常占82%，6%的患者出现甲减，复发率为12%，合并突眼或TRAb阳性的患者，其复发率较一般患者高。这些患者更适宜进行甲状腺全切术。不同地区的碘摄入量不同，术后并发症也各不相同，冰岛地区的碘摄入量较高，术后甲减较少出现，但其复发较碘缺乏的苏格兰地区更为普遍。

手术死亡率几乎为0。在这些非致命性的并发症中，永久性甲旁减是最为严重的，需终身治疗。有经验的外科医师能使其发生率减至1%以下，但其平均发病率为3%，仅有1%患者在术后出现短暂的低钙血症，但不久后即可恢复正常，但他们的甲状旁腺功能多年后可能有所损伤。

一侧声带麻痹会引起声嘶，但双侧声带麻痹的结果更为严重，患者将出现永久性失音，两侧喉返神经损伤伴炎症时往往引起严重的呼吸困难，甚至有生命危险，所幸的是目前甲状腺次全切除术后很少发生这种情况。喉上神经外支损伤会引起声带松弛、音调降低，不能大声呼喊。术中如果突然出现音调下降，可能导致这一风险的发生概率增加。

术后或[131]I治疗后出现的甲减目前都可控制。暂时性甲减，一般在1~6个月内恢复，出现针对甲状腺抗原自身免疫者在术后易出现黏液性水肿。甲减的发生是评价[131]I治疗及手术疗法的重要依据。通过长期随访，手术治疗可以使大多数患者甲状腺功能恢复正常，这一点优于放射性碘治疗，但手术可引起甲旁减及喉返神经损伤。

6. 术后处理

术后患者应接受严密的监护，术后第一个24小时内最好有一名护士或家属对其个别护理，床边常规放置气管切开包、$CaCl_2$、注射用葡萄糖酸盐溶液。在此期间若有出血而未被发觉会引起窒息。为避免这种情况的发生，目前使用连续式引流。术后有时会出现暂时性低钙血症，通常是由于在手术中甲状旁腺的损伤、血供受阻或骨钙快速吸收引起的。甲状腺毒症几乎使骨钙消耗殆尽，控制低钙血症可口服或静脉补钙，钙剂以葡萄糖酸钙或$CaCl_2$的形式静脉输入，每4~8小时用0.5~1g。用量由临床表现及血Ca^{2+}浓度决定。

一些外科医师为避免术后暂时性甲减的出现，减少对残余腺体的刺激，术后给患者服用一段时间甲状腺激素，但这种做法未见明显效果。80%~85%患者其腺体组织能产生足量的激素防止产生甲减。术后每隔3~4个月应测量血清激素水平直至确认患者不需替代治疗。

也许残留的甲状腺组织也并非完全正常。其[131]I转换率加快，碘储存量减少。一些患者术后数月T_3抑制试验恢复正常。TSAB也在术后3~12个月内逐步消失。在甲状腺次全切除后，5%~15%患者在多年后复发。

7. 长期随访

无论选用何种治疗方法，长期随访都必不可少。Graves病的复发极为普遍，只是时间的问题。突眼症的恶化更是个威胁。部分接受甲状腺次全切除术的患者术后临床表现一切正常，但TRH反应亢进或抑制。约1/3患者的血清TSH水平偏高。有些患者已出现了轻症甲减，而其他人仍接近正常。只是需要TSH刺激来维持这种正常状态。若TSH持续升高，可应用T_4替代治疗。在随后的数年中，越来越多的患者因甲状腺血供减少、纤维变性、持续性自身免疫性甲状腺炎而出现甲状腺功能减退。10年后，20%~40%患者出现甲减。抗甲状腺药物或[131]I治疗后同样也会出现甲状腺功能持续减退。

（三）[131]I治疗

1. 适应证及禁忌证

Graves病的[131]I治疗的适应证：①年龄在30岁以上者（国外建议18~25岁以上），尤其适用于对抗甲状腺药物无反应的患者。②已做过甲状腺或其他颈部手术的患者。③有手术禁忌证者（如严重心、肺、肾病者）。

禁忌证：①妊娠或哺乳期妇女。②以往曾服用某些药物或因某些疾病导致机体不能摄碘。③怀疑有甲状腺恶性肿瘤者。④年龄在15~18岁以下者。⑤患者不愿接受放射治疗。

相对禁忌证：①甲状腺异常肿大者。②活动性突眼者。③年龄在30岁以下者。

欧美地区的大多数成年Graves病患者多采用[131]I治疗。对于已接受了甲状腺手术治疗的患者来说，再次手术引起并发症的概率较高，如甲状旁腺功能减退、喉返神经麻痹等。此时可选用[131]I治疗。同样的患有严重疾病禁忌手术者也是[131]I的适用人群。

关于放射性碘使用的年龄限制问题一直受人关注。随着治疗经验的积累，年龄限制也不断地降低。数份长达12～15年的随访报告证明[131]I用于成人患者治疗的安全性。两份权威的临床试验报道了在接受[131]I治疗后，甲状腺癌、白血病、生殖功能异常等发病率并无升高趋势，其后代也未发现有遗传性疾病或甲状腺疾病发病率的增加。有人发表了一篇有关7417例接受[131]I治疗的甲状腺毒症患者的研究报告。他们发现这些患者中患癌症的总死亡率降低，而小肠癌与甲状腺癌的死亡率却有明显升高。但这两者的发病风险仍然很低，现尚不能判断他们的死亡率升高是由于基础疾病还是放射性引起的。目前，有关儿童患者的长期随访资料较少，一般倾向于15～18岁以上的患者就可使用[131]I治疗。切尔诺贝利地区附近的婴儿及儿童因接触过量放射性碘核素而引起甲状腺癌的流行，这一事例提醒我们对青少年患者使用[131]I治疗必须慎重。

当然治疗方案的选择也受其他因素的影响。有时，先前服用的含碘药物会影响[131]I的吸收。碘化物的作用在停用数日后即可消退，但对于胺碘酮来说，这需要3～12周时间。此时患者可采用其他治疗方法如抗甲状腺药物治疗或等待数日或数周，直至另一种[131]I示踪剂显示吸收已在可接受的范围内，此时可进行[131]I治疗。极少甲状腺毒症患者的甲状腺外形即提示为恶性肿瘤，这些患者可能需要手术探查。尽管细针抽吸可以排除恶性疾病，但对一个高度放射性浓集结节数年不做处理也是不妥的。[131]I治疗可引起TSH-RAb、TG、TPO-Ab水平的升高。这可能是细胞破坏导致甲状腺内多种抗原释放或破坏了甲状腺的T细胞激活了自身免疫的缘故。尽管目前尚无令人满意的统计学证据，但很多甲状腺病专家仍然相信[131]I治疗会导致浸润性突眼的加重，这可能就是由于激活了自身免疫。有研究表明，[131]I治疗可使约25%患者的突眼加重，而手术治疗后这一比例约为12.5%。因此，正如下文所言，对于有严重突眼的Graves病患者，可选用糖皮质激素加[131]I或手术治疗。

2. [131]I的剂量选择

Chapman最先提出了将[131]I运用于治疗Graves病，在这一治疗领域中作出了重大贡献。随后[131]I治疗的适当剂量一直通过临床研究不断摸索，在1980年前，[131]I的标准剂量一般为160μCi/g（甲状腺估重）。但通过颈部测量而估计的甲状腺重量并不准确。目前已可使用超声波判断甲状腺的大小。但个体对于电离辐射敏感性不同，较难估计。该标准剂量在临床上应用效果尚令人满意。多年来，许多人一直致力于研究更精确的治疗剂量。该剂量由同位素的吸收、半衰期、每克甲状腺中的浓度等计算而得，但患者的治疗效果往往由一些不能精确估计的因素所影响。其中一个因素是给予大剂量[131]I治疗后甲状腺恢复正常功能的趋势。大多数患者认为"治愈"意味着甲状腺部分或全部破坏。尽管许多内分泌专家认为不同的患者应给予不同的治疗剂量，一些医师却认为这样做毫无作用，他们建议制定一个10Gy的标准剂量。

有时腺体的[131]I代谢过快，需要大剂量的[131]I。对于这种患者来说，手术是更为适合的治疗手段。如果一个患者接受1～2次[131]I治疗后无反应，就要考虑是否因转换率过快而影响疗效。[131]I的生化及物理半衰期约为6天。而曾接受过[131]I治疗或甲状腺次全切除术者的

^{131}I半衰期仅为1～2天。若发现^{131}I释放过快，^{131}I的治疗剂量则需增加。

3. 预治疗

病情不严重的甲亢患者尤其是那些没有突眼症的患者，在确诊后往往直接接受治疗。

为了先耗尽腺体中贮存的激素并使FTI降至正常水平，患者往往在^{131}I治疗前服用抗甲状腺药物。其好处为：它能降低^{131}I诱发的甲状腺毒症恶化率，有助于患者恢复健康，这一点在有关同位素治疗的前瞻性及回顾性研究中都得到证实。开展RAIU及^{131}I治疗前，患者须停用抗甲状腺药物2天。如果患者一边服药一边接受^{131}I治疗，聚集于甲状腺的同位素会有所降低，影响疗效。患者骤然停药可能会引起症状恶化，须提高警惕。在这个过渡时期可使用β受体阻滞药。除非对治疗的必要性还有所怀疑，一般不提倡延长停药与^{131}I治疗的间期。尽管关于这种做法还有所争议，但抗甲状腺药物的预治疗并不影响^{131}I的疗效。通常预治疗可任选，但对严重甲亢、甲状腺肿大的患者来说，预治疗必要且合理。这可从两个方面来说明：对患有严重心脏病的患者来说，^{131}I引起的甲状腺毒症的恶化是十分严重而致命的。虽然没有证据，但我们对于预治疗有这样的印象，它可降低眼症的恶化率及^{131}I治疗后抗体的增加幅度。由于从食物中，药物或试验中都可以摄入碘，这样会改变治疗剂量的碘的吸收，而且若不经治疗甲状腺毒症有可能会迅速恶化。为了避免这种情况，在诊断性RAIU后，应尽快给予^{131}I治疗。许多患者在^{131}I治疗后除了继续服用β受体阻滞药，无须其他治疗。^{131}I治疗后5～7天可重新使用抗甲状腺药物，这样对残留的^{131}I的影响最小。或者^{131}I治疗1天后使用抗甲状腺药物（一般从10mg甲巯咪唑，每天3次）。甲巯咪唑第2次使用后，可加用碘化钾2滴，每天3次。碘化钾可连用2周。抗甲状腺药物视情况而定。这样虽然可加快甲状腺恢复正常功能，但由于阻碍^{131}I的再循环，使^{131}I治疗的疗效受到影响。芝加哥大学曾对许多患者使用该方案，对于希望迅速控制病情的患者（如充血性心衰），其疗效尤为显著。与其他治疗方案相比，接受该治疗方案10年后甲状腺功能仍保持正常水平的人数最多。综上所述，^{131}I治疗后7～10天使用抗甲状腺药物不会影响放射性碘聚集至腺体的剂量。

^{125}I作为^{131}I的替代物，有时也应用于甲状腺毒症的治疗。与^{131}I发射的高能量β射线相比，^{125}I主要发射γ射线，其次产生仅能穿透数微米的低能量电子流。这种特性使治疗只针对甲状腺细胞的细胞质而对细胞核基本无损伤。根据粗略的估计，^{125}I的放射性对细胞核的作用约为细胞质的1/3，而^{131}I的作用对两者无区别。迄今为止，进一步的治疗性试验都未发现^{125}I的优势。它需要更大的剂量以增加全身的放射性。

4. 疗效及甲减的发生

通常在合适的剂量治疗后2～3周，T$_4$水平便开始迅速下降。循环中出现标记的甲状腺激素、碘化酪氨酸及碘蛋白，TG也在治疗后立即释放。在血清中还可发现似乎是碘化的白蛋白一类的碘蛋白。它与正常腺体所分泌的某种物质十分相似甚至完全相同。该种物质在正常状态下的分泌量较少。甲状腺毒症患者循环血中的^{131}I约有15%甚至更多是由该碘化白蛋白构成。^{131}I治疗后被大量标记，其分泌物的比例也有所上升。血清中的碘化酪氨酸可能是从甲状腺中漏出，或来源于TG及碘白蛋白在外周的代谢。

绝大多数患者在接受治疗后甲状腺大小都可恢复正常或接近正常。少数患者的甲状腺较大，治疗后未能缩小，此时可以选用甲状腺切除手术，但实际上很少再作手术治疗。

甲状腺功能恢复正常至少需要2个月，在6个月至1年后往往会出现腺体功能下降。因此6个月内一般不主张再次治疗。患者接受放射性碘治疗后需要长期随访。第一次在治疗后6~8周，此时患者病情已有好转，体重也有所增加。接下来的随访视病情恢复程度而定。在观察^{131}I治疗的作用期间，普萘洛尔、抗甲状腺药物或碘化物都可控制症状。

10%~20%的患者会出现暂时性的甲减，但绝大多数患者经过3~6个月后，甲状腺功能均会恢复正常。这些患者很少复发。少数患者的甲减则持续终身，需要替代治疗。在进行永久性替代治疗前应留出足够的时间让甲状腺恢复功能，这一点十分有益，但患者往往做不到这一点，除非给予部分替代治疗。

^{131}I治疗2~4个月后，患者会出现FT_1及T_3的短暂升高，有时还伴有甲状腺的肿大。这可能是对放射治疗的炎症性反应，在第4、5个月出现甲减时，增大的甲状腺将会很快缩小。

由于任何剂量放射治疗都足以将增生的甲状腺的功能降至正常，甲减也许是^{131}I治疗后不可避免的最终结局。有些患者血浆激素T_3、T_4正常而血清TSH水平升高。TSH值升高，T_4值下降往往预示着甲减的发生。甲减无疑与甲状腺细胞自身免疫的异常有关，不论是否进行^{131}I治疗，甲减都是Graves病最常见的结局。

典型的代谢抑制症状随着放疗后甲减的病程发展逐一出现，同时还有两个异常表现。患者出现关节肌肉疼痛僵硬，还可能出现严重的局部持续性疼痛。这种疼痛对甲状腺激素治疗有迅速地反应。此时也可能出现脱发。

对于甲减进程较快的患者来说，FTI、T_4水平反映着代谢水平。但需指出的是以往的甲状腺毒症在数周至数月内会抑制TSH水平。这些患者的TSH值不能准确地反映甲减程度，必须测定他们的FTI或FT_4。

永久性甲减的患者需要激素替代治疗，他们必须终身服药。但如果甲减是暂时性的，则不需要进行甲状腺激素替代治疗。

接受^{131}I治疗的儿童不论其甲状腺受损程度如何，都要接受永久性激素替代治疗。这样可防止TSH对甲状腺的刺激，缓和可能存在的向肿瘤演变的趋势。

T_3或T_4水平在^{131}I治疗后有不同程度的暂时升高。通常T_4水平会逐渐回降至正常水平。个别的患者在同位素治疗过程中出现了疾病恶化，这些患者常患有心脏病（如严重心绞痛、充血性心衰、心律不齐如房颤、室性心动过速）。极个别放射治疗引起甲亢危象甚至死亡。因而对患有严重疾病（如心脏病）的甲亢患者是否应用^{131}I治疗持慎重态度。

5. ^{131}I治疗的副作用及危险性

（1）治疗后早期出现的副作用

^{131}I治疗后立即出现的副作用较轻。如上所述，治疗1天或数天后，会出现甲状腺毒症的短暂加剧甚至诱发甲亢危象。有些患者出现甲状腺轻微胀痛，偶尔有吞咽困难。脱发现象往往在治疗后2~3个月内发生。与正常的放射性脱毛法在2~3周后出现脱发现象不同，这是因为代谢作用引起的。但Graves病引起的脱发、斑秃、全秃是一种自身免疫过程。其预后难以预料。目前也有人用激素治疗。放射性碘治疗后并发永久性甲状腺旁腺功能减低罕有报道。

与手术及抗甲状腺药物治疗相比，放射性[131]I治疗后抗甲状腺抗体（包括TSH-RSAb）水平均升高，突眼反而加重。尽管这可能是由于对释放的甲状腺抗原的免疫学反应引起，但有关放射性治疗与突眼突然加重之间有无关系尚待明确。最近的资料表明两者显著相关。不论如何，眼症应作为放射性碘治疗的相对禁忌证。为了预防这种并发症，医师根据经验在治疗前使用抗甲状腺药物，其见效可能与PTU的免疫抑制作用有关。甲巯咪唑在[131]I治疗前后服用3个月可抑制TSH受体抗体的水平升高。泼尼松与[131]I同时使用可防止突眼加剧，可应用于突眼显著者。泼尼松的推荐剂量第一个月30mg/d，随后的2~3个月递减。突眼恶化时，泼尼松的剂量可达30~60mg/d，持续数月并合用其他方法。

（2）长期风险

1）致癌现象：众所周知，放射线能诱导许多组织发生癌变，并能促进化学物质的致癌作用。无论是儿童还是成人，甲状腺癌的病因之一就是对甲状腺或鼻咽部的放射治疗。

[131]I作用于动物甲状腺尤其是在服用PTU后会产生肿瘤。与对照人群相比，广岛、长崎的幸存者中甲状腺的发病率显著增多。在一场核试验爆炸中含放射线的云朵出乎意料地飘过Rongelap岛，在辐射性微尘的影响下，当地居民中出现了甲状腺结节，有些甚至是恶性的。

2）白血病：放射性碘治疗Graves病后的白血病发病率并未超过对照组。26家医院曾联合对该问题进行研究，他们发现[131]I治疗后的白血病发病率较普通人群略高，但低于采取手术治疗的对照组。

3）遗传效应：目前并没有证据显示接受放射性碘治疗会出现遗传效应，但在短期内尚不能忽略这个问题。4%的美国儿童有先天性缺陷。其中50%是由遗传决定的，这代表着人类的自然突变率。这些突变中部分是由于自然界的放射线引起的。

任何穿透性的放射线（无论其来源），都会引起突变。其作用随着利用率、物质的年代及其他因素变化并积累。几乎所有的突变都会成为隐性的遗传因素，其中占优势的为1%，绝大多数只引起微不足道的变化。人工放射线产生的作用与自然放射线相同。突变是否有害本身是个哲学问题，人类发展到目前这个状态是由过去数十世纪的突变累积而来的。但是大多数显性突变对于人类个体适应目前的环境是有害的。

6. 妊娠

妊娠是[131]I治疗的绝对禁忌证。放射性对胎儿损害敏感性更高。[131]I可由胎盘转运或经母体的循环、排泄系统使胎儿接受相当程度的辐射。此外，胎龄12周以上的胎儿甲状腺就能摄取[131]I，从而被[131]I破坏。

医师在对育龄妇女进行[131]I治疗时必须确认其未曾怀孕。在月经后或妊娠试验后开始治疗往往能避免在妊娠期服用[131]I的发生。治疗后至少6个月内不能怀孕，但一般为了确认不需再次治疗，这个时间将会再延长一些。

（四）精神治疗

从首次就诊开始，医师就必须逐步了解患者各种精神上的压力。在患者接受医师对其真诚的关心后，主要的情感问题就会逐渐明了，一般这些问题包括人际关系、婚姻冲突等。这些烦恼可能深藏心底，患者不能自我调节，而且与环境中的现实因素相关。换言之，这些问题并不是内心的情感反映，而是对外界现实问题的自我调节障碍。此外必须认识到甲状腺毒症患者的情绪不稳定不仅对自己，也是对其亲友的一种折磨，甲状腺毒症本身也会引起人际关系问题，所以明智的医师应尽可能帮助他们。

虽然对应用精神病学的方法治疗甲状腺毒症缺乏经验，但可以肯定的是，医师的支持、体谅加上外界环境的帮助将对Graves病的治疗产生很大影响。情绪问题也许只是次要病因，却能影响休息甚至引起经济困难，从而严重影响疗效。

除了帮助解决私人问题外，另两种治疗方法也十分重要。

1）休息。Graves病患者应该暂时停止日常工作，重建他（她）心灵和生理上的平衡。患者一边继续工作一边可同时进行治疗，但如果脱离日常工作的话，恢复得将更快。一般少量的镇静药也有所帮助。

2）注意营养。Graves病患者的营养耗损与其患病时间、疾病严重程度成正比。患者的热卡和蛋白质需要量明显高于正常人，直至恢复正常或再延后一段时间。此外尚需补充多种维生素和增加钙的摄入。

Graves病是一种器官特异性自身免疫性疾病，涉及多种自身抗体，主要为TRAb、TPOAb、TGAb及NISAb，其中以TRAb和TPOAb尤为重要。

诊断方法较简单：依据疾病的主要特征及TSH、FTI等实验室指标。鉴别诊断包括其他原因引起的甲状腺毒症，如甲状腺结节、甲状腺肿瘤、医源性甲状腺毒症以及症状类似甲状腺毒症的非毒性甲状腺肿，如嗜铬细胞瘤、红细胞增多症、淋巴瘤、白血病等。肺病、感染、帕金森病、妊娠、肾炎等都可能出现甲状腺毒症的症状，应予鉴别。

Graves病的病因不明，所以不能对因治疗，只能对症处理。甲状腺毒症是主要症状时就控制甲状腺毒症，突眼明显时就针对突眼治疗。主要治疗手段有3种：药物、^{131}I治疗、手术。最佳方法的选择仍众说纷纭，但从某种角度说，其治疗原则则相同。

抗甲状腺药物需要长期治疗。约1/3患者在接受药物治疗后彻底治愈，不再复发。对儿童及年轻患者来说，药物是首选的治疗方法。

若有优秀的外科医师，甲状腺次全切除术是一种良好的治疗方法之一。但许多甲状腺专家却不常选用它。抗甲状腺药物与碘化物合用为手术提供了充分的术前准备。而目前手术死亡率几乎为零。许多年轻患者，尤其是男性，在药物治疗失败后往往会接受手术治疗。

近年来，大多数内分泌专家认为放射性碘是最好的治疗方法，其伴发的甲状腺功能减退只是个次要问题。40余年的资料表明，放射性碘治疗后致癌作用的危险性几乎为零。该方法适用于40岁以上的人群。小于15岁是该疗法的禁忌证。个体治疗剂量在^{131}I吸收量及腺体大小的基础上计算而得。大多数患者只需接受一次治疗，其主要的副作用是甲状腺功能减退。即使在治疗多年后，甲减仍可发生，这可能是种无法避免的并发症。许多专家已将其作为治疗的预期结果。儿童甲状腺毒症的最佳处治方案是抗甲状腺药物治疗。若不见效，可换用手术。但有些医师认为也可试用^{131}I治疗。新生儿甲状腺毒症十分罕见。有时不经治疗也能自愈。一般需碘化物、抗甲状腺药物及普萘洛尔治疗数周。

医师在为甲状腺毒症患者选择适当的治疗方案的同时，也要考虑到患者的情绪问题。患者还需多加休息、注意营养。

（王艳冰）

第二节 桥本甲状腺炎

桥本甲状腺炎（HT），又称慢性淋巴细胞性甲状腺炎，其特征为甲状腺肿大，腺体内弥漫性淋巴细胞浸润，常伴有不同程度的甲状腺功能减退，血循环中存在抗甲状腺抗原的自身抗体，是一种由体液免疫和细胞免疫共同参与的自身免疫性疾病。桥本甲状腺炎是自身免疫性甲状腺疾病（AITD）中最常见的类型之一。

一、流行病学

桥本甲状腺炎的确切发病率尚不清楚，但很常见，且有增加趋势。与Graves病相似，女性发病率高于男性。女性约每年每1000人中3.5人患病，男性每年每1000人中0.8人患病。发病的高峰年龄在30～50岁，但可发生于任何年龄段，包括儿童和老年。桥本甲状腺炎是碘富足地区甲状腺肿大最常见的病因。

桥本甲状腺炎的实际存在要比临床上诊断的多。家族调查中发现许多甲状腺中度肿大者，血液中TGAb和TPOAb阳性，因临床无任何症状而从未就医；也有调查显示，体格检查未发现甲状腺异常者中，10%血液中TGAb（+）、TPOAB（+），疑有桥本甲状腺炎。Tunbridge等对一群体的研究发现，女性中正患或过去曾患甲状腺毒症者为1.9%～2.7%，明显甲减者1.9%，仅TSH水平升高者7.5%，血细胞凝集分析法（MCHA）测定TPOAb（+）者10.3%，甲状腺肿大者15%，而男性发生甲状腺疾病的概率比女性低75%～90%。Gordin等发现芬兰成人中8%TGAb（+），26%TPOAb（+），30%TSH水平升高。抗体阳性及TSH升高者中2%～5%是无症状性甲状腺炎。TGAb和TPOAb（+）检测结果往往与以淋巴细胞聚集为特征的甲状腺组织学改变相关，与TSH水平升高相关，反映了甲状腺破坏的程度。此外抗体阳性和TSH水平升高的女性，每年有5%转变为临床甲减。

二、病理学

桥本甲状腺炎的大体标本显示，甲状腺肿大呈对称性，常伴锥体叶突出；甲状腺组织呈粉红-黄褐色；触之如橡胶样质地较硬；包膜表面分叶状，与周围甲状腺组织无粘连。镜下组织病理学变化通常呈现弥漫性淋巴细胞浸润，甲状腺滤泡塌陷及纤维化。大多数病例显示上皮细胞破坏和退化及滤泡基底膜断裂。残余上皮细胞可轻度增大，胞浆呈现嗜酸染色特征，被称为Hurthle或Askanazy细胞。某些病例见上皮细胞增生，滤泡间隙缩小，胶质稀少或缺如。间质组织中淋巴细胞浸润，伴有淋巴滤泡和生发中心，浆细胞显著增多。可无纤维化，也可存在不同程度的纤维化，损伤较久的组织纤维化可较显著，看似Riedel甲状腺炎，但不如Riedel甲状腺炎那样广泛。组织学上桥本甲状腺炎和Riedel甲状腺炎是可以区分的。前者显示更多的嗜酸性变化，纤维化较少，明显的淋巴细胞浸润形成生发中心。后者以浆细胞浸润为主，且显示更明显的纤维变性。与亚急性甲状腺炎不同，异体巨大细胞和肉芽肿变化是亚甲炎的病理特征而非桥本甲状腺炎的病理变化。儿童桥本甲状腺炎，最显著的病理变化是上皮细胞增生，而嗜酸性变和纤维化不明显。镜下发现沿着基底膜有致密物质IgG沉积。

Totterman等对甲状腺中浸润淋巴细胞的特征进行了研究，发现这些淋巴细胞是由等比例T、B细胞组成的，大多数浸润性T细胞有。Heuer等研究甲状腺内T细胞细胞因子mRNA的表达，发现在桥本甲状腺炎中THm相关的细胞因子IFN-γ、IL-2、CD25呈现高表达。

甲状腺内实质组织剩余的数量是不同的，部分病例中表现增多，是由于碘化物代谢低下而呈代偿增生所致。典型的病理变化累及整叶或整个甲状腺腺体，镜下发现局灶性或弥漫性淋巴细胞浸润，这种病理变化在Graves病、甲状腺肿瘤、多结节性甲状腺肿的腺体内也可见到。因淋巴细胞浸润常伴随循环甲状腺抗体增加，发病机制致使这些疾病中有相似的淋巴细胞浸润的表现。

三、病因和发病机制

（一）遗传易感性

本病是由遗传因素与环境因素相互作用而发生的，疾病常在一个家族的几代人中出现，提示遗传因素在本病发生中起重要作用。由于最早在动物研究中发现实验性免疫性甲状腺炎与小鼠MHC位点连锁，又由于人类HLA复合体编码调节免疫反应的基因，因此将HLA作为决定本病遗传易感性的候选区域进行了研究。因不同人群遗传背景不同，研究的结果常常不尽如人意。最初在白种人的研究中显示HLA-B8和HLA-DR3与萎缩性甲状腺炎相关，而肿大性甲状腺炎与HLA-DR5相关，提示桥本甲状腺炎的2种不同表型在基因水平就不相同。非白种人群与其他等位基因连锁，如日本人与HLA-B46、DR9相关；韩国人中TSH受体阻断性抗体阳性的桥本甲状腺炎，危险基因为DR8；匈牙利人群中HLA-DR3与肿大性桥本甲状腺炎相关；也有研究表明最强的遗传决定因子是DQ7。这些结果提示不同群体（人种、地区），不同类型的自身免疫性甲状腺炎决定其遗传易感性的HLA基因部位不同，HLA遗传区域的变化非常复杂，有无数的多态性。这些基因中的任何一个都可能在桥本甲状腺炎的发病机制中起作用，或可能与相关等位基因连锁不平衡。

另一个重要的免疫调节基因是编码细胞毒T细胞抗原-4（CTLA-4）的基因，CTLA-4分子在活化T细胞上表达并与CD28分子竞争，刺激T细胞受体B7。B7与CTLA-4结合后诱导反向调节使活化T细胞失活或成为记忆细胞。缺乏CTLA-4的小鼠可出现多器官淋巴细胞浸润，表明CTLA-4功能缺陷与自身免疫相关。CTLA-4基因定位于染色体2q33。有报道CTLA-4与1型糖尿病连锁并与Graves病关联，又对桥本甲状腺炎中CTLA-4的两种多态性进行了研究。对一个定位于编码区附近微卫星标记等位基因的分析发现，在萎缩性甲状腺炎和自身免疫性甲减患者中有106个碱基对与桥本甲状腺炎阳性相关。另一研究报道了相关性中的又一多态性，即基因第一个外显子中的A-G突变。这两种多态性看来连锁不平衡。多态性影响桥本甲状腺炎的发病机制还不清楚，推测CTLA-4在活化T细胞上的表达受损可能导致不适当的抗原递呈和自身反应失控。然而在正常对照人群中15%～25%有106个碱基对的等位基因，60%的人为G等位基因，但这些基因携带者大多并未患病。联合分析提供了HLA和CTLA-4变化增加桥本甲状腺炎危险性的依据，但并非桥本甲状腺炎遗传易感性的唯一决定因素。在对单卵双胎自身免疫甲

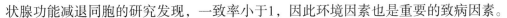

状腺功能减退同胞的研究发现，一致率小于1，因此环境因素也是重要的致病因素。

（二）免疫学发病机制

桥本甲状腺炎的自身免疫机制与Graves病不同，其特征是甲状腺组织的破坏而非甲状腺的刺激。在该病中免疫反应是进行性破坏性的，而不像Graves病是暂时性刺激性的，两病免疫反应的特点不同。体液免疫和细胞免疫机制都参与桥本甲状腺炎细胞损伤的过程，并通过以下几方面损伤甲状腺组织。

1. 补体依赖的细胞毒作用

大多数桥本甲状腺炎患者都存在高滴度的TPOAb和TGAb。TPOAb和TGAb可能具有细胞毒性作用，然而TPOAb通过胎盘到胎儿体内却并不引起胎儿甲状腺损伤，因此TPOAb和TGAb直接的细胞毒作用依据不足。自从发现桥本甲状腺炎患者甲状腺滤泡周围有补体激活产物的沉积以来，对补体在本病发病机制中的作用进行了广泛的研究。研究显示，补体激活产物中膜攻击复合物（MAC）可引起甲状腺细胞的损伤。甲状腺细胞受某些调节因子的保护，这些保护性调节因子包括CD59和MAC抑制蛋白。甲状腺细胞可通过自身表达CD59及MAC抑制蛋白来对抗补体介导的细胞溶解。某些细胞因子可上调CD59及MAC的表达，如IL-1、IFN-γ、TNF等，因此在甲状腺自身免疫早期阶段，这些细胞因子的释放，使甲状腺细胞对补体攻击具有部分抵抗力，产生非致死性补体攻击。抗体诱导的非致死性补体攻击可导致细胞代谢损伤，并释放出若干炎性物质，如IL-1、IL-6、前列腺素E2和反应性氧代谢产物等，加速免疫反应，形成更多的MAC。大量的MAC可破坏甲状腺细胞的防御机制，持续的补体攻击最终导致甲状腺细胞的破坏溶解，造成甲状腺功能减退。研究显示，虽然TPOAb可激活补体，但补体激活和TPOAb浓度之间无明显相关，因此推测桥本甲状腺炎的免疫学发病机制中可能还有其他固定补体的抗体参与。

2. 致敏淋巴细胞对甲状腺细胞的直接杀伤作用

桥本甲状腺炎中细胞毒T细胞直接破坏甲状腺细胞。有报道称，在实验性甲状腺炎中观察到T细胞簇在遇到同基因甲状腺上皮细胞时发生转化，提示T细胞对同基因甲状腺上皮细胞有细胞毒性作用。T细胞被激活后，可直接损坏和杀伤甲状腺细胞并释放IGF-1、1L-2、IL-6、TNF-β和TGF等细胞因子。这些细胞因子大量释放的后果是使甲状腺细胞表达细胞间黏附因子-1（ICAM-1）和淋巴细胞功能联合分子-3（LFA-3），增加LFA-3介导的T细胞和甲状腺细胞的结合能力，加速甲状腺细胞的损伤。

3. 抗体依赖细胞介导的细胞毒作用

抗体依赖细胞介导的细胞毒作用（ADCC）是桥本甲状腺炎重要的细胞损伤机制。自身抗体在此细胞毒反应中起关键作用，反应中的效应细胞是天然杀伤细胞（NK细胞）。

NK细胞上具有与抗体FC片段结合的受体，可与抗体的FC段结合。NK细胞一旦与甲状腺细胞上自身抗体的FC段结合，即被激活并杀伤甲状腺细胞。体外实验显示，TGAb在ADCC中起重要作用，但TG不是膜结合抗原，因此TGAb在体内是否能介导ADCC尚待进一步证实。TPOAb是介导ADCC的主要抗体，但是TPO也不是膜结合抗原。

TPO是位于甲状腺滤泡腔边缘的被隔离的抗原物质，在参与ADCC之前抗体要与抗原结合必须具备甲状腺细胞的损伤。推测可能先有T细胞介导的免疫反应造成甲状腺细胞结构破坏，才能使TPOAb到达甲状腺滤泡内介导ADCC。

4. 萎缩性甲减

甲状腺刺激阻断抗体（TSBAb）致萎缩性甲减桥本甲状腺炎有两种组织改变，肿大性改变及萎缩性改变。萎缩性改变的一部分是从肿大性改变发展而来。初起甲状腺内免疫反应使淋巴细胞聚集，甲状腺上皮细胞破坏，甲状腺肿大。而后甲状腺细胞进行性破坏，肿大的甲状腺组织萎缩。临床上患者由甲状腺肿转变为原发性甲减或萎缩性甲减，进入桥本甲状腺炎的终末阶段。

萎缩性甲减的另一原因是存在甲状腺刺激阻断抗体（TSBAb）。TSBAb与TSH受体（TSH-R）结合，从而阻断了TSH和TSH-R的结合。与TSAb不同，TSBAb与TSH-R结合后并不刺激甲状腺细胞，却阻断了TSH的作用，导致甲减。

据报道，在成人甲减中有10%患者TSBAb阳性。TSBAb所致甲减在临床上与进行性或不可逆的甲状腺破坏不同，当TSBAb浓度随时间延长逐渐减少或消失时，患者甲状腺功能可能恢复正常。部分患者血循环中TSAb与TSBAb相继或交替出现，临床上相继表现为甲亢和甲减，或甲亢与甲减交替出现。TSBAb（+）甲减患者的HLA抗原与特发性黏液性水肿、桥本甲状腺炎患者不同，而与Graves病患者相似。

5. 自身抗体对甲状腺功能的影响

自身抗体除介导甲状腺细胞的损伤外，对甲状腺素合成也有影响。研究显示，TGAb与TG结合位点上存在着酶的催化位点。因此TGAb具有酶活性，可催化TG水解，致使血循环中及甲状腺内TG减少。甲状腺素合成依赖甲状腺过氧化物酶（TPO）对天然TG的识别，因此TG减少必然导致T_3、T_4合成减少。此外TPO在甲状腺素合成中起重要状腺功能减退的过程。

（三）甲状腺细胞的凋亡

桥本甲状腺炎患者最终导致自身免疫性甲减，其甲状腺功能障碍除了浸润性T细胞导致甲状腺细胞死亡外，细胞因子介导的甲状腺上皮细胞凋亡也参与了该过程。在桥本甲状腺炎患者甲状腺滤泡内发现片段性DNA这一凋亡的特征性改变。甲状腺细胞表达FasL，腺体内产生大量IL-1α，使得甲状腺细胞表达Fas，Fas-FasL相互作用介导凋亡和甲状腺细胞破坏。桥本甲状腺炎甲状腺滤泡内Fas和FasL大量存在，Bcl-2很少，提示细胞因子对凋亡起上调作用。血清TSH可以下调Fas抗原在甲状腺细胞的表达，TSH升高抑制Fas介导的甲状腺细胞凋亡。相反，TSBAb阻断TSH对Fas介导的凋亡的抑制作用，增加甲状腺细胞对Fas介导的凋亡的敏感性而引起甲状腺破坏及萎缩。滤泡细胞内FasL的表达阻止自身免疫性甲状腺炎的发生。尽管对凋亡的研究很多，但围绕FasL表达以及它在桥本甲状腺炎中的作用仍有争议。

四、碘化物的代谢

桥本甲状腺炎的患者在注射TSH后，RAIU不升高，甲状腺激素释放不增加。这种现象可能提示由于自身免疫攻击使部分甲状腺遭到破坏，不能进一步增加碘化物的代谢。患者血清中存在着某种同甲状腺激素一样具有不溶解于丁醇特征的碘化复合物，这种碘化物是一种异常的低相对分子质量蛋白连接的碘化复合物，可能是在腺体中碘化的人血白蛋白。这种碘蛋白在其他甲状腺疾病中也存在，包括甲状腺癌、Graves病、甲状腺性呆小病等，推测其形成可能是甲状腺增生反应的结果。

桥本甲状腺炎的甲状腺腺体对服用碘化物很敏感，与Graves病及碘化物诱发的甲状腺肿中观察到的反应相似。Paris等发现桥本甲状腺炎患者在服用2mg碘化物，同时给予^{131}I示踪剂，其甲状腺摄取率平均下降84%，而正常人于负荷量的碘化钾后，摄取率仅下降25%。碘化物动力学分析显示，在某些患者中碘化物清除率明显加快，缩小的甲状腺碘池更新加快，碘化物、激素、碘蛋白的释放率增加。甲状腺碘池缩小可能是腺体纤维化，腺泡被破坏，碘结合有效率下降的结果。碘化物代谢情况在患者中不全相同，但资料表明，患病甲状腺腺体未能将捕获的碘化物结合转变成有机形式就释放入血，使其维持正常甲状腺碘储存量的能力下降。碘池缩小使更新率加快，并释放非激素性有机碘化物入血，由于碘不能充分利用，故T_4下降，TSH上升。

碘化物从血液转运至甲状腺细胞是通过钠/碘转运体（NIS）来实现的，目前NIS已被克隆。在自身免疫性甲状腺疾病中已发现存在抗NIS抗体。研究显示桥本甲状腺炎中，这些抗NIS抗体抑制碘化物转运，并调节甲状腺功能，故推测抗NIS抗体可能影响桥本甲状腺炎的甲状腺功能状态。

动物实验中发现，饲以无碘饮食可以阻止动物发生自身免疫性甲状腺炎，因此提出了自身免疫性甲状腺炎患者应限制饮食中碘摄入的治疗措施，尽管对此观点存在争议，但临床观察表明，轻度碘化物摄入不足的确可使部分人群免患自身免疫性甲状腺疾病。

五、临床表现和病程演变

桥本甲状腺炎的临床表现为甲状腺腺体的肿大，逐渐发展成甲减。甲状腺肿大发展缓慢，往往是在常规体检时被医师发现。甲状腺通常中等程度肿大，质地较硬并随吞咽活动。腺体表面光滑，很少触及边界清楚的结节。两叶均增大，但可不对称，锥体叶也可增大。邻近组织，如气管、食管、喉返神经可能受压，但很少引起呼吸困难或吞咽困难。区域淋巴结肿大不常见。偶然情况下，患者甲状腺迅速增大，若伴有疼痛或压痛，很像亚急性甲状腺炎。个别桥本甲状腺炎患者可表现轻度的甲状腺毒症，尤其是在疾病的早期，这是甲状腺细胞被破坏，引起暂时高循环甲状腺素血症的结果。某些甲状腺纤维化的患者，首次就诊已有甲状腺功能减退。20%的桥本甲状腺炎患者在初次发病或几年病程后表现轻度甲减的症状及体征。临床观察发现，每年有3%～5%的亚临床甲减发展成明显的甲减，最后出现甲状腺萎缩和黏液性水肿。

萎缩性甲减被认为是甲状腺自身免疫损伤的最终结果，但是在同一桥本甲状腺炎患者中不常见到从甲状腺肿大到甲状腺萎缩的进行性发展过程。组织病理学检查除有部分纤维组织增加外多呈静止状态。临床上，甲状腺肿大不予治疗，也可多年无变化。起病时甲状腺功能正常的患者，若干年后可出现甲状腺功能减退。有研究报道，桥本甲状腺炎中甲状腺癌的发生率增加，但有争论。而乳头状甲状腺癌患者可同时存在桥本甲状腺炎。

一般来说，由于甲状腺细胞破坏和甲状腺碘储备丢失所致甲减是不可逆的。然而，1/4左右的甲减患者几年后甲状腺功能可自行恢复正常，可能是最初高滴度的TSBAb随时间下降，甲状腺功能也逐渐恢复了正常。

桥本甲状腺炎和甲减常伴有Addison病、糖尿病、性腺功能减退、甲状旁腺功能减退和恶性贫血，属于自身免疫多腺体衰竭综合征。多腺体自身免疫性疾病分为两种类型：

Ⅰ型包括甲旁减、黏膜皮肤念珠菌病、Addison病，偶伴甲减；Ⅱ型包括家族相关性糖尿病、甲减、肾上腺皮质功能减退，偶伴性腺，垂体衰竭。在这些综合征中，存在器官特异性抗体。白斑、荨麻疹、脱发与甲状腺炎相关，与原发性和继发性干燥综合征相关。一些患者以桥本甲状腺炎起病，逐渐出现里德尔甲状腺炎表现，包括与此高度相关的腹膜后纤维化。肌肉骨骼系统可伴多发性肌炎、类风湿性关节炎。

有资料提示，桥本甲状腺炎易引起心血管疾病，如冠状动脉疾病患者中常发现甲状腺自身抗体滴度异常升高，萎缩性甲状腺炎伴轻度甲减的患者易发生心脏疾病等。但另一些研究未能证实以上结果，并未发现冠状动脉疾病患者TGAb水平升高和甲状腺炎患者中冠状动脉疾病的发生率增加。

六、产后无痛性甲状腺炎

临床发现产后可发生自限性无痛性甲状腺炎并观察到原患自身免疫性甲状腺疾病（AITD）的妇女在产后病情加重的现象。无痛性甲状腺炎表现的甲状腺功能障碍过程与亚急性甲状腺炎相似，但没有颈前区疼痛和甲状腺触痛，故又称无痛性甲状腺炎。产后甲状腺炎与无痛性甲状腺炎是同一种疾病，在产后发生的称为产后甲状腺炎，其发生率占所有妊娠妇女的3%～8%。产后甲状腺炎多在分娩后6个月内发生，起病初期患者可表现甲状腺毒性症状，而后甲状腺功能恢复正常，逐渐发展至甲减，最终又恢复正常。部分患者无甲状腺毒性症状，仅表现甲功正常-甲减-正常的过程。分娩后也可发生其他类型的自身免疫性甲状腺疾病，包括Graves病、永久性甲减等。产后甲状腺炎的甲状腺毒症期甲状腺摄^{131}I率降低，提示甲状腺毒症是由于炎症反应破坏甲状腺上皮细胞引起细胞内激素释放入血循环所致，称为破坏性甲状腺毒症。

诸多组织病理和免疫学方面的研究表明，产后甲状腺炎是自身免疫性疾病，因自身免疫导致甲状腺破坏而引起过多激素的释放，该病用抗甲状腺药物治疗无效，而泼尼松治疗有效。妊娠前亚临床自身免疫性甲状腺炎的女性，若抗甲状腺微粒体抗体（MCAb）>1/5120时可发生产后甲减。患者中有相当一部分具有自身免疫性甲状腺疾病的家族史。大多数产后甲状腺炎患者病情可完全缓解，但少数发展成永久性甲减。某些患者可出现高^{131}I摄取率性甲状腺毒症与一过性低^{131}I摄取率性甲状腺毒症交替发作。

产后甲状腺炎发生的免疫反跳机制与NK细胞计数和活性有关。类风湿性关节炎伴自身免疫性甲状腺炎的患者在停用类固醇激素治疗后发生无痛性甲状腺炎，可能是免疫反跳所致。库欣综合征伴亚临床自身免疫性甲状腺炎的患者，在单侧肾上腺切除后发生无痛性甲状腺炎也可能与免疫反跳有关。

七、诊断与鉴别诊断

桥本甲状腺炎的诊断要考虑两方面，一是桥本甲状腺炎的诊断，二是对患者甲状腺功能的评价。

弥漫性质硬的甲状腺肿伴锥体叶增大，临床又无甲状腺毒症的症状和体征时，应考虑桥本甲状腺炎的诊断。肿大甲状腺一般为对称性，是正常甲状腺大小的2～4倍，很少压迫气管或使气管移位。若甲状腺肿大伴甲减，几乎就可诊断为桥本甲状腺炎，但应与激素合成不足或激素抵抗的某些疾病进行鉴别。好发于成年女性的多结节性甲状腺肿，并发桥本甲状腺炎并不少见，因此轻度甲减以及抗体试验阳性的患者中可发现结节性甲状腺肿。血中抗甲状腺抗体测定是有效的诊断手段，患者血清中存在高浓度TGAb或TPO-Ab是诊断桥本甲状腺炎的依据。大约97%的患者TGAb和（或）TPOAb阳性。年轻患者抗体水平较低甚至阴性，在该年龄组中若有临床体征，即使抗体滴度很低，也应考虑本病的可能。

细针抽吸法（FNA）是有用的诊断方法，尤其是对疑为本病但抗体浓度不高或阴性者，及甲状腺内有结者。桥本甲状腺炎FNA显示淋巴细胞和巨噬细胞浸润，胶质减少，部分上皮细胞呈Hurthle细胞变化。Hurthle细胞并不代表腺瘤，然而如果标本中仅有丰富的Hurthle细胞，而无淋巴细胞或巨噬细胞浸润，则可能是Hurthle细胞瘤。

甲状腺同位素扫描对桥本甲状腺炎的诊断并非必需，但可提供某些帮助。本病肿大甲状腺腺体，扫描图像的特点为弥漫性、花斑状，与多结节甲状腺肿大不同。超声能显示正常结构的增大的腺体，特征性的低回声图像，或提示多发性结节病灶。荧光甲状腺扫描图像能显示稳态碘的含量及分布。在桥本甲状腺炎中，甲状腺碘含量随疾病发展呈进行性下降，虽然普通同位素扫描可提示正常，但荧光扫描常显示腺体内碘缺乏。甲状腺功能的检查结果取决于疾病发展的不同阶段。患者最初显示甲状腺功能偏高，血TSH被抑制，RAIU常升高，而无甲状腺素过度产生的现象。在此阶段，患者机体代谢状况正常。当TSH升高，即表明甲状腺素的生物合成已受损，TSH升高是最先出现的代偿反应，也预示疾病进入了亚临床性甲减阶段。随着时间的推移，甲状腺对TSH的反应能力降低，RAIU和T_4水平逐渐降至低于正常，T_3浓度可轻度升高，这种现象的出现可能是功能衰竭的甲状腺组织对高浓度TSH刺激产生最大反应的结果。最终T_4、T_3均降低，并出现明显的甲状腺功能减退。

桥本甲状腺炎主要应与以下疾病鉴别。

1）与非毒性结节性甲状腺肿鉴别。桥本甲状腺炎与多结节性甲状腺肿在成年女性中可同时存在，原因尚不清楚。因此存在甲状腺结节不能排除桥本甲状腺炎，通过这方面的鉴别是不可靠的。一般多结节性甲状腺肿大者，甲状腺功能正常，很少表现甲减，血清中甲状腺自身抗体阴性或浓度很低，甲状腺扫描具有特征性。两者病理表现不同，故FNA可鉴别诊断。

2）与青春期甲状腺肿鉴别。青春期甲状腺肿的甲状腺呈中度弥漫性增大，是由于生理性激素需求增加而导致腺体增生。青春期甲状腺肿与桥本甲状腺炎较易鉴别，青春期起病，甲状腺功能正常，抗体检测阴性，FNA提示甲状腺组织正常或呈增生，但无甲状腺炎表现。青春期桥本甲状腺炎，抗体检测水平不如成人组高，临床在鉴别诊断时应予以注意。

3）与甲状腺肿瘤鉴别。淋巴瘤或甲状腺乳头状癌有时被误认为桥本甲状腺炎。甲状腺上极的结节簇提示乳头状癌，在经甲状腺激素替代治疗后可能消失。某些患者甲状腺炎和肿瘤可合并存在，应注意随访。如果桥本甲状腺炎的腺体持续增大，伴疼痛、触痛、声嘶、结节增大时，还应考虑甲状腺淋巴瘤的可能。甲状腺炎是甲状腺淋巴瘤的危险因子，在甲状腺淋巴瘤的腺体内常发现隐匿有甲状腺炎。有时，甲状腺淋巴瘤和桥本甲状腺炎很难鉴别，通过逆转录聚合酶链反应（RT-PCR）技术检测单克隆免疫球蛋白重链mRNA有助于鉴别。

4）桥本甲状腺炎与Graves病。临床某些表现轻度甲状腺毒症的患者最初诊断为Graves病，但随后却发展成典型的桥本甲状腺炎。实际上，Graves病和桥本甲状腺炎是由甲状腺自身免疫反应所产生的两个紧密联系的疾病。其分类主要根据甲状腺外的表现和代谢水平，但其发病机制、甲状腺组织学改变及功能可相互交错。

八、治疗

多数桥本甲状腺炎患者无须治疗，特别是无症状且甲状腺肿大不明显、血TSH在正常范围者。如果患者甲状腺肿大已经压迫邻近组织而产生局部压迫症状或明显影响外观时，可予以甲状腺激素治疗。经过数月治疗，肿大的甲状腺可缩小，尤其在年轻人及新近发病者中疗效较明显。老年患者或病程较久的患者，因为甲状腺已有明显的纤维化，经甲状腺素治疗，甲状腺可无缩小趋势。患者已有甲状腺功能减退时，则需给予替代剂量的甲状腺素治疗。没有证据显示甲状腺素替代治疗可以阻止甲状腺炎的发展，但在一些接受治疗的患者中，其抗体水平降低可持续多年。甲状腺素的剂量应使血清TSH水平降至正常值低限，如$0.3\sim1.0\mu U/ml$。常规剂量为L-T_4 $1\mu g/$（lb·d）（lb为磅，1lb约为0.454kg），女性为$75\sim125\mu g/d$，男性为$125\sim200\mu g/d$。初始治疗，应从小剂量开始，逐渐加量，长期维持。治疗中发现，20%左右的甲减患者在停止甲状腺素替代治疗后，甲状腺功能逐渐恢复，可能是TSBAb降低的结果。判断患者甲状腺功能是否恢复，可行TRH兴奋试验。

注射TRH后，若患者血清T_4、T_3升高，提示甲状腺功能已恢复正常。LT$_4$替代治疗，服药时间以空腹为好，因某些食物或药物可减少T_4的吸收。

糖皮质激素可使肿大的甲状腺缩小，并使抗甲状腺自身抗体降低，故对少数起病较急且伴甲状腺疼痛的患者应及时采用糖皮质激素治疗。有研究表明，糖皮质激素治疗确实可减轻症状并改善相关的生化异常，而且观察到随着自身免疫被抑制，血浆T_3、T_4水平升高。

然而，糖皮质激素虽然可以明显抑制疾病的活动性及降低抗体产生，但一旦停药，病情可再发；且糖皮质激素诸多的不良反应，因此不推荐常规使用糖皮质激素治疗。据报道氯峰可以降低抗体滴度，但因其毒性，也不主张采用。X线治疗可以使肿大的甲状腺缩小，缓解黏液性水肿，但因其可能引起甲状腺癌，故也未被采用。

外科手术切除肿大甲状腺组织可改善压迫症状，但较易引起甲减，一般不主张手术治疗，但对经甲状腺素抑制治疗后仍有压迫症状，或甲状腺仍明显肿大者才考虑手术治疗。

产后甲状腺炎患者中，大多是破坏性甲状腺毒症，给予β肾上腺素能拮抗药，简单对症治疗就有明显效果。在产后甲减患者中，给予较大剂量的T_3替代治疗不仅可以较快缓解症状，并且可通过监测T_4水平判断病情的发展，当T_4水平增加时提示疾病已自行恢复。

某些患者的甲状腺肿大未能获得明确诊断，因此选择适当的治疗方案相当困难。通常不进行活检很难区别桥本甲状腺炎和多结节性甲状腺肿。对这些诊断不明确的患者，若没有肿瘤的依据，一般予以甲状腺素替代治疗并严密观察病情发展，若肿大的甲状腺缩小，应持续治疗。

桥本甲状腺炎患者，尤其是年轻患者，若检查发现甲状腺周围淋巴结肿大及甲状除表面有孤立结节，应行淋巴结或甲状腺结节FNA、超声及核素扫描以排除恶性病变的可能。甲状腺激素治疗可能使结节消退，若经治疗，结节仍存在或进行性增大，则应行手术探查。

出现浆膜炎或关节炎时，提示该患者可能并发其他自身免疫疾病，除应给予甲状腺激素治疗以降低甲状腺炎的活动性及减少抗体的形成外，还应治疗合并存在的自身免疫性疾病。

（王艳冰）

第三节　1型糖尿病

1型糖尿病（T1DM）是由于胰岛素分泌绝对不足或无分泌而引起的内分泌代谢疾病。以糖类、蛋白质及脂肪代谢为主，易出现酮症酸中毒，后期伴有血管病变，累及肾、眼、耳、神经等组织、器官需用胰岛素替代治疗。

T1DM多发于儿童及少年，但40岁以后发生的T1DM也并非偶见。世界各国 T1DM发生率差异较大，我国20岁以下青少年中T1DM的患者为5/10万，北欧某些国家的发生率较高，如芬兰儿童T1DM是我国的30倍。T1DM可能是遗传与环境因素相互作用引起特异性自身免疫性反应破坏胰岛β细胞所致。

一、病因及发病机制

（一）遗传因素

1. 家系研究

单卵双生T1DM一致率约50%，而在T2DM一致率则几乎为100%。研究分析了493个家系，发现仅79个家系中有一个或数个同胞或双亲患T1DM。如果在10岁之前已确诊T1DM，那么同胞患T1DM风险约8.5%，如果在10岁以后确诊，则同胞患T1DM的风险为4.6%。另一组9000个大样本家系研究分析显示，双亲、同胞、子女的T1DM风险分别为1.3%、4.1%和1.9%。上述研究结果表明，T1DM亲属发生T1DM的机会显著高于一般人群，但垂直传递率不高。提示T1DM有一定的遗传性，但其他因素（环境和免疫因素）可能更重要。

2. HLA

HLA是机体重要组织相关性抗原系统，是一个多基因合体，定位于人类第6号染色体短臂上。此系统由HLA Ⅰ、Ⅱ、Ⅲ类基因组成。研究显示，此3类基因均与T1DM发病有关，但普遍认为HLA Ⅱ类基因与T1DM发生的关系更为密切。HLA Ⅱ类基因包括DR、DQ、DP等位基因点，这些等位基因编码的HLA Ⅱ类抗原是由α链和β链以非共价结合的细胞表面异二聚体。另外抗原处理相关转运蛋白（TAP）和巨大多功能蛋白酶（LMP）也属于HLA Ⅱ类基因区。

HLA Ⅱ DQ和DR的编码基因（T1DM易感基因1，T1DM1）HLA DQ β链57位氨基酸（非天冬氨酸）及DQ α链第52位氨基酸决定T1DM的易感性：如第57位为丙氨酸易发

T1DM，如为丝氨酸则为中性或弱易感性。若为天冬氨酸则不易患T1DM。我国研究工作者证实，DQ β链第57位氨基酸（ASP）纯合子时，T1DM显著减少，而为非天冬氨酸纯合子时，T1DM（包括LADA）均显著增加。第57位氨基酸的多感性可能影响Ⅱ类基因表达产物与多性抗原和TC受体之间的相互作用，从而改变对外部和（或）自身抗原免疫反应的特异性。DQ α链第52位氨基酸残基（精氨酸）也与T1DM易感性相关。DQ β 57非天冬氨酸及DQ α 52精氨酸均为纯合子时，则T1DM的易感性更高。

3. T1DM易感性基因

应用连锁分析和（或）连锁不平衡分析发现了T1DM相关DNA位点15个，GDB正式命名为T1DM 1～13（或IDDM 1～13）、T1DM 15及T1DM 18，这些位点在染色体上的定位分别在：6p21、11p15、15q26、11q13、6q25、18q、2q31、6q27、3q21-25、10p13-q11、14q24-q31、2q33、2q34、6q21、5q33-34。

（二）环境因素

环境因素包括感染、毒物和饮食因素等，其中病毒感染最为重要，秋冬季节T1DM发生率高，可能与病毒感染机会多有关。

柯萨奇病毒的感染与T1DM的发生关系密切。2/3发病的T1DM儿童检测到抗柯萨奇病毒β的免疫球蛋白M（IgM），而正常儿童检测率仅为12%。在酮症酸中毒糖尿病患者分离出柯萨奇病毒4。柯萨奇病毒感染后相当数量的患者为急性或慢性胰岛炎伴胰岛细胞损伤。

病理组织学、流行病学调查、动物实验等研究证实，胰腺炎病毒、风疹病毒、巨细胞病毒等也与T1DM发病有关。如在美国和大洋洲，20%遭受风疹病毒感染者患T1DM，如携带DRD的儿童感染风疹病毒，T1DM的发生率增至40%。

病毒感染后可直接损伤胰岛细胞致T1DM，也可因病毒感染后产生细胞因子，后者损伤β细胞。Banm等研究发现胰岛自身抗原中的羧基肽酶H与柯萨奇病毒的外壳蛋白及HLA DQ 3.2分子β链结构相似，因而提出T1DM发病的分子模拟学说。当病毒与宿主蛋白质的抗原决定簇类似但又不完全相同时，不仅能激发交叉免疫反应，还能改变免疫耐受性，甚至导致自身免疫性疾病。现已证实，柯萨奇病毒的B2-C蛋白与谷氨酸脱羧酶（GAD）有部分片段氨基酸序列相似，故认为某些病毒感染后所致T1DM可能通过上述分子模拟学说机制致自身免疫反应有关。

（三）自身免疫

1. 体液免疫

T1DM是具有一定的遗传基础，在多种环境因子（如病毒、细菌、药物等）触发下发生的自身免疫性疾病。体液免疫和细胞免疫均参与其病理过程。新诊断的T1DM患者血浆中存在着高滴度的自身抗体，如GAD抗体、胰岛细胞抗体、胰岛素抗体等，这些抗体虽然并非T1DM的致病原因，但却是胰岛β细胞损伤和自身免疫的标志。

（1）胰岛细胞抗体（ICAs）

ICAs是针对胰岛细胞的胞浆成分的抗体，是T1DM胰岛细胞破坏的标志。正常人群阳性者仅为0.5%，而在60%～90%新发患者T1DM血浆中ICAs阳性。

胰岛的唾液糖脂可能是产生ICAs的抗原。STZ或病毒所致的T1DM病理所示仅损害β细胞。虽然在某些患者ICAs仅特异性地与β细胞起作用，但ICAs常可与胰岛4种细胞

（α、β、δ和PP）起作用。一般认为，仅能与β细胞起作用的抗体对预测T1DM的价值低于那些对几种胰岛细胞均起作用的抗体。大部分T1DM患者的ICAs在发病两年后消失，ICAs持续阳性超过2～3年者，仅占T1DM的10%。这些患者常伴有以下情况：其他内分泌自身免疫疾病；伴有其他自身抗体阳性（甲状腺、胃自身抗体）；自身免疫性疾病家族史；女性多见。ICAs滴度的持续高水平通常与β细胞的损伤有关，ICAs的水平与C肽水平呈下降相关。ICAs在T1DM诊断的特异性高达96%以上。T1DM可伴有其他内分泌疾病，其原因尚未明，可能与ICAs与共同抗原决定簇交叉反应有关。

（2）谷氨酸脱羧酶抗体（GAD抗体）

谷氨酸脱羧酶是抑制性神经递质（γ-氨基丁酸）GABA的限速酶。此酶除中枢神经组织，尚表达于诸如胰岛细胞等外周组织细胞。GAD抗体可在产生T1DM很久以前产生，故GAD抗体的测定可能替代ICA而视为最主要的T1DM筛选预测指标。高滴度的GAD抗体转变成T1DM的速率较低滴度者为慢，可能是因为高滴度GAD抗体激发了免疫系统，但相对而言，并不激发细胞免疫系统。一般认为细胞免疫紊乱与胰岛β细胞的损伤关系更大。

（3）胰岛素自身抗体（IAA）

在5岁以前发生的T1DM IAA阳性率达50%，IAA滴度随增年而降。研究显示T1DM在胰岛素治疗以前，胰岛素原抗体阳性率达34%，IAA阳性率为27%。近年随着检测手段的改进，新产生的T1DM IAA阳性率可达50%，尤其是携带HLA-DR4者阳性率更高。ICA阳性的T1DM亲属若IAA也为阳性，则T1DM的发生率明显升高。IAA水平与T1DM发生的速度呈相关性，高滴度IAA者发病较快。研究显示，在T1DM前期，即可表达上述3种抗体之一，也可表达3种抗体。新发病的T1DM者表达一种抗体约占98%，表达两种抗体的发生率为80%，表达3种抗体的占35%。因此认为多种自身抗体联合筛查对T1DM有较高的预测价值。3种抗体均阳性的T1DM一级亲属发生T1DM的危险性近100%。

（4）胰岛细胞瘤相关蛋白-2（IA-2）

IA-2和其类似物IA-2B是继GAD被克隆的两种胰岛细胞自身抗原，两者均为Ⅰ型跨膜糖蛋白，各含979和986个氨基酸残基，两者的染色体定位分别为2q35和7q36。IA-2和IA-2B高度同源，约有42%的一致性。IA-2、IA-2B主要表达于胰岛α细胞、胰岛β细胞、胰岛δ细胞和胰腺α细胞、胰腺β细胞肿瘤、垂体、脑组织、肾上腺髓质等神经内分泌组织中。两者确切的生理功能尚未明，可能与分泌颗粒的胞吐及跨膜信号传导的调节有关。在新发生的T1DM，IA-2抗体阳性率达60%～80%，在T1DM前期个体中，阳性率为40%～60%，正常人群中阳性率仅为1%。IA-2B抗体在新发生的T1DM中占45%～60%。

2. 细胞免疫

细胞免疫在T1DM发病机制中的作用较体液免疫更为重要。其特征表现为CD4$^+$和CD8$^+$ T淋巴细胞、B淋巴细胞、巨噬细胞和树突状细胞浸润的胰岛炎，选择性的胰岛β细胞损伤，致胰岛素分泌下降或缺乏。T淋巴细胞在T1DM的病理过程中起重要作用。

（1）T$_{H1}$/T$_{H2}$平衡失调与T1DM

CD4$^-$ T$_H$细胞经T细胞依赖性抗原的刺激和适当的抗原递呈细胞作用后，分化为T$_{H1}$和T$_{H2}$细胞。T$_{H1}$细胞主要分泌白介素-2（IL-2）、γ-干扰素（IFN-Y）、肿瘤坏死因子

β（TNFβ）。T_{H2}主要分泌IL-4、IL-5、IL-10等细胞因子。T_{H1}细胞分泌的IL-2、IFN-γ等可辅助$CD8^+T$细胞活化、克隆增殖为细胞毒T细胞活化单核巨噬细胞。IFN-γ可抑制T_{H2}细胞增殖，T_{H2}细胞则通过分泌IL-4、IL-10等细胞因子抑制T_{H1}细胞的增殖，刺激细胞生长，分泌增殖为分泌抗体的浆细胞，如记忆B细胞。T_{H1}和T_{H2}两类细胞的相互作用对维持免疫平衡起重要作用。研究结果显示，T1DM的发生由T_{H1}、T_{H2}自身反应性T细胞之间平衡情况所决定，即T_{H1}细胞促进T1DM的发生而T_{H2}则起保护作用。T_{H1}由产生的细胞因子对胰岛细胞具有直接损伤作用。TNF-β、IFN-γ、IL-1直接损伤胰岛β细胞，抑制胰岛素分泌，T1DM鼠体内存在大量的自身反应性TH1细胞。

将用IL-2、IFN-γ及抗IL-4-McAb分化的T_{H1}细胞过继转移给新生的NOD小鼠，结果接受T_{H2}细胞的小鼠很快发生胰岛免疫糖尿病；而接受T_{H1}细胞小鼠虽有胰岛免疫发生，但程度轻，进展慢。当过断转移T_{H2}是T_{H1}的9倍以上时，小鼠产生糖尿病的速度减慢，提示T_{H1}细胞致T1DM作用和T_{H2}细胞的保护作用。另外，转基因表达IL-4的雌性或雄性NOD小鼠可致胰岛炎。

（2）共刺激分子与T1DM

1）共刺激分子是T细胞激活的第二信号抗原递呈细胞（APC）将外源性抗原（如致病菌颗粒抗原）吞噬并消化成免疫性肽，或者与MHC Ⅱ类分子结合，呈现于细胞表面。

2）B7-1/B7-2与T1DM B7-1和B7-2是CD28/CTLA-4的主要配体分子。B7-1和B7-2具有不同的功能，应用B7-1、B7-2单抗研究对STZ处理C57BC/KSJ小鼠的影响，B7-2单抗抑制T细胞的增殖，进而抑制胰岛炎和糖尿病的进程，而B7-1单抗促进高血糖和胰岛炎的进一步加剧。提示B7-2促进而B7-1抑制T1DM的免疫病理发生发展。

3）CD28/CTLA-4与T1DM CD28及其配体共同刺激在诱导和维持T1DM的免疫反应中起重要作用。以小剂量STZ诱导C57BC/KSJ小鼠$CD28^{+/-}$小鼠发生高血糖及大多数胰岛发生炎性损伤。而$CD28^{+/-}$小鼠则无高血糖发生及无炎性改变。故认为CD28分子是抗原诱导T细胞增殖和分泌细胞因子所必须。CD28在T_{H0}细胞向T_{H1}和T_{H2}亚群早期分化和发育中起决定性作用。CD28分子与其配体B7-2结合相互作用，尤其是当B7-2分子表达高水平时，CD28与B7-2的结合要增加。促进T_{H1}细胞增殖和分化，同时抑制T_{H2}细胞的增殖和分化。CD28信号还能影响抗凋亡期BC1-XL，阻断激活T细胞的激活诱导凋亡的发生。

（3）白介素12与T1DM

白介素-12（IL-12）包含P40和P35两种亚型。近年发现IL-12刺激T细胞和NK细胞产生干扰素γ（IFN-γ），后者影响T_{H1}细胞的发生、成熟；因此认为IL-12是T1DM致病过程的关键细胞因子。NOD小鼠在注射IL-12后提前出现T1DM。这些T1DM小鼠的胰腺具有T致病的特有的$CD4^+$细胞侵袭。在胰岛炎尚未发生的3周龄NOD小鼠接受IL-12拮抗剂后，可减慢T1DM的自然发生以及环磷酰胺加速T1DM的发生，并且可致侵袭胰岛的$CD4^+$细胞转化为T_{H2}型细胞。动物实验显示，IL-12在T1DM病理过程中起重要作用。

二、病理生理

（一）胰腺病变

早期1型糖尿病患者的胰岛有淋巴细胞和单核细胞浸润，以后由于胰腺外分泌组织萎缩和胰岛素的大量减少致使胰腺重量减轻，胰岛组织减少，β细胞缺乏，胰岛几乎全部由

α及δ细胞组成，而且这些细胞失去正常的分布特点。

胰岛炎为1型糖尿病的显著病理改变之一，胰岛内可见多数淋巴细胞浸润。主要累及那些仍有较多β细胞的胰岛，这种免疫性胰岛炎也见于多发性自身免疫性内分泌综合征患者。

（二）肾脏病变

肉眼所见受累肾脏的早期，体积常增大，肾脏表面光滑；终末期可呈颗粒状的肾萎缩表现。组织学改变最初受累部位在系膜，基本病变是基底膜样物质增多，并累及系膜细胞，同时有毛细血管基底膜增厚。常将肾小球的改变分为3种病理类型。①结节性肾小球硬化，是糖尿病肾病患者最具特征性病变，又称毛细血管间肾小球硬化或Kimmelstcil-Wilson结节（K-W结节）。②弥漫性肾小球硬化，又称弥漫性毛细血管间肾小球硬化，较结节性硬化更常见，常与结节性硬化同时存在。③渗出性病变。糖尿病肾病患者中肾小球的渗出性病变特别多见，但特异性较差。糖尿病肾病除累及肾小球外尚可影响肾间质，表现为间质纤维化，近端肾小管细胞普遍肿胀，上皮细胞空泡变性，基膜增厚。电镜下可见基底膜，特别是致密层增厚，系膜区增宽，系膜基质增多。免疫组化可发现白蛋白、IgG、IgA、IgM、补体C_3等在基底膜、小管区有不同程度的沉积。

（三）血管病变

糖尿病患者高血压、冠心病的患病率比非糖尿病患者明显增多。动脉内膜在初期可见内膜下有黄色1～2mm大小的粒块状突起物，并逐渐融合、增大，成为粥样斑块。斑块内含有大量脂质、巨噬细胞、三酰甘油、胆固醇、低密度脂蛋白、磷脂和钙盐。动脉平滑肌细胞和成纤维细胞大量增殖。内膜伸出至管腔，管腔变窄。动脉中层有不规则的增厚，中层及外膜均有纤维化、钙化。除大中动脉发生病理改变外，微血管也可显示特异性病变，在毛细血管以及与其相连的小动脉和小静脉，由于PAS阳性物质沉着于内皮下而引起毛细血管壁增厚。

（四）神经病变

糖尿病神经病变的病理改变较广泛，主要累及周围神经和自主神经系统，也可累及脑和脊髓。周围神经受累时，光镜下可见神经鞘膜下水肿或神经囊泡减少，有髓纤维数量也减少。电镜下可见轴囊内微管扩张，形成空泡。髓鞘变性，结构不明显。病情较重者，可见髓鞘破坏、溶解。在神经纤维变性的同时，可见有髓和无髓纤维再生，施万细胞增生。自主神经受累时，表现为内脏自主神经及交感神经节细胞变性。神经微血管受累时，表现为神经纤维间毛细血管数目减少，内皮细胞增生、肥大；血管壁增厚，管腔变窄，透明变性。严重者可发生小血管闭塞。脑部病变以脑动脉硬化发生率高且较早，严重者可发生脑软化。

（五）其他病变

1. 眼

较特异的病变是视网膜毛细血管微小动脉瘤及增殖性视网膜病变。视网膜微小动脉瘤是毛细血管的一种本性扩张，常呈圆形，其中充满血流或层状的玻璃样物质。直径为50～60μm。主要位于视网膜黄斑周围，用PAS染色能将这种微小动脉瘤显示清楚。镜下可见视网膜毛细血管壁增厚，呈玻璃样变，内皮细胞可增生或有血栓形成。视网膜微小动脉瘤主要见于糖尿病，在其他疾病时仅属偶见。糖尿病时，此种病变与糖尿病性肾小球硬化常同时存在。增殖性视网膜病变也是糖尿病时常见的眼底病，典型病变是一种富有血管的纤维结缔组织膜样物，由视网膜长入玻璃体，常起源于视神经乳头或其附近的视网膜，它可能是一种有机化了的血栓。其他的眼部病变有糖原沉积引起的虹膜色素上皮空泡状变，视网膜静脉扩张和硬化，视网膜中的静脉由于血栓形成或因内膜增厚而堵塞，以及视网膜出血渗出等。糖尿病患者还易发生白内障。

2. 皮肤

糖尿病性皮肤病变并不少见，可出现皮肤大疱，水疱位置表浅，位于表皮内或表皮下，无棘层松解现象。由于皮肤小血管与代谢异常，引起表皮基层液化，表皮细胞坏死。胫前皮肤可出现色素斑，急性损害时见表皮及真皮乳头层水肿，细胞渗出及轻度淋巴细胞浸润。陈旧性损害无水肿，真皮上部的毛细血管的管壁增厚，偶有红细胞外渗，Peri染色阳性。出现糖尿病性脂肪渐进性坏死时，表现为真皮内有栅栏状肉芽肿、胶原纤维消失或稀疏，周围有炎性细胞浸润，主要是淋巴细胞、组织细胞、成纤维细胞、上皮样细胞及异型巨细胞。真皮中血管壁增厚，内膜增生，管腔部分或全部闭塞。

免疫球蛋白A（IgA）相关性血管炎少见，临床上主要见于过敏性紫癜和自身免疫性甲状腺疾病。在糖尿病患者中往往与微血管病并存，可能与微血管病变和免疫功能紊乱均有关。

3. 肝

糖尿病患者在糖尿病控制不佳及儿童患者中肝大较为常见，组织学改变以肝脂肪变为主。脂肪变性多为中性脂肪沉着，但其程度与血中脂质水平不相平行，糖尿病控制后，脂肪变性可消退，控制不良者可发展为肝硬化或肝衰竭。异常组织学表现可为局灶性、非特异性改变，包括肝细胞的萎缩，退行性病变及坏死，有时也有单核细胞浸润。患者的肝周围细胞质内含有较丰富的糖原，但在小叶中央的细胞中糖原减少或缺如，常见细胞核内糖原沉着的空泡，这种核空泡多见于胞浆糖原最少的细胞，其形成原因不明。且与血糖水平不平行，酮症酸中毒时胞浆内糖原减少，核内也无糖原沉着，脂肪滴增加。有时肝实质细胞内有铁质沉着，枯否细胞内可见脂肪滴。

4. 心脏

糖尿病心脏病的病理改变主要表现在心肌、心脏微血管和大血管等部位。心肌病理改变主要为心肌细胞内大量糖原、脂滴和糖蛋白沉积，严重者可有局灶性坏死，心肌间质有灶性纤维化。心肌微血管内皮细胞增生，PAS染色阳性的糖蛋白类物质和玻璃样物质沉积在血管壁内，血管壁增厚。心肌细胞超微结构可见肌原纤维收缩蛋白减少，肌浆网横管系统扩张，心肌有收缩带形成，线粒体肿胀，盘黏合膜处的细胞间隙增宽等改变。

三、临床表现与诊断

（一）临床表现

1型糖尿病在年轻人中容易发生，引起的原因可能和年轻人不注意饮食有关系，当然现在很多年轻人也不爱运动，这也是导致糖尿病出现的原因。

1. 多尿

糖尿病最早的症状就是尿多，不管是白天还是晚上，小便的次数都会增加的，这主要是血糖升高导致身体的血管内血浆渗透压增高，这样就会使肾脏对尿液的重吸收功能下降，所以就会有尿液增多的情况。

2. 多吃

糖尿病患者会出现食量增加的情况，即使不怎么运动也会感觉到很饿，最主要是糖尿病患者体内的血糖无法获得氧化，就会导致体内的糖原无法被转化为能量，所以就会刺激大脑中枢放出饥饿的信号。

3. 多喝

糖尿病患者会感觉到非常的口渴，这个时候会喝的很多，主要是因为尿量增加了之后，体内的水分不足就会刺激大脑中枢，大脑中枢就会释放出口渴的信号，这个时候糖尿病患者就会感觉到口渴，想要多喝水。

4. 体重减少

糖尿病患者虽然吃了很多但是体重会减少，身体也会逐渐消瘦，这些是因为人体无法利用葡萄糖转化的能量，就只能消耗掉自身的脂肪，隔一段时间之后身体就会消瘦，当然体重也就会变轻了。

（二）诊断

1. 糖化血红蛋白（A1c）检测

可以检测与红细胞内携带氧气的蛋白质（血红蛋白）结合的血糖的百分比。血糖水平越高，与糖结合的血红蛋白就越多。在两次单独检测中，若A1c水平均为6.5%或更高，则表明患有糖尿病。

2. 随机血糖检测

在任意时刻采集血液样本，并可能通过重复检测进行确认。血糖值以毫克每分升（mg/dL）或毫摩尔每升（mmol/L）表示。随机血糖水平为200mg/dL（11.1mmol/L）或更高则表示患有糖尿病，尤其在同时出现任何糖尿病体征和症状时，如尿频和极度口渴。

3. 空腹血糖检测

整夜禁食并在空腹时采集血液样本。空腹血糖水平低于100mg/dL（5.6 mmol/L）为正常。空腹血糖水平在5.6～6.9mmol/L（100～125 mg/dL）之间属于糖尿病前期。若两次单独检测的结果均为126mg/dL（7mmol/L）或更高，说明患有糖尿病。

（三）鉴别诊断

1. 临床特征

1）体型：T2DM患者通常肥胖，T1DM患儿通常不肥胖并且常有近期体重减轻史。

2）年龄：几乎所有T2DM病例均在10岁后发病，而T1DM患者通常在更早的年龄发病。约45%的T1DM患儿在10岁前发病。

3）发病速度：1型糖尿病往往发病较急，容易发生酮症酸中毒。

2. 实验室检查

1）抗体：虽然还没有特异性检查来鉴别这两类糖尿病，但是若检查发现血液循环中存在以下胰岛特异性胰腺自身抗体，则提示为T1DM：谷氨酸脱羧酶（GAD65）抗体、酪氨酸磷酸酶40k片段（IA2）抗体、胰岛素自身抗体和（或）锌转运蛋白8（ZnT8）抗体。然而，没有胰腺自身抗体并不能排除T1DM的可能性。

2）胰岛素：1型糖尿病患者体内胰岛素绝对不足。

四、治疗

（一）饮食和运动

支持患者（和其家人或照护者，视情况而定）加强了解营养以及营养对糖尿病的影响。没有适合所有糖尿病患者的标准化饮食建议。个体化营养建议，应当基于个人和文化偏好、健康素养和计算能力、是否能获得健康食物以及做出行为改变的意愿和能力。还应当关注改变的障碍因素。

应考虑以下因素，对营养建议进行调整：超重和肥胖、体重不足、进食障碍、高血压和肾衰竭。所有糖尿病患者应当接受个体化的医学营养学治疗，最好是由有针对糖尿病患者这方面治疗经验的注册营养师提供。计算碳水化合物（根据胰岛素与碳水化合物比率调整胰岛素剂量）或者保持一致的碳水化合物摄入量和摄入时间，可能会改善血糖控制。英国国家卫生与临床优化研究所（NICE）建议采用低血糖指数饮食来改善儿童和青少年的血糖控制，但不建议成人采用这种方法。速效胰岛素的使用令把握进食时间不再那么重要，但规律进食仍很重要。

鼓励患者定期进行体力活动。1型糖尿病患者可以安全地运动和管理血糖水平。在实践中，许多患者发现运动具有挑战性，尤其是在急性运动增加血糖异常风险的情况下。因此，患者需要获得教育者的持续支持、教育和投入，以帮助其将运动融入日常生活。对运动前碳水化合物摄入量和胰岛素剂量的有效调整可避免锻炼和运动时发生低血糖。低血糖可以发生在运动后长达24小时内，并且可能需要在计划运动的当日减少胰岛素剂量。如果患者血糖<5.0mmol/L（<90mg/dL），应在开始运动前摄入一些提供碳水化合物的零食（10~20g）。在开始一项运动方案之前，需要评估如下内容：年龄、身体状况、血压、有无自主神经病变或者周围神经病变、增殖前或增殖性糖尿病性视网膜病变或者黄斑水肿。有增殖期或者严重的增殖前期视网膜病变，可能是剧烈运动的禁忌证。对于严重周围神经病变的患者，非负重运动可能可取。

对于存在以下情况的1型糖尿病患者，需警惕神经性贪食、神经性厌食和进食障碍的可能性：①过度关注体形和体重。②低BMI。③低血糖。④整体血糖控制欠佳。对于有进食障碍的1型糖尿病患者，考虑尽早转诊至当地进食障碍服务机构。

（二）胰岛素治疗

一旦诊断为1型糖尿病，就应开始强化胰岛素治疗。与使用非生理性胰岛素给药剂量的较老方案不同，基础胰岛素与餐时大剂量胰岛素的联合强化治疗，旨在模拟胰岛素的生理性释放。可使用胰岛素泵持续输注和每日多次胰岛素注射（MDI）的方案进行强化治疗。

1. 剂量

成人的胰岛素初始每日总剂量为0.2~0.4U/kg。儿童的起始剂量为每日0.5~1.0U/kg，在青春期，剂量需求可加至每日1.5U/kg。1型糖尿病患者刚开始使用胰岛素治疗时，经常会经历一个"蜜月期"，在此期间，他们每天需要的单位数可能会较少。通常情况下，总剂量的一半作为基础胰岛素给予，另一半作为餐时剂量给予。餐时剂量分次给予，分别在各餐前给予。基础剂量给药时机根据个体患者需求和所用胰岛素类型而有所不同（如地特胰岛素通常根据患者需要每日给药一次或两次，甘精胰岛素和德谷胰岛素通常在一天中的任何时间每天给药一次，但最好在每天的同一时间给药）。给药时间可能会有所不同。患者需要自我监测其血糖水平。鼓励每天注射多次胰岛素的儿童和青少年，在每次血糖测量后酌情调整胰岛素剂量。

为了将HbA1c目标维持在≤48 mmol/mol（6.5%），建议患有1型糖尿病的成人参照以下目标：醒来时空腹血糖水平5～7 mmol/L（90～126 mg/dL）；餐前（在一天中的其他时间）血糖水平4～7 mmol/L（72～126 mg/dL）；餐后90分钟，血糖水平5～9 mmol/L（90～162 mg/dL）；睡前个体化血糖水平（考虑最后一餐的时间及其相关胰岛素剂量，与建议的睡醒时空腹血糖水平一致）。对于18岁以下儿童和青少年患者，应参照以下目标：睡醒时空腹血糖水平4～7 mmol/L（72～126 mg/dL）；餐前（在一天中的其他时间）血糖水平4～7 mmol/L（72～126 mg/dL）；餐后血糖水平5～9 mmol/L（90～162 mg/dL）。

计算餐时胰岛素需求量的最简单方法是根据食物分量建议一系列对应剂量：如小份食物用4U，中等份食物6U，大份食物8U等。因为食物中碳水化合物含量比较多变，可根据膳食中碳水化合物的估计量以及患者个体的胰岛素与碳水化合物比例来计算餐前胰岛素。

2. 方案

无论患者是成人还是儿童，从诊断开始都为其提供每日注射多次的基础-餐时胰岛素方案。对于新诊断出1型糖尿病的成人患者，请勿提供每日两次混合胰岛素、仅含基础胰岛素或仅含餐时胰岛素的治疗方案。

联合使用长效胰岛素（地特胰岛素、德谷胰岛素或甘精胰岛素）进行基础给药，使用速效胰岛素（赖脯胰岛素、门冬胰岛素或谷赖胰岛素）进行餐时给药，可以根据医生偏好和患者意愿设计MDI方案，并根据血糖监测数据进行调整。在英国，NICE针对成人患者的建议如下：

（1）基础胰岛素治疗

提供每日两次地特胰岛素。

（2）餐时给药

速效胰岛素类似物作为一线选择。

对于在血糖控制或减少并发症方面，胰岛素类似物是否优于传统胰岛素，目前尚无共识。过去，很多患者使用每日两次的预混速效和中效胰岛素。如果患者无法通过每日注射多次胰岛素来进行安全自我管理，可以使用这一方案，但由于缺乏灵活性，已经不再推荐该方案作为一线治疗。对于一些不适合每日注射多次方案或每日注射多次方案不成功的患者，可以考虑使用胰岛素泵。

MDI治疗不切实际或不合适的12岁以下儿童。预期这些患者将在12～18岁之间的某个时间点尝试使用MDI治疗。

试图使用MDI方案达到目标HbA1c水平，但结果导致失能性低血糖，且对生活质量产生重大影响的≥12岁儿童和成人。只有在胰岛素泵使HbA1c水平持续下降和（或）低血糖发作频率降低的情况下，才应继续使用此治疗方法。

胰岛素泵有一个皮下胰岛素输注端口，每3天更换一次。胰岛素泵使用短效胰岛素或速效胰岛素，提供基础速率输注和餐时胰岛素输注。然而，患者（或其照护者）仍需频繁测量血糖（每天4～7次），以调整胰岛素泵，使其输送合适的剂量。胰岛素泵可以减少低血糖的发生，尤其是与动态血糖监测系统（CGM）和阈值暂停功能结合使用时，还能改善HbA1c水平，同时提供更大的灵活性。由于需要进行监测和调整剂量，使用胰岛素泵需要熟练掌握糖尿病自我管理技能的积极主动患者，并且能联系接受过胰岛素泵治疗培训的执业医师。如果患者为儿童，他们将需要强有力的家庭支持。

带有葡萄糖传感器并被整合成一个装置的胰岛素泵，被称为传感器增强型胰岛素泵。已将传感器和胰岛素泵的功能整合到一个可用装置中——"闭环式"系统。可根据感测的葡萄糖浓度自动判定基础胰岛素给药。整合装置使用计算机控制算法建立混合闭环式胰岛素给药系统，起到人工胰腺的作用。在临床试验中，已经证明此系统能降低夜间低血糖发生风险并改善血糖控制情况，包括儿童。有些型号配有智能手机应用程序，可用于监测血糖水平和胰岛素给药剂量。传感器和传感器增强型泵的使用越来越多。

提醒患者在同一身体区域内轮换注射部位。英国药品和医疗产品监管署（MHRA）建议，这样做是为了防止或减少注射部位发生皮肤淀粉样变性（胰岛素脂肪营养不良）的风险，皮肤淀粉样变性可能会导致糖尿病控制不佳，因为淀粉样物质可导致胰岛素吸收不足。

（3）成人患者的胰岛素辅助治疗

若成人患者体重指数（BMI）为25 kg/m²或更高，并且希望在尽量减少有效胰岛素剂量的同时改善血糖控制，那么可考虑在胰岛素治疗的基础上加用二甲双胍。然而，关于这种方案的益处，仍然存在争议。

（三）免疫疗法

1型糖尿病是由细胞毒性T细胞所介导的自身免疫性疾病。目前多种针对新发疾病治疗药物已在研究阶段。已发现非抗原特异性系统性免疫治疗，包括T细胞抑制剂（环孢素）、生长抑制剂（甲氨蝶呤、硫唑嘌呤）和抗胸腺细胞球蛋白等有很强的不良反应。尽管使用环孢素确实可在短期内降低胰岛素需求，但它具有肾毒性，且对β细胞的作用也会在治疗停止后减弱。在某些患者中，诊断为1型糖尿病的3个月内使用重组谷氨酸脱羧酶的抗原特异性疫苗，可以刺激C肽的分泌。一些研究1型糖尿病患者治疗的试验仍在进行阶段，包括有关树突状细胞、间充质干细胞、输脐带血和在其他疾病中使用的免疫调节剂，如粒细胞集落刺激因子或肿瘤坏死因子α抑制剂等。

（四）胰岛细胞移植和胰腺移植

移植的胰岛细胞通过门静脉注入患者体内。胰岛细胞在肝脏定植，并产生胰岛素。经此手术的患者术后需要进行免疫抑制剂的治疗。目前该术获得初步的成功，但是长远来看，其结果仍不甚满意。即使在最好的研究中心，仅有低于50%的患者在1年内不再需要胰岛素治疗，5年内仅10%的患者不再需要胰岛素治疗。

胰腺移植不一定成功，此类手术存在严重风险，这些风险比糖尿病本身更危险。

五、早期治疗干预和预防

1型糖尿病是在具有遗传的基础上，在某种环境因素的诱导下发生的一种胰岛β细胞自身免疫性疾病，随着对1型糖尿病大规模高危人群及临床前期患者筛查研究的进展，如何实施早期干预治疗，以预防或延缓糖尿病的发生，日益受到重视。

针对1型糖尿病的发病阶段，可将免疫干预划分为：①临床前期免疫干预，针对1型糖尿病前期，此为一级预防，旨在阻止或减少1型糖尿病的发生。②临床期免疫干预：针对缓慢进展型1型糖尿病（即LADA的非典型阶段）、1型糖尿病蜜月期、初发1型糖尿病（病程＜2个月）为二级预防，目的是保留残存的胰岛β细胞功能，推迟1型糖尿病的出现和减少酮症酸中毒发生；主要是调控机体免疫功能，防止糖尿病急、慢性并发症的发生和发展。目前免疫干预治疗的一个重点是免疫耐受研究。

（王艳冰）

第四节　多囊卵巢综合征

多囊卵巢综合征（PCOS）是常见的妇科内分泌疾病，以长期无排卵和高雄激素血症为基本特征，普遍存在胰岛素抵抗，临床表现异质性，约50%的PCOS患者超重或肥胖。育龄妇女中PCOS的患病率是5%～10%，而在无排卵性不育症患者中的发病率高达30%～60%。近年来的研究发现，该疾病的功能紊乱远超出生殖轴，由于存在胰岛素抵抗，常发展为2型糖尿病、脂代谢紊乱及心血管疾病等；且PCOS患者的代谢综合征的患病率为正常人群的4～11倍。

一、病因

PCOS的确切病因至今尚不是很清楚，现有的研究表明，PCOS发病与遗传因素（如肥胖、2型糖尿病、脂溢性脱发、高血压等家族史），以及宫内环境、出生后的饮食结构、生活方式等密切相关，提示PCOS可能是遗传与环境因素共同作用的结果。

（一）遗传学因素

研究发现PCOS患者有明显的家族聚集性，如具有肥胖、2型糖尿病、脂溢性脱发、高血压等家族史者，其PCOS的发生率较高。

目前发现可能与PCOS发生有关的基因主要有以下几类：①与甾体激素合成和作用相关的基因，如胆固醇侧链裂解酶CYP11A、CYP17、CYP19、CYP21等。②与促性腺激素作用和调节相关的基因，如*LH*受体基因、卵泡抑素基因、*AFSH*基因、*SHBG*基因等。③与糖代谢和能量平衡相关的基因，如胰岛素基因、胰岛素受体基因、*IRS*基因、钙激活酶基因、胰岛素样生长因子系列基因、*PPAR-γ*、*Calpair10*基因等。④主要组织相容性位点。⑤编码炎症因子的基因：*PON*-1基因、*TNF-α*、*TNFR*2基因、*IL*-6基因等。⑥调节基因和表型表达的一些遗传结构变异，如端粒酶等。

（二）环境因素

近年来发现PCOS患者的高胰岛素或高血糖血症可能通过影响胎儿宫内环境导致子代出生后生长发育及代谢异常；并且出生后饮食结构、生活方式也可以影响PCOS的发生、发展。

二、病理生理

PCOS病理生理的基本特征有：①长期排卵功能障碍。②雄激素过多。③卵巢呈多囊样改变伴间质增生。④胰岛素抵抗（IR）。PCOS存在激素异常的交互影响，但始动因素至今尚未阐明。以下讨论PCOS病理生理机制及相互关系。

（一）雄激素过多症

正常女性循环中的雄激素有雄烯二酮、睾酮、脱氢表雄酮及硫酸脱氢表雄酮，主要来源于卵巢和肾上腺，少部分来源于腺外转化；PCOS患者的卵巢及肾上腺分泌的雄激素均增多，其机制如下：

1. 肾上腺功能初现亢进

早在1980年，Yen就提出了PCOS起于青春期的肾上腺功能初现亢进，使肾上腺分泌的雄激素出现一过性增多，并导致垂体促性腺激素的脉冲分泌模式发生异常，致使卵巢继续分泌过多的雄激素。但关于PCOS肾上腺功能初现时雄激素分泌过多的机制尚不清楚，可能与肾上腺P450c17α酶系统活性增加有关。

2. 促性腺激素分泌异常

PCOS患者垂体LH的合成量增加，其脉冲分泌的幅度和频率增加，使循环中黄体生成素（LH）水平增高，而卵泡刺激素（FSH）分泌正常或稍低于正常水平，从而使血中LH/FSH比值增加。过高的LH可促进卵巢内间质及卵泡膜细胞雄激素（包括睾酮和雄烯二酮）分泌过多；LH也可促进卵巢内IGF–I的活性，而IGF–I与卵巢内卵泡膜IGF–I受体结合是促进卵巢雄激素产生的又一条途径。

但关于PCOS促性腺激素LH分泌异常的机制，尚未完全阐明。早期的理论认为，过多的雄烯二酮在外周转化为雌酮，后者能促进LH的分泌。但是近年的研究发现，给予正常女性及PCOS患者外源性雌酮并没有增加基础状态下及GnRH刺激下的LH的分泌。另外，给予外周芳香化酶抑制剂阻断雄烯二酮向雌酮的转化，未发现LH的脉冲频率降低；因此目前的研究资料尚不足以证实雌酮能引起PCOS促性腺激素分泌异常的说法。最近有研究显示，过多的雄激素本身能干扰下丘脑–垂体卵巢轴的正负反馈机制，促进垂体LH的释放，从而引起LH的异常升高；另外，也有研究显示LH过多的原因之一是由于垂体对LHRH（黄体生成素释放激素）的敏感性增加所致。

因此，LH是促进PCOS卵巢分泌雄激素的主要激素之一；而过高的雄激素又可促进LH的释放，从而形成PCOS雄激素过多的恶性循环。

3. 性激素结合球蛋白（SHBG）

循环中的SHBG由肝脏产生，可与循环中的两种性激素即睾酮和雌二醇结合，从而调控这两种性激素的活性，只有不与SHBG结合的游离的性激素才具有生物活性。PCOS循环中升高的雄激素可抑制肝脏产生SHBG，从而降低循环中SHBG，继而使游离睾酮和游离雌二醇水平均增高。PCOS患者的高雄激素体征除了与雄激素产生过多有关，还与其活性形式——游离睾酮增加有关。

4. 高胰岛素血症

早在1980年，Burghen等就发现PCOS患者的循环中胰岛素水平增高，之后又相继出现类似报道，究其原因胰岛素水平升高是由胰岛素抵抗引起的。在病情早期，PCOS

患者胰岛β细胞通过分泌过多的胰岛素以克服IR，从而使PCOS患者血中的胰岛素水平升高，形成高胰岛素血症。胰岛素是调节糖代谢的激素，也是卵巢行使正常功能的重要激素。但是过高的胰岛素对卵巢和肾上腺两个内分泌腺的雄激素分泌均具有促进作用，其机制是胰岛素对卵巢合成雄激素的酶（P450c17α酶系统）具有促进作用，并上调卵巢内卵泡膜细胞的LH受体，从而增强LH促进雄激素生成的作用。另外，胰岛素也可抑制肝脏SHBG的合成，从而使循环中SHBG进一步降低，导致游离睾酮的生物学活性进一步升高。

5. IGF-1和IGFBPI-1系统

卵巢及循环中IGF-1的活性受其结合蛋白（IGFBP-1）的调节。PCOS患者卵巢中IGF-1活性的增加不仅与循环中LH过度刺激有关，同时也与高胰岛素血症有关；胰岛素可通过上调卵巢IGF-1受体数目而放大胰岛素自身及IGF-1的作用。胰岛素还可通过抑制卵巢和肝脏产生IGFBP-1，从而进一步导致卵巢局部和循环中游离IGF-1的升高。目前的研究显示，IGF-1促进雄激素产生的可能机制包括：

1）IGF-1可以促进GnRH基因的表达，增加基础的和GnRH刺激的促性腺激素的释放。

2）IGF-1协同LH刺激雄激素的产生。

3）由于IGF-1/IGFBP-1比率降低，IGF-1生物利用度升高，起到类促性腺激素的作用。

4）促进雄激素合成关键酶细胞色素P45017酶mRNA和Ⅱ型3-β羟甾脱氢酶mRNA的表达，导致雄激素的合成增加。

5）IGF-1能增强外周5α还原酶的活性，雄激素水平的升高也可以促进5α还原酶活性，造成外周双氢睾酮（DHT）生成增加，从而加重高雄激素体征。

（二）卵巢多囊样改变

正常卵泡从始基卵泡自主发育到窦前卵泡，再到窦腔卵泡以及最后发育到成熟卵泡的过程中，经历初始募集、自主生长、调控生长、分化及最终成熟的4个阶段；期间经历2次募集，即始基卵泡自主发育的初始募集和窦腔卵泡在FSH作用下的周期性募集。PCOS患者初始募集阶段的卵泡较正常人群明显增多，约是正常者的6倍，而其卵泡进一步发育的周期性募集受到抑制。近来的研究发现，雄激素在早期卵泡发育中起一定作用，过多的雄激素可刺激早期卵泡的生长，增加窦前卵泡及小窦状卵泡的发育，但是会抑制卵泡的周期募集和成熟。研究发现，超声下2～4mm卵泡数量增多与血清雄激素水平呈正相关。雄激素能加速始基卵泡自主发育，但抑制进一步发育的可能机制如下：①雄激素可通过增加卵泡内Bcl-2的表达，抑制Bax及p53的表达，从而抑制了卵泡的凋亡，使小卵泡数目增加。②雄激素可以降低卵泡内的生长分化因子9（GDF-9）水平，增加循环中的LH，通过促进卵泡抑素、抗米勒管激素及前列腺组织生长因子的生成，而最终抑制卵泡的生长。

另外，Durlinger等发现，敲除AMH小鼠卵巢的始基卵泡比正常小鼠的始基卵泡过早耗尽；因此，提出始基卵泡的初始发育受到AMH的抑制。免疫组化的证据显示，PCOS患者早期窦腔卵泡所产生的AMH显著低于正常排卵妇女；大量始基卵泡进入初期募集的多囊卵巢形态可能与缺少AMH对始基卵泡发育的抑制作用有关。

（三）胰岛素抵抗（IR）

研究表明，PCOS患者IR主要的机制是丝氨酸磷酸化异常增加，一方面胰岛素受体丝氨酸残基异常升高的磷酸化导致胰岛素信号通路受到抑制，进而出现葡萄糖代谢异常，导致IR；另一方面，雄激素合成酶（P450c17α酶）丝氨酸磷酸化异常，引起卵巢及肾上腺合成的雄激素增多，导致高雄激素血症。

研究证实，导致PCOS胰岛素抵抗可能还与循环中某些炎症因子和脂肪细胞因子的异常有关：

1. 炎症因子

对PCOS患者的研究发现，一些炎性因子，如血清C-反应蛋白（CRP）、IL-6、IL-18及TNF-α血清浓度升高，这些炎症因子可通过干扰胰岛素信号通路重要分子的表达及活性而引起IR。

1）IL-6：是一个多效能的细胞炎症因子，有研究表明，IL-6与胰岛素抵抗有关，其与胰岛素水平保持着动态平衡，低水平的IL-6可以促进胰岛素分泌，而高水平则抑制其分泌。升高的L-6通过以下机制引起IR：①诱导SOCS蛋白的表达，从而通过抑制IRS21酪氨酸磷酸化，使胰岛素信号传导受阻。②能降低GLUT-4mRNA的表达，削弱胰岛素刺激的葡萄糖转运功能，升高血清游离脂肪酸，促进脂质氧化，抑制脂肪组织脂蛋白脂酶活性等途径对抗胰岛素作用。

2）肿瘤坏死因子-α（TNF-α）：是一种非糖基化蛋白，由多种炎症细胞合成或分泌，脂肪细胞也是其重要来源。PCOS患者TNF-α水平显著高于正常人群，且肥胖者升高更明显。升高的TNF-a通过以下机制引起IR：①减少IRS-1的酪氨酸磷酸化，抑制胰岛素信号传导。②促进脂肪分解，增加游离脂肪酸，间接影响胰岛素敏感性。③下调脂肪细胞中多种重要的信号分子或蛋白表达，从而导致IR。

3）C反应蛋白（CRP）：是炎症急性期反应蛋白，主要受循环IL-6和TNF-α的调节。当CRP水平升高激活慢性免疫系统，则发生炎症反应。研究表明，PCOS患者血CRP水平明显升高。CRP导致IR的作用机制：主要是促进TNF-α释放，干扰胰岛素的早期信号转导；抑制脂肪合成，增加脂肪分解和纤溶酶原激活抑制因子（PAI-1）的分泌；抑制GLUT4、PPARγ的表达，加重IR。

2. 脂肪细胞因子

脂肪组织为内分泌器官已成为学术界的共识，许多脂肪细胞因子如瘦素、脂联素、抵抗素相继被发现与IR有关。近年研究发现，这些脂肪细胞因子在PCOS患者IR的发展中也起一定作用。

1）瘦素：众多研究证实，瘦素与胰岛素之间具有双向调节作用，胰岛素可刺激体外培养的脂肪组织瘦素mRNA表达，瘦素可通过干扰胰岛素信号通路而加重IR。Remsberg等也发现，PCOS患者IR、雄激素水平及体重指数（BMI）与瘦素水平有关系。肥胖患者瘦素分泌增加，因此肥胖患者瘦素是加重IR的重要因素。

2）脂联素：通过干预机体糖脂代谢途径，参与了IR相关疾病的发生发展过程，低脂联素血症的程度与IR及高胰岛素血症具有显著相关性。Carmina等比较了年龄、BMI相匹配的52名PCOS妇女与45名正常排卵的妇女性激素水平、IR参数和脂联素水平，发现患者脂联素水平明显降低，这可能导致患者脂肪分布与功能异常。Ardawi等认为，无论是

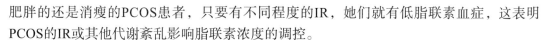

肥胖的还是消瘦的PCOS患者，只要有不同程度的IR，她们就有低脂联素血症，这表明PCOS的IR或其他代谢紊乱影响脂联素浓度的调控。

3. 雄激素

高胰岛素可引起高雄激素血症如上述，但是研究也证实，高雄激素血症也可引起IR。呈中枢性肥胖的女性体内的游离雄激素水平普遍高于正常对照组，且胰岛素抵抗的程度也较正常对照组明显加重。Cohen等发现，滥用雄激素的女运动员普遍存在胰岛素抵抗。再生障碍性贫血的患者给予雄激素治疗后，可出现葡萄糖耐量异常以及胰岛素水平升高。Givens等发现，分泌雄激素的肿瘤患者存在的黑棘皮病（胰岛素抵抗的重要的临床体征），在手术切除肿瘤后得以明显改善。近年有一项研究发现，高雄激素血症的患者给予螺内酯、氟他胺及GnRH-a等降雄激素药物治疗后，其胰岛素抵抗均得到明显改善。高雄激素血症引起IR可能机制为：①雄激素可能直接或间接影响体内葡萄糖的代谢而导致高胰岛素血症。②雄激素也可直接抑制外周及肝脏内胰岛素的作用而导致高胰岛素血症。Ciaraldi等发现，PCOS患者脂肪细胞上的胰岛素受体及其激酶活性并未见异常，而葡萄糖摄取能力明显下降；故推测PCOS患者的胰岛素抵抗是由胰岛素受体后环节缺陷引起的，并可能与雄激素水平升高有关。另外，雄激素还可以增加游离脂肪酸的生成，从而抑制肝脏胰岛素的清除而引起高胰岛素血症，进而导致胰岛素抵抗。

（四）排卵障碍

PCOS排卵障碍的机制包括卵巢的内分泌调控激素及卵巢局部因子的异常。

1）FSH不足，LH过高：PCOS患者卵泡数量的增多，产生过多的抑制素B（INHB）及其分泌的雌激素可抑制垂体FSH的释放。FSH是卵泡进入周期募集和进一步发育的关键激素；卵泡不能有突破性生长的主要原因可能是PCOS患者循环中FSH偏低。另外，PCOS患者循环中的LH持续升高，常促使已发育为窦腔期的卵泡闭锁或过早黄素化。

2）卵巢局部因子比例失衡：研究发现，PCOS对FSH的反应性较正常对照组降低与其卵巢局部产生一些抑制FSH作用的因子有关。目前研究比较多的是AMH，AMH是由生长卵泡的颗粒细胞分泌，可抑制FSH作用，但机制尚不清楚。正常情况下，FSH与AMH之间存在着平衡。

当循环中FSH水平上升时，FSH与AMH比例增加，可增强芳香化酶的活性，促进卵泡正常发育及周期募集，最终发育成熟；成熟卵泡分泌的INHB反过来又抑制垂体FSH的分泌，这样周而复始。在PCOS患者体内，AMH与FSH之间失去了这种平衡，使FSH与AMH比例降低，从而抑制了芳香化酶的作用，最终抑制卵泡的发育，导致排卵障碍。

另外，也有研究发现高胰岛素血症能影响颗粒细胞的分化。体外试验证实，胰岛素能增加颗粒细胞对LH的反应能力，提示PCOS无排卵妇女的胰岛素升高，可能也是卵泡期促进卵泡闭锁的主要原因之一。

（五）并发症

1. 代谢综合征（MS）

包含肥胖、糖尿病、高血压、血脂异常四大组分。PCOS是发生MS的高风险人群，这主要与胰岛素抵抗有关；胰岛素抵抗是代谢综合征四大组分的中心环节。一项回顾性研究发现，161名3年以上病史的PCOS患者的代谢综合征的发生率高达43%，而在年龄相匹配的普通人群中代谢综合征的发生率仅为24%。该项研究发现PCOS患者的代谢综合征的各个组分的发生率如下：HdLc降低的发生率为68%，BMI增高的发生率67%，高血压45%、高TG35%、高血糖4%。

1）肥胖：PCOS患者中肥胖的发生率为10%～50%，主要与基因易感性密切相关。肥胖可反过来加重PCOS的病情发展。与非肥胖的PCOS患者相比较，肥胖的PCOS患者循环中的SHBG、HdL下降，而循环中的LdL水平是升高的。50%～60%的PCOS患者表现为腹型肥胖，后者可加重高雄激素血症及高胰岛素血症。高胰岛素血症可通过增加脂肪细胞对葡萄糖的摄取、甘油三酯的合成，可导致肥胖的产生。

2）脂代谢异常：PCOS患者与正常人相比发生脂代谢异常的相对危险度为1.8。由于高胰岛素血症、高雄激素血症均可以影响脂蛋白的脂代谢，故PCOS患者出现脂代谢异常的比例可高达70%。高胰岛素血症可促进极低密度脂蛋白（VLdL）和中间密度脂蛋白（IdL）等富含TG脂蛋白（TRL）的生成，并抑制VLdL的清除，抑制高密度脂蛋白（HdL）的合成，促进HdL的分解，并增加肝脂肪酶（HL）的活性，促进脂解，引起FFA增多，后者刺激肝脏合成及分泌大量的TG。睾酮也可降低HdLc的合成。故PCOS IR患者可出现高VLdL、高LdL血症、低HdL血症及高TG血症等脂代谢紊乱。

3）非酒精性脂肪肝（NAFLD）：NAFLD是比较复杂的多因素疾病。胰岛素抵抗在NAFLD的发生发展中起着重要的作用。

4）高血压：PCOS患者出现高血压是与胰岛素抵抗密切相关。其可能机制：①高胰岛素可激活RAAS系统，后者可增加肾脏对钠的重吸收，使血压升高。②高胰岛素血症使Na^+/K^+-ATP酶的活性降低，造成细胞内高钠导致细胞水肿，同时Ca^{2+}-ATP酶活性降低，细胞内钙浓度增加，提高小动脉血管平滑肌对血管加压物质的反应。③通过刺激交感神经系统引起血管收缩。④通过刺激IGF-1的生成及活性增加，引起血管平滑肌的肥大，使动脉内膜增厚，最终导致器质性动脉硬化性高血压。故PCOS患者发生高血压及冠心病的风险较正常女性明显增高。

5）糖尿病：IR失代偿时，可导致糖耐量异常、糖尿病。研究发现，每年PCOS患者由糖耐量异常发展到糖尿病的比率（2%→10.75%）较正常女性（1%→7%）要高。40岁以下的PCOS患者中35%为糖耐量异常，10%为糖尿病。

PCOS患者表现为全身性IR。高胰岛素血症可使肝糖原的产生及分泌增多，引起空腹血糖升高，导致肝抵抗；骨骼肌对胰岛素的敏感性下降，葡萄糖摄取减少，肌糖原生成、贮存减少，导致肌抵抗；脂解作用增强，游离脂肪酸（FFA）生成增多，使血浆中FFA浓度升高，增高的FFA可同时促进肝糖原异生，并抑制肌肉细胞胰岛素介导的葡萄糖转运活动；另外，在IR状态下，胰岛β细胞功能缺陷失代偿时，血糖升高。升高的血糖不仅抑制胰岛素分泌，同时也抑制肌肉细胞胰岛素刺激的葡萄糖转运和肌糖原的合成，进一步加重IR，形成恶性循环。

6）阻塞性睡眠呼吸暂停（OSA）：PCOS患者发生阻塞性睡眠呼吸暂停的概率是正常女性的5～30倍，但目前机制不明。与年龄、体重指数、雄激素等因素相比，IR是OSA的更强有力的预测因子。

7）血浆黏度与促血栓状态：血浆黏度是血液流变学中很重要的一个观察指标，主要受循环中一些大分子影响，如纤维蛋白原、免疫球蛋白以及脂蛋白，血浆黏度升高说明机体组织内的血流阻力是增加的。血浆黏度与空腹胰岛素及胆固醇的水平密切相关。

高胰岛素血症通过抑制纤维蛋白溶解、增加纤溶酶原激活物抑制剂1（PAI1），进而促进血栓状态的形成。

8）内皮功能与代谢性炎症：PCOS患者出现内皮功能异常的可能机制：①NO的合成及释放减少。②引起血管收缩的物质增加。③高胰岛素可直接引起血管内皮及血管平滑肌肥大。

PCOS患者循环中的炎症因子水平较正常女性明显升高，为持续低度炎症，即代谢性炎症状态。目前的研究认为，PCOS的代谢性炎症可进一步加重PCOS的代谢紊乱。

2. PCOS子宫内膜样腺癌

PCOS患者由于长期无排卵，子宫内膜在无孕激素保护的雌激素长期作用下，容易发生增生病变，甚至发生子宫内膜样腺癌。研究发现，PCOS患者发生子宫内膜样腺癌的风险是正常人群的4倍；PCOS患者中子宫内膜样腺癌发生率为19%～25%。近年发现PCOS患者的子宫内膜增生病变除了与雌激素长期作用有关外，还与胰岛素作用下的局部IGF-1及其活性的增高有关。有些子宫内膜增生病变的PCOS患者对孕激素治疗不敏感，孕激素治疗不敏感的可能机制：局部生长因子尤其是IGF-1，具很强的促有丝分裂作用，并可促进雌激素受体表达，使雌激素作用增强，导致子宫内膜细胞不断增生；另外局部生长因子抑制内膜细胞的凋亡，而且升高的胰岛素样生长因子能增加内膜细胞VEGF合成，促进LHRH和LH释放，降低体内脂联素水平等，因此能抑制孕激素对子宫内膜的保护作用。

三、临床表现

（一）月经失调

见于75%～85%的PCOS患者。可表现为月经稀发（每年月经次数≤6次）、闭经或不规则子宫出血。

（二）不育症

一对夫妇结婚后同居、有正常性生活（未避孕）1年尚未怀孕者称为不育。须检查排除男方和女方输卵管异常，并确认无排卵或稀发排卵。

（三）雄激素过多症

1）痤疮：PCOS患者中15%～25%有痤疮，病变多见于面部，前额、双颊等，胸背、肩部也可出现。痤疮的分级：轻中度者以粉刺、红斑丘疹、丘脓疱疹为主；重度者以脓疱结节、囊肿、结疤炎症状态为主。

2）多毛症：性毛过多指雄激素依赖性体毛过度生长，PCOS患者中患多毛症者为65%～75%。

（四）肥胖

以腹型肥胖为主，临床上以腰围（WR）或腰臀比（腰cm/臀cm，WHR）表示肥胖的类型。若女性WR≥85cm，或WHR≥0.8可诊断为腹型肥胖。

（五）黑棘皮病

是严重胰岛素抵抗的一种皮肤表现，常在外阴、腹股沟、腋下、颈后等皮肤皱褶处呈灰棕色、天鹅绒样片状角化过度，有时呈疣状。0级：无黑棘皮病；1+级：颈部和腋窝有细小的疣状斑块，伴/不伴有受累皮肤色素沉着；2+级：颈部和腋窝有粗糙的疣状斑块，伴/不伴有受累皮肤色素沉着；3+级：颈部和腋窝及躯干有粗糙的疣状斑块，伴/不伴有受累皮肤色素沉着。

四、诊断标准

（一）诊断

不论症状还是生化异常PCOS患者均呈现种族和个体差异。多年来对PCOS的诊断一直存在争议。国际上陆续推出4个标准：

1. 1990年NIH标准

1990年美国国立卫生研究院（NIH）对PCOS诊断标准包括以下两项（按重要性排序）：①雄激素过多症及（或）高雄激素血症。②稀发排卵。但需排除以下高雄激素疾病，如先天性21-羟化酶缺乏、库欣综合征、高催乳素及分泌雄激素的肿瘤等。该标准包括了3种基本表现型：①多毛、高雄血症及稀发排卵。②多毛及稀发排卵。③高雄血症及稀发排卵。

2. 2003年鹿特丹标准

随着诊断技术的进展、阴道超声的广泛应用，许多学者报道超过50%的PCOS患者具有卵巢多囊改变特征，2003年由美国生殖医学会（ASRM）及欧洲人类生殖与胚胎协会（ESHRE）在鹿特丹举办专家会对PCOS诊断达成新的共识，加入了关于卵巢多囊改变的标准，并提出PCOS需具备以下三项中的两项：①稀发排卵及（或）无排卵。②雄激素过多的临床体征及（或）生化指标。③卵巢多囊改变。同样需排除其他雄激素过多的疾病或相关疾病；此标准较NIH标准增加了两个新的表型：①多囊卵巢、多毛和（或）高雄血症，但排卵功能正常。②多囊卵巢、排卵不规则，但没有雄激素增多症。此标准的提出引起医学界广泛争论，支持该标准的一方认为该标准提出新表型，对病因和异质性的认识有帮助；反对的一方则认为，该标准提出的新表型尚缺乏资料，且两种新表型的临床重要性不确定。

3. 2006年AES标准

2006年美国雄激素过多协会（AES）对PCOS又提出如下标准，必须具备以下两项：①多毛及（或）高雄激素血症。②稀发排卵及（或）多囊卵巢。此标准同样需排除其他雄激素过多或相关疾病，与鹿特丹标准不同的是此标准强调必须具备第一条。

4. 2013美国内分泌学会标准

为了进一步扩大共识、规范操作，美国内分泌学会颁布了PCOS的诊断指南，本指南沿用2003年鹿特丹诊断标准，即符合以下三条中的两条，并排除其他疾病导致的类似临床表现，即可诊断PCOS：①雄激素过多的临床和（或）生化表现，如多毛、痤疮、雄激素性脱发、血清总睾酮或游离睾酮升高。②稀发排卵或无排卵。③卵巢多囊样改变，即单侧卵巢体积增大超过10ml（排除囊肿及优势卵泡）或单侧卵巢内有超过12个的直径2～9mm卵泡。指南指出，如果患者存在高雄激素的临床表现，且合并女性男性化，那么血清雄激素测定可以不作为诊断必需。同样，若患者同时存在高雄激素体征和排卵障碍，那么卵巢超声表现可以不作为诊断必备条件。另外，该指南推荐所有患者筛查TSH、催乳素及17-羟孕酮，来除外一些常见的可致相似临床表现的疾病。该指南特别提出对于青春期、育龄期、围绝经期及绝经后女性诊断侧重点不同。对于青春期女性，诊断应基于临床和（或）生化高雄激素表现及持续性稀发月经，并除外其他原因导致的高雄激素表现。

2011年中国的妇科内分泌专家提出了中国PCOS的诊断标准：①疑似PCOS：月经稀发或闭经或不规则子宫出血是诊断必须条件。另外再符合下列两项中的一项即可诊断为疑似PCOS：高雄激素的临床表现或高雄激素血症；超声表现为PCO。②确定诊断：具备上述疑似PCOS诊断条件后还必须逐一排除其他可能引起高雄激素的疾病和引起排卵异常的疾病才能确定诊断。③排除疾病：下丘脑性闭经、甲状腺功能异常、高催乳素血症、迟发型肾上腺皮质增生、卵巢或肾上腺分泌雄激素肿瘤等。

（二）实验室测定

1. 雄激素的测定

正常妇女循环中雄激素有睾酮、雄烯二酮、去氢表雄酮及其硫酸盐4种。临床上常规检查项目为血清总睾酮及硫酸脱氢表雄酮。目前尚缺乏我国女性高雄激素的实验室诊断标准。

2. 促性腺激素的测定（LH、FSH）

研究显示PCOS患者LH/FSH比值>2～3，但这一特点仅见于无肥胖的PCOS患者。由于肥胖可抑制GnRH/LH脉冲分泌振幅，使肥胖PCOS患者LH水平及LH/FSH比值不升高，故LH/FSH比值不作为PCOS的诊断依据。

（三）盆腔超声检查

多囊卵巢（PCO）是超声检查对卵巢形态的一种描述。根据鹿特丹专家共识PCO超声相的定义为：一个或多个切面可见一侧或双侧卵巢内直径2～9mm的卵泡≥12个，和（或）卵巢体积≥10ml（卵巢体积按0.5×长径×横径×前后径计算）。注意：超声检查前应停用口服避孕药至少1个月，在规则月经患者中应选择在周期第3～5天检查。稀发排卵患者若有卵泡直径>10mm或有黄体出现，应在下个周期进行复查。除未婚患者外，应选择经阴道超声检查；青春期女孩应采用经直肠超声检查。

（四）基础体温（BBT）测定

PCOS患者应于每天早晨醒后立即测试舌下体温（舌下放置5分钟），至少一个月经周期，并记录在坐标纸上。测试前禁止起床、说话、大小便、进食、吸烟等活动。根据体温曲线的形状可以了解有无排卵，并估计排卵日期，早期诊断妊娠。

五、鉴别诊断

PCOS的鉴别诊断临床上引起雄激素过多的疾病很多，在诊断PCOS的高雄激素血症时，需要排除这些疾病。

（一）先天性肾上腺皮质增生症

引起雄激素过多的先天性肾上腺皮质增生症（CAH）有两种：21-羟化酶缺陷和11β羟化酶缺陷。21-羟化酶缺陷是最常见的先天性肾上腺皮质增生症，占CAH总数的90%～95%，11β-羟化酶缺陷较罕见。根据临床表现21-羟化酶缺陷可分为3种：失盐性肾上腺皮质增生症、单纯男性化型和非典型肾上腺皮质增生症，后者又被称为迟发性肾上腺皮质增生症；其中容易与PCOS相混淆的是非典型肾上腺皮质增生症。临床上诊断非典型肾上腺皮质增生症依靠内分泌测定，其中最重要的是血17-羟孕酮水平的测定。非典型肾上腺皮质增生症者的血17-羟孕酮和血孕酮水平升高、FSH水平正常、LH水平升高、睾酮水平轻度升高、DHEAS水平升高。如果血17-羟孕酮水平<2ng/ml，则可排除非典型肾上腺皮质增生症；如果>10ng/ml，则可诊断为非典型肾上腺皮质增生症；如果血17-羟孕酮水平为2~10ng/ml，则需要做ACTH试验。静脉注射ACTH60分钟后，测定血17-羟孕酮水平，如果>10ng/ml，则可诊断为非典型肾上腺皮质增生症，否则排除该诊断。

（二）分泌雄激素的肿瘤

有卵巢卵泡膜细胞瘤、卵巢支持-间质细胞肿瘤、卵巢类固醇细胞肿瘤和肾上腺分泌雄激素的肿瘤。如果存在分泌雄激素的肿瘤，患者体内的雄激素水平会异常升高，通常血睾酮水平超过3ng/ml。影像学检查可协助诊断，通常会发现肾上腺或卵巢的包块，确诊依赖手术病理检查。

（三）Cushing综合征

Cushing综合征患者也有高雄激素血症，但患者最突出的临床表现是由皮质醇过多引起的，如满月脸、向心型肥胖等。血皮质醇和ACTH水平升高可资鉴别。

（四）多卵泡卵巢

主要特征为卵泡增多，而间质无增生。患者体重偏轻，用GnRH脉冲治疗或增加体重可诱发排卵，卵巢形态恢复正常，多属下丘脑功能不足型闭经。

（五）泡膜细胞增生症

本症系一种男性化综合征。卵巢间质中，于远离卵泡处见弥漫散在黄素化的增生的泡膜或间质细胞群，而与PCOS的区别在于PCOS的黄素化泡膜细胞一般皆局限于卵泡周围。两者之间的临床和卵巢组织学上有许多相仿之处，泡膜细胞增生症者比PCOS更肥胖、更男性化，睾酮水平高于PCOS，为5.205~6.94nmol/L（150~200ng/dL），DHEA-S则正常。卵巢的变化可能继发于增多的LH，有人认为可能是同一病理生理过程中的不同程度。

六、治疗

（一）治疗原则

按有无生育要求及有无并发症分为基础治疗、并发症治疗及促孕治疗三方面。基础治疗是指针对PCOS患者月经失调、雄激素过多症、胰岛素抵抗及肥胖的治疗，包括控制月经周期治疗、降雄激素治疗、降胰岛素治疗及控制体重治疗四方面。治疗目的：促进排卵功能恢复，改善雄激素过多体征，阻止子宫内膜增生病变和癌变，以及阻止代谢综合征的发生。以上治疗可根据患者的情况，采用单一或两种及以上治疗方法联合应用。并发症的治疗指对已发生子宫内膜增生病变或代谢综合征，包括糖耐量受损、2型糖尿病、高血压等的治疗。促孕治疗包括药物促排卵、卵巢手术促排卵及生殖辅助技术，一般用于基础治疗后仍未受孕者；但任何促孕治疗应在纠正孕前健康问题后进行，以降低孕时并发症。

（二）治疗方法

1. 基础治疗

（1）降体重疗法

肥胖型PCOS患者调整生活方式（饮食控制和适当运动量）是一线治疗。早在1935年就发现肥胖是该综合征的常见症状，但长期以来未将降体重作为该综合征肥胖患者的常规治疗方法。很多观察性研究资料发现，减重能促进PCOS患者恢复自发排卵。一项为期15年的对照前瞻性的研究发现，减重能降低10年内糖尿病及8年内高血压的发病率；并有研究表明，限制能量摄入是减重和改善生殖功能最有效的方法，甚至有时在体重仍未见明显下降时，生殖功能已得到了明显的改善，这可能与能量摄入减少有关。最早的一项关于低卡路里饮食摄入的观察性研究发现，20例肥胖的患者（14例PCOS，6个为高雄激素血症–胰岛素抵抗–黑棘皮病患者）予低卡路里饮食8个月，结果明显降低了胰岛素及雄激素水平，随后的多项研究也进一步证实此结果。有证据指出，肥胖患者予低糖饮食有益于改善其高胰岛素血症。2008年的欧洲生殖与胚胎学会/美国生殖医学会（ESHRM/ASRM）共识建议肥胖型PCOS患者首选低糖饮食。2009年国外学者对14项随机对照研究的荟萃分析的资料显示（其中仅2项研究为PCOS患者），对于肥胖者，不论是否为PCOS患者，生活方式的改变（生活习惯及饮食控制）是其一线治疗的方法。但是对不同食物结构组成对减重疗效的评估目前尚缺乏大样本研究，故不同的食物结构对控制体重的效果仍不明确。

运动也是控制体重的方法之一，它可提高骨骼肌对胰岛素的敏感性，但关于单纯运动对PCOS生殖功能恢复的作用的研究很少。在一项临床小样本研究中未证实单独运动对减重有效。另外，也有采用药物减重的报道，如采用胰岛素增敏剂二甲双胍抑制食欲的作用；研究证实二甲双胍治疗肥胖型PCOS时，能使体重有一定程度的下降，并能改善生殖功能。一项应用大剂量的二甲双胍（大于1500mg/d）或服用时间大于8周治疗肥胖患者的临床研究表明，二甲双胍组比安慰剂组能明显减轻体重。但是改善生活方式联合大剂量的二甲双胍能否达到更好的协同作用尚缺乏大样本的研究。此外，对饮食运动控制饮食效果并不明显者，美国国家心肺循环研究中心及Cochrane系统综述建议如下：对于BMI大于30kg/m^{2}且无并发症的肥胖患者，或BMI大于27kg/m^{2}并伴并发症的患者可给予西布曲明食欲抑制剂治疗；而对于BMI大于40kg/m^{2}的患者可采用手术抽脂减重。但上述方式对生殖功能的影响未见报道。

（2）控制月经周期疗法

由于PCOS患者长期无排卵，子宫内膜长期受雌激素的持续作用，而缺乏孕激素拮抗作用，其发生子宫内膜增生性病变，甚至子宫内膜癌的概率明显增高。定期应用孕激素或给予含低剂量雌激素的雌孕激素联合的口服避孕药（OCPs）能很好地控制月经周期，起到保护子宫内膜，阻止子宫内膜增生性病变的作用。并且定期应用孕激素或周期性应用COC能抑制中枢性LH的分泌，部分患者停用口服避孕药后恢复自发排卵。因此对于无排卵PCOS患者应定期采用孕激素或口服避孕药疗法以保护子宫内膜及控制月经周期，阻止因排卵功能失调引起的异常子宫出血及子宫内膜增生性病变，并可能有助于自发排卵功能的恢复。

1）单孕激素用药方法：适合于月经频发、月经稀发或闭经的患者，可采用孕激素后半周期疗法控制月经周期。

用药方法：醋酸甲羟孕酮10mg/d，每次服药8～10天，总量80～100mg/周期；微粒黄体酮200mg/d，每次服药10天，总量2000mg/周期。用药时间和剂量的选择根据患者失调的月经情况而定，月经频发的患者一般在下次月经前3～5天用药；月经稀发、闭经的患者应至少60天用药一次。

2）口服避孕药疗法：雌孕激素联合的口服避孕药（OCPs），如妈富隆（炔雌醇

30μg+去氧孕烯150μg）、达英35（炔雌醇35μg+环丙孕酮2mg）、优思明（炔雌醇30μg+屈螺酮3mg）等。适用于单孕激素控制周期撤药出血较多者，或月经不规则者，及月经过多患者需先用OCPs止血者。

用药方法：调整周期用药方法为，在采用孕激素撤药月经第5天起服用，每天1片，共服21天；撤药月经的第5天重复使用，共3～6个周期为1疗程。

注意事项：OCPs不会增加PCOS患者患代谢性疾病的风险，但有血栓风险；因此，有口服避孕药禁忌证的患者禁用。

（3）降雄激素疗法

适用于有中重度痤疮、多毛及油脂皮肤等严重高雄激素体征需治疗的患者及循环中雄激素水平过高者。目前PCOS患者常用的降雄激素药物主要为OCPs、胰岛素增敏剂、螺内酯及氟他胺。

1）OCPs：除用于PCOS患者调整月经周期，保护子宫内膜，还能通过抑制垂体LH的合成和分泌，从而有效降低卵巢雄激素的产生，所含的雌激素成分（炔雌醇）可有效地促进肝脏合成SHBG，进而降低循环中雄激素的活性。某些OCPs所含的孕激素具抗雄激素作用，如达英35制剂所含的环丙孕酮及优思明所含屈螺酮，均具有抑制卵巢和肾上腺雄激素合成酶的活性及在外周与雄激素竞争受体，因此不仅能有效降低卵巢雄激素的生成，而且也能抑制肾上腺雄激素的产生，并可阻止雄激素的外周作用，从而有效改善高雄激素体征。另外，OCPs还通过抑制LH和雄激素水平缩小卵巢体积。由于环丙孕酮的上述抗雄激素作用为目前具抗雄激素作用孕激素之首，因而含环丙孕酮的达英35为目前抗雄激素作用最强的OCPs。

用药方法：撤药月经的第5天起服用，每天1片，共服21天。用药3～6个月，50%～90%的患者痤疮可减少30%～60%，对部位深的痤疮尤为有效，服药6～9个月后能改善多毛。

2）胰岛素增敏剂：胰岛素增敏剂二甲双胍能降低循环中的胰岛素水平，进而减少卵巢及肾上腺来源的雄激素的合成，并能解除高胰岛素对肝脏合成SHBG的抑制作用，故也能有效地降低循环中雄激素水平及其活性，但其降低雄激素作用的治疗效果一般需3个月，持续服药作用持久；服药期间随着胰岛素及雄激素的下降，排卵功能可恢复。

3）螺内酯及氟他胺：螺内酯通过抑制17-羟化酶和17,20-裂解酶（雄激素合成所需的酶），以减少雄激素的合成和分泌；在外周与雄激素竞争受体，并能抑制5r还原酶而阻断雄激素作用。单独使用螺内酯可使50%的PCOS患者多毛症状减少40%，也可增加胰岛素敏感性。氟他胺则由于其抑制外周5-还原酶而具抗雄激素作用。

用药方法：螺内酯：100mg/d，应用6个月可抑制毛发生长。氟他胺：250mg，每日2次，连续使用6～12个月。

不良反应及用药监测：螺内酯是排钠保钾利尿药，易导致高血钾，使用时应定期监测电解质。螺内酯和氟他胺这两种药物均有致畸作用。另外，由于氟他胺有肝脏毒性已较少使用。

关于以上药物的降雄激素作用及安全性的研究有3项大的荟萃分析。2008年的一项荟萃分析发现，胰岛素增敏剂与OCPs在改善多毛方面的效力相当，但效果不如螺内酯及氟他胺。与此同时，另一项对12个RCT研究所做的荟萃分析发现，螺内酯联合OCPs的作用明显优于单独应用OCPs，而氟他胺联合二甲双胍的作用明显优于单独应用二甲双胍。另外，2009年的一项荟萃分析表明，在调节月经周期和降低雄激素水平上，OCPs优于二甲双胍；但二甲双胍能明显降低胰岛素和甘油三酯水平，3个月以上的长期服药可使患者胰岛素及雄激素水平下降；两者对PCOS患者空腹血糖及胆固醇的影响无统计学差异。

（4）胰岛素抵抗的治疗

有胰岛素抵抗的患者采用胰岛素增敏剂治疗。可降低胰岛素，从而降低循环中的雄激素水平，从而有利于排卵功能的建立及恢复，并可阻止2型糖尿病等代谢综合征的发生。在PCOS患者中常选用二甲双胍，对二甲双胍治疗不满意或已发生糖耐量损害、糖尿病者可加用噻唑烷二酮类药物（TZDs）。

1）二甲双胍：能明显改善有胰岛素拮抗的PCOS患者的排卵功能，使月经周期恢复运转和具有规律性。一项随机对照双盲临床试验证实IR是二甲双胍治疗后排卵功能恢复的预测指标。另外，二甲双胍可明显增加非肥胖型PCOS和青春期PCOS患者排卵率（A级证据）及妊娠率（B级证据），早孕期应用二甲双胍对胎儿无致畸作用（A级证据）。

用法：初始剂量250～500mg/d，逐步增加至目标剂量1500～2550mg/d。

不良反应及用药监测：胃肠道反应最常见，餐中服用可减轻症状。乳酸性酸中毒为罕见的严重不良反应；用药期间每3个月监测肝肾功能。

2）噻唑烷二酮类药物（TZDs）：TZDs为PPARγ受体激动剂，能增强外周靶细胞（肝细胞、骨骼肌细胞、脂肪细胞）对胰岛素的敏感性，改善高胰岛素血症。罗格列酮既往是常用的TZDs，但因其心脏毒性已停用，现多选用安全性较高的吡格列酮；TZDs增加胰岛素敏感性的作用与二甲双胍相仿；对于不能耐受二甲双胍的患者，可考虑吡格列酮，或单用二甲双胍疗效不满意者可加用吡格列酮。但由于其可能的肝脏毒性及胚胎毒性，在服用TZDs期间应监测肝功能并注意避孕。

2. 并发症治疗

1）子宫内膜增生病变的治疗：子宫内膜增生病变的PCOS患者应选用孕激素转化子宫内膜。对于已发生子宫内膜样腺癌的患者应考虑手术治疗。

2）代谢综合征的治疗：对于已出现高血压、高脂血症、糖尿病的患者，建议同时内科就诊。

3. 促孕治疗

由于PCOS患者存在胰岛素抵抗，故在妊娠期发生妊娠糖尿病或妊娠期合并糖尿病、妊娠高血压、先兆子痫、妊娠糖尿病、早产及围产期胎儿死亡率的风险明显增高，故应引起重视。2008年，ESHRM/ASRM关于PCOS不育的治疗已达成共识，认为对PCOS患者采用助孕干预开始之前应该首先改善孕前状况，包括通过改善生活方式、控制饮食及适当运动降体重，以及降雄激素、降胰岛素和控制月经周期等医疗干预。部分患者可能在上述措施及医疗干预过程中恢复排卵；但在纠正高雄激素血症及胰岛素抵抗后仍未恢复排卵者可考虑药物诱发排卵。

1）一线促排卵药物——氯米芬：氯米芬为PCOS的一线促排卵治疗药物，价格低廉，口服途径给药，不良反应相对小，用药监测要求不高。其机制是与雌激素竞争受体，阻断雌激素的负反馈作用，从而促进垂体FSH的释放。该药排卵率为75%～80%，周期妊娠率约22%，6个周期累积活产率达50%～60%。肥胖、高雄激素血症、胰岛素抵抗是发生氯米芬抵抗的高危因素。

用药方法及剂量：自然月经或药物撤退出血的第5天开始，初始口服剂量为50mg/d，共5天；若此剂量无效则于下一周期加量，每次增加50mg/d；最高剂量可用至150mg/d，共5天，仍无排卵者为氯米芬抵抗。氯米芬抵抗的PCOS患者，可采用二甲双胍联合氯米芬治疗；7个关于二甲双胍联合氯米芬的观察性研究的荟萃分析表明，二甲双胍联合氯米芬的排卵率较单用氯米芬增加4.41倍（B级证据）。如果氯米芬在子宫和宫颈管部位有明显的抗雌激素样作用，则可采用芳香化酶抑制剂——来曲唑来进行促排卵治疗。来曲唑治疗的排卵率可达60%～70%，妊娠率达20%～27%；目前的观察性研究未见来曲唑对胚胎有不良作用，但仍需大样本研究来进一步证实来曲唑对胚胎的安全性。

治疗期限：采用氯米芬治疗一般不超过6个周期。氯米芬治疗无效时，可考虑二线促排卵治疗，包括促性腺激素治疗或腹腔镜下卵巢打孔术。

来曲唑：也为PCOS的一线促排卵治疗药物。其机制为：通过抑制芳香化酶的作用，阻断雄激素如雄烯二酮（A）和睾酮（T）向雌酮（E1）和E2转换，使体内雌激素降低，阻断其对下丘脑和垂体的负反馈作用，使垂体（Gn）分泌增加，从而促进卵泡的发育和排卵。

用药方法及剂量：自然月经或药物撤退出血的第3天开始，口服剂量为2.5～5mg/d，共5天。治疗期限：一般不超过6个周期，当来曲唑治疗无效时，可考虑二线促排卵治疗，包括促性腺激素治疗或腹腔镜下卵巢打孔术。

2）促性腺激素：促性腺激素促排卵治疗适用于氯米芬抵抗者，列为PCOS促排卵的二线治疗。促性腺激素促排卵分为低剂量递增方案及高剂量递减方案。较早的研究报道，上述两种方案获得单卵泡发育的成功率均较高，但是目前一项大样本的研究资料显示，低剂量递增方案更为安全。低剂量递增方案促单卵泡发育排卵率可达到70%，妊娠率为20%，活产率为5.7%，而多胎妊娠率小于6%，OHSS发生率低于1%。

3）腹腔镜卵巢打孔术（LOD）：早在1935年，Stein和Leventhal首先报道了在无排卵PCOS女性采用卵巢楔形切除，术后患者的排卵率、妊娠率分别为80%和50%，但之后不少报道术后可引起盆腔粘连及卵巢功能减退，使开腹卵巢手术用于PCOS促排卵一度被废弃。随着腹腔镜微创手术的出现，腹腔镜下卵巢打孔手术（LOD）开始应用于促排卵；多项文献的研究结果认为，每侧卵巢以30～40W功率打孔，持续5秒，共4～5个孔，可获得满意排卵率及妊娠率。

5项RCT的研究资料显示，对于氯米芬抵抗的PCOS患者LOD与促性腺激素两项方案对妊娠率及活产率的影响差异无统计学意义，且LOD组OHSS及多胎妊娠的发生率小于促性腺激素组。之前的研究认为，对于CC抵抗或高LH的PCOS患者可应用LOD；但是，近期的研究发现，并不是所有的CC抵抗或高LH的患者均适用于该手术。日本学者对40例PCOS不育患者进行回顾性队列研究发现，睾酮水平高于4.5nmol/L或雄激素活性指数（FAI）高于15、LH低于8 IU/L或BMI大于35kg/m²的PCOS患者因其可能有其他致无排卵因素，故不宜采用卵巢手术诱发排卵。另外，较多的文献研究发现，LOD对胰岛素敏感性的改善无效，故卵巢手术并不适用于存在显著胰岛素抵抗的PCOS患者。

4）体外受精–胚胎移植（IVF-ET）：IVF-ET适用于以上方法促排卵失败或有排卵但仍未成功妊娠，或合并有盆腔因素不育的患者，为PCOS三线促孕治疗。近期的一项荟萃分析发现，在PCOS患者中采用促性腺激素超促排卵取消周期的发生率较非PCOS患者明显增高，且用药持续时间也明显增加，临床妊娠率可达35%。有一项对8个RCT的荟萃分析发现，联合应用二甲双胍能明显增加IVF的妊娠率，并减少OHSS的发生率。

七、临床特殊情况的思考和建议

（一）男性化体征

当高水平的雄激素（血睾酮＞1.5ng/ml）持续较长时间（＞1年）时才会出现男性化体征，PCOS患者的血睾酮水平很少超过1.5ng/ml，因此PCOS很少有男性化体征。如果患者出现男性化体征，应考虑分泌雄激素的肿瘤和不典型的先天性肾上腺皮质增生症。

（二）PCOS的鉴别诊断

临床上引起雄激素过多的疾病很多，在诊断PCOS的高雄激素血症时，需要排除这些疾病。

1. 先天性肾上腺皮质增生症

引起雄激素过多的先天性肾上腺皮质增生症（CAH）有2种：21-羟化酶缺陷和11β羟化酶缺陷。21-羟化酶缺陷是最常见的先天性肾上腺皮质增生症，占CAH总数的90%～95%，11β-羟化酶缺陷较罕见。根据临床表现21-羟化酶缺陷可分为3种：失盐性肾上腺皮质增生症、单纯男性化型和非典型肾上腺皮质增生症，后者又被称为迟发性肾上腺皮质增生症；其中容易与PCOS相混淆的是非典型肾上腺皮质增生症。

临床上诊断非典型肾上腺皮质增生症依靠内分泌测定，其中最重要的是血17-羟孕副水平的测定。非典型肾上腺皮质增生症者的血17-羟孕酮水平升高、FSH水平正常、LH水平升高、睾酮水平轻度升高、DHEAS水平升高。如果血17-羟孕酮水平＜2ng/ml，则可排除非典型肾上腺皮质增生症；如果＞10ng/ml，则可诊断为非典型肾上腺皮质增生症；如果血17-羟孕酮水平为2～10ng/ml，则需要做ACTH试验。静脉注射ACTH 60分钟后，测定血17-羟孕酮水平，如果＞10ng/ml，则可诊断为非典型肾上腺皮质增生症，否则排除该诊断。

2. 分泌雄激素的肿瘤

有卵巢卵泡膜细胞瘤、卵巢支持-间质细胞肿瘤、卵巢类固醇细胞肿瘤和肾上腺分泌雄激素的肿瘤。影像学检查可协助诊断，通常会发现肾上腺或卵巢的包块，确诊依赖手术病理检查。

3. 库欣综合征

库欣综合征患者也有高雄激素血症，但患者最突出的临床表现是由皮质醇过多引起的，如满月脸、向心型肥胖等。血皮质醇和ACTH水平升高可资鉴别。

（徐潇萌）

第五节　子宫内膜异位症

子宫内膜异位症是指在子宫外出现子宫内膜组织（腺体和间质）。最常见的种植部位是盆腔器官和腹膜。子宫内膜异位症的外观各异，从盆腔器官表面的少量微小病灶到改变输卵管卵巢解剖结构的巨大卵巢子宫内膜样囊肿，以及累及肠道、膀胱和输尿管的广泛粘连。据估计，该病在育龄女性中的发生率约为10%，常伴盆腔疼痛和不孕。目前在子宫内膜异位症的发病机制、自发性进展、诊断和治疗方面已有了很大进步。

一、流行病学

（一）发病情况

子宫内膜异位症主要发生于育龄女性，但在青春期及接受激素替代治疗的绝经后女性中也有报道。该病见于各种种族和社会阶层的女性。对子宫内膜异位症发病率的估计差异很大，但大约为10%。尽管没有关于子宫内膜异位症发病率的统一数据，目前的趋势表明育龄女性中该病的发生率在增高。

有报道显示，在伴有盆腔疼痛或不孕的女性中，子宫内膜异位症的发病率较高（20%～90%）。原因不明的不孕女性（月经周期正常，伴侣精液正常）中，无论是否伴有疼痛，子宫内膜异位症的发病率高达50%。在行输卵管结扎术的无症状女性（已证实有生育能力）中，子宫内膜异位症的发病率为3%～43%。各项报道的发病率差异较大，可能与以下几个因素有关。第一，采用的诊断方法不同。腹腔镜可用于诊断子宫内膜异位症，对于轻微至轻型病变的诊断优于开腹手术。第二，与在接受输卵管绝育术时发现的无症状患者相比，接受全身麻醉检查的有症状患者可以更彻底地评估微型或轻型子宫内膜异位症。第三，手术医师的经验很重要，因为微小的子宫内膜异位种植灶、囊肿和粘连的外观差异很大。大多数评估育龄女性子宫内膜异位症发病率的研究缺少组织学依据。

（二）危险因素和保护因素

以下是子宫内膜异位症发生的明确危险因素：不孕、红发、月经初潮年龄小、月经周期短、月经过多、未生育、苗勒管发育异常、出生体重低于7磅（1磅=0.454kg）、是多胎妊娠之一、使用己烯雌酚（DES）、1级亲属有子宫内膜异位症、身材较高、使用多氯联苯（PCB）、高脂肪和高红肉饮食以及既往手术或药物治疗过的子宫内膜异位症。既往口服避孕药或使用宫内节育器（IUD），或吸烟均与子宫内膜异位症风险增高无关。阻止子宫内膜异位症发展的保护因素包括经产、哺乳、宫内被动吸烟、体重指数增加、腰臀比增加、运动和饮食中富含蔬菜水果。一些证据显示，具有"针尖型宫颈"的女性发生子宫内膜异位症的风险增高，但仍需要更多的研究证实这一现象。

一些文章认为，子宫内膜异位症与某些妇科和非妇科恶性肿瘤的发生风险增高有关。这种相关性存在争议，对于可能发生这些癌症的患者，目前没有数据可指导临床医师给予最佳的治疗。不应该认为子宫内膜异位症与任何癌症有临床相关风险。

大样本的队列研究和病例对照研究数据显示，子宫内膜异位症患者发生卵巢癌的风险增高，但观察到的效应值不高，在1.3～1.9。一系列临床研究的证据一致表明，这种相关性仅限于子宫内膜样和透明细胞类型的卵巢癌。子宫内膜异位症与这些特殊组织学类型的卵巢癌之间确实存在因果关系，但风险较低，与异位子宫内膜恶变发生率和相应部位恶变发生率相似这一观点一致。子宫内膜异位症与黑色素瘤和非霍奇金淋巴瘤相关的证据在增加，但仍需进一步验证，而子宫内膜异位症会增加其他类型妇科恶性肿瘤发生的风险目前并无证据支持。

二、病因

虽然从19世纪开始就已经有了对子宫内膜异位症的症状和体征的描述，但在20世纪期间才认识到该病广泛的发病率。子宫内膜异位症是一种雌激素依赖性疾病。目前提出了3种理论解释子宫内膜异位症的组织发生机制：①子宫内膜组织的异位种植。②体腔化生。③诱发理论。但是没有一种理论可以解释所有病例中子宫内膜异位症发生的部位。

种植异位最早由Sampson在19世纪20年代中期提出，其基础是假设在月经期，经输卵管逆流的子宫内膜细胞播散或种植而导致子宫内膜异位症。大量的临床和实验数据支持这一假设。70%～90%的女性会发生经血逆流，可能在子宫内膜异位症患者中更常见。据报道，59%～79%的女性在经期或早卵泡期的腹腔液中会出现子宫内膜细胞，提示经血逆流，而且这些细胞可在体外培养。经期进行腹腔透析的女性透析液中出现子宫内膜细胞也支持经血逆流理论。子宫内膜异位症最常见于盆腔组织——卵巢、膀胱子宫凹、子宫直肠凹、宫骶韧带、子宫后壁及阔韧带后叶。经血逆流理论和腹腔液的顺时针流动方向解释了为什么子宫内膜异位主要出现在盆腔左侧（逆流的子宫内膜细胞更容易种植在直肠乙状结肠区域）以及为什么横膈子宫内膜异位经常出现在右侧（逆流的子宫内膜细胞通过镰状韧带种植在那里）。经期取得的子宫内膜接种于动物腹壁皮肤下或盆腔后可继续生长。通过手术将恒河猴宫颈移位使经血流入腹腔后，50%的恒河猴发生子宫内膜异位症。

阻止经血从子宫流出，使逆流的经血增加，会导致人类和狒狒的子宫内膜异位症发病率升高。月经周期短、经期长的女性更容易出现经血逆流，发生子宫内膜异位症的危险性更高。人类和狒狒的月经均与腹腔内炎症相关，但人类月经期间腹腔液中可测定的子宫内膜细胞数量有限，可能是由于有报道称子宫内膜腹膜种植发生在24小时内。卵巢子宫内膜异位症可能是经血逆流或子宫至卵巢的淋巴回流所致；黄体化生和出血可能是部分卵巢巧克力囊肿发生的重要事件。

浸润深度至少达腹膜下5mm的深部浸润型子宫内膜异位症，可表现为子宫直肠凹、直肠乙状结肠和膀胱区域的结节，也可以与其他类型的腹膜或卵巢子宫内膜异位症同时存在。解剖、手术和病理检查发现，深部子宫内膜异位病灶来源于腹膜内而不是腹膜外。输尿管子宫内膜异位症发生位置的不对称性与经血逆流理论以及左右侧骨盆的解剖学差异相符。青少年和年轻女性同样会有腹膜疾病。该现象与狒狒子宫内膜异位症发生和自发性进展的证据一起支持子宫内膜异位症从腹膜疾病开始的观点，而且3种不同表型和位置的子宫内膜异位症（腹膜型、卵巢型和深部型）代表了单一起源的同源疾病（如子宫内膜逆流），而不是某些研究者所提出的3种不同疾病。

盆腔外子宫内膜异位症少见（1%～2%），可能是由子宫内膜细胞经血管或淋巴播散至许多生殖器官（外阴、阴道、宫颈）和非生殖器官所造成。后者包括肠道（阑尾、直肠、乙状结肠、小肠、疝囊）、肺和胸膜腔、皮肤（会阴侧切或其他手术瘢痕、腹股沟区、四肢、脐）、淋巴结、神经和大脑。

体腔化生体腔上皮化生为子宫内膜组织是卵巢子宫内膜异位症发生的另一种可能机制。一项分析卵巢皮质和卵巢冠结构及细胞表面抗原表达的研究报道，卵巢子宫内膜异位症组织和卵巢表面上皮之间的共同点很少，提示不太可能在卵巢发生浆液性化生。一项小鼠子宫内膜异位症基因诱导实验发现，卵巢子宫内膜异位灶可能通过原癌基因K-ras等位基因的激活，诱导卵巢表面上皮化生分化而来。

诱导理论是体腔化生理论的延伸。该理论认为一种内源性（未明确的）生化因子可以诱导未分化的腹膜细胞发展为子宫内膜组织。该理论在兔子实验中被证实，但尚未在女性和灵长类动物中得到证实。

（一）遗传因素

越来越多的证据表明，子宫内膜异位症至少部分为基因遗传病。近期的研究结果也支持这一观点，包括发现人类及恒河猴中子宫内膜异位症的发病具有家族聚集性；冰岛人群的研究发现始祖效应；同卵双胎发病具有高度一致性；非双胎姐妹可在相同年龄出现子宫内膜异位症症状；一级亲属患有子宫内膜异位症的女性发生此病的概率为一般人群的6～9倍；依据美国生殖医学协会分期标准，一级亲属被诊为Ⅲ或Ⅴ期子宫内膜异位症的女性中，MRI检查提示15%有子宫内膜异位症。通过原癌基因K-ras等位基因的激活可诱导产生类似人类的子宫内膜异位症，也进一步支持该病具有遗传基础。

1. 人群研究

一级亲属患有子宫内膜异位症的女性，发病风险增加了7倍。因为未发现特异性的孟德尔遗传方式，所以推测子宫内膜异位症为多基因遗传疾病。对于母亲和姐妹发生子宫内膜异位症的女性，发病的相对危险度为7.2，对于一方患有子宫内膜异位症的纯合基因双胎，另一方的发生率达75%。另一项双胎研究提示，潜在子宫内膜异位症易感性的差异51%可能是由于遗传因素的影响。另有研究报道14对单卵双胎同时发生子宫内膜异位症，2对未同时发生。在这些双胎中，9对为中重型子宫内膜异位症。研究发现子宫内膜异位症与系统性红斑狼疮、发育不良性痣、有黑色素瘤病史的育龄女性相关。此外，子宫内膜异位症还与人类白细胞抗原表达有关。全基因组关联研究显示，在有欧洲血源的女性中，患卵巢子宫内膜异位症的风险与染色体7的短臂（7p15.2）突变有关，这种关联性在中重型病变中尤为显著。

2. 基因多态性

数项研究分析了基因多态性可能是导致子宫内膜异位症发生的因素。在一篇综述中，约50%的研究显示不同的基因多态性与子宫内膜异位症之间成正相关。该关联在组1（细胞因子与炎症）、组2（类固醇合成酶和解毒酶与受体）、组4（雌二醇代谢）、组5（其他酶与代谢系统）和组7（黏附分子与基质酶）中最为明显。组8（细胞凋亡、细胞周期调节与原癌基因）似乎与疾病呈负相关，而组3（激素受体）、组6（生长因子系统），尤其是组9（人类白细胞抗原系统）显示了相对较强的相关性。由于许多结果相互矛盾，该综述推断在子宫内膜异位症的发展过程中，基因多态性可能作用有限。将来的研究应该纳入大量经腹腔镜和组织学检查证实有子宫内膜异位症的女性以及将经腹腔镜证实盆腔正常的女性作为对照，种族差异也应考虑在内。

3. 非整倍体

磷酸甘油激酶基因甲基化的研究提示，子宫内膜异位囊肿的上皮细胞是单克隆的，而正常的子宫内膜腺体也是单克隆的。流式细胞DNA分析比较了内膜异位组织和正常子宫内膜，均未发现非整倍体。有研究使用比较染色体组杂交技术或多色原位杂交技术，发现子宫内膜异位组织中11、16和17号染色体为非整倍体，17号染色体异质性增加，在18例经过选择的子宫内膜异位组织中1p和22q（50%）、5p（33%）、6q（27%）、70（22%）、9q（22%）和16（22%）丢失。卵巢子宫内膜异位症中非整倍体细胞的比例明显高于性腺外子宫内膜异位症和正常子宫内膜（p＜0.001），提示卵巢基质可能会诱导基因改变，导致个别病例浸润癌的发生。

微卫星DNA分析显示，在子宫内膜异位症和Ⅱ期患者中，pl6（Ink4）、GALT、p53和APOA2位点存在等位基因失衡（杂合子缺失）。另一项研究发现，28%的子宫内膜异位病变在一个或多个位点存在杂合子缺失现象：染色体9p（18%）、11q（18%）和22q（15%）。

（二）免疫因素和炎症

虽然经血逆流在女性中是常见的现象，但并非所有经血逆流的女性都会发生子宫内膜异位症。在患有子宫内膜异位症的女性中，免疫系统可能发生了改变。有假设认为该病可能是由于免疫清除盆腔内存活的子宫内膜细胞能力下降所致。子宫内膜异位症可能由于自然杀伤（NK）细胞活力减退或巨噬细胞活性降低所引起的腹腔液子宫内膜细胞清除减少所致。自体子宫内膜细胞的细胞毒作用降低与子宫内膜异位症有关。但是，这些研究采用的技术在靶细胞和方法上有较大的差异。子宫内膜异位症患者的NK细胞活性是否低于未患该病者仍有争议。一些报道发现NK细胞活性减低，而其他报道发现在中重型病变女性中NK细胞活性没有增加。在正常个体中NK细胞活性也有很大差别，可能与一些因素相关，如吸烟、药物和锻炼等。

相反，由于异位的子宫内膜本质上属于自体组织，因此子宫内膜异位症也可以认为是一种对异位子宫内膜的免疫耐受状态。但为什么腹腔液中有存活能力的子宫内膜细胞会是NK细胞和巨噬细胞的靶细胞呢？已知自体血管、肌肉、皮肤和其他组织的移植都非常成功。并没有体外证据显示腹腔液中巨噬细胞确实对可存活的子宫内膜细胞进行攻击和吞噬。大剂量免疫抑制可以轻度增加狒狒自发性子宫内膜异位症的进展。目前仍没有临床证据支持子宫内膜异位症在免疫抑制患者中的发生率增加。接受长期免疫抑制治疗的肾移植患者中未发现不孕问题增加，可以作为这些患者未发生广泛子宫内膜异位症的间接证据。

有充分的证据提示子宫内膜异位症与亚临床腹膜炎有关，表现为腹腔液增多、腹腔液中白细胞浓度升高（尤其是活性增加的巨噬细胞），以及炎性细胞因子、生长因子和促血管生成物质增加。有报道称狒狒在月经期和盆腔内注射子宫内膜后均可发生亚临床腹膜炎。在子宫内膜异位症患者中，腹腔巨噬细胞的基础活性升高可降低精子运动性、增加对精子的吞噬作用或干扰受精，从而损伤受孕能力。上述作用可能是通过细胞因子，如肿瘤坏死因子-α（TNF-α）的分泌增加造成的。TNF也可促进异位内膜的盆腔种植。在体外用生理剂量的TNF-α预处理的间皮细胞可增加子宫内膜间质细胞对间皮细胞的黏附。巨噬细胞和其他细胞可分泌生长因子和血管生成因子，如表皮生长因子（EGF）、巨噬细胞来源的生长因子（MDGF）、纤维连接蛋白和黏附因子如整合素，从而促进子宫内膜细胞的生长。在子宫内膜细胞黏附于腹膜后，进一步的侵袭、生长过程似乎是由基质金属蛋白酶（MMP）和其组织抑制剂所调节的。

越来越多的证据显示，在患有和未患子宫内膜异位症的女性中，子宫内膜芳香化酶活性不同于局部炎症和前列腺素（PG）分泌有关。在人类子宫内膜异位种植灶中存在芳香化酶细胞色素P450蛋白和mRNA的表达，而正常子宫内膜无表达，提示异位内膜可产生雌激素，进而与雌激素受体作用并促进异位组织生长。有报道显示，在子宫内膜异位组织中由于2型17β-羟甾体脱氢酶表达减少导致17β-雌二醇的灭活减少，而该酶在位子宫内膜中受孕激素作用表达正常。前列腺素E2（PGE2）可促进子宫内膜异位病灶芳香化酶不适当地表达，导致局部雌二醇的产生，而雌二醇又可促进PGE2的生成，从而使局部炎症与雌激素调节的异位内膜生长之间形成正反馈。

这种与子宫内膜异位症相关的亚临床腹膜炎在体循环中也有所反映。子宫内膜异位症患者与对照组相比，外周血中的C反应蛋白、血浆淀粉样蛋白A（SAA）、TNF-α、膜辅助因子蛋白-1、白细胞介素-6、白细胞介素-8及趋化因子受体1（CCR1）的浓度均升高。该现象为子宫内膜异位症无创性诊断检查的发展提供了相关基础。数项研究显示，子宫内膜异位症患者在子宫内膜中的神经纤维和神经营养因子数量均高于对照组。

三、临床表现

对有生育能力减退、痛经、性交痛或慢性盆腔疼痛的女性，应疑及子宫内膜异位症，虽然上述症状也可能与其他疾病有关。即使是晚期子宫内膜异位症的患者（如卵巢子宫内膜异位症或深部浸润直肠阴道隔子宫内膜异位症）也可能没有症状。

子宫内膜异位症的危险因素包括：月经周期短、经量多和出血时间长，可能与这些因素导致经血逆流发生率高有关。患者身高和体重分别与发生子宫内膜异位症的危险性成正、负相关。

子宫内膜异位症可能出现显著的胃肠道症状（疼痛、恶心、呕吐、腹胀、排便习惯改变）。已在许多患者中证实存在特征性的运动性改变（十二指肠Vater壶腹部痉挛，类似肠神经系统的癫痫发作，伴随细菌过度生长）。子宫内膜异位症的育龄女性不伴有骨质疏松。

从疼痛症状发生到手术确诊子宫内膜异位症之间的滞后时间很长，英国报道为8年或更长，美国报道为9～12年。在斯堪的纳维亚及巴西也有类似情况。有报道显示，在有疼痛和不孕症状的女性中，子宫内膜异位症诊断的延迟时间分别为6年和3年。在过去20年中，诊断延迟的时间和初次诊断时即为晚期子宫内膜异位症的发生率逐渐下降。患者对子宫内膜异位症的了解也在逐渐增加。许多患者的生活质量会受到多方面影响，包括疼痛、生育能力低下对情绪的影响、对疾病复发的恼怒、对将来可能需要反复手术和长期药物治疗及其不良反应产生的不确定感。应将子宫内膜异位症看作一种慢性病，尤其是症状严重的患者，同时应使用可靠、有效的问卷评估患者的生活质量。

（一）疼痛

在成年女性中，如果在无痛性月经数年后出现痛经，应考虑子宫内膜异位症。痛经常发生在月经出血前，整个经期持续存在。青春期时，疼痛可能在初潮后开始出现，不存在无痛性月经。有证据显示，在之后发生深部浸润子宫内膜异位症的患者中，青春期时口服避孕药治疗重度原发性痛经的次数和持续时间，均高于没有发生深部浸润子宫内膜异位症的患者。

疼痛的部位是可变的，但常常为双侧性。局部症状可由于直肠、输尿管和膀胱受累所致，可发生腰背部疼痛。部分病变广泛的女性没有疼痛症状，但也有一些只有微小和轻型疾病的患者可能出现剧烈的盆腔疼痛。所有类型的子宫内膜异位症均会出现盆腔疼痛，包括微小和轻型子宫内膜异位症。卵巢巧克力囊肿与痛经严重程度无关，而且与其他部位的子宫内膜异位症相比，只有卵巢巧克力囊肿的女性发生痛经的次数更少。巧克力囊肿可认为是更严重的深部浸润病灶的标志。深部浸润病灶均伴有盆腔疼痛、胃肠道症状和排便疼痛。粘连在疼痛和子宫内膜异位症中的作用仍不清楚。许多研究未发现盆腔疼痛程度与子宫内膜异位症严重性之间的相关性。一些研究报道称，子宫内膜异位症分期与子宫内膜异位症相关性痛经或慢性盆腔疼痛之间成正相关。一项研究观察到子宫内膜异位症分期与痛经和非月经性疼痛的严重程度之间存在弱相关性，而膀胱子宫凹陷病灶与性交痛之间存在强相关性。

可能造成子宫内膜异位症患者疼痛的机制包括局部腹膜炎症、深部浸润伴组织破坏、粘连形成、纤维增厚以及子宫内膜异位症种植灶中流出经血的聚集，导致组织生理性运动都会出现牵拉性疼痛。盆腔疼痛的特点取决于深部浸润子宫内膜异位症病灶的解剖部位。严重的盆腔疼痛和性交痛可能与子宫内膜异位症腹膜下深部浸润有关。在直肠阴道隔子宫内膜异位症结节中，发现神经和子宫内膜异位灶、神经和结节的纤维成分之间存在组织学相近性。越来越多的证据显示，子宫内膜异位病灶中神经分布密度与疼痛症状之间存在紧密联系。

（二）生育能力减退

许多学者认为子宫内膜异位症和不孕之间存在因果关系。以下是曾经报道过的一些因素：

1）与证实有生育能力的女性相比，不孕女性患有子宫内膜异位症的比例更高，前者为4%，后者为33%。患有轻至重型（自发或诱导）子宫内膜异位的狒狒较微型子宫内膜异位症或盆腔正常的狒狒繁殖力（MFR）要低。

2）与不明原因不孕的女性相比，患有轻微至轻型子宫内膜异位症的不孕女性繁殖力较低。

3）卵巢子宫内膜异位囊肿会影响自发性排卵率。

4）剂量-效果关系：子宫内膜异位症分期和繁殖力、累积怀孕率呈负相关。

5）患有轻微至轻型子宫内膜异位症的女性，使用捐赠者精子受精后的繁殖力和累积妊娠率均较盆腔正常的女性要低。

6）患有轻微至轻型子宫内膜异位症的女性，使用丈夫精子受精后的繁殖力较盆腔正的女性要低。

7）与因输卵管原因导致不孕的女性相比，子宫内膜异位症患者体外受精后每个胚胎植入率较低。

8）手术去除轻微至轻型子宫内膜异位灶后，患者的月繁殖力和累积妊娠率均有增加。中重型子宫内膜异位症病变可累及卵巢，造成粘连，从而阻断输卵管卵巢运动和拾，导致生育能力减退。此现象也出现在灵长类动物，包括猕猴和狒狒。尽管现已提出许多机制（排卵功能紊乱、黄体功能不全、黄素化未破裂卵泡综合征、复流产、免疫改变和腹腔内炎症），但微型和轻型子宫内膜异位症与生育之间的关系仍存在争议。

自然流产无对照研究或回顾性研究提示，子宫内膜异位症与自然流产之间可能存在相关性。一些评估子宫内膜异位症与自然流产之间关系的对照研究存在严重的方法缺陷：病例和对照不匹配，分析在诊断子宫内膜异位症之前的自然流产率、病例组和对组存在选择偏倚。根据前瞻性对照研究结果显示，没有证据支持子宫内膜异位症与（复发性）流产有关或子宫内膜异位症的药物、手术治疗可降低自然流产率。一些数据提示，经辅助生殖技术治疗后，流产率可能会增加。

（三）内分泌异常

子宫内膜异位症与不排卵、异常卵泡发育伴生长障碍、排卵前期血清E2水平降低、黄体生成素（LH）释放峰紊乱、经前点滴出血、黄素化未破裂卵泡综合征、溢乳和高催乳素血症有关。有报道在轻型子宫内膜异位症的狒狒中黄素化未破裂卵泡综合征的发生率和复发率增加，但在微型子宫内膜异位症或盆腔正常的灵长类动物中无变化。一些研究报道子宫内膜异位症患者存在黄体功能不全伴随血清E2、孕酮水平降低，子宫内膜活检见到与月经周期不符的子宫内膜、异常整合素表达，但这些发现未被其他研究证实。目前仍没有令人信服的数据支持子宫内膜异位症患者内分泌异常发生率增加的结论。

（四）盆腔外子宫内膜异位症

虽然盆腔外子宫内膜异位症常无症状，但当有疼痛或可触及的盆腔外周期性变化的肿块时应考虑此病。子宫内膜异位症最常见的盆腔外病变是累及肠道（尤其是结肠、直肠），可造成腹部或腰部疼痛、腹胀、周期性直肠出血、便秘和肠梗阻。累及输尿管可造成梗阻，产生周期性疼痛、尿痛、血尿。肺部子宫内膜异位症可表现气胸、血胸或经期咯血。当患者在脐部可触及的肿块或周期性疼痛时应怀疑存在脐部子宫内膜异位症。

盆腔外子宫内膜异位症的治疗取决于病变部位。如果病灶可以完全切除，应该进行手术切除；如果病灶不能完全切除，必须采取与盆腔子宫内膜异位症同样的治疗原则，长期服药治疗。治疗阑尾子宫内膜异位症通常采用阑尾切除术。对于膀胱子宫内膜异位症，通常采取切除病灶并一期缝合膀胱壁的方式。输尿管子宫内膜异位症可在放置输尿管支架后进行病灶切除术；如果存在输尿管内病灶或明显阻塞，可切除部分输尿管并行端端吻合术或再植术。对于腹壁和会阴子宫内膜异位症，通常采取完全切除结节的方式。

四、诊断

（一）临床检查

许多子宫内膜异位症患者在临床检查时并未发现异常。然而，应注意检查外阴、阴道和宫颈有无任何子宫内膜异位症征象，尽管这些区域很少发生子宫内膜异位症（如会阴侧切瘢痕）。狭窄的针尖型宫颈口可以是子宫内膜异位症的危险因素。子宫内膜异位症其他可能的体征包括：宫骶韧带或子宫直肠凹结节，宫骶韧带瘢痕造成的附件或宫颈移位，直肠阴道隔疼痛性肿胀，以及单侧卵巢囊性增大。在更晚期的患者中，子宫后位固定，卵巢和输卵管活动性降低。如临床发现经期宫骶部结节，特别是血清CA125水平高于35IU/ml时，应考虑直肠阴道隔深部浸润型（侵入腹膜下5mm）子宫内膜异位症，伴有子宫直肠凹消失或囊性卵巢子宫内膜异位症。在这种病例中，有时可在窥器检查时看到阴道紫蓝色病灶。

临床检查可能会出现假阴性结果。应通过腹腔镜检查明确看到病灶并对可疑病灶取样活检，明确子宫内膜异位症的诊断。

（二）影像学检查

1. 超声检查

影像学检查无法可靠地显示腹膜子宫内膜异位症。与腹腔镜检查相比，经阴道超声也无法诊断腹膜子宫内膜异位症，但可诊断或排除卵巢子宫内膜异位囊肿。经阴道或经直肠超声用于诊断卵巢子宫内膜异位囊肿具有高敏感性和特异性。绝经前女性卵巢子宫内膜异位囊肿的典型超声特点常描述为"囊液毛玻璃样回声，1～4个分隔，没有实体部分"。经阴道超声有可能诊断出浸润膀胱或直肠、直径1cm的子宫内膜异位症结节，但这取决于超声检查者的经验和耐心以及超声设备的质量和分辨率。在卵巢子宫内膜异位囊肿患者中，应遵循可疑卵巢恶性包块的诊治指南。无论有没有做血清CA125检查，超声常用于与少见的卵巢癌病例鉴别；然而，巧克力囊肿患者的CA125水平也常常升高，所以此测定结果对诊断通常没有太大帮助。

2. 其他影像学检查

其他影像学技术包括计算机断层成像（CT）和磁共振成像（MRI），可用于提供其他的辅助诊断信息，但不宜用于初步诊断。这些检查的费用比超声高，并且临床价值不确定。

不推荐子宫输卵管造影作为诊断子宫内膜异位症的检查，虽然充盈缺损（存在增殖性或息肉样子宫内膜病变）与子宫内膜异位症呈显著正相关（阳性预测值和阴性预测值分别为84%和75%）。

3. 评估肠道和泌尿系浸润的影像学

检查如果有临床证据显示子宫内膜异位症深部浸润，应该检查输尿管、膀胱和肠道是否存在浸润病灶。输尿管浸润在高达50%的深部浸润子宫内膜异位症患者中可能并无症状。应该考虑进行超声检查（经直肠、阴道或肾脏超声）、CT或MRI。根据不同患者的个体情况，钡灌肠检查有可能显示出病变的部位，甚至可能是多病灶。目前还没有证据证明某种检查优于另一种，建议根据影像学医师的熟悉程度选择检查技术。

（三）血液和其他检测

目前尚无可用于子宫内膜异位症诊断的血液检测方法。整体的子宫内膜异位症筛查试验可能并不合适（存在过度诊断的风险），也不实际。高敏感性的血液检测，如果能鉴别出有症状（盆腔疼痛、不孕）但不能用超声影像检查出来的子宫内膜异位症，则非常有用。这些患者包括所有检查不出来卵巢子宫内膜异位囊肿或结节的轻微至轻型以及中至重型子宫内膜异位症患者。她们可通过腹腔镜手术减轻子宫内膜异位症相关性疼痛和不孕，或诊断和治疗其他盆腔原因造成的盆腔疼痛或不孕，如盆腔粘连。从这个角度说，特异性低一些的检测也可接受，因其主要用于鉴别出所有可能患子宫内膜异位症或其他盆腔疾病并可能手术治疗的女性。

1. CA125

CA125是体腔上皮的糖蛋白，在大多数非黏液性上皮性卵巢癌中常见，在中重型子宫内膜异位症患者中显著升高，在微型或轻型病变女性中正常。有假设认为子宫内膜异位病灶会产生腹膜刺激和炎症，导致CA125水平升高。有研究显示，无论是否患有子宫内膜异位症，月经期CA125水平均会升高。其他研究未发现此现象或者仅在中重型子宫内膜异位症中发现有升高。CA125水平变化幅度大：无子宫内膜异位症的患者（非经期8～22U/ml），轻微至轻型子宫内膜异位症患者（非经期14～31U/ml），中重型病变患者（非经期13～95U/ml）。与腹腔镜相比，测定血清CA125并不具有诊断价值。

大多数研究报道CA125的特异度高于80%。高特异性仅限于有不孕或有疼痛等症状的子宫内膜异位症高风险的女性。CA125敏感度较低（大多数研究结果为20%～50%），限制了其在子宫内膜异位症诊断方面的临床应用。理论上，敏感性在经期可能会升高，子宫内膜异位症患者CA125水平升高更明显。但是，应用35U/ml或85U/ml作为临界水平的研究未发现敏感性有显著改善。在卵泡期和经期测定每个患者的CA125水平，并采用经期/卵泡期比值（>1.5）而不是单次CA125水平时，敏感度为66%。其他研究报道，CA125水平在诊断子宫内膜异位症方面作用有限，但在中重型病例中水平较高，尤其是在卵泡中期测定的血清CA125水平。

连续测定CA125可能有助于预测子宫内膜异位症治疗后复发的情况。药物和手术联合治疗或用丹那唑、促性腺激素释放激素（GnRH）类似物、孕三烯酮治疗子宫内膜异位症后，CA125水平会下降，但醋酸甲羟孕酮（MPA）或安慰剂治疗无变化。有研究报道，在停止丹那唑、GnRH-a或孕三烯酮治疗仅3、4或6个月后，CA125水平升高到治疗前水平。CA125水平在治疗后升高与子宫内膜异位症复发有关。其他研究未能证明治疗后CA125水平与疾病复发的关系。

2. 其他检测

目前仍不可能采用无创方式，根据外周血中细胞因子和生长因子浓度的增加或内膜活检分析来诊断子宫内膜异位症。

（四）腹腔镜检查

除了阴道或其他部位直视可见的病变之外，腹腔镜手术是肉眼检查和确诊子宫内膜异位症的标准方法。目前尚无充分证据证明腹腔镜检查在月经周期的最佳手术时机，但为了避免漏诊，不宜在激素治疗3个月内进行。由于手术者的经验不同，腹腔镜下对子宫内膜异位症的识别也会有差异，尤其是肠道、膀胱、输尿管和横膈的微小病灶。

一项荟萃分析将腹腔镜诊断的价值与组织学诊断做比较（假设检查前存在子宫内膜异位症的可能性为10%），结果显示腹腔镜检查阳性增加了患有疾病的概率达32%，而腹腔镜检查阴性降低了概率至0.7%。诊断性腹腔镜检查发生轻度并发症（如恶心、肩颈痛）的风险为3%，重度并发症（如肠穿孔、血管损伤）的风险为0.6/1000～1.8/1000。腹腔镜检查可同时治疗子宫内膜异位症，从而将诊断和治疗联合起来。

1. 腹腔镜技术

腹腔镜诊断时，应系统检查盆腹腔是否存在子宫内膜异位病灶。检查时应使用钝性探针沿顺时针或逆时针方向进行全面的检查，触诊提示存在肠道、膀胱、子宫、输卵管、卵巢、直肠子宫陷凹或阔韧带深部浸润的结节病灶。所有病灶及粘连的类型、部位及范围需要在手术记录中描述，如有条件时，应将手术过程拍照或用DVD录像。

2. 腹腔镜检查结果

腹腔镜下子宫内膜异位症包括腹膜病灶、卵巢子宫内膜异位囊肿和腹膜表面深部浸润至少5mm。大多数有卵巢子宫内膜异位囊肿或深部浸润的患者也同时患有腹膜疾病。

（1）腹膜子宫内膜异位症

腹腔镜下子宫内膜异位症的特征性改变包括腹膜浆膜面上的典型病变（"火药伤"或"枪击伤"）。病灶可为黑色、咖啡色、蓝色结节或含有陈旧性出血的小囊肿，外周可见不同程度的纤维化。子宫内膜异位症可表现为微小病变，包括腹膜红色种植灶（瘀点样、水疱样、息肉样、出血、红色火焰样）、浆液或透明小泡、白色斑块或瘢痕、腹膜黄-棕色斑点及卵巢粘连。组织学确认腹腔镜下看到的病灶对子宫内膜异位症的诊断很重要，在微小病变和典型病变中有24%的病例组织学诊断阴性。

（2）深部浸润子宫内膜异位症

轻型的深部子宫内膜异位症只能在内膜异位病变下方触诊或在外观正常的腹膜下方触及肿块才有可能发现，直肠子宫陷凹的病变最为显著。腹腔镜下深部子宫内膜异位症可能仅表现为微小病灶，从而低估了病变的严重程度。在深部子宫内膜异位症患者中，当子宫直肠陷凹深度和容积减少时，提示该病变不在直肠阴道隔而是在腹腔内，被直肠前壁粘连形成的假盆底所遮蔽，造成腹膜外来源的假象。

（3）卵巢子宫内膜异位症

仔细检查双侧卵巢有助于诊断卵巢子宫内膜异位症，但对于存在粘连的晚期病例可能会比较困难。浅表卵巢子宫内膜异位症可以表现为典型或微小病变。较大的卵巢子宫内膜异位症囊肿（如巧克力囊肿）常位于卵巢的前壁，伴有正常卵巢组织萎缩、色素沉着和与后腹膜粘连。这些卵巢子宫内膜异位囊肿常含有黏稠的咖啡色囊液（"巧克力液"），由于既往卵巢内出血的含铁血黄素沉积而成。因为这种囊液也可能在其他疾病中出现，如出血性黄体囊肿或瘤性囊肿，所以采用美国生育医学学会（ASRM）修订的子宫内膜异位症分期进行诊断时，必须进行活检，最好剔除卵巢囊肿进行组织学确诊。如果不能取得组织学诊断，则应通过以下几点确诊卵巢子宫内膜异位囊肿：囊肿直径<12cm，粘连至盆腔侧壁或阔韧带，卵巢表面子宫内膜异位症，囊内液为焦油样、稠厚、巧克力色。卵巢子宫内膜异位症似乎是更广泛的盆腔和肠道病变的标志。只在1%的子宫内膜异位症患者中发现单纯的卵巢病变，其余患者均存在广泛的盆腔或肠道子宫内膜异位症。

组织学阳性可明确子宫内膜异位症的诊断；组织学阴性并不能排除此病。仅有腹膜病变时是否应该进行组织学检查目前仍有争议；通常肉眼检查已足够，但最好能通过组织学明确至少一个病灶。对于卵巢巧克力囊肿（直径>4cm）和深部浸润的患者，推荐利用组织学检查排除罕见的恶性病变。

在一项纳入44例慢性盆腔疼痛患者的研究中，36%的患者在腹腔镜下诊断为子宫内膜异位症，但只有18%得到了组织学的确认，说明腹腔镜检查诊断符合率低，阳性预测值仅为45%，因此特异度仅为77%。

显微镜下子宫内膜异位症种植灶由子宫内膜腺体和间质构成，伴或不伴富含含铁血黄素的巨噬细胞。有人提出采用这些严格的、未经证实的组织学诊断标准可能造成大量的漏诊。获取活检样本（尤其是小囊泡）的准确性问题以及不同的组织处理方法（阶段性或部分性切片，而不连续切片），可能会导致假阴性的结果。内膜间质在子宫内膜异位症中可能比内膜腺体更具有特征性。有研究报道，在人类和狒狒中存在间质子宫内膜异位症，即病变中含有内膜间质及含铁血黄素的巨噬细胞或出血，这可能是子宫内膜异位症发病过程中的一个非常早期的阶段。沿血管或淋巴管走行可发现孤立的内膜间质细胞结节，免疫组织化学检测显示波形蛋白和雌激素受体阳性，且不含子宫内膜腺体。

不同类型的病变可能有不同程度的增生和腺体分泌活性。血管生成、有丝分裂程度和子宫内膜异位病变的三维结构是关键因素。深部子宫内膜异位症被认为是特殊类型的盆腔子宫内膜异位症，其特征为在致密纤维和平滑肌组织中存在腺体和间质增生。平滑肌组织也是腹膜、卵巢、直肠阴道隔和宫骶韧带的子宫内膜异位病灶常见的构成成分。

3. 腹腔镜下子宫内膜异位症分期

曾经提出过许多子宫内膜异位症的分期系统，但只有一种被广泛接受。该分期采用美国生育协会（AFS）修订的分期系统，依据腹膜和卵巢种植灶的外观、大小和深度、是否存在附件粘连、其范围和类型以及直肠子宫陷凹消失程度进行分期。在该ASRM分期系统中，根据ASRM提供的彩色图片，腹膜和卵巢种植灶的形态被分类为红色（红色、粉红色和透明病变）、白色（白色、黄褐色和腹膜缺损）以及黑色（黑色和蓝色病变）。

该分期系统反映了子宫内膜异位症病变的范围，但观察者自身和观察者之间存在相当大的差异。如同所有的分期系统一样，子宫内膜异位症ASRM分期比较主观，与疼痛症状相关性很差，但可能对不孕的预后和治疗有一定价值。因为该修订的子宫内膜异位症ASRM分期是唯一被国际广泛认可的分期系统，是客观描述子宫内膜异位症范围并与疾病自发进展相关联的最好的工具。需要更多以结果为导向的试验来研究是否有可能改善该标准以及改善ASRM分期与症状（疼痛、不孕）、药物或手术治疗后的效果（疼痛缓解、生育能力提高）之间的阳性联系。在此预测模型中，可能需要纳入除子宫内膜异位症分期以外更多的变量。有证据显示子宫内膜异位症ASRM评分≥16分，再加上其他因素可预测妊娠情况，如年龄、不孕持续时间以及子宫内膜异位症手术后卵巢和输卵管最低功能评分。

五、治疗

（一）治疗原则

子宫内膜异位症的治疗应个体化，全面考虑患者存在的临床问题，包括疾病的影响以及治疗效果对患者生活质量的影响。欧洲人类生殖与胚胎学学会ESHRE子宫内膜异位症临床治疗指南中有不断更新的循证医学建议。

对于大多数子宫内膜异位症患者来说，保留生育功能是非常重要的。许多患者同时存在疼痛和生育能力减退问题，或者疼痛已经缓解正在希望生育，这使得选择治疗方法更加复杂。应该将子宫内膜异位症手术作为保留生育能力手术，世界卫生组织（WHO）最近将其定义为"所有的手术步骤均为了诊断、保护、修复和（或）改善生育功能"。应该选择创伤最小、最便宜、长期风险最低的有效方法。有症状的子宫内膜异位症患者可以采用镇痛药、激素、手术和辅助生育的方法来治疗，或者联合以上方法治疗。不管患者的临床表现如何（生育能力减退、疼痛、无症状），都应该对子宫内膜异位症进行治疗，因为在确诊的1年内30%~60%的患者会出现病情进展，而且无法预计哪些患者会进展。通过手术或药物治疗去除子宫内膜异位种植灶，通常只能获得暂时的缓解。除了消除子宫内膜异位病灶，治疗目标还应该包括治疗疾病相关的后果（疼痛和生育能力减退）以及预防子宫内膜异位症的复发。子宫内膜异位症是一种慢性病，在激素和手术治疗后的复发率均较高。

采用多种方法进行综合治疗非常重要，灵活地使用诊断及治疗方法，建立良好的医患关系。可以向更有经验的医师寻求建议或将患者推荐至专业的治疗中心制订全面的治疗方案，包括先进的腹腔镜手术或剖腹手术。由于重型或深部浸润型子宫内膜异位症的治疗比较复杂，当怀疑或诊断是以上类型疾病时强烈推荐遵循上述原则。

（二）子宫内膜异位症相关疼痛手术治疗

依据疾病的严重程度的不同，应该在术前取得患者的同意，在手术的同时进行子宫内膜异位症的诊断和病灶去除。手术的目的是去除所有可见子宫内膜异位病灶以及相关粘连——腹膜病灶、卵巢囊肿、深部直肠阴道子宫内膜异位灶并恢复正常解剖。大多数患者可以采用腹腔镜治疗，该技术可降低花费、减少术后病率和术后粘连复发的可能性。对无法进行腹腔镜手术的晚期病例和不需保留生育功能的患者，应该进行剖腹手术。

1. 腹膜子宫内膜异位症

腹腔镜手术可用剪刀、双极电凝或激光（CO_2激光、钾-钛氧-磷酸盐激光或氩激光）去除子宫内膜异位病灶。有些医师认为CO_2激光最好，因为只会造成最小的热损伤，但目前没有足够的证据显示某种方法优于另一种。据报道，用腹腔镜切除或电凝治疗轻型子宫内膜异位症后，两者的累积妊娠率相似。对轻微至中型子宫内膜异位症患者而言，与诊断性腹腔镜相比，去除腹膜子宫内膜异位病灶加上腹腔镜子宫神经切断术（LUNA）6个月后可减轻子宫内膜异位症相关疼痛；微型病变的患者疗效最小。没有证据证明LUNA是必须使用的治疗方法，而且只行LUNA对子宫内膜异位症引起的痛经并无效果。在两项随机试验中，腹腔镜下未行病灶去除术的患者与接受病灶去除术者比较，症状显著减轻分别为12个月和18个月，提示腹膜子宫内膜异位症去除术确实有效。虽然有很多已经发表的观察性研究提出开腹手术治疗有效，但缺少随机试验的证据。

2. 粘连分解术

应仔细分解子宫内膜异位症引起的粘连（粘连分解术）。手术时分解的粘连可再次形成。根据一篇系统性综述显示，不建议常规使用药物预防保留生育功能手术后的粘连，该综述包括16项随机对照试验，手术指征包括肌瘤切除术（5项试验）、卵巢手术（5项试验）、盆腔粘连（4项手术）、子宫内膜异位症（1项试验）以及多种原因（1项试验）。没有研究报道妊娠或疼痛减轻的结果。可吸收的防粘连产品Interceed可降低腹腔镜和开腹手术后粘连形成的发生率，但缺乏足够的证据支持其可改善妊娠率。超高分子聚四氟乙烯物在防止粘连形成方面可能会优于氧化再生纤维素，但由于需要缝合并在之后去除而限制了它的应用。没有证据证明化学提取的透明质酸钠和羧甲纤维素或片型纤维蛋白胶可有效地预防粘连形成。在一项随机试验中，纳入 I～III 期、无巧克力囊肿的子宫内膜异位症患者进行手术治疗，6～8周后对有红色病变的患者进行亚组分析，结果显示术后附件部位使用Oxiplex/AP胶者术后粘连的形成（定义为次要结局）要好于只做未使用防粘连制剂者（对照组）。

该现象需要其他以术后粘连形成作为主要结局的随机试验进一步证实。在同一项研究中，与主要是黑色或白色和（或）透明病变的患者相比，伴有至少50%红色病变的对照组患者的同侧附件粘连评分明显升高。

（三）卵巢子宫内膜异位症

1. 手术治疗

卵巢子宫内膜异位囊肿的手术治疗仍存在争议。切除巧克力囊肿的主要目的是明确它不是恶性的。腹腔镜手术优于开腹手术的原因是住院时间短、患者恢复快和医疗费用低。最常用的治疗卵巢巧克力囊肿的方法包括切除囊肿、引流囊液或电凝囊壁。

在切除的过程中，先抽吸囊肿，然后切开，从卵巢皮质剥除囊壁，并尽量保留正常卵巢组织。在引流和电凝过程中，抽吸和灌洗巧克力囊肿，用卵巢内镜检查囊壁是否有囊内病灶，通过烧灼破坏囊肿黏膜面。小的卵巢巧克力囊肿（直径＜3cm）可采用引流和电凝的方法进行治疗。直径＞3cm的卵巢巧克力囊肿应当完全切除。对于需要切除大部分卵巢才能切除囊肿的病例，可以采用三步法（袋形缝合术和冲洗，然后使用GnRH类似物进行激素治疗，3个月后电凝囊壁或激光烧灼）。

2. 囊肿切除术后结局

尽管1/10的卵巢组织可能一段时间内已足够保留其功能和生育能力，但越来越多学者担心在卵巢囊肿剥除同时会切除或破坏正常卵巢组织，减少卵泡储备和降低生育能力。一项研究报道，与同龄具有正常卵巢的对照组相比，年龄小于35岁、做过囊肿剥除术的女性在自然的或氯米芬诱发的周期中卵泡反应降低，但促性腺激素释放激素诱发的周期并无此现象。在一项系统性综述中，有很好的证据证实切除术治疗直径3cm的巧克力囊肿比引流和电凝术的结局要好，包括巧克力囊肿复发情况、疼痛复发情况，以及曾经有生育能力减退或之后出现自然妊娠的女性。根据两项采用腹腔镜治疗以疼痛为主要症状、直径大于3cm的卵巢巧克力囊肿的随机试验显示，切除术应该作为手术治疗的首选方式。与巧克力囊肿电凝术相比，腹腔镜切除巧克力囊肿囊壁可降低痛经的复发率、性交痛和非经期盆腔痛，降低巧克力囊肿的复发率以及再次手术的需要。对于术后希望怀孕的患者而言，以往曾证实有生育能力减退者自然妊娠的概率会增加。

一项随机试验显示与电凝术相比，接受切除术的患者对促性腺激素诱发的卵巢卵泡反应增加。对于控制性促排卵和宫腔内人工授精后以及辅助生育技术治疗后的妊娠概率，没有足够的证据显示切除术优于电凝术。目前关于卵巢囊肿切除术是否对生育功能有潜在的不良影响仍有争议。在一项小型前瞻性随机临床试验中，与10例接受之前所说的"三步法"治疗的患者相比，10例接受腹腔镜囊肿切除术的患者术后6个月的囊肿卵泡数量较少且血清抗苗勒管激素（AMH）水平明显下降（从3.9ng/ml降至2.9ng/ml）（对照组AMH水平从4.5ng/ml降至3.99ng/ml）。需要更多的随机试验来评估卵巢囊肿切除术对卵巢保留和生育功能的影响，尤其是对辅助生殖医学治疗后妊娠情况的影响。

治疗卵巢子宫内膜异位囊肿采用的手术方式可能会影响术后粘连形成和（或）卵巢功能。一项随机试验比较了在腹腔镜卵巢子宫内膜异位囊肿切除术后采用不同的手术方式进行卵巢止血，结果显示与只在卵巢内部表面用双极电凝相比，卵巢内缝合闭合卵巢会降低60～90天术后的卵巢粘连发生率和范围。

深部浸润型直深部浸润型子宫内膜异位症通常是多病灶的，在充分告知患者的情况下，必须通过肠阴道和直肠手术完全去除病灶，避免多次手术。由于深部浸润型子宫内膜异位症的治乙状结肠子宫疗非常复杂，强烈建议推荐患者到一个能提供所有多学科治疗方法的专科医院进行治疗内膜异位症。手术治疗只针对有症状的深部浸润型子宫内膜异位症。无症状患者无须手术。无症状的直肠阴道子宫内膜异位症患者很少出现疾病进展和特殊的症状表现。手术时应彻底切除所有浸润病灶。要进行随机试验得出治疗深部浸润型子宫内膜异位症最佳的手术方式比较困难，因为严重的病例都接受个体化治疗，而且不是所有的手术医师都熟悉所有的手术方式。既要完全切除病灶，又要保留子宫和卵巢组织，就有可能会切除宫骶韧带、阴道后壁的上部和伤及泌尿系统和肠道。

术前准备在进行如此困难和高风险的手术前，必须获得患者的手术同意，尤其对于预期或可能伤及肠道或泌尿系统的手术。术前需要进行影像学检查来评估之前所述的深部浸润型子宫内膜异位症对肠道和泌尿系统的影响。行CT泌尿系造影排除输尿管子宫内膜异位症，必要时行乙状结肠镜或结肠对比摄片排除透壁的直肠乙状结肠子宫内膜异位症，对某些病例增加MRI检查。由于子宫内膜异位症有时候会累及非生殖系统器官（如肠道、泌尿道或骨盆），应视情况咨询其他科室的手术医师。这些严重的病例应该在专科中心进行治疗。建议术前做好肠道准备。浸润输尿管周围，引起输尿管梗阻的子宫内膜异位症有可能需要行输尿管粘连松解术和端端–输尿管吻合术，术前放置输尿管导管可能有助于切除输尿管周围的子宫内膜异位病灶。子宫内膜异位症的疼痛模式比较复杂，治疗不一定有效，所以咨询疼痛科专家可能会比较有用。

（四）深部浸润型直肠阴道和直肠乙状结肠子宫内膜异位症

深部浸润型子宫内膜异位症通常是多病灶的，在充分告知患者的情况下，必须通过一次手术完全去除病灶，避免多次手术。由于深部浸润型子宫内膜异位症的治疗非常复杂，强烈建议推荐患者到一个能提供所有多学科治疗方法的专科医院进行治疗。

手术治疗只针对有症状的深部浸润型子宫内膜异位症。无症状患者无须手术。无症状的直肠阴道子宫内膜异位症患者很少出现疾病进展和特殊的症状表现。手术时应彻底切除所有浸润病灶。要进行随机试验得出治疗深部浸润型子宫内膜异位症最佳的手术方式比较困难，因为严重的病例都接受个体化治疗，而且不是所有的手术医师都熟悉所有的手术方式。既要完全切除病灶，又要保留子宫和卵巢组织，就有可能会切除宫骶韧带、阴道后壁的上部和伤及泌尿系统和肠道。

在进行如此困难和高风险的手术前，必须获得患者的手术同意，尤其对于预期或可能伤及肠道或泌尿系统的手术。术前需要进行影像学检查来评估之前所述的深部浸润型子宫内膜异位症对肠道和泌尿系统的影响。行CT泌尿系造影排除输尿管子宫内膜异位症，必要时行乙状结肠镜或结肠对比摄片，排除透壁的直肠乙状结肠子宫内膜异位症，对某些病例增加MRI检查。由于子宫内膜异位症有时候会累及非生殖系统器官（如肠道、泌尿道或骨盆），应视情况咨询其他科室的手术医师。这些严重的病例应该在专科中心进行治疗。建议术前做好肠道准备。浸润输尿管周围，引起输尿管梗阻的子宫内膜异位症有可能需要行输尿管粘连松解术和端端–输尿管吻合术，术前放置输尿管导管可能有助于切除输尿管周围的子宫内膜异位病灶。子宫内膜异位症的疼痛模式比较复杂，治疗不一定有效，所以咨询疼痛科专家可能会比较有用。

浸润膀胱全层的子宫内膜异位症需要切除膀胱顶或后壁，一般要高于膀胱三角区。禁止采用经尿道切除术。建议行根治性手术切除输尿管梗阻部分，切除狭窄的输尿管，行抗反流的膀胱输尿管成形术。

手术切除深部直肠阴道和直肠乙状结肠子宫内膜异位症非常困难，而且有可能出现大的并发症，如肠穿孔导致腹膜炎。目前有争论该类型的子宫内膜异位症最好行病灶片除术、保守的切除术或切除后再吻合，可采用腹腔镜、开腹或腹腔镜辅助的阴式手术。

一项随机试验比较了腹腔镜或开腹切除直肠结肠子宫内膜异位症，结果显示两者在排便困难、肠道疼痛和痉挛、痛经以及性交痛方面结局相似，但腹腔镜比开腹手术出血少、并发症少且妊娠率高。

目前很少有效的方法学研究评估结肠直肠深部浸润切除术的临床结局。在一篇关于手术治疗结肠直肠深部浸润子宫内膜异位症的临床结局的综述中，回顾了49项研究，大部分包括并发症（94%）和疼痛（67%）；部分研究报道了复发情况（41%）、生育能力（37%）和生活质量（10%）；只有29%的研究报道了随访情况。在3894例患者中，71%行肠道切除和吻合术，10%行全层切除术，17%行浅表手术。比较不同手术方式的临床效果不太可能。0～3%的患者出现了术后并发症。虽然大部分研究报道了疼痛的改善，但不到50%的疼痛评估是基于患者的评估。虽然在大部分的研究中生活质量得到改善，但只有149例患者有术后的数据。妊娠率为23%～57%，4年内的累积妊娠率为58%～70%。整体的子宫内膜异位症复发率（随访超过2年）为5%～25%，其中大部分的研究报道为10%。由于试验设计和数据收集的高度可变性，受统一标准的试验报告启发为将来的研究制定了检查项目表。需要有前瞻性研究报道手术治疗结肠直肠深部浸润子宫内膜异位症的标准化和明确的临床结局以及长期随访的结果。

手术治疗子宫内膜异位症和疼痛的效果受许多心理因素的影响，包括性格、抑郁、婚姻和性问题。很难科学地评价不同手术方式的客观效果，因为病变组织的切除和破坏也会与手术本身、医患关系、并发症以及其他因素一样影响结果。手术治疗有显著的安慰剂作用：未完全切除子宫内膜异位病灶的诊断性腹腔镜可缓解50%患者的疼痛。有研究报道，服用安慰剂也有类似的结果。尽管有一些报道称，激光腹腔镜治疗可缓解60%～80%患者的疼痛且术后病率低，但没有一篇是前瞻性或对照研究，或无法对治疗效果得出明确的结论。由于随访时间太短，经常只有几个月，因此很难评估手术治疗对疼痛的长期疗效。手术治疗子宫内膜异位症相关性疼痛，最主要的缺陷在于缺乏前瞻性随机试验和足够长的随访时间得出明确的临床结论。

（五）药物治疗

对于没有确诊子宫内膜异位症但希望治疗痛经的患者，应该根据经验治疗，包括咨询、镇痛、营养治疗、孕激素或联合口服避孕药。目前仍不明确口服避孕药是否应该采用常规的、持续性的或三周期疗法。

1. 原发性痛经

（1）镇痛药

有痛经的女性会使用镇痛药治疗；许多女性自己服用非处方镇痛药。原发性痛经定义为无器质性病变的月经期疼痛，是单凭妇科检查决定的，有争议的是部分所谓的原发性痛经的女性很有可能患有子宫内膜异位症。一项系统性综述总结认为，非甾体类消炎药物（NSAID），除尼氟酸外，缓解原发性痛经的效果明显优于安慰剂，但缺乏充分的证据表明某种NSAID更有效。在另一项综述中，选择性环氧化物酶-2抑制剂罗非昔布和戊地昔布治疗原发性痛经与萘普生同样有效，且均优于安慰剂。但此类药物的安全性受到质疑，其中罗非昔布已撤出市场。

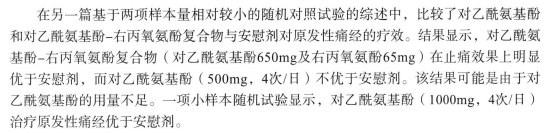

在另一篇基于两项样本量相对较小的随机对照试验的综述中，比较了对乙酰氨基酚和对乙酰氨基酚–右丙氧氨酚复合物与安慰剂对原发性痛经的疗效。结果显示，对乙酰氨基酚–右丙氧氨酚复合物（对乙酰氨基酚650mg及右丙氧氨酚65mg）在止痛效果上明显优于安慰剂，而对乙酰氨基酚（500mg，4次/日）不优于安慰剂。该结果可能是由于对乙酰氨基酚的用量不足。一项小样本随机试验显示，对乙酰氨基酚（1000mg，4次/日）治疗原发性痛经优于安慰剂。

（2）口服避孕药

目前缺乏关于新一代OCs治疗原发性痛经的相关信息。一项系统综述显示，第一代和第二代含有≥50μg雌激素的OCs可能较安慰剂更有效地治疗痛经。文章总结认为，纳入分析的研究质量较差、异质性较明显，所以无法推荐新一代的低剂量OCs。一项随机对照试验比较了含有20μg炔雌醇和100μg左炔诺孕酮的低剂量口服避孕药和安慰剂，结果显示OCs缓解青春期少女的痛经较安慰剂要好。

目前有一些证据证明，在普通人群中OCs可有效地治疗痛经。由于OCs具有长期安全性，因此可长期用于低风险女性。临床上，OCs用于治疗经期疼痛时可以服用3个周期或持续服用以减少月经次数甚至避免来月经。目前尚无研究直接比较这些治疗方法和传统疗法。

（3）其他治疗

数项系统综述和一项临床证据综述显示，可能有助于治疗原发性痛经的方法包括补充B族维生素或维生素E、高频经皮神经刺激、局部加热和草药治疗。疗效不明的治疗方法包括维生素B_{12}、鱼油、镁剂、针灸、其他草药治疗和行为干扰，而脊柱推拿术可能不太有效。

2. 子宫内膜异位症相关疼痛的治疗

（1）非甾体消炎药

考虑到子宫内膜异位症是一种慢性炎性疾病，消炎药物应该对子宫内膜异位症相关性痛经有效。虽然NSAID应用广泛，且常常作为子宫内膜异位症疼痛的一线治疗药物，但其止痛疗效尚未被广泛研究，只发表过一项小样本、双盲、安慰剂对照、4个周期的临床研究。该研究发现在使用萘普生治疗子宫内膜异位症相关疼痛的患者中，83%获得完全或明显缓解，而安慰剂组仅有41%缓解。但Cochrane协作网对同一项研究的分析结果并未证实萘普生可有效地缓解子宫内膜异位症疼痛。没有明确的证据证明服用NSAID的患者较少需要增加其他止痛药物治疗或不良反应发生率低于安慰剂组。

子宫内膜异位症相关疼痛是有损伤性的，子宫内膜异位病灶的持续性疼痛刺激可导致中枢敏感化，表现为躯体痛觉过敏和牵涉痛增加。NSAID药物减轻子宫内膜异位症相关疼痛的可能机制除了抗炎作用以外，还包括局部镇痛和减轻中枢敏感化。NSAID具有明显的不良反应，包括胃溃疡及抑制排卵的可能，因此希望怀孕的女性在排卵期最好不要使用NSAID。

（2）激素治疗

激素治疗对疼痛的疗效由于雌激素可刺激子宫内膜异位病灶的生长，因此可采用激素治疗抑制雌激素的合成，从而诱导异位子宫内膜种植灶萎缩或中断激素刺激和月经周期。子宫内膜种植灶对性腺甾体激素的反应与受到正常刺激的异位子宫内膜相似，但不完全相同。异位子宫内膜组织表现出与正常异位子宫内膜不同的组织学和生化特性，如腺体活性（增生、分泌）、酶活性（17β-羟甾体激素脱氢酶）和甾体激素（雌激素、孕酮和雄激素）受体水平。停止雌激素刺激会导致细胞失活和子宫内膜种植灶的退化，但不会导致其消失。

有充分的证据表明，抑制卵巢功能6个月可减少子宫内膜异位症相关疼痛。复方口服避孕药、丹那唑、孕三烯酮、醋酸甲羟孕酮或GnRH激动剂同样有效，但不良反应及费用各不相同。疼痛的缓解可能只持续很短时间，推测是因为子宫内膜异位症及其相关疼痛会在停药后复发。不再提倡使用己烯雌酚、甲基睾酮和其他雄激素，因其均疗效不佳、不良反应明显，并且在治疗期间怀孕对胎儿有危险。新一代芳香化酶抑制剂、雌激素受体调节剂和孕激素拮抗剂可能会为激素治疗提供新的选择。

激素治疗直肠阴道子宫内膜异位症相关疼痛。手术治疗可能会减轻直肠阴道子宫内膜异位症相关疼痛，但发生严重并发症的风险较高。药物治疗缓解直肠阴道子宫内膜异位症疼痛的效果比较好。在一项系统性综述中，纳入217例接受药物治疗的直肠阴道子宫内膜异位症患者，结果显示药物（包括阴道用丹那唑、GnRH激动剂、孕酮和经阴道、经皮或口服雌孕激素）的镇痛疗效在整个治疗期间（6～12个月）为60%～90%，患者报告疼痛明显减轻或完全缓解，除了单用芳香化酶抑制剂之外。

3. 口服避孕药

虽然口服避孕药可有效地诱导子宫内膜蜕膜化，但其中的雌激素成分可能会在治疗前几周刺激子宫内膜生长和加重盆腔疼痛。目前该作用的长期意义仍不明确。口服避孕药较其他治疗花费低，而且可能有助于某些患者的短期治疗和潜在的长期获益。周期性口服避孕药可预防子宫内膜异位症的进展或复发。口服避孕药中的雌激素可能刺激子宫内膜异位症的生长。在口服避孕药的女性中经常出现经量减少，可能对月经延长、频发的女性有益，这些症状均是子宫内膜异位症已知的危险因素。需要进一步的研究来评估低剂量口服避孕药在预防子宫内膜异位症和治疗相关疼痛方面的作用，因为有关其疗效的证据有限。一篇系统性综述比较了OCs和其他治疗方法对生育年龄女性子宫内膜异位症疼痛的疗效，只有一项研究符合入选标准（均为真实的随机对照试验，纳入对象为育龄女性，经手术证实患有子宫内膜异位症，研究使用OCs治疗子宫内膜异位症引起的相关症状）。在该研究中，57例患者分配至OCs组或GnRHa组。

患者随机分配，GnRHa组患者在治疗6个月期间无月经，而OCs组患者报告痛经减轻。停药后6个月的随访期间并未观察到两组在痛经方面有显著性差异。有证据显示，GnRHa组的患者在治疗结束时性交痛有所减轻；但没有证据显示在6个月的随访时性交痛有显著改善。根据这些数据，目前尚无证据显示研究的OCs和GnRHa在治疗子宫内膜异位症相关疼痛方面有差异。目前缺乏大样本或关于其他类似治疗的试验，需要进一步的研究来评估OCs对于治疗子宫内膜异位症相关症状的作用。

六、预后

（一）治疗后的子宫内膜异位症复发

1. 药物治疗后复发

由于激素抑制疗法并不能治愈子宫内膜异位症（只能在治疗期间抑制子宫内膜异

位病灶的活性），因此在停药后6个月至2年内几乎所有患者均会出现子宫内膜异位症的"复发"，更准确地说应该是"持续"，而且与子宫内膜异位症的严重程度成正相关。

2. 保守性手术治疗后复发

除非进行了根治性手术，否则子宫内膜异位症容易复发。在患有盆腔痛并接受腹腔镜完全切除可见子宫内膜异位病灶手术后的5年内，每5例的患者中就会有1例疼痛复发。子宫内膜异位症的复发率为每年5%～20%，5年后累积复发率达40%。保守性手术后如果只用药物治疗几个月，疗效有限且不一。目前仍缺乏关于长期服用OCs或孕激素治疗的益处的相关数据。现有的ASRM分期系统对预测保守性手术治疗后疼痛和子宫内膜异位症复发的价值较低。

3. 子宫切除后复发

子宫切除术治疗子宫内膜异位症相关性疼痛的中期结果令人满意；子宫切除术后疼痛持续的可能性为15%，疼痛加剧的风险为3%～5%，保留卵巢的患者将来手术的风险比同时切除双侧卵巢的患者高6倍。年轻患者应该至少保留一侧卵巢，尤其对于那些不能或不会接受雌孕激素治疗的患者。

（二）复发的危险因素

复发率随着疾病期别、随访期和既往手术史而增高。与左侧盆腔同时受累相比，仅累及盆腔右侧的子宫内膜异位症复发的可能性较低。子宫内膜异位症复发的风险与患者年龄显著相关。诊断时患者的年龄越小，复发的风险越高。年轻患者的高复发率说明对于此类患者应该采用根治性的治疗。子宫内膜异位症切除术后持续的痛经和非经期盆腔疼痛可能与子宫腺肌病（定义为MRI上的子宫结合带增厚＞11mm）有关。需要更多的数据明确对子宫内膜异位症复发患者的最佳治疗，包括疼痛缓解、妊娠率和患者依从性。

1. 预防复发

第一次手术治疗子宫内膜异位症后，应告知患者尽快受孕。或者，应该考虑在希望怀孕前口服避孕药，因为数个证据提示抑制排卵可以降低子宫内膜异位症复发的风险。250例规律服药的患者中有26例巧克力囊肿复发，而115例未用药的患者中有46例巧克力囊肿复发。

2. 药物治疗复发

在一项随机、前瞻性临床研究中，比较了去氧孕烯（75μg/d）和复合口服避孕药（炔雌醇20μg加去氧孕烯150μg）连续治疗6个月，结果显示两者均可显著地改善盆腔疼痛和痛经，且疗效相当，去氧孕烯治疗组中20%的患者发生突破性出血，而OCs治疗组中15%的患者体重明显增加。

3. 手术治疗复发

对于既往接受过保守性手术治疗但症状复发的子宫内膜异位症患者，应该根据其是否希望怀孕和心理状态来决定最合适的手术方式。还需要更合理的手术治疗直肠阴道子宫内膜异位症复发的研究，因为治疗这类病变的手术困难，发生并发症的风险高。

（徐潇萌）

第六节　绝经后骨质疏松症

　　骨质疏松症（OP）是1885年由Pommer首先提出的，是一种以低骨量和微结构破坏（松质骨骨小梁变细、断裂、数量减少；皮质骨多孔、变薄）为特征的，导致骨骼脆性增加和容易骨折的全身性骨代谢疾病。骨质疏松可分为三大类，第一类为原发性骨质疏松症，它是随着年龄的增长，在衰老过程中骨本身生理性、退行性病变而致骨量减少，不伴引起骨矿减少的原发性疾病，起病缓慢，病程长，好发于51～75岁的绝经后妇女和70岁以上的男性老年人。第二类为继发性骨质疏松症，它是由其他疾病或药物等因素所诱发的骨质疏松症。第三类为特发性骨质疏松症，多见于8～14岁的青少年或成人，多伴有遗传家族史，女性多于男性，妇女妊娠及哺乳期间所发生的骨质疏松也属此范围。本节重点讨论老年人原发性骨质疏松症。

　　骨质疏松症是骨骼的骨基质和矿物质丧失所致的一种骨代谢性疾病，以单位骨体积的骨量减少和松质骨丧失为特征。绝经后因雌激素低下等因素而导致骨质疏松，称绝经后骨质疏松症（PMO）。因系退化性骨质疏松症，故属原发性Ⅰ型骨质疏松症。PMO时可导致腰背痛、身长缩短和驼背，甚至骨折（常为脊椎压缩性骨折、桡骨远端骨折和股骨上端骨折）。若骨质疏松导致胸、腰椎骨折且胸廓畸形时可影响肺功能而出现相应的临床表现。

一、病因与发病机制

（一）发病因素

　　骨组织由细胞和细胞外骨基质（主要为胶原）组成。骨组织代谢活跃，由成骨细胞和破骨细胞不断地进行骨重建。破骨细胞溶解骨质、分解骨质、吞噬骨，为骨吸收期。骨被吞噬后，钙、磷和胶原释出，且被单核和吞噬细胞消化形成骨黏合线。成骨细胞受前成骨细胞诱导分布在黏合线上形成内衬细胞和骨细胞，为骨形成期。骨量在儿童期和青春期迅速增加，女性在30～40岁时骨量最多，为峰值阶段。成人骨的80%为密质骨，20%为松质骨。峰值阶段以后骨质渐丧失，每年丧失0.25%～1%，近绝经期骨丧失增加，每年丧失2%～3%，甚至5%，持续丧失5～10年，绝经后3年内骨质丧失最快。骨吸收增加，皮质骨变薄，骨小梁变细且稀疏，骨基质减少，中轴骨丧失15%～20%，四肢骨丧失10%～15%。虽然PMO的确切机制未明，但已公认雌激素低下是最重要的因素，尚有其他因素参与。

　　1. 内分泌因素

　　1）雌激素：雌激素在骨代谢中起重要作用，与成骨细胞核的雌激素受体结合后，促进特异的mRNA合成，体外实验发现17β-雌二醇加强成骨细胞增殖和胶原的合成。雌激素可加强降钙素分泌，抑制破骨细胞活性，促进1,25二羟维生素D_3[1,25(OH)$_2$$D_3$]的合成。还有抑制甲状旁腺素的骨吸收作用。白细胞介素Ⅰ、Ⅵ和干扰素是由成骨细胞和骨髓细胞产生，有促进破骨细胞的功能，绝经后白细胞介素Ⅰ、Ⅵ增加，若补充雌激素可降低白细胞介素的产生。研究发现，绝经后妇女雌二醇水平与碱性磷酸酶、尿钙与肌

酐、孕酮与肌酐、羟脯氨酸与肌酐的比值呈显著负相关，与骨密度呈正相关；雌二醇、骨密度与绝经年龄呈负相关。

2）孕激素：孕激素对骨代谢的影响未明，研究报道较少。实验发现成骨细胞中有孕激素受体，且孕激素与肾上腺皮质激素受体结合，影响皮质素对骨代谢的作用而参与骨转换作用。动物实验发现在切除卵巢后用孕激素治疗具有促进骨形成的作用。有限的资料显示，用炔诺酮、甲羟孕酮、甲地孕酮后可防止骨丢失。一流行病学资料显示绝经后骨质的丢失速度不一，17名骨丢失缓慢者的孕激素水平较高，16名骨丢失快者的孕激素水平较低，可见孕激素对骨质疏松症的作用，但确切机制有待研究。

3）降钙素（CT）：由甲状腺滤泡旁细胞分泌的多肽激素，抑制破骨细胞活性。降钙素对甲状旁腺素也有很强的拮抗作用。年龄增长，降钙素水平下降，绝经后降钙素水平明显降低。

4）甲状旁腺素（PTH）：直接作用于破骨细胞和骨细胞，使溶酶体释出各种水解酶，使骨的有机质分解，释放出钙和磷酸盐，骨质被吸收，雌激素有阻抑甲状旁腺素促使骨吸收的作用。此外，老年人甲状旁腺素有所升高，虽在生理范围，但仍有使骨丢失的作用。

5）甲状腺素：甲状腺素可促进蛋白质分解，加速骨转换，增加尿钙排泄。更年期妇女常出现甲状腺功能偏高，可能为骨质疏松症的参与因素。

6）肾上腺皮质激素：长期治疗剂量的肾上腺皮质激素使破骨细胞的活性和数量增加，加速骨吸收，又抑制成骨细胞的形成和其功能。隔日服强的松25mg，1年后小梁骨骨量可减少3%～5%。肾上腺皮质激素还抑制肠钙吸收，血清Ca^{2+}下降兴奋甲状旁腺素分泌，又促使破骨细胞骨吸收增加，还抑制肾小管重吸收，使钙磷排出增加，但在骨质疏松症是否起参与作用不明。

2. 营养因素

1）维生素D：人体摄入维生素D后，在肝脏中转变为25-OH-D_3，再在肾脏中转变为$1,25(OH)_2D_3$，它促进肠钙吸收和促进肾小管对钙、磷的重吸收。若绝经后户外活动少，日光照射少，维生素D摄入不足则肠钙吸收减少，肾脏中$1,25(OH)_2D_3$的形成也减少。骨质疏松症者血浆中$1,25(OH)_2D_3$降低。

2）钙：随年龄增长，钙吸收明显下降，尤其在70岁后呈负钙状态。此与维生素D摄入减少、日光照射少、进食量少而摄入钙少、肾脏中$1,25(OH)_2D_3$的量减少和小肠黏膜细胞对$1,25(OH)_2D_3$的反应差有关，因此建议绝经后妇女每天摄入钙1500mg为宜，以防止骨丢失。

3）机械因素：骨骼的机械负荷量与骨量呈正相关，绝经后妇女活动量减少，则成骨细胞活性减弱，破骨细胞活性相对增加，可导致骨质疏松。

4）遗传因素：人体的骨量和骨骼体积与遗传因素有关，PMO的发生也各人不同，程度不一。

（二）发病机制

正常成熟骨的代谢主要以骨重建形式进行，在全身激素、局部细胞因子和其他调节因子的协调作用下，骨组织不断吸收旧骨，生长新骨。如此周而复始地循环进行，形成了体内骨转换的相对稳定状态。原发性骨质疏松的病因和发病机制仍未阐明。凡可使骨的净吸收（抵消骨形成后发生的骨量减少）增加，促进骨的微结构改变的因素，都会促进原发性骨质疏松的发生。

1. 骨吸收增加导致骨丢失

骨吸收主要由破骨细胞介导。破骨细胞在接触骨基质时被激活，分泌某些化学物质、酶和细胞因子溶解骨基质的胶原纤维蛋白，矿物质被游离。在这一过程中，一方面，成骨细胞和其他骨细胞也在各种激素和局部因子的作用下，产生多种细胞因子，在溶骨的不同时期促进、调控和终止破骨细胞的活动。另一方面，在完成局部的溶骨作用后，破骨细胞也可分泌一些细胞因子，协助终止破骨细胞的活动，并在必要时启动成骨细胞的成骨作用。在某些病理生理情况下，破骨细胞的数目和活性增强，导致骨吸收过多，骨质丢失。这些情况包括妊娠及哺乳、雌激素缺乏、活性维生素D_3缺乏、降钙素（CT）缺乏、甲状旁腺素（PTH）增高、白介素-1（IL-1）增高、IL-6增高、肿瘤坏死因子（TNF）家族的成员骨保护素（OPG）降低等。

2. 骨形成减少导致骨丢失

骨的形成主要由成骨细胞介导。成骨细胞来源于骨原细胞较成熟的成骨细胞，位于骨外膜的内层和骨小梁骨膜表面。在成骨过程中，向基质分泌胶原蛋白和其他基质物质，为矿物质的沉积提供纤维网架，类骨质被矿化为正常骨组织。出生后的骨骼逐渐发育和成熟，骨量不断增加，约在30岁达到一生的骨量最高值（骨峰值）。青春发育期是人体骨量增加最快的时期，如因各种原因导致骨骼发育和成熟障碍致骨峰值降低，成年后发生骨质疏松的可能性增加，发病年龄提前，故骨峰值越高，发生骨质疏松的可能性越小或发生的时间越晚。因此，影响人体骨量的另一因素是增龄性骨丢失前的骨峰值。至骨峰值年龄后，骨质疏松主要取决于骨丢失的量和速度。骨峰值主要由遗传因素决定，营养、生活方式和全身疾病等对峰值骨量也有明显影响。这些因素包括：遗传因素（维生素D受体基因、I型胶原基因、甲状旁腺素基因、降钙素基因、转化生长因子β基因等）、钙的摄入量不足、Osterix因子（与成骨细胞分化和骨形成有关的含锌转录因子，属Sp/XKLF家族）的缺乏、生活方式和生活环境（体力活动减少、吸烟、酗酒、高蛋白饮食、高盐饮食、咖啡的大量摄入、光照减少、长期卧床等）等。

3. 骨组织细胞凋亡

细胞凋亡是机体生理和生命过程的重要现象。老年人的细胞凋亡有正和反两方面的结果。如细胞凋亡可降低细胞恶变概率，但也促进许多疾病（尤其是老年病和神经内分泌疾病）的发生。骨代谢和骨量的维持取决于骨组织中细胞的数目，后者又由前身细胞的分化和成熟细胞的寿命（凋亡的速度）决定。因此，骨组织细胞的凋亡也与骨质疏松有密切关系。双膦酸盐和降钙素可阻止骨细胞和成骨细胞凋亡（延长其寿命）。有关影响骨组织细胞凋亡或增加破骨性谱系细胞的凋亡者，均可提高骨量；相反骨量减少。当然，体内的成骨和破骨是一个偶联的重建过程，长期抑制破骨过程也会使成骨过程受到影响。

4. 继发性骨质疏松的致病因素

内分泌疾病（甲旁亢、库欣综合征、性腺功能减退症、甲亢、催乳素瘤和高催乳素血症、糖尿病和肢端肥大症等）、肝脏疾病和营养性疾病（肠吸收钙磷减少、25-羟化酶活性下降、肝脏灭活某些骨吸收促进因子的能力下降、维生素D吸收障碍）、血液疾病（淋巴瘤）、药物（肝素、抗惊厥药、苯妥英钠、巴比妥类、卡马西平、环孢素等）。

在骨质疏松发生的过程中，上述因素往往并非单独发生，常是多种因素共存，导致骨矿密度（BMD）和骨矿含量（BMC）的下降，伴随骨的微结构发生变化，促进骨质疏松症的发生和发展。

二、临床表现

（一）疼痛

疼痛是最主要的主诉，常以腰背部为主，也可表现为全身骨骼疼痛或髋、膝、腕关节疼痛。疼痛是骨转换加快，骨量进行性丢失，骨小梁破坏增加，骨支持结构难以承载相应的应力（如重力、肌肉的牵拉力等）所致。腰背疼痛最初发生在从静息状态转为运动状态时，以后逐渐发展为持续性；较长时间采取同一姿势，疼痛可加重；若压缩骨折累及神经，可出现肢体麻木、乏力、挛缩、疼痛，或肋间神经痛甚至腹痛。有时骨质疏松即使很明显，也可无明显腰背痛。由于松质骨相对地更易发生骨质疏松改变，准确地说疼痛在松质骨较多的部位更易发生。

在疾病早期（骨量减少期）可没有任何症状，称为"静悄悄的病"；即便出现腰背痛，也常因经X线检查无明显异常发现，而未被临床医师所诊断，此时疼痛常被误以为是"腰肌劳损""骨质增生""腰椎退行性变"等病变所引起。若腰背疼痛突然加重，可能发生椎体压缩骨折，因骨膜受到刺激，引起急性挛痛，此时骨折部位的棘突有压痛和叩击痛，但因没有明显外伤或仅有轻微外伤史也常被患者所忽略，经X线片检查发现椎体压缩骨折，才意识到骨质疏松症的存在；此时，骨质疏松已相当严重，腰椎骨量丢失达25%以上。因此，对于骨质疏松症的患者，若排除其他原因引起的疼痛，疼痛可作为其骨折阈值的临床指征。

严重骨质疏松症患者，腰背部容易疲劳，疼痛常持续存在，此乃脊柱变形、脊柱稳定性下降，肌肉持续收缩、痉挛、疲劳，导致肌肉及筋膜的慢性损伤而产生的腰背部肌肉及筋膜疼痛。

（二）身长缩短、驼背

身长缩短、驼背是骨质疏松症的重要表现，乃椎体发生慢性累积性变形和压缩骨折的结果。由于病变累及多个椎体，经过数年，可使脊柱缩短10～15cm，从而导致身材变矮。资料显示，女性在60岁、男性在65岁以后逐渐出现身材变矮，其中女性65岁时缩短4cm，75岁时平均缩短9cm。特别是活动度大、负重量大的椎体（如第11及12胸椎和第3腰椎）变形显著，甚至发生压缩骨折，均可使脊柱前屈度增大、后凸加重而形成驼背。驼背的程度越重，腰背疼痛越明显。当然，骨质疏松不是导致身长缩短的唯一因素，还包括老年性椎间盘变形、椎间隙变窄等。引起驼背的病症也不仅是骨质疏松症。除驼背外，有的患者还出现脊柱后侧凸及鸡胸等胸廓畸形。

（三）骨折

骨折是骨质疏松症最重要的临床表现，这是因为：①骨折并不是骨质疏松症的必然结果，只是在骨质疏松症发生过程中在外力影响下发生。②"骨质疏松性骨折"首先是骨的显微结构破坏而引起，在临床上并不能与外伤性骨折简单地区别开来。③骨折给老年患者带来的痛苦最大，并严重限制患者的活动，其导致的并发症常常危及生命。

骨质疏松症引起的骨折，发生的特点是：①多发生于日常活动中，如身体扭转、乘车颠簸、持物不当等，跌倒可能是其最主要的诱因。②尽管全身各部位均可发生骨折，但多发生于骨松质较多的部位或应力较集中之处；如脊椎压缩性骨折、桡骨远端骨折、股骨上端骨折、踝关节骨折。③骨折的发生与年龄、绝经时间有一定关系。

（四）其他

表现脊椎向后侧凸对腹腔造成压迫，可致内脏下垂，常有便秘、腹胀、食欲减退；对胸腔压迫，形成裂孔疝，导致食物通过障碍或反流性食管炎，出现上腹部和下胸部疼痛与不适。严重驼背时可影响通气。毛发脆而无华、折断脱落，牙齿松脱、牙体松脆易折。随着进行性体力减弱，腰背部疼痛，行走时需借助拐杖，患者常对自己的健康状况评价过低，丧失生活信心，不愿参加体育活动，常闭门不出而加快病情发展，或精神紧张、焦虑，结果导致疼痛感觉增强，镇痛药效果减弱。

三、实验室检查

（一）与骨矿有关的生化检查

1. 血矿物质成分测定

1）血清总钙和离子钙：钙是体内含量最多的阳离子，骨骼是体内最大的钙储存库。血液中钙主要以3种形式存在：离子钙、蛋白结合钙和小分子阴离子结合钙，分别占血液总钙的46%、40%和16%，其中阴离子结合钙包括重碳酸钙、枸橼酸钙和磷酸钙，仅离子钙才具有生理活性。血清总钙受人血白蛋白水平、血清pH变化、采血时的体位和是否使用止血带等因素的影响。由于每10g/L白蛋白能够结合8mg/L的钙，因此，人血白蛋白水平每下降10g/L，血钙减少约8mg/L。此外，血清pH（7.4）每偏离0.1，离子钙浓度改变约5mg/L；采血时从直立位变为卧位，血钙减少2%～7%。临床上常用的方法有原子吸收分光光度法、EDTA滴定荧光法、邻甲酚酞络合铜比色法。通常，血清总钙与钙离子水平是平行一致的。但在某些特殊情况下，两者水平不一致而发生分离现象，如酸中毒时血清钙因游离度增加，离子钙水平升高，而总钙变化不大；碱中毒时则相反，此时可出现手足抽搐等低钙症状。因此需要测量离子钙，若不能测定离子钙，就需要对血清总钙进行矫正。离子钙测定不受人血白蛋白水平和采血体位的影响，常用离子选择电极法测定。正常值：血清总钙成人为2.1～2.55mmol/L，儿童为2.2～2.7mmol/L；离子钙成人为1.12～1.23mmol/L，新生儿为1.07～1.27mmol/L。

2）血清无机磷：体内磷的含量仅次于钙，约占成人体重的1%，其中70%～90%沉积于骨骼中，10%～30%存在于细胞内。磷在空肠与钙一起被吸收。骨组织中磷主要以无机磷的形式存在，即与钙构成骨盐成分；软组织中磷主要以有机磷、磷脂和核酸的形式存在。人体按一定的钙磷比例动用骨骼中的磷。血磷和血钙的关系十分密切，其乘积是一个常数，为40。血钙增高则血磷降低。正常值：儿童为1.15～1.78mmol/L；成人为0.87～1.45mmol/L，其中60岁以上男性为0.74～1.2mmol/L，60岁以上女性为0.9～1.3mmol/L。原发性骨质疏松患者血磷常在正常范围。

3）血清镁：镁是人体的重要矿物质。成人体内含镁量约25g，其中50%存在于骨组织中，45%存在于软组织中，5%存在于细胞外液。镁的测定方法有荧光络合物滴定法、钙镁试剂自动分析法、甲基麝香酚蓝比色法、原子吸收分光光度法等。常用原子吸收分光光度法。正常值为0.65～1.05mmol/L。骨质疏松时血清镁降低。

2. 尿矿物质测定

1）尿钙：是指经尿排出的钙的含量。正常情况下，蛋白质结合钙不能经过肾小球滤过。其中，98%滤过钙在肾小管重吸收，只有2%～3%通过尿液排出。尿钙的测量方法有24小时尿钙、空腹2小时尿钙、空腹晨尿钙等。正常值为2.5～7.5mmol/d。所谓绝对性高钙尿是指在低钙饮食时尿钙超过5mmol/d。通过尿钙仅能反映肠钙吸收，只有当骨质严重溶解时才反映骨吸收。骨质疏松时尿钙升高。

2）尿磷：血磷可以自由通过肾小球滤过膜，原尿中99%以上可经过肾小管被重吸收。血磷减少时，肾小管对磷的重吸收作用增强，使尿磷减少。正常人肾磷阈约为0.65mmol/L。当血磷低于肾磷阈时，尿磷接近或等于零。正常值为12.92～42.41mmol/d。骨质疏松时尿磷常降低。

3）尿镁：镁从肾小球滤过，60%被肾小管重吸收。正常情况下，尿镁与镁摄入量有关。尿镁与年龄也有关系，40岁以后随着年龄增长尿镁有减少趋势。老年性和绝经后骨质疏松可能与镁缺乏有关。正常值为2.92～4.88mmol/d。男性平均为4mmol/d，女性平均为3.6mmol/d。骨质疏松时尿镁常降低。

（二）与骨形成有关的检查

骨是具有新陈代谢的活组织，破骨细胞（OC）不断吸收旧骨和成骨细胞（OB）不断形成新骨，两者紧密耦联构成骨重建。在生长发育期，骨形成大于骨吸收，骨能不断增大，骨量不断增加，当骨重建处于平衡状态时，骨量维持稳定。疾病、使用药物以及绝经后雌激素缺乏或衰老所致的骨重建失衡，均可引起各种代谢性骨病。通过测定骨形成生化标志物可直接了解骨的生理代谢变化。

1. 骨特异性碱性磷酸酶（BALP）

BALP是ALP的同工酶之一，是OB的一种细胞外酶，为糖蛋白。在多糖-肌醇磷酸特异水解酶的作用下，BALP被释放到血循环中。在成骨过程中，BALP水解磷酸酯，为羟基磷灰石的沉积提供必需的磷酸；同时，水解焦磷酸盐，解除其对骨矿化形成的抑制作用，有利于成骨。临床研究表明，血清BALP定量测定可作为监测骨形成变化的有效参数，对骨代谢疾病，特别是骨质疏松有着重要的价值。健康成人，BALP约占总ALP的50%。与30～40岁比较，妇女绝经后10年内血清BALP增加77%。骨质疏松时BALP的含量常升高。

2. 骨钙素（BGP）

是反映成骨细胞活性的敏感而特异的生化指标，是骨组织中最丰富的非胶原蛋白。成熟的骨钙素分子分泌到细胞外，其中大部分进入细胞外骨基质，小部分进入血循环，从骨释放入血的时间大约为3小时，血中半衰期4～5分钟，大部分经肾脏过滤并分解排泄。BGP的生理功能与骨转换有关，主要维持骨的正常矿化速度，抑制异常的羟磷灰石结晶形成，抑制生长软骨的矿化速率。BGP的正常参考值：成人为2～13μg/L，新生儿为（18.4±36）μg/L。骨质疏松时血清骨钙素浓度升高。

3. Ⅰ型前胶原延长肽（PIEP）

90%以上的骨有机基质由胶原组成，其中Ⅰ型胶原占97%。PIEP包括Ⅰ型原胶原羧基末端（C端）前肽（PICP）和I型原胶原氨基末端（N端）前肽（PINP）。测定PIEP可以反映胶原的合成情况。理论上，PINP和PICP以等分子数由原胶原分子切下释放入血，但实际测定在儿童时期PINP比PICP高出2～3倍，说明PICP被消除较快。在儿童和成年人中，PINP和PICP的代谢清除率存在差异，成年后，男性的PICP随年龄的增加而下降，女性随年龄的增加而升高。在评估绝经后骨转换增高方面，PINP较PICP更敏感。血清中PICP的水平是反映成骨细胞活动和骨形成以及Ⅰ型胶原合成速率的特异性指标。血清PICP正常值：成人，男性76～163μg/L，女性69～147μg/L；儿童，男113～943μg/L，女110～961μg/L。骨质疏松时，PICP常下降。

4. 骨涎蛋白（BSP）

BSP是成骨细胞分泌的非胶原蛋白，占骨细胞外基质非胶原蛋白的5%～10%。BSP具有相对组织特异性，主要分布于骨、牙齿和钙化软骨与骨的交界区，在胎盘的滋养层和血小板中也能检测到微量BSP。血清BSP水平主要反映与骨重吸收有关的过程，但尚缺乏对这一指标用于骨质疏松的评价。正常值：成人（7.3±3.3）μg/L，儿童（30.1±19.3）μg/L。

5. 与骨吸收有关的检查

1）羟脯氨酸（HOP）：是一种非必需氨基酸，是人体胶原蛋白的主要成分，占10%～30%。由于HOP是多种胶原的降解产物，生理状态下，尿中HOP只有10%来自骨胶原。因此，作为反映骨吸收和骨转换程度的标志物，HOP尽管常用，但却不敏感且非特异，特别是绝经后和老年性骨吸收缺乏敏感性，已被更多特异性的标志物所替代。然而，对严重溶骨性疾病，HOP仍是一种有效的标志物。健康成人24小时尿HOP排出量为15～43mg。骨质疏松时尿HOP常升高，但缺乏敏感性。

2）羟赖氨酸糖苷：羟赖氨酸葡萄糖苷和羟赖氨酸-半乳糖葡萄糖苷是胶原降解产物的两种主要糖苷形式，这种糖基化的羟赖氨酸不再被重新利用，也不在分解，与HOP相比不受饮食干扰，故为胶原降解较好的标志物。

3）抗酒石酸酸性磷酸酶（TRAP）：是6种酸性磷酸酶（ACP）同工酶之一，具有抵抗酒石酸抑制的作用。TRAP主要由OC释放，检测TRAP水平可以反映OC活性及骨吸收状态。正常参考值：男性为61～301μg/L，绝经前妇女为41～288μg/L，绝经后妇女为129～348μg/L。骨质疏松时TRAP增高。

4）骨Ⅰ型胶原降解产物：在骨的有机质中，90%以上为骨Ⅰ型胶原。骨吸收增加时，释放到血液或排到尿中的骨Ⅰ型胶原降解产物增加。评价骨吸收的骨Ⅰ型胶原降解产物有半乳糖羟赖氨酸、吡啶啉和脱氧吡啶啉、骨Ⅰ型胶原分子C末端顶端肽和N-末端肽、骨Ⅰ型胶原分子C末端8氨基酸肽。

四、诊断与鉴别诊断

（一）原发性骨质疏松的诊断

1. 美国骨质疏松协会、WHO、欧洲骨质疏松和骨病学会同意的诊断标准

1）正常：骨矿含量（BMC）或骨密度（BMD）在骨峰值平均值减少1个标准差内。

2）骨量减少：BMC（或BMD）在骨峰值的减少1～2.5个标准差。

3）骨质疏松症：BMC（或BMD）在骨峰值的减少2.5个标准差以上。

4）严重骨质疏松症：骨质疏松伴一处或多处骨折。

2. 中国老年学会骨质疏松委员会骨质疏松诊断标准学科组制定的试行标准

1）诊断原则：诊断骨质疏松应以骨密度减少为基本依据，须鉴别是原发性骨质疏松症，还是继发性骨质疏松症。可参考年龄、病史、骨折和实验室检查等进行综合考虑。

2）诊断基本手段：①骨密度减少以骨无机盐含量测定和脊椎X线射片相结合判断，本标准目前主要以DEXA（双能X线吸收法）为手段制定，不排除多种方法的应用。②尚无骨密度仪的单位，可以用X线射片初步诊断骨质疏松，一般常用腰椎，也可以用股骨颈、跟骨、管状骨X线射片。

3）诊断标准：骨无机盐含量诊断标准和峰值骨密度丢失百分率及分级标准（主要用于女性成人，男性参考执行）。参考世界卫生组织（WHO）的标准，结合我国国情，制定本标准以汉族妇女DEXA测量峰值骨量（M±S）为正值，在目前尚无细分标准的情况下，不同民族、地区和性别可参照执行该标准：①＞M-1S，正常。②M-（1～2S），骨量减少。③＜M-2S，骨质疏松症。④＜M-2S且伴有一处或多处骨折，为严重骨质疏松症。⑤＜M-3S无骨折，也可诊断为严重骨质疏松症。

（二）原发性骨质疏松的鉴别诊断

原发性骨质疏松症是因绝经和年龄增长引起的退行性的骨质疏松症，其血生化的特点主要表现为血清钙、磷和ALP一般在正常范围内；而由内分泌系统疾病，如肾脏疾病、肝脏疾病、骨肿瘤等引起的继发性骨质疏松症，血清钙、磷和ALP多数有1～3项异常，或增高或降低，而ALP增高比较常见。高钙血症见于甲旁亢、维生素D过多症、多发性骨髓瘤、骨转移癌等。低钙血症见于甲旁减、佝偻病、软骨病、肾病及肾功能不全患者。高磷血症见于甲旁减、维生素D中毒症、肾功能不全、多发性骨髓瘤病及骨折愈合期。低磷血症见于甲旁亢、佝偻病或软骨病等。

五、治疗

对骨质疏松症的治疗愈早愈好。一旦骨结构发生破坏，甚至骨折发生，采用世界上现有的治疗方法是不可能将其完全逆转的。治疗应包括对骨折的急症处理、干预危险因素和康复治疗。

预防性治疗的目的是预防骨丢失。当骨量已丢失和还没有被重建时，康复治疗的目标是修复骨量，使骨密度恢复到假定的骨折发生的阈值以上为目的。为防止骨进一步丢失，可选择用抑制骨吸收的药物。为恢复骨量需要选用刺激骨形成的药物。

（一）抑制骨吸收的药物

1. 激素替代疗法（HRT）

雌激素能抑制骨吸收，减少全身的骨丢失。用HRT能减少已患骨质疏松症妇女的骨折发生率。HRT绝经后应尽早开始，在骨转换加速期效果最好。用药至少5～15年。1985年Motelovitz建议此疗法可用至65岁，然后根据BMC水平，若较高，可停药，否则可继续用药。也有主张终身应用HRT的。前提是没有子宫内膜癌或乳腺癌等禁忌证。雌激素可与孕激素联合应用，孕激素本身具有抗骨吸收作用，且可防止雌激素诱发乳癌，并能防止阴道出血。尚可与睾酮合用使骨密度得以维持。HRT治疗一旦停止，骨丢失将加重加快，每年约2.5%。

2. 降钙素（CT）

降钙素抑制破骨细胞介导的骨吸收，可降低骨折的发生率，能同时应用于预防性及恢复性治疗。随年龄增长，CT水平也跟随下降，与年龄有关的骨丢失有一定关系。

降钙素具有神经递质样作用，可使中枢释放内啡肽增多，起中枢性镇痛作用，对骨痛尤为明显。降钙素费用较贵，目前有肌内注射和鼻喷两种剂型。肌内注射后少数患者有面部潮红、恶心和呕吐。鼻喷剂使用方便，副作用少，但生物利用度不如前者。降钙素是绝经后妇女及老年人防止骨量丢失的有效治疗方法。

3. 双膦酸盐

双膦酸盐类药物是一种强有力的骨吸收抑制剂，能减少骨丢失，并可能减少已确诊的骨质疏松患者发生椎体畸形。新一代的双膦酸盐除了对骨质吸收有较强的抑制作用外，在常用剂量时，并不抑制骨的矿化过程。对破骨细胞具有直接抑制作用。在骨呈高转换率状态时，破骨细胞激活的频率也在增加，应在变为不可逆性破坏以前，阻止破骨细胞的吸收作用。

4. 钙剂

钙是骨骼正常生长和达到峰值骨量的物质基础。作为抑制骨吸收的药物，钙摄入的推荐剂量为：绝经期后妇女1.5g/d，成年人1g/d，青年人1.2g/d。能降低骨丢失率和减少髋部骨折的发生率。

（二）刺激骨形成的药

对骨质疏松患者的理想治疗应为刺激新骨形成，增加骨量，并减少骨折的发病率。

1. 氟化物

氟在体外可直接刺激成骨细胞，表现为细胞增殖及AKP合成增加。氟为亲骨元素，长期高氟摄入可引起氟骨症，骨形成表面增加，同时伴有骨矿化缺陷，表现为骨硬化或骨软化，伴骨结构减弱。故用氟化物治疗的同时，应给予大量补钙，每天1.5g，维生素D每天800～2000U。钙可防止继发性甲旁亢，并使皮质骨的不良反应减至最小程度。不过应用新型的钠氟盐时，可不需要同时服用大量钙剂。恰当使用氟制剂，可增加骨密度减少骨质危险。

2. 合成类固醇

同化类固醇能刺激骨形成和增加肌肉组织。它们对老年人有一定价值。但若长期应用，可能有副作用，尤其在年轻人中，如水和钠的潴留、肝损害转氨酶的上升、面部痤疮、多毛、声音嘶哑等。

3. 甲状旁腺激素（PTH）

缓慢、小剂量的PTH会产生骨密度和骨量的增加；大剂量的PTH会增加破骨细胞介导的骨的重吸收增加。人工合成的PTH氨基端断片（1～34），小剂量时促进骨细胞作用刺激骨形成。但发现同期肠钙吸收没有增加，小梁骨骨量的增加是发生在皮质骨的消耗上，总钙并没有达到正平衡。目前有用hPTH加钙剂、hPTH加1,25-$(OH)_2D_3$、hPTH加雌激素等研究。Slovik等发现hPTH加钙无明显效果；hPTH加1,25-$(OH)_2D_3$并不能预防皮质骨向小梁骨转移。Wronski发现把hPTH加雌激素用于去卵巢小鼠模型的联合治疗中，已显示出有保持骨小梁的连续性，甚至有改善骨小梁连续性的特征。

（三）补充活性维生素D₃

常用的有1α-(OH)D$_3$和$1,25$-(OH)$_2$D$_3$。钙三醇能促进小肠钙的正常吸收，应用后能够降低已增高的血清甲状旁腺浓度，使之趋于正常。可以纠正体内的负钙平衡，在骨质疏松的治疗中与钙剂联合应用，是重要的措施之一。

目前，对维生素D受体基因的研究为骨质疏松易感性的遗传因素提供了线索，对骨质疏松基因的进一步研究，可能为今后治疗的选择提供依据。

（四）维生素K

维生素K是骨钙素中谷氨酸羧化的重要辅酶，可以促进成骨细胞合成骨钙素，抑制破骨细胞活性及破骨细胞诱导作用，从而抑制骨吸收。副作用主要有红细胞增多、脾大、肾损害等，脂肪吸收障碍和肝细胞广泛受损时应慎用。

六、预后与预防

本病多数患者病情发展缓慢，起病多在数年或十几年后，才见腰背疼痛、四肢麻胀、无力。如能及时防治（如妇女在绝经前后，男性在50～60岁前后），多数患者的病情可以缓解，使骨质疏松进展缓慢或完全阻止其进展。但也有不少患者，由于体质、禀赋虚弱，后天调护也不足，使骨质疏松症发生得早，病情较重，发病后也未重视，以至发展成驼背弯腰，甚至骨质瘫痪，预后较差。

根据妇女的年龄与爱好可以进行每天定期、定量的运动，如散步、跑步、广播操，许多锻炼方法都对预防骨质疏松有益，要长期坚持。负重锻炼尤其有效，如漫步作为锻炼的话，则在腕部和背部适量的负重可减少骨量丢失，但负重必须适量，一般应每周3～4次，每次少于30分钟。鼓动妇女参加群众性的锻炼活动，是很必要的。

年龄增高后，饮食量也随之减少，甚至对饮食有偏嗜习惯。应增加新鲜蔬菜、豆制品、乳制品、瘦肉、鱼和水果等食品的摄入。

（韩宇宁）

第七节　分泌激素的卵巢肿瘤

卵巢肿瘤是女性常见的肿瘤之一。卵巢组织复杂，各种肿瘤均可发生，是全身各脏器肿瘤类型最多的部位。有良性、恶性及交界性，单一型或混合型，单侧性或双侧性，囊性或实质性之分，许多卵巢肿瘤能产生雌性或雄性激素。

卵巢占妇科疾病的发病率（住院患者）最高为23.9%，最低为4.2%，平均为9.0%。卵巢肿瘤多数为囊性，实质性者较为少见，囊性瘤多为良性。卵巢恶性肿瘤占全部卵巢肿瘤的2%～3%，占妇科恶性肿瘤的23%～27%，占妇科恶性肿瘤死亡病例的47%。成为女性肿瘤死亡原因的第4位原因。各国发病率差异较大，西方一些国家的年发病率为15/10万人口。

卵巢肿瘤可发生于任何年龄，但大多发生于卵巢功能最旺盛时期，其次为由旺盛转为衰退的时期，在卵巢功能尚未开始的幼年期，卵巢肿瘤的发病率最低。卵巢肿瘤患者的年龄大多为30～40岁，其次是21～30岁及40～50岁。发病年龄与肿瘤性质有关。良性肿瘤发病率的高峰在20～44岁；恶性肿瘤的发病高峰在45～64岁；10岁以下的幼女，卵巢肿瘤占所有肿瘤的1%，其中近20%为恶性，以畸胎瘤或无性细胞瘤为多见。

一、病因

（一）排卵频率的影响

有人提出反复排卵与卵巢癌的发生有关，因为反复排卵导致的卵巢表面上皮不断受到创伤，此外，排卵需要通过细胞分裂、增殖进行修复，而此过程中给上皮细胞层累积的遗传变异也提供了较多的表达机会，第一代细胞变异可传给下一代细胞并获得突变。长期无排卵、反复妊娠及哺乳具有保护作用。妊娠使卵巢癌的发生危险性下降30%～60%，口服避孕药根据其服用时间的长短不同也可降低30%～60%的患癌危险性。服用避孕药时间越长，保护作用越明显。

（二）促性腺激素的刺激作用

卵巢表面上皮直接对类固醇激素与促性腺激素产生反应，卵巢表面上皮具有17β羟类固醇脱氢酶活性，也含有雌激素、孕激素受体，因此促性腺激素除直接作用于卵巢表面上皮外，还可通过过多的雌激素而间接影响表面上皮的生长。促性腺激素可刺激卵巢癌细胞的增殖。另外，雌激素可导致粒层细胞的增殖，增加有丝分裂活性，从而导致卵巢粒层细胞癌的发生。卵巢肿瘤最高发生率与妇女绝经期前后促性腺激素升高有关，此状态可延续至绝经后至少25年。

月经初潮延迟、绝经期提早和月经期痛经者卵巢恶性肿瘤的发病率增高。因此，对无排卵或不孕患者长期使用促排卵药物，持续刺激卵巢的多卵泡生长和雌激素水平的升高是卵巢癌生长的可能危险因素。流行病学资料表明，使用促排卵药发生卵巢癌的机会是未用促排卵药物妇女的3～4倍。因此，在使用促排卵药物时应严格掌握其适应证和注意监测。

近来研究发现，抑制素缺乏的大鼠出现多灶性性索间质肿瘤，具有100%的外显率。在转基因大鼠模型中发现，高水平FSH并不直接引起性腺肿瘤，然而，这些结果提示，FSH在抑制素缺乏大鼠中是性腺肿瘤生长的促生长调节因素。

（三）环境与饮食的影响

卵巢恶性肿瘤多发生于欧美地区，城市妇女的发病率高于农村妇女，经济条件好的妇女发病率高于经济条件较差的妇女。吸烟、工业粉尘可能影响卵巢而发生卵巢癌，X线照射、外生殖道滑石粉接触可使卵巢癌危险性增加。

据报道，饮食与卵巢癌的发生有一定关系，高动物脂肪、高蛋白、高热量饮食可增加卵巢癌的危险性，而多食蔬菜、胡萝卜、谷物、碳水化合物、维生素A、维生素C和富含纤维素的食物可减少卵巢癌的发生。最近研究表明，食用多量的乳糖可致卵巢癌，原因是半乳糖-1-磷酸尿苷酸转移酶不足可致血液中半乳糖浓度过高，后者可使性腺功能减退，从而引起促性腺激素增多。食用全牛奶、动物脂肪及饱和脂肪酸增多，发生卵巢癌的危险性增加，其可能的机制为：①动物脂肪通过某种激素效应发挥其致癌作用，动物脂肪在肠道细菌的作用下产生雌激素。②动物脂肪内的多环碳氢化合物对动物卵巢有致癌作用。③动物脂肪摄入后，改变宿主的免疫功能，增加癌症发生的危险性。

（四）遗传因素

遗传因素在卵巢癌的发生与发展中起着重要作用，已发现许多卵巢肿瘤与染色体结构、数目异常有关。Turner综合征患者是无性细胞瘤和性腺母细胞瘤的高发人群。

卵巢癌具有家族聚集性，约7%的上皮癌患者有家族史，最常见的是姊妹之间和母女之间存在遗传关系。其遗传倾向分为3类：①特定部位的卵巢癌。②有家族倾向的乳腺癌和卵巢癌。③家族性痛症综合征，即家族史中结肠癌、卵巢腺癌、乳腺癌或子宫癌以及多源性癌的发生率高，其共同特点是发病年龄小，癌组织分化差，常染色体显性遗传（外显率不同）来自双亲垂直遗传。

具有家族性卵巢癌综合征家族史者，第一级亲属患卵巢癌的危险性较正常人群高50%，常在40～50岁时发现低分化的双侧卵巢癌。分子生物学研究提示，在第17号染色体存在着1个或多个抑癌基因，这种基因与卵巢癌的发生有关。肿瘤抑制基因p53、人类上皮生长因子受体-2（HER-2/neu）基因和上皮生长因子受体的编码基因均定位于第17号染色体。还有两种被公认的抑癌基因BRCA1和prohibitin基因，似乎也定位于第17号染色体长臂上，这两种基因对家族性卵巢癌的发生和发展起着一定作用。据研究。80%卵巢癌野生型p53蛋白在维持细胞正常生长、抑制恶性肿瘤增殖的过程中起着重要作用，突变型p53则是促进转录的癌基因。此外，ras、myc基因与卵巢癌发生也有关。ras基因簇有H-ras、K-ras、N-ras及R-ras，在卵巢癌中主要是K-ras的点突变及高表达，卵巢癌中ras基因通常是在密码子12、13或61中发生点突变，导致内源性GTP酶活性丧失，刺激细胞增生而发生肿瘤。

二、分类

（一）性索-间质肿瘤

性索-间质肿瘤占分泌激素肿瘤的极大部分，包括颗粒细胞瘤、卵泡膜细胞瘤、睾丸支持细胞-间质细胞瘤、两性母细胞瘤、硬化性间质瘤及含环状小管性索瘤等，以往所指的功能性卵巢肿瘤（分泌激素的）均属此类。目前对这类肿瘤的命名、诊断及内分泌功能还存在着一定的分歧意见，一般有以下几个问题：

命名问题：这类肿瘤的名称繁多，主要是由于对卵巢的胚胎发育有不同的看法。有些学者认为所有的颗粒、卵泡膜、睾丸支持及睾丸间质细胞都来自原始泌尿生殖峰的特殊间质——间胚叶，因此称此类肿瘤为间叶瘤。根据肿瘤细胞的形态及内分泌功能的不同，又分为女性化及男性化间叶瘤。有些学者则认为体腔上皮及中肾上皮形成性索，而性索又进一步分化成为颗粒细胞及睾丸支持细胞，它们是上皮性的，而卵泡膜细胞及睾丸间质细胞则来自间质，是间质性的，因此称这类肿瘤为性索-间质肿瘤。关于卵巢中是否有性索形成的问题目前也有不同的看法。在睾丸发育过程中，性索形成是明显的，但在卵巢中往往看不到上皮的索状结构，只能见到包裹在生殖细胞外的前颗粒细胞，以后发育成颗粒细胞，既然无明显的性索见到，有人认为称这类肿瘤为性腺间质肿瘤较好。我们认为不管是否见到性索发育过程，卵巢中的前颗粒细胞发育成颗粒细胞与睾丸中的原始索状结构发育成睾丸支持细胞一样，都具有上皮细胞性质，而且自胚胎至成年人都没有见到过卵巢间质细胞能分化成颗粒细胞的过程。所以颗粒细胞、睾丸支持细胞与泡膜细胞、睾丸间质细胞应属两个系统，因此称这类肿瘤为性索-间质肿瘤为妥。

诊断问题：关于这类肿瘤的诊断，目前存在着两个困难：①对一些分化较差的肿瘤，很难区别它们是女性化颗粒卵泡膜细胞瘤还是男性化睾丸支持细胞-间质细胞瘤。因为比较幼稚的性腺细胞往往有向二极分化的性质，而且某些肿瘤的组织形态有相似处，如管状颗粒细胞瘤与睾丸支持细胞瘤不易区别，黄素化的卵泡膜细胞又与睾丸间质细胞相似。②真性肿瘤与增生性病变也难以区分，如卵泡膜细胞瘤与卵泡膜细胞增生症。睾丸间质细胞肿瘤或门细胞肿瘤与门细胞增生性结节均无明显界限，在具体病例中均不易鉴别。

1. 颗粒细胞瘤

颗粒细胞瘤是性索-间质肿瘤中最常见者。用放射线照小鼠后，可发生颗粒细胞瘤；曾报道该类肿瘤发生于有放射治疗史的患者中。有人作过种植试验，小鼠阉割后，将一个卵巢种于脾脏，使卵巢分泌的雌激素通过门静脉至肝脏而减能，这样常使这个种植的卵巢发生颗粒细胞瘤。为此使人想到此肿瘤的发生可能是由于垂体激素无对抗性地作用于卵巢所致。设想雌激素可能抑制此类肿瘤的发生。

1）病理形态：肿瘤一般中等大小，椭圆形，外形光滑或分叶状，切面呈实质性，较大的肿瘤有囊性变，伴坏死出血，实质部分质脆，颗粒状，土黄色。镜下特点：组织像有很多类型，如卵泡型、假腺瘤型、丝绸型、小梁型及弥漫型等。肿瘤细胞呈葵花子样，分化好的常排列呈卡尔-爱克斯纳小体（Call-Exner body）。曾报道一组独特组织形态的颗粒细胞瘤，85%发生于青春期前，称为幼年型颗粒细胞瘤，肿瘤细胞常形成不规则的卵泡，罕见卡尔-爱克斯纳小体，常有黄素化。

2）临床表现：可发生于任何年龄，在死胎及80岁的老人中均曾有发现，但一般多见于更年期，平均年龄45岁，特殊临床表现是由雌激素的过度分泌所致。当肿瘤发生于生育年龄的妇女时，雌激素的增多可使患者发生月经过多，或者有高雌激素水平的闭经，临床变化不很明显。当发生于儿童时则有性早熟现象，第二性征过早出现，如乳房增大、阴毛和腋毛的出现、外阴发育及无排卵子宫出血等。肿瘤可使绝经后的妇女出现子宫增大及子宫出血，但第二性征无大改变，肿瘤切除后，流血症状消失，患者可以再度出现更年期综合征。一般患者都有卵巢增大，但也发现有一部分肿瘤患者，卵巢为正常大小，肿瘤发展缓慢，且多有纤维化及玻璃样变性，因此绝经后有高雌激素症状者，即使卵巢不大，也要警惕有小肿瘤的存在。

3）激素作用：大部分患者表现为高雌激素，5%合并有内膜癌。颗粒细胞不论是正常的还是肿瘤性的，一般不产生雌激素，细胞内缺乏光面内质网及有管状峰的线粒体，没有合成雌激素的酶；因此颗粒细胞所产生的高雌激素有赖于卵泡膜细胞及间质细胞合成的雄激素，颗粒细胞中的芳香化酶使雄激素的前身变为雌激素。因此免疫组织化学显示颗粒-卵泡膜细胞瘤中存在雌二醇，有时也存在雄酮。有些颗粒细胞瘤呈男性化表现，血中睾酮也升高，这类颗粒细胞瘤往往是囊性的，外形极像囊腺瘤。

4）性质及预后：属低度恶性，上海医科大学妇产科医院随访结果5年生存率为75.81%，10年生存率为55.09%。该肿瘤有远期复发的特点，文献报道15～20年随访有50%的死亡率。治疗以手术为主，鉴于其远期复发的特点，对年轻而未生育的患者，可暂保留子宫及对侧卵巢待生育后再作处理。

2. 卵泡膜细胞瘤

1）病理形态：肿瘤中等大小，质坚而实质，切面均质一片，淡黄色，偶有囊性变。

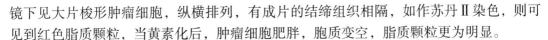

镜下见大片梭形肿瘤细胞，纵横排列，有成片的结缔组织相隔，如作苏丹Ⅱ染色，则可见到红色脂质颗粒，当黄素化后，肿瘤细胞肥胖，胞质变空，脂质颗粒更为明显。

2）临床表现：多为女性化，肿瘤多属良性。

3）激素作用：卵泡膜细胞有合成类固醇激素的能力，超微结构也显示卵泡膜细胞瘤中有激素的合成。非肿瘤性的卵泡膜细胞多合成雄激素，但肿瘤患者却表现为女性化，这可能是雄烯二酮在卵巢外的脂肪组织中转变成了雌酮所致。约有10%的卵泡膜细胞瘤表现为男性化，这类肿瘤中常有黄素化细胞或含有睾丸间质细胞产生的雄激素未被周围脂肪所转化。

3. 睾丸支持细胞-间质细胞瘤

这类男性化肿瘤仅是女性化肿瘤的1/10～1/5。以往认为肿瘤来自胚胎卵巢中的具有分泌雄性激素的细胞，呈索状或管状。研究发现，卵巢原始间叶组织有向女性或男性分化的潜力，既可形成颗粒细胞瘤和卵泡膜细胞瘤，也可形成睾丸支持细胞-间质细胞瘤。至于是来自成熟的间质细胞还是来自不成熟的贮备细胞尚不清楚。一般认为它与颗粒卵泡膜细胞是同一来源。有人认为性腺间质细胞受了某些因素的影响可能转变成分泌雌激素或雄激素的功能细胞。从光镜、电镜及体外培养中，这类肿瘤的生物学行为有时与颗粒细胞瘤及正常卵巢中的颗粒细胞相似，支持它们是同一来源的说法。

1）病理形态：肿瘤中等大小，直径一般不超过20cm，表面光滑呈分叶状，切面实质，呈灰黄色或橘红色，有出血及囊性变。镜下形态：本组肿瘤包括了一组从分化极好的睾丸腺瘤到分化极差的肉瘤型，形态常根据分化程度及含类脂质的多少而异。①分化很好的管-腺状结构，称为Pick睾丸腺瘤，肿瘤由管状结构组成，细胞核横置于细胞长轴，往往缺乏睾丸间质细胞，临床表现常为女性化。②中间型：索状或管状结构，伴有不同程度的间质增生。睾丸间质细胞常见，伴男性化表现。③未分化型：很少形成管状或束状结构，呈肉瘤型，与分化不好的颗粒细胞瘤和卵泡膜细胞难以区分。腺瘤中睾丸间质细胞的存在与否与临床是否有男性化表现相一致。

2）临床表现：多发生于年轻人，75%的患者小于40岁，66%的患者在30岁以下。文献报道最小的为2.5岁，最大者为70岁。男性化现象在年轻人中表现明显，在老年人中不明显。首先出现的是去女性化症状，如月经稀少、乳房萎缩，以后出现男性化现象，如多毛、声音嘶哑、阴蒂肥大、秃顶等。肿瘤切除后，最先表现的是月经的恢复，而其他男性化现象则持续多年。当肿瘤复发时，症状又可出现，有10%～15%的患者无内分泌失调表现。

3）激素作用：大部分的支持细胞瘤临床表现是女性的征象，如有假性性早熟、月经过多及内膜增生过长等，也有同时分泌雌激素及孕激素的。肿瘤中的睾丸间质细胞常常是非肿瘤性的，男性化是间质细胞起的作用，超微结构说明它具有合成激素的能力。

4）性质及预后：属低度恶性，分化好的预后好，肉瘤型的预后差，5年生存率为70%～90%。治疗以手术切除为主。

4. 两性母细胞瘤

这类肿瘤极为罕见，诊断标准是肿瘤内含有明确的分化好的伴有卡尔-爱克斯纳小体的颗粒细胞瘤的成分和分化好的睾丸母细胞瘤的成分。而那些分化不好，在形态上难以区分为女性化还是男性化的不属此类。临床上同时具有女性化及男性化的表现。

5. 含环状小体的性索肿瘤

这是一组未分类的性索–间质肿瘤，过去有人将它分在颗粒细胞瘤组中，而有人则将它分在睾丸支持细胞瘤类中。近年来认为它是来自卵巢皮质中的颗粒细胞，但形态上向睾丸支持细胞分化。

1）病理形态：大体形态与性索–间质来源的肿瘤相似，镜下结构形如环状或车轮状，车轮状结构的大部由脆质形成，中央有玻璃样变物质，来自基底膜。

2）临床表现：有女性化症状，但有时无激素功能，这类肿瘤常合并Pcutz-Jegher综合征，表现为黏膜–皮肤的黑色素沉着及胃肠道息肉。小肿瘤多属良性，大肿瘤有时可出现恶性行为，向卵巢外浸润或转移。

6. 卵巢硬化性间质瘤

1）病理形态：肿瘤中等大小，直径多数为6cm左右，表面光滑，结节状，呈灰白或灰黄色，切面分叶状，实性，质坚韧，混有黄色、褐色，可有水肿黏液区域和囊性变，呈蜂窝状或呈囊腔。偶见钙化灶。镜下常见多样形态，有肿瘤细胞密集区、胶原化区及水肿区混杂。瘤细胞大小不一，呈多样化，有圆、椭圆、多角形等，核圆，呈肾形或梭形，胞质轻度嗜酸。瘤细胞质中有时含有空泡，呈印戒细胞样。有些区域血管较丰富。

2）临床表现：属良性肿瘤，10%～25%的患者具有雌激素紊乱的表现。

3）激素作用：肿瘤细胞经苏丹黑染色证实含类脂，以PAP过氧化酶间接法测定配体素，证实肿瘤细胞能合成类固醇激素，Lam全面测定肿瘤所含酶及固醇类激素，推测肿瘤由脱氢表雄酮经$\triangle^5$途径合成类固醇激素。

（二）类固醇细胞瘤

这组肿瘤以往有很多名称，对其组织发生及形态分型也有意见分歧。世界卫生组织（WHO）的卵巢肿瘤分类中将它列为独立一类，包括了卵巢门细胞瘤、肾上腺残留肿瘤及间质黄素瘤。近年来已否定了来自肾上腺残留这一观点，约有27%的全子宫标本中见到肾上腺残留，但其位置均处于宽韧带及近卵巢门处，因此只有处于这种部位的类固醇细胞瘤才可被认为来源于肾上腺残留。目前，将此类肿瘤分为间质黄素瘤、卵巢莱狄细胞瘤及非特异性类固醇细胞瘤。

1. 间质黄素瘤

这类肿瘤占类固醇细胞瘤的25%，处于卵巢皮质间质中，肿瘤均较小，直径一般不超过3cm，来自卵巢黄素化间质或其前身梭形细胞。肿瘤实质，界限清楚，灰白或灰黄色，或呈红色或棕色。镜下为无包膜的圆结节，由多边形细胞形成，排列弥漫或呈小巢或索状，被卵巢间质包围。20%有退行性变形成裂隙，内含类脂质细胞，20%可有纤维化及玻璃样变。肿瘤细胞胞质多，嗜伊红，略呈颗粒状，含脂质颗粒，核小而圆，有明显核仁，分裂极少。对侧卵巢有卵泡膜细胞增殖症者占90%。在25%的病例中有卵巢门细胞增生。临床症状：80%发生于绝经后，60%的症状是不规则流血，12%有男性化表现，一般均属良性。

2. 莱狄细胞瘤

莱狄细胞与黄素化细胞或肾上腺皮质细胞不易分清，除非看到林克结晶。光镜下有35%～40%的莱狄细胞瘤含有结晶。莱狄细胞均来自卵巢门（门细胞），该肿瘤占所有类固醇肿瘤的20%。肿瘤呈黄色、棕红色、暗棕色，甚至黑色，直径一般不超过8cm，界限明显，处于卵巢门部但可延至卵巢皮质部。镜下呈无包膜结节，含类脂质细胞，弥漫生长，有时呈巢状，肿瘤结节被结缔组织分隔，50%病例中有玻璃样变。在30%的患者中血管有纤维素样变，细胞质含大量伊红色颗粒，有时胞质空泡样，提示有类脂质的存在。核圆，有小核仁，有时有多形核，偶尔可见分裂象。胞质内有林克结晶，铁苏木及三色染色使结晶易找到，电镜下这种结晶呈针状（纵切）及六边形（横切）。肿瘤有时合并皮质间质增生或门细胞增生。临床症状：肿瘤多见于绝经后，80%有男性化表现，血清中睾酮增多。有时可呈女性化，是由于睾酮在卵巢外被转化成雌激素。所有肿瘤几乎都是良性的。

3. 非特异性的类固醇细胞瘤

这类肿瘤占所有类固醇肿瘤的60%，肿瘤实质，界限清楚，分叶，5%为双侧性，切面呈黄色、橘红或红棕色，如果胞质中有脂褐素，则颜色更深，在坏死、出血及囊性变时可看到。镜下见肿瘤细胞呈片状、小巢状、不规则状、索状或柱状，间质较少。过去有人认为它是一个完全性黄素化卵泡膜细胞瘤。少见情况下，间质水肿或黏液状，瘤细胞疏松排列，有时间质有钙化及砂粒小体，出血坏死。细胞多边形或圆形，核居中，胞质嗜伊红，根据含脂质的多少呈颗粒状、空泡状甚至海绵状。常见于年龄较轻者，在儿童中引起早熟，50%有男性化，10%有女性化。少数患者血清中皮质素增加，引起库欣综合征。20%的肿瘤有扩散，临床恶性占25%～40%。

（三）生殖细胞肿瘤

原始生殖细胞不产生激素，但生殖细胞瘤中往往混有合成激素的成分，而使临床上有激素失调的表现。

1. 无性细胞瘤

发生率为全部卵巢肿瘤的0.26%。一般认为它来自胚胎发育时期未定性前的生殖细胞。肿瘤细胞所含DNA是淋巴细胞的2倍，碱性磷酸酶及糖原均阳性，符合生殖细胞的特性。它不应产生激素，但在以往的报道中，患者有时有性早熟、绒毛膜促性腺激素增加、妊娠试验阳性等表现。发生激素紊乱现象者往往有两种可能：①肿瘤中混有其他合成激素的成分，如性母细胞瘤或绒毛膜上皮细胞癌等。②无性细胞瘤中的巨细胞能产生绒毛促性腺激素致使发生性早熟，或其他内分泌失调的表现。

1）病理形态：肿瘤呈圆或椭圆形，表面结节状，实质性，有包膜，色灰白，直径6～30cm。切面似脑组织，有时有囊性变。镜下见多边形细胞，核大，居中。肿瘤细胞间有纤维结缔组织，其中可见淋巴细胞及多核巨细胞。

2）临床表现：好发年龄20～30岁。一般无激素失调表现。如果有性早熟或其他发育异常者要除外合并其他产生激素的肿瘤。

3）性质及预后：低至中度恶性，5年生存率为62.5%，对放射治疗敏感。如果合并其他生殖细胞来源的肿瘤，如内胚窦瘤、胚胎性癌等则恶性程度就大为提高了。

2. 卵巢原发性绒毛膜癌

原发性卵巢绒毛膜癌由生殖细胞向胚外结构——滋养细胞分化而形成，常与其他生殖细胞来源的肿瘤相混合。基本上发生于儿童及青少年，有时肿瘤中绒毛膜癌的成分不多而为其他成分所掩盖。

1）病理形态：中等大小，切面呈疏松实质，组织脆，出血坏死相间存在。镜下可见两种滋养细胞，即细胞滋养及合体滋养细胞同时存在。对侧卵巢因受绒毛膜促性腺激素的影响而有黄素化。

2）临床表现及预后：肿瘤分泌绒毛膜促性腺激素使儿童发生性早熟，雌激素升高，妊娠试验阳性。常被误诊为宫外孕。预后极差，很少存活1年以上者。

3. 具分泌激素功能的卵巢畸胎瘤

（1）卵巢甲状腺肿

畸胎瘤中含甲状腺组织的占5%～20%，有的畸胎瘤只单相分化，致使肿瘤大部分或全部为甲状腺组织，称为卵巢甲状腺肿，占畸胎瘤的0.4%。

1）病理形态：肿瘤一般6～8cm直径大小，切面呈琥珀色多房结构，房内充满胶冻样物质，镜下见到肿瘤呈甲状腺瘤样结构。

2）临床表现：多见于生育年龄妇女。5%患者有甲状腺功能亢进的症状，表现为体重减轻、神经质、气喘、心悸、新陈代谢增加等症状。肿瘤为良性。

（2）卵巢类癌

通常发生于含有消化道上皮和呼吸道上皮的畸胎瘤内，也可以是畸胎瘤的单相分化。肿瘤来自嗜银细胞，是一种肽类激素分泌细胞，产生5-羟色胺。

1）病理形态：直径1～20cm，切面实质，淡黄，均质状，镜下见肿瘤细胞呈片状或小泡状排列，为结缔组织分隔，呈巢状或带状，胞质内有嗜银颗粒。

2）临床表现：1/3的患者有类癌综合征，如面部潮红、血管功能紊乱、腹痛腹泻、皮下水肿及支气管痉挛等。5-羟色胺分泌多少与肿瘤大小呈正比，越大分泌越活跃。手术切除后，症状消失，肿瘤为低度恶化。

（四）性母细胞瘤

这是一类混合性肿瘤，由生殖细胞及类似不成熟的颗粒细胞或睾丸支持细胞所组成。睾丸间质细胞及黄素化细胞可有可无，称此名词的原因有二：①肿瘤很像原始性腺，内含生殖细胞、性索及间胚叶组织，此期的性腺无性别差异。②极大部分患者体型为女性但性腺发育不良。

1. 病理形态

一般体积较小，直径仅数厘米，不超过8cm。外表光滑，圆或椭圆形，浅表分叶，质地软或韧，切面灰色，有斑状黄色或橘黄色区域，有散在的钙化斑点，量多时有沙砾感。镜下见肿瘤为大小不等的细胞巢，圆形或卵圆形，巢中区常为大而圆的生殖细胞，见分裂象，在巢沿边缘处细胞群为小而卵圆的睾丸支持细胞及颗粒细胞，成冠状排列，围绕着不定塑的玻璃样PAS阳性物质。细胞巢之间为纤维结缔组织，其中有睾丸间质细胞或黄素化卵泡膜细胞，这两种成分常在患者发育后出现（有赖于垂体促性腺素的刺激），在15岁以后出现者较15岁以前的多2倍，80%的肿瘤有钙化灶，凝成团块，形成桑葚样结构。

以下情况可影响性母细胞瘤的形态：①肿瘤中的无性细胞瘤成分的过度生长，常使肿瘤的体积增长得很大，如果切片不全面，常诊断为无性细胞瘤。以往报道的无性细胞瘤伴有性发育不全者，实际上是性母细胞瘤合并了大量的无性细胞瘤成分。②性母细胞瘤合并其他生殖细胞肿瘤，如畸胎瘤、内胚窦瘤、胚胎性癌、绒毛膜癌等，则可出现上述肿瘤的形态。因此如果肿瘤中有较多的钙化斑，或伴有性腺发育异常者，需注意是否有性母细胞瘤的存在。

2. 临床表现

有30%的患者肿瘤是双侧性的，肿瘤约有20%来自条索状性腺，20%性腺为睾丸（大部分在腹腔内），一半以上的患者因性腺为肿瘤破坏而性质不清，临床表现分为3型：①表现型为女性，不伴有男性化症状。15岁以后的患者常有原发闭经，垂体促性腺素增加，17-酮类固醇在正常范围内。可识别的性腺，基本上都是条索状性腺，极少数为睾丸，内生殖器为子宫及输卵管。②表现型为女性，但伴有男性化症状，年龄自8～15岁。肿瘤大部分来自睾丸，少数是条索状性腺，内生殖器大部分是子宫及输卵管，少数可见输精管、附睾等男性生殖器附件。③表现型为男性，常为男性假两性畸形，大部分有男性生殖器附件。患者的染色体核型有50%是46,XY，30%可为45,XO/46,XY嵌合体。近年来也有报道肿瘤发生于正常染色体46,XX患者，也有发生于真两性畸形者。

3. 激素作用

肿瘤产生类固醇激素。肿瘤中的似颗粒细胞及睾丸支持细胞产生雌激素而睾丸间质细胞及黄素化细胞产生雄激素，当混有滋养细胞时产生绒毛膜促性腺激素。体外培养肿瘤组织可使孕酮转变为雌激素及雄激素。

4. 性质及处理

性母细胞瘤本身属低度恶性，很少发生转移，有人称它为"原位恶性"。但由于以下的特点，对侧性腺不宜保留。①它常为双侧性，对侧性腺也常含有肿瘤，即使手术时尚未发现，因很多患者体内有Y染色体，以后发生肿瘤的机会很大，而且对侧性腺也常发育不良。②常可合并胚胎性癌、内胚窦瘤等高度恶性肿瘤，手术更应彻底。

（五）具有酶活性的间质细胞瘤

某些卵巢原发性上皮性肿瘤也具有内分泌作用，激素不是来自肿瘤细胞，而是其间质细胞所分泌。同样情况在转移性肿瘤中也见到。大多数表现为雌激素升高，患者有绝经后阴道流血，内膜呈增生过长等现象。少数人有男性化表现，症状随肿瘤切除而消失。

1. 发病机制

功能性间质细胞瘤发病的机制大致有3个方面：①间质细胞被绒毛促性腺激素所刺激，如妊娠时，卵巢肿瘤间质有黄素化，无性细胞瘤中的巨细胞常合并间质黄素化。②间质细胞局部对肿瘤的反应，如生长缓慢的肿瘤其周围常有一圈黄素化间质细胞；如黏液性囊腺瘤及畸胎瘤等。③绝经后妇女垂体分泌的黄体生成激素（LH）增高而使间质有黄素化。

2. 病理形态

有激素作用的肿瘤与无激素作用的肿瘤在大体上无明显不同，由于前者有较多的黄素化细胞，因此肿瘤颜色较黄。镜下见到肿瘤的间质细胞内有成团的肥大或呈梭形的、多边形的细胞，染色淡，脂肪染色阳性。组织化学观察，这类细胞内除了含有类脂质外，还有还原性辅酶Ⅰ（DPNH）、葡萄糖-6-磷酸脱氢酶等，提示有激素制造的功能。另一种间质细胞虽然胞质内没有类脂质，但有很强的氧化酶，如异柠檬酸脱氢酶、乳酸脱氢酶等，因此有人称此为有酶活性的间质细胞（EASC）。这种细胞存在于正常卵巢中，也存在于上皮性肿瘤中，是处于间质细胞演变成黄素细胞的过渡阶段。

三、诊断

卵巢肿瘤在早期并无明显的临床表现，患者往往因其他疾病而就诊，在行妇科检查时被偶尔发现。以后随着肿瘤的生长，症状和体征因肿瘤的性质、大小、发展、有无继发变性或并发症而不同。目前诊断方法有赖于对症状、体征、放射学、超声学、CT、MRI、生物化学、免疫学、腹腔镜等手段的综合应用。

（一）临床诊断

1. 病史

卵巢恶性肿瘤好发于卵巢功能不全的妇女，如月经初潮延迟、绝经期提前、痛经、单身、不育、人工流产频繁和乳腺癌、结肠癌或子宫内膜癌的个人史及卵巢癌家族史的人群。据统计，恶性畸胎瘤、无性细胞瘤、胚胎瘤和内胚窦瘤多见于青少年，据中山医科大学附属肿瘤医院统计，这些肿瘤24岁以内占74.6%。粒层细胞瘤常见于青年和老年，在20～29岁、50～59岁两年龄组占61.5%。囊窦性腺瘤和转移瘤多发于中老年，10岁以上占76.2%。

2. 临床症状

良性肿瘤多无症状或有并发的症状，生长缓慢，常在无意中发现肿块。恶性肿瘤早期可无或有轻微症状，首发症状有食欲不振、腹胀感和消瘦。因此，凡发现子宫附件的肿块伴不明原因的胃肠症状和消瘦者，应考虑本病。随着病程的发展可相应出现不同的症状。

1）下腹胀痛或不适。由于肿瘤本身的重量以及受肠蠕动及体位变动的影响，使肿瘤在盆腔内移动时牵扯其蒂及骨盆漏斗韧带所致。

2）腹部胀大和腹内肿物。患者觉察自己的衣物或腰带显得紧小，腹胀原因为腹内肿物增大和腹水产生所致。

3）疼痛。一般是肿瘤发生并发症所引起的，当肿瘤发生扭转、破裂、瘤内出血和感染时，可出现腰部、背部、肛门等部位的放射性疼痛。

4）月经紊乱。这是具内分泌功能的粒层细胞瘤和卵泡膜细胞瘤常见的症状，一般卵巢瘤甚至双侧卵巢瘤，由于并不破坏所有的正常卵巢组织，故多半不引起月经紊乱。但少数黏液性囊腺瘤、囊腺癌患者和晚期卵巢恶性肿瘤发生子宫内转移，盆腔广泛转移的病例则可见。黏液性囊腺瘤可刺激周围的正常卵巢组织，以致雌激素分泌增多而产生子宫出血，引起子宫内膜充血而产生子宫出血。

5）压迫症状。巨大的卵巢肿瘤及大量腹水可使横膈上升引起呼吸困难及心悸，特别是合并胸膜腔积液时更明显。巨大卵巢肿瘤，使腹内压增加，影响下肢静脉回流。此外，膀胱受压可出现尿频，因肿瘤嵌顿于子宫直肠窝或生长于阔韧带中，挤压附近脏器，发生排尿困难、尿潴留或大便不畅等现象。

6）内分泌症状。常是性索间质和部分生殖细胞的卵巢恶性肿瘤所具有的特征。当罹患女性化肿瘤和粒层细胞瘤、卵泡膜细胞瘤时，在青春期可引起性早熟，表现为月经早潮、乳腺、阴唇和阴蒂均呈成熟型发育；在绝经期可有异常的子宫出血，在生育年龄如肿瘤产生的雌激素不多，对月经周期影响不大，但雌激素过多时，可造成闭经或子宫出血。

当患男性化肿瘤时，如睾丸母细胞瘤和性腺母细胞瘤，可产生男性化征象，表现为乳腺萎缩，臀部脂肪减少，月经稀少、量少、闭经，体毛增多，阴蒂增大，声音变粗等。无内分泌功能的无性细胞肿瘤患者可伴第二性征发育不良或出现假两性畸形。

7）播散及转移症状。腹膜种植可引起腹水，肠道转移可引起消化道症状，肺转移引起干咳、咯血、呼吸困难，骨转移可产生转移性局部剧烈疼痛等。

8）消瘦。晚期卵巢癌，由于癌组织生长消耗大量蛋白质，腹胀及大量腹水影响进食及消化不良，使患者明显消瘦、贫血等。

3. 体征

卵巢肿瘤在体征上除有共性外，不同类型的肿瘤也可产生相应的特殊体征。

1）腹部肿块。早期卵巢肿瘤肿块常在盆腔内，位于子宫一侧，如超越正常大小的卵巢应考虑肿瘤的可能性。随着肿瘤的增大，肿瘤向上推移至腹腔成为腹内肿块，恶性肿块多表现为生长迅速的实性或囊性肿块，表面不平，呈多结节状，活动受限。如在子宫直肠窝或上腹部扪及硬结节，则癌瘤可能已有盆腔或大网膜部位的转移。发生于生育年龄者单侧囊性包块，95%为良性，其大小在6～8cm直径以下者应观察1个月经周期，因为许多功能性囊肿可以自然消退，包块增大或伴有疼痛时应及时处理。囊性且活动度不大的附件包块有可能是输卵管积水或输卵管卵巢囊肿。由于良恶性肿瘤之间没有明显可鉴别的物理检查体征，应借助影像学检查鉴别。

2）腹水。腹水存在常为恶性肿瘤的特征，但良性肿瘤（如卵巢纤维瘤及浆液性囊腺瘤）也可产生腹水，甚至并发胸腔积液。

3）性早熟与男性化体征。注意第二性征的检查，如乳房、阴唇、阴蒂的发育，毛发的变化等，出现性早熟者应注意排除粒层细胞瘤和卵泡膜细胞瘤，男性化体征多见于睾丸母细胞瘤和性腺母细胞瘤。

4）恶病质。显著消瘦，腹部极度膨大，常为肿瘤及腹水急速增长所致。

5）远处转移。晚期卵巢恶性肿瘤常可出现远处转移，最常见的转移部位是腹、盆腔播散或淋巴道转移至锁骨上窝、腹股沟等处的淋巴结或经右横膈转移至腹膜。此外，还可出现骨、肺、皮肤等处的转移。

（二）实验室诊断

将某些肿瘤的相关抗原（TAA），如甲胎蛋白（AFP）、癌胚抗原（CEA）、CA-125和HCG等作为肿瘤标志物进行检测，是近代诊断的重要手段。近年来开展的肿瘤单克隆抗体、放免测定、流式细胞测定（FCM）、肿瘤组织DNA和RNA酶学测定，以及微量元素分析技术和肿瘤基因监测等，为肿瘤临床诊断、鉴别诊断、治疗、监护和预后评估提供了一定帮助。

1. 胎儿蛋白肿瘤标志物

1）甲胎蛋白（AFP）。妊娠早期即可测出母亲血浆中的AFP，14～20周AFP浓度呈线性增高，20周以后下降，故妊娠中期单胎妊娠者AFP不明原因的升高，可作为胎儿危险的预测。某些胚胎性肿瘤（如无性细胞瘤、胚胎性癌、内胚窦瘤、恶性畸胎瘤、胚原混合瘤和原发性肝癌）时AFP明显升高。

2）HCG。在卵巢恶性肿瘤中，凡起源于生殖细胞肿瘤，如绒毛膜上皮癌、未成熟畸胎瘤、胚胎癌等，均可从血或尿内检测到HCG，采用针对HG-β-CTP部分的抗体，可排除LH的干扰，使HCG-β-CTP-EIA具有特异性，在复发的绒癌中能准确地发现低水平HCG的动态变化。可作为卵巢胚胎性恶性肿瘤治疗后的随访和预后指标。但正常妊娠、妊娠性滋养细胞肿瘤（水泡胎、恶性水泡胎和绒毛膜上皮癌）均可产生大量的HCG。此外，支气管肺癌也可产生少量的HCG，故用HCG诊断卵巢胚胎性肿瘤时应注意与这些疾病鉴别。

3）碱性胎蛋白（BFP）。血清中BFP正常值在75ng/ml以下，BFP测定作为多种恶性肿瘤的标记物，如与其他肿瘤标记物联合测定，可提高卵巢癌的诊断率。BFP可能主要是卵巢透明细胞癌的一种标志物。

4）妊娠糖蛋白（SP1）。SP1是滋养细胞肿瘤的标记物，HCG阴性的绒癌病例可为阳性，阳性率为15%～80%。

5）肿瘤细胞逆转录酶测定。近年来，发展一种逆转录酶聚合酶链反应，可检测到循环血液中的乳腺癌细胞，最佳的标志物是细胞角质蛋白-20和HCG mRNA。

2. 酶类肿瘤标记物

1）乳酸脱氢酶（LDH）。卵巢癌者LDH及其同工酶LDH3、LDH4、LDH5升高，卵巢无性细胞瘤的同工酶以LDH1、LDH2、LDH3升高为主。卵巢肿瘤中LDH阳性率54.2%，其同工酶异常者58.5%。

2）碱性磷酸酶（ALP）。根据各种器官来源的特异性可分为组织非特异性ALP，小肠型ALP及胎盘型ALP（PLAP）三型，PLAP曾用作胎盘功能的检测指标，PLAP在宫体癌阳性率为40%，卵巢癌特别是浆液性癌阳性率为80%，PLAP与CA125联合测定可提高卵巢癌的诊断率。

3）半乳糖转移酶（GT）。卵巢癌的血清GT活力升高，其他器官肿瘤GT升高不明显，故GT可作为卵巢癌标记物。有人认为，GT测定可判定直径＜1cm的残余病灶。

4）淀粉酶。可分胰腺型和唾液型两种，其中后者可作为卵巢癌的标记物，但良性卵巢囊肿时也可升高。

5）核糖核酸酶。卵巢癌患者核糖核酸酶升高，恶性肿瘤中阳性率为76%～95%，在其他女性生殖系统肿瘤中升高不明显。

6）血清唾液酸脂（LSA）。katopudis法测定的正常值＜200mg/L。诊断卵巢癌残余病灶阳性率为63%，LSA作为卵巢癌诊断和监测的效果与CA125接近，两者结合效果更佳。但取血前必须控制炎症（因为炎症反应会引起假阳性）。

3. 糖蛋白相关抗原肿瘤标记物

1）癌胚抗原（CEA）。是一种存在于各种上皮组织的糖蛋白，正常人血浆CEA含量＜2.5ng/ml，在上皮性和生殖细胞性的卵巢恶性肿瘤中，CEA可升高，经治疗后病情有所缓解的卵巢恶性肿瘤患者，血浆CEA多下降或正常，可用于恶性肿瘤筛查和监测：如CFA维持升高，很可能有残留的肿瘤或预示肿瘤转移，CEA正常后又回升，可能是复发的信号。但CEA在多种癌瘤和非癌症患者中广泛存在，如直肠癌、结肠癌、胃癌等均呈阳性。

2）CA125。来自体腔上皮或苗勒管组织，如胸膜、心包膜、输卵管上皮、子宫及宫颈内膜，某些良性病变（如肝硬化腹水、肉芽肿性腹膜炎、急性胰腺炎、子宫内膜异位症、子宫腺瘤、卵巢囊肿、月经期、早孕等）的CA125水平均可升高。大量研究表明，CA125水平的升降与卵巢痛的发展及消退有关。因此CA125测定可望成为一种筛查卵巢癌、监测疗效的无创性指标，以30U/ml和35U/ml分别作为CA125的阈值，其特异性在≥50岁的妇女中分别为99.7%和98.5%，在≤49岁者中分别为91%和94.5%。CA125测定特异性为97%，与盆腔检查相结合可提高其特异性至100%，与B超相结合则为99.8%，提示多种方法联合应用，对提高卵巢癌筛查的特异性具有十分重要的意义。

3）其他。糖蛋白相关抗原肿瘤标记物CA19-9、CA-50、SLX是将结肠癌、直肠癌培养细胞作为免疫原制作的单克隆抗体。CA54/61是将肺癌培养细胞作为抗原制作的两种单克隆抗体MA54及MA61，在卵巢癌中阳性率约66%。CA72-4将乳腺癌肝转移细胞作为免疫原制作的单克隆抗体B72.3及从结肠癌培养细胞产生的TAG-72抗原作为免疫制备的单克隆抗体CC49识别的糖链抗原，CA72-4在卵巢癌的阳性率为44%～81%，特别在黏液性癌阳性率高；CA19-9在卵巢癌的阳性率为30%～60%，但在良性卵巢瘤（特别是囊性畸胎瘤）假阳性率也高达30%～60%。因此认为CA19-9是一种特异性较差的肿瘤标记物。SLX在卵巢癌的阳性率为50%～70%，在良性卵巢肿瘤的假阳性率为10%。

4）卵巢癌相关抗原（OCAA）。用卵巢癌组织或腹水中卵巢癌细胞的提取物作抗原，利用致敏淋巴细胞对肿瘤细胞抗原的特异性反应进行检测。有人认为某些卵巢恶性肿瘤之间，如浆、黏液性囊腺癌之间，浆液性囊腺瘤与实体性表皮样癌间均有相关抗原，可发生交叉反应。Ⅱ、Ⅲ期卵巢囊腺癌中OCAA阳性率67%，Ⅳ期为80%。

4. 其他检查

1）纤维蛋白降解产物（FDP）。卵巢癌具有促凝血倾向和溶纤维蛋白特性，这可能是由于肿瘤细胞分泌溶纤维蛋白性物质和促凝物质进入血液所致。Astedt对卵巢恶性肿瘤患者的血清FDP检测，卵巢恶性肿瘤患者有72%可查出FDP，其含量为0.5～30mg/100ml，而卵巢良性肿瘤仅4.5%可查出FDP，其含量<2mg/100ml。因此，检测血中FDP对卵巢恶性肿瘤的诊断有一定意义，但FDP在弥漫性血管内凝血、肝硬化、肾病综合征患者中也可出现阳性。

2）腹水。生化检查95%卵巢癌患者腹腔液胆固醇为139.8～171.7mg/dL。良性卵巢肿瘤15～113mg/dL，正常人（40.9±9.2）mg/dL。此外，恶性肿瘤患者的腹水中SGOP常显著升高。

5. 性激素测定

1）雌激素和孕酮。起源于性索间质的卵巢肿瘤（如粒层细胞瘤和卵泡膜细胞瘤），其血浆雌激素和孕酮均增高，但一些非功能性卵巢肿瘤，其雌激素水平也可增高。

2）雄激素。某些男性化肿瘤，如睾丸母细胞瘤及某些胚胎细胞瘤，雄激素及尿17-酮类固醇可升高。

3）抑制素。免疫组化法证实卵巢癌组织及转移灶均能产生抑制素，且免疫组化染色的强弱与血中抑制素水平的高低有关。患者血中抑制素浓度升高，手术切除后下降，复发时血中浓度升高，可作为粒层细胞瘤及交界性黏液性囊腺瘤的标记物。此外，AlaFosi等还发现，绝经妇女如发生上皮来源的卵巢癌，血清中的抑制素A下降，抑制素的前αC相对升高，但腹腔渗液中的每一种抑制素成分均明显高于血清水平，癌细胞分化程度越差，腹腔渗液中的浓度也越高。

6. 流式细胞测定（FCM）

罹患肿瘤时，由致癌因子（如病毒、化学致癌物质等）所诱发产生的原癌基因经激活后转化为癌基因，后者可解除正常细胞核分裂制动机制，引起DNA和RNA代谢异常（二、三或多倍体，非整倍体等）细胞过度增殖和癌变。因此，用FCM检测肿瘤组织中DNA和RNA含量，可以评估肿瘤的生物学活性、核酸代谢并预测恶变倾向。

7. 分子生物学检测

1）C-erbB-2癌基因的扩增和高表达可能在卵巢癌的形成中起重要作用。与临床预后的关系结论不一。如何利用C-erbB-2癌基因及其编码的蛋白产物P185作为治疗的靶物质，以及降低肿瘤细胞C-erbB2的表达，均值得进一步探讨研究。

2）p53为抑癌基因，有野生型（p53wt）和突变型（p53mt）之分，p53wt半衰期较短仅20分钟，具有抑制细胞转化功能，而p53mt半衰期可达6小时，可促进细胞的过度增生，导致癌变。突变型p53蛋白作为肿瘤特异性抗原，能成为宿主免疫反应的靶点，血清检查已证明某些带有突变型p53等位基因的肿瘤患者对突变型p53蛋白能产生体液免疫反应，突变型p53蛋白所致的细胞免疫反应，可通过制作肿瘤疫苗而增强宿主的免疫监视功能。同时对有特定p53突变的肿瘤能起选择性免疫治疗作用。有人在5例卵巢癌患者的治疗过程中通过检测血清CA125和p53抗体的水平，发现二者的变化相似，但由于抗体的半衰期较长和免疫系统对抗原刺激的反应，其变化较CA125推迟1～3个月，而且其抗体滴度依赖于肿瘤体积。因而提出p53抗体可以作为p53阳性卵巢癌患者的一种血清标志物。

3）癌基因C-myc适量表达可使细胞处于正常增殖及凋亡状态，维持细胞内环境平衡。如受到某些刺激可引起细胞增殖。因此，C-myc基因表达失调或过度表达在肿瘤发生的各阶段均起重要作用。有人对卵巢癌患者血清中ras基因蛋白的产物（p21）进行检测，发现患者的p21水平较正常人高，采用高敏感性的单抗检测p21有助于卵巢癌的诊断。

（三）病理诊断

1. 阴道细胞学检查

卵巢恶性肿瘤的脱落细胞可经由输卵管进入子宫腔排入阴道，因此通过检测阴道后穹窿液有可能检得卵巢恶性肿瘤的脱落细胞。同时阴道上皮细胞是受卵巢所分泌的激素影响的，当卵巢发生女性化激素肿瘤（如粒层细胞瘤和卵泡膜细胞瘤）时，由于所分泌的雌激素刺激阴道黏膜增生，阴道涂片中出现多数表层细胞，为诊断此类肿瘤提供了间接依据。卵巢恶性肿瘤因位于盆腔深处，阴道细胞涂片作为早期诊断的依据是困难的，即使中晚期的病例阳性率也仅占15%～25%。

2. 子宫直肠窝吸液细胞检查

卵巢恶性肿瘤脱落细胞最易在子宫直肠窝堆积。阴道后穹窿穿刺，作子宫直肠窝吸液或注入生理盐水冲洗液的细胞学检查可提高卵巢恶性肿瘤的诊断率。

3. 胸、腹水细胞检查

卵巢恶性肿瘤，当出现胸、腹水时，常为晚期表现，但某些卵巢良性肿瘤，如纤维瘤等也可出现胸、腹水征，有时还需与结核性腹膜炎、肝硬化腹水鉴别。因此，腹水细胞学检查有一定意义。

4. 细针穿刺活检

经阴道后穹窿或腹壁贴近包块处，用细长针直接刺入包块，取得标本，其细胞形态特征清晰，易于辨认，确诊率达90%以上。但细针穿刺有可能致囊液外溢或瘤细胞经穿刺播散。

5. 病理切片诊断

可区别肿块性质并进一步分型，有助于确定肿瘤性质，决定手术范围及化疗、放疗等治疗措施。

（四）影像学诊断

1. 超声诊断

对于盆腔肿块的检测有重要意义，彩色多普勒超声扫描能测定卵巢及其新生物组织血流变化，有助诊断。

2. CT和磁共振诊断

可显示卵巢肿瘤的大体形状，判断囊性、实性或混合性质，明确有无钙化，有无腹、盆腔种植和淋巴转移，不受肥胖、腹水等的影响。

3. X线检查

包括胸、腹部X线射片，胃肠道钡剂造影，盆腔充气造影等。胸腹部平片可帮助发现胸、腹水和肺部转移灶；用于鉴别胚胎瘤，可见骨、牙齿阴影，囊肿的透明阴影与周围囊壁的密度增加；其他浆液性囊腺瘤、性腺母细胞等有钙化的肿瘤也可在平片上见到钙化灶。胃肠道造影常用以了解肿瘤与胃肠道关系，观察胃肠道有无器质性病变及转移。盆腔充气造影可发现卵巢恶性肿瘤呈分叶状或有条索状粘连带。盆腔血管造影可表现为血管不规则，肿瘤血管丛生，静脉期卵巢内有不规则造影剂聚集，廓清延迟则表示有肿瘤染色，囊性卵巢恶性肿瘤表现为缺乏血管区，周围血管排列紊乱。盆腔淋巴造影可观察有无淋巴转移，准确率为52%～92%，如见淋巴结变形、内部充盈缺损等则提示淋巴结有转移，对术前估价及手术清除淋巴结有指导意义。

4. 同位素照相诊断

用 ^{67} 镓 γ-照相，对合并胸腹水，诊断腹腔内较大转移灶的数目、大小、位置、判断化疗效果及鉴别肿瘤良恶性有意义。此外，用放射性核素标记肿瘤细胞相关抗原的抗体作肿瘤定位诊断，可取得较好效果。

5. 腹腔镜检查

腹腔镜对卵巢恶性肿瘤的应用价值，在于明确诊断和了解肿瘤的浸润范围，特别是对膈下转移灶的观察有一定价值。在腹腔镜下，清楚窥视病变的性质、大小、部位，以及有无腹腔播散，并且吸取腹腔液做细胞学检查，还可取组织活检。但对早期卵巢恶性肿瘤，包膜完整时，不能做活检，以免造成人为的肿瘤播散。

6. 其他诊断方法

彩色液体结晶体温度描记法所用物质是胆固醇结晶液体，极微的温度变化能产生各种色调，根据温度描记图像进行观察分析，然后静脉注射葡萄糖继续观察其图像变化。根据所形成的图像对称性底色及周围颜色来判断有无卵巢肿瘤及性质。卵巢恶性肿瘤的图像呈青色或紫色区域。根据其形态、大体能判定病变范围。葡萄糖注射后，因肿瘤温度升高而原有色调增强，良性肿瘤时葡萄糖无改变。卵巢肿瘤宜早期手术探查以准确了解肿瘤的病变范围、病理特点，有利于准确分期和治疗。

四、鉴别诊断

（一）粒层细胞瘤

是最常见的激素分泌性卵巢肿瘤，大多数粒层细胞瘤可分泌雌激素，偶可分泌雄激素，患者常常出现相应的临床症状。其组织来源认为，胚胎卵巢的多能间叶干细胞在出生后可长期存在，在特定条件下可发生肿瘤。如向上皮组织分化形成粒层细胞瘤；向间质细胞分化则形成卵泡膜细胞瘤；同时向两个方向分化则形成粒层细胞-卵泡膜细胞瘤。粒层细胞瘤约占全部卵巢肿瘤的2%。粒层细胞瘤可发生于任何年龄，95%发生于单侧卵巢，如发生双侧卵巢则预后不良。双侧发生率为5%～8%，发生双侧卵巢肿瘤者，首先应考虑一侧为原发灶，另一侧为转移灶，双侧原发者少见。肿瘤体积大小不一，直径0.5～30cm。肿瘤呈圆形或椭圆形，表面光滑或呈结节状，多为实性，有的部分呈囊性，内含黄色黏液或混有血液，包膜完整。肿瘤切面呈灰黄色，含有颗粒样物质，质软，常见出血与坏死。

镜下见粒层细胞瘤瘤细胞小、圆形、边界不清、胞浆少、核大，有纵沟，核膜清晰，细胞排列呈卵泡样、条索状或弥散呈肉瘤样。50%可见cell-Exter小体，是粒层细胞瘤的重要标志。

本病多发年龄为40～50岁，4%～5%发生于青春期前，3%无症状，30%～40%患者可出现非特异性症状（如盆腔包块、腹痛或腹胀）。约有10%的患者出现腹水，约有75%的患者有雌激素增高症状，发生在青春前期者40%有假性性早熟表现，乳房、阴毛、腋毛、内、外生殖器发育，有月经，但无排卵，骨骼生长加速，超过骨龄。发生于绝经后妇女可有月经再现。生育年龄发病者常出现月经失调、月经过多或继发性闭经，有的患者的唯一症状是闭经，常被误为绝经期提前。少数患者可有男性化表现，如闭经、多毛、痤疮、嗓音低沉等，与肿瘤产生过多的雄激素有关。子宫内膜因持续受内源性雌激素刺激多呈增殖期变化，可有不同程度的增生过长，4%～7%伴子宫内膜癌。阴道脱落细胞呈高雌激素水平表现，宫颈黏液检查均显示不同程度的雌激素效应，血、尿雌激素水平升高，促性腺激素水平下降。粒层细胞瘤属低度恶性，也可能有转移，多发生于盆腔脏器、腹膜及对侧卵巢、肠及局部淋巴结，远处转移者少见。

（二）卵泡膜细胞瘤

卵泡膜细胞瘤较粒层细胞瘤少见，与后者的比例为1∶3～1∶4，与粒层细胞瘤一样，主要分泌雌激素，10%肿瘤还可分泌雄激素。泡膜细胞瘤可黄素化（黄素化泡膜细胞瘤），与脂质细胞瘤易混淆。有时泡膜细胞瘤和纤维瘤可以互相混淆，也可合并存在（卵泡膜纤维瘤）。卵泡膜细胞瘤占卵巢肿瘤的0.5%～1.8%，可发生于任何年龄组，但大部位发生在绝经后妇女，平均年龄51岁，青春期前发病者罕见。因有明显的分泌雌激素功能，又常与粒层细胞瘤混合存在，过去统称女性化瘤，但其病理类型不同，其来源于卵巢皮质间质细胞增生，大多数泡膜细胞瘤发生于单侧卵巢，多为良性，仅个别为恶性。形态上可以小到显微镜下微小瘤，大到直径超过25cm。常为圆形或分叶状，表面光滑、界限清楚、质硬、无包膜。肿瘤几乎全部由卵泡内膜样细胞构成，核呈卵圆形，胞浆富含脂质，这与泡膜细胞瘤分泌类固醇激素有关。如不含脂质，则不能诊断为泡膜细胞瘤。细胞成片状、束状或弥散型排列，富于血管，有不同程度黄素化，能分泌孕酮。

本病的症状和体征与粒层细胞瘤极为相似，雌激素升高引起的功能性表现尤为明显，但假性性早熟者罕见，主要为月经过多或闭经，绝经后出血等。2%的患者可以出现男性化表现，如闭经、多毛、痤疮、声音低沉及阴蒂肥大等。有38%～78%的患者合并有子宫内膜腺囊型增生，有14%～22%的患者合并有子宫内膜癌。

（三）支持–间质细胞瘤

又称睾丸母细胞瘤或男性母细胞瘤，这类肿瘤由原始或分化的性腺间质发展而来，由分化不同的支持细胞和（或）间质细胞组成。卵巢内的原始性腺细胞具有分化为支持或间质细胞的潜在可能性，因而可以发展成支持间质细胞瘤。根据其所含细胞种类和数量的不同，其临床表现也不一样。大部分肿瘤患者呈现男性化表现，少部分患者出现女性化表现。此类肿瘤发生率相当于粒层细胞–卵泡膜细胞瘤的1/5～1/10，发病率仅为卵巢肿瘤的0.5%，根据肿瘤细胞类型可以分为支持间质细胞瘤、纯支持细胞瘤、纯间质细胞瘤3种类型。肿瘤常为单侧性。多位于右侧卵巢内，肿瘤直径大多在10cm以下，部分患者有家族史，可合并甲状腺功能异常。本病的好发年龄在20～40岁，大部分患者有临床症状。

最重要的症状是男性化表现，如月经稀少、闭经、内外生殖器及乳腺萎缩。青春前期患者可呈现异性性早熟症状，肿瘤切除后男性化表现消退，复发者症状再现。分化差的肿瘤患者有此类表现者为90%。卵巢静脉及瘤组织中睾酮、脱氢异雄酮水平明显增高，超过正常数倍甚至数十倍。1/3患者尿17-酮类固醇含量增加，血雌激素水平低下。此类肿瘤罕见，多为良性，10%～30%有恶性行为，恶变率21%～30%，复发率25%～30%。

（四）脂质细胞瘤

罕见，通常为良性。肿瘤细胞包含有类脂质，与黄体细胞和间质细胞或肾上腺皮质细胞相似。但少数肿瘤不含脂质成分。

1. 间质细胞瘤

来源于卵巢门细胞和卵巢间质细胞，一般位于卵巢门区，体积较小，约在5cm以下。单侧卵巢发病者多见，纯间质细胞瘤多见于绝经后妇女，肿瘤一般较局限，实性，无包膜。切面呈橘黄色、质韧，呈鱼肉样，出血少见。镜下瘤细胞呈圆形或多角形，胞浆富含类脂质，半数有Rinke结晶。本病好发于40～50岁妇女，75%有男性化表现，青春期前可出现男性体型，肌肉发达，体毛分布为男性型，育龄期可出现月经稀少或闭经、不孕症和面部多毛、粉刺以及肌肉发达等症状；更年期可出现面部多毛、阴蒂肥大等症状。23%有雌激素效应，可有女性化症状，出现同性性早熟或月经过多。另外还有极个别患者为雌、雄两种激素混合表现。实验室检测血雄激素明显增高，以睾酮为主，尿17-酮类固醇可正常或稍高。

2. 肾上腺样细胞瘤

来源于卵巢间质，肿瘤体积小，大部分直径<5cm，常为单侧发病，呈结节状外观，橘黄色，质硬，常伴有出血灶。镜下见瘤细胞呈圆形或椭圆形、胞浆丰富呈泡沫状，似肾上腺皮质细胞，但缺乏Rinke结晶，95%的病例为良性。此瘤好发于20～50岁妇

女，发展慢，通常病程为5～10年或10年以上。

肿瘤的激素分泌功能与肾上腺肿瘤相似，约有50%患者有内分泌症状，以男性化表现为主。如体重增加、多毛、阴蒂肥大等，部分患者有同性青春期性早熟。育龄期女性先出现女性体型，再逐渐转变为男性化体型，伴月经少、闭经、不孕等，10%患者可合并库欣综合征。血清睾酮、雄烯二酮升高，但血清皮质醇正常。半数患者有尿17-酮类固醇增加，尿孕三醇增高。

3. 间质黄素瘤

肿瘤来源于黄素化的间质细胞，肿瘤较小，常为双侧性，由单个或多个微黄色实性结节组成。分布于卵巢的皮质与髓质等处，肿瘤无包膜，瘤细胞与黄体细胞、睾丸间质细胞、肾上腺皮质细胞相似。此瘤多发于老年妇女，表现为男性化或有雌激素增高表现（如子宫内膜增生、子宫肌瘤等），少数有孕酮增多表现，可出现分泌期子宫内膜。

（五）两性母细胞瘤

极罕见，为含有粒层细胞及支持细胞的混合性性索间质瘤。好发于单侧卵巢，大部分肿瘤体积较小，多在6cm以下。位于髓质内，无包膜，切面呈灰黄色或呈棕色，实性，部分有囊性变。镜下可见分化不同的粒层细胞及支持细胞。此瘤可发生在任何年龄，临床表现因两种细胞成分在肿瘤生长过程中比例不同而异。部分患者有雌激素过多表现，如月经过多、绝经后子宫出血、子宫内膜腺囊性增生，部分患者有男性化表现。血雌、雄激素增高比例可不等，尿17-酮、17-羟增高。

（六）卵巢绒毛膜上皮癌

非妊娠绒癌多见于幼儿及青春期，由于HCG显著增高，可促使卵泡膜细胞增生，合成雄激素，芳香化生成雌酮、雌二醇，出现性早熟。生育年龄患者可表现为月经不规则或闭经。血、尿HCG明显增高，LH、FSH也较正常明显升高，雌激素升高。本瘤恶性程度高，易广泛转移，预后较差。

当无性细胞瘤混有绒毛膜上皮癌成分或伴发性腺母细胞瘤时，可产生大量HCG，刺激卵巢间质生成雌、雄激素。临床上常见同性性早熟或女性男性化表现。

（七）性腺母细胞瘤

几乎全部发生于发育不良的性腺，20%来自条索状性腺，2/3发生于单侧卵巢，由原始生殖细胞及性索-间质细胞成分组成。肿瘤直径1～5cm，圆形、质韧、切面呈灰红或黄色，有砂粒感。此瘤多在青春期前、后出现症状，原发性闭经，轻度男性化。血尿HCG轻度或中度升高，雌激素水平低下。

五、治疗

卵巢恶性肿瘤主要治疗方法是手术、放射治疗和化学治疗。此外，还有处在探索阶段的中医中药治疗和反义基因治疗。对卵巢恶性肿瘤的治疗，不管采用任何单一手段，其疗效均欠佳，目前采用综合治疗。卵巢肿瘤恶变机会多，即使是良性肿瘤，也可有恶变的生物学行为，可向腹腔各脏器或浆膜种植。此外，临床很难鉴别良性及恶性肿瘤，因此原则上卵巢肿块直径>5cm以上疑为卵巢肿瘤者，都必须手术治疗。

（一）放射治疗

放射治疗是卵巢恶性肿瘤的综合性治疗的重要手段之一。卵巢无性细胞瘤和粒层细胞瘤对放射线敏感，术后放射治疗效果肯定，卵巢上皮性腺癌对射线中、低度敏感。目前对于手术不能彻底切除的卵巢上皮性癌，常行术后化疗。化疗是绒毛膜上皮癌的主要治疗方法。

（二）化疗

化疗包括单-药物化疗、联合药物化疗、腹腔化疗等。目前虽未达到根治目的，但有半数晚期卵巢癌患者获得缓解，所以在临床综合治疗中地位日益升高。如子宫绒毛膜上皮癌及恶性水泡胎等恶性滋养叶细胞瘤、卵巢的生殖细胞瘤等均将化学治疗列为重要的治疗措施，并获得决定性的疗效，在姑息及根治性治疗上取得显著效果。

（三）孕激素

孕激素对卵巢上皮癌有一定效果，即使肿瘤体积无明显缩小，但可改善症状。

现有3种免疫疗法：①非特异性免疫疗法。②自动免疫疗法。③被动的或过继的免疫疗法。利用由特异性肿瘤抗原免疫宿主提供的抗血清、免疫淋巴细胞或亚细胞成分提高患者的抗癌能力。临床应用的是非特异性免疫疗法，能减轻盆腔根治手术、麻醉、放疗及化疗所引起的免疫抑制。

肿瘤的反义基因疗法是应用反义核苷酸在转录和翻译水平阻断某些异常基因的表达，以期阻断瘤细胞的异常信号传导，使瘤细胞进入正常分化轨道或诱发细胞凋亡。反义基因疗法在卵巢恶性肿瘤中的应用包括：①癌基因的反义封闭疗法。②肿瘤分泌生长因子的反义阻断疗法（IL-6、IL-1、EGF）等。③其他重要分子基因的反义封闭疗法，包括CD44、UPA、HSP70等。

（韩宇宁）

第八节　变态反应性鼻炎

变态反应性鼻炎又称过敏性鼻炎，包括常年性变态反应性鼻炎（简称常年性变应性鼻炎）和季节性变态反应性鼻炎（简称季节性变应性鼻炎）即花粉症，是耳鼻咽喉科常见病之一。此病常与哮喘、荨麻疹等变态反应性疾病并存。

近年来，变应性鼻炎的发病率有明显上升趋势，据全世界范围内的研究显示，发病率为2%～20%，平均为10%左右。美国尤为常见，现有鼻变应性患者1500万左右。日本大山胜报道，该病患者占门诊量的8.3%。国内乌鲁木齐居民中季节性变应性鼻炎的患病率约为1%，而宁夏流行区则高达5%左右。常年性变应性鼻炎的患病率更高。

一般认为，变应性鼻炎的发病与机体免疫有关，它属于Ⅰ型变态反应，即速发型变态反应。其特征是反应发生迅速，在接触变应原后数秒钟至数小时发生症状。其发病机制由IgE介导，当机体暴露于变应原后，通过浆细胞反应产生特异性IgE，后者与肥大细胞上的受体结合，使机体处于致敏状态。当再次暴露于同一变应原时，即在肥大细胞表面发生抗原抗体反应。一个变应原与两个IgE结合，导致肥大细胞脱颗粒。肥大细胞或嗜碱性粒细胞中含有多种炎性介质，主要有组胺、慢反应物质、缓激肽、5-羟色胺等，它们被释放后作用于靶器官，引起毛细血管扩张，通透性增高，液体渗出，组织水肿，平滑肌收缩，腺体分泌亢进，嗜酸性粒细胞增多等一系列反应，出现变应性鼻炎的临床表现。

近年来的研究已确认，变应原除激活肥大细胞外，还激活T淋巴细胞、单核细胞、巨噬细胞，导致大量炎性介质、细胞因子和神经肽（NP）的释放，其中活性肽、某些炎性介质和细胞因子具有趋化作用，吸引众多的炎性细胞（如中性粒细胞、嗜酸性粒细胞、淋巴细胞、单核细胞和巨噬细胞）集聚于炎性区域，并再次引起肥大细胞的增殖和脱颗粒，以致加剧炎症变化和组织破坏，从而导致病情迁延，因此变应性鼻炎常表现为慢性迁延过程，称之为迟发相反应。与变应性鼻炎发病有关的主要炎性介质如下：

1. 组胺

组胺在变应性鼻炎发病的多个环节中起主导作用。①引起鼻黏膜组织的炎性反应。在变应性鼻炎发作时鼻黏膜组织和鼻分泌物中的组胺增高，有人发现致敏的鼻黏膜经特异性过敏原激发后，鼻分泌物和血液中组胺含量两者呈正相关性。②组胺引起鼻黏膜微血管扩张，用去甲肾上腺素诱导鼻黏膜微血管反射性血管扩张，同时在鼻分泌物中检出组胺含量增高，而这种反射性血管扩张可被H1受体拮抗剂部分阻断，若合用H2受体拮抗剂则可完全阻断，提示此种反射性血管扩张是由组胺所致。③组胺对鼻黏膜神经系统的作用。组胺刺激鼻黏膜的三叉神经末梢H1受体并激发三叉神经的动作电位，引起鼻痒和喷嚏；组胺刺激三叉神经，使其C纤维释放P物质和血管活性肽，从而导致血管扩张，通透性增高；组胺刺激三叉神经，传导至中枢神经系统，再经副交感神经传出至鼻黏膜释放乙酰胆碱，使血管扩张，通透性增高。

2. 激肽

激肽是由a_2-球蛋白产生的血管活性肽类，主要有3种激肽，即缓激肽、赖氨酸激肽和蛋氨酸激肽。可引起周围血管扩张、血压下降、毛细血管血流量增加、血管通透性增加、组织水肿、平滑肌收缩和产生前列腺素等。

3. P物质（SP）

最早发现的神经肽 SP也存在于鼻黏膜中，有人发现鼻黏膜上皮、黏膜下层、腺体和血管周围均有SP免疫反应神经（SP-IR）末梢分布。SP具有引起变应性鼻炎的全部病理生理的生物活性。实验证明SP神经能阻滞剂可使鼻黏膜中SP含量明显减少，鼻炎的临床表现也得到显著改善。

4. 白三烯（LT）

LT和LTD作用于鼻黏膜使血流量增加，具有强大的趋化作用，是引起嗜中性粒细胞和嗜酸性粒细胞鼻黏膜广泛浸润的重要炎性介质之一。

5. 前列腺素（PG）

PGD2具有类组胺的作用。

6. 5-羟色胺（5-HT）

对变应性鼻炎发病中的作用尚未明确，有人认为其可作用于神经末梢，产生反射性鼻分泌物增多。

7. 细胞因子

近年发现某些细胞因子与变应性鼻炎发病有一定关系，如白介素、肿瘤坏死因子（TNF）、细胞集落刺激因子（CSF）。

一、常年性变应性鼻炎

一般将此病称为变应性鼻炎，又称鼻变态反应。无明显季节性，可发生于任何季节，任何年龄，但以青少年为多。本病发生率较高，据Binder等统计770例变应性鼻炎患者中，常年性占45.5%，常年性有季节性加重者占21%。赖乃接等报道300例变应性鼻炎中88%属常年性。

（一）病因

本病主要由下列3种因素引起，其中黏膜易感性和遗传是机体的内在因素，而变态反应原是决定疾病是否发生的必要条件。因此，机体只有接触了变应原，才会受到刺激产生相应的IgE抗体，使机体致敏，当同一变应原再次进入机体，就会引发本病。

特殊的变应原按其进入机体的方式不同，可分为吸入、食入、注入、接触性和物理性变应原5种。

（1）吸入性变应原

引起常年性变应性鼻炎的吸入物，有螨、真菌、动物皮屑、羽毛和尘土等。

1）螨：近年来认为尘螨是重要的吸入性变应原之一，其中有屋尘螨、粉尘螨和宇尘螨等，它也是屋内尘土中主要致敏原成分。螨属节肢动物门蜘蛛纲，成虫300～500μm大小，主要寄生于室内各个角落，其中以被褥、枕头、沙发垫等的灰尘中最多，现认为其排泄物、卵、脱屑和碎解的肢体等，均可引起变态反应。据Ogisis对75例变应性鼻炎患者进行皮试，在11种变应原中，以对屋尘螨呈阳性反应者为多，达54.6%。Mogi等发现对屋尘螨呈阳性皮试反应的患者中，约70%的血清中含有螨特异性IgE。殷明德等以11种变应原对变应性鼻炎患者皮试结果，发现螨的阳性率高达77.4%。此外，有人报道蟑螂也为一种变应原，其发生率和皮试阳性率分别为58%和54.4%。

2）真菌：在自然界分布极广，主要存在于土壤和腐败的有机物中，其菌丝和孢子均具变应原性，但以孢子较强。最常见的真菌种类是单孢枝霉菌属、交链孢霉属、青霉属、曲霉属和酵母菌属等。一般因孢子直径只有2～3μm，易通过鼻腔吸入下呼吸道，成为变应性哮喘的重要病因，但当吸入量过多时，也可停留于鼻腔而引起变应性鼻炎。

3）动物皮屑：它是最强的常见变应原之一。家养的宠物或实验小动物与人们的生活和工作有密切关系，易感个体如与之长期接触，则可被动物的皮屑、唾液、尿液等致敏，若再接触即使是很小量的皮屑，也可激发鼻部症状。

4）室内尘土：它是引起常年性变应性鼻炎的常见变应原之一。但它不是单一的变应原，而是集动物性、植物性和化学性等多种物质的混合物，不仅结构复杂，而且其成分因场所和时间不同而异。

5）羽毛：家禽或被褥、枕头、衣物和家养观赏鸟脱落的羽毛，都可为变应原，而且由于枕头、被褥等易滋生真菌、螨及细菌等，故时间越长，所含的变应原也越多，致病的机会也越大。

（2）食入性变应原

为由消化道摄入引起鼻部症状的变应物质，其作用于鼻黏膜的方式十分复杂，至今仍不甚清楚。有报道牛奶、蛋类、鱼虾、肉类、水果，甚至某些蔬菜、药物（如水杨酸、奎宁、砷、碘、磺胺类）及抗生素等均可成为变应原。但一般认为，由食物引起变应性鼻炎机会较少，而且多见于儿童。

（3）注入性变应原

主要为药物及生物制品等。

（4）接触性变应原

如化妆品、油漆、氨水、乙醇等。

（5）物理性变应原

如冷热变化，湿度不调、阳光或紫外线的刺激等。

鼻黏膜易感性此种易感性的产生，来源于抗原物质的经常刺激，而其易感程度又取决于鼻黏膜组织中肥大细胞、嗜碱性粒细胞的数量和释放化学介质的能力。现已证实，变应性鼻炎患者的鼻黏膜中上述两种细胞的数量高于常人，而且其释放化学介质的能力也较常人强，这就成为对变应原易感的基础。

遗传因素现已证实，变态反应性疾病的内在因素是基因的变异。目前比较肯定的是基因影响来自母系位于第11对染色体的长臂（q段上）。但Davies等提出，变态反应的遗传可能是多基因的，而且是通过一种常染色体显性遗传方式来促使人体总IgE水平升高。以往临床报道，本病发生与家族史有关，即有变态反应家族史者易患此病。Krause报道，若父母一方患有变态反应者，其子女有35%可发生变应性疾病，如父母双方都有者，则子女中75%～80%可能发病。

（二）病理

常年性变应性鼻炎的主要病理改变为：

1）外周血管床障碍，表现为小动脉平滑肌收缩、缺氧和血管内的凝集作用。血管壁受损后释放出组胺，液体外渗，淋巴和血管外液积聚于上皮结缔组织中，故鼻黏膜呈明显水肿。

2）腺体分泌增多，表现为分泌腺增多和分泌活动增强，尤其是浆液分泌显著增强，纤毛上皮变性和杯状细胞增多。显著水肿的上皮下（固有层、基底层和腺体层之间）和间质组织内，有浆细胞、淋巴细胞、单核细胞和嗜酸性粒细胞浸润。

3）继而鼻黏膜可呈增生性改变，可有息肉形成或囊肿病变。

（三）症状

1）鼻痒、打喷嚏鼻痒多为每次发作的首发症状，可有眼、腭、咽部发痒，继而连续打喷嚏。可能由组胺刺激神经反射所致。

2）流涕急性发作时常有大量水样清涕流出，缓解时涕少而稠。流涕可能为浆液腺和黏液腺对肥大细胞和嗜碱性粒细胞释放的活性介质所起的反应。

3）鼻塞程度不一，可为间歇性或持续性。为鼻黏膜静脉郁滞和黏膜水肿所致。

4）其他可出现嗅觉减退或消失，但多为暂时性。还可出现眼部症状，如流泪、结膜充血等。有的患者可伴有哮喘发作。

（四）体征

鼻部检查常无特征性，发作期鼻黏膜苍白水肿，或呈浅蓝色，以下鼻甲改变为显；非发作期黏膜可为暗红色充血。鼻腔内可有多量稀薄水样或黏性分泌物。局部应用1%麻黄素生理盐水后，可使肿胀的鼻甲明显缩小。严重者可有息肉形成。

（五）诊断

本病的诊断主要依靠病史，体格检查和实验室检查。病史对于诊断非常重要，应详细询问症状的特点，发作的类型和次数，与刺激物的关系。还应询问生活环境、饮食、家族史以及过敏史等。体格检查主要检查鼻部情况，但眼、喉、耳、呼吸系统及皮肤等也应同时检查。

实验室检查：常年性变应性鼻炎具有鼻黏膜反应性增高的临床特点，但反之则不然，因此必须进行实验室检查，并结合病史、体征综合分析，才能得出正确诊断。①鼻腔分泌物细胞学检查正常情况下，鼻分泌物中只有少量上皮细胞和淋巴细胞。变应性鼻炎时，分泌物中可出现较多的嗜酸性粒细胞、嗜碱性粒细胞和杯状细胞。鼻黏膜表面刮取物中可查到较多肥大细胞。②确定特异性变应原的检查。

（1）体内检查

采用变应原激发人体，观察所出现的变态反应，以判明致病的变应原。诊断时采用变应原皮肤试验、鼻内激发试验和被动转移试验（用口服激发和基础饮食检测对食物的变态反应）等，临床上常用前两法，现简述如下：

1）变应原皮肤试验：将变应原注入皮内，使其与皮内肥大细胞表面的特异性IgE结合，致肥大细胞释放介质，局部出现丘疹或风团等荨麻疹样变态反应。临床上常用的有两种：①皮内法：将一定浓度（1∶100或1∶1000）的变应原溶液0.01～0.02ml注入皮内，观察15～20min。若注射局部出现风团样反应，直径0.5cm以上即为阳性。②挑刺法：将一定浓度（1∶10）的变应原溶液滴在皮肤表面，然后在滴液处用针尖挑刺，挑破表皮但不出血，观察15～20min，局部隆起并有红晕为阳性。

此两法均应分别以变应原溶媒和组胺溶液（1∶1000）做对照试验。皮肤试验快速、简便、特异性强，一般不会发生严重的全身反应，偶而有高度敏感者可出现面部潮红、掌心发痒、眼睑水肿、胸闷、咳嗽、气喘等，严重者可发生喉水肿，须及时按青霉素过敏反应处理，一般不会发生严重危险。

2）变应原鼻内激发试验：它是一种既灵敏又特异的方法。近年提倡用滤纸或棉片法，较以往用粉剂或浸剂作鼻内喷雾或黏膜下注射为安全、简便，而且阳性率又高。该法系将变应原溶液（1∶1000）滴于圆滤纸片上，然后将其放置于下鼻甲黏膜表面。若对该种变应原过敏者，放置3分钟后即可诱发出典型变应性鼻炎症状，高度敏感者可诱发哮喘发作。由于该试验每次只测试一种变应原，故只在皮试阴性又疑为变应原，或在某种特殊情况下，须对皮试结果进一步验证时采用。但与皮试一样应设对照，以排除假阳性。

注意在上述两种试验前48～72小时，均应停用抗组胺药和肾上腺皮质激素等药物；而患者正处于哮喘发作期时，不宜做上述检查。

（2）体外试验

此法是在实验室检测患者血清或鼻分泌物中存在的对某种变应原的特异性IgE，多用于病理、临床药理学研究。

1）测定总IgE和特异性IgE，采用放射变应原吸附试验（RAST）和酶联免疫吸附试验（ELISA）等。总IgE正常值高低不一，缺乏特异性，诊断价值不大。

2）组胺释放试验。

3）嗜碱性粒细胞脱颗粒试验。

我国于1991年在《中华耳鼻咽喉科杂志》编委会主持下，制订了变应性鼻炎的诊断标准：①记分条件：常年性发病；具有打喷嚏（每次连续5个以上）、流清涕和鼻黏膜肿胀3个主要临床表现；一年内发病天数累积超过6个月；一天内发病时间累积超过0.5小时。病程至少1年。②记分标准：有明确吸入变应原线索、个人和（或）家族变应性疾病史、发作期有典型的症状和体征，各记1分，共3分。变应原皮肤试验阳性反应、特异性IgE抗体检测阳性或变应原鼻激发试验阳性，且与皮肤试验及病史符合，各得2分，共4分。鼻分泌物涂片嗜酸性粒细胞和（或）肥大细胞（嗜碱性粒细胞）阳性，得1分。③判定标准：6～8分，可诊断为常年性变应性鼻炎；3～5分，为可疑变应性鼻炎；0～2分，可能为非变应性鼻炎。

（六）鉴别诊断

近年来由于免疫学、分子生物学等的发展，对变应性鼻炎的病因、发病机制有一些新的认识。临床表现为鼻痒、喷嚏、流清涕和鼻塞等变态反应症状的患者中，除确患有变应性鼻炎者外，尚发现不少为非变应性鼻炎的患者，并将两种临床表现相类似的疾病，统称为高反应性鼻病或鼻超敏反应。其基本病理变化均为腺体分泌旺盛、小血管扩张、组织水肿及多核细胞浸润等。目前已知变应性鼻炎包括常年性变应性鼻炎和季节性变应性鼻炎；而非变应性鼻炎包括阿司匹林不耐受三联症、血管运动性鼻炎、非变应性嗜酸性粒细胞增多性鼻炎和过强反射性鼻炎等。

（七）并发症

变应性鼻炎发病的同时，常伴其他部位的病变，但有时较难分清究竟是变应性鼻炎的并发症，还是由变应原同时激发的病变。临床上已注意到，以下疾病常与变应性鼻炎同时发生，很值得研究。

1. 化脓性鼻窦炎

一般认为维持正常鼻窦功能的重要因素有：①鼻窦腔引流通畅。②黏膜纤毛传输功能正常。③分泌物的质量正常等。但当罹患变应性鼻炎时，由于鼻黏膜发生水肿、鼻甲肿胀肥大和大量黏液性分泌物均可妨碍窦腔的自然引流，造成鼻窦腔负压和黏膜变应性炎症。在这种情况下，如黏膜抵抗力降低，再加之细菌、真菌或病毒等感染，均可导致急、慢性化脓性鼻窦炎。

2. 分泌性中耳炎

虽然分泌性中耳炎是否为变应性鼻炎的并发症尚未有定论，但临床上发现两者间确有密切关系，并已为大家所公认。目前国内外学者都认为鼻变态反应时黏膜水肿可造成咽鼓管功能障碍，甚至引起管腔狭窄或阻塞，致使中耳腔形成负压或变应原借咽鼓管进入中耳腔，最终导致分泌性中耳炎。

3. 鼻出血

多为涕中带血或少量滴血，儿童较为多见。据Murray等的流行病学调查发现，变应性鼻炎的儿童中复发性鼻出血的发生率为20.2%，显著高于非变应性鼻炎者。现在认为，这些患者发生鼻出血除由于剧烈喷嚏造成局部血管压力增高所致外，变态反应过程中肥大细胞膜花生四烯酸代谢紊乱，使血栓素生成减少，造成凝血功能异常有关。此外，尚有报道将眼结膜炎、鼻息肉及支气管哮喘等列为变应性鼻炎的并发症，但至今尚未完全肯定，需进一步研究。

（八）治疗

变应性鼻炎的治疗原则为去除病因、对症处理及避免并发症。最理想的治疗方法是在查清变应原的基础上，与之避免接触，对常年性变应性鼻炎患者需改善居室环境，断养宠物、花鸟，撤换地毯、羽毛褥垫，室内通风和减少灰尘等。但实际上要完全避免接触变应原是很困难的，因此对变应性鼻炎仍以药物治疗为主，可是在品种繁多的药物中，尚无一种具有根治性效果。

1. 特异性免疫疗法

以往曾称为脱敏疗法，但因许多患者通过该法治疗并不能达到永久治愈，只能减轻症状，故现都改称为减敏疗法。此法系应用逐渐增加剂量和浓度的小剂量变应原，使致敏的机体对该变应原产生免疫耐受性。其确切的机制至今尚不十分清楚，有认为它可使机体产生IgG封闭抗体和（或）抑制IgE抗体的合成，并推测这可能是通过增加TH1型细胞因子的分泌功能来达到的。

免疫疗法的用药方法有多种，如皮下注射、鼻内、舌下、口服和吸入等，但最常用的仍为皮下注射法。Naclerio认为应将皮下注射法作为免疫疗法的标准方法。如按疗程长短，可分为常年性、快速和季节前注射等法。该疗法的效果各家报告不一，有人认为其有效率只有30%～50%，但据殷明德等报告，螨减敏有效率达86.2%。普遍认为减敏疗法对常年性变应性鼻炎疗效较差，而对单一变应原引起的季节性变应性鼻炎疗效最好，有报告其有效率可达90%以上。因此，疗效差异可能与变应原配制、适应证和变应原最佳维持量的选择，以及疗程方法等有关。

目前尚无统一的治疗方法和时间，现介绍以下3种。

（1）常年性减敏法

1）根据皮试结果确定起始浓度后，所用剂量一般初次为0.1ml，每2～3天皮下注射一次，依次按0.1ml递增，每10次为一疗程，每一疗程为一种浓度。第一疗程的浓度一般为$1:10^8$～$1:10^6$，按疗程递增浓度，最后达到维持浓度和剂量。一般维持量浓度为$1:10^3$～$1:10^2$，剂量为0.5ml，以患者能耐受不产生局部和全身反应的最大浓度和剂量为佳，每次注射的间隔逐渐延长，从开始每周2次逐步延至每周1次、每两周1次或每月1次。

2）国内用于尘螨减敏的皮下注射法，每周皮下注射一次，每次浓度和剂量分儿童及成人两种，儿童从1：100000浓度0.1ml开始，依次递增至最大剂量1：5000浓度1ml为止，25次为一疗程。以后用维持量（最后的浓度和剂量）；成人则从1：10000浓度0.1ml开始，依次递增至最大剂量1：5000浓度1ml，16次为一疗程，以后也以最后浓度和剂量为维持量。

一般认为常年性减敏疗法的时间，至少需3年或3年以上，这样可使鼻部症状得以控制达数年。此法的优点是安全、疗效稳定且持久，但有时间长而难以坚持，使患者深感不便的缺点。

（2）快速减敏法

其用药方法也有口服、鼻内及皮下注射等法，但仍以皮下注射法为优，其他方法因药量及疗效难以控制和估计而少采用。至于注射方案也各不相同，有每日1次、每周1

次，甚至每日5~6次（每30分钟1次）的，但由于间隔时间短，剂量递增快则反应剧，有时总剂量反而不及间隔时间长的高。

（3）季节前减敏法

此法主要适用于季节性变应性鼻炎，应在花粉期前3个月开始治疗，但注射次数须增加，以使在花粉期时能达到足够的浓度，并于花粉期后可停止注射。

2. 非特异性疗法

主要为药物治疗和手术治疗两种，对变应性鼻炎仍以药物治疗为主。

（1）药物治疗

1）抗组胺药：其作用机制主要是通过药物与靶细胞膜上的H1受体结合，从而阻断或减轻由组胺引起的一系列症状，故称为组胺受体（H1）的拮抗剂，近年来发现它尚可能产生抗炎症反应的作用。由于第一代抗组胺药具有抑制中枢神经系统的副作用，目前已被不易通过血-脑屏障的第二代所替代。目前常用的有特非那定（芬林）、阿斯咪唑（息斯敏）、氯雷他定（开瑞坦）、西替利嗪（赛特赞）、阿伐斯汀（新敏乐）及美喹他嗪等。目前国内在临床上已普遍应用，并取得较好效果。除上述口服药外，尚有局部使用的喷雾剂，如美喹他嗪等。

2）细胞膜稳定剂：其主要作用是当变应原与IgE抗体结合后，它能抑制肥大细胞释放炎性介质和非免疫介质。临床上常用的药物有色苷酸钠及酮替芬。前者可配成2%溶液或气雾剂局部应用，现也有粉剂喷入鼻腔者；后者可口服或配成溶液鼻腔喷雾。此类药物应于发病前两周提前使用，另因维持作用时间仅3~4小时，故每天需用3次。其对控制喷嚏、鼻痒和流涕的效果较好，而对减轻鼻塞的效果不甚明显。

3）皮质激素类药物：它在变态反应疾病中的应用是近年来的重大进展。其对变应性鼻炎的作用机制尚不十分清楚，目前的研究结果认为，其作用可能是多方面的，如减少嗜碱性粒细胞数量、减轻炎症黏膜水肿和血管扩张、降低喷嚏神经或受体的敏感性及稳定上皮和内皮屏障等。

目前临床所采用的丙酸培氯松（BDP）（配制成伯克纳喷鼻剂）、氟尼缩松及布地缩松（BUO）等，均为人工合成的新颖皮质激素，其局部抗炎作用较氢化可的松大5000~10000倍以上，且无明显副作用。国外报道其局部应用有效率为70%~90%，我们于1980年起应用国产丙酸培氯松定量喷鼻剂，有效率可达89.2%，除少数患者感鼻腔干燥外，无其他副作用，长期应用也未发现真菌感染及全身反应。国内尚有陈畅润等报道，将皮质激素制成去敏膜，敷于鼻黏膜，有效率达94.6%。此外，有应用曲安奈德做下鼻甲内注射者，一次注入40mg，其疗效可维持1个月左右，但需注意有个别病例引起严重过敏反应的报道。

4）其他药物：主要针对不同症状对症处理，如鼻黏膜减充血剂1%麻黄素溶液、羟甲唑啉等。抗胆碱能制剂（如异丙托溴铵），以减轻流涕。此外，中医药（如大佛水、辛芩颗粒等）对改善鼻变态反应也有明显疗效。

（2）手术治疗

手术的依据是因鼻变态反应时副交感神经活性增高，故切断鼻腔的副交感神经供给或降低其活性。但手术并不能改变变应性鼻炎患者的变态反应体质，其远期效果也尚不明确，所以它只能作为最后选择的辅助治疗。此类手术的方法有翼管神经切断术、筛前神经切断术及岩浅大神经切断术等。为解除鼻塞，可针对鼻甲肥大行中、下鼻甲部分切除术、鼻息肉摘除术及鼻中隔矫正术等。也有采用鼻黏膜局部烧灼或激光等以降低其敏感性，可有利于控制症状。

（九）预防

1）不宜长久使用具有血管收缩作用的滴鼻剂，如麻黄素、滴鼻净等，以免进一步恶化成药物性鼻炎。

2）保持良好的心态十分重要；适当进行一些运动，以增强体质和抗病能力。

3）保持室内空气新鲜、通畅，多开窗通气，避免粉尘的长期刺激。

4）当出现鼻塞时，最好不要强行擤鼻，不要用手挖鼻。

5）当患者已经确诊为鼻炎的时候，应注意饮食方面最好不要食辛辣、刺激性食物；不要喝酒，不要抽烟；避免着凉；保持大便通畅。

6）当患有常年过敏性鼻炎时，应及早治疗，以免病情加深。

二、季节性变应性鼻炎

本病随不同季节而发病，多为对花粉或真菌过敏所致，故又称为花粉性鼻炎或花粉病等。多于开花、枯草季节发病。近年来空气中二氧化硫等有害物质浓度增加，可使悬浮于空气中的花粉表面蛋白质结构发生变异，使原不具有变应原性的花粉也具有较强的变应原性，有人认为这可能是使本病发生率显著上升的主要原因之一。

（一）病因

大多因接触植物花粉所致。植物花粉种类颇多，但并非所有植物花粉都能引发本病，常见能致敏者仅数种。因致病花粉除需具有变应原性外，还应具备以下条件：①花粉量要大。②必须含有花粉病的刺激物，多为高分子量物质，其中以蛋白质为主。③属风媒花粉，体小质轻，能随风远播，植被面积广。④适应力强，易生长繁殖。据文献报道，葵类植物花粉为引发季节性变应性鼻炎的主要花粉。但由于植被品种的差异，不同地区具有变应原性的花粉也不同，如北欧以桦树和梯牧草花粉为主，北美则以豚草为主，而日本又以杉树花粉为主。我国幅员广阔，各地区致敏花粉不尽一致，北方以野生蒿类花粉为主，南方以野苋菜、苦楝等为主。近年我国豚草花粉似有替代蒿属花粉之势，颇值得注意。

（二）病理

与常年性变应性鼻炎基本相似，但鼻黏膜水肿、黏液腺及杯状细胞增生更明显，水肿组织内含有大量嗜酸性粒细胞。早期当致敏因素消除后，黏膜水肿可消失；晚期由于血管扩张、管壁增厚、纤维组织增生，黏膜可呈肥厚性改变。

（三）症状及体征

本病发作有显著的季节性，患者每到花粉播散季节出现典型症状，初为鼻痒难忍，连续喷嚏，继而出现鼻塞，伴有大量清水样或浆黏液鼻涕，须多次更换手帕。发病时可伴有眼痒、结膜充血，甚至水肿。严重时可出现耳鸣、耳胀、眩晕等耳部症状。但待花季一过，多数患者常可不治而愈。

鼻镜检查可见鼻黏膜苍白、水肿。鼻甲肿胀，对血管收缩剂反应敏感。发作过后，黏膜可恢复如常。但病久者中鼻甲前端或下缘可出现息肉样变。

（四）诊断

根据典型的季节性发作病史、发作时的症状和体征，一般可作出临床诊断。再按发病季节、当地植物分布和花粉飘散规律，可推测致敏花粉类别，以此制成浸液作特异性皮肤试验，必要时可再进行鼻黏膜激发试验，以及血清和鼻分泌物特异性IgE等实验室检查，根据检查结果，综合分析均可得出正确诊断。

（五）治疗

首先仍为避免疗法，避免接触变应原，同时大力开展除草灭莠，控制流行。

其次为特异性减敏治疗，通过皮试或鼻黏膜激发试验确定特异性减敏花粉，然后制作成浸液进行减敏治疗。初始浓度可按皮试结果确定，一般多采用小剂量皮下注射。具体方法详见常年性变应性鼻炎。非特异性治疗包括药物治疗和手术治疗等，均同常年性变应性鼻炎。

（六）预防

1）避免接触过敏原，季节过敏性鼻炎患者需提前了解自己的过敏原，可以佩戴鼻用空气净化器进行阻断，提前预防病情发作。

2）忌食寒凉生冷等刺激性食物；慎食鱼、虾、蟹类等海产食物；平时注意多吃补益肺气的食物。

3）戒烟及避免吸二手烟，并尽量避免出入空气污浊的地方。

4）可以经常进行温冷交替浴、足浴、鼻洗涤和干布摩擦，增强家庭保健体制。

5）采用正确的擦鼻方法。

6）不宜过多使用血管收缩性滴鼻剂。

（周家福）

第九节　分泌性中耳炎

分泌性中耳炎是引起婴幼儿耳聋的常见疾病，关于其病因众说纷纭，通常认为咽鼓管功能不良、病毒或细菌感染以及变态反应为导致发病的重要原因。变态反应一直被认为是可能的致病因素，但始终没有具说服力的证据表明变态反应可引发分泌性中耳炎。有人认为食物性过敏为主要诱因，有的则强调吸入性过敏因素。由于部分分泌性中耳炎病例呈现自限性，即无任何治疗，症状自动消失；既往的分泌性中耳炎研究又缺少适当的对照，所以有关变态反应在分泌性中耳炎发病过程中的作用尚存在着争论。本节将近年来变态反应在分泌性中耳炎发病机制中作用的研究情况做一概要介绍。

一、咽鼓管生理及病理生理

咽鼓管具有维持中耳腔气压平衡、声保护作用、清洁作用、预防感染作用。近年来的研究认为，正常中耳具有类似于静脉血的气体交换功能。中耳可被视作一生理性气囊，经咽鼓管进行双向气体交换，与外界气压保持平衡。当中耳气压调节受到干扰，则产生病理生理改变，如这种不正常的状态持续下去，则导致分泌性中耳炎的产生。

二、变态反应对咽鼓管功能的影响

一般认为任何原因造成的咽鼓管阻塞将导致鼓室腔液体积聚。为研究变态反应对咽鼓管功能的影响，对变应性鼻炎患者给予变应原激发试验或炎性介质激发试验，发现均可导致咽鼓管阻塞。用鼻病毒和流感病毒激发鼻黏膜，也得到了类似结果，引起鼻阻塞咽鼓管阻塞。尽管鼻激发试验显示咽鼓管阻塞作用，但却很少观察到分泌性中耳炎情况。以上现象表明，虽然持续性咽鼓管功能不良与分泌性中耳炎的发病有关，而急性变应原激发或较长期的季节性变应原激发均未引发分泌性中耳炎，说明这种激发试验所引起的咽鼓管阻塞可能为波动性的，而非持续性的，不足以引发分泌性中耳炎。

三、变态反应对中耳黏膜的作用

中耳黏膜几乎无淋巴细胞，也无淋巴组织聚集，一般很难诱发局部免疫反应。故中耳黏膜免疫反应的发生有其特殊方式，需要合适和持续的抗原刺激，黏膜下淋巴细胞快速增生，以及全身免疫过程的介导。

有学者对婴幼儿分泌性中耳炎病例进行研究，发现35%患者伴有变态反应性鼻炎，而这些患者中23%中耳腔渗出液的IgE含量较血清中高，提示这些IgE为局部产生的。据此研究者提出婴幼儿患者中，IgE介导的变态反应在分泌性中耳炎病理生理过程中起作用的，约占35%。研究进一步提出，上述8%患者的靶器官可能为中耳，而27%患者的靶器官可能为咽鼓管。据文献报道，给动物的中耳黏膜予抗原刺激，组织学检查发现黏膜炎症性改变，说明中耳抗原刺激可引起局部变态反应。这种变态反应性改变不仅局限于鼓室腔，而且还可见于咽鼓管。然而，鼻部的抗原激发试验只产生鼻部和咽部的显著变态反应性改变，而鼓室腔和咽鼓管则无明显变化。提示鼻部变态反应与鼓室和咽鼓管的变态反应并无直接联系。当然，以上实验都是急性动物实验，并不能反映儿童患者变态反应性鼻炎长期作用的影响。有学者提出经鼻腔和鼻咽腔吸入的抗原进入中耳腔，产生变态反应，可能为分泌性中耳炎的发病机制之一。然而，咽鼓管通常处于关闭状态，吸入的抗原由于重力而下沉，很少有机会随咽鼓管开放而进入中耳腔。抗原何以能进入中耳腔引发变态反应，至今尚未有令人满意的解释。

四、病毒感染与变态反应的关系

上呼吸道病毒感染，包括合胞病毒、鼻病毒、腺病毒及疱疹病毒感染，均可引起IgE介导的变态反应发生，尤其对那些有过敏性疾病家族史的患者。这些病毒有的为鼻咽腔的潜伏病毒，受激发后，可产生类似于变应原引起的病毒IgE介导的变态反应。这种病毒IgE介导的变态反应发生于鼻咽腔接近咽鼓管开口的部位。此外，这些病毒对中性粒细胞及淋巴细胞功能起抑制作用。病毒最主要的破坏作用是干扰纤毛功能。所有这些作用将导致咽鼓管被黏液阻塞而影响其通气和清除功能。如果伴有病毒或细菌感染，中耳腔黏膜黏液产物将不能由阻塞的咽鼓管排出，加重病变发展。

尽管变态反应在分泌性中耳炎发病机制中的作用还存在争论，目前的研究已提供了变态反应在分泌性中耳炎发病过程中作用的证据。肥大细胞和其他细胞释放的炎性介质可引起黏膜肿胀和分泌增加，而导致咽鼓管阻塞。这种状况如持续数天或数周，将导致中耳腔内氮气吸收，而出现负压和渗出。但是多数临床和实验研究采用变应原或炎性介质激发均未引发分泌性中耳炎，说明除了变态反应外还有其他因素，包括病毒和细菌感染参与分泌性中耳炎的发病过程。

（周家福）

第十节　免疫性内耳疾病

免疫性内耳疾病是近年来被认识的，有独特临床表现的病种，表现为不明原因的、快速进行性双侧感觉神经性耳聋，可伴有前庭症状，类似于突发性耳聋、感觉神经性耳聋（SNHL）和梅尼埃病，激素治疗症状可改善。

早在1958年，Lehnhardt就提出抗耳蜗抗体为双侧感觉神经性耳聋的病因，但当时未能找到支持这一假说的证据，故未引起重视。自McCabe提出自身免疫性感觉神经性耳聋的病例报道后，自身免疫性内耳疾病逐渐为学者们所重视。自身免疫是指机体免疫系统对自身抗原发生免疫应答，产生自身抗体及（或）自身致敏淋巴细胞的现象。由自身免疫参与发病机制的疾病称为自身免疫病。自身免疫性疾病的形成可能通过多种机制实现，包括B细胞多克隆激活说、T细胞旁路说、自身反应克隆脱抑制说、主要组织相容性复合体（MHC）限制性及MHC抗原调变以及独特型网络激活作用等。然而，每种理论或学说都难以解释所有的自身免疫性疾病。在不同情况下由不同的机制起作用，或几种机制先后或同时起作用。总之，自身免疫性疾病往往是多病因多发病机制。

一、内耳免疫功能和免疫损伤

近年来的研究证明，内耳存在以内淋巴囊为免疫活性中心的免疫系统，参与免疫应答过程。内耳免疫系统包括：①内淋巴囊周围结缔组织及腔内淋巴细胞、吞噬细胞。②内、外淋巴液中的免疫球蛋白，部分选择性地通过血-脑屏障；部分既不产生于血液，也不产生于脑脊液，而是由内耳选择性浓缩的产生抗体。③内淋巴囊上皮发现IgA分泌片，提示内耳免疫系统还受黏膜病免疫影响。有学者对正常（初发反应）和已免疫（继发反应）动物的外淋巴进行抗原激发试验，观察其外淋巴中的抗体变化水平，发现内耳局部可以产生抗体；继发反应动物的抗体水平高；这些反应与脑脊液、血清中抗体水平无关。

内耳免疫系统参与免疫应答过程，既有保护内耳免受病原侵犯的作用，也可以引起内耳免疫损伤。内耳组织可以作为自身抗原，引发自身免疫性疾病。近年来应用免疫学或免疫组织化学的方法查到了抗耳蜗抗体，并发现只有听力损害的动物血清中可以查到这种抗体，不存在于虽然免疫但无听力损害动物的血清中，因此是一种特殊的抗耳蜗自身抗体，与听力损害有明显关系。实验性内耳自身免疫损害采用Ⅱ型胶原、同种异体及异种内耳膜迷路组织抗原与佐剂混合后免疫动物，复制出自身免疫性内耳损害的动物模型。试验动物呈单侧或双侧不同程度听力下降。内耳组织病理变化可见螺旋神经节细胞退化、Corti器萎缩、蜗神经和血管纹动脉炎、内淋巴导管内皮细胞萎缩、膜迷路积水、内耳出现炎症细胞等，并检测到抗耳蜗组织自身抗体。研究还发现，实验性自身免疫性内耳损害的转归与机体免疫状态密切相关，具有自愈倾向。以上研究结果表明，内耳特异性抗原决定簇在某种情况下，可诱发自身免疫反应，形成自身免疫性内耳损害，最终导致听力丧失。

内耳自身免疫病的发生可能与下列因素有关：①内耳血管纹具有显著改变血流、可能增加毛细血管通透性的结构，类似于肾小球和脑脉络膜组织。由于血流动力特性和结构的特殊性，类风湿性关节炎等自身免疫疾病的免疫复合物，非特异性沉积于血管纹血管中，可产生血管纹免疫病理改变和内耳其他代谢疾病。②特异性抗体可直接作用于血管纹、内淋巴囊、基底膜血管和螺旋神经节血管的变异上皮细胞，病毒感染可引起TH细胞释放γ干扰素，刺激上皮细胞产生HLAD抗原，这将加重细胞毒或体液免疫反应，引起自身免疫疾病。③自身免疫反应可累及细胞毒性T细胞，这种效应细胞可识别上述的变异上皮，产生破坏作用。④内耳胶原性成分改变将产生特异性抗体，抗Ⅱ型胶原，内耳病毒感染可推测为胶原改变，产生胶原抗体，形成免疫复合体病，可累及内耳Ⅱ型胶原存在的任何部位。

内耳免疫性损伤的组织学改变主要是耳蜗毛细胞损害、Corti器萎缩、螺旋神经节细胞退化、内淋巴积水等。病变也可波及前庭，有些动物表现出外耳道和听泡骨质的海绵样改变，提示内耳的自身免疫可能还与梅尼埃病及耳硬化发病有关。

二、自身免疫性内耳病

自身免疫病依受累组织器官分为器官特异性（局限性）和非器官特异性（系统性）两大类。内耳自身免疫性损害可为器官特异性（局限于内耳），也可为系统性自身免疫病在内耳的表现。后者包括系统性红斑狼疮（SLE）、结节性多动脉炎（PAN）、Cogan综合征、Wegener肉芽肿病、复发性多软骨炎（RPC）、类风湿性关节炎（RT）以及结缔组织病等，下文仅介绍器官特异性自身免疫内耳病。

1. 自身免疫性感觉神经性耳聋

自身免疫性感觉神经性耳聋（ASNHL）为近年来认识的一种不明原因的、进行性双侧感觉神经性耳聋。根据McCabe报道，ASNHL为纯感觉神经性耳聋，呈双侧、非对称性、进行性发展，病程多为数周或数月。通过病史和病程可以与其他感觉神经性耳聋相鉴别，如突聋、耳蜗性梅尼埃病、老年性聋、噪声性聋、家族性退行性感觉神经性耳聋、抗生素中毒性聋等。本病以中、青年人多见，可发生于任何年龄。听力和前庭症状可单独发生、前后发生或同时发生。

自身免疫性疾病的确立必须有针对自身组织抗原的细胞（淋巴细胞转化、淋巴因子产生或迟发性超敏反应）及体液免疫反应的存在。只有找到针对内耳抗原的自身抗体及致敏淋巴细胞，才可诊断内耳自身免疫病。采用Western印迹试验检测138例进行性SNHL患者，特异性抗耳蜗抗体46例（33%）阳性。免疫抑制剂治疗后听力改善。

采用Ⅱ型胶原、同种异体及异种内耳膜迷路组织抗原与佐剂混合后免疫动物，复制出自身免疫性内耳损害的动物模型，并检测到抗耳蜗组织自身抗体。提示自身免疫性内耳病的存在。

2. 梅尼埃病

梅尼埃病的病因尚不明确，由于某些非器官特异性的自身免疫性耳聋患者有梅尼埃病样表现，故怀疑梅尼埃病的发病可能有自身免疫的因素参与。Yoo报道梅尼埃病和耳硬化患者Ⅱ型胶原抗体增高，对Ⅱ型胶原的自身免疫性动物试验显示广泛的内耳功能损害，包括听力损失、前庭功能障碍和内淋巴积水。这类自身免疫具有自身免疫性内耳病的特点，然而，这种反应为继发性还是原发性尚不清楚。

梅尼埃病患者内淋巴囊病理检查发现20%～40%上皮及上皮下层有抗体和C补体，伴淋巴细胞浸润。一些梅尼埃病患者淋巴细胞转化试验阳性，提示细胞免疫参与了发病过程。而内淋巴囊腔和上皮细胞内发现IgG和IgA则表明体液免疫也参与了发病过程。因此，梅尼埃病的自身免疫病理过程可能是多因素的。

三、自身免疫性内耳病的诊断和治疗

（一）自身免疫性内耳病的诊断

自身免疫性感觉神经性耳聋（ASNHL）的诊断主要依靠病史，结合听力学检查及实验室检查。由于临床医师对ASNHL还缺乏足够的认识而漏诊，且本病与一些原因不明的SNHL难以鉴别，加之缺乏高度特异性和灵敏性的实验室检查方法，使得诊断较为困难。严格来讲，确诊应有病理结果，内耳的不可活检性增加了本病诊断的困难性。

实验室检查包括抗原特异性检测和非抗原特异性检测两大类，抗原特异性细胞免疫测试有淋巴细胞转化试验（LTT）、白细胞移动抑制试验（LMTT），抗原特异性体液免疫测试有间接免疫荧光法（IF）、酶联免疫吸附法（ELISA）及Western印迹试验。非抗原特异性检测提供免疫反应异常的间接证据，测定循环免疫复合物（CIC）、血沉、淋巴因子以及免疫球蛋白定量和免疫电泳等。目前临床上常用的有淋巴细胞转化试验和Western印迹试验。

1. 淋巴细胞转化试验

循环淋巴细胞具有免疫记忆能力，在体外培养中能识别纯化内耳抗原并发生记忆性免疫反应，当这些致敏淋巴细胞再次受到类似抗原刺激时，数小时后细胞内酶活化，随后出现DNA、RNA和蛋白质合成增加，产生一系列增殖的变化，淋巴细胞转变成母细胞。这种淋巴细胞增殖反应既可通过形态学观察计数，也可用3H-TdR掺入法检测细胞内DNA合成量的增加，据此判断淋巴细胞对有关促进的反应性与功能状态。先收集经迷路手术患者的内耳迷路组织，制备成不同浓度的内耳抗原备用。采集可疑患者外周血，分离淋巴细胞，加入制备好的内耳抗原共同孵育6天，最后加入3H-TdR培养20小时后用液体闪烁仪计数，根据其放射活性（cpm）计算刺激指数，并与正常标准对比。

2. Western印迹试验

本试验可用来检测血清中抗内耳抗原抗体，这些抗体的检出为SNHL的特殊免疫病理生理过程提供了证据。取新鲜牛内耳膜迷路超声匀浆，离心后取含可溶性抗原的上清液并测定其蛋白浓度作为内耳抗原。将制备好的内耳抗原通过电泳转至SDS凝胶上，再行第二次电泳转到硝酸纤维素膜上。然后将此纤维素膜浸于患者血清中。若血清中含抗内耳抗原的抗体，则在抗原印迹部位形成抗原抗体沉淀。洗去未沉淀的抗原和抗体，最后在膜上覆盖标记的抗人免疫球蛋白的抗体。此抗体可以和抗原抗体沉淀发生反应，随后加入显示底物或作放射自显影以显示结果。

ASNHL的诊断标准如下：

1）进行性、波动性双耳或单耳感觉神经性耳聋。

2）可伴有眩晕、耳鸣。

3）病程数周、数月甚至数年，但不包括突聋。

4）血清免疫学检查异常。

5）可伴其他免疫疾病，如关节炎、血管炎、桥本甲状腺炎、肾小球肾炎等。

6）除外噪声性聋、突聋、药物性聋、中毒性聋、外伤性聋、遗传性聋、老年性聋等，以及桥小脑角疾病和多发性硬化。

7）试验性激素和免疫抑制剂治疗有效。

（二）自身免疫性内耳病的治疗

自身免疫内耳疾病的治疗原则包括：①抑制或破坏迅速增生的细胞系列。②采用皮质激素抑制其病理过程。③应用对抗其生物活性物质的药物。目前临床常采用环磷酰胺和类固醇激素等免疫抑制剂治疗，其中环磷酰胺是治疗的关键药物。一般以环磷酰胺和类固醇激素联用效果较好。但已经全聋的患者则极难恢复。治疗方案包括试验性治疗和足量治疗。

1. 试验性治疗

同时也是有效的诊断手段。环磷酰胺2mg/kg，每日2次，泼尼松龙隔日30mg，共用3周。如果纯音测听或言语分辨力明显改善（任何3个频率纯音听力提高平均15dB，或分辨率提高20%），表明试验性治疗有效，应进行足量治疗。

2. 足量治疗

试验性治疗持续3个月后停用环磷酰胺，泼尼松龙再用2周，若听力稳定，则泼尼松龙逐渐减量。如病情反复，可重1复用药。疗程最长可达2年，治疗中每周查白细胞计数，如降至$5 \times 10^9/L$以下时则停药。

目前自身免疫性内耳病治疗效果尚难以令人满意，且治疗见效慢，需要医师和患者的相互配合治疗。长期用药必须密切观察患者反应，以确保用药安全。

（周家福）

第十一节　喉关节炎

喉关节炎系指环杓关节和环甲关节炎症。多因风湿病、类风湿病、病毒感染性关节炎、喉内及喉外伤皆可引起一侧或双侧喉关节炎。一般喉关节炎患者多以咽喉痛、声嘶就诊，临床上易与慢性咽炎、急性喉炎、慢性喉炎相混淆，甚易误诊，延误治疗。

一、病因

1）全身性关节疾病的局部表现：如风湿性、类风湿性关节炎、痛风、强直性脊柱炎、系统性红斑狼疮和其他胶原病，甚至可能是青少年风湿性关节炎早期唯一的表现，临床25%～33%的类风湿关节炎累及环杓关节。

2）喉炎、喉软骨炎等喉部急性或慢性炎性疾病直接侵及关节，多见于链球菌感染，也可发生于特殊性传染病，如结核或梅毒性溃疡等。

3）喉内及喉外部创伤可引起一侧或双侧关节炎，如内镜、麻醉插管、长期鼻饲等。因喉关节软骨脆弱，周围附着软组织薄膜，保护作用差，受到颈前部钝性撞击、挤压时常易损伤喉关节。气管插管、内镜检查可因操作粗暴、患者躁动、拔管时气囊放气不全造成喉关节损伤；置管时间过长，管径过粗压迫关节表面，导致局部缺血、溃疡，引起关节软骨膜炎、软骨炎，甚至关节坏死。

4）继发于急性传染病如伤寒、流感之后。

5）喉神经麻痹、喉内肌长期瘫痪可致杓状软骨固定。

6）放射治疗后。

有时环杓关节运动障碍的原因是多元的，既有神经性因素，也有肌病原因，如类风湿性环杓关节炎，既有类风湿病变，同时喉返神经也有退行性变，临床上应全面分析。

二、病理生理

风湿性及类风湿性环杓关节炎病理改变：初期关节滑液层及软骨炎症，包括关节渗出、滑膜增生及炎性细胞浸润。后期滑膜增厚，血管翳形成，并沿关节面蔓延，释放酶及其他软骨破坏介质，关节软骨发生破坏、吸收，纤维组织增生可代替消融的软骨，产生关节腔纤维强直，最终发生骨强直及关节变形。

三、症状体征

急性发作期与风湿性关节炎相似。常有咽喉异物感和喉痛，吞咽和说话时咽痛加重，可放射至耳部。因环杓关节司声门开闭，环甲关节是调节声门紧张度，此两关节炎症，常发生声嘶。

四、临床表现

（一）急性期

常见声嘶和喉痛，早期在吞咽和发生时喉部异物感，以后喉痛可逐渐加重，并常向耳部放射。声嘶及呼吸困难视炎症红肿程度和声带固定的位置而定。声带固定于外展位可出现声嘶或失声，红肿较剧或声带固定于内收位者，可出现呼吸困难、喘鸣。原发病的症状，如伴有风湿性或类风湿性关节炎症状等。喉镜检查可见杓状软骨处黏膜充血、肿胀，可累及杓间区、杓会厌襞的后段及室带，声带多正常。声带可固定于内收或外展位。在喉结两侧或一侧甲状软骨后缘中央或环状软骨喉部有压痛。

（二）慢性期

慢性期或称僵直期。多见于反复急性发作后，一次急性发作也可转为慢性。其症状决定于关节固定的位置，可出现声嘶或呼吸困难，喉部症状多不明显。若为一侧病变，患侧声带较健侧高，发声时健侧杓状软骨可接近患侧杓状软骨。有时可见环杓关节区黏膜增厚、溃疡，形成肉芽疤痕等。

五、诊断与鉴别诊断

环杓关节炎示杓部轻度充血、微肿，声带闭合或外展活动略受限制。用探针压杓部可致剧痛。若关节炎较重，环杓关节固定声带居于旁中位或中间位。环甲关节炎者，发声时声带松弛无力。如炎症仅限于一侧，可见声门偏斜，双侧环甲关节活动障碍，声门裂隙呈梭形。此外还有血象改变，血沉可正常，类风湿因子试验常阳性，颈部可有压痛。诊断应与声带瘫痪相鉴别，用探针触杓部时，环杓关节炎常不活动。

凡疑有喉关节炎者均应作喉镜检查、颈部触诊，必要时还要行实验室检查。环杓关节炎时，喉镜下可见患侧的杓区黏膜肿胀、充血，间接喉镜下，行杓区触诊时患侧杓区会有明显触痛。患侧声带运动受限，严重者环杓关节固定，因而患侧声带也固定不动。

环甲关节炎时，喉镜下可见患侧声带松弛，如为一侧病变可出现声门偏斜，双侧环甲关节炎引起关节活动障碍，则双侧声带松弛，声门闭合时有菱形裂隙。颈部触诊时患侧环甲关节部位有触痛。

凡疑有喉关节炎者均应作喉镜检查，颈部触诊，必要时还要行实验室检查。环杓关节炎时，喉镜下可见患侧的杓区黏膜肿胀、充血，间接喉镜下，行杓区触诊时患侧杓区会有明显触痛。患侧声带运动受限，严重者环杓关节固定，因而患侧声带也固定不动。环甲关节炎时，喉镜下可见患侧声带松弛，如为一侧病变可出现声门偏斜，双侧环甲关节炎引起关节活动障碍，则双侧声带松弛，声门闭合时有菱形裂隙。颈部触诊时患侧环甲关节部位有触痛。如为风湿病所引起则血沉会增快，如为类风湿病变，则血类风湿因子阳性。

喉肌电图及诱发肌电图在喉神经、肌肉、关节等病变的诊断与鉴别诊断及预后评估中有重要意义：①完全神经损害：无肌电图及诱发肌电图。②重度神经损害：肌电图明显异常，电位时限延长，电位数量减少，出现纤颤电位或波幅降低。③轻度神经损害即神经传导阻滞：肌电图轻度异常。④中度神经损害介于②与③之间。⑤非神经源性环杓关节运动障碍：肌电图及诱发肌电图正常。⑥肌肉病变：肌电图波幅降低但干扰大时可见募集现象，诱发肌电图正常。

慢性环杓关节炎极似喉返神经麻痹，可根据病史、拨动杓状软骨是否活动及喉肌电图等与喉返神经麻痹鉴别。双侧环杓关节僵直，声带固定于内收位，吸气时呈典型的弓形，可与声带麻痹相鉴别。如单侧喉返神经麻痹，不仅发音时健侧的杓状软骨向患侧软骨推挤使其移动，并且杓间肌由于是双侧喉返神经支配，环甲肌也可使声带略内收，使杓状软骨轻微活动，而环杓关节固定者无此现象。只有当双侧喉返神经完全麻痹伴双侧或一侧喉上神经完全麻痹时，才出现双侧或单侧环杓关节固定，而这种情况很少见，所以临床上杓状软骨运动完全消失，首先考虑机械性运动障碍。肌电检查完全麻痹与部分麻痹的标准：①麻痹在6周以上，环甲肌、甲杓肌、环杓后肌在发音或吸气时仍然呈电静息或纤颤电位和正锐波，无正常电位及多相电位，诊断为联合性完全麻痹。②环甲肌、甲杓肌、环杓后肌麻痹6周后，虽某种肌肉可能有电静息、纤颤电位或正锐波等，但其中一个或两个肌肉存在正常电位，多相电位和电位时限延长，振幅小，频率低，则诊断为联合性部分麻痹。甲杓肌、环杓后肌麻痹6周后仍呈电静息，纤颤或正锐波，无正常电位及多相电位则诊断为喉返神经完全麻痹；虽有纤颤电位，正锐波，但伴有正常运动电位，多相电位或出现小振幅、频率低及时限延长的电位，诊断为喉返神经部分麻痹。Guindi认为，喉肌电图检查有助于判断喉神经损伤的部位，这主要是指能鉴别喉上或喉返神经的单独损伤或联合性损伤，如单一性损伤，可诊断为喉上或喉返神经麻痹，如联合性损伤，则诊断为声带联合性麻痹。

六、治疗

因风湿或类风湿引起的喉关节炎可用糖皮质激素治疗，如为细菌感染所致则应用抗生素治疗。有喉痛者可用水杨酸制剂或其他消炎镇痛类药物，如有环杓关节固定者可在喉镜下行杓状软骨拨动术，环甲关节炎时可施行环甲关节推拿治疗。发作期应禁止用声。用水杨酸制剂止痛，局部颈外侧以2%水杨酸钠电离子透入。因炎症引起者可用类固醇激素及抗生素治疗。若两侧声带固定，可在间接喉镜下拨动杓状软骨，也可行杓状软骨移位术。环甲关节炎可行推拿环甲关节的方法。

七、预后

有学者报道了3例风湿性关节炎波及寰枢关节，导致颈髓受压而发生声带麻痹。3例均有颈部疼痛和脑干症状，1例双侧声带麻痹伴呼吸困难，2例单侧声带麻痹，对侧声带不全麻痹。影像学检查均提示颈髓受压。经口咽前颅减压后颅融合术后3个月，声带功能均恢复正常。

（周家福）

第六章　超声在神经免疫内分泌系统中的应用

第一节　超声在神经系统的应用

超声在神经系统的诊断和治疗中早有应用。因超声不易穿透颅骨，在颅脑疾病的诊断中，B型超声诊断仪主用于囟门未闭的婴儿，而A型超声仪检测脑中线有无偏移至今仍有其实用价值。颅内多普勒技术和颅脑术中超声诊断的应用也日渐推广，尤其是三维多普勒颅脑诊断。在治疗方面，聚焦强力超声破坏脑组织以代替手术的方法，也早有研究和应用。

一、颅脑疾病的早期超声诊断

1942年，迪西克将两个探头对应地放在颞部两侧，一个发射超声束，另一个接受经过颅脑组织穿透过来的声波，两个探头作相同对应的移动，再把接受的各部位的超声波强弱变化记录描绘成图，以期得到脑室的图形。由于当时技术的条件无法获得清晰的图像，这种穿透式颅脑超声诊断未能发展。1956年勒克塞尔将脉冲反射式超声用于颅脑检查，即A型超声诊断，这种超声检查所用频率为1～1.25MHz，可以穿透颅骨。而B型超声检查一般所用的频率为3～3.5MHz，较难穿透。因此B型超声难以在成人颅脑检查中取得理想图像。故迄今A型超声检查仍不失为成人颅脑检查的有力工具。大脑两半球正常时左右对称，中间隔以大脑帘。若在一侧颞部放置探头，超声射束穿入颅骨经脑实质到达左右大脑半球的中间，中线结构与脑实质构成的界面造成反射回波，形成脑中线波。正常时中线波应居中。此外，还可以在其附近及前后侧探出脑室壁界面形成的侧脑室波，但此波远较中线波为低弱。中线波两侧应无明显回声出现，一旦出现，即表明该处发生足以影响回声改变的病理变化。脑内发生占位病变（如肿瘤、血肿等），则病变侧空间增大，向对侧压迫，使居中的脑中线结构向对侧偏移，此时在A型超声波诊断仪的示波屏上，中线波的位置向健侧偏移。通常偏移大于0.3cm有临床意义。此法简便，又无痛苦，为脑内占位病变的首选方法。若肿瘤过小，位于额顶、矢状窦旁及小脑帘以下，或双侧大脑均出现占位病变，则中线结构均无明显一侧推移，此时A型超声检查可为假阴性。A型超声检查还可以根据进颅波与出颅波的波形变化诊断脑室扩张，脑肿瘤、脑血肿等。从皮肤进波与颅骨回波的间隙改变可诊断颅外血肿或肿物。除经颞部探测以外，也可经额部探查额叶、视交叉及后颅窝，从口腔探测后颅窝及小脑脑桥角，从眼窝探测后颅窝等。侧脑室波也为重要的颅脑A型超声诊断指标，正常的侧脑室波位于探测一侧的进波与中线波之间近中线波1/4处。脑积水时侧脑室波移向进颅波，可由前移的位置估计脑积水的程度，如距中线1/3处为轻度脑积水，1/2处为重度脑积水。

二、B型声像图的颅脑诊断

因颅骨的阻障及所用成像频率的限制，二维（B型）超声无法经颅骨取得颅内脑组织结构的清晰图像，故主要用在颅骨前囟未闭的婴儿进行检查。用扇扫探头通过囟门扫查，可取得多个矢状和额状切面，了解脑室及大脑、脑干、丘脑、小脑等脑实质及其周围组织纵、横切位的情况，发现病变，诊断疾病。新生儿颅内出血后病灶区在二维超声图像上有典型的回声增强表现。超声图像不仅可发现很小的出血灶（3～4mm），也可以明确判断发病部位，只于蛛网膜下腔出血、硬膜外出血等情况易有疏漏，诊断效果可与CT媲美，但其方便、经济，可于床边多次重复检查等优点又为CT所不及。

经前囟门作颅内超声检查可诊断脑内多种疾病，如脑实质软化灶、感染病灶、钙化灶、脑肿瘤、错构瘤、动静脉畸形、软脑膜多发性血管瘤、脉络膜囊肿及化脓性脑膜炎等。可显示脑室结构的各个部位诊断有无脑积水。

三、颅脑手术中及骨窗超声检查

囟门的关闭也封闭了二维超声诊断在颅脑应用的通路。为达到形成清晰图像的要求，需用频率较高的超声波，而频率高的超声波对骨缺乏足够的穿透能力，这一矛盾限制了二维声像图在成人颅内检查作用的发挥。颅脑超声诊断对成人只在特殊情况下得以应用。一种情况是开颅手术中，应用超声波作硬脑膜外探测，检查脑内占位病灶（如肿瘤、囊肿或血肿）的形态、大小、准确位置及病变与周围的关系，以便于手术准确进行。超声术中检查也应用于脊髓肿瘤及脊髓空洞症之类的脊髓疾病。另一种应用是对颅骨钻孔或开窗的病例作手术后的病情监视或追踪。

四、颅脑超声多普勒检查

多普勒检查不能直接获得脑疾病的直接信息，而是由脑内血液循环的功能改变了解颅内血管疾病。超声多普勒检查通过了解颈部血管（颈动脉和椎动脉）血流的最大速度、最小速度、血管管径、血流量及阻力指数等，作为诊断的根据。彩色超声多普勒颈部血管探测可根据颜色的种类及色泽的深浅，辨别血流方向、强弱和有无受阻。除椎动脉和颈内动脉外，还可观察眶动脉、鼻动脉和额动脉的血流。减低超声的频率（由5MHz减至2MHz），增大其穿透能力，通过颅骨检查脑血管的方法，是一种新的超声多普勒颅内血管检测技术，它可以直接反映大脑内某一血管（如大脑前动脉、大脑中动脉、大脑后动脉、基底动脉）的具体情况。采用这种方法已经获得了正常人脑血管各段血流的正常数值，作为研究判断脑血管状态的根据。诊断脑动脉狭窄、脑血栓、脑血管痉挛、脑动脉畸形等疾病监测颅压增高，对术中监护及判断脑死亡均有意义。

这种非创伤性操作可用于检测颈动脉分叉处有无夹层撕裂、狭窄、闭塞以及动脉壁溃疡。本法安全，可在门诊部进行快速操作，但无法提供血管造影术所能显示的细节，用于检测颈动脉系统短暂缺血性发作的病例，它比眶周多普勒超声检查与眼体积描记术更为优越，对异常情况做跟踪随访复查也很有用。经颅多普勒超声扫描可用于评估脑死亡的残余血流，蛛网膜下腔出血后大脑中动脉的血管痉挛与椎-基底动脉系统的脑卒中。德国Walter等报告，脑实质超声（BPS）检查显示黑质高回声，既是原发性帕金森病的临床表现，又是皮质底节变性（CBD）的特征表现，可用于CBD与进行性核上性麻痹（PSP）的鉴别诊断。CBD和PSP与帕金森病关系密切，具有许多共同的临床特征，临床鉴别很困难，尤其在病程早期。BPS是一种新的超声技术，能通过完整的颅骨显现脑组织回声。Walter等对8例CBD患者和13例PSP患者进行BPS检查，结果显示88%的CBD表现出黑质高回声，但11例PSP患者没有这种表现，77%的PSP患者有明显第三脑室扩张，但在CBD患者中未发现，BPS对第三脑室的检测参数与MRI检查结果高度吻合。因而指出，如果BPS显示黑质高回声或第三脑室宽度<10mm则提示CBD，其敏感度100%，特异性为83%，阳性预测值80%。

五、超声周围神经的检查

1984年，加夫里洛夫报道了一种超声检测神经系统的方法，即用聚焦超声刺激神经结构，观察其反应，以了解神经功能。20世纪70年代初，人们就用以毫秒为波宽的聚焦超声刺激各种人体末梢感受器，70年代中期以后更用来研究人及动物的听神经及内耳迷路感受器。加夫里洛夫全面报道了这一工作。此法可不损害人体而深达体内，深度可以调节，刺激的条件也可精确地人工控制。可用于皮肤和组织间的痛、温、冷、触等感觉末梢的检测，有希望使当前临床采用的传统感觉检查的落后手段得以改观。

周围神经疾病在神经科非常常见，而且是骨科和风湿科肌肉骨骼疾病的重要的鉴别诊断。周围神经疾病传统的诊断依据是临床表现和电生理检查。这些方法反映的是神经的功能状态，却无法提供神经的形态学特征和周围组织改变，尤其对病因学的诊断无意义。神经超声（NUS）弥补了现有方法的缺憾，对损伤部位实现可视化，在周围神经病变的诊断和治疗中起到了重要的提示作用。

20世纪80年代中期，首次报道神经超声观察了病变神经的大体病理改变（如神经肿瘤）。直到2000年，神经超声的应用才有了突飞猛进的发展。目前认为，神经超声是评估周围神经病变解剖学改变的首选影像学检查方法。

神经超声的应用价值很大程度上依赖于成像的质量和分辨率。为获得适宜的分辨率，操作仪器应配备高分辨率线阵探头（5～18MHz）和相关软件。发射频率为15MHz时，纵向分辨率可达到250μm。根据探头的种类和聚焦位点，一般在皮下0.5～1.5cm处可达到最佳分辨率。扫描频率取决于检查神经和临床需要。对于浅神经（如腕管中的正中神经或感觉神经），宜选用较高频率（可高达18MHz）。由于高频率时存在穿透深度的限制，对于深神经或神经节段（如前臂上段正中神经或坐骨神经），宜选用较低频率（可低至5MHz）。然而，频率较低时将导致分辨率减低，与周围组织分辨不清并且内部结构显示不清。高质量的超声仪器可评估深达2.5cm处的神经束的细微改变。

除了较高的物理分辨率，软组织对比度对周围神经的良好显示也起到了决定性的作用。特殊的预处理和后处理技术（如"复合成像"或"组织谐波成像"）可以进一步提高图像质量。此外，扩展视野成像的超声技术也是一种很好的方法，根据诸多连续的单幅图像生成全景图像，有益于观察大体积的病理改变。

彩色编码超声（彩色多普勒或者能量多普勒）能够评估神经的血供和周围组织改变，尤其对炎症、神经肿瘤和压迫性神经病变的评估很有帮助。彩色编码超声还可以通过伴行动脉定位神经。应用彩色多普勒评估时，推荐采用慢流速设置（脉冲重复频率

500Hz，带通滤波器50Hz）。

如严重神经压迫或较大肿块，中低端超声仪器就能评估。然而，对于精细结构和复杂病变（如术后情况和神经损伤的评估），必须用高端超声仪器。除了合适的超声仪器，超声操作者对局部解剖专业知识的充分掌握也很重要。操作者对周围神经系统疾病和电生理相关知识的了解更好地促进了神经超声的应用。

超声检查外周神经时，可先根据体表标志大致确定周围神经的位置，然后横切面扫描周围神经。图像优化后，继续连续探查近段和远段神经，以及可疑病变部位。应经横切面扫描和纵切面扫描详细探查病变部位。此外，还需应用彩色编码超声评估神经血供以及检查神经运动。

正常神经似条索样，横切面呈圆形或椭圆形强回声结构。周围的强回声亮环为神经外膜和神经束膜脂肪组织。这种超声回声结构（回声质地）被称为"蜂窝状"。包绕的低回声区域为神经束和神经外膜间的回声间隔。纵切面神经呈束状回声结构。结合彩色编码超声，可探查到部分神经的滋养血管。

六、神经系统的传统超声治疗

安全的、对组织无损害作用的剂量，一般强度为$1\sim2W/cm^2$，时间为$10\sim20$分钟，此即医院中理疗科常用的方法。发射的超声波可以是连续性的，也有脉冲式的。可作用于疾病部位，也可以作用于神经干、神经丛、神经经路，以至经络穴位而达到治疗目的。也可与红外线、直流电疗、低频脉冲电疗、微波等疗法合并应用。采用超声波还可把药物通过完整皮肤送入体内治疗神经系统疾病。超声治疗早期多用于神经痛、神经炎等周围神经疾病、脊髓灰质炎、脊髓蜘蛛膜炎及粘连、脊髓炎、脊髓损伤、雷诺氏病等。我国20世纪70年代把超声治疗应用于脑血管疾病、痴呆、癫痫等。

七、神经系统大功率超声治疗

此方法实际上是采用高强度超声选择性地破坏人体组织，代替手术的一种治疗方法，由于这种方法可能完全或部分地避免对健康组织的不必要损害，所以在神经系统的应用上更有其优异之处。形式上可分为直接的及聚焦的两种。

超声直射术是用调幅杆超声探头（金属传导超声的声头），把高强度超声直接作用在治疗部位。脑下垂体的超声直射术早于20世纪50年代即进行研究。实验证明超声波对垂体组织的损害有选择性，主要损害嗜酸细胞及嗜碱细胞，而垂体中叶及神经叶改变既轻又短暂。目前在X射线监视下，把治疗声头经鼻放于蝶鞍部抵达垂体，频率3MHz，强度为$32W/cm^2$，作用$20\sim30$分钟治疗垂体功能亢进等。

聚焦超声是用凹面声透镜的声头，把大面积超声发射源的声束聚焦，在焦点产生数倍、数十倍或更强的超声能，如果焦点的超声能量达到破坏组织的强度，就可用以选择性地破坏某一部位的小范围组织结构，而代替手术破坏。此法优点：①部位可以选择。②破坏区可以非常细小（以毫米计）。③甚少（几乎没有）周围健康组织的损伤。④无须手术切开，不出血。⑤破坏过程极快速（不到1秒）。聚焦超声操作在颅外或体外进行，在实验生理学上可用于研究神经功能定位，在临床上可代替开颅术，治疗用于帕金森病的制动、精神运动型癫痫等精神患者狂暴行为制止、无法医治的剧痛患者脊髓后根的切断等。

第二节 超声在内分泌的应用

一、超声心动图

超声心动图是利用超声原理来测定人体心脏运动状态的技术，能较全面的对心脏血管疾病的形态、结构、功能、血流动力学等各方面作出诊断。自1954年诞生以来，经历了A型、M型超声心动图，二维超声心动图和彩色多普勒及频谱超声心动图三个发展阶段，先后提供了心血管系统的解剖信息与血流信息。到目前应用A、B、D、M型相互结合的彩色多普勒超声心动图，在全国各地已广泛应用。

1. 心脏探查方法

按1980年美国超声心动图学会命名的胸骨旁探查切面为准，患者取左侧半卧位。剑突下探查，患者取曲膝平卧或半侧卧位。胸骨上窝探查，患者取头仰伸，颈部垫高的体位。

1）心脏左室长轴切面：探头置于患者胸骨左缘第2、3、4肋间隙，示标指向右肩，可显示心脏"两室一房、两连一根"为特征的长轴切面。"两连一根"指室间隔与主动脉根部前壁相连，呈一条线。主动脉根部后方为左心房，其前方为右室流出道。室间隔前方为右室，其后方为左室（图6-1）。

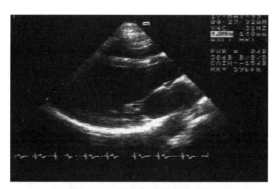

图6-1 心脏左室长轴切面

注：心尖部显示左侧，主动脉等心底结构显示在右侧，由前向后依次是右室前壁、右心室腔、室间隔、左室流出道、左心室腔、二尖瓣前后叶、左室后壁、心底部分显示右室流出道、主动脉根部、主动脉瓣、左心房，主动脉根前壁与室间隔膜部相连，后壁与二尖瓣前叶相连。

2）胸骨旁四腔心切面（右室及左室流入道长轴切面）：在左室长轴切面上，顺时针旋转探头，声束指向心底，可见房间隔、室间隔、二尖瓣、三尖瓣与中间"十字交叉"等结构组成的心尖四腔切面图（图6-2）。

3）心底短轴切面：心脏长轴切面上，探头顺时针旋转约90°，显示出心底短轴切面图。图中心的圆形结构为主动脉根部的短轴与其内的三个冠瓣。并见三个瓣叶伴随心动，关闭呈字形，开放呈"圆口"形。主动脉圆形结构后方，为左心房与其右侧的左心耳。圆形结构左后方为右心房与房间隔。在右房的上方可见三尖瓣隔叶、后叶回声。主动脉圆形结构前方的半环形结构，为右室流出道。再将探头向右略旋转，可显示出主肺动脉长轴，呈半弧形，环绕在主动脉"圆环"右侧。与其左前壁的肺动脉后瓣（或右瓣或隔瓣），偶见其外侧壁的肺动脉左瓣和前瓣。在主肺动脉左后方，并可显示出主肺动脉发出的左右分支：向左的为左肺动脉，向右的为右肺动脉。

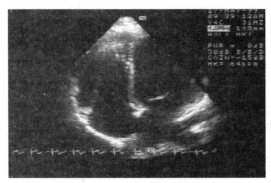

图6-2　胸骨旁四腔心切面

注：心尖位于正上方，图像显示左右心房、右左心室、房间隔、室间隔、二尖瓣、三尖瓣、四条肺静脉注入左心房。

冠状动脉主干：在心底短轴切面，顺时针向旋转探头，及左冠状动脉前降支与回旋支。左冠状动脉主干及回旋支，动脉主干，显示在主动脉圆环10点钟处（图6-3）。CDFI可显示冠状动脉彩色血流及频谱。冠状动脉血流频谱特点，为收缩期占1/3，流速为12～20cm/s，舒张期占2/3，流速为30～80cm/s。

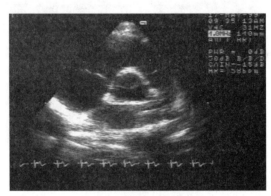

图6-3　冠状动脉主干

注：中央为主动脉根部横切面，其中有三个随心动周期开放与关闭的半月瓣，舒张期瓣膜关闭呈"Y"字形。环绕主动脉根部周围的结构有左心房、房间隔、右心房、三尖瓣、右心室、右室流出道、肺动脉瓣、肺动脉主干、左右肺动脉。

4）左室二尖瓣口水平短轴切面（为二尖瓣前、后叶横切图）：此切面示二尖瓣启闭似"鱼口样"，又称二尖瓣"鱼口"切面。此切面，左心室近似于圆形，内见二尖瓣启闭。左室前外侧半圆形结构为右心室。左右室之间为室间隔（图6-4）。

5）乳头肌水平左室短轴切面：此切面显示的圆形结构为左室，内壁显示的隆突在4点和7点钟位，分别为前外侧乳头肌与后内侧乳头肌回声。

6）心尖左室短轴切面：在左室心尖部横切的圆形结构，为左室心尖部短轴切面。

7）四腔心切面：心尖或胸骨旁探查，可见四腔心、室间隔、房间隔、十字交叉的

二、三尖瓣等完整结构。据二、三尖瓣附着点的高低，可辨认出左、右心室。正常左室，二尖瓣附着点距心尖远，三尖瓣附着点距心尖近，二者相差5～12mm。在心尖四腔心切面，探头略向前后倾斜（或逆时针旋转探头约60°）可显示出心尖五腔心。中心"圆形"结构为主动脉窦部。向后倾斜，可见左房后部连接的1～4条肺静脉。探头再向后倾斜，房间隔及二尖瓣不再显示，但可显示右心房开口的冠状静脉脉窦，呈一水平走行的管道。

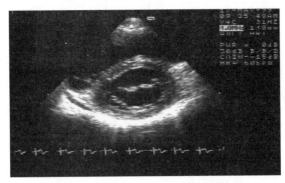

图6-4　左室二尖瓣口水平短轴切面

注：左前方为右心室，左右心室间为室间隔。中央为左心室及二尖瓣前后叶组成二尖瓣口，前后叶异向运动，于舒张期呈鱼口样张开，收缩期关闭。

8）主动脉弓长轴切面：患者取仰卧位，探头置于胸骨上窝，示标指向患者左耳，扇面扫查心脏，可探及升主动脉、主动脉弓与其发出的头臂干、左颈总动脉、左锁骨下动脉和降主动脉（图6-5）。

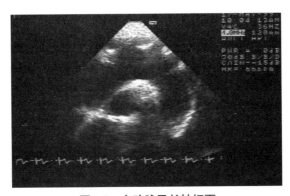

图6-5　主动脉弓长轴切面

注：显示升主动脉、主动脉弓，降主动脉、主动脉三大分支（无名动脉、左颈总动脉、左锁骨下动脉）、右肺动脉的横切面。

9）右肺动脉长轴切面：在胸骨上窝显示出主动脉弓长轴后，探头逆时针旋转约90°，示标指向右后方，可显示出主动脉弓短轴、右肺动脉长轴与其下的左心房。除上述切面外，在心尖四腔心切面上，将探头逆时针旋转60°（声束指向室间隔与室间隔平行），可获得心尖两腔心切面；将探头逆时针旋转120°还获取心尖左室长轴切面。探头置于剑突下，示标指向患者左侧，可显示出剑突下四腔心切面。再将探头顺时针旋转90°，可现示出剑突下右室流出道长轴切面。在剑突下四腔心切面上，将声束指向患者右后方，还可显示出下腔静脉长轴入右心房的入口和肝静脉等回声。

2. M型超声心动图

1）M型超声心动图，探头置于胸骨左缘第3肋间隙，显示出左室长轴二维切面，然后用M型超声由心尖向心底探查，可获取M型超声波群（图6-6）。

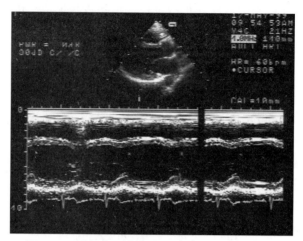

图6-6　M型超声心动图（取样线通过腱索水平）

注：由前向后依次显示胸壁、右室前壁、右室腔、室间隔、左心室腔与左室后壁、左室腔内腱索回声，主要用于测左室腔内径，室间隔与左室后壁厚度与搏动幅度。

1区（心尖波群）：从前到后依次显示为右室前壁、右室腔、室间隔、左室腔、后乳头肌、左室后壁。

2a区（二尖瓣腱索水平波群）：从前到后依次显示为右室前壁、右室腔、室间隔、左室腔、腱索、左室后壁。

2b区（二尖瓣前后叶波群）：从前到后依次显示为右室前壁、右室腔、室间隔、二尖瓣前叶、二尖瓣后叶、左室后壁。

3区（二尖瓣前叶波群）：从前到后依次显示为右室前壁、右室腔、室间隔、左室流出道、二尖瓣前叶、左心房、左房后壁。

4区（心底波群）：从前到后依次显示为右室流出道、主动脉根部前壁、主动脉瓣、主动脉根部后壁、左心房、左房后壁。

5区（三尖瓣波群）：探头置于剑突下偏左，显示出四腔心切面，再改用M型可显示出5区波群。依次显示为右室前壁、右心室腔、三尖瓣前叶、右心房、右心房后壁。

2）M型超声心动图，二尖瓣前后叶活动曲线及其机理（图6-7）：

E峰，为舒张早期，左室快速充盈，二尖瓣开放的最大限度点为E。

F点，左室快速充盈末期（房室压差很小）二尖瓣漂浮呈半关闭状态，逐渐前叶背离向下，与后叶向前的向上的点为F。

EF段，反映舒张早期快速左室充盈，致二尖瓣开放程度达到最大，呈半关闭的柔软的漂浮状态。FG段，为缓慢充盈期二尖瓣处于相对静止的半开放的漂浮时段。

G点，标志着心房开始进入收缩期，为心室缓慢充盈时段的终结。G点的出现与心率快慢有关。在心率快时，G点显示不出；在心率缓慢时，G点才可显示出。

A峰，为心房收缩期（也即心室主动充盈期），推开处于半关闭的二尖瓣前叶，致二尖瓣前移的结果点。

B点，与F点在同一水平。为心房收缩，心房压力下降，但左室压力还大于左房，因房室压差关系，二尖瓣前叶又恢复到了半关闭的漂浮状态，而向后移出现B点。因随后的左心室收缩所产生的二尖瓣前叶，呈一直线极速后移的AC段，致B点不能显示出。但在房室传导阻滞时，因二尖瓣后移的AC段的延迟，则可在AC段显露出清晰的B点。

AC段，心房收缩后二尖瓣再次漂浮，出现前叶向前，后叶向后的AC段。

C点，为二尖瓣关闭点，相当于主动脉瓣开放点。

D点，标志二尖瓣开放于心电图T波的终末，为心室收缩的终点。

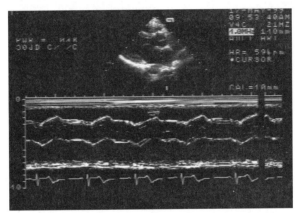

图6-7　M型超声心动图（取样线通过二尖瓣前后叶瓣尖水平）

注：取样线通过二尖瓣前后叶瓣尖水平，得到二尖瓣前后叶曲线，前叶曲线呈"M"样，后叶呈"W"样、前后叶异向运动，主要测右室内径，观察二尖瓣前后叶运动关系。

3）M型超声心动图，升主动脉瓣活动曲线及其机理（图6-8）：

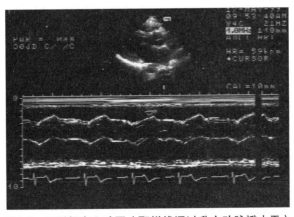

图6-8　M型超声心动图（取样线通过升主动脉瓣水平）

注：主动脉瓣前后壁呈两条平行曲线，收缩期向前，舒张期向后，于舒张中期可见再次向前的重搏波，代表大动脉的弹性。主动脉腔内可见纤细的主动脉瓣回声，收缩期瓣叶开放呈六边形长方盒状，舒张期关闭呈细线样，位于管腔中央与前后壁几乎平行。

主博波，为心室射入主动脉，致升主动脉曲线前移的最高点，正常人多在10mm以上。

重博波，为舒张期主动脉瓣关闭，影响升主动脉再次搏动，致升主动脉曲线再次前移，正常多在4mm左右。

U点，为心室舒张末期，主动脉根部曲线处于最低点。

K点，为主动脉瓣开放点。

G点，为主动脉瓣关闭点。

KG间期，为左心室射血期。

3. 心脏位置及结构的判定

左、右心房位置的识别：右心房与肝脏同侧，左心房与脾脏同侧。

心房连接的识别：右心房与上、下腔静脉相连接；左心房与左上、下以及右上、下的4条肺静脉相连接。

心室连接的识别：左室与二尖瓣相连接，右室与三尖瓣相连接。

二尖瓣与三尖瓣识别：四腔心，见二尖瓣附着点离心尖远，三尖瓣附着点离心尖近。正常人，二、三尖瓣附着点相差为5～12mm。

主动脉与肺动脉识别：主动脉管道较长，呈弯弓形，有乏氏窦；主肺动脉管道较短，远端有发分出的较细的左、右肺动脉管道。

4. 心脏测量方法和正常值

在左室长轴切面，收缩末期测量主动脉瓣环内径或瓣上内径（以主动脉瓣环区为标准测量区）。正常值：内径为21～35mm。在左室长轴切面，收缩末期，测量左心房最大前后径和上下径。正常值：左房最大前后径为25～38mm；最大上下径为31～55mm。右室前后径<25mm。在左室长轴切面，舒张末期，测量左室最大前后径；收缩末期，测量二尖瓣环前后径。正常值：舒张末期，左室最大前后径，37～53mm（男）；35～50mm（女）。收缩末期，25～37mm（男）；20～35mm（女）。二尖瓣环前后径，21～34mm。在胸骨旁主动脉根部短轴切面，可测量右室流出道内径；主肺动脉瓣和瓣上内径以及左、右肺动脉近端内径。取样容积置于肺动脉瓣口上方（瓣膜附着线中点），并可测出肺动脉瓣口流速频谱。正常值：右室流出道为19～22mm；主肺动脉内径为24～30mm；左肺动脉近端内径为10～14mm；右肺动脉近端内径为8～16mm。在心尖四腔心切面，测量左、右心房及心室最大上下径和左右径。取样容积置于二尖瓣瓣口下方1.0cm处，可测量出二尖瓣瓣口流速频谱。将探头向后稍倾斜，还可显示出五腔心。将取样容积置于五腔心的主动脉瓣口上1.0cm处，并可测出主动脉瓣口流速频谱。在收缩末期测量左、右心房。正常值：左心房上下径为33～52mm，左右径为30～44mm；右心房上下径为39～48mm，左右径为29～40mm。在舒张末期测量左、右心室。正常值：左心室上下径为70～84mm，左右径为37～54mm。右心室上下径为58～78mm，左右径为33～43mm。在胸骨旁主动脉根部短轴切面，在收缩末期测量左房最大前后径或内外侧径。正常值：前后径为23～37mm；内外侧径为31～53mm。在胸骨上窝主动脉弓长轴切面，在收缩末期测量主动脉弓内径。正常值：主动脉弓收缩末期内径22～27mm。在剑突下区下腔静脉长轴切面，测量下腔静脉近端、远端内径，以及肝静脉内径。正常值：下腔静脉近端内径为12～23mm，下腔静脉远端内径为11～25mm。二尖瓣口水平短轴切面上，测量二尖瓣口开放面积，确定二尖瓣狭窄及程度正常二尖瓣开放面积：成人

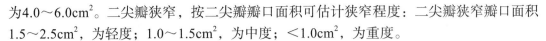

为4.0~6.0cm²。二尖瓣狭窄，按二尖瓣瓣口面积可估计狭窄程度：二尖瓣狭窄瓣口面积1.5~2.5cm²，为轻度；1.0~1.5cm²，为中度；＜1.0cm²，为重度。

5. 常用的心功能测定

1）EF：为射血比值或射血分数，它反映左室的排血效率，不受心率影响。正常值EF＞50%（50%~75%）。静息下，已被公认EF＜50%为左室收缩功能减低诊断标准。

2）左室短轴缩短率（FS）：左室短轴缩短率的意义与EF相同。正常值FS＞25%（25%~50%）。静息下，FS＜25%为左室收缩功能减低。

3）室壁增厚率。正常值35%~42%。

4）EPSS：为M型2B区测量二尖瓣前叶曲线E峰与室间隔左室面间的垂直距离。它为反映左室舒张功能的简便指标。正常值EPSS＜5mm。若＞5mm，为左室舒张功能减低。（注意：本法对二尖瓣病变或主动脉返流患者不适用）。

5）EF斜率：为M型2B区，测量二尖瓣前叶曲线上EF的斜度或二尖瓣前叶曲线上E波下降的速度，它代表舒张早期左室充盈率。正常值为80%~120%。

6）心输出量（CO）：正常值为60~120ml。

7）左室舒张功能测定：常用频谱多普勒法与组织多普勒法。

频谱多普勒法：取二尖瓣口多普勒频谱，呈E峰与A峰。E峰为左室血流快速充盈的最大流速，A峰为舒张晚期左心房收缩产生的最大血流峰速。正常E峰值为60~100cm/s，A峰值为40~60cm/s，E/A＞1。左室舒张功能降低或左室僵硬度增加时E/A＜1；当舒张功能假正常化时，E/A＞1或E/A=1；当限制型舒张功能受损时，E/A＞2。组织多普勒法：取二尖瓣环部舒张运动频谱，舒张功能正常时，EA＞1；舒张功能减低时，E/A＜1。其意义同频谱多普勒，但敏感性、准确性高于二尖瓣口频谱多普勒法。

6. M型超声心动图对心律失常的诊断

1）房性早搏：二尖瓣波群曲线表现为提前出现心房性过早搏动A峰波，与前一正常心动周期的E峰重叠为一变形的EA峰畸形波。随后（在不完全代偿间期内）出现心室搏动的二尖瓣波，充盈高度降低，充盈时间延迟，表现为开放幅度减小，E峰降低，E-A间距增宽。再后出现心室搏动收缩增强，表现为二尖瓣波群E峰开放速度快，幅度高。

2）结性早搏：为提前出现的逆形结性激动，二尖瓣波群曲线提早出现E峰波且多无A峰波，但CD段正常。随后出现二尖瓣波群，表现为E-A峰间期较长，为较长代偿间期。

3）室性早搏：提前出现的二尖瓣波群，表现为有E峰，无A峰，且CD段正常、平坦或稍后移。随后出现的二尖瓣波，为未下传的正常窦性激动心房波，表现为仅有A峰波。再其后，下一个为窦性激动心房A峰波（出现在完全的代偿间期内）。紧接着下一个为正常的心室搏动充盈增强波，表现为二尖瓣前、后叶波，充盈间距增大。

4）心房扑动：为舒张期，二尖瓣前叶有E峰波而无A峰波，但在A峰波位置上，出现有节律均齐，数个彼此一致，波浪状的粗大小波。房室比例多为2∶1或4∶1。

5）心房纤颤：为舒张期，二尖瓣波形呈单峰波，无A峰波（因左心房不能产生有效收缩，故A峰波消失），E波，呈大小不等、形态不一的振动波，E-E间距彼此不等。若二尖瓣狭窄伴心房纤颤时，二尖瓣前叶、E峰仍呈城墙样改变，不过是形态不一、大小不等的城墙样改变，并伴随室壁运动幅度相应也呈间距不等的变化。

6）房室传导阻滞：三度房室传导阻滞，表现为二尖瓣前叶E-E间距增宽，心率

20～40次/分，A峰频率较E峰频率快，或前或后呈两峰重叠，A、E二者间无固定关系。若A峰频率较E峰频率增快，致EA间期逐渐缩小，周而复始地出现时，呈为文氏现象。

二、甲状腺声像图

（一）检查方法

1. 仪器条件

一般使用具有高频线阵探头（5～10MHz）的彩色多普勒血流显像（CDFI）仪对甲状腺和甲状旁腺进行扫查。必要时采用扇形探头结合吞咽动作对锁骨后或胸骨后甲状腺肿或异位甲状旁腺病变进行观察。

2. 体位

患者取仰卧位，在肩及颈后垫枕，头向后仰充分暴露颈前区域。如果甲状腺肿物较大，可嘱患者头偏向对侧或调整为侧卧位。

3. 检查方法

1）甲状腺：测量甲状腺大小。沿侧叶纵切扫查，取最大切面测量上下径，横切扫查时取最大横切面测量横径和前后径；用同样的方法测量峡部各径。从上至下、从外向内做一系列横切和纵切扫查，观察甲状腺实质及结节的灰阶超声表现。CDFI检查：观察腺体和结节的血流信号的分布和丰富程度，测量结节内动脉血流的峰值流速和阻力指数。必要时，测量甲状腺上、下动脉的内径、峰值流速和阻力指数。

2）甲状旁腺：正常位置甲状旁腺的超声检查方法与甲状腺的基本相似。由于甲状旁腺位置更深，使用的探头频率更低，特别是甲状旁腺明显增大时。甲状旁腺常见异位于甲状腺内、颈动脉鞘内、食管后和胸骨上窝，应仔细扫查。嘱患者做吞咽动作，使病灶提升，同时采用扇形探头（扫查方向朝向足侧）在胸骨上窝和锁骨上方进行探测，有可能发现异位于锁骨或胸骨后方的病灶。

4. 注意事项

1）采用直接扫查法进行检查，要注意手法轻柔，适量增加耦合剂以便提高近区的显示，不恰当的加压会造成患者的不适和图像失真。如发现甲状腺局灶性改变，一定要扩大扫查范围，检查是否有颈部淋巴结的肿大，这对鉴别肿块的良恶性很有帮助。

2）甲状旁腺的检查要掌握两侧对称的关系，在发现一侧甲状旁腺后，利用它的对称性便于另一侧甲状旁腺的寻找。正常甲状旁腺的超声检查满意度远不如甲状腺，超声医生都必须耐心，仔细进行检查。正常的甲状旁腺超声检出率，上海中山医院为24%，第二军医大学长征医院报道的上甲状旁腺的检出率为55.7%，下甲状旁腺的检出率为44.3%。国外报道甲状旁腺检出率低于国内水平。

3）甲状腺可以作为甲状旁腺检查的一个透声窗，在甲状旁腺常见位置仔细观察甲状腺的包膜和局部回声，有利于发现甲状旁腺。有时可以通过对侧检查的方法来提高甲状旁腺的检出率。

（二）正常声像图

表面可见完整包膜，横切呈"蝶形"，边缘规则，中间为峡部，两边为侧叶，两侧叶对称，由峡部相连接；内部为密集细弱均匀光点回声。在两侧叶的后外侧，从内到外，依次为颈总动脉（CCA）和颈内静脉（IUV），横切为圆形、椭圆形，平行排列的两个液性暗区。为圆形的暗区较小，管壁厚、压不瘪，有节律的搏动，为颈总动脉。为椭圆形的暗区较大，管壁薄、能压瘪，有颤动、无搏动，为颈内静脉。CDFI：甲状腺实质内，有少量的点状或纤细的分支的彩色血流信号。在甲状腺上极的浅面处，可探及甲状腺上动脉，其走形较平直，内径约2mm。在甲状腺的下极处，可探及甲状腺下动脉。甲状腺上动脉来源于颈总动脉，由颈外动脉发出，走形平直易显示。甲状腺下动脉，来源大多为锁骨下动脉的甲状颈干，有10%来自主动脉弓，有部分人一侧缺如。所以超声一般选甲状腺上动脉作为血流信号测量对象。正常甲状腺上动脉，内径<2mm，峰值流速20~40cm/s。

正常甲状腺的测量：甲状腺大小，以前后径、横径、上下径测量值予以表示。

①横径：取横切面，测量侧叶时，起于气管边缘，止于同侧颈内静脉内侧缘，作为侧叶"横径"。②前后径：从前缘起，止于后缘，测量最大值，作为侧叶"前后径"。从峡部上缘起，止于峡部下缘测量最大值，作为峡部"前后径"。③上下径：取侧叶纵切面，起于上极，止于下极下缘，测量最大值，作为侧叶"上下径"。

甲状腺正常值：因侧叶长径与左右径个体差异较大，采用前后径测值评估甲状腺大小，较具有临床价值。

前后径：为1.0~2.0cm，平均为1.5cm，>2.0cm者为增大。

左右径：2.0~2.5cm，>2.5cm者为增大。

上下径：4.0~5.0cm，>5.0cm者为增大。

甲状腺上动脉：正常峰值为20~40cm/s，舒张期流速为10~15cm/s。

影像学检查中偶然发现的结节，应称作"甲状腺以外结节"。对甲状腺结节直径<1.0cm，与周围组织分界清楚的结节，无癌症可疑征象的，则在临床上无意义，不需要再进行其他检查和处理。对直径>1.0cm的甲状腺结节，因具有癌的潜能，应常规对颈部淋巴结检查，以确定淋巴结转移与否，应超声引导下穿刺活检确诊。对囊实混合性结节穿刺，只穿实性部分。纯囊性结节或由多个微小囊泡组成海绵状的结节，其结节基本为良性。对有声晕的甲状腺结节的测量，其结节大小应包含声晕厚度在内。结节内血流的RI<0.7，多为良性结节；RI>0.7，多见于恶性结节。

（三）甲状腺疾病

1. 毒性弥漫性甲状腺肿（Graves）

Graves为伴甲状腺激素分泌增多的原发性、特异性自身免疫性疾病，称甲状腺功能亢进，简称"甲亢"，约半数出现突眼，称突眼性甲状腺肿。少数"甲亢"为其他甲状腺疾病所合并，如甲状腺腺瘤。患者起病缓慢，好发于女性。病理上，甲状腺滤泡上皮增生、滤泡内胶质稀薄，所含胶质蛋白少，滤泡小。

临床表现患者甲状腺素分泌过多，可达正常10倍，造成机体代谢亢进，体重减轻、心动过速、神经过敏、低热、突眼（为球后脂肪垫炎性水肿所致）等症状。检验T3、T4升高，TSH（促甲状腺激素）下降。

超声表现甲状腺对称性弥漫、均匀性肿大，可大于正常2~3倍，内为密集点状稍增强均匀或欠均匀回声。病变早期因细胞增多与减少相嵌，超声为强、低相嵌的多结节样回声，似"蓝天白云样"，此为甲亢早期的超声表现。重度甲亢，腺体滤泡小、胶质少、界面少，甲状腺内回声弥漫减低，似"海绵样"。CDFI示：腺体血流异常丰富，呈

"火海征"。收缩期峰值血流流速可达正常两倍以上。结合患者消瘦、心律增快等临床表现，可成立诊断。

合并病的超声表现：①合并结节性甲状腺肿：在呈"火海征"的甲状腺内，可见一低回声结节，周围有丰富血流环绕，呈"提篮样"。②合并甲状腺癌：在甲状腺弥漫性低回声内，可见内有数个低回声条带分隔，呈竖立状，粗细不均，内有微小钙化灶，血流丰富。

鉴别诊断：单纯性甲状腺肿为地方性缺碘引起的疾病，也有散发性病例。超声表现为甲状腺增大，但回声正常或不均，CDFI示血流信号及流速无明显增加。甲状腺功能正常或减低。

结节性甲状腺肿部分毒性弥漫性甲状腺肿可表现为腺体散在的回声减低，从声像图上与结节性甲状腺肿不易区分。后者开始时似单纯性甲状腺肿，但随着病情的发展，各部分组织反复增生与复旧，形成纤维间隔及多个结节。

甲状腺两侧叶不对称增大是其特征。CDFI检查缺乏血流信号，其流速<30cm/s，与甲亢"火海征"截然不同。

慢性自身免疫性甲状腺炎病情动态发展，声像图随之动态变化。甲状腺增大多以前后径改变为明显，而甲亢的腺体增大以长径改变为明显，而且桥本氏甲状腺炎血中抗甲状腺球蛋白和抗微粒体抗体增高。甲状腺腺瘤部分患者合并甲亢，从声像图上易与甲亢鉴别。

2. 桥本甲状腺炎（HT）

HT为甲状腺细胞基膜上沉积自身抗原抗体复合物，刺激K细胞导致的一种自身免疫性甲状腺炎，为甲状腺炎中最多见的一种。好发于30～50岁的女性，发病占90%以上。HT起病隐匿，病程长，由2周至20年不等，症状多样，是导致甲状腺功能减低或亚急性减低的最常见疾病。病程中，甲状腺由弥漫轻度到极度肿大，质地由柔软到渐变韧、变硬，但无明显结节。可伴其他自身免疫性疾病。

病理上，甲状腺大量滤泡被破坏。甲状腺被淋巴细胞或浆细胞广泛浸润（但不浸润甲状腺包膜与小叶间包膜），形成以淋巴滤泡改变为特征。甲状腺上皮细胞增生，间质结缔组织不同程度增生，从而逐渐形成了"网格样"纤维间隔结构。甲状腺轻度增生时，纤维间隔纤细；显著增生时，纤维间隔粗大。甲状腺"网格样"条索状强回声，为HT特征性超声表现。早期，甲状腺无明显结节，随病情发展，甲状腺滤泡萎缩，增生性修复，逐渐纤维化，内可出现梭状或不规则形增生结节，无包膜，无声晕。梭状增生为HT甲状腺肿大不明显时的超声特征性表现。

临床上HT甲状腺肿大，有触痛。因甲状腺滤泡破裂，激素外逸，故检验T3、T4升高，甲状腺微粒体抗体（TMAb）阳性，血清球蛋白抗体（TGAb）阳性。异源性促甲状腺激素（TSH）升高时，T3、T4反而降低。

超声表现为甲状腺弥漫性对称性肿大，峡部增厚明显，增厚>0.4cm，内为不均匀性减低回声（类似颈前肌）。内回声减低是甲状腺淋巴细胞浸润的严重的滤泡变性与其功能减退的特征之一。腺体内回声不均，可为"粗网格""细网格"或"条索"状。也可"条索"状伴有多发小结节，囊性变及钙化。腺体内回声，呈"网格状"与"条索状"，与峡部增厚明显，为HT超声特征性表现。早期，大量淋巴细胞浸润区与正常腺体镶嵌，可呈一团一团的"窟窿状"。局灶性HT为甲状腺内低回声结节，颇似肿瘤，诊断困难时，可结合CDFI：HT内无明显血流或血流为腺体表浅部较丰富，而深部稀少。HT伴甲亢时，血流丰富。HT伴甲状腺功能减退时，血流甚少或无血流。HT可伴大块钙化强回声伴声影，也可合并结节性甲状腺肿，可出现低或强回声结节。HT发展为甲减时，早期腺体不缩小，内伴片状低回声。晚期腺体缩小，内有单发或多发强回声结节以及"粗网格"样强回声。

鉴别诊断：HT应与甲亢、结节性甲状腺肿、慢性纤维性甲状腺炎、甲状腺癌相鉴别。甲亢，甲状腺肿大，质软，轮廓圆钝，峡部增大不明显，血流异常丰富，呈"火海征"，流速高，伴心率增快等临床表现。HT，质硬，峡部增大显著，血流仅浅部较丰富而深部稀少，可与甲亢相鉴别。结节性甲状腺肿，内有大小不等的结节，回声强弱不一，腺体背景紊乱。慢性纤维性甲状腺炎，腺体缩小，内回声不均匀，而HT腺体肿大，内呈网样回声，可鉴别。甲状腺癌结节为局灶性低回声，边缘模糊，内有微小钙化，而HT为弥漫性低回声，无结节，可鉴别。

三、肾上腺的显示法

（一）肾上腺探查

以侧卧与仰卧位探查为最佳，俯卧时，背部腰大肌对声束吸收衰减明显，图像质量差。先取仰或侧卧位，在侧腰部的腋前与腋后线范围做斜冠状切。在右侧，先显示出右肾长轴，再在右肾上极内侧与右肝、下腔静脉间寻找，多可显示出右肾上腺呈三角形，其显示率98%。在左侧，先显示出左肾长轴，再在左肾上极内侧与脾、腹主动脉间寻找，可显示出左肾上腺呈新月形，其显示率78%。对左肾上腺显示困难时，以脾或饮水胃作声窗，可提高左肾上腺显示率。怀疑腹主动脉旁、下腔静脉旁、腹膜后及肾门等处，有嗜铬细胞瘤时，应扩大探查范围，从肾上极至肾下极，并向下延伸到下腹、髂动脉、膀胱等处寻找，可显示出病灶。

（二）正常肾上腺声像图

正常肾上腺，呈线形、半月形、V字形、Y形等回声，皮质呈线样强回声（略强于肝脏或脾脏），髓质呈低回声（但一般仪器不易分辨出皮髓质），周围包绕脂肪组织强回声。部分肾上腺在高分辨率下，可显示出皮质与髓质回声。一个切面不能显示出肾上腺的全貌。

（三）肾上腺疾病

库欣综合征即皮质醇增多症，常为双侧，为良性，分为原发与继发两类，以原发多见，女多于男。肾上腺皮质增生，80%为分泌皮质醇过多，临床为库欣综合征（Cushing综合征），呈向心性肥胖、满月脸、皮肤紫纹、多毛、面部痤疮等表现。少数为分泌醛固酮过多，临床为高血压、低血钾、肌无力、肌麻痹等表现。罕见的可伴性征异常、性早熟等表现。肾上腺皮质增生，多为双侧肾上腺，呈弥漫性增厚，厚度>7mm，伴小结节样增厚，直径1cm内，偶达7cm。超声表现：双侧肾上腺腺体，呈弥漫均匀性增厚，厚度>7mm，最厚可达1.7cm，内为均匀低回声或中等回声，无球体感。肾上腺皮质增生，超声表现缺乏特异性，易漏诊。

鉴别诊断：应与肾上腺皮质腺瘤、肾上腺皮质转移瘤、肾上腺髓质增生相鉴别。肾上腺皮质腺瘤，呈圆形，低回声（低于肾上腺回声），周边有强线回声，有球体感，而对侧肾上腺萎缩。肾上腺转移瘤，为圆形、椭圆形或不规则形低回声，体积较大，内出血、坏死，呈囊实混合性回声，有原发病。本病与肾上腺髓质增生，鉴别困难，但肾上腺髓质增生有嗜铬细胞瘤临床表现可鉴别。

四、妇科声像图与测值

1. 盆腔内结构的声像图

髂腰肌位于骨盆内的两侧弱回声，同时有断续的高回声边缘。当自腹正中线向髋部作斜切时可显示。靠头端可见腰大肌与髂肌之间的筋膜鞘所形成的线状高回声。靠尾端即为髂腰肌，横切面上呈椭圆形弱回声区，边缘为高回声光带。大骨盆内的结构常因肠气的干扰或肥胖体型常难以显示。

小骨盆腔内组织结构的识别更具有重要意义。膀胱充盈状态下可在膀胱下方、子宫或阴道的两侧显示闭孔内肌和肛提肌。闭孔内肌占据小骨盆内前外侧的大部分。在耻骨上横切面图能清楚显示。并见由闭孔筋膜构成的该肌边缘，呈高回声。在后内侧阴道横切面的两侧尚可见另一弱回声区，即为两侧的肛提肌。在耻骨上横切面向尾端扫查时，子宫下端或阴道两侧的结构，前外侧为闭孔内肌，后内侧为肛提肌，且向尾端扫查可因髋臼效应使充盈膀胱呈正方形。与骨盆侧壁成一定角度纵向扫查，可显示头端的闭孔内肌和尾端的肛提肌。小骨盆腔内其他两组肌肉即尾骨肌和梨状肌位于盆腔内头端更深处，常难以显示。

盆腔内的大血管，即髂外动、静脉。识别这些结构在定位诊断上有一定的意义。髂外动、静脉呈管状结构的无回声区，实时超声可显示动脉搏动。在膀胱高度充盈情况下，从腹正中线向髋部斜向扫查，可见髂腰肌前方的管状结构，为髂外动、静脉，横切面时即于子宫底部两侧髂腰肌前方显示。但常因肠气干扰显示不清。髂内动、静脉在离腹正中线3cm左右纵向扫查时，即可显示其管状的无回声区，并可见平行的同侧输尿管回声，卵巢位于其前内侧，可作为定位卵巢的标志。卵巢后方的卵巢动、静脉因管腔太小，二维图像一般不易显示。

输尿管呈管状无回声结构，在小骨盆内通过充盈的膀胱在阴道水平上方，纵横切面均可显示，有明亮管壁回声，中心部无回声，位于卵巢后方和髂内动、静脉的前方。当实时超声检查时，常可显示其蠕动，呈闪烁间歇性回声，在膀胱三角区内可见"射尿反应"。由于输尿管与卵巢和宫颈管紧密相贴，故当卵巢或子宫病变时，常可引起输尿管压迫致使其扩张和肾盂积水。

耻骨上正中线纵向扫查时，可在膀胱与直肠及乙状结肠之间显示子宫、阴道图像及其两侧的附件，包括输卵管、阔韧带、输卵管系膜和卵巢等盆腔内生殖器官。在小骨盆内、阴道后方有固定与后腹壁的直肠，大约在小骨盆靠头端的1/2，约在第3骶椎水平有乙状结肠，常因肠道内气体和粪便，使其管腔内呈散在的强回声，可随肠蠕动而活动。有时因肠内气体强回声和声影使肠壁显示不清。直肠内水囊检查有助于识别上述结构和后盆腔部的肿块。

此外，当膀胱充盈扩张时，盆腔腹膜内3个潜在的间隙均可在图像上显示。陶氏腔向尾侧伸展约占阴道1/4，它是最大的间隙，也是腹膜腔最低部位，当腹腔内有积液时是液体最易聚集的部位，同时在后盆腔病变的检查时该部位也具有重要临床意义。

2. 正常子宫、输卵管和卵巢声像图表现及正常测值

1）正常子宫的声像图和正常值。纵切面子宫一般呈倒梨形，子宫体为实质均质结构，轮廓线光滑清晰，内部呈均匀的中等强度回声，宫腔呈线状高回声，其周围有弱回声的内膜围绕。随月经周期内膜的变化，宫腔回声有所不同。宫颈回声较宫体稍高且致密，常可见带状的颈管高回声。子宫颈阴道部即阴道的前后穹窿间常可呈圆形弱回声。横切面子宫近宫底角部呈三角形，体部则呈椭圆形。其中心部位尚可见宫腔内膜线高回声。通过子宫纵切面观察宫体与宫颈的夹角或其位置关系，可以了解子宫是否过度前倾屈或后倾屈。子宫下端的阴道，其内气体呈线状强回声，壁为弱回声，易于识别。

正常子宫的大小常因不同的发育阶段、未产妇与经产妇的体型而有生理性的差异。测量方法：当适度充盈膀胱后（以子宫底部能显示为度），先作纵向切面使子宫全貌显示清晰，测量宫体和宫颈的纵径以及宫体的前后径，然后进行横向扫查，自耻骨上缘向中上滑行，连续观察子宫横切面，测量子宫的最大横径，具体测量方法如下：

子宫纵径：宫底部至宫颈内口的距离为宫体长度。宫颈内口至宫颈外口（阴道内气体强回声光带顶端）的距离为宫颈长度。

子宫前后径：纵向扫查时，测量与宫体纵轴相垂直的最大前后距离。

子宫横径：横向扫查时，宫底呈三角形，其左右为宫角部位，此时测量子宫横径不易准确，故应探头稍下移，在两侧宫角下缘的子宫横断面呈椭圆形，子宫侧壁显示清晰时，测其最大横径。

正常子宫大小取决于年龄和激素水平。成年未育妇女子宫纵径（又叫长径）7～8cm（包括宫颈），前后径2～3cm，横径4～5cm。已生育妇女的子宫稍大，纵径增加约1cm，多产妇女增加约2cm。绝经后子宫萎缩。青春期子宫体约与子宫颈等长，生育期子宫体长约为子宫颈的1倍，老年期又成为1:1。

2）输卵管及卵巢声像图和正常值。子宫两侧的附件包括输卵管、阔韧带、输卵管系膜和卵巢。横向扫查时可显示两侧子宫角延伸出的输卵管、阔韧带和两侧卵巢。输卵管自子宫底部蜿蜒伸展，呈高回声边缘的管状结构，其内径小于5mm，一般不易显示。卵巢通常位于子宫体部两侧外上方，但有很多变异。后倾位的子宫两侧卵巢位于宫底上方。正常位置的卵巢，其后外侧可显示同侧的输尿管和髂内血管，可作为卵巢定位的标志。正常卵巢切面声像图呈杏仁形，其内部回声强度略高于子宫。成年妇女的卵巢大小约为4cm×3cm×1cm，并可按简化的椭球体公式，计算其容积，即（长×宽×高）/2，正常应小于6ml。生育期妇女的卵巢大小随月经周期而变化，声像图可观察卵泡的生理变化过程，可用于监测卵泡的发育。

3）月经周期中子宫、卵巢等声像图形态学的变化。当解释妇科内生殖器官声像图时，应特别强调了解正常生理改变的重要性，也就是女性生殖器官声像图的解释需要有对影响女性殖系统相互作用的内分泌学知识。子宫内膜周期性变化，不论卵子是否受精，一般分为下列3期（日期计算从月经第一天算起）：月经期（第1～4日），增殖期（第5～14日），分泌期（第15～28日）。子宫内膜变化是卵巢的内分泌即雌激素和孕激素作用而出现。排卵前，卵巢以分泌雌激素为主，使内膜仅发生增殖性变化。在排卵后期，在雌激素、孕激素的联合作用下使子宫内膜发生特殊的分泌性变化，子宫内膜的

声像图也有相应改变。增殖期内膜多呈线状回声，分泌期和月经期由于内膜水肿、腺体分泌、血管增殖，则表现为典型的"三线"征，即外层为高回声的内膜基底层，内层为低回声的内膜功能层，中央的条状高回声为宫腔黏液（或两层内膜结合线）。生育期妇女的双层内膜厚度为5~12mm，分泌期最厚可达14mm。绝经期后妇女内膜变薄，小于6mm。

子宫内膜声像图变化与卵巢内卵泡发育的排卵过程相一致。卵巢在排卵期体积可增大，其内有卵泡的圆形无回声区，大小为1~2cm。排卵时卵泡位置移向卵巢表面，且一侧无卵巢组织覆盖，并向外突出。排卵后进行黄体期，卵巢内的黄体可较卵泡直径稍增大，边缘皱缩不规则，内有细弱回声光点。此外，排卵期的直肠子宫陷凹内可显示小量的液性无回声区，可能系继发于卵泡的破裂后少量腹腔积血，发生率约40%。这也可能与月经间腹痛的病因学有关。

4）卵泡发育的监测与意义。在卵巢生理功能的研究中，如何精确观测卵泡发育和估计排卵日期，一直是产科临床所关注的重要课题。既往，多依赖于基础体温和血及尿中激素水平的变化来估计排卵日期，但这些检查因不能直接反映卵泡形态学改变，而使临床应用受到限制。二维超声目前已成为监测卵泡发育的重要手段。可以根据超声图像的特征，判断有无卵泡发育以及是否成熟和排卵，连续的超声检查还能发现一些与激素水平变化不一致的特殊情况，如了解有无未破裂卵泡黄素化等情况。根据超声的图像特征可以判断卵泡的成熟度和是否已排卵。

成熟卵泡的特点：卵泡最大直径超过20mm。根据国内有关文献报道，排卵前正常卵泡最大直径范围为17~24mm，体积为2.5~8.5ml，有学者报告卵泡<17mm者为未成熟卵泡，多不能排卵。卵泡外形饱满呈圆形或椭圆形，内壁薄而清晰，或可见内壁卵丘所形成的金字塔形的高回声。有时尚可见优势卵泡周围有一低回声晕。卵泡位置移向卵巢表面，且一侧无卵巢组织覆盖，并向外突出。

已排卵的指征（即进入黄体期）：卵泡外形消失或缩小，可同时伴有内壁塌陷。缩小的卵泡腔内细弱的光点回声，继而卵泡壁增厚，并有较多的高回声，提示早期黄体形成。陶氏腔内少量液性无回声区，此种情况约占50%以上。

根据卵泡测值及形态改变，结合尿或血中黄体生成激素（LH）测值进行综合分析，有助于提高预测排卵的准确性。关于卵泡增长速度一般文献报道为1~3mm/d，临近排卵时增长快，可达3~4mm/d，排卵前5小时可增长7mm。值得指出的是，卵泡的大小固然与卵泡的成熟度有密切关系，然而，过度增大的卵泡常会出现卵子老化或闭锁现象，所以在不孕症的治疗中用药物刺激卵泡发育时，既要掌握成熟卵泡的标准，又要注意防止卵泡过度增大，在适当时候可以应用绒毛膜促性腺激素（hCG）促使卵泡最后成熟，这样有利于获得比较成熟的卵子。以上观察研究对不孕症的治疗和人类生殖工程的研究均具有重要价值。

3. 子宫、卵巢血流的监测与意义

子宫和卵巢血供状态可随年龄、生殖状态（绝经前、绝经期或绝经后期）和月经周期而变化。只有充分掌握这些生理性改变，才有助于对病理状态做出正确地判断。子宫的血流灌注与雌激素和黄体酮的循环水平有关。绝经前的妇女，随产次的增加，彩色多普勒检测可见血管数量的增加，显示较丰富的血流信号。绝经期的妇女则血管数量减低，这与雌激素水平低下有关。绝经后，子宫血管则更行减少。但若进行了激素替代治疗，则可使子宫血管无明显减少。

在进行频谱多普勒检测时，通过血流阻力指数（RI）和搏动指数（PI）等有关血流参数的测定，即可观察到随月经周期的明显变化。在分泌晚期和月经期RI和PI值增高，增殖期为中间值，而RI、PI减低是在分泌早、中期。妊娠后RI和PI在放射状动脉和螺旋动脉中明显降低。由于血流的低阻力使子宫肌层和黏膜层有丰富的血流灌注，在绝经后的妇女子宫动脉及其分支显示水平很低，即使能显示多无舒张期血流信号，呈高阻力状态。但若进行了激素替代治疗，多普勒频谱曲线形态可相似于绝经前状态。

卵巢血管供应取决于每侧卵巢的功能状态，通常也可观察到其随月经周期的变化，卵巢要经历下列变化：滤泡增殖期、排卵期、黄体期和非活动状态。排卵前的卵泡有广泛的毛细血管网，而这些毛细血管网可能是通过前列腺素E循环水平的增加来调节。这种丰富的血管网可应用经阴道彩色多普勒超声显示。

通常位于优势卵泡的周围区，在排卵前2～4天更易于显示。频谱多普勒检测时，RI、PI值逐渐减低。在黄体生成激素（LH）达高峰时，RI、PI值最低，呈低阻力状态。

黄体血管的生成和血流阻力与是否妊娠有较大影响。如果妊娠在排卵后的48～72小时，黄体便成为血管化，受孕后的8～12天（即末次月经的22～26天）围绕黄体的周围显示一很强的血管环。频谱检测该血管环，RI、PI值很低，呈明显低阻力状态。这种表现持续至整个妊娠早期。如果未妊娠，黄体血管则呈中等至较低阻特征和较低的收缩期血流。阻力增加直至RI和PI最高值需至下一月经周期的第一天。卵巢动脉主支显示高阻力的血流频谱曲线表现无功能或不活动状态。卵泡增殖期显示中等阻力，而黄体期则RI和PI值减低。

绝经期和绝经后期卵巢在彩色多普勒血流图显示非常少的血管和多普勒曲线显示为无舒张期的血流信号，呈高阻力指数。进行激素替代治疗的患者偶可检测到极低的舒张期血流频谱。

4. 妇科器官的超声检查方法

（1）仪器

在妇产科领域一般选用常规B型超声仪。B型超声仪为主机和超声换能器（即探头）两大部分组成，主机包括脉冲信号发射系统、接收和显示系统等部分。探头多采用电子扫描分线阵和凸阵两类。探头频率3.5～5.0MHz，扫描成像的速度每秒在30帧以上，达到实时动态要求。回声信号以不同的灰阶亮度显示，故可使构成的人体二维断面图像具有丰富的层次，接近于真实的大体解剖结构。现今的B型超声仪一般兼有M型装置或同时兼有Doppler装置，可同时观察活动界面的状态。具Doppler装置的双功超声仪可同时在图像上选择心脏或血管特定部位，进行有选择性的Doppler血流探测与分析。

经阴道专用腔内探头的应用是妇产科超声的一大进展，探头分凸阵、线阵及扇形，最大扫查角度可达240度，频率较高，一般为5～7.5MHz，探头直接放入阴道内，紧贴穹隆、宫颈使盆腔器官处于声束近区，故盆腔器官的声像图清晰，尤以对子宫内膜和卵巢的观察更为清晰并有助于对子宫和卵巢动脉的检测。同时，在检查过程中，不需充盈膀胱且不受肥胖的限制。目前已成为妇产科超声检查重要手段之一。

（2）检查技术

经腹体表检查：检查前的准备：为了避免肠道内气体的影响，一般于检查前1小时饮水300～500ml，使膀胱适度充盈，必要时可口服或注射利尿剂（呋塞米），使膀胱快速充盈，适度充盈膀胱的标准为以能显示子宫底部为宜，过度充盈则可使子宫位置发生改变，不利图像分析。扫查方法：检查时的体位，常规取平卧位，在经下腹部直接扫查应根据病变特点及其局部解剖结构，用探头作纵向、横向和多种角度的扫查。纵向扫查时，自腹正中线分别向左右两侧移动探头，纵切图上子宫的形态较清楚，如子宫位置偏移或受肿块压迫不在中线纵轴平面时，探头位置需斜向扫查以显示子宫真正长径，测量宫颈至宫底长度。横向扫查则自耻骨联合上平行移动探头。横切面图像可观察子宫、卵巢和肿块的相互位置关系。对附件疾病的探测，应在宫体两侧作对称的比较观察，以了解其方位关系。移动探头连续扫查，可了解其与周围组织的关系，必要时可变动患者的体位作比较，结合探头加压了解肿块的活动度。对后盆腔的较小肿块应采用直肠内水囊法。排除肠腔气体干扰，并使病变与直肠或乙状结肠界限清楚，观察肿块形态，有无粘连以及与子宫、附件的关系。

经阴道超声检查：检查前的准备：无须充盈膀胱，或使膀胱少量充盈以利于检查时子宫的定位。检查方法：检查时取膀胱截石位或用枕头垫高臀部有助于显示盆腔前方结构。先将避孕套内放入适量的耦合剂后，套入阴道探头前端，然后在其表面涂以耦合剂。操作者右手持阴道手柄，左手轻轻分开外阴，将探头缓缓放入阴道内直至宫颈表面或阴道穹隆部，转动探头柄可纵向、横向及多方向扫查，并采用倾斜、推拉、旋转等几种基本手法观察子宫、卵巢等盆腔全面情况。如探测脏器部位较高时，左手可在腹壁加压，使盆腔器官接近探头。如子宫过度前屈或卵巢位置比较高，让受检查适当抬高或屈曲臀部将有助于图像显示。经阴道超声可清晰显示子宫内膜及双侧卵巢形态、大小和卵泡。对子宫、卵巢血流的研究尤其对子宫动脉的探测比腹部探测更容易、更清晰。同时，对妇科介入超声的应用也提供了极为有利的条件。因经阴道引导穿刺时盆腔脏器处于自然位置，又不需经过膀胱，是一条较为理想的途径。但体积较大的盆腔肿块则不适于经阴道超声检查，同时，对未婚妇女、月经期、阴道畸形、炎症时不应使用本法。

经直肠超声检查：对于经腹体表探查图像模糊且不适宜经阴道扫查时，可采用经直肠扫查。探头的准备同经阴道超声检查。检查前嘱患者排空大、小便，取侧卧位，右腿屈曲，左腿半屈曲，将探头放入直肠内后可再转动身体取膀胱截石位或在原体位进行扫查。经直肠检查效果次于经阴道扫查，主要用于未婚女性、老年性阴道萎缩或阴道畸形等。

经会阴超声检查：对于外阴部或阴道下段病变可采用经会阴扫查，探头的准备同经腹体表检查。检查时探头表面涂以适量耦合剂，表面套消毒安全套后，将探头置于会阴部扫查。

三维超声检查：检查前的准备：经腹体表检查时，适度充盈膀胱，腹部三维容积探头4～7MHz；经阴道检查时，则需排空膀胱，阴道三维容积探头5.0～9.0MHz。检查方法：先行常规二维超声检查，显示清晰的二维图像后，观察病变的位置、大小、形态、内部结构、边界及周围关系，测量病变大小，确定拟三维成像的区域，启动三维成像模式自动采集数据。经2～8秒即获得A、B、C三个平面图像，通过多方向旋转调节X、Y、

Z轴，清晰显示感兴趣区的立体图像，保存之后可反复多次对原始图像进行重建观察。三维超声能够清楚描述子宫及内膜形状，有助于子宫发育异常的诊断；能够显示子宫肌瘤的位置、肌瘤与宫腔的关系；明确子宫内膜癌侵犯子宫肌层及宫颈范围，为子宫内膜癌的分期提供证据；也能够显示节育器的形状，明确节育器的位置。另外，三维容积测量可使得卵巢或肿瘤的体积估算更加准确。

子宫、输卵管超声造影检查：对某些盆腔肿块与子宫或输卵管的关系不清或需要了解输卵管通畅度，即可采用1.5%双氧水做子宫、输卵管超声造影术。检查前的准备：受检者需于月经干净后3～5天，且无生殖器急性或亚急性炎症等禁忌证者。检查前一天晚上服缓泻剂（山梨醇）以清洁肠道，检查时适度充盈膀胱，并于术前10分钟肌内注射东莨菪碱或阿托品0.5mg，预防宫角肌肉痉挛。操作步骤：①受检者取截石位，先行超声一般观察子宫和盆腔情况。②常规消毒外阴及阴道，铺无菌巾。③用窥阴器扩张阴道，暴露子宫颈，用1%新洁尔灭消毒宫颈及穹隆部。④用子宫颈钳固定子宫前唇。⑤在超声监视下用探针自宫颈徐徐插入宫腔，并计测其深度。⑥用10ml注射器抽吸生理盐水灌冲子宫颈管，证实管腔通畅。⑦再用注射器抽吸1.5%双氧水10ml，缓慢注入宫腔内5～7ml，在灌注造影剂的同时，用超声观察造影剂进入子宫及流经输卵管的情况。输卵管造影时宜再注入1.5%双氧水10ml。由于造影剂在宫腔内或输卵管产生的微气泡，在声图像上呈明显强回声，易于识别造影剂到达的部位，以鉴别肿块与子宫腔的关系和了解输卵管通畅的情况。

超声声学造影超声：声学造影技术作为超声医学领域的一个研究热点，被喻为继实时二维超声和彩色多普勒超声之后的第三次革命。目前该技术已应用于临床的很多领域，对于子宫及其附件的肿块，通过观察其与周围组织的关系及内部供血特点，有助于良恶性的判断。目前常采用声诺维（六氟化硫微泡）静脉注射。声诺维经静脉注射入体内，经过肺毛细血管网进入体循环，再经过靶器官的毛细血管，多次循环后，微泡破裂，气体经肺呼出体外，而壳膜成分则通过肝肾代谢清除。声诺维在体内的平均半衰期为12分钟，注射剂量的40%～50%在注射后1分钟内被排除，80%在注射后2分钟内排除，注射后15分钟，几乎所有的六氟化硫气体都已排出。适应证：主要应用于心脏、血管、肝脏、乳腺、肾脏、子宫及卵巢等脏器病变的诊断。禁忌证：对六氟化硫或声诺维其他成分有过敏者；伴有右向左分流的心脏病、重度肺高压、未控制的高血压和成人呼吸窘迫综合征患者；孕妇及哺乳期妇女、年龄18岁以下未成年人。严重心功能衰竭、严重心律失常，以及患、肝、肾疾病晚期和急性心肌梗死等应慎用。注射剂量与方法：主要采用团注法。静脉推注速度1ml/s。经阴道一般用标准剂量每次2.4ml。经腹部探查，根据病灶位置、大小及所用仪器不同，可每次0.8～2.4ml。

5. 图像分析方法

（1）观察和分析的内容

经腹体表、阴道或直肠超声检查均可获得盆腔内子宫及其附件的图像。无论盆腔肿块大或小，均应探清与子宫的关系，显示肿块的形态轮廓、内部结构、位置、大小及其周邻的关系。判别肿块形态轮廓圆形或不规则形，边界清楚或模糊，边缘光滑或粗糙，连续或有中断。

确定肿块内部结构：肿块的物理性质：含液性（囊性）肿块；实质性肿块；混合性

肿块；含气粘连性肿块。

分析肿块内部结构的细节：在确定肿块囊实性物理性质的基础上，详细分析其内部细节，对进一步判断其病理性质是有意义的。如为囊性肿块，内部有无间隔，厚薄不均或有局限性增厚区，结合囊壁的特征，则可区别有无恶变可能。

肿块后方回声的特征：有无增强效应或声影。

肿块的位置以及子宫的毗邻关系：附件部肿块首先必须确定与子宫的关系。识别子宫的标志是宫腔内膜线以及宫体与宫颈的连续性。再判别肿块系单侧或双侧。单发性或散发性，有无融合连续性，以鉴别肿块来自子宫或附件。通常子宫直肠凹为盆腔脓肿、积液和卵巢癌好发部位。子宫底上方为囊性畸胎瘤，卵巢良性肿瘤好发部位。

测量子宫及肿块的大小：无论肿块来自子宫本身或附件，均应测量子宫大小和肿块的大小，一般应测量3个径线值，即前后径（厚度）、横径（宽度）、纵径（长度），无论形状规则或不规则，均需测定此3个径线以判断其体积的大小。

子宫内膜的测量：应测双层内膜的外侧缘的距离，不应将子宫肌壁内层的低回声带包括在内。

肿块对周邻和远隔脏器的影响：对较大肿块可用手推动，以观察肿块与周围组织的关系，如有无粘连或浸润固定。卵巢及子宫颈肿块常可压迫输尿管引起同侧输尿管扩张积水和肾盂积水，因此应观察肾脏和输尿管的情况。还需观察腹部大血管周围有无肿大的淋巴结以及肝脏有无转移病灶。

有腹腔积液征象：70%以上的妇科恶性肿瘤可出现腹水，故必须仔细探测有无盆腔积液及积液的多少。恶性肿瘤腹膜转移性腹水常可使肠壁粘连，固定于腹后壁。而肝硬化等游离性腹水有肠袢浮游其中，两者间明显区别。

综上所述，从超声图像上所能获得的信息资料是丰富的。但仅能反映正常与病变组织的某些形态和界面特征，是非特异性的，不能代替病理组织的诊断。因此在判断其病理性质时，应密切结合有关临床资料，进行综合分析。此外，彩色多普勒超声的应用为妇科疾病的诊断增加了信息，有助于对病变血供特点和血流动力学研究。但必须在二维超声全面检查的基础上，以观察形态学的改变为主体。进而应用彩色多普勒血流显像CDFI观察血管的分布、走行、管腔形态和丰富程度。一般而言，妇科恶性肿瘤血管网丰富、走行紊乱、管腔形态不规则等。血流频谱测定多呈高速低阻状态，即RI＜0.4，PI＜1.0。良性肿瘤者则周边和内部血管均较稀少、管腔形态规则，RI＞0.4，PI＞1.0。

（2）注意事项

探测子宫时，须使膀胱充盈其上界达到子宫底部，否则子宫不易完整显示，特别当测量后位子宫时更为重要。但膀胱也不宜过度充盈，以免子宫移位或扭转。经腹壁直接扫查时，受检者应呼吸自如，腹壁放松。若肿物过小或位置较深，以及超声所显示的回声特征和临床检查情况出入较大时，需用内诊配合检查。探头接触皮肤时的压力应适度和均匀。一般先作纵向扫查，然后横向扫查，并不断侧动探头，以变换各种扫查角度，而观察回声变化。使用阴道内探头时，必须掌握适应证，同时应严格注意消毒，防止交叉感染。

6. 妇科疾病

（1）多囊卵巢综合征的声像图

①双侧卵巢呈均匀性增大，单侧面积＞5.5cm^2，轮廓清晰，包膜回声增高。②卵巢

切面内可见数个大小不等的圆形无回声区，多数小于5mm，其数目多在10个以上。③经阴道超声检查可见卵巢髓质回声异常：髓质面积增大，占据卵巢的主要部分，卵泡被挤向卵巢周边；髓质回声明显增强与卵泡形成明显对比；卵泡之间明显增强的髓质似卵泡壁增厚，卵巢呈蜂窝状改变。④有时可见有陶氏腔和结肠旁沟有少量液性无回声区。

（2）子宫内膜异位症

指子宫内膜组织（腺体和间质）浸润，在子宫内膜腔以外的部位出现、生长、浸润、反复出血，形成结节及包块。为育龄妇女常见的多发病，发生率达10%～15%，占妇科手术的30%～40%。临床表现，进行性加重性痛经史、性欲减退与不孕等，部分患者可无明显症状。子宫内膜异位症分类，可分为子宫腺肌病（局限性与弥漫性子宫腺肌瘤）、子宫以外内膜异位症（深部浸润型、腹膜型与卵巢型，即巧克力囊肿）。

1）子宫腺肌病，为子宫肌层存在子宫内膜腺体或间质，呈弥漫性或为局限性分布，伴随肌层细胞代偿性增生和肥大。弥漫性，为肌层内有弥漫性分布的肌束增生，无结节、无包膜，内有许多出血性小囊。局限性，为肌层内有局限性分布的单发肌束增生，呈"瘤样"结节，无包膜，内有许多出血性小囊。病因可能与遗传、损伤、高雌激素血症、病毒感染等有关。临床表现大多有进行性加重的痛经史。超声表现：弥漫性子宫腺肌症，为子宫均匀性增大，肌壁回声紊乱，呈条索状或斑点状强回声，夹杂多个小囊样无回声，呈"编织状"暗区。局限性子宫腺肌病，为以子宫后壁增大为多见。局限于后壁增大，呈"瘤样"，无包膜，与肌壁间无确切分界线，使宫腔线前移，瘤内为多个积血小囊无回声，呈"蜂窝状"。子宫弥漫性增大与呈"瘤样"增大，内为多个积血小囊无回声，为子宫腺肌病超声特征性表现。但超声对积血小囊的显示率普遍很低，这与检查多在月经期外有关。要提高超声对积血小囊的显示，检查应以月经期为好。鉴别诊断：子宫腺肌病（瘤）应与子宫肌瘤鉴别。肌瘤周围有晕环，内无多个小囊样无回声，与肌壁分界清晰，子宫腺肌症（瘤）无晕环，内有多个小囊无回声，呈"蜂窝样"，与肌壁无明确分界线，且有进行性加重的痛经史，可鉴别。腺肌瘤超声造影后，造影剂不规则进入病灶，呈不均匀增强，边界不清，无包膜感。肌瘤超声造影后，造影剂呈环形增强灌注并分支进入瘤体内，呈均匀或不均匀增强，有明显包膜感。若肌瘤变性，则变性区无增强，但假包膜环形增强，消退较慢。

2）深部浸润型子宫内膜异位症，指子宫内膜病灶异位于腹膜下（深度达25cm）或病灶累及重要脏器处（如肠道、输尿管或膀胱等）。发病率约占盆腔内异位症20%。病灶生长活跃，与盆腔疼痛症状密切相关。发病机制：有经血逆流、内膜细胞种植学说与苗勒管遗迹化生学说。前者认为，病灶发生多在盆腔后部，以左侧为多，常伴明显的纤维粘连，可能与盆腔液流动和积聚特点有关。认为子宫内膜细胞逆流至盆腔，引起子宫直肠陷窝等部位继发炎症反应造成粘连浸润，而形成深部浸润型子宫内膜异位结节。后者认为，病灶在阴道直肠处，镜下病灶形态与子宫腺肌病相似（90%病灶为增生的平滑肌和纤维组织，内有子宫内膜腺体与间质），可能为来源于苗勒管遗迹化生的腺肌瘤，形成假性腹膜外病灶并向深部浸润（向阴道穹窿、向直肠阴道隔以及向直肠壁浸润）。深部浸润型子宫内膜异位症，主要分布在子宫直肠骶骨韧带、直肠子宫陷窝、直肠阴道隔、阴道、直肠及膀胱等处。临床症状：90%以上存在严重痛经。其中33%为"慢性盆腔痛"，45.5%呈"性交痛"，58%呈"肛门坠胀"，22.7%呈"排便痛"。泌尿系出现尿频、尿急、尿痛、血尿，在经期加重明显，但也可仅为膀胱、阴道区不适感。病灶包块在肠壁，可有"里急后重"感及排便痛，尤以经期为明显，可伴有经期间的直肠出血、腹泻、便秘等症状。诊断主要依靠病史、临床症状、妇科检查、经阴道超声和经直肠超声检查，以及核磁共振检查等。确诊需经腹腔镜下切除病灶，病检确诊。超声表现：经阴道或直肠超声检查时，有疼痛出现处，可能就为异位病灶位。细观病灶，呈"长条形""结节形"或"斑片形"，实性不均匀，低回声，内有无回声小囊，边界模糊不清时，应考虑存在"深部子宫内膜异位症"。

3）巧克力囊肿又称卵巢子宫内膜异位囊肿，为子宫内膜异位于卵巢，随月经周期性出血，周围组织纤维化，形成一囊肿。临床上，有月经来潮时伴患侧腹痛的病史。超声表现：为一侧附件区见一囊性包块，壁毛厚，液区欠清晰，内为密集细小光点，似"满天星"或为条索状回声光点。探头加压伴疼痛。

4）腹壁子宫内膜异位征有月经期伴随腹壁疼痛，以及附壁包块病史。

多囊卵巢综合症（图6-9）是一种常见的内分泌失调性疾病，其病因尚未完全清楚，但多种因素都可能对其发病起作用，一些研究表明，该病的发生与遗传因素有关，常伴有高激素水平，饮食及生活习惯也会影响该病的发生。超声表现为腹壁内可探及形态不规则的低回声团块，内可见少许血流信号。卵巢相对增大、增厚，是正常卵巢的2～4倍，超声下，卵巢包膜增厚饱满，轮廓清晰，表面边缘回声增强，通常处于高张力状态，各可见12个及以上的无回声区，围绕卵巢边缘，呈车轮状排列。

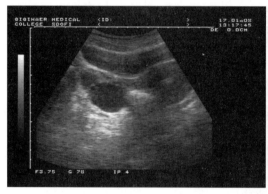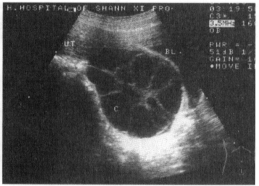

图6-9　多囊卵巢综合症

卵巢肿瘤的浆液性囊腺癌（图6-10）占上皮性癌的50%，为单或双侧圆形、椭圆形肿块，多＞10cm，囊壁多不规则增厚，有分隔时，隔厚不均匀，可见乳头状强回声突入囊内或侵犯壁外，有出血坏死时囊液内可有光点、光团，晚期向子宫浸润或向腹膜转移，引起腹水。

子宫腺肌症（图6-11）是一种临床常见的子宫肌层的弥漫性病变，患者常伴有严重的痛经症状，影像下常表现为子宫肌层增厚、增粗不均匀，腺体内血流信号丰富。子宫腺肌症的病因至今不清楚，目前多数研究者认为子宫腺肌症是基底层子宫内膜侵入到肌层生长所致。本病多见于30~50岁经产妇，是雌激素相关性疾病。

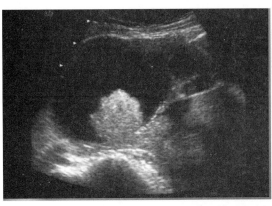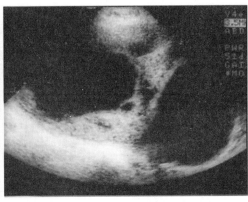

图6-10　卵巢肿瘤的浆液性囊腺癌

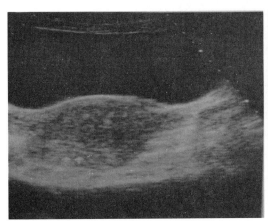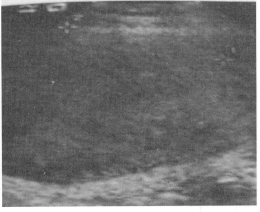

图6-11　子宫腺肌症

（谢新静）

参考文献

[1]王庭槐，罗自强，沈霖霖，等.生理学[M].北京：人民卫生出版社，2018.

[2]李继承，曾园山，周莉，等.组织学与胚胎学[M].北京：人民卫生出版社，2018.

[3]丁文龙，刘学政，孙晋浩，等.系统解剖学[M].北京：人民卫生出版社，2018.

[4]曹雪涛，于益芝，熊思东，等.医学免疫学[M].北京：人民卫生出版社，2021.

[5]陈家论，宁光，孟迅吾，等.临床内分泌学[M].上海：上海科学技术出版社，2022.

[6]杨慧霞，狄文,王建六，等.妇产科学[M].北京：人民卫生出版社，2015.

[7]Larry R.Squire.神经内分泌学与神经免疫学[M].北京：科学出版社,2010.

[8]丁新生，陈生弟，谢鹏，等.神经系统疾病诊断与治疗[M].北京：人民卫生出版社，2018.

[9]胡学强.神经免疫学新进展[M].广东：中山出版社，2017.

[10]顾育训.实用超声诊断[M].西安：西北大学出版社，2020.